# 中医医术确有专长人员医师资格考核指导

中医医术确有专长人员医师资格考核专家组　编写

中国协和医科大学出版社

**图书在版编目（CIP）数据**

中医医术确有专长人员医师资格考核指导 / 中医医术确有专长人员医师资格考核专家组编. —北京：中国协和医科大学出版社，2020.7

ISBN 978-7-5679-1527-5

Ⅰ. ①中…　Ⅱ. ①中…　Ⅲ. ①中医学-资格考试-自学参考资料　Ⅳ. ①R2

中国版本图书馆 CIP 数据核字（2020）第 067719 号

**中医医术确有专长人员医师资格考核指导**

**编　　者**：中医医术确有专长人员医师资格考核专家组
**责任编辑**：张　宇　李亚欢

**出版发行**：**中国协和医科大学出版社**
（北京市东城区东单三条 9 号　邮编 100730　电话 010-65260431）
**网　　址**：www. pumcp. com
**经　　销**：新华书店总店北京发行所
**印　　刷**：中煤（北京）印务有限公司

**开　　本**：850×1168　1/16
**印　　张**：35. 75
**字　　数**：1230 千字
**版　　次**：2020 年 7 月第 1 版
**印　　次**：2020 年 7 月第 1 次印刷
**定　　价**：138. 00 元

ISBN 978-7-5679-1527-5

# 前 言

2017 年 11 月 10 日，原国家卫生和计划生育委员会发布了第 15 号令《中医医术确有专长人员医师资格考核注册管理暂行办法》，并于 2017 年 12 月 20 日正式开始实施。

根据《中医医术确有专长人员医师资格考核注册管理暂行办法》规定，连续跟师学习中医满 5 年，掌握独具特色、安全有效的中医诊疗技术方法，经指导老师评议合格，由至少 2 名中医类别执业医师（其指导老师除外）推荐；或具有医术渊源，从事中医医术实践活动或者在中医医师指导下从事中医医术实践活动满 5 年，掌握独具特色、安全有效的中医诊疗技术方法，并得到患者的认可，由至少 2 名中医类别执业医师推荐，可以申请参加医师资格考核。

中医医术确有专长人员医师资格考核实行专家评议方式，通过现场陈述问答、回顾性中医医术实践资料评议、中医药技术方法操作等形式对实践技能和效果进行科学量化考核。

考核专家应当对参加考核者使用中医药技术方法的安全性进行风险评估，并针对风险点考核其安全风险意识、相关知识及防范措施。根据参加考核者使用的中医药技术方法分为内服方药和外治技术两类进行考核。考核程序分为医术专长陈述、现场问答、诊法技能操作和现场辨识相关中药等。考试内容、时间各省有所不同，考生需查看自己所在省份的中医药管理局官网，一般提前 3 个月公示。

| 内服方药 | | 外治技术 | |
|---|---|---|---|
| 考核程序 | 考核内容 | 考核程序 | 考核内容 |
| 医术专长陈述 | 医术渊源或者传承脉络；医术的主要内容、适应证及特点；医疗技术的安全性及风险防范措施 | 医术专长陈述 | 医术渊源或者传承脉络；医术的主要内容、适应证及特点；医疗技术的安全性及风险防范措施 |
| 现场问答 | 围绕申请者医术专长陈述中的病证范围相关的中医基础知识、中医治疗方法及安全性等方面进行问答 | 现场问答 | 围绕申请者医术专长陈述中的病证范围相关的中医基础知识、中医治疗方法及安全性等方面进行问答 |
| 诊法技能操作 | 与申请者医术有关的中医诊断、治疗技能操作 | 外治技术操作 | 围绕申请者使用外治技术的操作部位、操作难度、创伤程度、感染风险等进行安全性评估，根据风险点考核其操作安全风险认知和有效防范方法等 |
| 现场辨识相关中药 | 在申请者申报的常用中药目录中随机抽取考核；中药种类、药性、药量、配伍等进行安全性评估；用药禁忌、中药毒性知识及解毒处置方法等 | 现场中药辨识 | 在申请者申报的常用中药目录中随机抽取考核；中药种类、药性、药量、配伍等进行安全性评估；用药禁忌、中药毒性知识及解毒处置方法等。外敷药物中含毒性中药的，还应当考核相关的中药毒性知识。如外治技术中无中药的可不进行现场中药辨识 |

为帮助参加中医医术确有专长考核的考生顺利通过考核，编者研究了各个省、自治区、直辖市中医药管理局发布的《中医医术确有专长人员医师资格考核注册管理实施细则》，将各个省市考核的理论部分汇总，精心编写《中医医术确有专长人员医师资格考核指导》。

本书分为上、中、下三篇，共包括十四个学科。上篇为基础篇，包括中医基础理论、中医诊断学、中药学、方剂学四章；中篇为技能篇，包括针灸技术和推拿技术两章；下篇为临床篇，包括常见急症、中医内科学、中医外科学、中医妇科学、中医儿科学、中医眼科学、中医耳鼻喉科学、中医骨伤科学八章。

本书以文字加粗的形式呈现该单元的重要、高频考点，并在考生容易混淆、忽略的考点下插入提醒的内容，要求考生注意和掌握。此外，辨识相关中药内容，我们加入了性状鉴别等的介绍，并在全书末尾放置中药彩图，以便考生识别与加深记忆。全书将具有对比性或同类知识点以表格的形式呈现，不仅将繁冗的内容精简化，而且方便考生更加直接地看出两个考点之间的区别，以便快速理解、记忆。

考虑到参考人员工作繁忙，可以用来准备参加考核的时间甚少，本书编写力求去粗存精，重点分明。希望使用本书的考生能在最短时间内掌握真正的重点难点，通过强化复习，轻松通过考试。

最后，衷心祝愿广大考生考核顺利！由于水平和时间有限，本书可能存在一些缺点和不足，希望读者提出宝贵意见和建议，以便再版时修订。如有关于本书内容及考试的相关问题，请扫描下方二维码，会有专属微信客服解答。

编　者

2020年4月

# 目 录

## 上篇 基 础 篇

## 中篇 技 能 篇



## 下篇 临 床 篇

# 上篇　基　础　篇

## 第一章　中医基础理论

### 第一单元　中医学理论体系的主要特点

**知识点概要**

**一、整体观念**

1. 整体观念的概念　人体是一个有机的整体；人体与自然环境、社会环境密切相关。

2. 整体观念的内容

（1）**人体是一个有机的整体**：五脏一体观、形神一体观。

（2）**人与自然环境的统一性**。

（3）**人与社会环境的统一性**。

**二、辨证论治**

1. 症、证、病的概念

（1）症：疾病的外在表现，即**症状**。

（2）病：即**疾病**。

（3）证：**机体在疾病发展过程中某一阶段的病理概括**，包括病变的部位、原因、性质以及邪正关系。

2. 辨证与论治的概念　辨证，是将四诊（望、闻、问、切）所收集的资料、症状和体征，通过分析、综合，辨清疾病的原因、性质、部位以及邪正之间的关系，从而概括、判断为某种性质证候的过程。论治，是根据辨证分析的结果，确定相应的治疗原则和方法。

（1）辨病与辨证的关系：中医临床认识和治疗疾病，是既辨病又辨证，并通过辨证而进一步认识疾病。

（2）“同病异治”与“异病同治”

1）同病异治：同一种疾病，因发病的时间、地区及患者机体的反应性不同，或处于不同的发展阶段，**所表现的证不同**，治法就各异。

2）异病同治：不同的疾病，在其发展过程中，出现了**相同的病机**，因而也可以采用同一种方法来治疗。

◆ **提醒**：同病异治和异病同治中，都是指证候的异同。

### 第二单元　精 气 学 说

**知识点概要**

**一、精气学说的概念**

1. 精　首见于《老子》，指充塞于宇宙之中不断运动又无形可见的精微物质。

2. 气 指一切细微、精粹的物质，是生成宇宙万物的原始物质。

### 二、精气学说的基本内容

1. **精气是构成宇宙的本原**

（1）宇宙中的一切事物都由精气所构成，万物的发生、发展、演变皆为精气自身运动的结果。

（2）精气是构成天地万物包括人类的共同的原始物质。

2. 精气的运动变化 升降与出入是精气运动的基本形式。

3. **精气是天地万物的中介**。

4. 天地精气化生为人。

◆ **提醒**：精气是构成宇宙的本原，是天地万物的中介。

### 三、精气学说在中医学中的应用

1. 对中医学精气生命理论构建的影响

（1）中医学的精气学说是研究人体内精与气的内涵、来源、分布、功能、相互关系，以及与脏腑经络关系的系统理论。

（2）中医学的精气理论融汇了古代哲学精气学说的精髓，将其作为一种思维方法，引入其中，与其自身固有的理论和实践相融合，创立了独特的中医学精气生命理论。

2. 对中医学整体观念构建的影响 精气中介理论的联系观点，进一步构建和完善了中医学的整体观念。

# 第三单元 阴阳学说

## 知识点概要

### 一、阴阳学说的概念

1. 阴阳和阴阳学说的含义

（1）阴阳的含义

1）阴阳是对自然界相互关联的某些事物和现象对立双方属性的概括。

2）阴阳既可代表两个事物相互对立统一的属性，又可用以分析一个事物内部所存在着的相互对立的两个方面。

（2）阴阳学说的含义

1）阴阳学说是通过分析相关事物的阴阳属性及变化规律，从而认识和把握自然界事物错综复杂变化的本质和发生发展基本规律的学说。

2）以天地而言，则“天为阳，地为阴”，天气轻清在上故属阳，地气重浊在下故属阴；以水火而言，则“水为阴，火为阳”，水性寒而润下故属阴，火性热而炎上故属阳；以动静而言，则“静者为阴，动者为阳”；以物质的运动变化而言，则“阳化气，阴成形”，某一物质出现蒸腾气化的运动状态时属阳，出现凝聚成形的运动状态时属阴。

3）凡是剧烈运动的、外向的、上升的、温热的、明亮的，或属于功能方面的，皆为阳；相对静止的、内守的、下降的、寒冷的、晦暗的，或属于有形的器质方面的，皆属于阴。

2. 事物阴阳属性的绝对性和相对性

（1）阴阳的可分性：如昼为阳，夜为阴。白天的上午与下午相对而言，则上午为阳中之阳，下午为阳中之阴；夜晚的前半夜与后半夜相对而言，则前半夜为阴中之阴，后半夜为阴中之阳。

（2）阴阳的相互转化性：如属阴的寒证在一定条件下可转化为属阳的热证，属阳的热证在一定条件下也可转化为属阴的寒证。病变寒热性质的改变，使证候的阴阳属性也随之改变。

## 二、阴阳学说的基本内容

1. 阴阳的对立制约　属性相反的阴阳双方在一个统一体中的**相互斗争、相互排斥和相互制约**。

（1）阴阳对立：自然界中的一切事物，客观上都存在着相互对立相反的两个方面，这两个方面的属性是相反的、矛盾的。如上与下、左与右、动与静、出与入、升与降，以及昼与夜、明与暗、寒与热等，皆具有相互对立之属性。

（2）阴阳制约

1）阴阳制约是指相互对立的阴阳双方，具有相互抑制和约束的特性。如《类经附翼》所说：“**动极者镇之以静，阴亢者胜之以阳**。”

2）阳气不足可出现阴寒的相对亢盛，“**阳虚则阴盛**”，反之，阴液的不足可出现阳热的相对亢盛，“**阴虚则阳亢**”。

3）人体阴阳之间的动态平衡，是阴阳双方相互对立、相互制约的结果。即《素问·生气通天论》所谓“阴平阳秘，精神乃治”。

2. 阴阳的互根互用　事物或现象中相互对立的阴阳两个方面，具有相互依存、相互为用的关系，又称“阴阳相成”。

（1）阴阳互根

1）阴阳互根是指一切事物或现象中相互对立的阴阳两个方面，具有相互依存、互为根本的关系。

2）阳依存于阴，阴依存于阳，而不可分离，每一方都以对立的另一方的存在作为自己存在的前提和条件。阳依赖于阴而存在，阴也依赖于阳而存在。

3）如果阴和阳之间的互根关系遭到破坏，就会导致“**孤阴不生，独阳不长**”，甚则“阴阳离决，精气乃绝”（《素问·生气通天论》）。

（2）阴阳互用

1）阴阳互用是指阴阳双方具有相互资生、促进和助长的关系。

2）《素问》说：“**阴在内，阳之守也；阳在外，阴之使也**。”指出阳以阴为基，阴以阳为偶；阴为阳守持于内，阳为阴役使于外，阴阳相互为用，不可分离。

3）王冰注《素问·生气通天论》说：“阳气根于阴，阴气根于阳，无阴则阳无以生，无阳则阴无以化。”气为阳，血属阴，气能生血、行血和统血，有助于血的生化和运行；血能舍气、养气，血可资助气以发挥其生理效应。这体现了相对物质之间相互资生、相互为用的阴阳关系。

4）老年人“昼不精，夜不瞑”（《灵枢·营卫生会》），就是因为阴阳双方相互为用关系失调而致。

5）如果人体阴阳之间的互资互用关系失常，就会出现“阳损及阴”或“阴损及阳”的病理变化。就人体而言，其互根互用关系，体现于相对物质之间、相对功能之间、脏腑组织与功能活动之间等方面。

3. 阴阳交感互藏　阴阳二气的升降运动而引起的交感相错、相互作用，是宇宙万物发生发展变化的根源。

（1）阴阳交感：指阴阳二气在运动中相互感应而交合。是阴阳二气在运动中相互感应的一个过程（阶段），是阴阳在运动过程中的一种最佳状态，是生命产生的基本条件。

（2）阴阳互藏：相互对立的阴阳双方中的任何一方都蕴含着另一方，即阴中有阳，阳中有阴。

1）阴阳双方交感合和的动力根源。《素问·六微旨大论》说：“天气下降，气流于地；地气上升，气腾于天。故高下相召，升降相因，而变作矣。”

2）构筑阴阳双方相互依存、相互为用关系的基础。阳以阴为源而生；阴以阳为根而化。若阳中无阴，阴中无阳，就变成“孤阴”“独阳”“孤阴不生”“独阳不长”，阴阳双方会失去相互资生与促进的联系。

3）阴阳消长与转化的内在根据。阴中寓阳，阴才有向阳转化的可能性；阳中藏阴，阳才有向阴转化的可能性。

4. 阴阳消长平衡　阴阳双方处于不断地增长和消减的量变之中，在彼此消长的运动过程中保持着动态平衡。

（1）此消彼长，包括阴消阳长和阳消阴长，是阴阳对立制约关系的体现。

（2）此长彼消，包括阳长阴消和阴长阳消，是阴阳互根互用关系的体现。

5. 阴阳的相互转化　在一定的条件下，阴或阳可以各自向其相反方向转化的运动变化形式，即由阴转阳，由阳转阴。

◆ **提醒：**“动极者镇之以静，阴亢者胜之以阳”“阳虚则阴盛”“阴虚则阳亢”体现的关系是对立制约。“孤阴不生，独阳不长”“阴在内，阳之守也；阳在外，阴之使也”体现的关系是阴阳的互根互用。“天地氤氲，万物化醇；男女构精，万物化生”“阳中有阴，阴中有阳”体现的关系是阴阳交感互藏。“重阴必阳，重阳必阴”“寒极生热，热极生寒”体现的关系是阴阳的相互转化。以上较容易混淆，也是常考内容，考生需重点掌握。

# 第四单元 五行学说

## 知识点概要

### 一、五行学说的概念

1. 五行与五行学说的含义

（1）五行含义：木、火、土、金、水五类物质元素的运动。

（2）五行的特性

| 五行 | 特性 | 引申 |
|---|---|---|
| 木 | 木曰曲直 | 具有生长、升发、条达舒畅等作用的事物 |
| 火 | 火曰炎上 | 具有温热、升腾等作用的事物 |
| 土 | 土爰稼穑 | 具有生化、承载、受纳等作用的事物 |
| 金 | 金曰从革 | 具有清洁、肃降、收敛等作用的事物 |
| 水 | 水曰润下 | 具有寒凉、滋润、向下运行等作用的事物 |

2. 事物与现象的五行归类

| 自然界 | | | | | | | 五行 | 人体 | | | | | | |
|---|---|---|---|---|---|---|---|---|---|---|---|---|---|---|
| 五音 | 五味 | 五色 | 五化 | 五气 | 五方 | 五季 | | 五脏 | 五腑 | 五官 | 形体 | 情志 | 五声 | 变动 |
| 角 | 酸 | 青 | 生 | 风 | 东 | 春 | 木 | 肝 | 胆 | 目 | 筋 | 怒 | 呼 | 握 |
| 徵 | 苦 | 赤 | 长 | 暑 | 南 | 夏 | 火 | 心 | 小肠 | 舌 | 脉 | 喜 | 笑 | 忧 |
| 宫 | 甘 | 黄 | 化 | 湿 | 中 | 长夏 | 土 | 脾 | 胃 | 口 | 肉 | 思 | 歌 | 哕 |
| 商 | 辛 | 白 | 收 | 燥 | 西 | 秋 | 金 | 肺 | 大肠 | 鼻 | 皮 | 悲 | 哭 | 咳 |
| 羽 | 咸 | 黑 | 藏 | 寒 | 北 | 冬 | 水 | 肾 | 膀胱 | 耳 | 骨 | 恐 | 呻 | 栗 |

### 二、五行学说的基本内容

1. 五行相生与相克的概念和次序

（1）五行相生（图1-4-1）

1）相生次序：木→火→土→金→水→木。

2）五行中的任何“一行”，都存在着“生我”“我生”两个方面的联系。

3）“生我”和“我生”，在《难经》中比喻为“母”和“子”的关系。“生我”者为“母”，“我生”者为“子”，故五行中的相生关系又可称作“母子”关系。如以火为例，木生火，火生土，故“生我”者为木，“我生”者为土，即木为火之“母”，土为火之“子”，也就是木和火是“母子”，而火和土又是“母子”。

（2）五行相克（图1-4-1）

1）相克次序：**木→土→水→火→金→木**。

2）五行中的任何“一行”，都存在着“克我”“我克”两方面的联系。

3）“克我”和“我克”，在《内经》中称作“所不胜”和“所胜”，即“克我”者为“所不胜”，“我克”者为“所胜”。以火为例，水克火，火克金，故“克我”者为水，“我克”者为金。

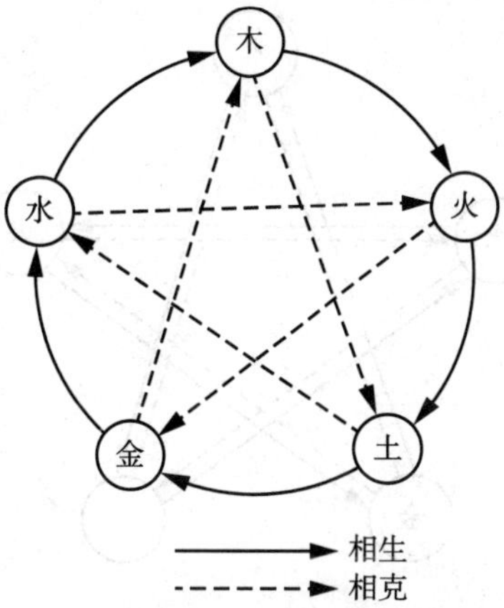


图 1-4-1　五行生克

◆ **提醒**：相生体现母和子的关系，相克体现所胜和所不胜的关系。

2. 五行制化的概念和规律

（1）概念：五行制化指五行之间既相互资生，又相互制约，以维持平衡协调，推动事物间稳定而有序的变化和发展。

（2）规律：木生火，火生土，而木又克土；火生土，土生金，而火又克金；土生金，金生水，而土又克水；金生水，水生木，而金又克木；水生木，木生火，而水又克火。

（3）“制则生化”：木能制土，火才能生化；火能制金，土才能生化；土能制水，金才能生化；金能制木，水才能生化；水能制火，木才能生化。

（4）母气能制己所胜，则子气方能得母气之滋养而起生化作用。故《素问·五脏生成》说：“心，其主肾也”“肺，其主心也”“脾，其主肝也”“肝，其主肺也”“肾，其主脾也”。这里所说的“主”，即指生化之主，实际上即是相克制约之意。因其“克中有生”“制则生化”，所以称其为“主”。

3. 五行相乘与相侮的概念和次序

（1）五行相乘（图 1-4-2）

1）概念：五行相乘指五行中的一行对其所胜之行的过度制约和克制，即相克太过，又称“过克”，属异常现象。

2）次序：**木乘土，土乘水，水乘火，火乘金，金乘木**。

3）五行相乘的原因

a. 五行中的某一行过于亢盛，对其所胜行进行超过正常限度的克制，产生相乘，如“木旺乘土”。

b. 五行中的某一行过于虚弱，难以抵御其所不胜行正常限度的克制，产生相乘，如“土虚木乘”。

◆ **提醒**：五行相乘顺序与相克顺序相同。

（2）五行相侮（图 1-4-2）

1）概念：五行相侮是指五行中的一行对其所不胜之行的反向制约和克制，又称“反克”。

2）次序：**木侮金，金侮火，火侮水，水侮土，土侮木**。

3）导致五行相侮的原因

a. 五行中的某一行过于强盛，使原来克制它的一行不仅不能克制它，反而受到它的反向克制，产生相侮，如“木亢侮金”。

b. 五行中的某一行过于虚弱，不仅不能制约其所胜的一行，反而受到其所胜行的“反克”，产生相侮，如“木虚土侮”。

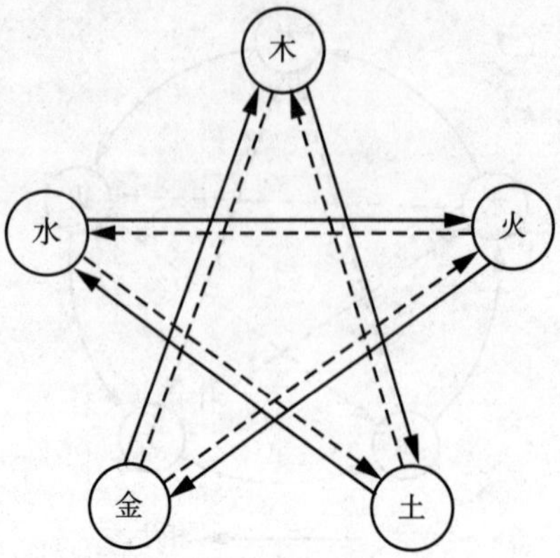


图 1-4-2　五行乘侮

4. 五行的母子相及

（1）母病及子

1）概念：五行中的某一行异常，累及子行，导致母子两行皆异常。

2）原因：母行虚弱，引发子行不足，终致母子两行皆虚。如水不足，不能生木，导致木气虚弱，终致水竭木枯，母子俱衰。

（2）子病及母

1）概念：五行中某一行异常，影响母行，终致子母两行皆异常。

2）一般规律

a. 子行亢盛，引起母行亦亢盛，结果是子母两行皆亢盛，一般称为“子病犯母”，如火旺导致木亢，终至木火皆亢。

b. 子行虚弱，上累母行，引起母行亦不足，终致子母俱不足，一般称为“子盗母气”，如木不足导致水枯，终至木水皆不足。

## 三、五行学说在中医学中的应用

1. 在生理方面的应用

（1）说明五脏的生理特点

| 五　脏 | 五行属性 | 生 理 功 能 |
| --- | --- | --- |
| 肝 | 木 | 喜条达而恶抑郁 |
| 心 | 火 | 心阳有温煦之功能 |
| 脾 | 土 | 气血生化之源 |
| 肺 | 金 | 肺气具有清宣、肃降之功 |
| 肾 | 水 | 肾主水液的蒸化和排泄，并有藏精之功能 |

（2）构建天人一体的五脏系统，从而使人体内外环境联结成一个密切相关的整体，相互收受通应。

（3）说明五脏之间的生理联系

1）以五行相生说明五脏之间的资生关系：水能生木，肾水滋养肝木；木能生火，肝木上济心火；火能生土，心火温运脾土；土能生金，脾土滋养肺金；金能生水，肺金滋养肾水。

2）五行相克关系说明五脏之间的制约关系：金克木，肺金可抑制肝阳之上亢；木克土，肝气可疏泄脾气的壅滞；土克水，脾气调节肾水；水克火，肾水上可制约心火；火克金，心火可制约肺气。

3）以五行的制化和胜复来说明五脏之间的自我调节。

2. 在病理方面的应用

（1）说明五脏疾病的发生：春季肝先受邪，夏季心先受邪，长夏脾先受邪，秋季肺先受邪，冬季肾先受邪。

（2）五脏病变的相互影响和传变

1）相生关系的传变

a. 母病及子：又称“母病累子”，指病变从母脏传来，并依据相生方向侵及属子的脏腑，临床常先见到母脏证候，继则又见子脏证候。

b. 子病犯母：又称“子盗母气”，指病变从子脏传来，近期属母的脏腑，临床多见先有子脏的证候，继则又见母脏证候。

2）相克关系的传变

a. 相乘传变：相克太过而导致疾病传变，如木亢乘土，即肝脾不和或肝胃不和证。

b. 相侮传变：即反克为害，如木火刑金，即肝火犯肺病证。

3. 在疾病诊断中的运用

（1）判断病变部位

| 临床表现 | 病变部位 |
|---|---|
| 面见青色，喜食酸味，脉见弦象 | 肝病 |
| 面色赤，口味苦，脉象洪 | 心火亢盛 |

（2）判断预后

| 临床表现 | 预　后 |
|---|---|
| 面色青，见弦脉，色脉相符；或色脉不符，见沉脉 | 顺，预后良好 |
| 面色青，见浮脉 | 逆，预后不良 |

4. 在疾病治疗方面的应用

（1）指导脏腑用药：青色、酸味入肝，赤色、苦味入心，黄色、甘味入脾，白色、辛味入肺，黑色、咸味入肾。

（2）控制五脏疾病的传变：《难经·七十七难》所说：“见肝之病，则知肝当传之于脾，故先实其脾气。”

◆ **提醒：**“见肝之病，知肝传脾”体现的关系是五行相乘。

（3）根据相生规律确定的治则治法

| 治则治法 | 适应证 | 临床表现 |
|---|---|---|
| **滋水涵木法** | 水不涵木证 | 头目眩晕，眼目干涩，颧红耳鸣，五心烦热，腰膝酸软，男子遗精，女子月经不调，舌红少苔，脉弦细而数 |
| **金水相生法** | 肺肾阴虚证 | 咳嗽气逆，干咳少痰或咳血，音哑，潮热盗汗，腰膝酸软，遗精，体瘦，口干，舌红少苔，脉细数 |

续 表

| 治则治法 | 适应证 | 临床表现 |
|---|---|---|
| **培土生金法** | 肺脾气虚证 | 久咳，痰多清稀，食欲减退，大便溏薄，四肢无力，舌淡脉弱 |
| **益火补土法** | 脾肾阳虚证 | 畏寒肢冷，腰膝冷痛，腹泻，完谷不化，或五更泄泻，舌淡胖，边有齿痕，苔白滑，脉沉无力 |

（4）根据相克关系确定的治则治法

| 治则治法 | | 适应证 |
|---|---|---|
| **抑木扶土法** | 抑木为主，扶土为辅 | 木旺乘土证 |
| | 扶土为主，抑木为辅 | 土虚木乘证 |
| **培土制水法** | | 脾虚不运，水湿泛溢 |
| **佐金平木法** | 滋肺阴、清肝火 | 肺阴不足，肝火上逆犯肺 |
| | 清肝火为主，兼以滋肺降气 | 肝火太盛，耗伤肺阴的肝火犯肺之证 |
| **泻南补北法** | | 肾阴不足，心火偏旺，水火不济，心肾不交之证 |

◆ **提醒：**根据五行相生、相克规律分别对应的治则治法为常考内容，注意重点掌握。

# 第五单元　五　　脏

## 知识点概要

### 一、五脏的生理功能与特性

1. 心的生理功能与特性

（1）心的生理功能

1）**心主血脉**

a. 心有推动血在脉管内运行的作用。

b. 心主血脉，还包括心生血的作用。心的搏动和血液的运行，也有赖于全身血液充盈。如果血液不足，可见心悸、脉数等症。

2）**心主神明**

a. 又称心藏神，即心有主宰生命活动和主宰意识、思维、情志等精神活动的功能。

b. 广义之神，指整个人体生命活动的主宰和总体现；狭义之神，指人的意识、思维、情志等精神活动。心所藏之神，既是广义之神，又包括狭义之神。

c. 心为“**五脏六腑之大主**”。

d. 心主神明的生理功能正常，主要依赖于心血、心阴对心神的滋养和心气、心阳的鼓动及振奋作用。

（2）心的生理特性

1）心为阳脏而主阳气。

2）心主通明。

3）心气宜降。

2. 肺的生理功能与特性

（1）肺的生理功能

1）**肺主气，司呼吸**

a. 肺具有主呼吸之气和主一身之气的作用。

b. 肺为体内外气体交换的场所，吸入的清气与脾胃运化的水谷精气在肺相合生成宗气，贯心脉以行心血。

c. 肺气的升降出入运动对全身气机具有调节作用，故“诸气者，皆属于肺”。

2）**肺主宣发与肃降**

a. 肺主宣发，指肺气具有向上、向外、升宣、发散的生理功能。

b. 肺主肃降，指肺气具有向下、向内、肃降、收敛的生理功能。

c. 肺气的宣发和肃降，是维持呼吸运动、水液代谢正常进行的基础。

3）**肺主通调水道**：肺气通过宣发和肃降对体内津液代谢具有疏通和调节的作用。

a. 肺气宣发，将津液和水谷精微布散于周身，同时主司腠理开合，调节汗液排泄。

b. 肺气肃降，将体内的水液不断地向下输送，经肾和膀胱的气化作用，生成尿液而排出体外。故又称“**肺为水之上源**”和“肺主行水”等。

4）**肺朝百脉，主治节**

a. 肺朝百脉，是指全身的血液，都通过经脉而聚会于肺，通过肺的呼吸，进行气体的交换，然后再输布到全身，同时起到辅心行血的作用。

b. 肺主治节，一是治理调节呼吸运动；二是治理调节一身之气的运动；三是治理调节血液的运行；四是治理调节津液的输布代谢。肺主治节，是对肺的主要生理功能的高度概括。

（2）肺的生理特性

1）肺为**娇脏**：六淫等外邪侵袭机体，无论从口鼻还是从皮毛而入，均易犯肺而致病。此外，肺居高位，为**华盖**而覆盖诸脏，又为百脉之所朝，凡其他脏腑的病变，易上及肺。又因肺不耐寒热，易受邪侵，无论外感、内伤或是他脏病变，多侵袭或累及肺而为病，故称之为“娇脏”。

2）肺气以降为顺。

3）肺**喜润恶燥**。

3. 脾的生理功能与特性

（1）脾的生理功能

1）**脾主运化**：包括运化水谷精微和运化水液的功能两个方面。

a. 运化水谷精微，是脾对饮食物的消化，水谷精微的吸收、转输、布散的作用。“**脾为后天之本，气血生化之源**”。

b. 运化水液，指脾对水液的吸收、转输和布散作用。

2）**脾主统血**：是指脾能统摄、控制血循行于脉内，而不逸出脉外。

3）**脾主升**：一是指升清，指脾气将精微上输心肺、头目，以化生气血，滋养清窍，营养周身；二是指升举，脾气上升对内脏起着升托作用，使其恒定在相应位置。如果脾气虚损升托作用减退，易致下坠感或内脏下垂，如胃下垂、肾下垂、子宫脱垂（也称为“阴挺”）和直肠脱垂（也称为“脱肛”）等症，此称之为“脾气下陷”或“中气下陷”。

（2）脾的生理特性

1）脾宜升则健。

2）**脾喜燥恶湿**。

◆ **提醒**：脾气主升，胃主通降。

4. 肝的生理功能与特性

（1）肝的生理功能

1）**肝主疏泄**

a. 促进血的运行和津液的输布代谢。

b. 促进脾胃的运化和胆汁的分泌排泄。

c. 调畅情志。

d. 通调男子排精与女子排卵和月经。

2）**肝主藏血**：指肝具有贮藏血液、调节血量和防止出血的功能。

a. 肝为血海，能贮存一定的血量，以制约肝的阳气升腾，以维护肝的疏泄功能，使之冲和条达。

b. 调节血量。

c. 防止出血。

d. 濡养肝及筋目。

e. 肝为经血之源。

（2）肝的生理特性

1）体阴而用阳

a. 肝“体阴”，一是肝与肾同居下焦，故属阴；二是肝藏血，血属阴。肝为刚脏，非柔润而不和调，必赖阴血之滋养方能发挥其正常的生理作用。

b. 肝“用阳”，一是肝主疏泄，其气主升主动，性喜条达，内寄相火，其性属阳；二是肝阳易亢，肝风易动而形成肝阳上亢、肝风内动，临床表现为眩晕、肢麻、震颤、抽搐等症状。故曰肝“体阴而用阳”。

2）肝为**刚脏**。

3）肝主升发。

4）**肝性喜条达而恶抑郁**。

5. 肾的生理功能与特性

（1）肾的生理功能

1）**肾藏精，主生长、发育与生殖**

a. 肾藏精，是指肾对精气具有封藏作用。肾所藏之精，包括禀受于父母的生殖之精，它与生俱来，是构成胚胎发育的原始物质，具有生殖、繁衍后代的基本功能，称为“先天之精”。也包括水谷之精气和五脏六腑之精，水谷之精来源于饮食物，通过脾胃运化功能而生成的水谷之精气，其分布于脏腑而成为五脏六腑之精，以发挥滋养濡润作用，称为“后天之精”。

b. 肾藏精的生理效应：一是主生长、发育；二是主生殖。其一，肾藏先天之精，其携带遗传物质，促进人体胚胎发育，是生命起源的物质基础；其二，肾精能化生“天癸”。

c. 肾精还具有推动和调节脏腑气化作用。

2）**肾主水**：指肾的气化功能，对津液的输布和排泄，维持津液代谢平衡，起着极为重要的调节作用。肾阳蒸腾气化，使水液中清者上升，即含有营养物质的津液，在肾阳的蒸腾作用下，经三焦水道而上升，复归于肺，布散周身；浊者下降，即经过代谢后多余的水液，在肾的气化作用下，注于膀胱而为尿。尿液的生成和排泄，为维持体内津液代谢的平衡起着极其关键的作用。

3）**肾主纳气**：指肾有摄纳肺所吸入的清气，保持呼吸的深度，防止呼吸表浅的作用。人体的呼吸功能，虽为肺所主，但吸入之气必须由肾摄纳，肾的精气充沛，才能保证呼吸均匀和调。

（2）肾的生理特性

1）肾为封藏之本：《素问·六节藏象论》说：“肾者**主蛰**，封藏之本。”

2）肾为水火之宅：肾为五脏六腑之本，主一身阴阳，为水火之宅，寓真阴（命门之水）而含真阳（命门之火）。五脏六腑之阴，非肾阴不能滋养；五脏六腑之阳，非肾阳不能温煦。肾阴，为人体阴液之根本，谓之命门之水；肾阳，为人体阳气之根本，谓之命门之火。肾阴与肾阳，同居肾中，二者相互制约，相互依存，相互为用，共同维持着人体生理上的动态平衡，故称肾为水火之宅。

3）肾恶燥。

◆ **提醒**：心为“生之本”“君主之官”“五脏六腑之大主”，肺为“水上之源”“娇脏”“华盖”“气之本”，脾为“后天之本，气血生化之源”，肝为“刚脏”，肾为“气之根”。

## 二、五脏之间的关系

1. 心与肺的关系　主要表现在**心主行血与肺主呼吸**之间的关系。

（1）肺主气，助心行血。肺气正常是血液正常循行的必要条件。

（2）心主血，推动血液循行，方能维持肺呼吸功能的正常进行。

（3）连结心之搏动和肺之呼吸两者之间的中心环节是积于胸中的“宗气”。

2. 心与脾的关系 主要表现在**血液的生成和运行**两方面。

（1）脾运化水谷精微，以生化血液。脾气旺盛，则血之生化功能正常，血液充盛，则心有所主。心主血，营气和津液化赤为血。

（2）心之阳气可以温养脾土，使脾阳不衰，保证了脾化生血液之正常。另外，心气推动血液循环，脾气统摄血液行于脉中，推动力和固摄力的协调平衡，从而维持血液正常循行。

3. 心与肝的关系 主要表现在血液与神志方面的依存与协同。

（1）血液贮藏与肝，通过心气推动作用而运行于全身。

（2）心行血功能正常，肝有所藏。若肝不藏血，则心无所主，血液的运行必致失常，故“心肝血虚”常同时出现。人的意识、思维、情志等精神活动，虽由心所主，但与肝的疏泄功能亦密切相关，故心、肝病变均可表现为神志活动的异常。

4. 心与肾的关系 主要表现在心肾阴阳**水火既济**与心血肾精之间的依存关系。

（1）心在五行属火，位于上而属阳；肾在五行属水，位居于下而属阴。

（2）心火必须下降于肾，助肾阳以温肾水，使肾水不寒；肾水必须上济于心，助心阴以濡心阳，使心火不亢。如此维持心肾阴阳水火协调平衡，称“水火既济”“心肾相交”。

5. 肺与脾的关系 主要表现在气的生成和津液的输布代谢两个方面。

（1）肺所吸入的清气和脾运化而生成的水谷精气，组成宗气。肺呼吸功能和脾运化功能的强健，是气强盛的基础。

（2）肺宣发肃降和通调水道功能，有助脾运化水液的功能，防止内湿的产生；而脾转输津液，散精于肺，是肺通调水道的前提，也为肺的生理活动提供必要的营养。

6. 肺与肝的关系 主要表现于**气机的调节**。

（1）肺主降而肝主升，二者相互协调，对全身气机的调畅是个重要的环节。

（2）若肝升太过，或肺降不及，则多致气火上逆，可出现咳逆上气，甚则咯血等病理表现，称之为“肝火犯肺”。

7. 肺与肾的关系 主要表现于津液代谢和呼吸运动两个方面。

（1）肾为主水之脏，具有气化功能，升清降浊，主持水液的蒸腾气化，维持津液代谢的正常。

（2）肺为水之上源，具有宣肺肃降功能，能使水道通调，可使上焦之水液下输于肾，变为尿液排出体外。

（3）肺主呼吸，肾主纳气。肺从自然界吸入的清气，在肺气肃降的作用下，下归于肾，由肾摄纳，才能为人体所用。若肾中精气充盛，摄纳功能正常，则可见呼吸深沉平稳。故有“肺为气之主，肾为气之根”之说。

（4）肺肾之阴液相互资生，肾阴为一身阴液之根本，对各脏腑之阴液具有滋养作用。肺阴虚可损及肾阴，反之，肾阴虚无以上滋肺阴，可形成肺肾阴虚证。

8. 肝与脾的关系 主要表现在饮食物的消化和血液生成、贮藏及循行方面。

（1）肝疏泄功能正常，则脾的运化功能健旺，饮食消化正常。脾气健运，水谷之精微化源充盛，肝木得养，疏泄功能则能正常。

（2）肝主疏泄而维持血行，藏血而调节血量、防止出血；脾生血、统血，又为气血生化之源。

9. 肝与肾的关系 又称“肝肾同源”或“**乙癸同源**”。

（1）精血同源：肝藏血，肾藏精。血的化生，有赖于肾中精气的气化；肾中精气的充盛，亦有赖于血液的滋养。精血同源于水谷精微，又互生互化，称为“**精血同源**”。

（2）藏泄互用：肝气疏泄可使肾气开阖有度，肾气闭藏可防止精气妄泻。疏泄与封藏调节着女子的排卵、月经来潮和男子的排精功能。

（3）阴阳互资：肝属木，肾属水，水能生木。肾阴滋养肝阴，共同制约肝阳，则肝阳不亢；肾阳资助肝阳，共同温煦肝脉，可防肝脉寒滞。肾阴不足常可引起肝阴不足，阴不制阳而导致肝阳上亢，称为“水不涵木”；如肝阴不足，亦可导致肾阴亏虚，从而导致相火上亢。另外，肝火太盛亦可下劫肾阴，从而形成肾阴不足病证。

◆ **提醒**：“乙癸同源”“精血同源”都体现的是肝与肾的关系。

10. 脾与肾的关系　主要表现于**先天后天相辅相成和津液代谢**方面。

（1）脾为后天之本，肾为先天之本，先天促后天，后天养先天，相互资助和相互促进。

（2）脾主运化水谷精微，有赖于肾中阳气的温煦，而肾中精气的不断充盈和成熟，有赖于水谷精微的培育和充养。

（3）脾主运化，肾主蒸腾气化，脾肾两脏密切配合，方能使津液代谢正常进行。

## 三、五脏与五体、五官九窍、五志、五液和五时的关系

| 五脏 | 五体 | 五官九窍 | 五志 | 五液 | 外华 | 五时 |
|---|---|---|---|---|---|---|
| 肝 | 筋 | 目 | 怒 | 泪 | 爪 | 春 |
| 心 | 脉 | 舌 | 喜 | 汗 | 面 | 夏 |
| 脾 | 肌肉、四肢 | 口 | 思 | 涎 | 唇 | 长夏 |
| 肺 | 皮 | 鼻、喉 | 悲 | 涕 | 毛 | 秋 |
| 肾 | 骨 | 耳及二阴 | 恐 | 唾 | 发 | 冬 |

# 第六单元　六　腑

## 知识点概要

### 一、六腑的生理功能

1. 胆的生理功能

（1）**贮藏和排泄胆汁**：胆汁是脾胃运化功能得以正常进行的重要条件，并与肝的疏泄功能密切相关。

（2）**胆主决断**

1）胆具有对事物进行判断、作出决定的功能。

2）胆汁又称为“精汁”，胆又主决断与精神活动有关，故又属奇恒之腑。

◆ **提醒**：肝分泌和排泄胆汁，胆贮藏和排泄胆汁。

2. 胃的生理功能和生理特性

（1）胃的生理功能

1）**胃主受纳水谷**：指胃有接受和容纳饮食水谷的作用。饮食入口，经过食管进入胃中，由胃接受和容纳，故胃有“**太仓**”“**水谷之海**”之称。

2）**胃主腐熟水谷**：指胃气将饮食物初步消化，形成食糜的作用。胃的腐熟，能促进水谷游溢出人体所需要的精微物质，人的气血才能充盛，脏腑组织才能得到水谷精微的充养而发挥各自的功能，故又称胃为“水谷气血之海”“五脏六腑之海”。

（2）胃的生理特性

1）胃主通降：指胃气向下通降运动以下传水谷及糟粕的生理特性。

a. 胃容纳饮食物。

b. 经胃气的腐熟作用而形成的食糜，下传小肠作进一步消化。

c. 食物残渣下移大肠，燥化后形成粪便。

d. 粪便有节制地排出体外。

2）**胃喜润恶燥**：指胃当保持充足的津液以利饮食物的受纳和腐熟。

◆ **提醒：**脾喜燥恶湿，胃喜润恶燥。

3. 小肠的生理功能

（1）**小肠主受盛和化物**

1）小肠接受经胃初步消化的食糜，必须在小肠内停留相当长的时间，称为“受盛”。

2）小肠进一步对食糜进行消化，并吸收水谷之精微，称为“化物”。

（2）**小肠泌别清浊**

1）食糜经过小肠消化，分别（泌别）为水谷精微和食物残渣两个部分。

2）小肠将清者即水谷精微吸收，并将浊者即食物残渣传输于大肠。

3）小肠在吸收水谷精微的同时，也吸收了大量的水液，使无用的水液渗入于膀胱，故称“小肠主液”。

4. 大肠的生理功能

（1）**传化糟粕**

1）饮食物在小肠泌别清浊后，其浊者即糟粕则下降到大肠，大肠将糟粕经过燥化变成粪便，经大肠之气的运动，传送至大肠末端，并经肛门有节制地排出体外，故大肠有“传导之官”之称。《素问·灵兰秘典论》说：“大肠者，传导之官，变化出焉。”

2）大肠的传导功能，是胃气降浊功能的体现。

（2）**大肠主津**

1）大肠接受小肠下传的食物残渣，吸收其中的水液，使之形成粪便，即所谓燥化作用。

2）大肠吸收水液，参与体内的水液代谢，故说“大肠主津”。

3）大肠主津功能失常，水液不得吸收，水与糟粕俱下，可出现肠鸣、腹痛、泄泻等症；若大肠实热，消烁津液，或大肠津亏，肠道失润，又会导致大便秘结不通。

◆ **提醒：**大肠主津，小肠主液。

5. 膀胱的生理功能

（1）膀胱的主要生理功能是**贮尿和排尿**。津液经过肾的蒸腾气化作用，清者经脾达肺，重新参与津液代谢，浊者留而为尿。膀胱可贮留一定量的尿液，开合有度，排出体外。

（2）膀胱的开合有度依赖于肾气的推动和固摄作用调节。

6. 三焦的主要生理功能和生理特点　三焦是上焦、中焦、下焦的合称。因其在人体脏腑中，唯它最大，又无脏与之相表里，故又有“**孤府**”之称。

◆ **提醒：**脾胃“孤脏”，三焦为“孤府”。

（1）三焦的生理功能

1）**通行诸气**。

2）**运行津液**。

（2）三焦的生理特点

1）“上焦如雾”：指心肺输布气血营养到全身的作用。如《灵枢·决气》说：“上焦开发，宣五谷味，熏肤、充身、泽毛，若雾露之溉，是谓气。”

2）“中焦如沤”：指脾胃等脏腑腐熟水谷、运化精微的作用。如《灵枢·营卫生会》说：“中焦……此所受气者，泌糟粕，蒸津液，化其精微，上注于肺脉，乃化而为血，以奉生身，莫贵于此。”《灵枢·决气》说：“中焦受气取汁，变化而赤，是谓血。”

3）“下焦如渎”：指肾、膀胱、大肠等脏腑的生成和排泄二便的功能。

◆ **提醒：**上焦如雾，中焦如沤，下焦如渎。

## 二、六腑与五脏之间的关系

1. 心与小肠的关系

1）心与小肠通过经脉的相互络属构成表里相合关系。

2）小肠分别清浊，其清者可转化为心血。心主血脉，将气血输送到小肠，有利于小肠的受盛和化物。

3）在病理上，心火炽盛，可以循经下移于小肠，引起小肠泌别清浊的功能失常，出现小便短赤、灼热疼痛甚或尿血等症，此即“心火移热于小肠”。反之，小肠有热，也可循经上扰于心，出现心烦、口舌生疮等症。

2. 肺与大肠的关系

1）肺与大肠通过经脉的相互络属构成表里相合关系。

2）肺气的下降可以推动大肠的传导，有助于糟粕下行。大肠传导正常，腑气通畅，有利于肺气的下降。

3）在病理上，肺失清肃，津液不能下达，大肠失润，传导失常，可见大便干结难下。若肺气虚弱，推动无力，大肠传导无力，可见大便困难，称为“气虚便秘”。在治疗中，中医常用通腑泻热以治疗肺热咳喘，也用宣降肺气治疗大肠腑气不通。

3. 脾与胃的关系　脾与胃通过经脉相互络属而构成表里关系。

**（1）纳运协调**

1）脾主运化，胃主受纳，一纳一运，相互协调配合，共同完成饮食物的消化吸收及其精微的输布，以营养全身。

2）胃主受纳、腐熟，即初步消化，为脾的运化水谷精微提供物质基础；脾主运化，助胃受纳。

3）在病理上，胃受纳失常则脾之运化不利，脾失健运则胃纳失常，出现恶心呕吐、脘腹胀满、不思饮食等，称为“脾胃不和”。

（2）升降相因

1）脾气上升，水谷之精微得以输布；胃气下降，饮食水谷及其糟粕才得以下行。脾升胃降，气机调畅，方能维持饮食物消化吸收的正常进行。

2）在病理上，脾气不升，水谷夹杂而下，出现泄泻，甚则完谷不化；胃气不降反而上逆，可见恶心呕吐、呃逆嗳气。

**（3）燥湿相济**

1）脾属阴喜燥而恶湿，胃属阳喜润而恶燥，两脏燥湿相合，协调共济，方能完成饮食物的腐熟和运化过程。

2）病理上脾阳易损，而导致水湿不运；胃阴易伤，而致消化异常。

4. 肝与胆的关系

1）肝胆经脉互为络属而构成表里关系。

2）胆汁来源于肝之余气，肝主疏泄，促进胆汁的排泄和发挥作用。肝主疏泄，调畅情志，胆主决断，与人之勇怯相关。

3）病理上，肝的疏泄功能失常，就会影响胆汁的分泌与排泄。胆汁排泄不畅，就会影响肝的疏泄。临床可见口苦、纳呆、腹胀、胁肋胀痛甚或黄疸。肝胆病变还常引起精神、情志异常，可见多疑善虑、胆怯易惊等。

5. 肾与膀胱的关系

1）肾与膀胱通过经脉相互络属构成表里关系。

2）膀胱的贮尿和排尿功能，依赖肾的气化。肾气充足，固摄有权，膀胱开合有度，以维持津液的正常代谢。

3）在病理上，肾气虚衰，固摄无权，则膀胱开合无度，可见尿频、小便清长、遗尿甚或尿失禁等；若肾阳虚衰，肾与膀胱气化不利，可见小便不利甚或癃闭等。

# 第七单元　奇恒之腑

## 知识点概要

### 一、脑

1. 脑的生理功能

（1）**脑为髓海**，主宰生命活动：脑为髓汇聚之处，脑髓的功能对维持人体的生命活动有极其重要的作用。“**脑为元神之府**”，是生命的机枢，主宰人体的生命活动。

（2）脑主司感觉运动：脑髓和脊髓对肢体的运动有着重要的影响。如脑髓或脊髓受到损伤，可致肢体运动失常，如偏瘫、截瘫甚至全身瘫痪。

（3）脑主司精神意识：脑主思维意识和记忆，脑主精神活动的功能正常，则精神饱满，意识清楚，思维灵敏，记忆力强，语言清晰，情志正常，否则，便出现意识思维及情志方面的异常。

2. 脑与五脏的关系　中医藏象学说是以五脏为中心，脑主管思维、意识及情志活动等，又分属于五脏，心藏神，肺藏魄，肝藏魂，脾藏意，肾藏志，由于心主神志、肝主疏泄而调节情志活动，肾藏精而生髓充脑，故精神神志活动与心、肝、肾三脏的联系更为密切。

## 二、女子胞

1. 女子胞的生理功能

（1）主持月经。

（2）孕育胎儿。

2. 女子胞与脏腑经脉的关系

（1）与天癸的关系

1）天癸可以促进生殖器官发育成熟、女子月经来潮及排卵、男子精气溢泻，因而具有促进生殖能力的作用。如《素问·上古天真论》说：“女子二七而天癸至，任脉通，太冲脉盛，月事以时下，故有子……七七，任脉虚，太冲脉衰少，天癸竭，地道不通，故形坏而无子也。”

2）女子肾精肾气不充，导致生殖器官发育异常而患不孕症时，中医即采用填补肾精肾气的方药；另中老年妇女出现月经异常，也常采用补养肾精肾气的方法进行治疗。

（2）与经脉的关系

1）冲脉与肾经并行且与阳明脉相通，能调节十二经气血，与女子月经排泄关系密切，有“冲为血海”之称。

2）任脉与足三阴经相会，能调节全身阴经，为“阴脉之海”。任脉又与胎儿孕育密切相关，故有“任主胞胎”之称。

（3）与脏腑的关系：月经的排泄，胎儿的孕育，均依赖于血液。脏腑之中，心主血，肝藏血，脾统血，脾与胃同为气血生化之源，女子胞的功能与心、肝、脾的关系更为密切。

◆ **提醒**：女子胞的功能均与月经、生育有关。

# 第八单元　气、血、津液

## 知识点概要

## 一、气

1. 人体之气的概念　气是人体内活力很强、运行不息的极精微物质，是构成人体和维持人体生命活动的基本物质之一。气运行不息，推动和调控着人体内的新陈代谢，维系着人体的生命进程。

2. 人体之气的生成

（1）人体之气的生成之源：人体之气来源于先天之气（元气）、水谷之气和自然界的清气，后两者又合称为后天之气（宗气），并通过肺、脾胃和肾等脏腑的生理功能的综合作用，将此三者结合起来而成一身之气。

（2）与气生成的相关脏腑功能：**肾为生气之根，脾胃为生气之源，肺为生气之主**，可见与肾、脾胃和肺的生理功能更为密切。

3. 人体之气的运动

（1）气的运动，称作“气机”，**升降出入是气运动的基本形式**。

（2）肺主呼吸，有出有入，有宣有降，肺主呼气（出），肾主纳气（入），心火下降，肾水升腾，以及脾主升清，胃主降浊等。

（3）气的升降出入运动的平衡协调状态，称为“气机调畅”，是人体生命活动的根本。气的升降出入一旦停止，也就意味着生命活动的停止。

4. 人体之气的功能

（1）**推动作用**

1）气对人体生长发育、各脏腑组织器官的功能活动、血液的循行、津液的生成输布和排泄等，均能起激发和推动作用。

2）如果气的推动作用减弱，则影响生长发育，甚至出现早衰；使脏腑组织器官、经络等功能减退；或使血液、津液的生成不足，运行滞缓，而发生血虚、血行不利或水液在体内潴留等病变。

（2）**温煦作用**

1）人体体温的恒定，各脏腑组织器官、经络等生理活动的运行，都需要气的温煦作用。

2）血和津液在体内不停的运行，也依赖气的温煦和调节，故古人说“血得温则行，得寒则凝”。

3）如果体内气虚，温煦作用失常，便会引起畏寒喜热、四肢不温、体温下降、血行滞缓、津液凝聚等病变。

（3）**防御作用**

1）护卫肌表，防止外邪侵入。

2）与侵入体内的各种邪气进行斗争。

（4）**固摄作用**：防止精、血、津液等物质的无故流失，维护脏腑器官各自位置相对稳定。

（5）气化作用：精、气、血、津液等物质的新陈代谢及相互转化。

5. 人体之气的分类

| | 概　念 | 来　源 | 分　布 | 功　能 |
|---|---|---|---|---|
| 元气 | **人体最基本、最重要的气，是人体生命活动的原动力** | 由先天之精化生而来，并受后天水谷之精气的不断补充和培育 | 根于肾，通过三焦流行于全身，内至脏腑，外达肌肤腠理 | 推动和促进人体的生长发育，温煦和激发各脏腑、经络等组织器官的生理活动 |
| 宗气 | 积于胸中之气。宗气在胸中积聚之处，称作“气海”，又名“膻中” | 由**肺吸入的清气**和**脾胃运化产生的水谷精气**相互结合而成 | 聚集于胸中，向上分布于肺与息道，向下贯注于心脉，布散全身 | **上走息道以行呼吸，贯注心脉以行气血** |
| 营气 | 又称“荣气”，与卫气相对而言，营气行于脉内而属阴，故又有“营阴”之称 | 由水谷精气的**精华部分**所化生 | 行于脉内 | **营养人体和化生血液** |
| 卫气 | 卫气与营气相对而言，卫气行于脉外而属阳，又称“卫阳” | 水谷精气中的**悍气**所化生 | 行于脉外 | 护卫肌表，防御外邪入侵；温养脏腑、肌肉、皮毛等；调节控制汗孔的开合和汗液的排泄，以维持体温的相对恒定 |

◆ **提醒**：宗气的生理功能是，上走息道以行呼吸，贯注心脉以行气血。故凡语言、声音、呼吸的强弱，气血的运行，肢体的寒温和活动能力，视听功能，心搏的强弱及其节律等，皆与宗气盛衰有关。

## 二、血

1. 血的基本概念　血是脉管中流动的红色液体，是构成人体和维持人体生命活动的基本物质之一，由脾胃运化的水谷精微所化生。由于血液仅存在于脉管之中，所以称“脉为血之府”。血由心所主，藏于肝，统于脾，循行于脉中，对人体各脏腑组织器官具有濡养作用，是人体不可缺少的营养物质。

2. 血的生成

（1）血的化生之源

1）水谷之精化血：由水谷之精化生的营气和津液是化生血的主要物质基础。

2）肾精化血：肾精充足，则可以化为肝血以充实血液。

（2）与血生成相关的脏腑

1）**脾胃**是血的生化之源：脾胃运化转输饮食水谷精微所产生的营气和津液，是血液化生的主要物质基础。

2）**心肺**对血的生产起重要作用：脾胃运化水谷精微所化生的营气和津液，由脾向上升输于心肺，与肺吸入的清气相结合，贯注心脉，在心气的作用下变化而成为红色血液。

3）**肾**藏精，精生髓，髓化生血：肾中精气充足，则血液化生有源；肾精充足，肾气充沛，也可以促进脾胃的运化功能，有助于血的化生。

3. 血的功能

（1）濡养作用：血含有人体所需的丰富的营养物质。血在脉中循行，内至五脏六腑，外达皮肉筋骨，不断地对全身各脏腑组织器官起着**濡养和滋润**作用，以维持各脏腑组织器官发挥生理功能的正常进行。

（2）化神作用：血是机体精神活动的物质基础，人体血气充盛，才能产生充沛而舒畅的精神情志活动。

**4. 血的运行**

| 影响因素 | 作　用 |
|---|---|
| 心 | 心气的推动，是血液循行的基本动力 |
| 肺 | 全身的血液，汇聚于肺，依赖肺气作用合成宗气，助心行血，分布全身 |
| 肝 | 调畅气机，气行则血行 |
| 气 | 依赖气的固摄作用，使血液运行于脉中而不逸于脉外 |
| 寒热变化 | 寒凉能使血行缓慢，过热能使血行加速 |

## 三、津液

1. 津液的基本概念　津液，是体内各种正常水液的总称，包括各脏腑组织器官的内在体液及正常的分泌物，如胃液、唾液、肠液、关节腔液等。

| 分类 | 特　点 | 分　布 | 作用 |
|---|---|---|---|
| 津 | **质地较清稀，流动性较大** | **布散于体表皮肤、肌肉和孔窍，渗注于血脉** | 滋润 |
| 液 | **质地较稠厚，流动性较小** | 灌注于**骨节、脏腑、脑、髓**等组织 | 濡养 |

◆ **提醒：**注意津与液的特点、分布对比。

2. 津液的代谢

（1）津液的生成：津液来源于饮食水谷，通过脾胃的运化及有关脏腑的生理功能而生成。

（2）津液的排泄：津液的排泄主要通过排出尿液和汗液来完成。除此之外，呼气和粪便也将带走一些水分。因此，津液的排泄主要与肾、肺、脾的生理功能有关。由于尿液是津液排泄的最主要途径，肾在津液排泄中的地位最为重要。

3. 津液的功能

（1）滋润和濡养作用。

（2）化生血液。

（3）运输代谢废料。

### 四、气、血、津液之间的关系

1. 气与血的关系

(1) 气为血之帅

1) **气能生血**：血液的化生以营气、津液和肾精作为物质基础，在这些物质本身的生产以及转化为血的过程中，每一个环节都离不开相应脏腑之气的推动和激发作用。

2) 气能行血：指气能推动和调控血在脉内稳定运行。

3) **气能摄血**：血在脉中循行而不溢出脉外，主要依赖于气对血的固摄作用。

(2) 血为气之母

1) 血能养气：指气的充盛及功能的发挥均离不开血液的濡养。

2) 血能载气：气必须依附于血而存于体内，并赖血之运载而运行全身。

2. 气与津液的关系

(1) **气能生津**：津液的生成必须依赖于气的推动和气化作用。

(2) 气能行津：津液的运行必须依靠气的推动作用，方能输布至全身各处以发挥濡润、滋养作用。

(3) 气能摄津：津液的输布与排泄必须依靠气的固摄与调节作用，防止其无故流失。

(4) 津液对气的关系：津能载气以养气。

3. 血与津液的关系

(1) 血和津液都来源于水谷精气，并可相互化生，故将血与津液的关系称为“津血同源”。

(2) 病理上，血与津液的病变常互相影响。

## 第九单元　经　　络

### 知识点概要

### 一、经络学说

1. 经络的基本概念

(1) 经络：经络是运行全身气血、联络脏腑肢节、沟通表里上下内外、调节体内各部分功能活动的通路，是人体特有的组织结构和联络系统。

(2) 经络学说：经络学说是研究人体经络系统的生理功能、病理变化及其与脏腑、气血津液相互关系的学说，是中医学理论体系的重要组成部分。

2. 经络系统的组成

(1) 经脉

1) 正经：共有十二条，分为手足三阴经和手足三阳经，合称“十二经脉”，是人体气血运行的主要通道。

2) 奇经：指督脉、任脉、冲脉、带脉、阴跷脉、阳跷脉、阴维脉、阳维脉，合称“奇经八脉”。

3) 经别：从十二经脉别行分出的重要支脉，又称“十二经别”，主要功能是加强十二经脉中相为表里的两经之间的联系。

(2) 络脉

1) 别络：是络脉系统中较大的和主要的络脉。十二经脉在四肢部位各分出一支别络，再加上躯干部的任脉之络、督脉之络及脾之大络，合为“十五别络”，简称“十五络”。

2) 浮络：是循行于人体浅表部位而常浮现的络脉。

3) 孙络：是最细小的络脉，具有“溢奇邪”“通荣卫”的作用。

(3) 连属部分

经筋：是十二经脉之气“结、聚、散、络”于筋肉、关节的体系，是十二经脉的附属部分，故称“十二经筋”，具有连缀四肢百骸、主司关节运动的作用。

## 二、十二经脉

| | 阴经（属脏） | 阳经（属腑） | 分布部分（阴经行内侧、阳经行外侧） | |
|---|---|---|---|---|
| 手 | 太阴肺经 | 阳明大肠经 | 上肢 | 前缘 |
| | 厥阴心包经 | 少阳三焦经 | | 中线 |
| | 少阴心经 | 太阳小肠经 | | 后缘 |
| 足 | 太阴脾经 | 阳明胃经 | 下肢 | 前缘 |
| | 厥阴肝经 | 少阳胆经 | | 中线 |
| | 少阴肾经 | 太阳膀胱经 | | 后缘 |

在小腿下半部和足背部，肝经在前，脾经在中线。至内踝上 8 寸交叉之后，脾经在前，肝经在中线。

1. 十二经脉的走向规律　手三阴经，从脏走手；手三阳经，从手走头；足三阳经，从头走足；足三阴经，从足走胸腹。即手三阴经均起于胸中，从胸腔走向手指末端，交手三阳经；手三阳经均起于手指，从手指末端走向头面部，交足三阳经；足三阳经均起于头面部，从头面部走向足趾末端，交足三阴经；足三阴经均起于足趾，从足趾走向腹腔、胸腔，交手三阴经。

2. 十二经脉的交接规律

（1）相为表里的阴经与阳经在**四肢部**交接：手太阴肺经在食指端与手阳明大肠经交接，手少阴心经在小指端与手太阳小肠经交接，手厥阴心包经在无名指端与手少阳三焦经交接。足阳明胃经在足大趾与足太阴脾经交接，足太阳膀胱经在足小趾与足少阴肾经交接，足少阳胆经在足大趾爪甲后丛毛处与足厥阴肝经交接。

（2）同名的手、足阳经在**头面部**交接：手阳明大肠经和足阳明胃经交接于鼻旁，手太阳小肠经和足太阳膀胱经交接于目内眦，手少阳三焦经和足少阳胆经交接于目外眦。

（3）手、足阴经在**胸部**交接：足太阴脾经与手少阴心经交接于心中，足少阴肾经与手厥阴心包经交接于胸中，足厥阴肝经与手太阴肺经交接于肺中。

3. 十二经脉的分布规律

（1）四肢部位：阴经分布于内侧面，阳经分布于外侧面。太阴、阳明在前缘，少阴、太阳在后缘，厥阴、少阳在中线。

下肢内侧的经脉分布是**内踝上 8 寸以下，足厥阴肝经在前，足太阴脾经在中，足少阴肾经在后**，至内踝上 8 寸以上，则足太阴脾经在前，足厥阴肝经在中。

◆ **提醒：**内踝上 8 寸以下，足厥阴在前，内踝上 8 寸以上，足太阴在前。

（2）头面部位：手、足阳明经行于面部、额部，手、足太阳经行于面颊、头顶及头后部，手、足少阳经行于头侧部。

（3）躯干部位：手三阳经行于肩胛部，手三阴经均从腋下走出。足三阳经则是阳明经行于前（胸、腹面），太阳经行于后（背面），少阳经行于侧面，足三阴经均行于腹面。循行于腹面的十二经脉，排列顺序自内向外为足少阴肾经、足阳明胃经、足太阴脾经、足厥阴肝经。

4. 十二经脉的表里关系　手太阴肺经与手阳明大肠经相表里，手少阴心经与手太阳小肠经相表里，手厥阴心包经与手少阳三焦经相表里，足阳明胃经与足太阴脾经相表里，足太阳膀胱经与足少阴肾经相表里，足少阳胆经与足厥阴肝经相表里。

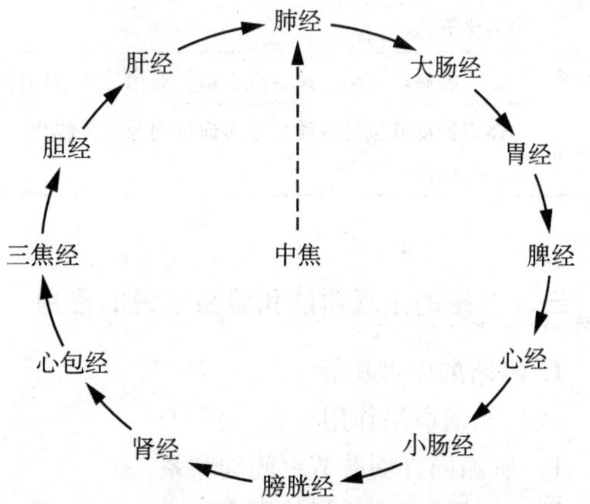

图 1-9-1　十二经脉的流注次序

5. 十二经脉的流注次序（图 1-9-1）　十二经脉流注次

序自手太阴肺经开始，逐经依次相传至足厥阴肝经，再复注于手太阴肺经，首尾相贯，如环无端，形成十二经脉的主要气血循环流注。

◆ **提醒**：十二经脉的走向规律记忆歌诀：肺大胃脾心小肠，膀肾包焦胆肝藏。

## 三、奇经八脉

1. 特点　与奇恒之腑和部分脏腑有一定的联系，但同五脏六腑无直接络属关系。奇经八脉之间无表里相配关系。

2. 奇经八脉的主要功能

（1）进一步密切了十二经脉之间的联系。

（2）调节十二经脉之气血。

（3）参与人体生殖及脑髓功能的调节。

3. 督脉、任脉、冲脉、带脉、跷脉和维脉的基本功能

| 奇经八脉 | 基本功能 |
|---|---|
| 督脉 | 调节阳经气血，故称**“阳脉之海”**；与脑、髓和肾的功能有关 |
| 任脉 | 调节阴经气血，故称**“阴脉之海”**；主持妊养胞胎 |
| 冲脉 | 调节十二经气血，故称**“十二经脉之海”**；冲为**血海**，有促进生殖之功能，并同妇女的月经有着密切的联系 |
| 带脉 | 约束纵行诸经；主司妇女的带下 |
| 跷脉 | ①主司**下肢运动**。②主司**眼睑开合** |
| 维脉 | ①阳维脉有维系、联络全身阳经的作用；阴维脉有维系、联络全身阴经的作用。②阴、阳维脉互相维系，对气血盛衰起调节溢蓄作用 |

◆ **提醒**：督脉为“阳脉之海”，任脉为“阴脉之海”，冲脉为“十二经脉之海”“血海”。此为常考内容，考生需重点掌握。

## 四、经别、别络、经筋、皮部

| 经络 | 概　念 |
|---|---|
| 经别 | 十二经脉最重要的支脉，从十二经脉别行分出，深入躯体深部，循行于胸、腹及头部 |
| 别络 | **经脉的分支，多分布于体表，是络脉系统中较大的和主要的络脉。十二经脉各有一条，加上任脉、督脉的络脉和脾之大络，共十五条** |
| 经筋 | 十二经脉之气结、聚、散、络于筋肉、关节的体系，是十二经脉的附属部分 |
| 皮部 | **体表的皮肤按经络循行分布部位的分区，称为十二皮部。**十二皮部是指十二经脉及其所属络脉在皮表的分区，也是十二经脉之气的散布所在 |

## 五、经络的生理功能和经络学说的应用

1. 经络的生理功能

（1）沟通联络作用

1）脏腑同外周肢节之间的联系。

2）脏腑同官窍之间的联系。

3）脏腑之间的联系。

4）经脉与经脉之间的联系。

（2）运输气血作用。

（3）感应传导作用。

（4）调节功能活动作用。

2. 经络学说的应用

（1）阐释病理变化。

（2）指导临床诊断。

| 临床表现 | 病变部位 |
|---|---|
| 两胁疼痛 | 肝胆经病变 |
| 缺盆中痛；肺俞穴出现结节或中府穴有压痛 | 肺部病变 |
| 痛在前额 | **阳明经病变** |
| 两侧头痛 | **少阳经病变** |
| 痛在后头及项部 | 太阳经病变 |
| 痛在巅顶 | **厥阴经病变** |
| 阑尾穴有压痛 | 肠痈 |
| 在脾俞穴见到异常变化 | **长期营养不良** |

（3）指导疾病治疗

1）指导针灸和按摩：根据某一经或某一脏腑的病变，在病变的邻近部位或经络循行的远隔部位上取穴，通过针灸或按摩，以调整经络气血的功能活动，达到治疗的目的。这就是“循经取穴”。

2）指导用药：根据某些药物对某一脏腑经络有特殊的选择性作用，创立了药物的“归经”和“引经报使”理论。

| 头痛部位 | 引经药 |
|---|---|
| 太阳经 | **羌活** |
| 阳明经 | **白芷** |
| 少阳经 | **柴胡** |

## 六、腧穴概论

1. 腧穴的分类　腧穴分为十四经穴、奇穴和阿是穴三类。

（1）十四经穴：**是指分布在十二经脉和任督二脉上的腧穴，即归属于十四经的穴位，总称“十四经穴”，简称“经穴”**。经穴具有固定的名称和位置，分布在十四经循行路线上，有明确的主治病证，是腧穴的主要组成部分。2006年颁布的《中华人民共和国国家标准腧穴名称与定位》（GB/T 12346—2006）中，经穴总数为362个。

（2）奇穴：**是指未归属于十四经穴范围，但有固定名称和位置的经验效穴，统称“经外奇穴”，简称“奇穴”**。奇穴是在“阿是穴”的基础上发展起来的，这类腧穴的主治范围比较单一，多数对某些病证有特殊疗效，如百劳穴治瘰疬，四缝穴治小儿疳积等。奇穴的分布较为分散。历代对奇穴记载不一，也有一些奇穴在发展过程中被归入经穴。

（3）阿是穴：**又称天应穴、不定穴等，是以压痛或其他反应点作为刺灸的部位，既不是经穴，又不是奇穴，而是按压痛点取穴**。这类穴既无具体名称，又无固定位置，多位于病变附近，也可在与病变距离较远处。阿是穴无一定数目。

2. 腧穴的主治特点和规律

（1）主治特点

1）**近治作用**：指腧穴都能治疗其所在部位及邻近脏腑、组织、器官的病证。这是所有腧穴主治作用所具有的共同特点，即“腧穴所在，主治所在”。

2）**远治作用**：指某些腧穴不仅能治局部病证，而且能治本经循行所到达的远隔部位的脏腑、组织、器官的病证。具有远治作用的腧穴，主要指十二经脉在四肢肘、膝关节以下的经穴，即“经脉所通，主治所及”。如合谷穴，不仅能治上肢病证，而且能治颈部和头面部病证等。

3）特殊作用：**指某些腧穴具有双向的良性调整作用和相对的特异性治疗作用**。所谓双向的良性调整作用，指同一腧穴对机体不同的病理状态，可以起到两种相反而有效的治疗作用。

（2）主治规律

1）腧穴具有分经主治的规律。分经主治规律即某一经脉所属的经穴均可治疗该经循行部位及其相应脏腑的病证。同一经脉的不同经穴，可以治疗本经相同的病证。如手太阴经腧穴主治肺、喉病证，手阳明经腧穴主治头面病证等。根据腧穴的分经主治规律，后世医家在针灸治疗上有“宁失其穴，勿失其经”之说。

2）另外，手三阳、手三阴、足三阳、足三阴、任脉和督脉经穴既具有各自的分经主治规律，同时又在某些主治上有共同点。如任脉穴有回阳、固脱及强壮作用；督脉穴可治疗中风、昏迷、热病、头面病；而二经穴均可治疗神志病、脏腑病、妇科病。总之，十四经腧穴的分经主治既各具特点，又具有某些共性。

3. 腧穴的定位方法　常用的腧穴定位方法有体表标志定位法、骨度分寸定位法、手指同身寸定位法和简便取穴定位法。

（1）骨度分寸定位法：简称骨度法，是指以体表骨节为主要标志折量全身各部的长度和宽度，定出分寸，用于腧穴定位的方法，不论男女老幼、高矮胖瘦，一概以此标准折量作为量取腧穴的依据。折量分寸是以患者本人身材为依据的。全身主要骨度分寸如下。

| 部位 | 起止点 | 折量寸 | 度量法 | 说明 |
|---|---|---|---|---|
| 头面部 | **前发际正中至后发际正中** | 12 | 直寸 | 用于确定头部经穴的纵向距离 |
| | 眉间（印堂）至前发际正中 | 3 | 直寸 | — |
| | 第7颈椎棘突下（大椎）至后发际正中 | 3 | 直寸 | 用于确定前或后发际及其头部经穴的纵向距离 |
| | **眉间（印堂）至后发际正中第7颈椎棘突下（大椎）** | 18 | 直寸 | — |
| | 前两额发角（头维）之间 | 9 | 横寸 | 用于确定头前部经穴的横向距离 |
| | 耳后两乳突（完骨）之间 | 9 | 横寸 | 用于确定头后部经穴的横向距离 |
| 胸腹胁部 | 胸骨上窝（天突）至胸剑联合中点（歧骨） | 9 | 直寸 | 用于确定胸部任脉经穴的纵向距离 |
| | **胸剑联合中点（歧骨）至脐中** | 8 | 直寸 | 用于确定上腹部经穴的纵向距离 |
| | 脐中至耻骨联合上缘（曲骨） | 5 | 直寸 | **用于确定下腹部经穴的纵向距离** |
| | 两乳头之间 | 8 | 横寸 | 用于确定胸腹部经穴的横向距离 |
| | **腋窝顶点至第11肋游离端（章门）** | 12 | 直寸 | 用于确定胁肋部经穴的纵向距离 |
| 背腰部 | 肩胛骨内缘（近脊柱侧点）至后正中线 | 3 | 横寸 | 用于确定背腰部经穴的横向距离 |
| | 肩峰缘至后正中线 | 8 | 横寸 | 用于确定肩背部经穴的横向距离 |
| 上肢部 | **腋前、后纹头至肘横纹（平肘尖）** | 9 | 直寸 | 用于确定上臂部经穴的纵向距离 |
| | 肘横纹（平肘尖）至腕掌（背）侧横纹 | 12 | 直寸 | 用于确定前臂部经穴的纵向距离 |
| 下肢部 | 耻骨联合上缘至股骨内上髁上缘 | 18 | 直寸 | 用于确定下肢内侧足三阴经穴的纵向距离 |
| | **胫骨内侧髁下方至内踝尖** | 13 | 直寸 | — |
| | 股骨大转子至腘横纹 | 19 | 直寸 | **用于确定下肢外后侧足三阳经穴的纵向距离（臀沟至腘横纹相当于14寸）** |
| | 腘横纹至外踝尖 | 16 | 直寸 | 用于确定下肢外后侧足三阳经穴的纵向距离 |

（2）体表解剖标志定位法：是以体表解剖学的各种体表标志为依据确定经穴定位的方法。体表解剖标志可分为固定标志和活动标志两种。

1）**固定标志：指各部位由骨节、肌肉所形成的突起、凹陷及五官轮廓、发际、指（趾）甲、乳头、肚脐等，是在自然姿势下可见的标志**，可以借助这些标志确定腧穴的位置。如鼻尖取素髎；两眉中间取印堂；以眉头定攒竹；两乳中间取膻中；以脐为标志，脐中即为神阙，其旁开2寸定天枢；俯首显示最高的第7颈椎棘突下取大椎；腓骨小头前下方取阳陵泉；以足内踝尖为标志，在其上3寸，胫骨内侧缘后方定三阴交等。另外，**背腰部穴的取穴标志又如肩胛冈平第三胸椎棘突，肩胛骨下角平第7胸椎棘突，髂嵴最高点平第4腰椎棘突等。**

2）活动标志：指各部的关节、肌肉、肌腱、皮肤随着活动而出现的空隙、凹陷、皱纹、尖端等，是在活动姿势下才会出现的标志，据此亦可确定腧穴的位置。例如，微张口，耳屏正中前缘凹陷中取听宫；闭口取下关；外展上臂时肩峰前下方的凹陷中取肩髃；**拇指跷起，当拇长、短伸肌腱之间的凹陷中取阳溪；正坐屈肘，掌心向胸，当尺骨小头桡侧骨缝中取养老等。**

> ◆ **提醒：**体表标志可分为固定标志和活动标志。固定标志，指各部位由骨节、肌肉所形成的突起、凹陷及五官轮廓、发际、指（趾）甲、乳头、肚脐等，是在自然姿势下可见的标志。活动标志，指各部的关节、肌肉、肌腱、皮肤随着活动而出现的空隙、凹陷、皱纹、尖端等，是在活动姿势下才会出现的标志。

（3）手指同身寸定位法：又称指量法、指寸定位法，是指依据患者本人手指所规定的分寸以量取腧穴的方法。在具体取穴时，医者应在骨度分寸定位法的基础上，参照被取穴者自身的手指进行比量，以确定腧穴的标准定位。

手指同身寸定位法分中指同身寸、拇指同身寸和横指同身寸（一夫法）3种。

1）中指同身寸：以患者的中指中节桡侧两端纹头（拇指、中指屈曲成环形）之间的距离作为1寸。

2）**拇指同身寸：以患者拇指指间关节的宽度作为1寸。**

3）横指同身寸（一夫法）：患者的食、中、无名、小指四指并拢，以中指中节横纹为准，其四指的宽度作为3寸。四指相并名曰“一夫”，用横指同身寸量取腧穴，又名“一夫法”。

## 七、手太阴肺经、穴

1. 经脉循行　**手太阴肺经，起于中焦，向下联络大肠，再返回沿胃上口，穿过横膈，入属于肺**。从肺系（气管、喉咙部）向外横行至腋窝下，沿上臂内侧下行，循行于手少阴与手厥阴经之前，下至肘中，沿着前臂内侧桡骨尺侧缘下行，经寸口动脉搏动处，行至大鱼际，再沿大鱼际桡侧缘循行直达拇指末端。其支脉，从手腕后分出，沿着食指桡侧直达食指末端。

2. 主治概要

（1）**胸、肺、咽喉部与肺脏有关病证：咳嗽，气喘，咽喉肿痛，咯血，胸痛等。**

（2）经脉循行部位的其他病证：肩背痛，肘臂挛痛，手腕痛等。

3. 常用腧穴的定位和主治要点

（1）尺泽

【定位】**在肘区，肘横纹上，肱二头肌腱桡侧缘凹陷中。**

【主治】①咳嗽、气喘、咯血、咽喉肿痛等肺系实热性病证。②肘臂挛痛。③急性吐泻、中暑、小儿惊风等急症。

（2）太渊

【定位】在腕前区，桡骨茎突与舟状骨之间，拇长展肌腱尺侧凹陷中。

【主治】①咳嗽、气喘、咽痛、胸痛等肺系疾患。②无脉症。③腕臂痛。

（3）列缺

【定位】**在前臂，腕掌侧远端横纹上1.5寸，拇短伸肌腱和拇长展肌腱之间，拇长展肌腱沟的凹陷中。**简便取穴法：两手虎口自然平直交叉，一手食指按在另一手桡骨茎突上，指尖下凹陷中是穴。

【主治】①咳嗽、气喘、咽喉肿痛等肺系病证。②头痛、齿痛、项强、口眼歪斜等头面部疾患。③手腕痛。

（4）鱼际

【定位】**在手外侧，第1掌骨桡侧中点赤白肉际处。**

【主治】①咳嗽、咯血、咽干、咽喉肿痛、失音等肺系热性病证。②掌中热。③小儿疳积。

（5）少商

【定位】在手指，拇指末节桡侧，指甲根角侧上方0.1寸（指寸）。

【主治】**①咽喉肿痛、鼻衄等肺系实热证。②高热，昏迷，癫狂。③指肿，麻木。**

## 八、手阳明大肠经、穴

1. 经脉循行　**手阳明大肠经，起于食指之尖端（桡侧），沿食指桡侧，经过第1、2掌骨之间，上行至腕后两筋之间，沿前臂外侧前缘，至肘部外侧，再沿上臂外侧前缘上行到肩部**，经肩峰前，向上循行至背部，与诸阳经交会于大椎穴，再向前行进入缺盆，络于肺，下行穿过横膈，属于大肠。其支脉，从缺盆部上行至颈部，经面颊进入下齿之中，又返回经口角到上口唇，交会于人中（水沟穴），左脉右行，右脉左行，止于对侧鼻孔旁。

2. 主治概要

（1）**头面五官病：齿痛，咽喉肿痛，鼻衄，口眼歪斜，耳聋等。**

（2）热病。

（3）神志病：昏迷，眩晕，癫狂等。

（4）肠胃病：腹胀，腹痛，肠鸣，泄泻等。

（5）皮肤病：瘾疹，痤疮，神经性皮炎等。

（6）**经脉循行部位的其他病证：手臂酸痛，半身不遂，手臂麻木等。**

3. 常用腧穴的定位和主治要点

（1）商阳

【定位】**在手指，食指末节桡侧，指甲根角侧上方0.1寸（指寸）。**

【主治】①齿痛、咽喉肿痛等五官疾患。②热病、昏迷等热证、急症。③手指麻木。

（2）合谷

【定位】**在手背，第2掌骨桡侧的中点处。**简便取穴法：以一手的拇指指间关节横纹，放在另一手拇、食指之间的指蹼缘上，当拇指下是穴。

【主治】**①头痛、目赤肿痛、鼻衄、齿痛、口眼歪斜、耳聋等头面五官诸疾。②发热恶寒等外感病证。③热病无汗或多汗。**④经闭、滞产等妇产科病证。⑤上肢疼痛、不遂。⑥牙拔除术、甲状腺手术等口面五官及颈部手术针麻常用穴。

（3）手三里

【定位】**在前臂，阳溪穴与曲池穴连线上，肘横纹下2寸处。**

【主治】肩臂痛麻、上肢不遂等上肢病证。

（4）曲池

【定位】**在肘区，屈肘成直角，在尺泽与肱骨外上髁连线中点凹陷处。**

【主治】①手臂痹痛、上肢不遂等上肢病证。②热病。③眩晕。④腹痛、吐泻等肠胃病证。⑤咽喉肿痛、齿痛、目赤肿痛等五官热性病证。⑥瘾疹、湿疹、瘰疬等皮外科疾患。⑦癫狂。

（5）臂臑

【定位】**在臂部，曲池上7寸，三角肌前缘处。**

【主治】①肩臂疼痛。②瘰疬。

（6）迎香

【定位】在面部，鼻翼外缘中点旁，鼻唇沟中。

【主治】①鼻塞、鼽衄等鼻病。②口歪、面痒等面部病证。③胆道蛔虫病。

## 九、足阳明胃经、穴

1. 经脉循行　**足阳明胃经，起于鼻旁，上行鼻根，与足太阳经脉相汇合，再沿鼻的外侧下行，入上齿龈**

**中，返回环绕口唇，入下唇交会于承浆穴；再向后沿下颌下缘，至大迎穴处，再沿下颌角至颊车穴，上行到耳前，过足少阳经的上关穴处，沿发际至额颅部**。其支脉，从大迎前下走人迎穴，沿喉咙入缺盆，下横膈，入属于胃，联络于脾。其直行的经脉，从缺盆沿乳房内侧下行，经脐旁到下腹部的气冲部；一支脉从胃口分出，沿腹内下行，至气冲部与直行经脉相汇合。由此经髀关、伏兔穴下行，至膝关节中。再沿胫骨外侧前缘下行，经足背到第2足趾外侧端（厉兑穴）；一支脉从膝下3寸处分出，下行到中趾外侧端；一支脉从足背分出，沿足大趾内侧直行到末端。

2. 主治概要

（1）**胃肠病：食欲不振，胃痛，呕吐，噎膈，腹胀，泄泻，痢疾，便秘等。**

（2）头面五官病：目赤痛痒，目翳，眼睑瞤动。

（3）神志病：癫狂。

（4）热病。

（5）皮肤病：瘾疹，痤疮，神经性皮炎等。

（6）**经脉循行部位的其他病证：下肢痿痹，转筋。**

◆ **提醒**：足阳明胃经穴主治胃肠病、头面五官病、神志病、热病、皮肤病、经脉循行的其他病证。

3. 常用腧穴的定位和主治要点

（1）地仓

【定位】在面部，口角旁约0.4寸（指寸）。

【主治】口歪、流涎、面痛等局部病证。

（2）颊车

【定位】在面部，下颌角前上方一横指（中指），闭口咬紧牙时咬肌隆起，放松时按之凹陷处。

【主治】齿痛、牙关不利、颊肿、口角歪斜等局部病证。

（3）下关

【定位】在面部，颧弓下缘中央与下颌切迹之间凹陷中。

【主治】①牙关不利、面痛、齿痛、口眼歪斜等面口病证。②耳聋、耳鸣、聤耳等耳疾。

（4）头维

【定位】在头部，当额角发际直上0.5寸，头正中线旁开4.5寸。

【主治】头痛、眩晕、目痛、迎风流泪等头目病证。

（5）天枢

【定位】**在腹部，横平脐中，前正中线旁开2寸。**

【主治】①腹痛、腹胀、便秘、腹泻、痢疾等胃肠病证。②月经不调、痛经等妇科疾患。

（6）归来

【定位】在下腹部，脐中下4寸，前正中线旁开2寸。

【主治】**①小腹痛，疝气。②月经不调、带下、阴挺、闭经等妇科病证。**

（7）足三里

【定位】**在小腿外侧，犊鼻下3寸，胫骨前嵴外一横指处，犊鼻与解溪连线上。**

【主治】①胃痛、呕吐、噎膈、腹胀、腹泻、痢疾、便秘等胃肠病证。②下肢痿痹。③心悸、眩晕、癫狂等神志病。④乳痈、肠痈等外科疾患。⑤虚劳诸证，为强壮保健要穴。

（8）上巨虚

【定位】**在小腿外侧，犊鼻下6寸，犊鼻与解溪连线上。**

【主治】①肠鸣、腹痛、腹泻、便秘、肠痈等胃肠病证。②下肢痿痹。

（9）丰隆

【定位】在小腿外侧，外踝尖上8寸，胫骨前肌外缘；条口旁开1寸。

【主治】**①头痛，眩晕，癫狂。②咳嗽、痰多等痰饮病证。③下肢痿痹。④腹胀，便秘。**

（10）内庭

【定位】在足背第 2、3 趾间，趾蹼缘后方赤白肉际处。

【主治】①齿痛、咽喉肿痛、鼻衄等五官热性病证。②热病。③胃病吐酸、腹泻、痢疾、便秘等肠胃病证。④足背肿痛，跖趾关节痛。

◆ **提醒：**内庭主治五官热性病证，热病，肠胃病证，足背肿痛，跖趾关节痛。

## 十、足太阴脾经、穴

1. 经脉循行　**足太阴脾经，起于足大趾末端，沿着大趾内侧赤白肉际，经过大趾本节后的第 1 跖趾关节后面，上行至内踝前面，再沿小腿内侧胫骨后缘上行**，至内踝上 8 寸处交于足厥阴经之前，再沿膝股部内侧前缘上行，进入腹部，属脾，联络胃；再经过横膈上行，夹咽部两旁，连系舌根，分散于舌下。其支脉，从胃上膈，注心中。

2. 主治概要

（1）脾胃病：胃痛，呕吐，腹痛，泄泻，便秘等。

（2）**妇科病：月经过多，崩漏等**。

（3）前阴病：阴挺，不孕，遗精，阳痿等。

（4）**经脉循行部位的其他病证：下肢痿痹，胸胁痛等。**

3. 常用腧穴的定位及主治要点

（1）隐白

【定位】**在足趾，大趾末节内侧，趾甲根角侧后方 0.1 寸（指寸）。**

【主治】①月经过多、崩漏等妇科病证。②癫狂，多梦。

（2）公孙

【定位】在跖区，第 1 跖骨基底部的前下方赤白肉际处。

【主治】**①胃痛、呕吐、腹痛、腹泻、痢疾等脾胃肠腑病证**。②心烦、失眠、狂证等神志病证。**③逆气里急、气上冲心（奔豚气）等冲脉病证。**

（3）三阴交

【定位】**在小腿内侧，内踝尖上 3 寸，胫骨内侧缘后际。**

【主治】①肠鸣腹胀、腹泻等脾胃病证。②月经不调、带下、阴挺、不孕、滞产等妇产科病证。**③遗精、阳痿、遗尿等生殖泌尿系统疾患**。④心悸，失眠，眩晕。⑤下肢痿痹。⑥湿疹，荨麻疹。

◆ **提醒：**三阴交主治脾胃病证、妇产科病证、生殖泌尿系统疾患、心胸疾病、下肢痿痹、湿疹、荨麻疹等。

（4）阴陵泉

【定位】**在小腿内侧，胫骨内侧髁下缘与胫骨内侧缘之间的凹陷中。**

【主治】**①腹胀、腹泻、水肿、黄疸等脾湿证**。②小便不利、遗尿、尿失禁等泌尿系统疾患。**③膝痛、下肢痿痹等下肢病证**。④阴部痛、痛经、带下、遗精等妇科和男科病证。

（5）血海

【定位】**在股前区，髌底内侧端上 2 寸，股内侧肌隆起处**。简便取穴法：**患者屈膝，医者以左手掌心按于患者右膝髌骨上缘（或者右手掌心按于患者左膝髌骨上缘），第 2~5 指向上伸直，拇指约成 45°斜置，拇指尖下是穴。**

【主治】①月经不调，痛经，经闭，崩漏。②湿疹，瘾疹，丹毒，皮肤瘙痒。

## 十一、手少阴心经、穴

1. 经脉循行　手少阴心经，起于心中，出属心系（心与其他脏器相连的组织）；下行经过横膈，联络小肠。其支脉，从心系向上，夹着食道上行，连于目系（眼球连接于脑的组织）。其直行经脉，从心系上行到肺部，再向外下到达腋窝部，沿着上臂内侧后缘，行于手太阴经和手厥阴经的后面，到达肘窝；再沿前臂内侧后缘，至掌后豌豆骨部，进入掌内，止于小指桡侧末端。

2. 主治概要

（1）**心、胸、神志病：心痛，心悸，癫狂痫等。**

（2）经脉循行部位的其他病证：肩臂疼痛，胁肋疼痛，腕臂痛等。

3. 常用腧穴的定位和主治要点

（1）少海

【定位】**在肘前区，横平肘横纹，肱骨内上髁前缘。**

【主治】①心痛、癔症等心病、神志病。②肘臂挛痛，臂麻手颤。③瘰疬。

（2）阴郄

【定位】**在前臂前区，腕掌侧远端横纹上0.5寸，尺侧腕屈肌腱的桡侧缘。**

【主治】①心痛、惊悸等心病。②吐血，衄血。

（3）通里

【定位】**在前臂前区，腕掌侧远端横纹上1寸，尺侧腕屈肌腱的桡侧缘。**

【主治】①心悸、怔忡等心病。②舌强不语，暴喑。③腕臂痛。

◆ **提醒：**通里主治心悸、怔忡、舌强不语、暴喑、腕臂痛等。

（4）神门

【定位】**在腕前区，腕掌侧远端横纹尺侧端，尺侧腕屈肌腱的桡侧凹陷处。**

【主治】心痛、心烦、惊悸、怔忡、健忘、失眠、痴呆、癫狂痫等心与神志病证。

（5）少冲

【定位】**在手指，小指末节桡侧，指甲根角侧上方0.1寸（指寸）。**

【主治】①心悸、心痛、癫狂、昏迷等心及神志病证。②热病。

## 十二、手太阳小肠经、穴

1. 经脉循行 **手太阳小肠经，起于手小指尺侧端，沿着手背外侧至腕部，出于尺骨茎突，直上沿着前臂外侧后缘，**经尺骨鹰嘴与肱骨内上髁之间，沿上臂外侧后缘，到达肩关节，绕行肩胛部，交会于大椎，向下进入缺盆部，联络心，沿着食管，经过横膈，到达胃部，属于小肠。其支脉，从缺盆分出，沿着颈部，上达面颊，到目外眦，向后进入耳中。另一支脉，从颊部分出，上行目眶下，抵于鼻旁，至目内眦，斜行络于颧骨部。

2. 主治概要

（1）**头面五官病：头痛，目翳，咽喉肿痛等。**

（2）热病。

（3）**神志病：昏迷，发热，疟疾等。**

（4）**经脉循行部位的其他病证：项背强痛，腰背痛，手指及肘臂挛痛等。**

3. 常用腧穴的定位和主治要点

（1）少泽

【定位】在手指，小指末节尺侧，指甲根角侧上方0.1寸（指寸）。

【主治】**①乳痈、乳汁少等乳疾。**②昏迷、热病等急症、热证。③头痛、目翳、咽喉肿痛等头面五官病证。

（2）后溪

【定位】**在手内侧，第5掌指关节尺侧近端赤白肉际凹陷中。**

【主治】①头项强痛，腰背痛，手指及肘臂挛痛等痛证。②癫狂痫。

（3）养老

【定位】**在前臂后区，腕背横纹上1寸，尺骨头桡侧凹陷中。**

【主治】①目视不明，头痛。②肩、背、肘、臂酸痛，急性腰痛等痛证。

（4）天宗

【定位】**在肩胛区，肩胛冈中点与肩胛骨下角连线上1/3与下2/3交点凹陷中。**

【主治】①肩胛疼痛、肩背部损伤等局部病证。②乳痛。③气喘。

（5）听宫

【定位】**在面部，耳屏正中与下颌骨髁突之间的凹陷中。**

【主治】①耳鸣、耳聋、聤耳等耳疾。②齿痛。③癫狂痫。

◆ **提醒：**听宫主治耳部疾病、齿痛、癫狂痫。

## 十三、足太阳膀胱经、穴

1. 经脉循行　**足太阳膀胱经，起始于内眼角，向上过额部，与督脉交会于头顶。其支脉，从头顶分出到耳上角。**其直行经脉，从头顶入颅内络脑，再浅出沿枕项部下行，从肩胛内侧脊柱两旁下行到达腰部，进入脊旁肌肉，入内络于肾，属于膀胱。一支脉从腰中分出，向下夹脊旁，通过臀部，进入腘窝中；一支脉从左右肩胛内侧分别下行，穿过脊旁肌肉，经过髋关节部，沿大腿外侧后缘下行，会合于腘窝内，向下通过腓肠肌，出外踝的后方，沿第5跖骨粗隆，至小趾的外侧末端。

2. 主治概要

（1）**脏腑病证：十二脏腑及其相关组织器官病证。**

（2）神志病：癫，狂，痫等。

（3）**头面五官病：头痛，鼻塞，鼻衄等。**

（4）经脉循行部位的其他病证：项、背、腰、下肢病证等。

3. 常用腧穴的定位和主治要点

（1）睛明

【定位】**在面部，目内眦内上方眶内侧壁凹陷中。**

【主治】①目赤肿痛、流泪、视物不明、目眩、近视、夜盲、色盲等目疾。②急性腰扭伤，坐骨神经痛。

（2）攒竹

【定位】**在面部，眉头凹陷中，额切迹处。**

【主治】①**头痛，眉棱骨痛**。②眼睑瞤动、眼睑下垂、口眼歪斜、目视不明、流泪、目赤肿痛等眼疾。③呃逆。④急性腰扭伤。

（3）天柱

【定位】**在颈后区，横平第2颈椎棘突上际，斜方肌外缘凹陷中。**

【主治】①后头痛，项强，肩背痛。②眩晕，咽喉肿痛，鼻塞，目赤肿痛，近视。

（4）肺俞

【定位】**在脊柱区，第3胸椎棘突下，后正中线旁开1.5寸。**

【主治】①**咳嗽、气喘、咯血等肺疾**。②骨蒸潮热、盗汗等阴虚病证。③皮肤瘙痒、瘾疹等皮肤病。

（5）心俞

【定位】**在脊柱区，第5胸椎棘突下，后正中线旁开1.5寸。**

【主治】①心痛、惊悸、失眠、健忘、癫痫、盗汗等心与神志病变。②盗汗，遗精。

◆ **提醒：**心俞主治心与神志病变，盗汗，遗精。

（6）肠俞

【定位】**在脊柱区，第7胸椎棘突下，后正中线旁开1.5寸。**

【主治】①呕吐、呃逆、气喘等上逆之证。②**贫血、吐血、便血等血证**。③瘾疹、皮肤瘙痒等皮肤病证。

（7）肝俞

【定位】**在脊柱区，第9胸椎棘突下，后正中线旁开1.5寸。**

【主治】①黄疸、胁痛等肝胆病证。②目赤、目视不明、目眩、夜盲、迎风流泪等目疾。③癫狂痫。④脊背痛。

（8）脾俞

**【定位】在脊柱区，第11胸椎棘突下，后正中线旁开1.5寸。**

【主治】**①腹胀、纳呆、呕吐、腹泻、痢疾、便血、水肿等脾胃肠腑病证。**②多食善饥，身体消瘦。③背痛。

（9）肾俞

【定位】在脊柱区，第2腰椎棘突下，后正中线旁开1.5寸。

【主治】**①头晕、耳鸣、耳聋等肾虚病证。**②遗尿、遗精、阳痿、早泄、不育等泌尿生殖系疾患。③月经不调、带下、不孕等妇科病证。④腰痛。⑤慢性腹泻。

（10）大肠俞

**【定位】在脊柱区，第4腰椎棘突下，后正中线旁开1.5寸。**

【主治】①腰腿痛。②腹胀、腹泻、便秘等胃肠病证。

（11）次髎

**【定位】在骶区，正对第2骶后孔中。**

【主治】①月经不调、痛经、带下等妇科病证。②小便不利。③遗精、疝气等男科病证。④腰骶痛，下肢痿痹。

（12）委中

**【定位】在膝后区，腘横纹中点。**

【主治】①腰背痛、下肢痿痹等腰及下肢病证。②腹痛、急性吐泻等急症；丹毒，皮肤瘙痒，疔疮。

（13）承山

**【定位】在小腿后区，腓肠肌两肌腹与肌腱交角处。**

【主治】①腰腿拘急，疼痛。②痔疾，便秘。

（14）昆仑

**【定位】在踝区，外踝尖与跟腱之间的凹陷中。**

【主治】**①后头痛，项强，腰骶疼痛，足踝肿痛。**②癫痫。③滞产。

（15）申脉

**【定位】在踝区，外踝尖直下，外踝下缘与跟骨之间凹陷中。**

【主治】①头痛，眩晕。②癫狂痫、失眠等神志疾患。③腰腿酸痛。

（16）至阴

**【定位】在足趾，小趾末节外侧，趾甲根角侧后方0.1寸（指寸）。**

**【主治】①胎位不正，滞产。②头痛，目痛，鼻塞，鼻衄。**

## 十四、足少阴肾经、穴

1. 经脉循行　足少阴肾经，起于足小趾下，斜走足心，行舟骨粗隆下，经内踝的后方，向下进入足跟中，沿小腿内侧上行，经腘窝内侧，沿大腿内侧后缘上行，贯脊柱，属于肾，络于膀胱（有穴通路还出于前，从横骨穴处上行于腹部前正中线旁0.5寸，胸部前正中线旁2寸，止于锁骨下缘俞府穴处）。其直行支脉，从肾脏向上经过肝、膈，进入肺脏，沿着喉咙，夹舌根旁；另一支脉，从肺分出，联络心，流注于胸中。

2. 主治概类

（1）**头和五官病：头痛，目眩，咽喉肿痛，齿痛，耳聋，耳鸣等。**

（2）**妇科病、前阴病：月经不调，遗精，阳痿，小便频数等。**

（3）经脉循行部位的其他病证：下肢厥冷，内踝肿痛等。

3. 常用腧穴的定位和主治要点

（1）涌泉

【定位】**在足底，屈足卷趾时足心最凹陷中。约当足底第2、3趾蹼缘与足跟连线的前1/3与后2/3交点凹陷中。**

【主治】**①昏厥、中暑、小儿惊风、癫狂痫、头痛、头晕、目眩、失眠等急症及神志病证。**②咯血、咽喉肿痛、喉痹、失音等肺系病证。**③大便难，小便不利。④奔豚气。**⑤足心热。

◆ 提醒：涌泉位于足底，屈足卷趾时足心最凹陷中，主治急症及神志病证，肺系病证，二便不利，奔豚气，足心热。

（2）照海

【定位】**在踝区，内踝尖下1寸，内踝下缘边际凹陷中。**

【主治】①**癫痫、失眠等精神、神志病证。**②咽喉干痛、目赤肿痛等五官热性病证。③月经不调、痛经、带下、阴挺、阴痒等妇科病证。④小便频数，癃闭。

（3）太溪

【定位】**在踝区，内踝尖与跟腱之间的凹陷中。**

【主治】①**头痛、目眩、失眠、健忘、遗精、阳痿等肾虚证。**②咽喉肿痛、齿痛、耳鸣、耳聋等阴虚性五官病证。③咳嗽、气喘、咯血、胸痛等肺系疾患。④消渴，小便频数，便秘。⑤月经不调。⑥腰脊痛，下肢厥冷，内踝肿痛。

（4）复溜

【定位】**在小腿内侧，太溪穴上2寸，当跟腱的前缘。**

【主治】①水肿、腹胀、腹泻等胃肠病证。②水肿、汗证（盗汗、无汗或多汗）等津液输布失调病证。③腰脊强痛，下肢痿痹。

（5）阴谷

【定位】**在膝后区，腘横纹上，半腱肌肌腱外侧缘。**

【主治】①阳痿，月经不调，崩漏，疝气，阴中痛，癃闭。②膝股内侧痛。

## 十五、手厥阴心包经、穴

1. 经脉循行　手厥阴心包经，起于胸中，属心包络，向下经过横膈自胸至腹依次联络上、中、下三焦。其支脉，从胸部向外侧循行，至腋下3寸处，再向上抵达腋部，沿上臂内侧下进入肘中，再向下到前臂，沿两筋之间，进入掌中，循行至中指的末端。一支脉从掌中分出，沿无名指到指端。行于手太阴、手少阴经之间。

2. 主治概要

（1）**心胸、神志病：心痛，心悸，心烦，胸闷，癫狂痫等。**

（2）胃腑病证：胃痛，呕吐等。

（3）**经脉循行部位的其他病证：上臂内侧痛，肘臂挛麻，腕痛，掌中热等。**

3. 常用腧穴的定位和主治要点

（1）曲泽

【定位】**在肘前区，肘横纹上，肱二头肌腱的尺侧缘凹陷中。**

【主治】①心痛、心悸、善惊等心系病证。②胃痛、呕血、呕吐等胃腑热性病证。③热病，中暑。④肘臂挛痛，上肢颤动。

（2）郄门

【定位】**在前臂前区，腕掌侧远端横纹上5寸，掌长肌腱与桡侧腕屈肌腱之间。**

【主治】①心痛、心悸、心烦、胸痛等心胸病证。②咳血、呕血、衄血等热性出血证。③疔疮。④癫痫。

（3）内关

【定位】**在前臂前区，腕掌侧远端横纹上2寸，掌长肌腱与桡侧腕屈肌腱之间。**

【主治】①心痛、胸闷、心动过速或过缓等心系病证。②胃痛、呕吐、呃逆等胃腑病证。③中风，偏瘫，眩晕，偏头痛。④失眠、郁证、癫狂痫等神志病证。⑤肘臂挛痛。

（4）劳宫

【定位】在掌区，横平第3掌指关节近端，第2、3掌骨之间偏于第3掌骨。简便取穴法：自然握拳，中指尖下是穴。

【主治】①中风昏迷、中暑等急症。②心痛、烦闷、癫狂痫等心与神志疾患。③口疮，口臭。

◆ 提醒：劳宫主治中风、昏迷等急症，心与神志疾患，口疮，口臭。

## 十六、手少阳三焦经、穴

1. 经脉循行 手少阳三焦经，起于无名指尺侧末端，向上经小指与无名指之间、手腕背侧，上达前臂外侧，沿桡骨和尺骨之间，过肘尖，沿上臂外侧上行至肩部，交出足少阳经之后，进入缺盆部，分布于胸中，散络于心包，向下通过横膈，从胸至腹，依次属上、中、下三焦。其支脉，从胸中分出，进入缺盆部，上行经颈项旁，经耳后直上，到达额角，再下行至面颊部，到达眼眶下部。另一支脉，从耳后分出，进入耳中，再浅出到耳前，经上关、面颊到目外眦。

2. 主治概要

（1）**头面五官病：头、目、耳、颊、咽喉病等。**

（2）热病。

（3）胸胁病。

（4）经脉循行部位的其他病证：肩臂外侧痛，上肢挛急、麻木、不遂等。

3. 常用腧穴的定位和主治要点

（1）中渚

【定位】**在手背，第4、5掌骨间，第4掌指关节近端凹陷中。**

【主治】①头痛、耳鸣、耳聋、目赤、喉痹等头面五官病证。②肩背肘臂酸痛，手指不能屈伸。

（2）支沟

【定位】**在前臂后区，腕背侧远端横纹上3寸，尺骨与桡骨间隙中点。**

【主治】①便秘。②耳鸣，耳聋，暴喑。③胁肋疼痛。

（3）外关

【定位】**在前臂后区，腕背侧远端横纹上2寸，尺骨与桡骨间隙中点。**

【主治】①热病。②头痛、目赤肿痛、耳鸣、耳聋等头面五官病证。③胁肋痛。④上肢痿痹不遂。

（4）肩髎

【定位】**在三角肌区，肩峰角与肱骨大结节两骨间凹陷中。**

【主治】①肩臂挛痛不遂。②风疹。

（5）翳风

【定位】**在颈部，耳垂后方，乳突下端前方凹陷中。**

【主治】①耳鸣、耳聋等耳疾。②口眼歪斜、牙关紧闭、颊肿等面、口病证。③瘰疬。

◆ **提醒：**翳风位于乳突下端前方凹陷中，主治耳鸣、耳聋，口眼歪斜、牙关紧闭、颊肿、瘰疬。

（6）丝竹空

【定位】在面部，眉梢凹陷处。

【主治】①**癫痫**。②**头痛、眩晕、目赤肿痛、眼睑瞤动等头目病证**。③**齿痛**。

## 十七、足少阳胆经、穴

1. 经脉循行 足少阳胆经，起于目外眦，上行额角部，下行至耳后，沿颈项部至肩上，下入缺盆。耳部分支，从耳后进入耳中，出走耳前到目外眦后方。外眦部支脉，从目外眦下走大迎，会合于手少阳经到达目眶下，行经颊车，由颈部下行，与前脉在缺盆部会合，再向下进入胸中，穿过横膈，络肝，属胆，再沿胁肋内下行至腹股沟动脉部，经过外阴部毛际横行入髋关节部。其直行经脉从缺盆下行，经腋部、侧胸部、胁肋部，再下行与前脉会合于髋关节部，再向下沿着大腿外侧、膝外缘下行经腓骨之前，至外踝前，沿足背部，止于第4趾外侧端。足背部分支，从足背上分出，沿第1、2跖骨间，出于大趾端，穿过趾甲，出趾背毫毛部。

2. 主治概要

（1）**头面五官病：侧头、目、耳、咽喉病等。**

（2）肝胆病：黄疸，口苦，胁痛等。

（3）**热病。**

（4）神志病：癫狂等。

（5）胸胁病。

**（6）经脉循行部位的其他病证：下肢痹痛、麻木、不遂等。**

3. 常用腧穴的定位和主治要点

（1）阳白

【定位】**在头部，眉上1寸，瞳孔直上。**

【主治】①头痛，眩晕。②眼睑瞤动，眼睑下垂，口眼歪斜。③目赤肿痛、视物模糊等目疾。

（2）听会

【定位】**在面部，耳屏间切迹与下颌骨髁突之间的凹陷中。**

【主治】①耳鸣、耳聋、聤耳等耳疾。②齿痛，口眼歪斜，面痛。

（3）风池

【定位】**在颈后区，枕骨之下，胸锁乳突肌上端与斜方肌上端之间的凹陷中。**

【主治】**①头痛、眩晕、失眠、中风、癫痫、耳鸣、耳聋等内风所致的病证。**②感冒、热病、口眼歪斜等外风所致的病证。③目赤肿痛、视物不明、鼻塞、鼽衄、咽痛等五官病证。④颈项强痛。

◆ **提醒：**风池主治内风、外风所致的病证、五官病证、颈项强痛。

（4）环跳

【定位】**在臀部，股骨大转子最凸点与骶管裂孔连线的外1/3与内2/3交点处。**

【主治】①腰腿痛、下肢痿痹、半身不遂等腰腿疾患。②风疹。

（5）风市

【定位】**在股部，髌底上7寸；直立垂手，掌心贴于大腿时，中指尖所指凹陷中，髂胫束后缘。**

【主治】①下肢痿痹、麻木，半身不遂。②遍身瘙痒。

（6）阳陵泉

【定位】**在小腿外侧，腓骨小头前下方凹陷中。**

【主治】**黄疸、胁痛、口苦、呕吐、吞酸等肝胆及胃病证。**②膝肿痛，下肢麻木。③小儿惊风。

（7）悬钟

【定位】**在小腿外侧，外踝尖上3寸，腓骨前缘。**

【主治】①痴呆、中风、半身不遂等髓海不足疾患。②颈项强痛，胸胁满痛，下肢痿痹，脚气。

（8）丘墟

【定位】**在踝区，外踝的前下方，趾长伸肌腱的外侧凹陷中。**

【主治】**①目赤肿痛、目生翳膜等目疾。**②下肢痿痹、颈项痛、腋下肿、胸胁痛、外踝肿痛、足内翻、足下垂等证。③疟疾。

（9）足临泣

【定位】**在足背，第4、5跖骨底结合部的前方，第5趾长伸肌腱外侧凹陷中。**

【主治】①偏头痛、目赤肿痛、胁肋疼痛、足跗疼痛等痛证。②月经不调，乳痈。③瘰疬。④疟疾。

## 十八、足厥阴肝经、穴

1. 经脉循行　足厥阴肝经，起于足大趾背毫毛部，沿足背经内踝前上行，至内踝上8寸处交于足太阴经之后，上经腘窝内缘，沿大腿内侧，上入阴毛中，环绕阴器；再上行抵达小腹，夹胃，属于肝，络于胆；再上行通过横膈，分布于胁肋部；继续上行经喉咙的后面，上入鼻咽部，连目系，从额部浅出，与督脉在巅顶部相会。其支脉，从目系下循面颊，环绕唇内。另一支脉，从肝部分出，穿过横膈，注于肺。

2. 主治概要

**（1）肝胆病：黄疸，胸胁胀痛，呕逆及肝风内动所致的中风、头痛、眩晕、惊风等。**

（2）妇科病、前阴病：月经不调，痛经，崩漏，带下，遗尿，小便不利等。

（3）经脉循行部位的其他病证：下肢痹痛、麻木、不遂等。

3. 常用腧穴的定位和主治要点

（1）大敦

【定位】**在足趾，足大趾末节外侧，趾甲根角侧后方0.1寸（指寸）。**

【主治】①**疝气，少腹痛**。②遗尿、癃闭、五淋、尿血等泌尿系病证。③月经不调、崩漏、缩阴、阴中痛、阴挺等月经病及前阴病证。④癫痫，善寐。

（2）行间

【定位】**在足背，第1、2趾间，趾蹼缘后方赤白肉际处。**

【主治】①中风、癫痫、头痛、目眩、目赤肿痛、青盲、口歪等肝经风热病证。②月经不调、痛经、闭经、崩漏、带下等妇科经带病证。③阴中痛、疝气。④遗尿、癃闭、五淋等泌尿系病证。

（3）太冲

【定位】**在足背，第1、2跖骨间，跖骨底结合部前方凹陷中，或触及动脉搏动。**

【主治】①中风、癫狂痫、小儿惊风、头痛、眩晕、耳鸣、目赤肿痛、口歪、咽痛等肝经风热病证。②月经不调、痛经、经闭、崩漏、带下、难产等妇科病证。③黄疸、胁痛、腹胀、呕逆等肝胃病证。④癃闭，遗尿。⑤下肢痿痹，足跗肿痛。

（4）期门

【定位】**在胸部，第6肋间隙，前正中线旁开4寸。**

【主治】①胸胁胀痛、呕吐、吞酸、呃逆、腹胀、腹泻等肝胃病证。②奔豚气。③乳痈。

## 十九、督脉经、穴

1. 经脉循行　督脉，起于小腹内，下行于会阴部，向后从尾骨端上行脊柱的内部，上达项后风府，进入脑内，上行至巅顶，沿前额下行鼻柱，止于上唇系带处。

2. 主治概要

（1）脏腑病：五脏六腑相关病证。

（2）**神志病：失眠，健忘，癫痫，昏迷，发热，中暑，惊厥等**。

（3）热病。

（4）头面五官病：头痛，眩晕，口、齿、鼻、目等疾患。

（5）**经脉循行部位的其他病证：头项、脊背、腰骶疼痛，下肢痿痹等**。

3. 常用腧穴的定位和主治要点

（1）腰阳关

【定位】**在脊柱区，第4腰椎棘突下凹陷中，后正中线上。**

【主治】①腰骶疼痛，下肢痿痹。②月经不调、赤白带下等妇科病证。③遗精、阳痿等男科病证。

（2）大椎

【定位】**在脊柱区，第7颈椎棘突下凹陷中，后正中线上。**

【主治】①热病、疟疾、恶寒发热、咳嗽、气喘等外感病证。②骨蒸潮热。③癫狂痫证、小儿惊风等神志病证。④**项强，脊痛**。⑤**风疹，痤疮**。

（3）哑门

【定位】**在颈后区，第2颈椎棘突上际凹陷中，后正中线上。**

【主治】①暴喑，舌强不语。②癫狂病、癔症等神志病证。③头痛，颈项强痛。

（4）百会

【定位】**在头部，前发际正中直上5寸。**

【主治】①**痴呆、中风、失语、瘛疭、失眠、健忘、癫狂痫、癔症等神志病证**。②头风、头痛、眩晕、耳鸣等头面病证。③脱肛、阴挺、胃下垂、肾下垂等气失固摄而致的下陷性病证。

◆ **提醒：**百会主治神志病证、头面病证、下陷性病证。

（5）神庭

【定位】**在头部，前发际正中直上0.5寸。**

【主治】①癫狂痫，不寐，惊悸。②头痛，眩晕，目赤，目翳，鼻渊，鼻衄。

（6）水沟

【定位】**在面部，人中沟的上1/3与下2/3交界点处。**

【主治】①昏迷、晕厥、中风、中暑、休克、呼吸衰竭等急危重症，为急救要穴之一。②癔症、癫狂痫、急慢惊风等神志病证。③鼻塞、鼻衄、面肿、口歪、齿痛、牙关紧闭等面鼻口部病证。④闪挫腰痛。

（7）印堂

【定位】**在头部，两眉毛内侧端中间的凹陷中。**

【主治】①不寐，健忘，痴呆，痫病，小儿惊风。②头痛，眩晕，鼻渊，鼻鼽，鼻衄。

## 二十、任脉经、穴

1. 经脉循行　任脉，起于小腹内，下出于会阴部，向前上行于阴毛部，循腹沿前正中线上行，经关元等穴至咽喉，再上行环绕口唇，经面部进入目眶下，联系于目。

2. 主治概要

（1）**脏腑病：腹部、胸部相关内脏病。**

（2）妇科病、前阴病：月经不调，痛经，崩漏，带下，遗精，阳痿，小便不利，遗尿等。

（3）颈及面口病：瘿气，梅核气，咽喉肿痛，暴喑，口歪，齿痛等。

（4）神志病：癫痫，失眠等。

（5）虚证：**部分腧穴有强壮作用，主治虚劳、虚脱等证。**

（6）胸腹局部病证。

3. 常用腧穴的定位和主治要点

（1）中极

【定位】**在下腹部，脐中下4寸，前正中线上。**

【主治】①遗尿、小便不利、癃闭等泌尿系病证。②遗精、阳痿、不育等男科病证。③月经不调、崩漏、阴挺、阴痒、不孕、产后恶露不止、带下等妇科病证。

（2）关元

【定位】在下腹部，脐中下3寸，前正中线上。

【主治】①**中风脱证、虚劳冷惫、羸瘦无力等元气虚损病证**。②少腹疼痛，疝气。③腹泻、痢疾、脱肛、便血等肠腑病证。④五淋、尿血、尿闭、尿频等泌尿系病证。⑤遗精、阳痿、早泄、白浊等男科病证。⑥月经不调、痛经、经闭、崩漏、带下、阴挺、恶露不尽、胞衣不下等妇科病证。⑦保健灸常用穴。

◆ **提醒：**关元主治元气虚损病证、肠腑病证、泌尿系病证、男科病证、妇科病证，还是保健灸常用穴。

（3）气海

【定位】**在下腹部，脐中下1.5寸，前正中线上。**

【主治】①虚脱、形体羸瘦、脏气衰惫、乏力等气虚病证。②水谷不化、绕脐疼痛、腹泻、痢疾、便秘等肠腑病证。③小便不利、遗尿等泌尿系病证。④遗精，阳痿，疝气。⑤月经不调、痛经、经闭、崩漏、带下、阴挺、产后恶露不止、胞衣不下等妇科病证。⑥保健灸常用穴。

（4）神阙

【定位】**在脐区，脐中央。**

【主治】①虚脱、中风脱证等元阳暴脱。②腹痛、腹胀、腹泻、痢疾、便秘、脱肛等肠腑病证。③水肿，小便不利。④保健灸常用穴。

（5）中脘

【定位】**在上腹部，脐中上4寸，前正中线上。**

【主治】①胃痛、腹胀、纳呆、呕吐、吞酸、呃逆、小儿疳疾等脾胃病证。②黄疸。③癫狂痫、脏躁、失眠等神志病证。

（6）膻中

【定位】**在胸部，横平第4肋间隙，前正中线上。**

【主治】①咳嗽、气喘、胸闷、心痛、噎膈、呃逆等胸中气机不畅的病证。②产后乳少、乳痈、乳癖等胸乳病证。

（7）廉泉

【定位】**在颈前区，喉结上方，舌骨上缘凹陷中，前正中线上。**

【主治】中风失语、暴喑、吞咽困难、舌缓流涎、舌下肿痛、口舌生疮、喉痹等咽喉口舌病证。

（8）承浆

【定位】**在面部，颏唇沟的正中凹陷处。**

【主治】①口歪、齿龈肿痛、流涎面肿等口面部病证。②暴喑。③癫痫。

## 二十一、常用奇穴

（1）四神聪

【定位】**在头部，百会前后左右各旁开1寸，共4穴。**

【主治】①头痛，眩晕。②失眠、健忘、癫痫等神志病证。

（2）太阳

【定位】**在头部，当眉梢与目外眦之间，向后约一横指的凹陷处。**

【主治】①头痛。②目疾。③面瘫，面痛。

（3）夹脊

【定位】**在脊柱区，第1胸椎至第5腰椎棘突下两侧，后正中线旁开0.5寸，每侧17穴。**

【主治】上胸部的穴位治疗心肺、上肢疾病，下胸部的穴位治疗胃肠疾病，腰部的穴位治疗腰腹及下肢疾病。

（4）十宣

【定位】**在手指，十指尖端，距指甲游离缘0.1寸（指寸），左右共10穴。**

【主治】①昏迷。②癫痫。③高热，咽喉肿痛。④手指麻木。

（5）四缝

【定位】**在手指，第2~5指掌面的近侧指间关节横纹的中央，每手4穴。**

【主治】①**小儿疳积**。②百日咳。

（6）阑尾

【定位】在小腿前侧上部，当犊鼻下5寸，胫骨前缘旁开一横指。

【主治】①急慢性阑尾炎。②下肢痿痹。

（7）胆囊

【定位】**在小腿外侧，腓骨小头直下2寸。**

【主治】①急慢性胆囊炎、胆石症、胆道蛔虫病等胆腑病证。②下肢痿痹。

（8）膝眼

【定位】**屈膝，在髌韧带两侧凹陷处，在内侧的称为内膝眼，在外侧的称为外膝眼。**

【主治】①膝痛，腿痛。②脚气。

## 二十二、特定穴

1. 五输穴　**是指十二经脉肘膝关节以下，被称为井、荥、输、经、合的五个腧穴。**

（1）分布特点与组成

1）“井”穴多位于手足之端，喻作水的源头，是经气所出的部位，即“所出为井”。

2）“荥”穴多位于掌指或跖趾关节之前，喻作水流尚微，萦迂未成大流，是经气流行的部位，即“所溜为荥”。

3）“输”穴多位于掌指或跖趾关节之后，喻作水流由小而大，由浅注深，是经气渐盛，由此注彼的部位，即“所注为输”。

4）“经”穴多位于腕踝关节以上，喻作水流变大，畅通无阻，是经气正盛运行经过的部位，即“所行为经”。

5）“合”穴位于肘膝关节附近，喻作江河水流汇入湖海，是经气由此深入，进而会合于脏腑的部位，即“所入为合”。

**阴经五输穴表**

| 经脉名称 | 井（木） | 荥（火） | 输（土） | 经（金） | 合（水） |
|---|---|---|---|---|---|
| 手太阴肺经 | 少商 | 鱼际 | 太渊 | 经渠 | 尺泽 |
| 手厥阴心包经 | 中冲 | 劳宫 | 大陵 | 间使 | 曲泽 |
| 手少阴心经 | 少冲 | 少府 | 神门 | 灵道 | 少海 |
| 足太阴脾经 | 隐白 | 大都 | 太白 | 商丘 | 阴陵泉 |
| 足厥阴肝经 | 大敦 | 行间 | 太冲 | 中封 | 曲泉 |
| 足少阴肾经 | 涌泉 | 然谷 | 太溪 | 复溜 | 阴谷 |

**阳经五输穴表**

| 经脉名称 | 井（金） | 荥（水） | 输（木） | 经（火） | 合（土） |
|---|---|---|---|---|---|
| 手阳明大肠经 | 商阳 | 二间 | 三间 | 阳溪 | 曲池 |
| 手少阳三焦经 | 关冲 | 液门 | 中渚 | 支沟 | 天井 |
| 手太阳小肠经 | 少泽 | 前谷 | 后溪 | 阳谷 | 小海 |
| 足阳明胃经 | 厉兑 | 内庭 | 陷谷 | 解溪 | 足三里 |
| 足少阳胆经 | 足窍阴 | 侠溪 | 足临泣 | 阳辅 | 阳陵泉 |
| 足太阳膀胱经 | 至阴 | 足通谷 | 束骨 | 昆仑 | 委中 |

（2）临床运用

1）**按五输穴主病特点选用**：综合近代临床的应用情况，**井穴多用于急救，荥穴多用于治疗热证，输穴多用于治疗关节疼痛，经穴治疗作用不典型，合穴多用于治疗相关脏腑病证**。

2）按五行生克关系选用：五输穴具有五行属性，根据《难经·六十九难》提出“虚者补其母，实者泻其子”的观点，将五输穴配属五行使用，然后按“生我者为母，我生者为子”的原则，虚证用母穴，实证用子穴。这一取穴法亦称为“子母补泻取穴法”。

| | 脏 | | | | | | 腑 | | | | | |
|---|---|---|---|---|---|---|---|---|---|---|---|---|
| | 金 | 水 | 木 | 火 | 相火 | 土 | 金 | 水 | 木 | 火 | 相火 | 土 |
| 经脉 | 肺经 | 肾经 | 肝经 | 心经 | 心包经 | 脾经 | 大肠经 | 膀胱经 | 胆经 | 小肠经 | 三焦经 | 胃经 |
| 母穴 | 太渊 | 复溜 | 曲泉 | 少冲 | 中冲 | 大都 | 曲池 | 至阴 | 侠溪 | 后溪 | 中渚 | 解溪 |
| 子穴 | 尺泽 | 涌泉 | 行间 | 神门 | 大陵 | 商丘 | 二间 | 束骨 | 阳辅 | 小海 | 天井 | 厉兑 |

2. 原穴、络穴　十二经脉在腕、踝关节附近各有一个腧穴，是脏腑原气经过和留止的部位，称为“原穴”，又名“十二原”。络穴是指络脉从本经别出的部位。

（1）分布特点与组成

1）**原穴分布在腕、踝关节附近的十二经上**。阴经五脏之原穴，与五输穴中的输穴为同一穴，即阴经的输穴与原穴为同一穴，阳经则除输穴外，还有一个原穴。

2）十二经的络穴都位于肘膝关节以下，任脉之络穴鸠尾散于腹，督脉之络穴长强散于头上，脾之大络大包穴布于胸胁，共十五穴，故称为“十五络穴”。

| 经脉 | 原穴 | 络穴 | 经脉 | 原穴 | 络穴 |
|---|---|---|---|---|---|
| 手太阴肺经 | 太渊 | **列缺** | 手阳明大肠经 | 合谷 | 偏历 |
| 手厥阴心包经 | 大陵 | **内关** | 手少阳三焦经 | 阳池 | 外关 |
| 手少阴心经 | 神门 | **通里** | 手太阳小肠经 | 腕骨 | 支正 |
| 足太阴脾经 | 太白 | **公孙** | 足阳明胃经 | 冲阳 | 丰隆 |
| 足厥阴肝经 | 太冲 | **蠡沟** | 足少阳胆经 | 丘墟 | 光明 |
| 足少阴肾经 | 太溪 | 大钟 | 足太阳膀胱经 | 京骨 | 飞扬 |

（2）临床应用

1）原穴可用于诊断和治疗脏腑疾病：原穴是脏腑原气所留止之处，因此脏腑发生病变时，就会反映到相应的原穴上。

2）**十二络脉具有加强表里两经联系的作用，络穴能沟通表里二经，故有“一络通二经”之说**，因此，十二经的络穴除可治疗本经脉的病证、本络脉的虚实病证外，还能治疗其相表里之经的病证。

3. 背俞穴、募穴　**背俞穴是脏腑之气输注于背腰部的腧穴。募穴是脏腑之气结聚于胸腹部的腧穴。**

（1）分布特点和组成

1）**背俞穴分布于背腰部的膀胱经第1侧线上，大体依脏腑所处位置的高低而上下排列，五脏六腑（加上心包）各有一相应的背俞穴，共12个，依据脏腑的名称来命名。**

2）募穴分布在胸腹部相关经脉上，又称为“腹募穴”和“前募穴”。多位于脏腑附近的部位。五脏六腑（加上心包）各有一相应的募穴，共12个。

| 六脏 | 背俞穴 | 募穴 | 六腑 | 背俞穴 | 募穴 |
|---|---|---|---|---|---|
| 肺 | 肺俞 | **中府** | 大肠 | 大肠俞 | 天枢 |
| 心包 | **厥阴俞** | 膻中 | 三焦 | **三焦俞** | 石门 |
| 心 | **心俞** | **巨阙** | 小肠 | 小肠俞 | 关元 |
| 脾 | **脾俞** | 章门 | 胃 | **胃俞** | 中脘 |
| 肝 | **肝俞** | 期门 | 胆 | 胆俞 | 日月 |
| 肾 | 肾俞 | 京门 | 膀胱 | 膀胱俞 | 中极 |

（2）临床应用

1）**主要用于治疗相关脏腑的病变，如肺热咳嗽，可泻肺之背俞穴肺俞**；寒邪犯胃出现的胃痛，可灸胃之募穴中脘。另外，背俞穴和募穴还可用于治疗与对应脏腑经络相联属的组织器官疾患，如肝开窍于目，主筋，目疾、筋病可选肝俞；肾开窍于耳，耳疾可选肾俞。

2）**临床上腑病多选其募穴治疗，脏病多选其背俞穴治疗，但并不是绝对的。**

3）脏腑之气可通过气街与其俞、募穴相联系。由于俞、募穴密切联系脏腑之气，所以临床上常用俞募配穴法，即把病变脏腑的俞、募穴配合运用，发挥其协同作用，也称“前后配穴法”，是前后配穴法典型的实例。

4）**背俞穴和募穴也用于疾病的诊断，因为脏腑发生病变时，常在背俞穴、募穴上出现阳性反应，如压痛、敏感等**。因此诊察按压背俞穴、募穴，可结合其他辨证资料诊断脏腑的疾患。

◆ **提醒：**背俞穴和募穴主要用于治疗相关脏腑的病变，腑病多选募穴，脏病多选背俞穴。

4. 八脉交会穴

（1）分布特点和组成：**八脉交会穴均分布于肘膝以下，包括公孙、内关、后溪、申脉、足临泣、外关、列缺、照海。**

（2）临床应用

1）古人认为这八个腧穴分别与相应的奇经八脉经气相通。《医学入门·子午八法》说：“周身三百六十穴，统于手足六十六穴，六十六穴又统于八穴。”这里的“八穴”就是指八脉交会穴。

2）临床应用中，可以单独治疗各自相通的奇经病证，如**督脉病变出现的腰脊强痛，可选通督脉的后溪治疗；冲脉病变出现的胸腹气逆，可选通冲脉的公孙治疗**。又常把公孙和内关、后溪和申脉、足临泣和外关、列缺和照海相配，治疗两脉相合部位的疾病，如公孙配内关治疗胃、心、胸部病证和疟疾，后溪配申脉治内眼角、耳、项、肩胛部位疾病及发热恶寒等表证，外关配足临泣治疗外眼角、耳、颊、颈、肩部疾病及寒热往来证，列缺配照海治咽喉、胸膈、肺病和阴虚内热等。

| 穴　名 | 主　治 | 相配合主治 |
|---|---|---|
| 公孙 | 冲脉病证 | **心、胸、胃疾病** |
| 内关 | 阴维脉病证 | |
| 后溪 | 督脉病证 | 目内眦、颈项、耳、肩部疾病 |
| 申脉 | 阳跷脉病证 | |
| 足临泣 | 带脉病证 | **目锐眦、耳后、颊、颈、肩部疾病** |
| 外关 | 阳维脉病证 | |
| 列缺 | 任脉病证 | **肺系、咽喉、胸膈疾病** |
| 照海 | 阴跷脉病证 | |

5. 八会穴　是指脏、腑、气、血、筋、脉、骨、髓等精气所会聚的腧穴。“会”，是聚会的意思。

（1）分布特点和组成：**八会穴分部在躯干部和四肢部，其中脏、腑、气、血、骨之会穴位于躯干部，筋、脉、髓之会穴位于四肢部**。

| | | |
|---|---|---|
| 脏会 | 章门 | 足厥阴肝经 |
| 腑会 | **中脘** | 任脉 |
| 气会 | 膻中 | 任脉 |
| 血会 | **膈俞** | 足太阳膀胱经 |
| **筋会** | **阳陵泉** | 足少阳胆经 |
| 脉会 | **太渊** | 手太阴肺经 |
| 骨会 | 大杼 | 足太阳膀胱经 |
| 髓会 | 绝骨 | 足少阳胆经 |

（2）临床应用：八会穴对于各自所会的脏、腑、气、血、筋、脉、骨、髓相关的病证有特殊的治疗作用，凡与此八者有关的病证均可选用相关的八会穴来治疗，如六腑之病，可选腑会中脘，血证可选血会膈俞等。此外《难经·四十五难》记载：“热病在内者，取其会之气穴也。”提示八会穴还可治疗相关的热病。

6. 郄穴　**十二经脉和奇经八脉中的阴跷脉、阳跷脉、阴维脉、阳维脉之经气深聚的部位称为郄穴。**

（1）分布特点和组成：**郄穴大多分布在四肢肘膝关节以下。十二经脉各有一个郄穴，阴阳跷脉及阴阳维脉也各有一个郄穴，合称为十六郄穴。**

**阴经郄穴表**

| 阴经 | 郄穴 |
|---|---|
| 手太阴肺经 | **孔最** |
| 手厥阴心包经 | 郄门 |
| 手少阴心经 | **阴郄** |
| 足太阴脾经 | 地机 |

续　表

| 阴经 | 郄穴 |
|---|---|
| 足厥阴肝经 | **中都** |
| 足少阴肾经 | 水泉 |
| 阴维脉 | 筑宾 |
| 阴跷脉 | **交信** |

**阳经郄穴表**

| 阳经 | 郄穴 |
|---|---|
| 手阳明大肠经 | 温溜 |
| 手少阳三焦经 | **会宗** |
| 手太阳小肠经 | 养老 |
| 足阳明胃经 | **梁丘** |
| 足少阳胆经 | 外丘 |
| 足太阳膀胱经 | **金门** |
| 阳维脉 | **阳交** |
| 阳跷脉 | 跗阳 |

（2）临床应用

1）**郄穴多用于治疗本经循行部位及所属脏腑的急性病证**。一般来说，阴经郄穴多治疗血证，阳经郄穴多治疗急性痛证。**如孔最治咳血，中都治崩漏，颈项痛取外丘，胃脘疼痛取梁丘等**。

2）另外，脏腑疾患也可在相应的郄穴上出现疼痛或压痛，有助于疾病的诊断。

# 第十单元　病　　因

## 知识点概要

### 一、六淫

1. 六淫的概念

（1）六淫与六气的区别

1）六气：风、寒、暑、湿、燥、火是自然界中六种不同的气候，在正常情况下，称为“六气”。

2）六淫：只有当四季气候变化异常，六气发生太过或不及，或非其时而有其气，或气候变化过于急骤，加上人体正气不足，抵抗力下降时，六气才能成为致病因素，即反常的六气便成为六淫。又称为“六邪”，是属于外感病的一类致病因素。

（2）六淫的共同致病特点：①外感性。②季节性。③地域性。④相兼性。

◆ **提醒**：六淫的共同致病特点中没有传染性。

2. 六淫的性质及致病特点

（1）风邪的性质及致病特点

| 性质及致病特点 | 临床表现 |
| --- | --- |
| **风为阳邪，其性开泄，易袭阳位** | 常伤及人体的上部（即头面）、阳经和肌表，使皮毛腠理开泄，出现头痛、汗出、恶风等症状 |
| **风邪善行而数变** | 风邪致病，具有变幻无常和发病迅速的特点。如风疹块（荨麻疹）就有皮肤成片肿胀瘙痒，发无定处，此起彼伏的特点。一般发病多急，传变也较快 |
| 风为百病之长 | 风邪常为外邪致病之先导，多兼他邪同病。如外感风寒、风热、风湿等 |

（2）寒邪的性质及致病特点

| 性质及致病特点 | 临床表现 |
| --- | --- |
| 寒为阴邪，易伤阳气 | 感受寒邪，最易损伤人体阳气，阳气受损，温煦气化功能减弱，人体功能活动降低，从而表现为寒证 |
| **寒性凝滞，主痛** | 寒邪伤人，阴气偏盛，阳气受损，经脉气血为寒邪凝滞不通，不通则痛。故寒邪伤人多见疼痛症状，如偏于寒盛之痹证，见疼痛较剧 |
| **寒性收引** | 寒邪侵袭人体，可见恶寒发热、无汗等；寒客血脉，气血凝滞，血脉挛缩，可见头身疼痛，脉紧；寒客经络关节，经脉拘急收引，则可使肢体屈伸不利，或冷厥不仁 |

（3）暑邪的性质及致病特点

| 性质及致病特点 | 临床表现 |
| --- | --- |
| 暑为阳邪，其性炎热 | 暑邪伤人，多表现出阳热亢盛症状 |
| 暑性升散，**耗气伤津** | 暑为阳邪，使腠理开泄而多汗。暑热易于扰乱心神，见心烦闷乱、神不安宁等。大量汗出，气随津泄而致气虚，可见气短乏力，甚则突然昏倒、不省人事等 |
| **暑多夹湿** | 暑邪伤人常与湿邪合而致病。临床表现除发热、心烦、口渴外，还常兼见四肢困倦、胸闷恶心、大便溏泄或不爽等症状 |

（4）湿邪的性质及致病特点

| 性质及致病特点 | 临床表现 |
| --- | --- |
| 湿为阴邪，易**阻遏气机**，损伤阳气 | 湿邪易留滞于脏腑经络，可见胸闷脘痞、小便短涩、大便不爽等症状。湿易损伤阳气，出现腹泻、尿少、水肿、腹水等病症 |
| **湿性重浊** | 感受湿邪，常见头重如裹、周身困重、四肢酸懒沉重等症状。若湿留滞经络关节，则见肌肤不仁、关节疼痛重着等，又称“湿痹”或“着痹”。常见面垢眵多、大便溏泻、下痢黏液脓血、小便混浊、妇女白带过多、湿疹浸淫流水等临床症状 |
| **湿性黏滞** | 湿邪致病临床表现多黏滞不爽，如排出物及分泌物多滞涩而不畅，发病后多缠绵难愈，病程较长或反复发作 |
| 湿性趋下，易伤阴位 | 病多见于下部，如下肢水肿明显。此外，淋浊、带下、泻痢等病证，亦多由湿邪下注所致 |

（5）燥邪的性质及致病特点

| 性质及致病特点 | 临床表现 |
| --- | --- |
| **燥性干涩，易伤津液** | 口鼻干燥、咽干口渴、皮肤干涩甚则皲裂、毛发不荣、小便短少、大便干结 |
| 燥易伤肺 | 燥邪伤人，多从口鼻而人，最易伤损肺津，干咳少痰，或痰液胶黏难咳，或痰中带血，以及喘息胸痛等症 |

（6）火（热）邪气的性质及致病特点

| 性质及致病特点 | 临床表现 |
|---|---|
| 火热为阳邪，其性炎上 | 火热伤人，多见高热、烦渴、汗出、脉洪数等症。因其主动而炎上，故火热伤人常见神明扰乱，表现为心烦、失眠、狂躁妄动、神昏谵语等 |
| **火易伤津耗气** | 火热致病，除见高热之外，往往伴有口渴喜冷饮、口舌咽干、小便短赤、大便干结等津伤阴亏征象。火热亢盛，极易损伤正气，而使全身功能减弱 |
| 火热易生风动血 | 耗伤阴津，引起“肝风内动”，称为“热极生风”：高热、神昏谵语、四肢抽搐、目睛上视、颈项强直、角弓反张；火热之邪迫血妄行：吐血、衄血、便血、尿血、皮肤紫斑、妇女月经过多及崩漏 |
| 火热易发肿疡 | 火热入于血分，可聚于局部，腐蚀血肉，发为痈肿疮疡 |

◆ **提醒：** 暑邪、火邪、燥邪的共同致病特点是伤津。

## 二、疠气

1. 概念　具有强烈传染性的外感致病邪气，又称“疠气”“戾气”“异气”“毒气”“乖戾之气”等。疫疠邪气，是天地间别有的一种特殊的致病因素。疫疠邪气致病，多从口鼻侵入人体。在人群中，可以散在发生，也可以形成瘟疫大面积流行。常见病如大头瘟、疫痢、白喉、烂喉丹痧、霍乱、鼠疫等。

2. 致病特点　①发病急骤，病情较重。②一气一病，症状相似。③**传染性强，易于流行**。

## 三、七情内伤

1. 基本概念

（1）含义：七情，即喜、怒、忧、思、悲、恐、惊七种情志变化，是人体对客观外界事物的不同反映，属正常的情志活动。只有突然、强烈或长期持久的情志刺激，才可造成内脏功能紊乱而发病，故又称“内伤七情”，属于内伤病的一类致病因素。

（2）七情与脏腑气血的关系：情志活动以脏腑气血为物质基础，因此喜、怒、思、忧、恐，分别由心的精气、肝的精气、脾的精气、肺的精气、肾的精气所化生，故常称“五志”，即五脏的情志。

2. 致病特点

（1）直接伤及内脏：怒伤肝、喜伤心、思伤脾、悲忧伤肺、惊恐伤肾。心为五脏六腑之大主，主神明，各种情志刺激均先伤心神而后涉及他脏。情志所伤，以**心**、**肝**、**脾**为多见。

（2）影响内脏气机

1）**怒则气上**：过度愤怒，使肝气疏泄太过，气机上逆，甚则血随气逆，并走于上。

2）**喜则气缓**：过喜或暴喜，使心气涣散而不收。神不内守，表现为精神不能集中。

3）**悲则气消**：过度悲忧，使肺气抑郁，意志消沉，从而使肺气耗伤。

4）**恐则气下**：过度恐惧，伤及肾气，肾气不固；或恐惧不解，肾精不固。

5）**惊则气乱**：突然受惊，心无所倚，神无所归，虑无所定而惊慌失措。

6）**思则气结**：过度思虑，伤及于脾，使脾不健运，运化无力，气血化生无源。若波及于心，心血亏虚，心神失养。

## 四、饮食失宜

1. 饮食不节

（1）过饥：指不能按时进食，或长期进食不足，以致气血化生无源，气血得不到足够的补充，日久即可导致脏腑功能衰弱而为病。

（2）过饱：指饮食太多，或暴饮暴食，超过了脾胃助消化能力，则会损伤脾胃之气。由于食物不能及时腐熟运化，则可导致脘腹胀痛拒按、厌食、嗳腐吞酸、泻下臭秽等症，此种病证多见于小儿。

2. 饮食不洁　因进食不清洁的食物，引起胃肠疾病和肠道寄生虫病。若进食腐败变质或有毒食物，则可出现剧烈腹痛、吐泻等中毒症状，严重者可昏迷或死亡。

3. 饮食偏嗜

（1）寒热偏嗜：多食生冷寒凉之物，可以损伤脾胃阳气。多食油煎温热之物，可以损伤脾胃阴液。

（2）五味偏嗜：《素问·五脏生成》说：**“多食咸，则脉凝泣而变色；多食苦，则皮槁而毛拔；多食辛，则筋急而爪枯；多食酸，则肉胝䐢而唇揭；多食甘，则骨痛而发落。”**《素问·生气通天论》说：**“味过于酸，肝气以津，脾气乃绝；味过于咸，大骨气劳，短肌，心气抑；味过于甘，心气喘满，色黑，肾气不衡；味过于苦，脾气不濡，胃气乃厚；味过于辛，筋脉沮弛，精神乃央。”**

## 五、劳逸失度

1. 过度劳累

（1）劳力过度：少气乏力、神疲消瘦、自汗。

（2）劳神过度：心悸、健忘、失眠、多梦、纳呆、腹胀、便溏。

（3）房劳过度：腰膝酸软、眩晕耳鸣、精神萎靡、性功能减退，或遗精、早泄，阳痿。

2. 过度安逸

（1）安逸少动，气机不畅。久卧伤气。

（2）阳气不振，正气虚弱。

（3）长期用脑过少，神气衰弱。

## 六、痰饮

1. 概念

（1）痰和饮都是水液代谢的局部或全身障碍所形成的病理产物，浓度较大、黏稠的叫痰，浓度较小、清稀的叫饮。

（2）痰饮有无形与有形之分

1）有形之痰饮：视之可见、触之可及或听之有声的痰或饮。

2）无形之痰饮：有痰饮的病理表现，如头目眩晕、恶心呕吐、气短、心悸或癫狂、昏不识人等，却看不到有排出来的或其他实质性的痰和饮，需按治痰饮的方法治疗。

2. 痰饮的致病特点

（1）痰饮的病机特点：①阻滞气机运行。②影响水液代谢的进行。③易于蒙蔽心神。④致病广泛，变幻多端。痰随气升降流行，内而脏腑，外至筋骨皮肉，无处不到；饮多留于肠胃、胸胁、胸膈及肌肤，相对局限。⑤病程长。故有“百病多由痰作祟”和“怪病多痰”之说。

（2）痰饮的病证特点

1）痰证

| 所在部位 | 病证特点 |
|---|---|
| 痰滞在肺 | 喘咳咯痰 |
| 痰阻于心 | 心主血脉不利，胸闷心悸 |
| 痰迷心窍 | 神昏，痴呆 |
| 痰火扰心 | 癫狂 |
| 痰停于胃，胃失和降 | 恶心呕吐，胃脘痞满 |
| 痰留经络筋骨 | 瘰疬痰核，肢体麻木，或半身不遂，或成阴疽流注 |
| 痰浊上犯于头 | 眩晕，昏瞀 |
| 痰与气凝结咽喉 | 咽中梗阻、吞之不下、吐之不出的梅核气证 |

2）饮证

| 分类 | 所在部位 | 病证特点 |
| --- | --- | --- |
| 悬饮 | **饮留胸胁** | **胸胁胀满，咳唾引痛** |
| 支饮 | **饮在胸膈** | **胸闷咳喘，不能平卧，其形如肿** |
| 痰饮 | **饮留肠间** | **肠鸣沥沥有声** |
| 溢饮 | **饮溢肌肤** | **肌肤水肿，无汗，身体痛重** |

◆ **提醒：**饮留胸胁为悬饮，饮在胸膈为支饮，饮留肠间为痰饮，饮溢肌肤为溢饮。

## 七、瘀血

1. 概念　凡是因血运不畅，阻滞于经脉、脏腑及其他部位，包括离经之血积存于体内，均称为“瘀血”。瘀血是疾病过程中所形成的病理产物，又是某些疾病的致病因素。

2. 瘀血的形成

（1）由于气虚、气滞、血寒、血热等原因，使血行不畅而瘀滞。

（2）由于内外伤，或气虚失摄，或血热妄行等原因，引起血离经脉，积存于体内而形成瘀血。

3. 瘀血的致病特点

（1）瘀血病证的共同特点

1）疼痛：多为**刺痛，痛处固定不移，拒按，夜间痛甚**。

2）肿块：外伤肌肤局部，可见青紫肿胀；积于体内，久聚不散，形成癥积，按之有痞块，固定不移。

3）出血：其血色多呈紫暗色，并伴有血块。常伴见面色黧黑，肌肤甲错，唇甲青紫，舌色紫暗或有瘀点、瘀斑，脉细涩、沉弦或结代。

（2）瘀血病证

| 瘀血所在部位 | 临床表现 |
| --- | --- |
| 瘀阻于心 | 心悸、胸闷心痛、口唇指甲青紫 |
| 瘀阻于肺 | 胸痛、咳血 |
| 瘀阻胃肠 | 呕血、大便色黑如漆 |
| 瘀阻于肝 | 胁痛痞块 |
| 瘀血攻心 | 发狂 |
| 瘀阻胞宫 | 少腹疼痛、月经不调、痛经、闭经、经色紫暗成块或见崩漏 |
| 瘀阻于肢体末端 | 脱骨疽 |
| 瘀阻肢体肌肤局部 | 局部肿痛青紫 |

## 八、结石

1. 概念　体内某些部位形成并停滞为病的砂石样病理产物。在疾病过程中形成的结石，又可成为某些疾病的致病因素。常见的结石有胆结石、肾结石、膀胱结石、胃结石等。

2. 结石的致病特点

（1）多发于肝、肾、胆、胃、膀胱等脏腑。

（2）病程较长，病情轻重不一。

（3）阻滞气机，损伤脉络。

# 第十一单元　发　病

## 知识点概要

### 一、发病的基本原理

在疾病发生过程中，正气与邪气是两个主要的因素。正邪相搏，正不胜邪，机体阴阳逆乱，脏腑气血功能失调，即可发病。

1. 正气与邪气的概念

（1）正气

1）概念：存在于人体内的具有抗邪愈病作用的各种物质的总称。

2）作用：①抵御外邪入侵。②祛邪外出。③修复调节能力。④维持脏腑经络的功能活动。

（2）邪气

1）概念：存在于外在环境中的，或人体内部产生的具有致病作用的各种因素的总称。如上述的六淫、疫疠、七情、饮食失宜、痰饮和瘀血等。

2）邪气对机体的损害作用：①导致生理功能失常。②造成脏腑组织的形质损害。③改变体质状态。

3）邪气在发病中的作用：①直接导致发病。②影响发病的性质、类型和特点。③影响病情和病位。④某些情况下在发病中起主导作用。

2. **正气不足是疾病发生的内在因素**　“正气存内，邪不可干”。人体正气强弱，决定疾病的发生与否，并与发病部位、程度轻重有关，所以说正气不足是发病的内在根据。

3. **邪气是发病的重要条件**　“邪之所凑，其气必虚”。说明邪气是发病的条件，在一定条件下，甚至可能起主导作用。

◆ **提醒：**正气不足是疾病发生的内在因素，邪气是发病的重要条件。此为高频考点。

### 二、影响发病的主要因素

1. 环境因素与发病　气候因素、地域因素、生活工作环境、社会环境。

2. 体质因素与发病

（1）决定发病的倾向性。

（2）产生对某种病邪的易感性

1）不同的体质，精气阴阳盛衰有别，因而对某种病邪具有易感性。

| 体　质 | 发病特点 |
|---|---|
| 小儿脏腑娇嫩，形气未充，发育迅速 | 易感外邪，易伤饮食或感邪后易化热生风，或易患生长发育障碍之疾 |
| 年高之人，脏气已亏，精血不足 | 易感外邪而发病，病证易形成虚实夹杂证或虚证，并多迁延难愈 |
| 女性以血为本，具有经、带、胎、产的生理变化 | 易病肝郁、血虚、血瘀 |
| 男子以精气为本 | 易患肾精肾气亏虚之疾 |
| 肥人或痰湿内盛之体 | 易感寒湿之邪，易患眩晕、中风之疾 |
| 瘦人或阴虚之质 | 易感燥热之邪，易患肺痨咳嗽诸疾 |

2）感受相同的病邪，因个体体质不同，可表现出不同的证候类型。

| 感邪类型 | 体　质 | 病　证 |
|---|---|---|
| 风寒之邪 | 卫气盛 | 表实证 |
| | 卫气虚 | 表虚证 |
| 湿邪 | 阳盛之体 | 湿热证 |
| | 阳虚 | 寒湿证 |

3）体质相同，虽感受不同的病邪，也可表现出相同的证候类型。如阳热体质无论感受热邪或寒邪，都可形成热证。

3. 精神状态与发病　精神状态能影响内环境的协调平衡，故能影响发病。精神状态好，情志舒畅，气机通畅，气血调和，脏腑功能旺盛，则正气强盛，邪气难以入侵，或虽受邪也易祛除。

### 三、发病的类型

1. 感邪即发　又称为“卒发”，指感邪后立即发病，发病迅速。

2. 徐发　感邪后缓慢发病，又称为“缓发”。

3. 伏而后发　感受邪气后，病邪在体内潜伏一段时间，或在某些诱因的作用下，过时而发病。

4. 继发　在原发疾病的基础上，继而发生新的疾病。如肝阳上亢所致的中风，小儿食积所致的疳积，哮喘所致的肺气虚和心血瘀阻，肝胆疾病所致的癥积和结石等，都属于继发。

5. 合病与并病

（1）合病：指两经或两个部位以上同时受邪所出现的病证。多见于感邪较盛，正气相对不足之时。

（2）并病：指感邪后某一部位的证候未了，又出现另一部位的病证。多见于病位传变中。

◆ **提醒：**合病与并病易混淆，注意区分概念。

6. 复发

（1）概念：指疾病初愈或疾病的缓解阶段，在某些诱因的作用下，引起疾病再度发作或反复发作的一种发病形式。

（2）机理：余邪未尽，正气未复，同时有诱因的作用。如饮食不慎、用药不当、过度劳累、复感新邪等，均可致余邪复炽，正气更虚，使疾病复发。由复发引起的疾病，称为“复病”。

（3）类型：少愈即复，休止与复发交替，急性发作与慢性缓解交替。

（4）诱发因素：主要有重感致复、食复、劳复、药复及情志致复。此外，某些气候因素、地域因素也可成为复发的诱因。

# 第十二单元　病　　机

## 知识点概要

### 一、邪正盛衰

1. 邪正盛衰与虚实变化

| 证　候 | 病　机 | 临床表现 |
|---|---|---|
| **实证（痰涎壅盛、食积不化、水湿泛滥、瘀血内阻）** | 致病邪气的毒力和机体的抗病能力都比较强盛，或是邪气虽盛而机体的正气未衰，能积极与邪抗争，故正邪相搏，斗争剧烈，反应明显，在临床上出现一系列病理性反应比较剧烈的有余的证候 | 壮热、狂躁、声高气粗、疼痛拒按、二便不通、脉实有力 |

续 表

| 证候 | 病机 | 临床表现 |
|---|---|---|
| **虚证** | 机体的气、血、津液和经络、脏腑等生理功能较弱，抗病能力低下，正气对于致病邪气的斗争，难以出现较剧烈的病理反应，所以，临床上可出现一系列虚弱、衰退和不足的证候 | 神疲体倦、面容憔悴、心悸气短、自汗、盗汗，或五心烦热，或畏寒肢冷，脉虚无力 |

2. 邪正盛衰与疾病转归

| 证候 | | 病机 |
|---|---|---|
| 由实转虚 | | 疾病失治或治疗不当，以致病邪久留，损伤人体正气，导致疾病由实转虚 |
| 因虚致实 | | 正气不足，无力驱邪外出，或正虚，而内生水湿、痰饮、瘀血等病理产物的凝结阻滞，导致疾病由虚转化致实 |
| 虚实夹杂 | **实中夹虚** | 以邪实为主，兼见正气虚损的病机变化。如外感热病发展过程中，邪热炽盛，消灼津液形成的实热伤津、气阴两伤病证，既有高热、烦渴欲饮，又有尿少便干的表现 |
| | **虚中夹实** | 以正虚为主，兼夹邪实的病机变化。如脾阳不振，运化无权之水肿病 |
| 虚实真假 | **真实假虚** | 实邪结聚，阻滞经络，气血不能外达，称为**“大实有羸状”** |
| | **真虚假实** | 脏腑的气血不足，运化无力，称为**“至虚有盛候”** |

◆ **提醒：**真实假虚表现为“大实有羸状”，真虚假实表现为“至虚有盛候”。

## 二、阴阳失调

1. 阴阳偏盛

| 阴阳偏盛 | 病机 | 临床表现 |
|---|---|---|
| 阳偏盛 | 阳邪偏盛，机能亢奋，热量过剩的病理状态。其病机特点多表现为阳盛而阴未虚的**实热证** | 壮热、面红、目赤 |
| 阴偏盛 | 阴邪偏盛，机能障碍或减退。产热不足，以及病理性代谢产物积聚的病理状态。其病机特点多表现为阴盛而阳未虚的**实寒证** | 形寒、肢冷、舌淡 |

2. 阴阳偏衰

| 阴阳偏衰 | 病机 | 临床表现 |
|---|---|---|
| 阳偏衰 | 机体阳气虚损，机能减退或衰弱，热量不足的病理状态。其病机特点多表现为机体阳气不足，阳不制阴，阴相对亢盛的**虚寒证** | 面色㿠白、畏寒肢冷、舌淡、脉迟、喜静蜷卧、小便清长、下利清谷 |
| 阴偏衰 | 机体精、血、津液等物质亏耗，以及阴不制阳，导致阳相对亢盛，机能虚性亢奋的病理状态。其病机特点多表现为阴液不足，滋养、宁静功能减退，以及阳气相对偏盛的**虚热证** | 五心烦热、骨蒸潮热、颧红消瘦、盗汗、咽干口燥、舌红少苔、脉细数无力 |

◆ **提醒：**阳偏盛表现为实热证，阳偏衰表现为虚寒证；阴偏盛表现为实寒证，阴偏衰表现为虚热证。

3. 阴阳互损

（1）阴损及阳：指在阴虚的基础上，导致阳虚，继而形成阴阳两虚的病机。

（2）阳损及阴：指在阳虚的基础上，导致阴虚，继而形成阴阳两虚的病机。

4. 阴阳格拒

（1）阴盛格阳：指阴寒之邪壅盛于内，逼迫阳气浮越于外，使阴阳之气不相顺接，相互格拒的一种病理状态。病变本质是阴寒内盛，临床除可见四肢厥逆、下利清谷、脉微欲绝等症外，又可见阳浮于外之症，如身热反不恶寒（但欲盖衣被）、面颊泛红等假热之象，属**真寒假热**，也称“格阳”。如主要表现为两颧泛红，即面红如妆，称为“戴阳”。

（2）阳盛格阴：指邪热过盛，深伏于里，阳气被遏，郁闭于内，不能外透布达于肢体，从而形成阴阳格拒、排斥，而格阴于外的一种病理状态。其临床除见身热、面红、气粗、烦躁等症外，又突然出现四肢厥冷（但身热不恶寒）、脉象沉伏（但沉数有力）等假寒之象，属**真热假寒**，也称“格阴”。

5. 阴阳亡失

| 阴阳亡失 | 病　机 | 临床表现 |
|---|---|---|
| 亡阳 | 机体的阳气发生突然性脱失，而致全身机能突然严重衰竭 | **大汗淋漓、汗稀而凉、肌肤手足逆冷、精神疲惫、神情淡漠，甚则见昏迷、脉微欲绝** |
| 亡阴 | 机体由于阴液发生突然性的大量消耗或丢失，而致阴精亏竭，滋养濡润功能丧失，全身机能严重衰竭 | **汗出不止、汗热而黏、手足温、喘渴烦躁，或昏迷谵妄、身体干瘪、皮肤皱褶、目眶深陷、脉疾躁无力** |

## 三、气血失常

1. 气的失常

（1）气不足：又称“气虚”，系指元气耗损，功能失调，脏腑功能衰退，抗病能力下降的病理状态。气不足，则推动、营养、防御等功能减弱。若某一脏腑之气不足，则表现为该脏腑功能减弱的虚证。如心气不足，推动血液运行的功能减弱；卫气不足，则易为外邪所侵袭。

（2）气行失常：指气的升降出入运行失常的病理状态。可概括为气滞、气逆、气陷、气闭和气脱等。

2. 血的失常

（1）血不足：又称“血虚”，是指血液不足或血的濡养功能减退的病理状态。

（2）出血：指血液不循常道，流出脉外的病变。

（3）血瘀：指血液的循行迟缓和不流畅的病理状态。血瘀可出现于不同部位，各有其特征。

3. 气血关系失调

（1）气滞血瘀：指气的运行郁滞不畅，以致血液循行障碍，继而出现血瘀的病理状态。

（2）气不摄血：指气虚不足，统摄血液循行的功能减退，血不循经，溢出于脉外，从而导致各种失血的病理状态。

（3）气随血脱：指在大量出血的同时或过后，气随血液的流失而脱散，从而形成气血两虚或气血并脱的病理状态。

（4）气血两虚：指气虚机能衰退与血虚组织器官失养同时存在的病理状态。

（5）气血失和，不荣经脉：指因为气血两虚，导致气血之间相互为用的功能失于和调，影响经脉、筋肉和肌肤的濡养，从而产生肢体筋肉等运动失常或感觉异常的病理状态。

## 四、津液代谢失常

1. 津液不足　常见口、鼻、皮肤干燥，大吐、大泻、多尿时所出现的目陷、螺瘪，甚则转筋等。若热病后期或久病伤阴，则见舌光红无苔或少苔，唇舌干燥而不引饮，形瘦肉脱，肌肤毛发枯槁，甚则肉瞤，手足震颤、蠕动等临床表现。

2. 津液输布、排泄障碍　津液的输布障碍是指津液得不到正常的输布，导致津液在体内环流迟缓，或在体内某一局部发生滞留，因之产生的津液不化、水湿内生、酿痰成饮的一系列病理状态。

3. 津液与气血关系失调

（1）水停气阻：指水液停留，导致气机阻滞的病理状态。

| 病　　证 | 临床表现 |
| --- | --- |
| 水饮阻肺 | 胸满咳嗽，喘促不能平卧 |
| 水饮凌心，阻遏心气 | 心悸、心痛 |
| 水饮停滞中焦，阻遏脾胃气机 | 头昏困倦，脘腹胀满，纳化呆滞，恶心呕吐 |
| 水饮停于四肢，阻滞经脉气血运行 | 肢体沉困、胀痛 |

（2）气随液脱：指津液大量丢失，气失其依附而随津液外泄，导致暴脱亡失的病理状态。如《伤寒论·辨阳明病脉证并治》所说："发汗多，若重发汗者，亡其阳。"即汗出太过，津液外泄，阳气随之而亡失。《金匮要略心典》认为："吐下之余，定无完气。"此指频繁而大量的呕吐、泄泻，则亦可使气随津液的耗伤而脱失。

（3）津枯血燥：指津液亏乏，甚则枯竭，从而导致血燥虚热内生，或血燥生风的病理状态。津枯血燥，常见心烦，鼻咽干燥，或五心烦热，口渴喜饮，肌肉消瘦，小便短少，舌红少津，脉细数等症。

（4）津亏血瘀：指津液亏损，血液循行郁滞不畅的病理状态。常见在原有津液不足基础上，出现舌质紫绛，或见瘀点、瘀斑。

## 五、内生"五邪"

1. 风气内动

| 风气内动 | 病　　机 | 临床表现 |
| --- | --- | --- |
| **热极生风** | 邪热炽盛，煎灼津液，伤及营血，燔灼肝经，使筋脉失于濡养所致，属肝风内动的病理变化 | 痉厥、抽搐、鼻翼煽动、颈项强直、角弓反张、目睛上视，并常伴有高热、神昏、谵语 |
| **肝阳化风** | 肝肾阴亏，水不涵木，浮阳不潜，阴不制阳，导致肝之阳气升动无制，亢而化风 | 轻则可见筋惕肉瞤，肢麻震颤，眩晕欲仆，或发作口眼歪斜，或发为半身不遂，甚则血随气逆，猝然仆倒，或为闭厥，或为脱厥 |
| **阴虚风动** | 机体阴液枯竭，无以濡养筋脉，筋脉失养而变生内风 | 筋挛肉瞤、手足蠕动、潮热盗汗、五心烦热、低热颧赤 |
| 血虚生风 | 血液虚亏，导致肝血不足，筋脉失养，或血虚不能荣络 | 肢体麻木不仁，筋肉跳动，甚则手足拘挛不伸 |
| 血燥生风 | 津枯血少，失润化燥，肌肤失于濡养，经脉气血失于和调 | 皮肤干燥或肌肤甲错，并有皮肤瘙痒或落皮屑 |

2. 寒从中生

（1）阳虚则阴盛，阳虚则内寒自生。《难经·二十二难》说："气主煦之。"指出机体阳气不足，产热减少，则温煦失职，阴寒内盛，从而使脏腑组织表现为病理性的功能减退，产生虚寒性的病理反应。出现畏寒肢冷、面色苍白、蜷卧喜暖、腹泻便溏、舌润不渴等阳热不足之症，其中以畏寒喜暖为其基本特征。

（2）阳气虚衰，气化功能减退或失司，人体水液代谢活动障碍，水液不得温化，从而导致阴寒性病理产物积聚或停滞的病理表现。《素问·至真要大论》说："诸病水液，澄彻清冷，皆属于寒。"临床多见尿频清长，涕、唾、痰、涎稀薄清冷，或大便泄泻，或发水肿等病证。

3. 湿浊内生

（1）湿浊内生，是指由于脾的运化功能及输布津液功能减退或障碍，从而导致机体水谷津液代谢失调，引起水湿痰浊等蓄积停滞的病理状态。因内生之湿多因**脾虚**所致，故又称为"脾虚生湿"或"内湿"。故《素问·至真要大论》说："诸湿肿满，皆属于脾。"

（2）内生之湿浊不仅是脾阳脾气虚损，津液不化而形成的病理产物，与肾的功能失调也有密切的关系。肾主水液，肾阳为人体诸阳之本，在肾阳虚损时，亦必影响脾之运化而导致湿浊内生。内湿病变，在于阻滞机体上、中、下三焦气机的通达，其病理表现常随湿邪阻滞部位的不同而各异，但仍以湿阻中焦脾胃为主，故脾虚湿困常是必见之症状。

4. 津伤化燥

（1）津伤化燥，是指机体津液不足，机体各部组织器官和孔窍失其濡润，从而产生干燥枯涩的病理状态。津伤化燥又称为“内燥”，临床多见干燥不润之病证，所以《素问·阴阳应象大论》说：“燥胜则干。”

（2）内燥病变，可发生于各脏腑组织，但以**肺、胃及大肠**为多见，大肠为燥金之腑而主津，胃为阳明燥土，故胃肠实热结滞，每易灼伤津液，以致胃肠津亏液少而致燥，则可见大便干结之症。肺为燥金之脏，司全身津液的敷布，肺气虚弱或肺本身阴津不足，水精不得宣发敷布，均能化燥。外感热邪或寒邪入里化热，也易耗伤肺之阴津，从而导致肺热叶焦，形成燥热阴虚之证，临床可见干咳无痰，甚则肺燥络伤，而见痰中带血或咯血之症。

◆ **提醒：**内湿多因脾虚所致，内燥以肺、胃及大肠为多见。

5. 火热内生

| 火热内生 | 病　机 |
|---|---|
| 阳气过盛化火 | 机体阳盛有余，功能亢奋，转化为火热 |
| 邪郁化火 | 外感六淫，或痰湿、瘀血、食积等，阻滞气机，导致阳气的郁滞，气郁则生热化火，形成实热内结 |
| 五志过极化火 | 精神情志的刺激，使机体阴阳、气血和脏腑生理失衡，导致气机郁结，久则从阳化热，火热内生 |
| 阴虚火旺 | 精亏血少，阴液大伤则阳亢，因而虚热、虚火内生 |

（1）实火：火热内生中的实火多源于阳气有余，或邪郁化火，或五志过极化火等。其病势急速，病程亦较短，临床多见壮热面赤、口渴喜冷、小便黄赤、大便秘结，或口舌糜烂生疮，或舌红目赤，甚则神昏、狂躁、舌苔黄燥、脉洪数等症。

（2）虚火：多源于精亏血少，阴虚阳亢，虚火上炎。其病势一般缓慢，病程较长，其临床多见五心烦热，或骨蒸潮热，午后颧红，失眠盗汗，口燥咽干，眩晕耳鸣，舌红少苔，脉细数等症。

### 六、疾病传变

1. 疾病传变的形式

（1）病位传变。

（2）病性转化：**寒热转化、虚实转化**。

2. 影响疾病传变的因素　体质因素、病邪因素、地域因素和气候因素、生活因素。

# 第十三单元　防治原则

## 知识点概要

### 一、预防

1. 未病先防　指在未病之前，采取各种措施，做好预防工作，以防止疾病的发生。

（1）养生以增强正气。

（2）防止病邪侵害

1）避其邪气：邪气是导致疾病发生的重要条件，应该注意避免病邪的侵害。

2）药物预防：事先服食某些药物，可提高机体的免疫功能，有效地防止病邪的侵袭，起到预防疾病的作用。

2. 既病防变　疾病已经发生，则应争取早期诊断，早期治疗，采取控制疾病传变的方法，以防止疾病的发展，即**“先安未受邪之地”**。

（1）早期诊治。

（2）控制疾病的传变。

## 二、治则

1. 正治与反治

（1）正治：指采用与其疾病证候性质相反的方药进行治疗的原则，又称“逆治”。包括**寒者热之、热者寒之、虚则补之、实则泻之**等原则。

（2）反治：指顺从病证的外在假象而治的原则，又称“从治”。但究其实质，仍是在治病求本原则指导下针对疾病本质而进行的治疗。

| 反治 | 定 义 | 适用病证 |
|---|---|---|
| **热因热用** | 以热治热，用热性药物来治疗具有假热征象的病证 | 阴盛格阳的**真寒假热证** |
| **寒因寒用** | 以寒治寒，用寒性药物来治疗具有假寒征象的病证 | 阳盛格阴的**真热假寒证** |
| **塞因塞用** | 以补开塞，用补益方药来治疗具有闭塞不通症状的病证 | 血虚的经闭、肾阳虚的尿少癃闭、脾虚的脘腹胀满、精血津液不足的便秘 |
| **通因通用** | 以通治通，用通利之方药治疗具有实性通泄症状的病证 | 瘀血所致的崩漏 |

◆ **提醒：**正治与反治为高频考点，注意其概念及适应证的区分。

2. 治标与治本

（1）缓则治其本：指在病情缓和、病势迁延、暂无急重病状情况下，即应着眼于疾病本质的治疗。

（2）急则治其标：指标病急重，甚则影响本病的治疗，则当先治，故急治其标病。如剧痛、大出血、二便不通等，均要首先治疗。

（3）标本兼治：指标病本病并重，或标本均不太急时，则当标本兼顾，予以治疗。

3. 扶正与祛邪

（1）扶正与祛邪的概念

1）扶正：即扶助正气，增强体质，提高机体的抗邪及康复能力。扶正多用补虚方法，适用于各种虚证。

2）祛邪：即祛除病邪，使邪去而正安。祛邪多用泻实的方法，适用于各种实证。

（2）扶正祛邪的运用

1）单纯扶正：适用于以**正气虚为主要矛盾而邪气亦不盛**的虚性病证或真虚假实证。

2）单纯祛邪：适用于以**邪实为主要矛盾而正气未衰**的实性病证或真实假虚证。

3）扶正与祛邪兼用：适用于正虚邪实之虚实夹杂病证。但在具体应用时，又有扶正为主兼顾祛邪和祛邪为主兼顾扶正之别。

4）先祛邪后扶正：适用于虽然**邪盛而正虚不甚尚耐攻伐**的病证。

5）先扶正后祛邪：适用于**正虚邪实以正虚为主**的病证。

4. 调整阴阳

（1）损其偏盛：即损其有余。主要适用于阴阳偏盛，即阴或阳一方过盛而有余的病证。如阳热亢盛的实热证，则应“治热以寒”，即用“热者寒之”之法。

（2）补其偏衰：即补其不足。主要适用于阴阳偏衰，即阴或阳一方虚损不足的病证。

1）阴虚不能制阳，则应滋阴以制阳，所谓“**壮水之主，以制阳光**”。

2）阳虚不能制阴，则应补阳以制阴，所谓“**益火之源，以消阴翳**”。

3）根据阴阳互根互用的原理，在治疗阴阳偏衰病证时，还应注意“**阳中求阴**”或“**阴中求阳**”，即在补阴时应适当配用补阳药，在补阳时应适当配用补阴药。

（3）阴阳并补：指对阴阳两虚病证应用阴阳双补之法治疗。

（4）回阳救阴：指对阴阳亡失病证的治疗原则。亡阳者，当回阳以固脱；亡阴者，当救阴以固脱。

◆ **提醒：**阴虚证的治法为“壮水之主，以制阳光”，阳虚证的治法为“益火之源，以消阴翳”“阴中求阳”“阳中求阴”为求谁谁虚，因此，“阴中求阳”为阳虚证的治法，“阳中求阴”为阴虚证的治法。

5. 调理气血

（1）气病治则

| 治　则 | 治　　法 |
|---|---|
| 气虚则补 | 补气 |
| 气滞则疏 | 理气、行气、调气、舒气、利气、破气 |
| 气陷则升 | 补气升气 |
| 气逆则降 | 实证者当用降气之法，虚证者当用补气以降气之法 |
| 气脱则固 | 补虚与固涩 |
| 气闭则开 | 开窍（温开、凉开） |

（2）血病治则

| 治　则 | 治　　法 |
|---|---|
| 血虚则补 | 补血 |
| 血瘀则行 | 行血、活血 |
| 血脱则固 | 多用酸涩之剂，伍以益气药，取益气固脱之意 |
| 血寒则温 | 温经散寒、通经活络，或扶助阳气、补气活血 |
| 血热则凉 | 清热凉血和凉血止血 |
| 出血则止 | 采取不同的止血措施 |

（3）气血同病治则

1）气病治血：临床多在治气病药中加入治血之品，如补气时要顾其血弱与血瘀，降气或升气时要顾其血乱，使气血平和，相互协调。

2）血病治气：血病气必伤，血病需先治气，气和则血宁。如血虚者，补其气而血自生；血瘀者，补其气而血利；血溢者，益其气而血自止等。

6. 三因制宜

（1）**因时制宜**：即根据不同季节气候特点来考虑治疗用药的原则。如《内经》所说：“**用寒远寒，用凉远凉，用温远温，用热远热。食宜同法。**”

（2）**因地制宜**：即根据不同地区的地理环境特点，来考虑治疗和用药的原则。

1）我国东南一带，气候温暖潮湿，阳气容易外泄，人们腠理较疏松，易感外邪而致感冒，且一般以风热居多，故常用桑叶、菊花、薄荷一类辛凉解表之剂，即使外感风寒，也少用麻黄、桂枝等温性较大的解表药，而多用荆芥、防风等温性较小的药物，且分量宜轻。

2）西北地区，气候寒燥，阳气内敛，人们腠理闭塞，若感邪则以风寒居多，以麻黄、桂枝之类辛温解表多见，且分量也较重。

（3）因人制宜：即根据患者的**年龄**、**性别**、**体质**、**生活习惯**等不同特点，来考虑治疗用药的原则。

1）年龄：老年人生机衰退，气血阴阳亏虚，病多虚证或虚实夹杂，虚证宜补，攻邪宜慎，药量较青壮年为轻。小儿生机旺盛，但气血未充，脏腑娇嫩，易寒易热，易虚易实，病情变化较快，忌投峻剂，少用补益，药量宜轻。

2）性别：妇女有经、带、胎、产之别，用药宜慎。妊娠期间，凡峻下、破血、滑利、走窜等伤胎或有毒之品，当禁用或慎用。

3）体质：阳盛或阴虚之体，慎用温热之剂；阳虚或阴盛之体，则应慎用寒凉之药。

# 第二章　中医诊断学

## 第一单元　绪　论

### 知识点概要

**中医诊断疾病的基本原则**

1. 整体审察　诊察疾病时，既要观察患者当前的、局部的、明显的病理改变，又要审察其全身情况及其外在环境，内外结合，整体与局部统一审察。

2. 诊法合参　诊察疾病时，要望、闻、问、切四诊并重，诸法参用，综合收集病情资料。

3. 病证结合　诊断疾病时，既要辨别所患的疾病，从疾病全过程、特征上认识疾病的本质，又要辨别所属的证候，从疾病当前的表现中判断病变的位置与性质，把辨病与辨证结合起来，全面认识疾病的本质。

## 第二单元　问　诊

### 知识点概要

#### 一、问寒热

1. 恶寒发热　恶寒与发热同时出现，是表证的特征性症状。为外邪侵袭肌表，正气与邪气相互斗争，卫气宣发失常所致。

| 表　现 | 意　义 |
|---|---|
| 恶寒重发热轻 | 是**风寒表证**的特征，由外感风寒之邪所致 |
| 发热重恶寒轻 | 是**风热表证**的特征，由外感风热之邪所致 |
| 发热轻而恶风 | 是**伤风表证**的特征，由外感风邪所致 |

2. 但寒不热　只感觉冷而不发热，是寒证的特征性症状。为感受寒邪，或阳气不足而阴寒内生所致。

（1）新病恶寒，因感受寒邪较重，或阴寒直中脏腑经络，阳气被遏所致，主**实寒证**。

（2）久病畏寒，因阳气虚衰，形体失于温煦所致，主**里虚寒证**。

3. 但热不寒　只觉发热而无怕冷之感，是热证的特征性症状。为阳盛或阴虚所致。

（1）壮热：高热持续不退，体温在39℃以上，不恶寒反恶热的症状。因风热内传，或风寒入里化热，正邪相搏，阳热炽盛所致，属里实热证。

（2）潮热：定时发热，或定时热势加重，如潮汐之有定时的症状。

| 热　型 | 表　现 | 意　义 |
|---|---|---|
| 日晡潮热 | 日晡申时（下午3~5时）热势较高 | 胃肠燥热内结所致，常见于**阳明腑实证**，故又称“阳明潮热” |
| 午后潮热 | 午后发热明显，身热不扬 | 湿遏热伏所致，属**湿温潮热** |
| 午后或夜间潮热 | 午后或入夜低热，或五心烦热，骨蒸发热（有热自骨内向外透发的感觉，又称“骨蒸潮热”） | 阴虚火旺所致，为**阴虚潮热** |

（3）微热：发热不高，体温一般在38℃以下，或仅自觉发热的症状。发热持续时间较长，见于温病后期和某些内伤杂病，可见于气虚、阴虚及气郁等证。

4. 寒热往来　恶寒与发热交替发作的症状。常因外感病邪至半表半里阶段，正邪相争，互为进退所致，见于少阳病和疟疾，属**半表半里证**。

◆ **提醒**：恶寒与发热同时出现为表证；只感觉冷而不发热为寒证；只觉发热而无怕冷之感为热证。

## 二、问汗

| 汗证 | 表　现 | 意　义 |
|---|---|---|
| 自汗 | 醒时经常汗出，活动后更甚 | 因阳气亏虚，不能固护肌表，津液外泄所致，多见于**气虚证和阳虚证** |
| 盗汗 | 睡则汗出，醒则汗止 | 因阴虚阳亢而生内热，入睡则卫阳由表入里，肌表不固，内热加重，蒸津外泄而汗出；醒后卫阳由里出表，内热减轻而肌表得以固密，故汗止。属**阴虚证**。若**气阴两虚者，常自汗、盗汗并见** |
| 绝汗 | 病情危重时，大汗不止，每可导致亡阴或亡阳，又称“脱汗” | 若冷汗淋漓如水，伴面色苍白，肢冷脉微者，为阳气亡脱，津随气泄之象，属亡阳之汗；汗热而黏如油，伴躁扰烦渴，脉细数疾者，为内热逼涸竭之阴津外泄所致，属亡阴之汗 |
| 战汗 | 先见恶寒战栗而后汗出 | 常见于温病或伤寒邪正剧烈斗争的阶段，是**疾病发展的转折点**。若汗出热退，脉静身凉，为邪去正安的佳兆；汗后身热不减，烦躁不安，脉疾者，为邪胜正衰之危候 |

## 三、问疼痛

1. 疼痛的性质

| 疼痛 | 表　现 | 意　义 |
|---|---|---|
| 冷痛 | 疼痛有冷感而喜暖 | 寒邪阻滞经络，或阳气亏虚而脏腑经络失于温煦所致，属寒证 |
| 灼痛 | 疼痛有灼热感而喜凉 | 阳热炽盛，或阴虚火旺所致，属热证 |
| 走窜痛 | 疼痛部位游走不定，或走窜攻冲作痛 | 胸胁脘腹窜痛，多由气滞所致，属气滞证；四肢关节疼痛游走不定，为痹病，因风邪偏盛所致，属风胜行痹证 |
| 固定痛 | 疼痛部位固定不移 | 胸胁脘腹等处固定作痛，多是瘀血为患，属血瘀证；四肢关节固定作痛，多因寒湿、湿热阻滞或热壅血瘀所致 |
| 胀痛 | 疼痛兼有胀感 | 时发时止、气泄得缓，为气机郁滞，气滞不通所致，属**气滞证**。但头目胀痛，则多因肝阳上亢或肝火上炎所致 |
| 刺痛 | 疼痛如针刺 | 痛处多固定而拒按，为瘀血阻滞，血行不畅所致，**属血瘀证** |
| 重痛 | 疼痛兼有沉重感 | 湿邪困阻气机而致，属湿证。但头部重痛，亦可因肝阳上亢，气血上壅所致 |
| 酸痛 | 疼痛兼有酸软感 | 因湿邪侵袭肌肉关节，气血运行不畅所致，属湿证。亦可因肾虚骨髓失养，或剧烈运动后肌肉疲劳引起 |
| 绞痛 | 疼痛剧烈如刀绞割 | 因**有形实邪（如瘀血、蛔虫、结石等）闭阻气机**，或寒邪凝滞气机所致，属实证、寒证 |
| 空痛 | 疼痛兼有空虚感 | 因气血精髓亏虚，脏腑经络失养所致，属虚证 |
| 隐痛 | 疼痛不甚剧烈，绵绵不休，但尚可忍耐 | 为精血亏损或阳气不足，脏腑经络失养所致，属虚证 |
| 掣痛 | 抽掣牵引作痛，由一处连及他处疼痛 | 因血虚经脉失养，或寒凝经脉阻滞所致 |

2. 疼痛的部位

（1）头痛

1）部位

| 部　位 | 归　经 |
|---|---|
| 前额部疼痛连及眉棱骨者 | **阳明经头痛** |
| 头部两侧疼痛者 | **少阳经头痛** |
| 后头枕部疼痛连及项部者 | **太阳经头痛** |
| 巅顶痛者 | **厥阴经头痛** |

2）病程：病程短、头痛剧烈、痛无休止者，为外感所致，属实证。病程长、头痛较缓、时痛时止者，为内伤头痛，多属虚证；亦有因肝阳上亢、痰浊上扰、瘀血阻滞所致者，属实证或虚实夹杂证。

（2）胸痛

1）胸前“虚里”部位作痛，或心痛彻背，掣及左肩、左臂者，病在心。

2）胸膺作痛，伴咳嗽者，病在肺。

（3）胁痛：胁的一侧或两侧疼痛的症状。与肝胆病变有密切关系，如肝郁气滞、肝胆湿热、肝胆火盛及悬饮等病证。

（4）胃脘痛

1）进食后疼痛加剧者，为实证，可因寒、热、食积、气滞和瘀血等致胃失和降所致。

2）进食后疼痛缓解者，为虚证，因胃阴虚，或胃阳不足致胃失所养所致。

（5）腹痛

| 部　位 | 意　义 |
|---|---|
| 大腹痛（脐以上部位） | 脾胃及肝胆病变 |
| 脐腹痛（脐周围部位） | 小肠和脾的病变 |
| 小腹痛（脐下正中部位至耻骨毛际以上的部位） | 肾、大小肠、膀胱、女子胞宫的病变 |
| 少腹痛（小腹两侧部位） | 肝经不畅或大肠的病变 |

## 四、问头身疼痛

头晕，指自觉头脑旋晕的感觉，轻者闭目自止，重者感觉自身或眼前景物旋转，不能站立的症状。

（1）头晕胀痛，伴口苦易怒、舌红、脉弦数者，为肝火上炎所致。

（2）头晕而重，如物缠裹，伴痰多、苔腻者，为痰湿内阻所致。

（3）外伤后头晕刺痛者，属瘀血阻滞所致。

（4）头晕胀痛，头重脚轻，伴耳鸣目花，腰膝酸软，舌红少苔，每因恼怒而加剧者，为肝阳上亢证。

（5）头晕面白，伴神疲体倦，舌淡脉细，每因劳累而加重者，为气血亏虚、肾精不足所致。

## 五、问耳目

1. 问耳

（1）耳鸣：自觉耳内鸣响，妨碍听力的症状。

1）突发耳鸣，声大如雷，或如蛙叫，或如潮声，按之鸣声不减者，因肝胆火盛、痰火壅结、气血瘀阻、风邪上袭及药毒损伤耳窍所致，属实证。

2）渐觉耳鸣，声音细小，如闻蝉鸣，按之鸣声减轻或暂止者，常因肾精亏虚、肝肾阴血亏虚、脾气亏虚等致耳窍失养所致，属虚证。

（2）耳聋：听力减退，甚至听觉完全丧失的症状。

1）新病耳暴聋，如棉塞耳者，因外邪或肝胆之火循经上扰所致，属实证。

2）久病耳渐聋者，因精气虚衰，清窍失充所致，属虚证。

2. 问目　目眩，俗称眼花，指自觉视物旋转动荡，如坐舟车，或两眼发黑，眼冒金花，或眼前如有蚊蝇飞动的症状。因常兼头晕，故合称为“眩晕”。

（1）目眩，兼面赤、头胀、头痛、头重等，为风火上扰、痰湿上蒙、肝火上炎所致，属实证。

（2）目眩，伴神疲、气短或头晕、耳鸣等，为中气下陷，清阳不升，或肝肾不足，精血亏虚所致，属虚证。

## 六、问睡眠

1. 失眠　经常不易入睡，或睡而易醒，难以复睡，或时时惊醒，睡不安宁，甚至彻夜不眠的症状。由于机体阴阳平衡失调，阴虚阳盛，阳不入阴，神不守舍所致。

| | 表　现 | 意　义 |
|---|---|---|
| 虚证 | 伴心悸心烦、腰酸耳鸣 | 阴虚火旺证 |
| | 伴多梦易醒、心悸、神疲、食少 | 心脾两虚证 |
| | 伴多梦易惊、胆怯心悸 | 心虚胆怯证 |
| 实证 | 伴心烦、口干、舌燥 | 心火炽盛证 |
| | 伴急躁易怒、头胀头晕 | 肝郁化火证 |
| | 伴胸闷心烦、泛恶嗳气 | 痰热内扰证 |
| | 伴嗳腐吞酸、脘腹胀满 | 食滞胃脘证 |

2. 嗜睡　不论昼夜，精神疲倦，睡意很浓，经常不自主地入睡的症状。多因机体阴阳平衡失调，阳虚阴盛，或痰湿内盛所致。

1）困倦嗜睡，伴头目昏沉、脘痞肢重者，为痰湿困脾所致。

2）饭后困倦嗜睡，伴纳呆腹胀、少气懒言者，为脾虚失运所致。

## 七、问饮食口味

1. 口渴与饮水

（1）口渴多饮：口干渴欲饮水，且饮水量多的症状。多因津液耗伤，脏腑、组织、官窍失其润养所致，属燥证、热证。

| 表　现 | 意　义 |
|---|---|
| 大渴喜冷饮，伴壮热，大汗出 | **里热证** |
| 口渴咽干，夜间尤甚，伴颧红盗汗，五心烦热 | **阴虚火旺证** |
| 口渴多饮，伴多尿，多食易饥，体渐消瘦 | **消渴病，肺燥津伤，消烁肺胃肾之气阴** |

（2）渴不多饮：自觉口干渴，但又不欲饮水或饮水不多的症状。

| 表　现 | 意　义 |
|---|---|
| 口渴而不多饮，伴身热不扬，身重脘闷，苔黄腻 | **湿热证** |
| 口渴饮水不多，伴身热夜甚，心烦不寐，舌红绛 | **热入营血证** |
| 口渴喜热饮，饮水不多，或水入即吐 | **痰饮内停证** |
| 口干，但欲漱水不欲咽，兼舌紫暗或有紫斑 | **瘀血内阻证** |

◆ **提醒**：口渴与饮水为高频考点，重点掌握。

2. 食欲与食量

（1）食欲减退：又称“不欲食”“食欲不振”“纳呆”，进食欲望减退，甚至无饥饿感或不想进食的症状。主要是脾胃病变的反映，或是其他脏腑病变影响脾胃功能的表现。

| 表　现 | 意　义 |
|---|---|
| 新病食欲减退 | 邪气影响脾胃功能，正气抗邪的保护性反应 |
| 久病食欲减退，伴食后腹胀，面黄肢倦 | 脾胃虚弱，无力腐熟运化所致，属脾胃虚弱证 |
| 食少纳呆，伴脘闷腹胀、身重、苔腻 | 湿邪困脾，脾失健运所致，属湿盛困脾证 |
| 纳呆少食，嗳腐食臭，脘腹胀闷 | 饮食不节，停滞胃腑所致，属食滞胃肠证 |

（2）厌食：或称“恶食”，指厌恶食物，甚至恶闻食味的症状。

| 表　现 | 意　义 |
|---|---|
| 厌食，兼嗳气酸腐、脘腹胀闷 | 食滞胃肠证 |
| 厌食油腻，伴胁肋灼热胀痛 | 湿热蕴滞肝胆，肝失疏泄，脾失健运所致，属肝胆湿热证 |
| 孕妇若有厌食反应 | 多因妊娠后冲脉之气上逆，影响胃之和降，其轻者多属妊娠早期的生理现象，但严重者可影响胎儿或并发多种疾病 |

（3）消谷善饥：食欲过于旺盛，进食量多，但食后不久即感饥饿的症状。

1）消谷善饥，兼口干渴、形体消瘦、大便秘结者，属**胃火炽盛证**。

2）消欲善饥，形体反见消瘦，伴多饮、多尿者，属**消渴病**。

（4）饥不欲食：虽有饥饿感，但不想进食，或勉强进食，量亦很少的症状。因胃阴不足，虚火内扰所致，属**胃阴虚证**。此外，蛔虫内扰，亦可见饥而不欲食的症状。

3. 口味

| 口味 | 表　现 | 意　义 |
|---|---|---|
| 口淡 | 味觉减退，口中乏味，甚至无味 | 脾胃阳气亏虚，或寒邪湿邪困阻脾胃，运化腐熟功能低下所致，属**脾胃虚弱或寒湿困脾证** |
| 口甜 | 自觉口中有甜味 | 过食肥甘，滋生湿热，或外感湿热，蕴结脾胃所致，属**脾胃湿热证** |
| 口黏腻 | 自觉口中黏腻不爽 | 伴舌苔厚腻，由湿浊停滞、痰饮食积所致，属**湿证、痰饮证和食滞胃肠证** |
| 口酸 | 自觉口中有酸味，或泛酸，甚则闻之有酸腐气味 | 若口中发酸，或嗳气酸腐，甚则吞酸，伴脘腹痞闷胀满、胃中有灼热感、舌苔厚腻者，属食滞胃肠证；嗳气吞酸，伴脘胁满痛、性急易怒者，属**肝胃不和证** |
| 口涩 | 自觉口中有涩味，如食生柿子 | 多与舌燥同时出现，为燥热伤津，或热阳偏盛，气火上逆所致，属**燥证、热证** |
| 口苦 | 自觉口中有苦味 | 见于心火上炎或肝胆火旺，胆气上逆的病证，属**热证** |
| 口咸 | 自觉口中有咸味 | 肾虚，或寒水上泛所致，属**肾虚、寒证** |

## 八、问二便

1. 大便

（1）便次异常

| 表　现 | | 意　义 |
|---|---|---|
| 便秘 | 兼见腹胀满拒按、壮热、舌红 | 因热结肠道，津液亏少所致，属肠热腑实证 |
| | 便干，兼咽干、少苔 | 为阴血不足，肠失濡润所致，属阴虚证 |
| | 兼畏寒喜热 | 因阳虚寒凝致肠道气机不畅而成，属阳虚寒凝证 |
| | 有便意，但临厕努挣难出，或大便难解，便后乏力 | 因气虚传送无力所致，属**脾肺气虚证** |
| 泄泻 | 腹痛泄泻，泻后痛减，便臭如败卵，兼嗳腐酸臭 | 因饮食所伤，属**伤食证** |
| | 泻下急迫，泻而不爽，色黄糜秽臭，伴肛门灼热 | 系感受湿热之邪所致，属**大肠湿热证** |
| | 腹痛作泄，泻后痛减，与情志有关 | 因情志失调，脾失健运所致，属肝郁脾虚证 |
| | 五更腹痛泄泻，泻后则安 | 为阳虚而大肠传导失常所致，属**脾肾阳虚证** |
| | 便溏，兼纳少、腹胀 | 因脾虚失运所致，属脾气虚证 |

（2）便质异常

| 表　现 | | 意　义 |
|---|---|---|
| 完谷不化 | 大便中含有较多未消化食物 | 病久体弱见之，多为**脾肾阳虚**；新起者，多为**食滞胃肠** |
| 溏结不调 | 大便时干时稀 | **肝郁脾虚证** |
| | 大便先干后溏 | **脾虚证** |
| 脓血便 | 大便中含有脓血黏液 | 多见于痢疾和肠癌，常因湿热疫毒等邪，积滞交阻肠道，肠络受损所致，属肠道湿热证 |
| 便血 | 血自肛门排出，血随便出，或便血杂下，或便黑如柏油状，或单纯便血 | 血附在大便表面或于排便前后滴出，血色鲜红者，称“近血”，病在大肠、肛门，因风火湿热为病，属热证、实证，病较轻浅。便血血色暗红或紫黑，或色黑如柏油状者，称“远血”，病在小肠和胃脘，由饮食劳倦，损伤脏气，脏腑阴阳失调所致，病情深重，虚证居多 |

◆ **提醒：**大便时干时稀，为肝郁脾虚；先干后溏，为脾虚。

2. 小便　健康成人日间排尿 3~5 次，夜间 0~1 次，每昼夜总尿量约 1 000~1 800ml。

（1）尿次异常

1）小便频数

a. 新病小便频数，短赤而急迫者，因湿热蕴结膀胱所致，属实证。

b. 久病小便频数，量多色清，夜间明显者，由肾阳不足，肾气不固，膀胱失约所致，属虚证。

2）癃闭：小便不畅，点滴而出者为癃；小便不通，点滴不出者为闭。合称为“癃闭”。

a. 久病或年老，因肾阳气虚，气化不利所致者，属虚证。

b. 因湿热下注，或瘀血、结石、败精阻滞，膀胱气化失司，尿路阻塞而成者，属实证。

（2）尿量异常

1）尿量增多

a. 小便清长、量多者，因阳虚不能蒸化水液，水津直趋膀胱所致，属虚证、寒证。

b. 多尿、多饮而形体消瘦者，为消渴病。

2）尿量减少

a. 小便短少而赤者，因热盛津伤所致，属热证。

b. 小便量少，伴身体浮肿者，由脏腑功能失常，气化不利，水湿内停所致，属虚证或虚实夹杂证。

（3）排尿感异常

| 排尿感异常 | 表现 | 意义 |
|---|---|---|
| 尿道涩痛 | 排尿时自觉尿道灼热疼痛，小便涩滞不畅 | 是湿热下注所致的淋证 |
| 尿后余沥 | 尿后仍有余溺点滴不净 | 因**肾气虚弱**所致，常见于老年或久病体衰者 |
| 小便失禁 | 小便不能随意控制而自行溢出 | 肾气不固证 |
| 遗尿 | 成人或3岁以上小儿常于睡中不自主地排尿 | 肾气不固证 |

# 第三单元　望　诊

## 知识点概要

### 一、望神

| 神色 | | 表现 | 意义 |
|---|---|---|---|
| 得神 | | 神志清楚，语言清晰，面色荣润，含蓄不露，表情自然，两目灵活，明亮有神，反应灵敏，活动自如，呼吸平稳，肌肉不削 | 提示精气充盛，体健神旺，为健康者的表现。若有病，则提示精气未衰，病轻易治，预后良好 |
| 失神 | **精亏神衰** | 精神萎靡，甚则意识模糊，语声低微，面色无华，晦暗暴露，两目晦暗，呆滞无光，反应迟钝，动作艰难，呼吸气微或喘促，形体消瘦，甚至骨枯肉脱，手撒尿遗 | 提示精气大伤，机能衰减，多见于慢性久病之人，预后不良 |
| | **邪盛神乱** | 壮热烦躁，四肢抽搐，或神昏谵语，循衣摸床，撮空理线，或猝倒神昏，两手握固，牙关紧闭等 | 提示邪气亢盛，热扰神明，机能严重障碍，多见于急性病人，病情较重 |
| 假神 | | 本已神昏或精神极度萎靡，突然神识似清，想见亲人，或言语不休，但精神烦躁不安；本为面色晦暗，却一时出现两颧泛红如妆；本为目光晦滞，突然目光转亮而外露；原本身重难动，忽思起床活动，但并不能自己转动；本来毫无食欲，及不能食，突然索食，且饮食增多，甚者暴食等 | 提示**脏腑精气极度衰竭，正气将脱，阴不敛阳，虚阳外越，阴阳即将离决**，属病危，常是重病病人临终前的预兆 |

◆ **提醒：**区别假神与病情好转的最主要依据是局部症状好转与整体病情恶化不相符合。

### 二、望面色

1. 常色与恶色

（1）常色：健康人面部的色泽。其特点是明润、含蓄。

1）主色：人之种族皮肤的正常色泽。主色为人生来就有的基本肤色，属个体素质，终生基本不变。但因种族、禀赋的原因，可有偏赤、白、青、黄、黑的差异。

2）客色：因外界因素（如季节、昼夜、阴晴等）的不同，或生活条件的差异，而有相应变化的正常肤色。

（2）病色：疾病状态时的面部色泽。其特点是晦暗、暴露。反映脏腑功能失常，或气血阴阳失调，或精气衰败，或邪气内阻等病理变化。

2. 五色主病

（1）赤色：**主热证，也可见于戴阳证**。为血液过度充盈脉络所致。

1）满面通红者，因邪热亢盛，血行加速，脉络扩张充盈所致，属实热证。

2）午后两颧潮红者，由阴虚阳亢，虚火上炎所致，属**阴虚证**。

3）久病重病面色苍白，仅颧红如妆，游移不定者，属戴阳证。因肾阳虚衰，阴盛格阳，虚阳上越所致。

（2）白色：**主虚证（气虚、血虚、阳虚）、寒证、失血**。

1）面色淡白无华，唇舌色淡者，属血虚或失血证。

2）面色㿠白，属**阳虚证**；若伴虚浮，则属**阳虚水泛证**。

3）面色苍白，属**阳气暴脱、气血暴脱或阴寒内盛证**。

（3）黄色：主**脾虚、湿证**。

| 黄色 | 表现 | 意义 |
|---|---|---|
| 萎黄 | 面色淡黄，枯槁无泽 | **脾胃气虚证** |
| 黄胖 | 面黄而浮肿 | **脾虚湿蕴证** |
| 黄疸 | **色黄鲜明如橘皮色** | **阳黄，主湿热证** |
| | **面黄晦暗如烟熏** | **阴黄，主寒湿证** |

（4）青色：**主寒证、痛证、血瘀、惊风**。

1）面色淡青或青黑者，属寒证，常伴有剧烈疼痛。

2）面色青灰，口唇青紫，属心脉瘀阻证，多伴有心胸刺痛等症。

3）小儿高热，见两眉之间、鼻柱、唇周色青，为热闭心神所致，为惊风先兆。

（5）黑色：**主肾虚、寒证、水饮、血瘀、剧痛**。

1）面黑暗淡，属**肾阳虚证**。面黑干焦，属**肾阴虚证**。

2）眼眶周围发黑，属肾虚水饮，或寒湿下注的带下病证。

3）面色黧黑，肌肤甲错，为瘀血所致。

## 三、望形态

1. 望形体

（1）体强：指身体强壮。表现为骨骼粗大，胸廓宽厚，肌肉充实，皮肤润泽，筋强力壮等。为形气有余，说明体魄强壮，内脏坚实，气血旺盛，抗病力强，不易生病，虽病易治，预后较好。

（2）体弱：指身体衰弱。表现为骨骼细小，胸廓狭窄，肌肉瘦削，皮肤干枯，筋弱无力等。为形气不足，说明体质虚衰，内脏脆弱，气血不足，抗病力弱，容易患病，病后难治，预后较差。

（3）肥胖：体重超过正常标准20%者。其特点是头圆形，颈短粗，肩宽平，胸厚短圆，大腹便便，体形肥胖。

1）胖而能食，肌肉坚实，为形盛有余，身体健康。

2）肥而食少，肉松皮缓，是形盛气虚，属脾虚湿盛证。

（4）消瘦：体重明显下降，较标准体重减少10%以上者。其特点是头长形，颈细长，肩狭窄，胸狭平坦，大腹瘦瘪，体形瘦长。

1）形瘦食少，属脾胃虚弱证。

2）形瘦食多，属胃火炽盛证。

2. 望姿态

（1）动静姿态：喜动者，多属阳证、热证、实证。喜静者，多属阴证、寒证、虚证。

（2）体位变化

| 体位 | 表现 | 意义 |
|---|---|---|
| 坐形 | 坐而仰首，胸胀气粗 | 肺实气逆证 |
| | 坐而喜俯，少气懒言 | 肺虚体弱 |
| 卧式 | 卧时面常向外，仰面躁动，身轻易转，揭去衣被 | 阳证、实证、热证 |
| | 卧时面常向内，蜷缩静卧，身重难转，喜加衣被 | 阴证、寒证、虚证 |

续 表

| 体位 | 表 现 | 意 义 |
| --- | --- | --- |
| 立姿 | 站立不稳，其态似醉，常并见眩晕 | 肝风内动或脑有病变 |
| | 不耐久立，站立时常欲依靠他物支撑 | 气血虚衰所致，属虚证 |
| 特殊姿态 | 行走时突然止步，以手护心胸，不敢动，面色青灰，口唇青紫 | 心脉痹阻的真心痛 |
| | 以手护脘腹，俯身前倾 | 脘腹痛 |
| | 以手护腰，弯腰曲背，行动艰难 | 腰腿病 |

(3) 异常动作

| 异常动作 | 表 现 | 意 义 |
| --- | --- | --- |
| 抽搐 | 四肢抽搐，角弓反张，项背强急，两目上视，甚至口噤 | 属痉病，为外邪侵袭，壅滞经脉，或热极生风，或久病阴血耗伤，筋脉失养所致，属肝风内动证 |
| 颤动 | 睑、面、唇、指（趾）颤动 | 见于外感急性热病，为动风先兆；见于内伤久病虚证，属阴血亏虚，筋脉失养，虚风内动之证 |
| 偏瘫 | 猝然跌倒，半身不遂，口眼歪斜者 | 属中风病，为风中经络，或中风后遗症 |
| 痿软 | 肢体软弱无力，行动不便，运动失灵，甚则肌肉松弛萎缩 | 为痿证，可因湿热浸淫，筋脉弛缓，或脾胃虚衰，化源不足，或热伤肺津，筋脉失养，或肝肾亏虚，精血不足所致 |
| 强直 | 关节拘挛，屈伸不利，肢体动作困难，甚则伴见疼痛、肢麻、重着 | 属痹病，为风寒湿邪阻闭经络所致 |

## 四、望头面五官

1. 望头面

(1) 头形：正常人的头颅大小随年龄不同而异，头颅的大小异常和畸形，多见于正值颅骨发育期的婴幼儿。头颅的大小以头围来衡量，一般新生儿约34cm，6个月时约42cm，1周岁时约45cm，2岁时约47cm，3~4岁约增加1.5cm。明显超出此范围者，均属于病态。

| 头形 | 表 现 | 意 义 |
| --- | --- | --- |
| 头大 | 小儿头颅均匀增大，呈圆形，颅缝裂开，面部较小，常伴发育迟缓，智力低下 | 先天不足，肾精亏损，水液停聚于脑 |
| 头小 | 小儿头颅狭小，头顶尖圆，颅缝早合，伴智力低下 | 肾精不足，颅骨发育不良 |
| 方形 | 小儿前额左右突出，头顶平坦，颅呈方形 | 先天不足，后天失养，颅骨发育不良 |

(2) 囟门：是婴幼儿颅骨接合不紧所形成的骨间隙，有前囟、后囟之分。前囟呈菱形，在出生后12~18个月内闭合。后囟呈三角形，在出生后2~4个月内闭合。

| 囟门 | 表 现 | 意 义 |
| --- | --- | --- |
| 囟填 | 囟门突起 | 属实证，常因温病火邪上攻，或脑髓有病，或颅内水液停聚所致。但小儿哭泣时囟门暂时突起者属正常，不作病论 |
| 囟陷 | 囟门凹陷 | 因吐泻伤津、气血不足和先天精气亏虚、脑髓失充所致，属虚证。但6个月以内婴儿囟门微陷属正常范围 |
| 解颅 | 囟门迟闭 | 肾气不足，发育不良，多见于佝偻病患儿，常兼“五软”（头软、项软、手足软、肌肉软、口软）、“五迟”（立迟、行迟、发迟、齿迟、语迟）等症 |

(3) 头发：正常人头发分布均匀，疏密适中，其颜色随人种而异，我国人发多乌黑润泽，柔软不脱，是肾气充盛，精血充足之征。

| 表现 | | 意义 |
|---|---|---|
| 发黄 | 大病之后，或慢性虚损病人，发黄稀疏而细，干枯，缺乏光泽，易折易落 | 精血不足证 |
| | 小儿发结如穗，枯黄无泽 | 疳积病，因先天不足或后天失养所致 |
| 发白 | 伴耳鸣、腰膝酸软 | 肾精亏损 |
| | 伴失眠健忘 | 劳神伤血所致 |
| 脱发 | 青壮年头发稀疏易落，兼眩晕健忘、腰膝酸软 | 肾虚早衰之征 |
| | 脱发伴有头皮发痒、多屑、多脂 | 血热化燥所致 |
| | 头发突然片状脱落，显露圆形或椭圆形光亮头皮，称为“斑秃” | **血虚受风**所致 |

2. 望目

（1）目部的脏腑相关部位

1）瞳仁：称为**水轮**，属**肾**。

2）黑睛：称为**风轮**，属**肝**。

3）两眦血络：称为**血轮**，属**心**。

4）白睛：称为**气轮**，属**肺**。

5）眼睑：称为**肉轮**，属**脾**。

（2）目形

| 表现 | | 意义 |
|---|---|---|
| 目胞浮肿 | | 多为水肿的表现。系脾湿不运，水湿内停所致。健康人低枕睡眠后出现一时性胞睑微肿，不属病态 |
| 眼窝凹陷 | | 多见于吐泻之后，为津伤液脱或气血不足所致 |
| 眼球突出 | 兼喘咳上气 | 肺胀，为痰浊阻肺，肺气不宣，呼吸不利所致 |
| | 兼颈前肿块，急躁易怒 | 瘿气，因肝郁化火，痰气郁结所致 |
| 针眼 | 睑缘肿起结节如麦粒，红肿较轻 | 皆为风热邪毒或脾胃蕴热上攻于目所致 |
| 眼丹 | 胞睑漫肿，红肿较重 | |

（3）目态：正常人瞳孔圆形，双侧等大，直径为3~4mm，对光反应灵敏，眼球运动随意灵活。

1）瞳孔缩小：多属肝胆火炽所致，或劳损肝肾，虚火上扰。亦可见于中毒，如川乌、草乌、毒蕈、有机磷农药等中毒所致。某些西药可导致药物性瞳孔缩小。

2）瞳孔散大：常见于眼部疾病，亦可见于杏仁中毒，以及某些西药导致的药物性瞳孔散大。一侧瞳孔逐渐散大，可见于温热病热极生风证，中风、颅脑外伤或颅内肿瘤等病人，属危候。危急重症病人，两侧瞳孔完全散大，为脏腑功能衰竭、阴阳即将离决、濒临死亡的重要指征之一。

3）目睛凝视

| 目睛凝视 | 表现 | 意义 |
|---|---|---|
| 瞪目直视 | 两眼固定前视 | 常兼神昏抽搐，因精血受伤，筋脉失养，脏腑精气将绝，属病危 |
| 戴眼反折 | 两眼上视，不能转动 | 常兼项强抽搐，角弓反张，多见于**惊风、痉厥或为脏腑精气衰极而肝风内动之危候** |
| 横目斜视 | 两目固定侧视 | 亦属肝风内动之危重证候。但也有先天者，应予区别 |

4）昏睡露睛：指昏昏欲睡，睡时胞睑未闭而睛珠外露的症状。属脾胃虚衰，或吐泻伤津和慢脾风的患儿。

5）眼睑下垂：指胞睑无力张开而上睑下垂的症状。双睑下垂者，为先天不足，**脾肾亏虚**所致。单睑下垂者，或双睑下垂不一，因脾气虚衰，或外伤所致。

3. 望齿龈

（1）牙齿

1）色泽：正常人牙齿洁白润泽而坚固，是肾气充足，津液未伤的表现。

| 表　现 | 意　义 |
|---|---|
| 牙齿干燥 | 为热盛伤津，胃阴已伤所致 |
| 齿燥如石 | 是胃肠热极，津液大伤而成 |
| 齿燥如枯骨 | 为肾精枯竭，精不上荣之重证 |
| 牙齿枯黄脱落 | 见于久病者，多为骨绝，属病重 |
| 齿焦有垢 | 为胃肾热盛，但气液未竭 |
| 齿焦无垢 | 为胃肾热甚，气液已竭 |

2）动态：牙齿稀疏松动，齿根外露，为肾虚、虚火上炎所致。

| 表　现 | 意　义 |
|---|---|
| 咬紧牙关难开 | 为风痰阻络，或热盛动风所致 |
| 病中咬牙龂齿 | 属热盛动风证 |
| 睡中龂齿 | 为胃热或虫积所致，亦可见于常人 |

（2）牙龈

1）色泽：正常人牙龈淡红而润泽，是胃气充足，气血调匀的表现。牙龈淡白，为气虚或失血所致，属虚证。牙龈红肿兼疼痛者，为胃火亢盛所致，属实热证。

2）形态

| 形态 | 表　现 | 意　义 |
|---|---|---|
| 牙龈肿胀 | 牙龈红肿 | 胃火上炎，属实热证 |
| | 牙龈肿胀不红 | 虚火，或为湿证 |
| 牙龈干瘪 | 龈肉萎缩，牙根暴露，牙齿松动者，称为“牙宣” | 胃阴不足，或肾气亏虚，虚火燔灼 |
| 牙缝出血 | 牙缝血丝鲜红，甚者染齿，称为“齿衄” | 牙龈红肿热痛而出血，为胃火上炎、心肝火盛；牙龈不痛不红微肿而出血，为脾不统血或肾火伤络 |
| 齿龈溃烂 | 牙龈红肿溃烂，流腐臭血水，甚则唇腐齿落者，称为“牙疳” | 外感疫疠之气，毒火上燔 |

4. 望咽喉

（1）色泽

1）咽部深红，肿痛明显者，由肺胃热毒上攻咽喉所致，属实热证。

2）咽部嫩红，肿痛不显者，由肾阴亏虚、虚火上炎所致，属阴虚证。

3）咽部淡红微肿，或漫肿，为痰湿凝聚所致。

（2）形态

| 形态 | 表　现 | 意　义 |
|---|---|---|
| 红肿 | 一侧或两侧咽喉红肿肥大，形如乳头或乳蛾，表面或有脓点，咽痛不适者，称为“乳蛾” | 肺胃热毒 |
| 成脓 | 咽部肿痛，肿势高突，色深红，周围红晕紧束，发热不退 | 脓已成 |
| | 肿势散漫，无明显界限，疼痛不甚 | 未成脓 |

**续　表**

| 形态 | 表　现 | 意　义 |
|---|---|---|
| 溃烂 | 咽部溃烂，周围红肿 | 实证、热证 |
| | 咽部溃烂，分散浅表 | 肺胃之热尚轻或虚火上炎 |
| | 溃烂成片或洼陷 | 肺胃火毒壅盛 |
| | 咽部溃腐日久，周围淡红，或苍白 | 虚证 |
| 假膜 | 假膜松厚，容易拭去 | 肺胃热浊之邪上壅于咽，病情较轻 |
| | 假膜坚韧，不易拭去，重剥出血，很快复生，为**白喉**，又称“疫喉” | **肺胃热毒伤阴**而成，多见于儿童 |

## 五、望皮肤

1. 斑疹

（1）斑：皮肤黏膜出现深红色或青紫色片状斑块，平铺于皮肤，抚之不碍手，压之不褪色的症状。

| 分类 | 表　现 | 意　义 |
|---|---|---|
| 阳斑 | 斑色红紫，形似锦纹，兼身热烦躁、舌红苔黄、脉数等 | 外感温热邪毒 |
| 阴斑 | 斑色青紫，稀少隐现，兼面色淡白无华、肢凉脉虚等 | 脾气虚弱或阳衰寒凝 |

（2）疹：皮肤出现红色或紫红色粟粒状疹点，高出皮肤，抚之碍手，压之褪色的症状。

| 分类 | 表　现 | 意　义 |
|---|---|---|
| 麻疹 | 疹色桃红，形似麻粒，由发际颜面渐及全身，并按出现顺序逐渐消退 | 外感风热时邪 |
| 风疹 | 疹色淡红，细小稀疏，皮肤瘙痒，症状轻微 | 外感风邪 |
| 瘾疹 | 皮肤上突然出现淡红或淡白色丘疹，形状不一，小似麻粒，大如花瓣，皮肤瘙痒，搔之融合成片，出没迅速 | 外感风邪或过敏 |

2. 疮疡　发于皮肉筋骨之间的疮疡类疾患。

| 疮疡 | 表　现 | 意　义 |
|---|---|---|
| 痈 | 患部红肿高大，根盘紧束，焮热疼痛，并能形成脓疡的疾病。具有未脓易消、已脓易溃、脓液黏稠、疮口易敛的特点 | 湿热火毒蕴结，气滞血瘀所致，属阳证 |
| 疽 | 患部漫肿无头，皮色不变或晦暗，局部麻木，不热少痛的疾病。具有未脓难消、已脓难溃、脓汁稀薄、疮口难敛、溃后易伤筋骨的特点 | 气血亏虚，阴寒凝滞所致，属阴证 |
| 疔 | 患部形小如粟，根深如钉，漫肿灼热，麻木痒痛的疾病。多发于颜面和手足 | 竹木刺伤，或外感风热火毒、疫毒等所致 |
| 疖 | 患部形小而圆，红肿热痛不甚，根浅，出脓即愈 | 外感热毒或湿热蕴结所致 |

## 六、排泄物与分泌物

1. 望痰

（1）白痰

| 表　现 | 意　义 |
|---|---|
| **痰白清稀，量较多** | 因寒邪阻肺，津凝成痰，或脾阳不足，湿聚为痰而致，属**寒痰** |
| **痰白滑，量多，易于咳出** | 因脾气湿聚成痰所致，属**湿痰** |
| **痰白质黏，量少难于咳出** | 因燥邪伤肺或阴虚肺燥所致，属**燥痰** |

（2）黄痰：痰黄黏稠有块者，因邪热犯肺，煎津为痰而成，属热痰。

（3）痰中带血：痰中带有血丝或鲜血，或有血块，因阴虚火旺或热邪灼伤肺络所致。

2. 望涕

（1）清涕

1）新病鼻塞流清涕，属外感风寒证。

2）阵发性清涕，量多如注，伴喷嚏频作者，为鼻鼽，属风寒束肺证。

（2）浊涕

1）新病鼻流浊涕，属外感风热证。

2）久流浊涕，质稠量多，气腥臭者，为鼻渊，属湿热蕴滞证。

## 七、望小儿指纹

望小儿指纹，指观察**3岁以内**小儿两手食指掌侧前缘部浅表脉络的形色变化来诊察病情的方法。

1. 正常小儿指纹　在食指掌侧前缘，隐隐显露于掌指横纹附近，纹色淡红，呈单支且粗细适中。

2. 病理小儿指纹

（1）三关测轻重：指纹显于近掌侧第一横纹风关附近，表示邪气入络，邪浅病轻，可见于外感初起。

1）指纹过风关至第二横纹气关，说明邪气入经，邪深病重。

2）指纹过气关达第三横纹命关，提示**邪入脏腑**，病情严重。

3）指纹透过风、气、命三关，一直延伸到指甲端，称为"透关射甲"，反映**病属凶险，预后不良**。

（2）浮沉分表里

1）指纹浮而显露，为病邪在表，见于外感表证。

2）指纹沉隐不显，为病邪在里，见于内伤里证。

（3）红紫辨寒热

1）指纹色鲜红，属**外感表证**、**寒证**。

2）指纹色紫红，属**里热证**。

3）指纹色青，主**惊风证**、**痛证**。

4）指纹色淡白，属**脾虚**、**疳积**。

（4）淡滞定虚实

1）指纹浅淡而纤细，属虚证。

2）指纹浓滞而增粗，属实证。

# 第四单元　望　　舌

## 知识点概要

## 一、舌诊原理

舌与脏腑的关系　舌尖，反映上焦心肺的病变。舌中，反映中焦脾胃的病变。舌根，反映下焦肾的病变。舌两侧，反映肝胆的病变。

## 二、望舌质

1. 舌色

| 表现 | | 意义 | |
|---|---|---|---|
| 淡白舌 | 舌体瘦薄 | 气血两虚证、阳虚证 | **气血两虚证** |
| | 舌体胖嫩，舌边有齿痕 | | **阳虚水停证** |

续 表

| 表现 | | 意义 | |
|---|---|---|---|
| 红舌 | 舌色稍红，或仅见舌边尖略红 | 热证 | 外感表热证初起 |
| | 红舌，兼有芒刺或黄苔 | | **实热证** |
| | 舌尖红 | | 心火上炎 |
| | 舌两边红 | | 肝经有热 |
| | 红舌而少苔，舌体小，或有裂纹 | | **虚热证** |
| 绛舌 | 舌绛有苔 | **里热亢盛、阴虚火旺证** | 属温热病热入营血，或脏腑内热炽盛。绛色愈深，提示热邪和病情愈甚 |
| | 舌绛少苔或无苔，或有裂纹 | | **久病阴虚火旺，或热病后期阴液耗损**所致 |
| 青紫舌 | 舌淡而青紫，舌苔湿润 | 血气瘀滞 | 因阴寒内盛，阳气虚衰，血脉瘀滞而成，属阳虚阴盛证 |
| | 舌红绛泛青紫色，苔少而干 | | 为热毒炽盛，灼耗营血，气血壅滞所致，属热证 |
| | 舌色紫暗，或舌上有瘀斑、瘀点 | | 血瘀证 |

2. 舌形

| 表现 | | 意义 | |
|---|---|---|---|
| 老嫩舌 | 老舌 | 因实邪亢盛，正气未衰，邪正交争，邪气壅滞于舌所致。属实证 | |
| | 嫩舌 | 因气血不足，舌体失充，或阳虚水停，浸淫舌体所致。属虚证 | |
| 胖大舌 | 舌淡胖大 | 因津液输布障碍，水湿之邪停滞于体内而致。属水湿、痰饮证 | 为脾肾阳虚，痰湿内盛所致 |
| | 舌红胖大 | | 属脾胃湿热，或痰热内蕴，或平素嗜酒，湿热酒毒上泛所致 |
| 瘦薄舌 | 舌淡白而瘦薄 | 因气血阴液不足，舌失其濡养所致。属气血两虚证、阴虚火旺证 | 属久病气血两虚证 |
| | 舌红绛干燥而瘦薄，少苔或无苔 | | 属阴虚火旺证 |
| 裂纹舌 | 舌红绛有裂纹 | 因热盛阴液大伤，或阴血不足，使舌体失于濡润，舌面萎缩所致。主**热盛伤津、阴液亏虚、血虚证** | 因热盛伤津，或阴虚液损所致 |
| | 舌淡白有裂纹 | | 为血虚不润所致 |
| | 生来舌面上就有较浅的裂沟、裂纹，裂沟中一般有舌苔覆盖，且无不适感觉，称为“先天舌裂” | | 应与病理性裂纹加以鉴别 |
| 齿痕舌 | 舌淡胖大而润，舌边有齿痕 | 系舌体胖大而受牙齿挤压所致，故多与胖大舌同见。属**脾虚、湿停证** | **寒湿壅盛，或阳虚水停证** |
| | 舌淡红，舌边有齿痕 | | 脾虚或气虚致湿停而成 |
| | 舌淡红而嫩，舌体不大，边有轻微齿痕 | | 可为先天性齿痕，多见于小儿或气血不足者 |

3. 舌态

| 表现 | | 意义 | |
|---|---|---|---|
| 强硬舌 | 舌红绛少津而强硬 | 因热盛伤津，或风痰阻络，筋脉失养所致。主**实热或风痰阻络证** | 热盛证 |
| | 舌强硬而胖大，舌苔厚腻 | | 风痰阻络证 |
| | 突作舌强硬，伴语言謇涩，肢体麻木、眩晕 | | 中风先兆 |

**续 表**

<table>
<tr><th colspan="2">表 现</th><th colspan="2">意 义</th></tr>
<tr><td rowspan="2">痿软舌</td><td>舌红绛少苔而痿软</td><td rowspan="2">因气血阴液亏虚，筋脉失养而废弛，致使舌体痿软。主阴虚、气血俱虚证</td><td>见于外感热病后期，邪热伤阴，或内伤久病，阴虚火旺</td></tr>
<tr><td>舌枯白无华而痿软</td><td>久病气血俱虚证</td></tr>
<tr><td rowspan="3">颤动舌</td><td>久病舌淡白而颤动</td><td rowspan="3">为动风之征，可因热盛、阳亢、阴亏、血虚所致</td><td>血虚动风证</td></tr>
<tr><td>新病舌绛紫而颤动</td><td>热极生风证</td></tr>
<tr><td>舌红少津少苔而颤动</td><td>阴虚动风证</td></tr>
<tr><td>歪斜舌</td><td colspan="3">多见于中风或中风先兆，或外伤等。常因肝风内动，夹痰或夹瘀，痰瘀阻滞舌的一侧经脉，以致受阻的病侧舌肌弛缓无力，而健侧舌肌正常，所以伸舌时舌体歪向健侧</td></tr>
<tr><td>吐弄舌</td><td colspan="3">多见于小儿，提示心脾有热，或为动风先兆，或见于先天愚型儿</td></tr>
<tr><td rowspan="4">短缩舌</td><td>舌短缩，色淡或青紫而湿润</td><td rowspan="4">常与舌痿软并见，为病情危重的征象</td><td>寒凝筋脉，或气血虚衰证</td></tr>
<tr><td>舌短缩而胖大，苔滑腻</td><td>脾虚痰蕴，风痰阻络所致</td></tr>
<tr><td>舌短缩，色红绛而干</td><td>热病伤津证</td></tr>
<tr><td>先天性舌系带过短，亦可影响舌体伸出</td><td>无辨证意义</td></tr>
</table>

4. 舌下络脉

（1）舌下络脉，指舌底舌系带两侧各有一条纵行的大络脉。正常人络脉管径小于2. 7mm，长度不超过舌下肉阜至舌尖连线的3/5，颜色暗红，无怒张、紧束、弯曲、增生。舌下络脉的变化，有时会出现在舌色变化之前，因此，舌下络脉是分析气血运行情况的重要依据。

（2）舌下络脉细而短，色淡红，周围小络脉不明显者，为气血不足，脉络不充所致。

（3）舌下络脉粗胀，或呈青紫、紫红、绛紫、紫黑色，或舌下细小络脉呈暗红色或紫色网状，或舌下络脉曲张如紫色珠子状大小不等改变，都是血瘀的征象。其形成原因可有寒凝、热郁、气滞、痰湿、阳虚等不同，需进一步结合其他症状进行分析。

## 二、望舌苔

1. 苔质

（1）薄厚苔

1）薄苔，多见于疾病初起，病邪在表，病情轻浅。厚苔，主病邪入里，或食积痰湿，病情较重。

2）舌苔由薄转厚，提示**邪气渐盛，或病邪入里，为病进**。舌苔由厚转薄，或由无苔复生薄白新苔，提示正气胜邪，或内邪消散外达，为病退。

（2）润燥苔

1）润苔，为正常舌苔，是津液上承之征；病中见润苔，提示津液未伤。滑苔，主水湿内停。燥苔，见于热盛伤津或阴液亏耗的病证，提示津液已伤。亦有因痰饮、瘀血、阳气被遏等，致津液不能上蒸濡润舌苔而成。

2）舌苔由润转燥，表示热重津伤，或津液失布，病势加重。舌苔由燥转润，说明热退津复，或饮邪始化，病情好转。

（3）腐腻苔：腐苔，主**食积胃肠，或痰浊内蕴**。腻苔，主**湿浊**、**痰饮**、**食积**等病证。

（4）剥落苔

1）剥苔，主胃气不足，胃阴枯竭，或气血两虚，是全身虚弱的一种征象。舌淡苔剥者，为血虚，或气血两虚证。

2）镜面舌，主胃气阴大伤。镜面舌，舌色㿠白，甚则毫无血色者，主营血大虚，阳气虚衰，病重难治。镜面舌，舌色红绛者，为胃阴枯竭，胃乏生气之兆，属阴虚重证。

（5）真假苔：真苔，又称为“有根苔”，是脾胃之气能熏蒸食浊邪气上聚于舌面而成，说明胃气尚存。假苔，又称为“无根苔”，因胃气匮乏，不能续生新苔而致，表明病情危重。

2. 苔色

| 表　现 | | 意　义 | |
|---|---|---|---|
| 白苔 | 苔薄白而润 | 主表证、寒证、湿证。亦可见于热证 | 可为正常舌象，或表证初起，或里证病轻，或阳虚内寒证 |
| | 苔薄白而干 | | 由外感风热所致 |
| | 苔白厚腻 | | 为湿浊、痰饮内停，或食积 |
| | 苔白如积粉，扪之不燥者，称为“积粉苔” | | 常见于瘟疫或内痈等病，为秽浊湿邪与热毒相结而成 |
| 黄苔 | 苔薄黄 | 主里证、热证。舌苔由白转黄，提示邪已化热入里，苔色愈黄，邪热愈甚。淡黄苔为热轻，深黄苔为热重，焦黄苔为热极 | 见于风热表证，或风寒化热入里所致 |
| | 苔黄而干燥 | | 为邪热伤津，燥结腑实证 |
| | 苔黄而腻 | | 主湿热蕴结、痰饮化热，或食积化腐等证 |
| 灰黑苔 | 苔灰黑湿润，舌淡胖嫩 | 主热极，或寒极 | 为阳虚寒湿、痰饮内停之重证 |
| | 苔焦黑干燥，舌质干裂 | | 为热极津枯之证 |

◆ **提醒：** 区别病邪性质的主要依据是舌苔的颜色；舌苔由薄转厚提示邪气渐盛。

3. 舌质和舌苔的综合诊察

（1）舌苔和舌体变化一致

1）舌质红，舌苔黄而干燥，主实热证。

2）舌体红绛而有裂纹，舌苔焦黄干燥，主热极津伤。

3）舌体红瘦，少苔，主阴虚内热。

4）舌体淡嫩，舌苔白润，主虚寒证。

5）青紫舌，苔白腻，提示气血瘀阻，痰湿内阻。

（2）舌苔和舌体变化不一致

1）舌体淡白，苔黄腻：其舌淡白多主虚寒，而苔黄腻又常为湿热之征，舌色和苔色虽有寒热之别，但是舌质主要反映正气，舌苔主要反映病邪，所以，脾胃虚寒而感受湿热之邪可见上述之舌象，表明本虚标实、寒热夹杂的病变特征。

2）舌体红绛，苔白滑腻：其舌色红绛属内热盛，而白滑腻苔又常见于寒湿困阻，苔色和舌色亦反映了寒热两种病证，分析其成因可能是由于外感热病，营分有热，故舌色红绛，但气分有湿则苔白滑而腻。又有素体阴虚火旺，复感寒湿之邪或饮食积滞，亦可见红绛舌，白滑腻苔。

# 第五单元　闻　　诊

## 知识点概要

### 一、听声音

1. 音哑与失音

（1）新病音哑或失音者，为外邪袭肺，或痰湿壅肺所致，属实证，即所谓“**金实不鸣**”。

（2）久病音哑或失音者，因阴虚火旺，肺肾精气内伤所致，属虚证，即所谓“**金破不鸣**”。

（3）暴怒喊叫，或持续高声宣讲，伤及喉咙所致音哑或失音，为气阴耗伤所致。

（4）妇女妊娠末期出现音哑或失音者，系因胎儿渐长，压迫肾之络脉，使肾精不能上荣于舌咽所致，分娩后即愈。

2. 语言

| 语言 | 表　现 | 意　义 |
|---|---|---|
| 谵语 | **神志不清，语无伦次，声高有力** | 热扰心神的实证 |
| 郑声 | **神志不清，语言重复，时断时续，语声低弱** | 心气大伤而心神散乱的虚证 |
| 独语 | **自言自语，喃喃不休，见人语止，首尾不续** | 心气虚弱，神气不足，或气郁痰阻，蒙蔽心神所致，属阴证 |
| 错语 | **神识清楚而语言时有错乱，语后自知言错** | 心气虚弱，神气不足所致，属虚证；若因痰湿、瘀血、气滞阻碍心窍所致，属实证 |

3. 呼吸与咳嗽

（1）咳嗽：肺气向上冲击喉间而发出的一种“咳-咳”的声音。多因六淫邪气袭肺、有害气体刺激、痰饮停肺、气阴亏虚等致肺失清肃宣降，肺气上逆而成。

| 表　现 | 意　义 |
|---|---|
| 咳声重浊沉闷而有力 | 为**寒痰湿浊停聚于肺**所致，属实证 |
| 咳声轻清低微而无力 | 因久病肺气虚损所致，属虚证 |
| 咳声不扬，痰稠色黄，不易咯出 | 因**热邪犯肺**所致，属热证 |
| 咳有白痰，量多易出 | 因**痰湿阻肺**所致，属实证 |
| 干咳无痰或少痰 | 为**燥邪犯肺**，或**阴虚肺燥**所致 |
| 咳声短促，呈阵发性、痉挛性，连续不断，咳后有鸡鸣样回声，并反复发作者，为**顿咳**，又称为**“百日咳”** | 因**风邪与痰热搏结**所致，常见于小儿 |
| 咳声如犬吠，伴有声音嘶哑，吸气困难 | 是**肺肾阴虚**，**疫毒攻喉**所致，多见于白喉 |

◆ **提醒：**咳后有鸡鸣样回声，为顿咳（百日咳）；咳声如犬吠，为白喉。

（2）喘：即气喘，指呼吸困难，短促急迫，甚者张口抬肩，鼻翼煽动，不能平卧的病证。常由肺、心病变及白喉、急喉风等导致，并与脾、肾有关。

1）发作急骤，呼吸深长，息粗声高，惟以呼出为快者，为风寒袭肺，或痰热壅肺、痰饮停肺，或水气凌心所致，属实喘。

2）病势缓慢，呼吸短浅，急促难续，息微声低，惟以深吸为快，甚则喘甚者，因肺肾亏虚，气失摄纳，或心阳气虚所致，属虚喘。

（3）哮：呼吸急促似喘，喉间有哮鸣音的病证。哮必兼喘，而喘不兼哮，临床上因哮与喘常同时出现，所以常并称为“哮喘”。哮多因痰饮内伏，复感外邪所诱发，或因久居寒湿之地，或过食酸咸生冷所诱发。

1）喘促急剧，喉间痰鸣如水鸡声，咳痰清稀，或色白而如泡沫，不能平卧者，因感受寒邪，引动伏痰，痰气相搏所致，属寒证。

2）气喘胸闷，喉间痰声如拽锯，咳痰黄稠胶黏，咳吐不利者，为肺热炽盛，痰壅气升所致，属热证。

（4）短气：呼吸气急而短促，气短不足以息，数而不相接续的症状。其表现为似喘而不抬肩，气急而无痰声，似呻吟而无痛楚。

1）短气，兼呼吸气粗，或胸部窒闷，或胸腹胀满等，因痰饮、胃肠积滞、气滞、瘀阻所致，属实证。

2）短气，兼形瘦神疲，声低息微等，因正气虚衰所致，如肺气虚、肾气虚、失血、病后、产后及年老体衰均可导致，属虚证。

（5）少气：称“气微”，指呼吸微弱而声低，气少不足以息，言语无力的症状。因久病体虚，或肺肾气虚所致，属诸虚劳损。

4. 胃肠异常声音

| 表现 | | 意义 | |
|---|---|---|---|
| 呕吐 | 吐势较猛，声高有力，呕吐物为黏液、黄水，或酸或苦 | 胃失和降，胃气上逆 | 因热伤胃津所致，属实热证 |
| | 吐势徐缓，声音低微，呕吐物为清水、痰涎 | | 为脾胃阳虚所致，属虚寒证 |
| | 呕吐呈喷射状 | | 为**热扰神明，或因头颅外伤，颅内有瘀血、肿瘤**等，属实证 |
| | 呕吐酸腐味的食糜 | | 因暴饮暴食，或过食肥甘厚味，食滞胃脘所致，属实证 |
| | 共同进餐者皆出现吐泻症状 | | 多为食物中毒 |
| 呃逆 | 新病呃逆，声高而短，响亮有力 | 胃气上逆 | 因寒邪或热邪客于胃所致，属实证 |
| | 久病、重病呃逆不止，声低气怯无力 | | 因胃气虚衰所致，属胃气衰败之危候 |
| | 突发呃逆，呃声不高不低，无其他病史及兼症 | | 属饮食刺激，或偶感风寒，一时胃气上逆动膈所致，一般为时短暂，不治自愈 |
| 嗳气 | 嗳气有酸腐味，兼脘腹胀满 | 胃气上逆 | 由饮食停滞胃脘而致，属实证 |
| | 嗳气频作而响亮，嗳气后脘腹胀减，且其发作常因情志变化而增减 | | 为肝气犯胃所致，属实证 |
| | 嗳气低沉断续，兼纳呆食少 | | 因脾胃虚弱所致，属虚证 |
| | 嗳气频繁，兼脘腹冷痛，得温则减 | | 因寒邪犯胃，或胃阳亏虚所致，属寒证 |
| | 饱食后，或饮用汽水后，偶有嗳气，无其他兼症 | | 是饮食入胃后排挤胃中气体上出所致，不属病态 |

## 二、嗅气味

1. 口气异常

（1）病人张口时散发出臭秽之气，伴有牙痛或牙龈出血，多为牙疳、龋齿或口腔不洁所致。

（2）口气酸臭，兼食欲不振，脘腹胀满者，常因暴饮暴食，过食伤脾，宿食停滞所致，属实证。

（3）口气臭秽异常，难以与人面对面谈话，为**脏腑积热**所致，属实证、热证。

（4）口气腐臭，兼咳吐脓血者，是外感邪热内伏于肺，或内伤诸火壅于肺而致气血壅滞，属实证、热证。

2. 病室气味

（1）病室散有酸腐臭秽气味者，多患**溃腐疮疡病证**，属实证、热证，或为湿热证。

（2）病室有血腥气味者，提示曾有大出血。

（3）病室有尿臊气（氨气味），常见于**水气病的晚期**。由脾肾衰败而湿热浊气内蕴，正衰邪恋所致。

（4）病室有烂苹果味（酮体味），常见于**消渴病重症**，由热邪炽盛，阴液大伤，湿热熏蒸所致。

（5）病室有臭秽之气，为**瘟疫类疾病**，由脏腑气血受疫气熏蒸而败坏所致。

（6）病室有难闻的腐臭、尸臭气味，常见于病人**脏腑衰败**，病属危重。

# 第六单元　脉　　诊

## 知识点概要

## 一、脉诊概说

1. 寸口三部九候的概念　寸口脉分为寸、关、尺三部。通常以腕后高骨（桡骨茎突）内侧为关部，关前

（腕侧）为寸，关后（肘侧）为尺。一手各有寸、关、尺三部，两手共为六部脉。寸、关、尺三部中每部又可分别施行浮、中、沉三候，故一手的寸、关、尺三部共有九候，所以，将此称为寸口的“三部九候”。

2. 寸口脉与脏腑的关系

| 寸口 | 寸 | 关 | 尺 |
|---|---|---|---|
| 左 | 心、膻中 | 肝胆、膈 | 肾、小腹（膀胱、小肠） |
| 右 | 肺、胸中 | 脾胃 | 肾、小腹（大肠） |

3. 切脉指法

（1）选指：医生选用左手或右手的食指、中指和无名指三个手指指目，手指指端平齐，手指略呈弓形倾斜，与受诊者体表约成45°角为宜。

（2）布指：医生下指时，先用中指按在高骨（桡骨茎突）内侧的桡动脉处定关位，再用食指按在关前（腕侧）以定寸位，用无名指按在关后（肘侧）以定尺位。

4. 运指

| 运指 | 定义 |
|---|---|
| **举法** | 指医生用轻指力按在寸口脉搏跳动部位以体察脉象的方法，故又称为“浮取” |
| **按法** | 指医生用重指力按至筋骨间以体察脉象的方法，故又称为“沉取” |
| **寻法** | 指医生指力不轻不重，按至肌肉，并调节适当指力，或前后左右推寻，以细细体察脉象的方法，故又称为“中取” |
| 总按 | 三个手指同时用大小相等的指力诊脉的方法。是从总体辨别脉象 |
| 单按 | 用一个手指诊察寸、关、尺的某一部脉象的方法。主要用来重点判别各部脉象的形态特征 |

## 二、正常脉象

1. 正常脉象的特征　寸、关、尺三部皆有脉，**不浮不沉，不大不小，不快不慢，一息四五至**（相当于60~90次/分钟，成年人），节律均匀而无间歇，从容和缓，柔和有力，尺脉沉取应指有力，即有胃、有神、有根，是正常脉象的特征。

2. 正常脉象胃、神、根的含义

| | 定义 | 特征 |
|---|---|---|
| **有胃** | 即脉有胃气。脉之胃气主要反映了脾胃运化功能的盛衰、营养状况的优劣及全身气血的盈亏 | **脉来和缓、从容、流利**。胃气充足的脉象即为平脉；缺少胃气的脉为病脉；失去胃气的脉即为死脉，是病情危重的反映，亦称“真脏脉”。故观察脉象有无胃气，对判断机体的健康状况和疾病的轻重有一定意义 |
| **有神** | 即脉有神气。脉之神气主要反映心神、精气的盈亏，同时与胃气的盛衰有关 | 应指**脉律整齐，柔和有力**。脉象有神，常人见之，精气充盛；病人见之，虽病而精气未竭。若病人形神充沛，虽见脉神不振，尚有挽回之望；若形神已失，虽脉无凶候，亦不能掉以轻心 |
| **有根** | 即脉有根基。脉之有根关系到肾气的盛衰 | **尺脉有力，沉取不绝**。脉之有根，常人见之，肾精气充足；若在病中，肾气未绝。脉象无根，肾气已败，病情危笃 |

3. 常见病脉

| 名称 | 脉象 | 意义 | 具体表现及意义 |
|---|---|---|---|
| 浮脉 | 轻取即得，重按稍减而不空，脉动显现部位浅表 | 主表证 | 脉浮有力，主表证；脉浮紧，主风寒表证；脉浮数，主风热表证；脉浮无力，主虚人外感，或邪盛正虚证 |
| 沉脉 | 轻取不应，重按始得，脉动显现的部位较深 | 主里证，也可见于正常人 | 脉沉有力，主里实证；脉沉无力，主里虚证 |

续　表

| 名称 | 脉　象 | 意　义 | 具体表现及意义 |
|---|---|---|---|
| 迟脉 | 脉来迟缓，一息不足四至（每分钟脉动60次以下） | **主寒证**，亦可见于**邪热结聚之实热证** | 脉迟有力，主实寒证；脉迟无力，主虚寒证；脉迟有力，兼壮热，腹满胀硬痛，大便秘结，舌红苔黄燥者，属肠热腑实证。此外，运动员或经常体育锻炼之人，在静息状态下脉来迟而和缓；正常人入睡后，脉率较慢，都属生理性迟脉 |
| 数脉 | 脉来急促，一息脉来五六至（每分钟脉动90~120次之间） | 主热证，亦见于里虚证 | 脉数有力，主实热证；脉数无力，主虚热证；脉数无力，兼面白无华，神疲乏力，心悸气短，唇舌淡白者，属气血不足证 |
| 滑脉 | 往来流利，应指圆滑，如珠走盘 | **主痰饮、食滞、实热。青壮年及妇女妊娠可见滑脉** | |
| 涩脉 | **形细而行迟，往来艰涩不畅，脉势不匀** | **主精伤、血少、气滞、血瘀** | 脉涩无力，为精伤血亏，津液耗伤所致，属虚证；脉涩有力，为气滞血瘀所致，属实证 |
| 洪脉 | 脉体宽大，充实有力，来盛去衰，状若波涛汹涌 | 主热盛 | — |
| 细线 | 脉细如线，但应指明显 | 主气血两虚证、阴血虚证、湿证 | 脉细无力，为气虚无力鼓脉，阴血虚使脉道不充所致，属虚证；脉细小而缓，为湿邪阻遏脉道所致，属实证 |
| 弦脉 | 端直而长，如按琴弦 | **主肝胆病、痛证、痰饮证等，或为胃气衰败者。亦见于老年健康者** | — |
| 紧脉 | **脉来绷急，左右弹指，状如牵绳转索** | 主寒证、痛证和食积证 | — |
| 濡脉 | **浮细无力而软** | **主虚证、湿困** | — |
| 微脉 | **极细极软，按之欲绝，若有若无** | 主气血大虚，阳气衰微 | 久病见之为正气将绝，新病见之为阳气暴脱 |
| 结脉 | **脉来缓慢，时有中止，止无定数** | 主阴盛气结、寒痰血瘀、气血虚衰 | 脉结有力，主寒证、痰证、瘀血证；脉结无力，主气血不足证 |
| 代脉 | **脉来一止，止有定数，良久方还** | **主脏气衰微，跌打损伤、惊恐、痛症** | 脉代无力，为脏气衰微；脉代有力，为跌打损伤、惊恐、疼痛 |
| 促脉 | **脉来急数，时有中止，止无定数** | 主阳盛实热、气血痰食停滞，亦见于脏气衰败 | 脉促有力，主阳热亢盛、气滞血瘀、痰饮、食积等证；脉促无力，主脏气虚弱，阴血衰少 |

◆ **提醒：**注意区分结脉、代脉、促脉三者的脉象特征，此为热门考点。

# 第七单元　按　诊

## 知识点概要

### 一、按肌肤

1. 诊寒热

（1）按肌肤的寒热可了解人体阴阳的盛衰、病邪的性质等。

（2）肌肤寒冷，或伴体温偏低者，为阳气衰少，属阳虚证。

（3）肌肤厥冷而大汗淋漓、面色苍白、脉微欲绝者，为亡阳之征象。

(4) 肌肤灼热，或伴体温升高者，为阳气亢盛，属实热证。

(5) 汗出如油而四肢肌肤尚温，脉躁疾无力者，为**亡阴**之征象。

(6) 身灼热而肢厥，为阳热壅盛，格拒于外所致，属**真热假寒证**。

(7) 身热初按热甚，久按热反转轻者，为**热在表**。

(8) 肌肤初摸时并不感觉很热，但按摸稍久后即感灼手者，为**身热不扬，主湿热蕴结证**。

(9) 局部病变，皮肤不热，红肿不明显者，为阴证；皮肤灼热而红肿疼痛者，为阳证。

2. 诊润燥滑涩

(1) 触摸皮肤的滑润和燥涩，可以了解汗出与否及气血津液的盈亏情况。

(2) 皮肤干燥者，表明尚未出汗。

(3) 肌肤干瘪者，为**津液不足**。

(4) 皮肤湿润者，提示身已出汗。

(5) 肌肤滑润者，为气血充盛；肌肤枯涩者，为气血不足。

(6) 新病皮肤多滑润而有光泽，为气血未伤之表现。久病肌肤枯涩者，为气血两伤。

(7) 肌肤甲错者，多为血虚失荣或瘀血所致。

3. 诊疼痛

(1) 触摸肌肤疼痛的程度，可以分辨疾病的虚实。

(2) 肌肤濡软，按之痛减者，为虚证。肌肤硬痛拒按者，为实证。

(3) 肌肤轻按即痛者，病在表浅；重按方痛者，病在深部。

◆ **提醒**：按肌肤，寒热可判断阴阳，润滑和燥涩可判断气血津液的盈亏，疼痛可判断虚实。

4. 诊肿胀

(1) 用重手按压肌肤肿胀部位，以辨别水肿和气肿。

(2) 肿胀处按之凹陷，不能即起者，为水肿。肿胀处按之凹陷，举手即起者，为气肿。

5. 诊疮痛

(1) 触按疮疡局部的凉热、软硬，来判断证之阴阳寒热。

(2) 疮疡处肿硬不热者，属寒证。肿处烙手而压痛者，属热证。

(3) 疮疡根盘平塌漫肿者，属虚证。疮疡根盘收束而隆起者，属实证。

(4) 疮疡处坚硬多无脓，边硬顶软的已成脓。

## 二、按腹部

1. 诊疼痛

(1) 腹痛喜按，按之痛减，腹壁柔软者，为虚证。腹痛拒按，按之痛甚，腹部硬满者，为实证。

(2) 腹局部肿胀拒按，多为内痈；按之疼痛，固定不移，为内有瘀血；按之胀痛，病处按此连彼者，为气滞气闭。

2. 诊胀满

(1) 腹部按之手下饱满充实而有弹性、有压痛者，为实满。

(2) 腹部虽然膨满，但按之手下虚软而缺乏弹性，无压痛者，属虚满。

(3) 腹部高度胀大，如鼓之状者，称为“鼓胀”。鼓胀在鉴别为水臌或气臌时，临床上主要通过按诊。具体方法：两手分置于腹部两侧相对位置，一手轻轻叩拍腹壁，另一手若有波动感，按之如囊裹水者，为水臌；一手轻轻叩拍腹壁，另一手无波动感，以手叩击如击鼓之膨膨然者，为气臌。

(4) 肥胖之人，腹大如鼓，按之柔软，无脐突，无病证表现者，不属病态。

3. 诊积聚

(1) 肿块推之不移，肿块痛有定处者，为癥积，病属血分。

(2) 肿块推之可移，或痛无定处，聚散不定者，为瘕聚，病属气分。

（3）肿块大者为病深；形状不规则，表面不光滑者为病重；坚硬如石者为恶候。

（4）腹中结块，按之起伏聚散，往来不定，或按之形如筋状，久接转移不定，或按之手下如蚯蚓蠕动者，多为虫积。

### 三、按虚里

1. 概念　虚里即心尖搏动处。按虚里，指通过手掌或指腹平抚于虚里部位，了解其有无搏动、搏动部位及范围、搏动强度和节律、频率、聚散等，以推断宗气之强弱、疾病之虚实、预后之吉凶的诊断方法。

2. 正常征象

（1）虚里按之搏动应手，动而不紧，缓而不怠，动气聚而不散，节律清晰一致，一息四五至，是心气充盛，宗气积于胸中的正常征象。

（2）因惊恐、大怒或剧烈运动后，虚里动高，片刻之后能平复如常者，或肥胖之人因胸壁较厚，虚里搏动不明显者，均属生理现象。

3. 病理征象

（1）按之动而微弱者，是**宗气内虚**之征，或为**饮停心包之支饮**。

（2）按之搏动迟弱，或久病体虚而动数者，是心阳不足之征。

（3）按之弹手，洪大而搏，或绝而不应者，是心肺气绝之征，证属危候。

（4）按之搏动数急，时有一止者，为宗气不守之征。

（5）虚里动高，聚而不散，为热甚，多见于外感热病、小儿食滞、痘疹将发之时。

# 第八单元　八　纲

## 知识点概要

### 一、概述

1. 八纲　指表、里、寒、热、虚、实、阴、阳八个纲领。

2. 八纲辨证　根据病情资料，运用八纲进行分析综合，从而辨别疾病现阶段病变部位的浅深、病情性质的寒热、邪正斗争的盛衰和病证类别的阴阳，以作为辨证纲领的方法。

### 二、表里

1. 表证

（1）概念：指六淫、疫疠等邪气，经皮毛、口鼻侵入机体的初期阶段，正（卫）气抗邪于肤表浅层所表现的轻浅证候。

（2）临床表现：新起恶风寒，或恶寒发热，头身疼痛，喷嚏，鼻塞，流涕，咽喉痒痛，微有咳嗽、气喘，舌淡红，苔薄，脉浮。

（3）辨证要点：本证以外邪袭表、卫阳被郁为主要病机；以恶寒发热、脉浮为主要表现；具有**起病急**、**病程短**、**病位浅**的特点，主见于外感病初期阶段。

2. 里证

（1）概念：指病变部位在内，脏腑、气血、骨髓等受病所反映的证候。里证范围较广，临床表现多种多样，概而言之，凡非表证及半表半里的特定证候，一般都属于里证的范畴。

（2）辨证要点：以脏腑、气血、阴阳失调为主要病机；一般无新起恶寒发热并见表现，脉象多不浮；具有起病**可急可缓**、**病程长**、**病位深**的特点。

3. 表证与里证的鉴别要点

| | 表 证 | 里 证 |
|---|---|---|
| 病机 | 外邪袭表，卫阳被郁 | 脏腑气血阴阳失调 |
| 起病 | 急 | 可急可缓 |
| 病位 | 浅 | 深 |
| 病程 | 短 | 长 |
| 寒热 | 发热恶寒并见 | 但热不寒，或但寒不热 |
| 常见症状 | 头身疼痛，鼻塞，流涕，喷嚏等 | 如咳喘、心悸、腹痛、呕泻之类 |
| 舌象 | 变化不明显 | 多有变化 |
| 脉象 | 浮 | 沉或其他多种脉 |

◆ **提醒**：重点掌握表证与里证的鉴别要点。

## 三、寒热

1. 寒证

（1）概念：指感受寒邪，或阳虚阴盛所表现出具有冷、凉特点的证候。

（2）临床表现：恶寒，畏寒，冷痛，喜暖，口淡不渴，肢冷蜷卧，痰、涎、涕清稀，小便清长，大便稀溏，面色白，舌淡，苔白而润，脉紧或迟等。

（3）辨证要点：以寒邪闭阻或阳气亏虚为主要病机；以**形寒肢冷**、**喜暖蜷卧**、**面白**、**排出物清稀**、**舌淡苔润**为主要表现。

2. 热证

（1）概念：指感受热邪，或脏腑阳气亢盛，或阴虚阳亢，导致机体功能活动亢进所表现出具有温、热特点的证候。

（2）临床表现：发热，恶热喜冷，口渴喜饮，面赤，烦躁不宁，痰涕黄稠，小便短黄，大便干结，舌红，苔黄燥少津，脉数等。

（3）辨证要点：以阳热亢盛或阴虚内热为主要病机；以**发热**、**恶热喜冷**、**面赤**、**排出物黄稠**、**舌红苔黄**、**脉数**为主要表现。

3. 寒证与热证的鉴别要点

| | 寒 证 | 热 证 |
|---|---|---|
| 病机 | 寒邪闭阻，或阳气亏虚 | 阳热亢盛，或阴虚内热 |
| 寒热 | 恶寒，畏寒，喜温 | 发热，恶热，喜凉 |
| 口渴 | 口淡不渴 | 渴喜冷饮 |
| 面色 | 白 | 赤 |
| 四肢 | 肢冷，蜷卧 | 肢热，烦躁不宁 |
| 排泄物 | 痰、涎、涕清稀 | 痰、涕黄稠 |
| 大便 | 稀溏 | 秘结 |
| 小便 | 清长 | 短赤 |
| 舌象 | 舌淡，苔白润 | 舌红，苔黄燥少津 |
| 脉象 | 紧或迟 | 数 |

## 四、虚实

1. 虚证

（1）概念：指阴阳、气血、津液、精髓等正气亏虚，而邪气不盛，表现以不足、松弛、衰退为特征的各种证候。

（2）临床表现：虚证既有阴、阳、气、血、精、津液之不足，又有各脏腑之虚证，临床表现各不相同。一般见于体弱多病之人，各种症状表现衰弱，如神疲乏力、气短声低、疼痛势缓喜按、舌嫩、苔少或无苔、脉无力等。

（3）辨证要点：虚证以正气虚弱而邪气亦不盛，正邪斗争较和缓为主要病机；以五脏气血阴阳亏虚为主要表现，具有**起病较缓**、**病程较长**、**机体功能衰退**的特点，多见于慢性疾病或病变的后期。

2. 实证

（1）概念：指感受外邪，或疾病过程中阴阳气血失调，体内病理产物蓄积，以邪气亢盛、正气不虚为基本病理，表现以有余、亢盛、停聚为特征的各种证候。

（2）临床表现：实证范围广，临床表现复杂。一般多见于体质壮实之人，各种症状表现明显，如胸腹胀满，疼痛剧烈拒按，痰涎壅盛，舌老苔厚，脉有力等。

（3）辨证要点：实证以邪实而正气未虚，邪正交争剧烈为主要病机；多表现为有余、强烈、停积等病证，具有**起病急骤**、**病程较短**的特点，多见于疾病的初期、中期。

3. 虚证与实证的鉴别要点

| | 虚　证 | 实　证 |
|---|---|---|
| 病机 | 正虚而邪气不盛，正邪斗争较和缓 | 邪实而正气未虚，邪正交争剧烈 |
| 体质 | 多虚弱 | 多壮实 |
| 发病 | 较缓 | 多急骤，或较缓 |
| 病程 | 较长 | 较短，或较长 |
| 精神 | 萎靡 | 兴奋 |
| 声息 | 声低息微 | 声高气粗 |
| 疼痛 | 喜按 | 拒按 |
| 胸腹胀满 | 按之不痛，胀满时减 | 按之疼痛，胀满不减 |
| 发热 | 五心烦热，午后微热 | 壮热 |
| 恶寒 | 畏寒，得衣近火则减 | 恶寒，添衣加被不减 |
| 舌象 | 质嫩，苔少或无苔 | 质老，苔厚腻 |
| 脉象 | 无力 | 有力 |

## 五、阴阳

1. 阴证与阳证的概念

（1）阴证：凡见抑制、沉静、衰退、晦暗等表现的里证、寒证、虚证，以及症状表现于向内的、向下的、不易发现的，或病邪性质为阴邪致病、病情变化较慢的，均属阴证范畴。

（2）阳证：凡见兴奋、躁动、亢进、明亮等表现的表证、热证、实证，以及症状表现于向外的、向上的、容易发现的，或病邪性质为阳邪致病、病情变化较快的，均属阳证范畴。

2. 阴证与阳证的鉴别要点

| | 阴 证 | 阳 证 |
|---|---|---|
| 八纲类别 | 里证、寒证、虚证 | 表证、热证、实证 |
| 病邪 | 阴邪致病 | 阳邪致病 |
| 病情 | 变化较慢 | 变化较快 |
| 面色 | 皖白或暗淡 | 赤 |
| 精神 | 萎靡 | 兴奋 |
| 四肢 | 肢冷，蜷卧 | 肢热，烦躁不宁 |
| 声息 | 声低息微 | 声高气粗 |
| 口渴 | 口淡不渴 | 渴喜冷饮 |
| 大便 | 稀溏 | 秘结奇臭 |
| 小便 | 清长，或短少 | 短赤涩痛 |
| 舌象 | 舌淡胖嫩 | 舌红绛，苔黄黑 |
| 脉象 | 沉迟、微弱、细 | 浮数、洪大、滑实 |

## 六、八纲证候间的关系

1. 证候相兼与错杂

（1）证候相兼

1）概念：指在疾病某一阶段，其病位无论是在表、在里，但病情性质上没有寒与热、虚与实相反的证候存在，是从表里病位、寒热病性、虚实病性等不同角度，对病情进行综合辨别。

2）常见证候：表实寒证、表实热证、里实寒证、里实热证、里虚寒证、里虚热证等。

3）临床表现：一般是有关纲领证候的相加。如表实寒证表现为恶寒重发热轻、头身疼痛、无汗、脉浮紧等；里虚热证表现为五心烦热、盗汗、口咽干燥、颧红、舌红少津、脉细数等。

（2）证候错杂

1）概念：指疾病某一阶段，不仅表现为病位的表里同时受病，而且呈现寒、热、虚、实性质相反的证候。

2）常见证候

a. 表里同病而寒热虚实性质并无矛盾，如表里实寒证、表里实热证等。

b. 表里同病，且寒热性质相同，但虚实性质相反的证候，如表实寒里虚寒证、表实热里虚热证。

c. 表里同病，且虚实性质相同，但寒热性质相反的证候，如表实寒里实热证，即“寒包火”证。

d. 表里同病，且寒与热、虚与实的性质均相反的证候，除可有表实寒里虚热证外，其余组合临床极少见到。

2. 证候真假

（1）证候真假：指某些疾病在病情的危重阶段，可以出现一些与疾病本质相反的“假象”，掩盖着病情的真象。“真”，指与疾病的内在本质相符的证候；“假”，指疾病表现某些不符合常规认识的假象，即与病理本质所反映的常规证候不相应的某些表现。

（2）寒热真假

| | 真热假寒 | 真寒假热 |
|---|---|---|
| 定义 | 指内有真热而外见某些假寒的证候。亦称“阳盛格阴证” | 指内有真寒而外见某些假热的证候。亦称“阴盛格阳证” |
| 表现 | 真热：高热、胸腹灼热、口鼻气灼、口臭息粗、渴喜冷饮、小便短黄、舌红苔黄而干、脉沉有力<br>假寒：四肢厥冷、脉沉迟 | 真寒：四肢厥冷、小便清长、大便稀溏或下利清谷、舌淡苔白、脉沉无力<br>假热：自觉发热、面色发红、躁扰不宁、口渴、咽痛、脉浮大或数 |
| 机理 | 邪热内盛，阳气郁闭于内而不能布达于外 | 久病而阳气虚衰，阴寒内盛，逼迫虚阳浮游于上、格越于外 |

◆ **提醒：**真热假寒为阳盛格阴，真寒假热为阴盛格阳。

# 第九单元　病性辨证

## 知识点概要

### 一、辨阴阳虚损证候

1. 阳虚证与阴虚证

（1）阳虚证：畏寒，肢凉，口淡不渴，或喜热饮，或自汗，小便清长，或尿少不利，大便溏泄，面色㿠白，舌淡胖，苔白滑，脉沉迟（或数）无力。可兼神疲、乏气、气短等气虚表现。

（2）阴虚证：形体消瘦，口燥咽干，两颧潮红，五心烦热，潮热，盗汗，小便短黄，大便干结，舌红少津或少苔，脉细数。

2. 亡阳证与亡阴证

（1）亡阳证：冷汗淋漓，汗质稀淡，精神淡漠，肌肤不温，四肢厥冷，呼吸气微，面色苍白，舌淡而润，脉微欲绝。

（2）亡阴证：汗热味咸而黏如油，身热肢温，虚烦躁扰，恶热，口渴饮冷，皮肤皱瘪，小便极少，面赤颧红，呼吸急促，唇舌干燥，脉细数疾无力。

（3）亡阳证与亡阴证的鉴别要点

| | 亡阳证 | 亡阴证 |
|---|---|---|
| 汗液 | 稀冷如水，味淡 | 黏热如油，味咸 |
| 寒热 | 身冷畏寒 | 身热恶热 |
| 四肢 | 厥逆 | 温和 |
| 面色 | 苍白 | 面赤颧红 |
| 气息 | 微弱 | 息粗 |
| 口渴 | 不渴或欲饮热 | 口渴饮冷 |
| 唇舌象 | 唇舌淡白，苔白润 | 唇舌干红 |
| 脉象 | 脉微欲绝 | 脉细数疾而无力 |
| 鉴别要点 | **四肢厥冷、面色苍白、冷汗淋漓、气息微弱、脉微欲绝** | **身热烦渴、唇焦面赤、汗热如油、脉数疾** |

### 二、气虚类证辨证

| | 气虚证 | 气陷证 |
|---|---|---|
| 临床表现 | 气短声低，少气懒言，精神疲惫，体倦乏力，舌淡嫩苔白，脉虚。或头晕目眩，自汗，活动后诸症加重 | 头晕眼花，气短乏力，脘腹坠胀感，大便稀溏，或便意频频，形体消瘦，或内脏下垂，或脱肛、阴挺，舌淡苔白，脉弱 |
| 辨证要点 | 以元气不足，机能减退为主要病机；以神疲、乏力、气短、脉虚为主要表现 | 以气虚无力升举而致气下行太过为主要病机；以体弱而瘦、气短、气坠、脏器下垂为主要表现 |

### 三、血虚类证辨证

血虚证

（1）临床表现：面色淡白无华或萎黄，口唇、眼睑、爪甲颜色淡白，头晕，或眼花，两目干涩，心悸，多梦健忘，神疲，手足发麻，或妇女月经量少、色淡、延期甚或闭经，舌淡苔白，脉细无力。

（2）辨证要点：以血液亏少，机体失于濡养为主要病机；以病体虚弱，面、睑、唇、舌、爪甲等颜色淡白、脉细为主要表现。

## 四、气滞类证辨证

| | 气滞证 | 气逆证 |
|---|---|---|
| 临床表现 | 胸、胁、脘、腹等处或损伤部位胀闷、胀痛、窜痛、攻痛，时轻时重，部位不固定，排气后症状减轻，且诸症常随情绪变化而加重或减轻，脉弦 | 肺气上逆则咳嗽频作，呼吸喘促；胃气上逆则呃逆，嗳气，或恶心呕吐，呕血；肝气上逆则头痛，眩晕，甚至昏厥、咯血等 |
| 辨证要点 | 以气机运行不畅为主要病机；以胸、胁、脘、腹等处或损伤部位胀闷、胀痛为主要表现 | 以气机升降失常而致气逆于上为主要病机；多见于肺、胃、肝气机上气，以咳喘，或呕吐、呃逆，或眩晕为主要表现 |

## 五、血病其他证辨证

| | 血瘀证 | 血热证 | 血寒证 |
|---|---|---|---|
| 临床表现 | 刺痛，痛处拒按，固定不移，夜间尤甚；肿块，在体表者色青紫，在腹内者触之质地坚硬而推之不移；出血，反复不止，色紫暗，或夹血块；面色黧黑，或唇甲青紫，或皮肤有瘀点、瘀斑，斑色紫暗，或肌肤甲错，或腹露青筋，或皮肤出现丝状红缕；舌紫暗，或见瘀点、瘀斑，舌下络脉曲张，脉细涩或结代 | 身热夜甚，或潮热，口渴面赤，心烦失眠，躁扰不宁，甚或狂乱、神昏谵语，或见各种出血，如咳血，吐血，衄血，尿血，月经量多，崩漏等，其色深红，或斑疹显露，或为疮痈，舌绛，脉数疾 | 畏寒，手足或少腹冷痛、拘急，得温痛减，肤色紫暗发凉，或痛经、月经延期、经色紫暗、夹有血块，唇舌青紫，苔白滑，脉沉迟弦涩 |
| 辨证要点 | 以血行不畅，瘀血内阻为主要病机；以固定刺痛拒按、肿块、出血色暗、瘀血色脉为主要表现 | 以血分热盛为主要病机；以**身热口渴、斑疹吐衄、烦躁谵语、舌绛、脉数**为主要表现 | 以寒凝血脉为主要病机；以畏寒，患处冷痛拘急、得温痛减，唇舌青紫等为主要表现 |

## 六、气血同病类证辨证

1. 气滞血瘀证　局部胀闷，走窜疼痛，甚则刺痛，疼痛固定、拒按；或有肿块坚硬，局部青紫肿胀；或有情志抑郁，性急易怒；或面色紫暗，皮肤青筋暴露；妇女可见经闭或痛经，经色紫暗或夹血块，或乳房胀痛；舌紫暗或有瘀斑，脉弦涩等。

2. 气虚血瘀证　面色淡白无华或紫暗，倦怠乏力，少气懒言，局部疼痛如刺，痛处固定不移、拒按，舌淡紫，或有瘀斑、瘀点，脉涩等。

3. 气血两虚证　少气懒言，神疲乏力，自汗，面色淡白无华或萎黄，口唇、爪甲颜色淡白，或心悸、失眠，头晕目眩，形体消瘦，手足发麻，舌淡白，脉细无力等。

◆ **提醒**：气血同病类证可与气病、血病类证对比记忆。

## 七、津液类证辨证

痰证　咳嗽痰多，痰质黏稠，胸脘痞闷，恶心纳呆，呕吐痰涎，或头晕目眩，或形体肥胖，或神昏而喉中痰鸣，或神志错乱而为癫、狂、痴、痫，或某些部位出现圆滑柔韧的包块，舌苔腻，脉滑。

# 第十单元　脏腑辨证

## 知识点概要

### 一、心病辨证

1. 心气虚证

（1）临床表现：心悸，胸闷，气短，精神疲倦，或自汗，活动后诸症加重，面色淡白，舌淡，脉虚。

（2）辨证要点：以**心悸、神疲与气虚证并见**为主要表现。

2. 心血虚证

（1）临床表现：心悸，头晕眼花，失眠，多梦，健忘，面色淡白或萎黄，唇舌色淡，脉细无力。

（2）辨证要点：以**心悸、失眠、多梦与血虚证并见**为主要表现。

3. 心脉痹阻证

| | 瘀阻心脉 | 痰阻心脉 | 寒滞心脉 | 气滞心脉 |
|---|---|---|---|---|
| 共同症状 | 心悸怔忡，心胸憋闷作痛，痛引肩背内臂，时作时止 | | | |
| 疼痛特点 | **痛如针刺** | 心胸闷痛 | 遇寒痛剧，得温痛减 | 疼痛而胀 |
| 伴随症状 | — | 体胖痰多，身重困倦 | 形寒肢冷 | 胁胀，善太息 |
| 舌象 | **舌暗或舌青紫，有瘀斑、瘀点** | 苔白腻 | 舌淡苔白 | 舌淡红 |
| 脉象 | **脉细涩或结代** | 脉沉滑或沉涩 | 脉沉迟或沉紧 | 脉弦 |

4. 痰蒙心神证与痰火扰神证

| | 痰蒙心神证 | 痰火扰神证 |
|---|---|---|
| 病因病机 | 痰浊蒙蔽心神 | 火热痰浊侵扰心神 |
| 共同症状 | 神志异常，或神昏 | |
| 神志表现 | 神情痴呆，意识模糊，甚则昏不知人；或情志抑郁，表情淡漠，喃喃独语，举止失常；或突然昏仆，不省人事，口吐涎沫，喉有痰声 | 心烦，失眠，甚则狂躁妄动，打人毁物，不避亲疏，胡言乱语，哭笑无常，或神昏谵语 |
| 伴随症状 | 面色晦滞，胸闷，呕恶 | 发热，口渴，面赤，胸闷，气粗，咯吐黄痰，或喉间痰鸣 |
| 舌象 | 苔白腻 | 舌红，苔黄腻 |
| 脉象 | 脉滑 | 脉滑数 |
| 鉴别要点 | **神志异常以抑郁、痴呆、错乱为主，无热证表现** | **神志异常以狂躁、谵语、神昏为主，见一派火热证候** |

◆ **提醒：**痰蒙心神证有痰无火，痰火扰神证有痰有火。

### 二、肺病辨证

1. 肺气虚证

（1）临床表现：咳嗽无力，气短而喘，动则益甚，咯痰清稀，声低懒言，或自汗畏风，易于感冒，神疲体倦，面色淡白，舌淡苔白，脉弱。

（2）辨证要点：以肺气不足，宣降无力为主要病机；多有久病咳喘等病史，以**咳喘无力、痰白清稀和气虚**

证并见为主要表现。

2. 肺阴虚证

（1）临床表现：干咳少痰，或痰少而黏，不易咯出，或痰中带血，声音嘶哑，口燥咽干，形体消瘦，五心烦热，潮热盗汗，两颧潮红，舌红少苔乏津，脉细数。

（2）辨证要点：以肺阴亏耗，虚热内扰为主要病机；以**干咳、痰少难咯和阴虚内热证并见**为主要表现。

3. 风寒犯肺证与寒痰阻肺证

| | 风寒犯肺证 | 寒痰阻肺证 |
|---|---|---|
| 病因病机 | 风寒袭肺，肺卫失宣 | 寒痰交阻，肺失清肃 |
| 共同症状 | 咳嗽，痰白 | |
| 咳嗽咯痰 | 咳嗽，咳痰色白清稀 | 咳嗽，咳痰量多色白、痰质或稀或稠，易咯出，或喘哮痰鸣 |
| 伴随症状 | 微有恶寒发热，鼻塞，流清涕，喉痒，或身痛无汗 | 胸闷，形寒肢冷 |
| 舌象 | 苔薄白 | 舌淡，苔白腻或白滑 |
| 脉象 | 脉浮紧 | 脉弦或滑 |
| 鉴别要点 | 咳嗽、痰白清稀与表寒证并见 | 咳喘、痰白量多易咯与阴盛证并见 |

4. 风热犯肺证、肺热炽盛证、燥邪犯肺证

| | 风热犯肺证 | 肺热炽盛证 | 燥邪犯肺证 |
|---|---|---|---|
| 病因病机 | 风热袭肺，肺卫失宣 | 风热邪入里，或风寒邪入里化热，热蕴结于肺 | 燥邪袭肺，肺卫津伤 |
| 共同症状 | 咳嗽，咯痰 | | |
| 咳嗽咯痰 | 咳嗽，痰少色黄，气喘 | 咳嗽，气粗而喘，咯痰色黄，甚则鼻翼煽动，鼻息灼热，或胸痛 | 干咳少痰，或痰少而黏，不易咯出，甚则胸痛，痰中带血 |
| 伴随症状 | 鼻塞，流浊涕，发热微恶风寒，口微渴，或咽喉肿痛 | 发热口渴，或咽喉红肿疼痛，烦躁不安，大便秘结，小便短黄 | 口、唇、鼻、咽、皮肤干燥，或见鼻衄，便干尿少，或发热微恶风寒，无汗或少汗 |
| 舌象 | 舌尖红，苔薄黄 | 舌红苔黄 | 苔薄而干燥少津 |
| 脉象 | 脉浮数 | 脉洪数 | 脉浮数或浮紧 |
| 鉴别要点 | 咳嗽、痰少色黄、流浊涕与表热证并见 | 咳喘气粗、鼻翼煽动与实热证并见 | **干咳痰少、口鼻咽舌干燥等干燥征象**，并与气候干燥有关 |

## 三、脾病辨证

1. 脾气虚证、脾阳虚证、脾虚气陷证、脾不统血证

| | 脾气虚证 | 脾阳虚证 | 脾虚气陷证 | 脾不统血证 |
|---|---|---|---|---|
| 病因病机 | 脾气虚弱，运化不力 | 脾阳亏虚，寒湿内生 | 脾气虚弱，清阳下陷 | 脾气虚弱，统血无权 |
| 共同症状 | 食少，便溏，神疲乏力，气短懒言，舌淡苔白 | | | |
| 主要症状 | 不欲食，脘腹胀满，食后胀甚，或饥时饱胀 | 腹胀，腹痛隐隐，喜温喜按，畏寒怕冷 | 脘腹重坠作胀，食后益甚，肛门重坠，甚或脱肛，或内脏、子宫下垂 | 各种慢性出血，如便血、尿血、吐血、鼻衄、紫斑，或妇女月经过多、崩漏 |
| 其他症状 | 肢体倦怠，形体消瘦或肥胖，浮肿，面色淡黄或萎黄 | 面白少华或虚浮，口淡不渴，四肢不温，或肢体浮肿，大便甚至完谷不化，小便短少，或白带清稀量多 | 或便意频数，或久泻不止，或小便混浊如米泔，头晕目眩，面白无华 | 面色萎黄 |

续　表

| | 脾气虚证 | 脾阳虚证 | 脾虚气陷证 | 脾不统血证 |
|---|---|---|---|---|
| 舌象 | — | 舌胖或有齿痕，苔滑 | — | — |
| 脉象 | 脉缓或弱 | 脉沉迟无力 | 脉缓或弱 | 脉细无力 |
| 鉴别要点 | 食少、腹胀、便溏与气虚证并见 | 食少、腹胀、腹痛、便溏与阳虚证并见 | 脘腹重坠作胀、内脏下垂与气虚证并见 | 各种慢性出血与气血两虚证并见 |

2. 湿热蕴脾证　**脘腹胀闷，纳呆**，恶心欲呕，**口中黏腻，渴不多饮，便溏不爽**，小便短黄，肢体困重，或身热不扬，汗出热不解，或面目发黄色鲜明，或皮肤发痒，舌红，苔黄腻，脉濡数或滑数。

3. 寒湿困脾证　脘腹胀闷，口腻纳呆，泛恶欲呕，口淡不渴，腹痛便溏，头身困重，或小便短少，肢体肿胀，或身目发黄，面色晦暗不泽，或妇女白带量多，舌淡胖，苔白腻或白滑，脉濡缓或沉细。

## 四、肝病辨证

1. 肝血虚证与肝阴虚证

（1）肝血虚证

1）临床表现：头晕眼花，视力减退或夜盲，或肢体麻木，关节拘急，手足震颤，肌肉瞤动，妇女月经量少、色淡，甚至闭经，爪甲不荣，面白无华，舌淡，脉细。

2）辨证要点：本证以肝血亏虚，肝失所养为主要病机；以**眩晕、视力减退、经少、肢麻震颤与血虚证并见**为主要表现。

（2）肝阴虚证

1）临床表现：头晕眼花，两目干涩，视力减退，或胁肋隐隐灼痛，面部烘热或两颧潮红，或**手足蠕动**，口咽干燥，五心烦热，潮热盗汗，舌红少苔乏津，脉弦细数。

2）辨证要点：本证以肝阴不足，虚热内扰为主要病机；以**头晕、目涩、胁痛等与虚热证并见**为主要表现。

（3）肝血虚证与肝阴虚证的鉴别要点

| 证　候 | 相　同　点 | 不　同　点 |
|---|---|---|
| 肝血虚证 | 均属肝的虚证，均有头晕眼花、视力减退等表现 | 无热象，常见视物模糊，经少，肢麻震颤，面、睑、唇、舌、爪甲等颜色淡白，脉细等症 |
| 肝阴虚证 | | 虚热表现明显，常见目涩、潮热、颧红、手足蠕动、口咽干燥、五心烦热、舌红少苔、脉弦细数等症 |

2. 肝郁气滞证、肝火炽盛证、肝阳上亢证

（1）肝郁气滞证

1）临床表现：情志抑郁，善太息，胸胁或少腹胀满窜痛，或咽部异物感，或颈部瘿瘤，或胁下肿块，妇女见乳房胀痛，月经不调，痛经，甚则闭经，苔薄白，脉弦。病情轻重与情志变化有密切关系。

2）辨证要点：以肝气郁结，疏泄失职为主要病机；以**情志抑郁、胸胁或少腹胀痛与气滞证并见**为主要表现，多与情志因素有关。

（2）肝火炽盛证

1）临床表现：头晕胀痛，痛热剧烈，面红目赤，口苦口干，急躁易怒，耳鸣如潮，甚或突发耳聋，失眠多梦，或胁肋灼痛，或吐血、衄血，小便短黄，大便秘结，舌红苔黄，脉弦数。

2）辨证要点：以肝火上炎为主要病机；以**头晕胀痛、急躁易怒、耳鸣、胁肋灼痛与实热证并见**为主要表现。

（3）肝阳上亢证

1）临床表现：眩晕耳鸣，头目胀痛，面红目赤，急躁易怒，失眠多梦，头重脚轻，腰膝酸软，舌红少津，脉弦有力或弦细数。

2）辨证要点：以肝肾阴虚，肝阳偏亢为主要病机；以**眩晕耳鸣、头目胀痛、面红、烦躁、头重脚轻、腰膝酸软与肝火炽盛及肝肾阴虚证并见**为主要表现。

（4）肝郁气滞证、肝火炽盛证、肝阳上亢证的鉴别要点

1）肝郁气滞证与肝火炽盛证

| 证 候 | 相 同 点 | 不 同 点 |
|---|---|---|
| 肝郁气滞证 | 二者均属肝病的实证，均可因情志不遂而发，都可见胁肋疼痛、脉弦等症 | 气滞，无热象，常见情志抑郁、胁肋胀满窜痛等症 |
| 肝火炽盛证 | | 火盛，热证表现明显，常见急躁易怒、面红目赤、口苦口干、胁肋灼痛等症 |

2）肝火炽盛证与肝阳上亢证

| 证 候 | 相 同 点 | 不 同 点 |
|---|---|---|
| 肝火炽盛证 | 均可见肝的热证 | 纯属火热过盛的实证，多因火热之邪侵扰，或气郁化火所致，以**发热口渴、便干尿黄、舌红脉数**等实热证为主要表现 |
| 肝阳上亢证 | | 用阳太过，阳亢耗阴，上盛下虚的虚实夹杂证，以**眩晕、面赤、烦躁、头重脚轻、腰膝酸软**等为主要表现 |

3. 肝风内动证

（1）肝阳化风证：**眩晕欲仆**，步履不正，**头胀头痛**，急躁易怒，头摇，**肢体震颤**，手足麻木，语言謇涩，面赤，舌红，或苔腻，脉弦细有力。甚至**突然昏倒，口眼歪斜，半身不遂，舌强语謇**。

（2）热极生风证：**高热口渴，烦躁谵语或神昏**，颈项强直，两目上视，**手足抽搐**，甚则角弓反张，牙关紧闭，舌红绛，苔黄燥，脉弦数。

（3）阴虚风动证：**手足震颤、蠕动**，或肢体抽搐，眩晕耳鸣，口燥咽干，形体消瘦，五心烦热，潮热颧红，舌红少津，脉弦细数。

（4）血虚生风证：**眩晕，手足震颤、麻木，手足拘急，肌肉瞤动，皮肤瘙痒**，爪甲不荣，面色无华，舌淡白，脉细或弱。

◆ **提醒：**肝阳化风以眩晕、肢麻震颤、头胀痛、目赤，甚至突然昏仆、口眼歪斜、半身不遂等为主要表现；热极生风以高热、神昏、抽搐为主要表现；阴虚风动以手足震颤、蠕动与阴虚内热症状共见为主要表现；血虚生风以眩晕，肢体震颤、麻木、拘急、瞤动、瘙痒等及血虚症状为主要表现。

## 五、肾病辨证

1. 肾阳虚证

（1）临床表现：头目眩晕，面色㿠白或黧黑，腰膝酸冷疼痛，肢凉畏寒，下肢尤甚，精神萎靡，性欲减退，男子阳痿早泄、滑精精冷，女子宫寒不孕；或久泻不止，五更泄泻，完谷不化；或小便频数清长，夜尿频多，舌淡苔白，脉沉细无力，尺部尤甚。

（2）辨证要点：以肾阳不足，温煦功能减弱为主要病机；以**腰膝酸冷、性欲减退、夜尿多与阳虚证并见**为主要表现。

2. 肾阴虚证

（1）临床表现：腰膝酸软而痛，头晕，耳鸣，齿松，发脱，男子阳强易举，遗精，早泄，女子经少或经闭，或崩漏，失眠，健忘，口咽干燥，形体消瘦，五心烦热，潮热盗汗，或骨蒸发热，午后颧红，小便短黄，舌红少津，少苔或无苔，脉细数。

（2）辨证要点：以肾阴不足，虚热内扰为主要病机；以**腰酸而痛、头晕耳鸣、遗精或月经量少与阴虚证并见**为主要表现。

3. 肾精不足证

（1）临床表现：小儿生长发育迟缓，身体矮小，囟门迟闭，智力低下，骨骼痿软；成人早衰，腰膝酸软，耳鸣耳聋，发脱齿摇，健忘恍惚，神情呆钝，两足痿软，动作迟缓；男子精少不育，女子经闭不孕，性欲减退，舌淡，脉弱。

（2）辨证要点：以肾精亏损，生长发育及性功能低下为主要病机；以**小儿发育迟缓，成人生殖功能低下、早衰**为主要表现。

4. 肾气不固证

（1）临床表现：腰膝酸软，神疲乏力，耳鸣失聪；小便频数而清，或尿后余沥不尽，或遗尿，或夜尿频多，或小便失禁；男子滑精、早泄，女子带下清稀而量多，或胎动易滑。舌淡，苔白，脉弱。

（2）辨证要点：以肾气不足，固摄无力为主要病机；以**腰膝酸软，小便、精液、带下、胎气不固与气虚证并见**为主要表现。

5. 肾虚水泛证

（1）临床表现：腰膝酸冷，耳鸣，身体浮肿，腰以下尤甚，按之没指，小便短少，畏寒肢冷，腹部胀满；或心悸，气短，咳喘痰鸣，舌淡胖，苔白滑，脉沉迟无力。

（2）辨证要点：以肾阳亏虚，水湿内停为主要病机；以**水肿、腰以下为甚、尿少、腰膝酸冷、畏寒肢冷等虚寒之象**为辨证依据。

## 六、腑病辨证

| 证候 | 临床表现 |
|---|---|
| 胃热炽盛证 | 胃脘灼痛、拒按，渴喜冷饮，或消谷善饥，或口臭，牙龈肿痛溃烂，齿衄，小便短黄，大便秘结，舌红苔黄，脉滑数 |
| 寒滞胃肠证 | 胃脘、腹部冷痛，痛势暴急，遇寒加剧，得温则减，恶心呕吐，吐后痛缓，口淡不渴，或口泛清水，腹泻清稀，或腹胀便秘，面白或青，恶寒肢冷，苔白润，脉弦紧或沉紧 |
| 食滞胃肠证 | 脘腹胀满疼痛、拒按，厌食，嗳腐吞酸，或呕吐酸馊食物，吐后胀痛得减，或腹痛，肠鸣，矢气臭如败卵，泻下不爽，大便酸腐臭秽，苔厚腻，脉滑或沉实 |
| 肠热腑实证 | 高热，或日晡潮热，汗多，口渴，脐腹胀满硬痛、拒按，大便秘结，或热结旁流，大便恶臭，小便短黄，甚则神昏谵语、狂乱，舌红，苔黄厚而燥，或焦黑起刺，脉沉数有力，或沉实有力 |
| 肠道津亏证 | 大便干燥如羊屎，艰涩难下，数日一行，腹胀作痛，左少腹或可触及包块，口干，或口臭，或头晕，舌红少津，苔黄燥，脉细涩 |
| 肠道湿热证 | 身热口渴，腹痛腹胀，下痢脓血，里急后重，或暴泻如水，或腹泻不爽，粪质黄稠秽臭，肛门灼热，小便短黄，舌红，苔黄腻，脉滑数 |
| 膀胱湿热证 | 小便频数、急迫、短黄，排尿灼热、涩痛，或小便混浊，尿血，有砂石，或小腹、腰部胀痛，发热，口渴，舌红，苔黄腻，脉滑数或濡数 |
| 胆郁痰扰证 | **胆怯易惊，惊悸不宁，失眠多梦，烦躁不安，胸胁闷胀，善太息，头晕目眩，口苦，呕恶，吐痰涎**，舌淡红或红，苔白腻或黄滑，脉弦缓或弦数 |

◆ **提醒**：胆郁痰扰证以胆怯、惊悸、烦躁、失眠、眩晕、呕恶为主要表现。

## 七、脏腑兼证

1. 心肾不交证

（1）临床表现：心烦失眠，惊悸健忘，头晕耳鸣，腰膝酸软，梦遗，口咽干燥，五心烦热，潮热盗汗，便结尿黄，舌红少苔，脉细数。

（2）辨证要点：以心与肾水火既济失调为主要病机；以**心烦、失眠、腰酸、耳鸣、遗精与阴虚证并见**为主要表现。

2. 心脾气血虚证

（1）临床表现：心悸怔忡，头晕，多梦，健忘，食欲不振，腹胀，便溏，神疲乏力，或皮下紫斑，女子月经量少色淡，淋沥不尽，面色萎黄，舌淡嫩，脉弱。

（2）辨证要点：以脾气虚、心血虚为主要病机；以**心悸**、**神疲**、**头晕**、**食少**、**腹胀**、**便溏**等为主要表现。

3. 肝火犯肺证

（1）临床表现：胸胁灼痛，急躁易怒，头胀头晕，面红目赤，烦热口苦，咳嗽阵作，痰黄稠黏，甚则咳血，舌红，苔薄黄，脉弦数。

（2）辨证要点：以肝火犯肺，肺失清肃为主要病机；以胸胁灼痛、急躁易怒、咳嗽、痰黄或咳血等与实热证并见为主要表现。

4. 肝胃不和证

（1）临床表现：胃脘、胁肋胀满窜痛，呃逆嗳气，吞酸嘈杂，不思饮食，情绪抑郁，善太息，或烦躁易怒，舌淡红，苔薄白或薄黄，脉弦。

（2）辨证要点：以肝气郁滞，横逆犯胃，胃失和降为主要病机；以**脘胁胀痛**、**嗳气**、**吞酸**、**情绪抑郁**为主要表现。

5. 肝郁脾虚证

（1）临床表现：胸胁胀满窜痛，善太息，情志抑郁；或急躁易怒，食少腹胀，肠鸣矢气，便溏不爽；或腹痛欲便，泻后痛减；或大便溏结不调，舌苔白，脉弦或缓。

（2）辨证要点：以肝失疏泄，脾失健运为主要病机；以胸胁胀满、腹痛肠鸣、纳呆便溏为主要表现。

# 第三章　中　药　学

## 第一单元　药性理论

### 知识点概要

#### 一、四气

1. 结合有代表性的药物认识四气的确定

（1）概念：指药物的寒、热、温、凉四种不同药性，又称“四性”，它反映了药物对人体阴阳盛衰、寒热变化的作用倾向，是对药物治疗寒热病证作用的概括。

（2）寒性或凉性：能够减轻或消除热证的药物，如黄芩、板蓝根等有清热解毒作用。

（3）温性或热性：能够减轻或消除寒证的药物，如附子、干姜等有温中散寒作用。

（4）平性：寒热界限不很明显、药性平和、作用较和缓的一类药，如党参、山药等。平性是相对而言的，而不是绝对的，也有偏凉、偏温的不同，因此仍称四气（性）而不称五气（性）。

在药物作用的程度上，寒重于凉，热重于温。从四性的本质而言，只有寒热两性的区分。

◆ **提醒**：四气是指药物的寒、热、温、凉四种药性，反映了药物对人体盛衰、寒热变化的作用倾向。

2. 四气的作用

（1）寒凉药：具有清热泻火、凉血解毒、滋阴除蒸、泻热通便、清热利尿、清化痰热、清心开窍、凉肝息风等作用。

（2）温热药：具有温里散寒、暖肝散结、补火助阳、温阳利水、温经通络、引火归原、回阳救逆等作用。

#### 二、五味

1. 结合有代表性的药物认识五味的确定

（1）概念：五味是指药物有辛、甘、酸、苦、咸五种不同的味道，因而具有不同的治疗作用。

（2）五味的确定

1）首先通过口尝，即用人的感觉器官辨别出来，它是药物真实味道的反映。

2）五味更重要的则是通过长期的临床实践观察，不同味道的药物作用于人体，产生了不同的反应，获得不同的治疗效果，从而总结归纳出五味的理论。五味不仅仅是药物味道的真实反映，更是对药物作用的高度概括。

2. 五味的作用及适应证

| 五味 | 作　用 | 应　用 |
|---|---|---|
| 辛 | **发散、行气、行血、润养** | 表证、气血阻滞证 |
| 甘 | **补益、和中、调和药性、缓急止痛** | 正气虚弱、身体诸痛、调和药性、中毒解救 |
| 酸 | **收敛固涩** | 体虚多汗、肺虚久咳、久泻肠滑、遗精滑精、遗尿尿频、崩带不止 |
| 苦 | **泄、燥湿、坚阴** | 热证、火证、喘证、呕恶、便秘、湿证、阴虚火旺 |
| 咸 | **软坚散结、泻下通便** | 大便燥结、痰核、瘰疬、瘿瘤、癥瘕痞块 |
| 淡 | 渗湿、利小便 | 水肿、脚气、小便不利 |
| 涩 | 收敛固涩 | 虚汗、泄泻、尿频、遗精、滑精、出血 |

## 三、升降浮沉

1. 概念　指药物对机体有向上、向下、向外、向内四种不同的作用趋向。它与疾病所表现的趋向性是相对而言的。

2. 作用趋向

（1）升、浮：指药物向上、向外的趋向性作用。**发表、透疹、升阳、涌吐、开窍**等药具有升浮作用。

（2）沉、降：指药物向里、向下的趋向性作用。**收敛固涩、泻下、利水、潜阳、镇惊安神、止咳平喘、止呕**等药具有沉降作用。

## 四、归经

1. 概念　指药物对于机体某部分的选择性作用，即某药对某些脏腑经络有特殊的亲和作用，因而对这些部位的病变起着主要的或特殊的治疗作用，药物归经不同，其治疗作用也不同。

2. 作用　指明了药物治病的适应范围，也就是说明了药效的所在，包含了药物定性定位的概念。

3. 理论形成　在中医基本理论指导下，以脏腑经络为基础，以药物所治疗的具体病证为依据，经过长期临床实践总结出来的。

4. 临床表现　由于经络能沟通人体内外表里，所以一旦机体发生病变可以通过经络影响内在的脏腑。反之，内在脏腑病变也可以反映到体表上来。由于发病所在脏腑及经络循行部位不同，临床上所表现的症状也各不相同。

## 五、毒性

1. 概念

（1）毒性：指药物对机体所产生的不良影响及损害性。毒性反应与副作用不同，它对人体的危害性较大，甚至可危及生命。

（2）中药的副作用：指在常用剂量时出现与治疗需要无关的不适反应，一般比较轻微，对机体危害不大，停药后可自行消失。

2. 结合具体有毒药物认识其使用注意事项　毒性反应的产生与药物贮存、加工炮制、配伍、剂型、给药途径、用量、使用时间的长短以及病人的体质、年龄、证候性质等都有密切关系。使用有毒药物时，应从上述各个环节进行控制，避免中毒事故的发生（具体参见各药物）。

# 第二单元　中药的配伍

## 知识点概要

### 一、配伍的意义

配伍用药既照顾到复杂病情，又增进了疗效，减少了毒副作用。因此，掌握中药配伍规律对指导临床用药意义重大。

### 二、配伍的内容

| 配伍 | 概　念 | 举　例 |
|---|---|---|
| 单行 | 单用一味药物治疗某种病情单一的疾病 | 独参汤 |
| 相须 | **两种功效相似的药物配合应用，增强原有药物的疗效** | 麻黄配桂枝，能增强发汗解表、祛风散寒的作用 |

续　表

| 配伍 | 概　念 | 举　例 |
|---|---|---|
| 相使 | **以一种药物为主，另一种药物为辅，两种药物合用，辅药可以提高主药的功效** | 黄芪补气利水，茯苓利水健脾，两药配合，茯苓能提高黄芪补气利水的治疗效果 |
| 相畏 | **一种药物的毒副作用能被另一种药物所抑制** | 生半夏和生南星的毒性能被生姜减轻或消除，所以说生半夏和生南星畏生姜 |
| 相杀 | **一种药物能够减轻或消除另一种药物的毒副作用** | 生姜能减轻或消除生半夏和生南星的毒性或副作用，所以说生姜杀生半夏和生南星的毒 |
| 相恶 | **两药合用，一种药物能破坏另一种药物的功效** | 人参恶莱菔子，莱菔子能削弱人参的补气作用 |
| 相反 | **两种药物同用能产生或增强毒性或副作用** | 甘草反甘遂，贝母反乌头 |

◆ **提醒**：相畏与相杀的概念极易混淆，注意区分。

# 第三单元　中药的用药禁忌

## 知识点概要

### 一、配伍禁忌

1.“十八反”的内容　**甘草反甘遂、大戟、海藻、芫花；乌头反贝母、瓜蒌、半夏、白蔹、白及；藜芦反人参、沙参、丹参、玄参、细辛、芍药。**

2.“十九畏”的内容　**硫黄畏朴硝，水银畏砒霜，狼毒畏密陀僧，巴豆畏牵牛，丁香畏郁金，川乌、草乌畏犀角，牙硝畏三棱，官桂畏赤石脂，人参畏五灵脂。**

◆ **提醒**：十九畏与相畏是不同的概念，不可混为一谈。

### 二、妊娠用药禁忌

1. 概念　妇女妊娠期治疗用药的禁忌。某些药物具有损害胎元以致堕胎的副作用，所以应作为妊娠禁忌的药物。

2. 分类

（1）禁用药物：指**毒性较强或药性猛烈的药物**，如巴豆、牵牛子、雄黄、砒霜等。

（2）慎用的药物：包括**通经祛瘀、行气破滞及辛热滑利之品**，如桃仁、红花、牛膝、大黄等。

# 第四单元　中药的剂量与用法

## 知识点概要

### 一、剂量

有毒或作用峻猛的药物，以及某些名贵药物，均应严格掌握用量，详见各药。

## 二、中药的用法

| 用法 | 药物 |
|---|---|
| 先煎 | **①有效成分难溶于水的一些金石、矿物、介壳类药物**：如磁石、代赭石、龙骨等。②副作用较强的药物：如附子、乌头等 |
| 后下 | **①气味芳香的药物，久煎其有效成分易于挥发而降低药效**：如薄荷、砂仁、白豆蔻等。②有些药物虽不属芳香药，但久煎也能破坏其有效成分：如钩藤、大黄等 |
| 包煎 | **黏性强、粉末状及带有绒毛的药物**：如滑石、青黛、旋覆花等 |
| 另煎 | **贵重药材**：如人参、西洋参、羚羊角等 |
| 烊化 | **胶类药物及黏性大而易溶的药物**：如阿胶、鹿角胶、蜂蜜、饴糖等 |
| 泡服 | **某些有效成分易溶于水或久煎容易破坏药效的药物**：如藏红花、番泻叶、胖大海等 |
| 冲服 | ①贵重药：如麝香、牛黄、珍珠、羚羊角等。②根据病情需要，为提高药效：如三七、白及、血余炭、棕榈炭、蜈蚣、全蝎、僵蚕、地龙、乌贼骨、瓦楞子、海蛤壳、延胡索等。③高温容易破坏药效，或有效成分难溶于水的药物：如雷丸、鹤草芽、朱砂等。④液体药物：如竹沥汁、姜汁、藕汁、荸荠汁、鲜地黄汁等 |
| 煎汤代水 | ①防止与其他药物同煎使煎液混浊的药物：如灶心土等。②质轻用量多，体积大，吸水量大的药物：如玉米须、丝瓜络、金钱草等 |

◆ **提醒**：中药的用法与其药物特点有关，二者结合起来容易记忆。

# 第五单元　解　表　药

## 知识点概要

### 一、概述

解表药的使用注意事项

（1）使用发汗作用较强的解表药时，用量不宜过大，以免发汗太过，耗阳伤阴，导致“亡阳”“伤阴”的弊端。

（2）表虚自汗、阴虚盗汗以及疮疡日久、淋证、失血患者，也应慎用解表药。

（3）使用解表药还应注意因时因地而宜，如春夏腠理疏松，容易出汗，解表药用量宜轻，冬季腠理致密，不易出汗，解表药用量宜重。

（4）本类药物辛散轻扬，入汤剂不宜久煎，以免有效成分挥发而降低药效。

### 二、发散风寒药

1. 麻黄

【来源】麻黄科植物草麻黄、中麻黄或木贼麻黄的干燥草质茎。

【产地】内蒙古、山西、陕西、宁夏。

【性状鉴别】呈圆柱形的段。表面淡黄绿色至黄绿色，粗糙，有细纵脊线，节上有细小鳞叶。切面中心显红黄色。气微香，味涩、味苦（图3-5-1）。

【性能】辛、微苦，温。归肺、膀胱经。

【功效】**发汗解表，宣肺平喘，利水消肿**。

【应用】①风寒感冒。②咳嗽气喘。③风水水肿。④风寒痹证，阴疽，痰核。

【用法用量】煎服，2~9g。发汗解表宜生用，**止咳平喘多炙用**。

【使用注意】凡表虚自汗、阴虚盗汗及肺肾虚喘者均当慎用。

◆ **提醒**：麻黄发汗解表应生用，止咳平喘多炙用。

2. 桂枝

【来源】樟科植物肉桂的干燥嫩枝。

【产地】广东、广西。

【性状鉴别】切片厚2~4mm，切面皮部薄，红棕色，木部黄白色至浅黄棕色，髓部略呈方形。有特异香气，味甜、微辛，皮部味较浓。

【性能】辛、甘，温。归心、肺、膀胱经。

【功效】**发汗解肌，温经通脉，助阳化气。**

【应用】①风寒感冒。②寒凝血滞诸痛证。③痰饮、蓄水证。④心悸。

【使用注意】凡外感热病、阴虚火旺、血热妄行等证，均当忌用。孕妇及月经过多者慎用。

3. 紫苏

【来源】唇形科植物紫苏的干燥叶（或带嫩枝）。

【产地】江苏、浙江、河北。

【性状鉴别】呈不规则的段或未切叶。叶多皱缩卷曲、破碎，完整者展平后呈卵圆形，长4~11cm，宽2.5~9cm。边缘呈圆锯齿。两面紫色或上表面绿色，下表面紫色，疏生灰白色毛。叶柄长2~7cm，紫色或紫绿色。质脆。带嫩枝者，枝的直径2~5cm，紫绿色，断面中部有髓。气清香，味微辛（图3-5-2）。

【性能】辛，温。归肺、脾经。

【功效】**解表散寒，行气宽中，解鱼蟹毒。**

【应用】①风寒感冒。②脾胃气滞，胸闷呕吐。③进食鱼蟹中毒引起的腹痛吐泻。

4. 生姜

【来源】姜科植物姜的新鲜根茎。

【产地】四川、贵州、湖北、广东、广西。

【性状鉴别】不规则块状，略扁，可见指状分枝。表面黄褐色或灰棕色，有环节，分枝顶端有茎痕或芽。质脆、易折断，断面浅黄色，内皮层环纹明显，维管束散在。气香特异，味辛辣。

【性能】辛、微温。归肺、脾、胃经。

【功效】**解表散寒，温中止呕，温肺止咳。**

【应用】①解表散寒。②温中止呕。③化痰止咳。④解鱼蟹毒。

5. 香薷

【来源】唇形科植物石香薷（青香薷）或江香薷的干燥地上部分。

【产地】青香薷主产于广东、广西、福建；江香薷主产于江西。

【性状鉴别】青香薷：长30~50cm，基部紫红色，上部黄绿色或淡黄色，全体密被白色茸毛。茎方柱形，基部类圆形。叶对生，多皱缩或脱落，叶片展平后呈长卵形或披针形，暗绿色或黄绿色，边缘有3~5疏浅锯齿。气清香而浓，味微辛而凉。

【功效】**发汗解表，化湿和中，利水消肿。**

【应用】①风寒感冒。②水肿脚气。

【用法用量】煎服，3~9g。用于发表，量不宜过大，且不易久煎；用于利水消肿，量宜稍大，且需浓煎。

6. 荆芥

【来源】唇形科植物荆芥的干燥地上部分。

【产地】江苏、浙江、江西、河南、河北。

【性状鉴别】不规则的段。茎呈方柱形，表面淡黄绿色或淡紫红色，被短柔毛。体轻，质脆，切面类白色。叶对生，多已脱落。穗状轮伞花序。气芳香，味微涩而辛凉（图3-5-3）。

【性能】辛，微温。归肺、肝经。

【功效】**祛风解表，透疹消疮，止血。**

【应用】①外感表证。②麻疹不透，风疹瘙痒。③疮疡初起兼有表证。**炒炭有止血作用**。④吐衄下血。

【用法用量】煎服，4.5~9g，**不宜久煎**。发表透疹消疮宜生用，止血宜炒用。荆芥穗更长于祛风。

7. 防风

【来源】伞形科植物防风的干燥根。

【产地】东北及内蒙古东部。

【性状鉴别】呈长圆锥形或长圆柱形，下部渐细。外表面灰棕色或棕褐色，有纵皱纹。有的可见环纹或残存的毛状叶基。切面皮部浅棕色，有裂隙，木部浅黄色，具放射状纹理。气特异，味微甘（图3-5-4）。

【性能】辛、甘，微温。归膀胱、肝、脾经。

【功效】**祛风解表，胜湿止痛，止痉。**

【应用】①外感表证，无论是风寒还是风热表证，均可使用。②风疹瘙痒。③风湿痹痛。④破伤风证。⑤脾虚湿盛，清阳不升的泄泻，及土虚木乘，肝郁侮脾，肝脾不和，腹泻而痛。

8. 羌活

【来源】伞形科植物羌活或宽叶羌活的干燥根茎和根。

【产地】四川、云南、青海、甘肃等地。

【性状鉴别】类圆形、不规则形横切或斜切片，表皮棕褐色至黑褐色，切面外侧棕褐色，木部黄白色，有的可见放射状纹理。体轻，质脆。气香，味微苦而辛（图3-5-5）。

【功效】**解表散寒，祛风胜湿，止痛。**

【应用】①风寒感冒。②**风寒湿痹。**

9. 白芷

【来源】伞形科植物白芷或杭白芷的干燥根。

【产地】河南长葛、禹县（禹白芷）；河北安国（祁白芷）、浙江（杭白芷）、福建、四川（川白芷）。

【性状鉴别】类圆形的厚片。外表皮灰棕色或黄棕色。切面白色或灰白色，具粉性，形成层环棕色，近方形或近圆形，皮部散有多数棕色油点。气芳香，味辛、微苦（图3-5-6）。

【功效】**解表散寒，祛风止痛，通鼻窍，燥湿止带，消肿排脓。**

【应用】①风寒感冒。②头痛，牙痛，风湿痹痛。③鼻渊。④带下证。⑤疮痈肿毒。⑥皮肤风湿瘙痒。

10. 细辛

【来源】马兜铃科植物北细辛、汉城细辛或华细辛的干燥根及根茎。前两种习称“辽细辛”。

【产地】北细辛与汉城细辛主产于东北地区。华细辛主产于陕西、河南、山东、浙江。

【性状鉴别】常卷曲成团，根茎呈不规则圆形，外表皮灰棕色，有时可见环形的节。根细，表面灰黄色，平滑或具纵皱纹。切面黄白色或白色。气辛香，味辛辣、麻舌（图3-5-7）。

【功效】**解表散寒，祛风止痛，通窍，温肺化饮。**

【应用】①风寒感冒。②**头痛，牙痛，风湿痹痛**。③**鼻渊**。④肺寒咳喘。

【用量用法】煎服，1~3g；散剂，每次服0.5~1g。

【使用注意】阴虚阳亢头痛、肺燥阴伤干咳者忌用。不宜与藜芦同用。

11. 藁本

【来源】伞形科植物藁本或辽藁本的干燥根茎和根。

【产地】陕西、甘肃、河南、四川。

【性状鉴别】根茎呈不规则结节状圆柱形，稍扭曲，有分枝。外表皮棕褐色至黑褐色，粗糙。切面黄色至浅黄褐色，具裂隙或孔洞，纤维性。气浓香，味辛、苦、微麻（图3-5-8）。

【功效】祛风散寒，除湿止痛。

12. 苍耳子

【来源】菊科植物苍耳的干燥成熟带总苞的果实。

【产地】江西、山东、湖北、江苏。

【性状鉴别】炒苍耳子：纺锤形或卵圆形，表面黄褐色，有刺痕，微有香气。

【功效】发散风寒，通鼻窍，祛风湿，止痛。

【使用注意】血虚头痛不宜使用。**过量服用易致中毒。**

13. 辛夷

【来源】木兰科植物望春花、玉兰或武当玉兰的干燥花蕾。

【产地】望春花主产于河南及湖北。武当玉兰主产于四川北川、湖北、陕西。

【性状鉴别】望春花：长卵形，似毛笔头。基部常具短梗。苞片外表面密被灰白色或灰绿色有光泽的长绒毛。气芳香，味辛、凉而稍苦（图 3-5-9）。

【功效】发散风寒，通鼻窍。

【应用】①风寒感冒。②头痛鼻塞，鼻渊。

## 三、发散风热药

1. 薄荷

【来源】唇形科植物薄荷的干燥地上部分。

【产地】江苏、浙江、湖南。

【性状鉴别】不规则的段。茎方柱形，表面紫棕色或淡绿色，具纵棱线，棱角处具茸毛。叶多破碎。轮伞花序腋生，花萼钟状，揉搓后有特殊清凉香气，味辛凉。

【性能】辛，凉。归肺、肝经。

【功效】**疏散风热，清利头目，利咽透疹，疏肝行气**。

【应用】①风热感冒，温病初起。②风热头痛，目赤多泪，咽喉肿痛。③麻疹不透，风疹瘙痒。④肝郁气滞，胸闷胁痛。⑤夏令感受暑湿秽浊之气，脘腹胀痛，呕吐泄泻。

【用法】煎服，宜**后下**。薄荷叶长于发汗解表，薄荷梗偏于行气和中。

2. 牛蒡子

【来源】菊科植物牛蒡的干燥成熟果实。

【产地】东北及浙江等地。

【性状鉴别】长倒卵形，略扁，微弯曲，表面灰褐色，略有紫黑色斑点，纵棱数条，果皮较硬，淡黄白色，富油性。气微，味苦后微辛而稍麻舌（图 3-5-10）。

【功效】**疏散风热，宣肺祛痰，利咽透疹，解毒散肿**。

【应用】①风热感冒，温病初期。②麻疹不透，风疹瘙痒。③**痈肿疮毒，丹毒，痄腮，喉痹**。

【使用注意】本品性寒，滑肠通便，**气虚便溏者慎用**。

3. 蝉蜕

【来源】蝉科昆虫黑蚱的若虫羽化时脱落的皮壳。

【产地】浙江、山东、江苏、河北。

【性状鉴别】略呈椭圆形而弯曲，表面黄棕色，半透明，有光泽。头部有丝状触角 1 对，多已断落，复眼突出。额部先端突出，口吻发达，上唇宽短，下唇伸长成管状。胸部背面呈十字形裂开。体轻，中空，易碎。气微，味淡。

【性能】甘，寒。**归肺、肝经**。

【功效】**疏散风热，利咽开音，透疹，明目退翳，息风止痉**。

【应用】①风热感冒，温病初起，咽痛喑哑。②麻疹不透，风疹瘙痒。③目赤翳障。④急慢惊风，破伤风证。⑤小儿夜啼不安。

4. 桑叶

【来源】桑科植物桑的干燥叶。

【产地】河南、安徽、浙江、江苏、湖南、四川。

【性状鉴别】皱缩、破碎。完整的叶片有柄，展平后呈卵形或宽卵形；先端渐尖，基部截形、圆形或心形，边缘有锯齿或钝锯齿，有的不规则分裂。上表面黄绿色或浅黄棕色，有时可见小疣状突起；下表面色稍浅，叶脉突出，小脉网状，脉上被疏毛，脉基具簇毛。质脆。气微，味淡，微苦涩。

【功效】**疏散风热，清肺润燥，平抑肝阳，清肝明目**。

【应用】①风热感冒，温病初起。②肺热咳嗽，燥热咳嗽。③肝阳上亢眩晕。④目赤昏花。⑤血热妄行吐血、衄血之轻证。

5. 菊花

【来源】菊科植物菊的干燥头状花序。分“亳菊、滁菊、贡菊、杭菊、怀菊”。

【产地】安徽、浙江、江苏、河南。

【功效】**疏散风热，平抑肝阳，清肝明目，清热解毒。**

【应用】①风热感冒，温病初起。②肝阳眩晕，肝风实证。③目赤昏花。④疮痈肿毒。

6. 蔓荆子

【来源】马鞭草科植物单叶蔓荆或蔓荆的干燥成熟果实。

【产地】山东、江西、浙江、福建。

【性状鉴别】本品呈球形，直径4～6mm。表面灰黑色或黑褐色，被灰白色粉霜状茸毛，有纵向浅沟4条，顶端微凹，基部有灰白色宿萼及短果梗。萼长为果实的1/3～2/3，5齿裂，其中2裂较深，密被茸毛。体轻，质坚韧，不易破碎，横切面可见4室，每室有种子1枚。气特异而芳香，味淡、微辛。

【功效】疏散风热，清利头目。

7. 柴胡

【来源】伞形科植物柴胡或狭叶柴胡的干燥根。

【产地】北柴胡主产于河北、河南、辽宁、湖北。南柴胡主产于湖北、四川、安徽、黑龙江等省。

【性状鉴别】北柴胡呈不规则厚片。外表皮黑褐色或浅棕色，具纵皱纹和支根痕，切面淡黄白色，纤维性。质硬。气微香，味微苦。南柴胡呈类圆形或不规则片。外表皮红棕色或黑褐色。切面黄白色，平坦，具败油气。

【性能】辛、苦、微寒。归肝、胆经。

【功效】**解表退热，疏肝解郁，升举阳气。**

【应用】①**表证发热，少阳证**。②**肝郁气滞证**。为疏肝解郁要药。③气虚下陷，脏器脱垂。④疟疾寒热。

8. 升麻

【来源】毛茛科植物大三叶升麻、兴安升麻或升麻的干燥根茎。

【产地】辽宁、吉林、黑龙江。

【性状鉴别】不规则的长形块状，多分枝，呈结节状，表面黑褐色或棕褐色，粗糙不平，有坚硬的细须根残留，上面有数个圆形空洞的茎基痕，洞内壁显网状沟纹；下面凹凸不平，具须根痕。体轻，质坚硬，不易折断，断面不平坦，有裂隙，纤维性，黄绿色或淡黄白色。气微，味微苦而涩（图3-5-11）。

【功效】**解表透疹**，清热解毒，升举阳气。

9. 葛根

【来源】豆科植物野葛的干燥根。

【产地】湖南、河南、广东、浙江。

【性状鉴别】不规则的厚片、粗丝或边长为5～12mm的方块。切面浅黄棕色至棕黄色。质韧，纤维性强。气微，味微甜（图3-5-12）。

【性能】甘、辛，凉。归脾、胃经。

【功效】**解肌退热，透疹，生津止渴，升阳止泻。**

【应用】①**表证发热，项背强痛**。②麻疹不透。③热病口渴，阴虚消渴。④热泻热痢，脾虚泄泻。

【用法】解肌退热、透疹、生津宜生用，升阳止泻宜煨用。

# 第六单元　清　热　药

## 知识点概要

### 一、概述

清热药的使用注意事项

（1）脾胃气虚，食少便溏者慎用。

（2）苦寒药物易化燥伤阴，热证伤阴或阴虚患者慎用。

（3）阴盛格阳、真寒假热之证，禁用清热药。

（4）中病即止，以免克伐太过，损伤正气。

## 二、清热泻火药

1. 石膏

【来源】硫酸盐类矿物硬石膏族石膏，主含含水硫酸钙（$CaSO_4 \cdot 2H_2O$）。

【产地】湖北省应城。

【性状鉴别】纤维状的集合体，呈长块状或不规则块状，大小不一。类白色、灰白色或淡黄色，纵断面具纤维状纹理，显绢丝样光泽，气微，味淡。

【性能】**甘、辛，大寒**。归肺、胃经。

【功效】**生用：清热泻火，除烦止渴**。**煅用：敛疮生肌，收湿，止血**。

【应用】①**温热病气分实热证**。②肺热喘咳证。③胃火牙痛、头痛，实热消渴。④溃疡不敛，湿疹瘙痒，水火烫伤，外伤出血等。

2. 知母

【来源】百合科植物知母的干燥根茎。

【产地】主产于河北省。

【性状鉴别】毛知母：长条状，微弯曲，略扁。顶端有“金包头”。质硬，易折断，断面黄白色。气微，味微甜，略苦，嚼之带黏性（图 3-6-1）。

【性能】苦、甘，寒。归肺、胃、肾经。

【功效】**清热泻火，生津润燥**。

【应用】①热病烦渴。②肺热燥咳。③**骨蒸潮热**。④内热消渴。⑤肠燥便秘。

3. 芦根

【来源】禾本科植物芦苇的新鲜或干燥根茎。

【产地】我国各地均有分布。

【性状鉴别】鲜芦根：圆柱形段，表面黄白色，有光泽，节呈环状。切面黄白色，中空，有小孔排列成环。气微，味甘。

【功效】清热泻火，生津止渴，除烦，止呕，利尿。

【应用】①热病烦渴。②胃热呕哕。③肺热咳嗽，肺痈吐脓。④热淋涩痛。

4. 天花粉

【来源】葫芦科植物栝楼或双边栝楼的干燥根。

【产地】栝楼主产于河南、山东、江苏、安徽。双边栝楼主产于四川省。

【性状鉴别】类圆形、半圆形或不规则的厚片。外表皮黄白色或淡棕黄色。切面可见黄色木质部小孔，略呈放射状排列。气微，味微苦（图 3-6-2）。

【功效】清热泻火，生津止渴，消肿排脓。

【应用】①热病烦渴。②肺热燥咳。③内热消渴。④疮疡肿毒。

◆ **提醒**：天花粉主治热病烦渴，肺热燥渴，内热消渴，疮疡肿毒。

5. 淡竹叶

【来源】禾本科植物淡竹叶的干燥茎叶。

【产地】浙江、江苏、湖南、湖北。

【性状鉴别】圆柱形，有节，表面淡黄绿色，断面中空。叶鞘开裂。叶片披针形，表面浅绿色或黄绿色。叶脉平行，具横行小脉，形成长方形的网格状。体轻，质柔韧。气微，味淡（图 3-6-3）。

【功效】清热泻火，除烦，利尿。

6. 栀子

【来源】茜草科植物栀子的干燥成熟果实。

【产地】湖南、江西、湖北、浙江。

【性状鉴别】呈长卵圆形或椭圆形。表面红黄色或棕红色，具6条翅状纵棱，棱间常有1条明显的纵脉纹。果皮薄而脆，略有光泽；内表面色较浅，有光泽，具2~3条隆起的假隔膜。气微，味微酸而苦（图3-6-4）。

【性能】苦，寒。归心、肺、三焦经。

【功效】**泻火除烦，清热利湿，凉血解毒。**

【应用】①**热病心烦**。②**湿热黄疸**。③**血淋涩痛**。④**血热吐衄**。⑤**目赤肿痛**。⑥**火毒疮疡**。

7. 夏枯草

【来源】唇形科植物夏枯草的干燥果穗。

【产地】江苏、安徽、河南。

【性状鉴别】圆柱形，略扁，淡棕色至棕红色。全穗由数轮至10数轮宿萼与苞片组成，每轮有对生苞片2片，呈扇形，先端尖尾状，外表面有白毛。体轻，气微，味淡。

【功效】**清热泻火，明目，散结消肿。**

【应用】①**目赤肿痛**，头痛眩晕，目珠夜痛。②瘰疬，瘿瘤。③乳痈肿痛。

8. 决明子

【来源】豆科植物决明或小决明的干燥成熟种子。

【产地】安徽、江苏、浙江、广东。

【性状鉴别】略呈菱状方形或短圆柱形，两端平行倾斜，形似马蹄。平滑有光泽。背腹面各有一条突起的棱线。质坚硬，不易破碎。气微，味微苦（图3-6-5）。

【功效】**清热明目，润肠通便。**

## 三、清热燥湿药

1. 黄芩

【来源】唇形科植物黄芩的干燥根。

【产地】河北、山西、内蒙古、辽宁。

【性状鉴别】类圆形或不规则形薄片。外表皮黄棕色或棕褐色。切面黄棕色或黄绿色，具放射状纹理（图3-6-6）。

【性能】苦，寒。归肺、胆、脾、胃、大肠、小肠经。

【功效】**清热燥湿，泻火解毒，止血，安胎。**

【应用】①湿温，暑湿，胸闷呕恶，湿热痞满，黄疸泻痢等。②肺热咳嗽，高热烦渴。③血热吐衄。④痈肿疮毒。⑤胎动不安。

2. 黄连

【来源】毛茛科植物黄连、三角叶黄连或云连的干燥根茎。以上三种分别习称"味连""雅连""云连"。

【产地】味连主产于四川石柱县。雅连主产于四川洪雅、峨眉。云连主产于云南德钦、碧江及西藏地区。

【性状鉴别】味连：多分枝，常弯曲，形如鸡爪，有"过桥"。气微，味极苦（图3-6-7）。

【性能】苦，寒。归心、脾、胃、胆、大肠经。

【功效】**清热燥湿，泻火解毒。**

【应用】①湿热痞满，呕吐吞酸。②湿热泻痢。③高热神昏，心烦不寐，血热吐衄。④痈肿疖疮，目赤牙痛。⑤消渴。⑥外治湿疹、湿疮、耳道流脓。

3. 黄柏

【来源】芸香科植物黄皮树的干燥树皮。习称"川黄柏"。

【产地】主产于四川、贵州等省；陕西、湖北、云南、湖南等省区亦产。

【性状鉴别】板片状或浅槽状，外表面黄褐色或黄棕色，平坦或具有纵沟纹。体轻，质硬。断面纤维性，呈裂片状分层，深黄色。气微，味极苦，嚼之有黏性（图3-6-8）。

【性能】苦，寒。归肾、膀胱、大肠经。

【功效】清热燥湿，泻火解毒，**除骨蒸。**

【应用】①湿热带下，热淋涩痛。②湿热泻痢，黄疸。③湿热脚气，痿证。④骨蒸劳热，盗汗，遗精。⑤疮疡肿毒，湿疹瘙痒。

4. 龙胆草

【来源】龙胆科植物龙胆、三花龙胆、条叶龙胆或滇龙胆的干燥根及根茎。

【产地】龙胆主产于东北地区。三花龙胆主产于东北及内蒙古等省区，条叶龙胆主产于东北地区。滇龙胆主产于云南。

【性状鉴别】龙胆呈不规则的段。根茎呈不规则块片。表面暗灰棕色或深棕色。上端有茎痕或残留茎基，周围和下端着生多数细长的根。根圆柱形，表面淡黄色至黄棕色，切面皮部黄白色至棕黄色，木部色较浅。气微，味甚苦（图3-6-9）。

【功效】**清热燥湿，泻肝胆火。**

【应用】①湿热黄疸，阴肿阴痒，带下，湿疹瘙痒。②肝火头痛，目赤耳聋，胁痛口苦。③惊风抽搐。

5. 苦参

【来源】豆科植物苦参的干燥根。

【产地】山西、河南、河北。

【性状鉴别】类圆形或不规则形的厚片。外表皮灰棕色或棕黄色，外皮薄，常破裂反卷或脱落，光滑。切面黄白色，纤维性，具放射状纹理和裂隙。气微，味极苦（图3-6-10）。

【功效】**清热燥湿，杀虫，利尿。**

【应用】①湿热泻痢，便血，黄疸。②湿热带下，阴肿阴痒，湿疹湿疮，皮肤瘙痒，疥癣。③湿热小便不利。

## 四、清热解毒药

1. 金银花

【来源】忍冬科植物忍冬的干燥花蕾或初开的花。

【产地】山东、河南。

【性状鉴别】呈小棒状，上粗下细，略弯曲。长2~3cm，表面黄白色或绿白色，密被短柔毛。气清香，味淡，微苦（图3-6-11）。

【性能】甘，寒。归肺、心、胃经。

【功效】**清热解毒，疏散风热。**

【应用】①痈肿疔疮。②外感风热，温病初起。③热毒血痢。④咽喉肿痛、小儿热疮及痱子。

2. 连翘

【来源】木犀科植物连翘的干燥果实。

【产地】山东、陕西、河南。

【性状鉴别】呈长卵形至卵形，稍扁。表面有不规则的纵皱纹及多数凸起的小斑点。顶端锐尖。气微香，味苦（图3-6-12）。

【性能】苦，微寒。归肺、心、小肠经。

【功效】**清热解毒，消肿散结，疏散风热。**

【应用】①**痈肿疮毒，瘰疬痰核。有“疮家圣药”之称**。②风热外感，温病初起。③**热淋涩痛**。

3. 穿心莲

【来源】爵床科植物穿心莲的干燥地上部分。

【产地】广东、广西、福建。

【性状鉴别】呈不规则的段。茎方柱形，节稍膨大。切面不平坦，具类白色髓。叶片多皱缩或破碎，完整者展开后呈披针形或卵状披针形，上表面绿色，下表面灰绿色，两面光滑。气微，味极苦（图3-6-13）。

【功效】清热解毒，凉血，消肿，燥湿。

【使用注意】不宜多服久服；**脾胃虚寒者不宜用。**

4. 大青叶

【来源】十字花科植物菘蓝的干燥叶。

【产地】河北、陕西、江苏、安徽。

【性状鉴别】不规则的碎段。叶片暗灰绿色，叶上表面有的可见色较深稍突起的小点；叶柄碎片淡棕黄色。质脆。气微，味微酸、苦、涩（图 3-6-14）。

【功效】清热解毒，凉血消斑。

【应用】①**热入营血，温毒发斑**。②**喉痹口疮，痄腮丹毒**。

5. 青黛

【来源】爵床科植物马兰、蓼科植物蓼蓝或十字花科植物菘蓝的叶或茎叶经加工制得的干燥粉末、团块或颗粒。

【产地】福建、河北、江苏、云南、安徽。

【性状鉴别】为深蓝色粉末，体轻，易飞扬；或呈不规则多孔性团块、颗粒，手搓捻即成细末。微有草腥气，味淡（图 3-6-15）。

【功效】清热解毒，凉血消斑，清肝泻火，**定惊**。

【应用】①温毒发斑，血热吐衄。②咽痛口疮，火毒疮疡。③咳嗽胸痛，痰中带血。④暑热惊痫，惊风抽搐。

【用量用法】**内服 1.5~3g**。本品难溶于水，一般作**散剂冲服**，或入丸剂服用。外用适量。

6. 贯众

【来源】鳞毛蕨科植物粗茎鳞毛蕨的干燥根茎及叶柄残基。习称“东北贯众”或“绵马贯众”。

【产地】黑龙江、吉林、辽宁。

【性状鉴别】呈不规则的厚片或碎块。根茎外表面黄棕色至黑褐色，多被有叶柄残基，有的可见棕色鳞片，切面淡棕色至红棕色，有黄白色维管束小点，环状排列。气特异，味初淡而微涩，后渐苦、辛（图 3-6-16）。

【功效】**清热解毒，凉血止血，杀虫**。

【应用】①风热感冒，温毒发斑。②血热出血，**虫疾**。③烧烫伤及妇人带下。

【用法用量】煎服，4.5~9g。**杀虫及清热解毒宜生用，止血宜炒炭用**。外用适量。

7. 蒲公英

【来源】菊科植物蒲公英、碱地蒲公英或同属多种植物的干燥全草。

【产地】山西、河北、山东及东北。

【性状鉴别】呈皱缩卷曲的团块。根呈圆锥状，多弯曲。根头部有棕褐色或黄白色的绒毛。气微，味微苦。

【功效】**清热解毒，消肿散结，利湿通淋**。

【应用】①痈肿疔毒，乳痈内痈。②热淋涩痛，湿热黄疸。③目赤肿痛。

8. 紫花地丁

【来源】堇菜科植物紫花地丁的干燥全草。

【产地】江苏、浙江及东北。

【性状鉴别】多皱缩成团。主根长圆锥形，淡黄棕色，有细纵皱纹。叶基生，灰绿色，展平后叶片呈披针形或卵状披针形，边缘具钝锯齿，两面有毛。蒴果椭圆形或 3 裂，种子多数。气微，味微苦，稍黏（图 3-6-17）。

【功效】清热解毒，凉血消肿。

9. 土茯苓

【来源】百合科植物光叶菝葜的干燥根茎。

【产地】广东、湖南、湖北、浙江、安徽。

【性状鉴别】呈长圆形或不规则的薄片，边缘不整齐，切面黄白色或红棕色，粉性，可见点状维管束及多数小亮点。以水湿润后有黏滑感。气微，味微甘、涩。

【功效】**解毒，除湿，通利关节**。

10. 鱼腥草

【来源】三白草科植物蕺菜的新鲜全草或干燥地上部分。

【产地】长江流域以南各省。

【性状鉴别】为不规则的段。茎呈扁圆柱形，表面淡红棕色至黄棕色，有纵棱。叶片多破碎，黄棕色至暗棕色。穗状花序黄棕色。搓碎具鱼腥气，味涩。

【功效】**清热解毒，消痈排脓，利尿通淋**。

【应用】①肺痈吐脓，肺热咳嗽。②热毒疮痈。③湿热淋证。④湿热泻痢。

11. 射干

【来源】鸢尾科植物射干的干燥根茎。

【产地】河南、湖北、江苏、安徽。

【性状鉴别】不规则形或长条形的薄片。外表皮黄褐色、棕褐色或黑褐色，皱缩，可见残留的须根和须根痕，有的可见环纹。切面淡黄色或鲜黄色，具散在筋脉小点或筋脉纹，有的可见环纹。气微，味苦、微辛（图 3-6-18）。

【功效】**清热解毒，消痰，利咽**。

【应用】①咽喉肿痛。②痰盛咳喘。

12. 山豆根

【来源】豆科植物越南槐的干燥根及根茎。

【产地】主产于广西、广东。习称“广豆根”。

【性状鉴别】不规则的类圆形厚片。外表皮棕色至棕褐色。切面皮部浅棕色，木部淡黄色。有豆腥气，味极苦。

【功效】清热解毒，**利咽消肿**。

13. 马勃

【来源】灰包科真菌脱皮马勃、大马勃或紫色马勃的干燥子实体。

【产地】脱皮马勃主产于辽宁、甘肃、江苏、安徽等省。大马勃主产于内蒙古、青海、河北、甘肃等省区。紫色马勃主产于广东、广西、江苏、湖北等省区。

【性状鉴别】脱皮马勃：球形或类球形。包被呈灰棕色至黄褐色，纸质，常破碎成块片状，或已全部脱落。孢体呈灰褐色或浅褐色，紧密，有弹性，用手撕之，内有灰褐色似棉絮状的丝状物。触之则孢子呈尘土样飞扬，手捻有细腻感。气似尘土，无味。

【功效】清热解毒，利咽，止血。

14. 白头翁

【来源】毛茛科植物白头翁的干燥根。

【产地】东北、内蒙古及华北。

【性状鉴别】呈类圆形的片。外表皮黄棕色或棕褐色，具不规则纵皱纹或纵沟，近根头部有白色绒毛。切面皮部黄白色或淡黄棕色，木部淡黄色。气微，味微苦涩。

【功效】清热解毒，凉血止痢。

【应用】①热毒血痢。②疮痈肿毒。③血热出血，温疟发热烦躁。

15. 马齿苋

【来源】马齿苋科马齿苋的全草。

【产地】全国各地均产。

【性状鉴别】呈不规则的段。茎圆柱形，表面黄褐色，有明显纵沟纹。叶多破碎，完整者展平后呈倒卵形，先端钝平或微缺，全缘。蒴果圆锥形，内含多数细小种子。气微，味微酸。

【功效】清热解毒，凉血止血，止痢。

## 五、清热凉血药

1. 生地黄

【来源】玄参科植物地黄的新鲜或干燥块根。

【产地】河南省温县、博爱、武陟、孟县。

【性状鉴别】类圆形或不规则的厚片。外表皮棕黑色或棕灰色，极皱缩，具不规则的横曲纹。切面棕黑色或乌黑色，有光泽，具黏性。气微，味微甜（图 3-6-19）。

【性能】甘、苦，寒。归心、肝、肾经。

【功效】**清热凉血，养阴生津**。

【应用】①**热入营血，舌绛烦渴，斑疹吐衄**。为清热、凉血、止血要药。②阴虚内热，骨蒸劳热。③津伤口渴，内热消渴，肠燥便秘。

2. 玄参

【来源】玄参科植物玄参的干燥根。

【产地】浙江、湖北、江苏、江西。

【性状鉴别】呈类圆柱形或椭圆形的薄片。外表皮灰黄色或灰褐色。切面黑色，微有光泽，有的具裂隙。气特异似焦糖，味甘、微苦（图3-6-20）。

【性能】甘、苦、咸，微寒。归肺、胃、肾经。

【功效】**清热凉血，泻火解毒，滋阴**。

【应用】①温邪入营，内陷心包，温毒发斑。②热病伤阴，津伤便秘，骨蒸劳嗽。③目赤咽痛，瘰疬，白喉，痈肿疮毒。

3. 牡丹皮

【来源】毛茛科植物牡丹的干燥根皮。

【产地】安徽、四川、河南、山东。

【性状鉴别】圆形或卷曲形的薄片。连丹皮外表面灰褐色或黄褐色，栓皮脱落处粉红色；刮丹皮外表面红棕色或淡灰黄色。内表面有时可见发亮的结晶。切面淡粉红色，粉性。气芳香，味微苦而涩（图3-6-21）。

【性能】苦、辛，微寒。归心、肝、肾经。

【功效】**清热凉血，活血祛瘀**。

【应用】①温毒发斑，血热吐衄。②温病伤阴，阴虚发热，夜热早凉，**无汗骨蒸。为治无汗骨蒸要药**。③血滞经闭，痛经，跌打伤痛。④痈肿疮毒。

4. 赤芍

【来源】毛茛科植物芍药或川赤芍的干燥根。

【产地】芍药主产于内蒙古、东北。赤芍主产于四川。

【性状鉴别】为类圆形切片，外表皮棕褐色。切面粉白色或粉红色，皮部窄，木部放射状纹理明显，有的有裂隙。气微香，味微苦、酸涩（图3-6-22）。

【功效】**清热凉血，散瘀止痛**。

【应用】①**温毒发斑，血热吐衄**。②**目赤肿痛，痈肿疮毒**。③**肝郁胁痛，经闭痛经，癥瘕腹痛，跌打损伤**。

5. 紫草

【来源】紫草科植物新疆紫草（软紫草）或内蒙紫草的干燥根。

【产地】新疆紫草主产于新疆、西藏。内蒙紫草主产于内蒙古、甘肃。

【性状鉴别】软紫草为不规则圆柱形切片或条形片状，紫红色或紫褐色。皮部深紫色。圆柱形切片，木部较小，黄白色或黄色（图3-6-23）。

【功效】清热凉血，活血，解毒透疹。

## 六、清虚热药

1. 青蒿

【来源】菊科植物黄花蒿的干燥地上部分。

【产地】分布于全国各地。

【性状鉴别】蒿茎呈圆柱形，上部多分枝，表面黄绿色或棕黄色，具纵棱线。质略硬，易折断，断面中部有髓。叶互生，卷缩易碎，为三回羽状深裂。气香特异，味微苦（图3-6-24）。

【性能】苦、辛，寒。归肝、胆经。

【功效】**清透虚热，凉血除蒸，解暑，截疟**。

【应用】①**温邪伤阴，夜热早凉**。②**阴虚发热，劳热骨蒸**。③**暑热外感，发热口渴**。④**疟疾寒热**。

2. 白薇

【来源】萝藦科多年生草本植物白薇和蔓生白薇的干燥根及根茎。

【产地】主产于安徽、河北、辽宁。

【性状鉴别】根茎粗短，有结节，多弯曲。表面棕黄色，质脆，易折断，断面皮部黄白色，木部黄色。气微，味微苦。

【功效】清热凉血，利尿通淋，解毒疗疮。

3. 地骨皮

【来源】茄科植物枸杞或宁夏枸杞的干燥根皮。

【产地】枸杞主产于河北、河南、山西、陕西。宁夏枸杞主产于宁夏、甘肃。

【性状鉴别】呈筒状、槽状或不规则卷片。外表面灰黄色至棕黄色，易成鳞片状剥落。体轻，质脆，易折断，断面不平坦。气微，味微甘而后苦（图 3-6-25）。

【性能】甘，寒。归肺、肝、肾经。

【功效】**凉血除蒸，清肺降火**，生津止渴。

【应用】①阴虚发热，**盗汗骨蒸**。②肺热咳嗽。③血热出血证。④内热消渴。

4. 银柴胡

【来源】石竹科植物银柴胡的干燥根。

【产地】宁夏、甘肃、陕西、内蒙古。

【性状鉴别】呈类圆形，表面浅棕黄色至浅棕色，多具孔穴状或盘状小凹坑，习称“砂眼”，根头部有多数密集的疣状突起的芽苞或茎的残基，习称“珍珠盘”。质硬而脆，易折断，木质部有黄白相间的放射状纹理。气微，味甘。

【功效】退虚热，清疳热。

5. 胡黄连

【来源】玄参科植物胡黄连的干燥根茎。

【产地】主产于西藏。

【性状鉴别】呈不规则的圆形薄片。外表皮灰棕色至暗棕色。切面灰黄色或棕黑色，木部有类白色点状维管束排列成环，气微，味极苦。

【功效】**退虚热，除疳热，清湿热**。

# 第七单元　泻　下　药

## 知识点概要

### 一、概述

泻下药的使用注意事项

（1）使用泻下药中的攻下药、峻下逐水药时，因其作用峻猛，或有毒性，易伤正气及脾胃，故年老体虚、脾胃虚弱者慎用。

（2）妇女胎前产后及月经期忌用；应用作用较强的泻下药时，当奏效即止，慎勿过剂，以免伤胃气；应用作用峻猛而有毒性的泻下药时，一定要严格炮制法度，控制用量，避免中毒现象发生，确保用药安全。

### 二、攻下药

1. 大黄

【来源】蓼科植物掌叶大黄、唐古特大黄或药用大黄的干燥根及根茎。

【产地】掌叶大黄主产于甘肃、青海、西藏、四川。唐古特大黄主产于青海、甘肃、西藏。药用大黄主产于四川、贵州、云南、湖北。

【性状鉴别】不规则类圆形厚片或块。外表皮黄棕色或棕褐色，有纵皱纹及疙瘩状隆起。切面黄棕色至淡红棕色，有明显散在或排列成环的星点，有空隙。气清香，味苦而微涩，嚼之黏牙，有沙粒感，唾液染成黄色

(图 3-7-1)。

【性能】苦，寒。归脾、胃、大肠、肝、心包经。

【功效】**泻下攻积，清热泻火，凉血解毒，逐瘀通经。**

【应用】①积滞便秘。②血热吐衄，目赤咽肿。③热毒疮疡，烧烫伤。④瘀血诸证。⑤湿热痢疾、黄疸、淋证。

【用法用量】煎服，5~15g。外用适量。

【使用注意】本品为峻烈攻下之品，易伤正气，如非实证，不宜妄用；脾胃虚弱者慎用；其性沉降，且善活血祛瘀，**故妇女怀孕、月经期、哺乳期应忌用。**

◆ **提醒：**大黄药性强烈，非实证不宜妄用，脾胃虚弱慎用。

2. 芒硝

【来源】硫酸盐类矿物芒硝族矿物芒硝，经加工精制而成的结晶体。主含含水硫酸钠（$Na_2SO_4 \cdot 10H_2O$）。

【产地】全国大部分地区均有生产。

【性状鉴别】呈棱柱状、长方体或不规则块状及颗粒状，两端不整齐，大小不一。无色透明或类白色半透明，暴露空气中则表面渐风化而覆盖一层白色粉末。具玻璃样光泽。条痕白色。气微，味咸。

【功效】**泻下攻积，润燥软坚，清热消肿。**

【应用】①积滞便秘。②咽痛、口疮、目赤、疮痈肿痛。

【用法用量】内服，10~15g，冲入药汁内或开水溶化后服。外用适量。

【使用注意】**孕妇及哺乳期妇女忌用或慎用。**

3. 番泻叶

【来源】豆科植物狭叶番泻或尖叶番泻的干燥小叶。

【产地】狭叶番泻主产于红海以东至印度一带，现盛栽于印度南端丁内未利。尖叶番泻主产于埃及的尼罗河中上游地方。

【性状鉴别】狭叶番泻叶呈长卵形或卵状披针形，全缘，叶端急尖，革质，气微弱而特异，味微苦，稍有黏性，用开水浸泡为茶色（图 3-7-2）。

【功效】泻下通便。

【用法用量】**温开水泡服**，1.5~3g。煎服，2~6g，**宜后下**。

【使用注意】妇女哺乳期、月经期及孕妇忌用。

## 三、润下药

1. 火麻仁

【来源】桑科植物大麻的干燥成熟果实。

【产地】全国各地均有。

【性状鉴别】呈卵圆形，表面灰绿色或灰黄色，有微细的白色或棕色网纹，两边有棱。果皮薄而脆，易破碎。种皮绿色。气微，味淡。

【功效】润肠通便。

2. 郁李仁

【来源】蔷薇科植物欧李和郁李或长柄扁桃的成熟种子，前两种习称“小李仁”，后一种习称“大李仁”。

【产地】辽宁、吉林、黑龙江、河北、内蒙古。

【性状鉴别】呈卵形，表面黄白色或浅棕色，一端尖，另端钝圆。尖端一侧有线形种脐。气微，味微苦。

【功效】**润肠通便，利水消肿。**

## 四、峻下逐水药

1. 甘遂

【来源】大戟科植物甘遂的干燥块根。

【产地】陕西、山西、河南。

【性状鉴别】呈椭圆形、长圆柱形或连珠形。表面类白色或黄白色，凹陷处有棕色外皮残留，质脆，易折断，断面粉性，白色，木部微显放射状纹理；凹陷处有棕色外皮残留。气微，味微甘而辣。

【用法用量】**入丸、散服，每次 0.5~1g**。外用适量，生用。内服醋制用，以减低毒性。

【使用注意】虚弱者及孕妇忌用。**不宜与甘草同用**。

2. 牵牛子

【来源】旋花科植物裂叶牵牛或圆叶牵牛的干燥成熟种子。

【产地】主产于辽宁。

【性状鉴别】呈橘瓣状，表面灰黑色（黑丑）或淡黄白色（白丑），背面有1条浅纵沟，腹面棱线的下端有一点状种脐，微凹。质硬，水浸后种皮呈龟裂状，有明显的黏滑感。气微，味辛、苦，有麻舌感（图3-7-3）。

【用法用量】**煎服，3~9g；入丸散剂，每次 1.5~3g**。本品炒用药性减缓。

【使用注意】孕妇忌用。**不宜与巴豆、巴豆霜同用**。

3. 巴豆

【来源】大戟科植物巴豆的干燥成熟果实。

【产地】四川、贵州、云南、广西。

【性状鉴别】呈卵圆形，一般具三棱。表面灰黄色或稍深，粗糙，有纵线6条，顶端平截，基本有果柄痕。气微，味辛辣。不宜口尝（图3-7-4）。

【用法用量】**入丸散，每次 0.1~0.3g**。大多制成巴豆霜用，以减低毒性。外用适量。

【使用注意】孕妇及体弱者忌用。**不宜与牵牛子同用**。

◆ **提醒：**甘遂、牵牛子、巴豆均为有毒药物，注意掌握其用量。

# 第八单元　祛风湿药

## 知识点概要

### 一、概述

祛风湿药的使用注意事项

（1）痹证多属慢性病，为了服用方便，可制成酒剂或丸散剂。也可制成外敷剂型，直接用于患处。

（2）部分祛风湿药辛温性燥，易耗伤阴血，阴亏血虚者应慎用。

### 二、祛风寒湿药

1. 独活

【来源】伞形科植物重齿毛当归的干燥根。

【产地】湖北、四川。

【性状鉴别】类圆形薄片。外表皮灰褐色或棕褐色，具皱纹。切面皮部灰白色至灰褐色，有多数散在棕色油点，木部灰黄色至黄棕色，形成层环棕色。有特异香气。味苦辛、微麻舌。

【性能】辛、苦，微温。归肾、膀胱经。

【功效】**祛风湿，止痛，解表**。

【应用】①风寒湿痹。尤以腰以下寒湿痹痛为宜。②风寒夹湿表证。③少阴头痛，善治风扰肾经，伏而不出之少阴头痛。④皮肤瘙痒。

◆ **提醒：**独活可与解表药的羌活对比记忆，二者功效相似，只是侧重不同。

2. 威灵仙

【来源】毛茛科植物威灵仙、棉团铁线莲或东北铁线莲的干燥根和根茎。

【产地】威灵仙主产于长江以南各省。棉团铁线莲主产于东北及山东。东北铁线莲主产于东北。

【性状鉴别】不规则的段。表面黑褐色、棕褐色或棕黑色，有细纵纹，有的皮部脱落，露出黄白色木部。切面皮部较广，木部淡黄色，略呈方形或近圆形，皮部与木部间常有裂隙（图3-8-1）。

【功效】**祛风湿，通络止痛，消骨鲠**。

【应用】①风湿痹痛，**骨鲠咽喉**。②跌打伤痛、头痛、牙痛、胃脘痛。③痰饮、噎膈等。

【用法用量】煎服，6~9g。外用，适量。

3. 川乌

【来源】毛茛科植物乌头的干燥母根。

【产地】四川、陕西。

【性状鉴别】呈不规则的圆锥形，稍弯曲，顶端常有残茎，中部多向一侧膨大。表面棕褐色或灰棕色，皱缩。质坚实，断面类白色或浅灰黄色，形成层环纹呈多角形。气微，味辛辣、麻舌（图3-8-2）。

【功效】祛风湿，温经止痛。

【应用】①风寒湿痹。②心腹冷痛，**寒疝疼痛**。③跌打损伤，麻醉止痛。

【用法】煎服，**先煎**、**久煎**。外用，适量。

【使用注意】孕妇忌用。不宜与贝母类、半夏、白及、白蔹、天花粉、瓜蒌类同用。内服一般应炮制用。

4. 木瓜

【来源】蔷薇科植物贴梗海棠的干燥近成熟果实。

【产地】主产于安徽、湖北、四川、浙江。

【性状鉴别】呈长圆形，多纵剖成两半，类月牙形薄片。外表紫红色或红棕色，有不规则的深皱纹。切面棕红色。气微，清香，味酸（图3-8-3）。

【性能】酸，温。归肝、脾经。

【功效】舒筋活络，和胃化湿。

【应用】①风湿痹证。②脚气水肿。③吐泻转筋。

## 三、祛风湿热药

1. 秦艽

【来源】为龙胆科植物秦艽、麻花秦艽、粗茎秦艽或小秦艽的干燥根。

【产地】秦艽主产于甘肃、山西、陕西。粗茎秦艽主产于西南地区。麻花秦艽主产于四川、甘肃、青海、西藏。小秦艽主产于河北、内蒙古及陕西。

【性状鉴别】呈类圆形的厚片。外表皮黄棕色、灰黄色或棕褐色，粗糙，有扭曲纵纹或网状孔纹。切面皮部黄色或棕黄色，木部黄色，有的中心呈枯朽状。气特异，味苦、微涩。

【性能】辛、苦，平。归胃、肝、胆经。

【功效】**祛风湿，通络止痛，退虚热，清湿热**。

【应用】①风湿痹证。为风药中润剂，对风湿痹证无论新久寒热，均可配伍应用。②中风不遂。③骨蒸潮热，疳积发热。④湿热黄疸。

2. 防己

【来源】防己科植物粉防己的干燥根。

【产地】浙江、安徽、湖北、湖南。

【性状鉴别】类圆形或半圆形厚片。外表皮淡灰黄色。切面灰白色，粉性，有稀疏的放射状纹理。气微，味苦（图3-8-4）。

【功效】祛风湿，止痛，**利水消肿**。

【应用】①风湿痹证。②水肿，小便不利，脚气。③湿疹疮毒。④高血压病。

【用法用量】煎服，4.5~9g。

3. 豨莶草

【来源】菊科植物豨莶、腺梗豨莶或毛梗豨莶的地上部分。

【产地】湖南、福建、湖北、江苏。

【性状鉴别】不规则的段。茎略呈方柱形，表面灰绿色、黄棕色或紫棕色，有纵沟和细纵纹，被灰色柔毛。切面髓部类白色。叶多破碎，灰绿色，边缘有钝锯齿，两面皆具白色柔毛。有时可见黄色头状花序。气微，味微苦。

【功效】祛风湿，利关节，解毒。

【用法用量】煎服，9~12g。外用适量。治风湿痹痛、半身不遂宜制用，**治风疹湿疮、疮痈宜生用**。

### 四、祛风湿强筋骨药

1. 五加皮

【来源】五加科植物细柱五加的干燥根皮。

【产地】湖北、河南、四川、湖南。

【性状鉴别】呈不规则卷筒状。外表面灰褐色，有稍扭曲的纵皱纹及横长皮孔，内表面淡黄色或灰黄色，有细纵纹。体轻，质脆，易折断。断面不整齐，灰白色。气微香，味微辣而苦。

【功效】祛风湿，补肝肾，强筋骨，利水。

【应用】①风湿痹证。②筋骨痿软，小儿行迟，体虚乏力。③水肿，脚气。

2. 桑寄生

【来源】桑寄生科植物桑寄生的干燥带叶茎枝。

【产地】福建、广东、广西。

【性状鉴别】茎枝圆柱形，表面灰褐色或红褐色，具细纵纹，棕色点状皮孔，嫩枝有的可见棕褐色茸毛；质坚硬，断面不整齐，皮部红棕色，木部色较浅。叶片多卷缩，具短柄，展平后卵形或椭圆形，表面黄褐色，幼叶被细茸毛，先端钝圆，基部圆形或宽楔形，全缘，革质。气微，味涩。

【性能】苦、甘，平。归肝、肾经。

【功效】**祛风湿，补肝肾，强筋骨，安胎**。

【应用】①**风湿痹证**。②崩漏经多，妊娠漏血，胎动不安。③高血压病。

3. 狗脊

【来源】蚌壳蕨科植物金毛狗脊的干燥根茎。

【产地】福建、四川。

【性状鉴别】生狗脊片：不规则长条形或圆形纵片；周边不整齐，偶有未去尽的金黄色茸毛，外表深棕色；切面浅棕色，较平滑。质坚脆，易折断，有粉性。熟狗脊片呈黑棕色，质坚硬（图 3-8-5）。

【功效】祛风湿，补肝肾，强腰膝。

## 第九单元　化　湿　药

### 知识点概要

### 一、概述

化湿药的使用注意事项

（1）化湿药气味芳香，多含挥发油，一般作散剂服用疗效较好，如入汤剂宜后下，不宜久煎，以免降低疗效。

（2）本类药多辛温香燥，易于耗气伤阴，故阴虚、血虚及气虚者宜慎用。

### 二、具体药物

1. 藿香

【来源】唇形科植物广藿香的干燥地上部分。

【产地】广东。

【性状鉴别】不规则的段。茎略呈方柱形，表面灰褐色、灰黄色或带红棕色，被柔毛。切面有白色髓。叶破碎或皱缩成团，完整者展平后呈卵形或椭圆形，两面均被灰白色绒毛；基部楔形或钝圆，边缘具大小不规则的钝齿；叶柄细，被柔毛。气香特异，味微苦（图 3-9-1）。

【性能】辛，微温。归脾、胃、肺经。

【功效】**化湿，止呕，解暑。**

【应用】①**湿阻中焦。为芳香化湿浊要药。**②**呕吐。**③**暑湿或湿温初起。**

2. 佩兰

【来源】菊科植物佩兰的干燥地上部分。

【产地】河北、山东、江苏、浙江。

【性状鉴别】茎呈圆柱形，表面黄棕色或黄绿色，有明显的节及纵棱线；质脆，断面髓部白色或中空。叶对生，有柄，叶片多皱缩、破碎，绿褐色。气芳香，味微苦。

【功效】化湿、解暑。

3. 苍术

【来源】菊科植物茅苍术或北苍术的干燥根茎。

【产地】茅苍术主产于江苏、湖北、河南。北苍术主产于河北、山西、陕西、内蒙古。

【性状鉴别】不规则类圆形或条形厚片。外表皮灰棕色至黄棕色，有皱纹。切面黄白色或灰白色。气香特异，味微甘、辛、苦（图 3-9-2）。

【性能】辛、苦，温。归脾、胃、肝经。

【功效】**燥湿健脾，祛风散寒。**

【应用】①湿阻中焦证。②风湿痹证。③风寒夹湿表证。④夜盲症及眼目昏涩。

4. 厚朴

【来源】木兰科植物厚朴或凹叶厚朴的干燥干皮、根皮和枝皮。

【产地】四川、湖北、浙江、江西。

【性状鉴别】弯曲的丝条状或单、双卷筒状。外表面灰褐色，有时可见椭圆形皮孔或纵皱纹。内表面紫棕色或深紫褐色，较平滑，具细密纵纹，划之显油痕。切面颗粒性，有油性，有的可见小亮星。气香，味辛辣、微苦（图 3-9-3）。

【性能】**苦、辛，温。**归脾、胃、肺、大肠经。

【功效】**燥湿消痰，下气除满。**

【应用】①湿阻中焦，脘腹胀满。②食积气滞，腹胀便秘。③**痰饮喘咳**。④梅核气。

5. 砂仁

【来源】姜科植物阳春砂、绿壳砂或海南砂的干燥成熟果实。

【产地】阳春砂主产于广东。绿壳砂主产于云南。海南砂主产于海南。

【性状鉴别】阳春砂、绿壳砂果实呈椭圆形或卵圆形，有不明显三棱。表面棕褐色，密生刺状突起。果皮薄而软。种子为不规则多面体，表面棕红色或暗褐色，有细皱纹。气芳香而浓烈，味辛凉、微苦（图 3-9-4）。

【功效】**化湿行气，温中止泻，安胎。**

【应用】①湿阻中焦及脾胃气滞证。②脾胃虚寒吐泻。③气滞妊娠恶阻及胎动不安。

【用法】煎服，3~6g。**入汤剂宜后下。**

6. 白豆蔻

【来源】姜科植物白豆蔻（原豆蔻）或爪哇白豆蔻（印尼白蔻）的干燥成熟果实。又名“豆蔻”。

【产地】白豆蔻由柬埔寨、泰国、越南、缅甸等国进口。爪哇白豆蔻多由印度尼西亚进口。

【性状鉴别】原豆蔻：类球形，直径 1.2~1.8cm。表面黄白色至淡黄棕色，有 3 条较深的纵向槽纹，顶端有突起的柱基，基部有凹下的果梗痕，两端均具浅棕色绒毛。果皮薄，体轻，质脆，易纵向裂开；种子呈不规则多面体，背面略隆起，表面暗棕色，有皱纹，并残留假种皮。气芳香，味辛凉略似樟脑（图 3-9-5）。

【功效】**化湿行气，温中止呕。**

【应用】①湿阻中焦及脾胃气滞证。②呕吐。

【用法】煎服，3~6g。**入汤剂宜后下。**

◆ **提醒：**砂仁、白豆蔻入汤剂均宜后下。

# 第十单元 利水渗湿药

## 知识点概要

### 一、概述

利水渗湿药的使用注意事项

（1）本类药物渗利，易耗伤津液，对阴虚津少、肾虚遗精遗尿者，宜慎用或忌用。

（2）有些药物有较强的通利作用，孕妇应慎用。

### 二、利水消肿药

1. 茯苓

【来源】多孔菌科真菌茯苓的干燥菌核。

【产地】湖北、安徽、云南、贵州。

【性状鉴别】茯苓块：呈立方块状或方状块厚片。白色、淡红色或淡棕色。气微，味淡，嚼之黏牙（图 3-10-1）。

【性能】甘、淡，平。归心、脾、肾经。

【功效】**利水渗湿，健脾，宁心。**

【应用】①水肿。为利水消肿要药。②痰饮。③脾虚泄泻。④心悸，失眠。

2. 薏苡仁

【来源】禾本科植物薏苡的干燥成熟种仁。

【产地】河北、福建、辽宁。

【性状鉴别】呈宽卵形或长椭圆形。表面乳白色，光滑。一端钝圆，另端较宽而微凹。背面圆凸，负面有 1 条较宽而深的纵沟。质坚实，断面白色，粉性。气微，味微甜（图 3-10-2）。

【性能】甘、淡，凉。归脾、胃、肺经。

【功效】**利水渗湿，健脾，除痹，清热排脓。**

【应用】①水肿，小便不利，脚气。②脾虚泄泻。③湿痹拘挛。④肺痈，肠痈。

【用法】煎服。清利湿热宜生用，健脾止泻宜炒用。

3. 猪苓

【来源】多孔菌科真菌猪苓的干燥菌核。

【产地】陕西、云南、河南、山西。

【性状鉴别】呈类圆形或不规则的厚片。表皮黑色或棕黑色，皱缩。切面类白色或黄白色，略呈颗粒状。气微，味淡（图 3-10-3）。

【功效】利水渗湿。

【应用】水肿，小便不利，泄泻。

4. 泽泻

【来源】泽泻科植物泽泻的干燥块茎。

【产地】福建、四川、江西。

【性状鉴别】圆形或椭圆形厚片。外表皮黄白色或淡黄棕色，可见细小突起的须根痕。切面黄白色，粉性，有多数细孔。气微，味微苦（图 3-10-4）。

【功效】**利水消肿，渗湿，泄热。**

【应用】①水肿，小便不利，泄泻。②淋证，遗精。

## 三、利尿通淋药

1. 车前子

【来源】为车前科植物车前或平车前的干燥成熟种子。

【产地】车前产于全国各地。平车前产于东北、华北及西北各地。

【性状鉴别】呈椭圆形、不规则长圆形或三角状长圆形，略扁，长约2mm，宽约1mm。表面黄棕色至黑褐色有细皱纹。质硬，气微，味淡。

【性能】甘，微寒。归肝、肾、肺、小肠经。

【功效】**利尿通淋，渗湿止泻，明目，祛痰。**

【应用】①淋证，水肿。②泄泻。③**目赤肿痛，目暗昏花，翳障**。④痰热咳嗽。

【用法】煎服，宜**包煎**。

2. 滑石

【来源】硅酸盐类矿物滑石族滑石，主含含水硅酸镁。习称“硬滑石”。

【产地】山东、江苏、陕西。

【性状鉴别】白色或类白色、微细、无砂性的粉末，手摸有滑腻感，无吸湿性，置水中不崩散。气微，味淡。

【功效】**利尿通淋，清热解暑，收湿敛疮。**

【应用】①**热淋，石淋，尿热涩痛**。②暑湿，湿温。③**湿疮，湿疹，痱子**。

【用法】煎服。宜**包煎**。外用适量。

3. 海金沙

【来源】海金沙科植物海金沙的干燥成熟孢子。

【产地】广东、浙江、江苏、湖北、湖南。

【性状鉴别】呈粉末状，棕黄色或浅棕黄色。体轻，手捻有光滑感，置手中易由指缝滑落。气微，味淡（图3-10-5）。

【功效】利尿通淋，止痛。

【用法】煎服，宜**包煎**。

◆ **提醒：**车前子、滑石、海金沙入汤剂均宜包煎。

4. 石韦

【来源】水龙骨科植物庐山石韦、石韦或有柄石韦的干燥叶。

【产地】庐山石韦主产于江西、湖南、贵州、四川。石韦主产于长江以南。有柄石韦主产于东北、华东、华中等省区。

【性状鉴别】丝条状。上表面黄绿色或灰褐色，下表面密生红棕色星状毛。孢子囊群着生侧脉间或下表面布满孢子囊群。叶全缘。叶片革质。气微，味微涩苦。

【功效】**利尿通淋，清肺止咳，凉血止血。**

5. 萆薢

【来源】薯蓣科植物绵萆薢、福州薯蓣（绵萆薢），粉背薯蓣（粉萆薢）的干燥根茎。

【产地】浙江、安徽、江西、湖南。

【性状鉴别】粉萆薢：为不规则的斜切片，边缘不整齐，大小不一，外皮黄棕色至黄褐色，有稀疏的须根残基，呈圆锥状突起，质疏松，略呈海绵状。气微，味微苦。

【功效】**利湿去浊，祛风除痹。**

## 四、利湿退黄药

1. 茵陈

【来源】菊科植物滨蒿或茵陈蒿的干燥地上部分。春季采收的习称“绵茵陈”，秋季采收的习称“花茵陈”。

【产地】滨蒿主产于东北地区及河北、山东。茵陈蒿主产于陕西、山西、安徽。

【性状鉴别】绵茵陈：多卷曲成团状，灰白色或灰绿色，全体密被白色绒毛，绵软如绒。气清香，味微苦（图 3-10-6）。

【性能】苦、辛，微寒。归脾、胃、肝、胆经。

【功效】**清利湿热，利胆退黄。**

【应用】①黄疸，为治湿热黄疸要药。②湿疮瘙痒。

2. 金钱草

【来源】报春花科植物过路黄的干燥全草。

【产地】主产于四川，长江流域及山西、陕西、云南、贵州。

【性状鉴别】呈不规则的段。茎棕色或暗棕红色，有纵纹。叶对生，上表面灰绿色或棕褐色，下表面色较浅，主脉明显突起，用水浸后，对光透视可见黑色或褐色条纹。气微，味淡（图 3-10-7）。

【性能】甘、咸，微寒。归肝、胆、肾、膀胱经。

【功效】**利湿退黄，利尿通淋，解毒消肿。**

【应用】①湿热黄疸。②石淋，热淋。善消结石。③痈肿疔疮，毒蛇咬伤。

3. 虎杖

【来源】蓼科植物虎杖的干燥根茎和根。

【产地】华东、西南。

【性状鉴别】圆柱形短段或不规则厚片，外皮棕褐色，有纵皱纹和须根痕，切面射线放射状，皮部与木部较易分离。根茎髓中有隔或呈空洞状。质坚硬，气微，味微苦（图 3-10-8）。

【功效】**利湿退黄，清热解毒，散瘀止痛，化痰止咳，泻热通便。**

【应用】①湿热黄疸，淋浊，带下。②水火烫伤，痈肿疮毒，毒蛇咬伤。③经闭，癥瘕，跌打损伤。④肺热咳嗽。⑤热结便秘。

# 第十一单元　温　里　药

## 知识点概要

### 一、概述

温里药的使用注意事项

（1）本类药物性多辛热燥烈，易耗阴助火，故天气炎热时或素体火旺者当减少用量。

（2）热伏于里，热深厥深，**真热假寒证当禁用。**

（3）凡实热证、阴虚火旺、津血亏虚者宜忌用。

（4）孕妇慎用。

### 二、具体药物

1. 附子

【来源】毛茛科植物乌头的子根的加工品。

【产地】四川的江油、平武、绵阳及陕西、云南。

【性状鉴别】黑顺片：为纵切片，上宽下窄，长 1.7~5cm，宽 0.9~3cm，厚 0.2~0.5cm。外皮**黑褐色**，切面**暗黄色**，油润具光泽，半透明状，并有纵向导管束。**质硬而脆，断面角质样。**气微，味淡（图 3-11-1）。

【性能】辛、甘，大热。有毒。归心、肾、脾经。

【功效】**回阳救逆，补火助阳，散寒止痛。**

【应用】①**亡阳证**。为“回阳救逆第一品药”。②阳虚证。③寒痹证。

【用法用量】煎服，3~15g，本品有毒，宜**先煎**0.5~1小时，至**口尝无麻辣感为度**。

【使用注意】孕妇及阴虚阳亢者忌用。反半夏、瓜蒌、贝母、白蔹、白及。生品外用，内服须炮制。**若内服过量，或炮制、煎煮方法不当，可引起中毒**。

2. 干姜

【来源】姜科植物姜的干燥根茎。

【产地】我国各地均产。

【性状鉴别】不规则纵切片或斜切片，具指状分枝。外皮灰黄色或浅黄棕色，粗糙。切面灰黄色或灰白色，可见较多的纵向纤维，有的呈毛状。气香，特异，味辛辣。

【性能】辛，热。归脾、胃、肾、心、肺经。

【功效】**温中散寒，回阳通脉，温肺化饮**。

【应用】①腹痛，呕吐，泄泻。为温暖中焦主药。②亡阳证。③寒饮喘咳。

3. 肉桂

【来源】樟科植物肉桂的干燥树皮。

【产地】广东、广西。

【性状鉴别】呈槽状或卷筒状，内表面红棕色，用指甲刻划之可见油痕。断面外层呈棕色而较粗糙，内层红棕色而油润外两层间有一条黄棕色的线纹。气香浓烈，味甜、辣（图3-11-2）。

【性能】辛、甘，大热。归肾、脾、心、肝经。

【功效】**补火助阳，散寒止痛，温经通脉，引火归原**。

【应用】①阳痿，宫冷。为治命门火衰要药。②腹痛，寒疝。③腰痛，胸痹，阴疽，闭经，痛经。④虚阳上浮。

【用法用量】煎服，1~4.5g，**宜后下或焗服**；研末冲服，每次1~2g。

【使用注意】阴虚火旺、里有实热、血热妄行出血及孕妇忌用。**畏赤石脂**。

◆ **提醒**：附子为“回阳救逆第一品药”。附子与肉桂都能补火助阳，散寒止痛。但附子能回阳救逆，并长于温补脾肾，肉桂长于温补命门，还能引火归原，温通经脉，并能鼓舞气血生长。

4. 吴茱萸

【来源】芸香科植物吴茱萸、石虎或疏毛吴茱萸的干燥近成熟果实。

【产地】贵州、广西、湖南、云南。

【性状鉴别】呈球形或略呈五角状扁球形，表面暗黄绿色至褐色，粗糙，有多数点状突起或凹下的油点。顶端有五角星状的裂隙。气芳香浓郁，味辛辣而苦。用水浸泡果实，有黏液渗出（图3-11-3）。

【性能】辛、苦，热。**有小毒**。归**肝、脾、胃、肾经**。

【功效】**散寒止痛，降逆止呕，助阳止泻**。

【应用】①寒凝疼痛。为治肝寒气滞诸痛要药。②胃寒呕吐。③虚寒泄泻。

【用法用量】煎服，1.5~4.5g。外用适量。

5. 小茴香

【来源】伞形科植物茴香的干燥成熟果实。

【产地】我国各地均有栽培。

【性状鉴别】为双悬果，呈圆柱形，有的稍弯曲，长4~8mm，直径1.5~2.5mm。呈圆柱形，表面黄绿色或淡黄色，两端略尖。有特异香气，味微甜、辛（图3-11-4）。

【功效】**散寒止痛，理气和胃**。

【应用】①寒疝腹痛，睾丸偏坠胀痛，少腹冷痛，痛经。②中焦虚寒气滞证。

6. 丁香

【来源】桃金娘科植物丁香的干燥花蕾。

【产地】主产于坦桑尼亚、马来西亚、印度尼西亚。

【性状鉴别】花蕾略呈研棒状，长1~2cm。花冠圆球形，花瓣棕褐色或褐黄色。质坚实，富油性。气芳香浓烈，味辛辣、有麻舌感（图3-11-5）。

【功效】**温中降逆，散寒止痛，温肾助阳。**

【使用注意】热证及阴虚内热者忌用。**畏郁金。**

7. 高良姜

【功效】散寒止痛，温中止呕。

8. 花椒

【功效】**温中止痛，杀虫止痒。**

【用法用量】煎服，3~6g。外用适量，煎汤熏洗。

# 第十二单元　理　气　药

## 知识点概要

### 一、概述

理气药的使用注意事项：本类药物性多辛温香燥，易耗气伤阴，故**气阴不足者慎用。**

### 二、具体药物

1. 陈皮

【来源】芸香科植物橘及其栽培变种的干燥成熟果皮。

【产地】广东、福建、四川、江苏。

【性状鉴别】呈不规则的条状或丝状。外表面橙红色或红棕色，有细皱纹和凹小的点状油室。内表面浅黄白色，粗糙。气香，味辛、苦。

【性能】辛、苦，温。归脾、肺经。

【功效】**理气健脾，燥湿化痰。**

【应用】①**脾胃气滞证**。②**呕吐、呃逆**。③**湿痰、寒痰咳嗽。为治痰要药**。④**胸痹**。

2. 青皮

【来源】芸香科植物橘及其栽培变种的干燥幼果或未成熟果实的果皮。

【产地】福建、四川、广东。

【性状鉴别】四花青皮（7~8月采收未成熟的果实，在果皮上纵剖成四瓣至基部，除尽瓤瓣，晒干）：果皮剖成4裂片，外表面灰绿色或黑绿色，内表面类白色或黄白色。质稍硬，易折断。气香，味苦、辛。

【功效】疏肝破气，消积化滞。

◆ **提醒：**陈皮与青皮均来源于芸香科植物橘及其栽培变种，青皮为幼果或未成熟果皮，其理气功效更强，称为“破气”。

【应用】①肝郁气滞证。②气滞脘腹疼痛。③食积腹痛。④癥瘕积聚、久疟痞块。

3. 枳实

【来源】芸香科植物酸橙及其栽培变种或甜橙的干燥幼果。

【产地】江西、四川、湖北、贵州。

【性状鉴别】呈半球形，少数为球形。外表面黑绿色或暗棕绿色，具颗粒状突起和皱纹，有明显的花柱残迹或果梗痕。切面略隆起。气清香，味苦而微酸。

【性能】苦、辛、酸，温。归脾、胃、大肠经。

【功效】**破气消积，化痰除痞。**

【应用】①胃肠积滞，湿热泻痢。②胸痹，结胸。③气滞胸胁疼痛。④产后腹痛。⑤脏器下垂。

4. 木香

【来源】菊科植物木香的干燥根。

【产地】云南（云木香）、四川、西藏。

【性状鉴别】类圆形或不规则的厚片。切面棕黄色至棕褐色，周边灰黄色或浅棕黄色，形成层环棕色，中部有明显菊花心状的放射纹理，形成层环棕色，褐色油点（油室）散在。气香特异，味微苦（图3-12-1）。

【功效】**行气止痛，健脾消食**。

【应用】①**脾胃气滞证**。②**泻痢里急后重**。③**腹痛胁痛，黄疸，疝气疼痛**。④**胸痹**。

5. 沉香

【来源】瑞香科植物白木香含有树脂的木材。

【产地】沉香主产于印度尼西亚、马来西亚，白木香主产于广东、广西。

【性状鉴别】呈不规则块、片状或盔帽状。表面凹凸不平，有刀痕，偶有孔洞，可见黑褐色树脂与黄白色木部相间的斑纹，孔洞及凹窝表面多呈朽木状。气芳香（图3-12-2）。

【功效】行气止痛，温中止呕，纳气平喘。

6. 川楝子

【来源】楝科植物川楝的干燥成熟果实。

【产地】四川。

【性状鉴别】呈类球形。表面金黄色至棕黄色，微有光泽，具深棕色小点。顶端有花柱残痕，基部凹陷，有果梗痕。外果皮革质。气特异，味酸、苦。

【功效】行气止痛，杀虫。

【应用】①肝郁化火所致诸痛证。②虫积腹痛。③头癣、秃疮。

【使用注意】**本品有毒**，不宜过量或持续服用，以免中毒。

7. 乌药

【来源】樟科植物乌药的干燥块根。

【产地】浙江、安徽、湖南、湖北。

【性状鉴别】类圆形薄片。外表皮黄棕色或黄褐色。切面黄白色或淡黄棕色，射线放射状，可见年轮环纹。质脆。气香，味微苦、辛，有清凉感。

【功效】行气止痛，温肾散寒。

8. 香附

【来源】莎草科植物莎草的干燥根茎。

【产地】山东、浙江、福建、湖南。

【性状鉴别】为不规则厚片或颗粒状。外表皮棕褐色或黑褐色，切面色白或黄棕色，质硬，内皮层环纹明显。气香，味微苦（图3-12-3）。

【性能】辛、微苦、微甘，平。归肝、脾、三焦经。

【功效】**疏肝解郁，调经止痛，理气调中**。

【应用】①肝郁气滞胁痛、腹痛。为疏肝解郁、行气止痛要药。②月经不调，痛经，乳房胀痛。③气滞腹痛。

9. 佛手

【来源】芸香科植物佛手的干燥果实。

【产地】广东、广西。

【性状鉴别】类椭圆形或卵圆形的薄片。顶端稍宽，常有3~5个手指状的裂缝。外皮黄绿色或橙黄色。果肉浅黄白色，质硬而脆。气香，味微甜后苦。

【功效】疏肝解郁，理气和中，燥湿化痰。

10. 薤白

【来源】百合科植物小根蒜或薤的干燥鳞茎。

【产地】东北、河北、江苏、湖北。

【性状鉴别】呈不规则卵圆形。表面黄白色或淡黄棕色，皱缩，半透明，有类白色膜质鳞片包被，底部有突起的鳞茎盘。有蒜臭，味微辣。

【性能】辛、苦，温。归肺、胃、大肠经。

【功效】**通阳散结，行气导滞。**

【应用】①胸痹心痛。为治胸痹之要药。②脘腹痞满胀痛，泻痢里急后重。

11. 柿蒂

【来源】柿树科植物柿的干燥宿萼。

【产地】河北、河南、山东。

【性状鉴别】呈扁圆形，中央较厚，微隆起，有果实脱落后的圆形瘢痕。气微，微涩。

【功效】降气止呃。

# 第十三单元　消　食　药

## 知识点概要

1. 山楂

【来源】蔷薇科植物山里红或山楂的干燥成熟果实。

【产地】山东、河北、河南、辽宁。

【性状鉴别】为圆形片，皱缩不平。外皮红色，有细皱纹和灰白色的小点。气微清香，味酸，味甜(图 3-13-1)。

【性能】酸、甘，微温。归脾、胃、肝经。

【功效】**消食化积，行气散瘀。**

【应用】①肉食积滞。为消化油腻肉食积滞要药。②泻痢腹痛，疝气痛。③产后瘀阻腹痛、痛经。

2. 神曲

【来源】辣蓼、青蒿、杏仁等药加入面粉混合后，经发酵而成的曲剂。

【性状鉴别】焦神曲：立方形小块，表面焦黄色，内部微黄色，有焦香气。

【功效】消食和胃。

【应用】饮食积滞。

3. 麦芽

【来源】禾本科植物大麦的成熟果实经发芽干燥的炮制加工品。

【产地】全国大部分地区均产。

【功效】消食健胃，**回乳消胀**，疏肝解郁。

【应用】①米面薯芋食滞。②**断乳、乳房胀痛**。③肝气郁滞或肝胃不和之胁痛、脘腹痛。

【使用注意】哺乳期妇女不宜使用。

◆ **提醒：**山楂消肉积，麦芽消面积。

4. 莱菔子

【来源】十字花科植物萝卜的干燥成熟种子。

【产地】全国各地均产。

【性状鉴别】类卵圆形或椭圆形，稍扁，表面黄棕色、红棕色或灰棕色。一端有深棕色圆形种脐，一侧有数条纵沟。气微，味淡，微苦辛。

【性能】辛、甘，平。归肺、脾、胃经。

【功效】**消食除胀，降气化痰。**

【应用】①食积气滞。②**咳喘痰多，胸闷食少。**

【注意】本品辛散耗气，故气虚及无食积、痰滞者慎用。**不宜与人参同服。**

5. 鸡内金

【来源】雉科动物家鸡的干燥沙囊内壁。

【性状鉴别】呈不规则皱缩的卷片。薄而半透明，具明显条状皱纹。质脆，易碎。断面角质样，有光泽。气味腥，味微苦。

【性能】甘，平。归脾、胃、小肠、膀胱经。

【功效】**消食健胃，涩精止遗**。

【应用】①饮食积滞，小儿疳积。②肾虚遗精、遗尿。③砂石淋证，胆结石。

【用法】煎服。研末服。研末服效果比煎剂好。

# 第十四单元　驱　虫　药

## 知识点概要

### 一、概述

驱虫药的使用注意事项

(1) 本类药物对人体正气多有损伤，故要控制剂量，防止用量过大中毒或损伤正气。

(2) 孕妇、年老体弱者，更当慎用。

(3) 驱虫药一般应在空腹时服用，使药物充分作用于虫体而保证疗效。

(4) 对发热或腹痛剧烈者，暂时不宜驱虫，待症状缓解后，再行施用驱虫药物。

### 二、具体药物

1. 使君子

【来源】使君子科植物使君子的干燥成熟果实。

【性状鉴别】呈椭圆形或卵圆形，**具5条纵棱**。**横切面多呈五角星形**。气微香，味微甜。

【功效】**杀虫消积**。

【主治】①蛔虫病，蛲虫病。②小儿疳积。

【用法用量】煎服，9~12g，捣碎；取仁炒香嚼服，6~9g。小儿每岁1~1.5粒，1日总量不超过20粒。空腹服用，每日1次，连用3日。

【使用注意】**大量服用可致呃逆、眩晕、呕吐、腹泻等反应；若与热茶同服，亦能引起呃逆、腹泻，故服用时当忌饮茶**。

2. 苦楝皮

【来源】楝科植物川楝和楝的干燥树皮和根皮。

【产地】川楝主产于四川、云南、贵州、甘肃。楝主产于山西、甘肃、山东、江苏。

【性状鉴别】不规则的板片状、槽状或半卷筒状，长短不一。外表面灰棕色或灰褐色，粗糙，内表面类白色或淡黄色。质韧，切面纤维性，略呈层片状。气微，味苦。

【功效】**杀虫，疗癣**。

【用法用量】煎服，干品4.5~9g，鲜品15~30g。外用适量。

【使用注意】本品有毒，不宜过量或持续久服。**有效成分难溶于水，需文火久煎**。

3. 槟榔

【来源】棕榈科植物槟榔的干燥成熟种子。

【产地】海南、云南、广东。

【性状鉴别】为类圆形薄片，切面可见呈棕白相间的大理石样花纹。气微，味涩、微苦（图3-14-1）。

◆ **提醒：**大理石样花纹为槟榔的鉴别特征。

【性能】苦、辛，温。归胃、大肠经。

【功效】**杀虫消积，行气，利水，截疟。**

【应用】①多种肠道寄生虫病。②食积气滞，泻痢后重。③水肿，脚气肿痛。④疟疾。

【用法用量】煎服，3~10g。驱杀绦虫、姜片虫 30~60g。生用力佳，炒用力缓，鲜者优于陈久者。

【使用注意】脾虚便溏或气虚下陷者忌用；**孕妇慎用。**

# 第十五单元 止 血 药

## 知识点概要

### 一、概述

止血药的使用注意事项

（1）“止血不留瘀”，这是运用止血药必须始终注意的问题。

（2）凉血止血药与收敛止血药，易凉遏敛邪，有止血留瘀之弊，故出血兼有瘀滞者不宜单独使用。

（3）若出血过多，气随血脱者，当急投大补元气之药，以挽救气脱危候。

### 二、凉血止血药

1. 小蓟

【来源】菊科植物刺儿菜的干燥地上部分。

【产地】全国大部分地区均产。

【性状鉴别】呈不规则的段。茎短圆柱形，表面灰绿色或带紫色，具纵棱和白色柔毛。切面中空，叶片多皱缩或破碎，叶齿尖具针刺，两面均具白色柔毛。气微，味微苦。

【性能】甘、苦，凉。归心、肝经。

【功效】**凉血止血，散瘀解毒消痈。**

【应用】①血热出血证。②热毒痈肿。

2. 大蓟

【来源】菊科植物蓟的干燥地上部分。

【产地】江苏、浙江、四川。

【性状鉴别】呈不规则的段。茎短圆柱形，表面绿褐色，有数条纵棱，被丝状毛。切面灰白色。叶皱缩，多破碎，边缘具不等长的针刺，两面均具灰白色丝状毛。气微，味淡（图 3-15-1）。

【功效】**凉血止血，散瘀解毒消痈。**

【应用】①血热出血证。②热毒痈肿。

3. 地榆

【来源】蔷薇科植物地榆或长叶地榆的干燥根。

【产地】黑龙江、吉林、辽宁。

【性状鉴别】呈圆柱形或不规则纺锤形，表面灰褐色至暗棕色，粗糙，具纵皱纹。质硬脆，断面较平坦，粉红色或淡黄色，木部稍浅，有放射状纹理。气微，味微苦涩（图 3-15-2）。

【性能】苦、酸、涩，微寒。归肝、大肠经。

【功效】**凉血止血，解毒敛疮。**

【应用】①血热出血证。②烫伤、湿疹、疮疡痈肿。

4. 槐花

【来源】豆科植物槐的干燥花及花蕾。

【产地】辽宁、河北、河南、山东。

【性状鉴别】本品皱缩而卷曲，花瓣多散落，完整者花萼钟状，黄绿色，先端 5 浅裂；体轻。气微，味微苦（图 3-15-3）。

【功效】**凉血止血，清肝泻火**。

【应用】①血热出血证。②目赤、头痛。

5. 侧柏叶

【来源】柏科植物侧柏的干燥枝梢及叶。

【产地】除新疆、青海外，全国大部分地区亦产。

【性状鉴别】多分枝，小叶扁平，叶细小鳞片状，交互对生，贴伏于枝上。气清香，味苦涩，微辛。

【功效】**凉血止血，化痰止咳，生发乌发**。

【应用】①血热出血证。②肺热咳嗽。③脱发、须发早白。

6. 白茅根

【来源】禾本科植物白茅的干燥根茎。

【产地】全国大部分地区均产。

【性状鉴别】呈圆柱形的段。外表皮黄白色或淡黄色，微有光泽，具纵皱纹。切面皮部白色，多有裂隙，放射状排列。气微，味微甜。

【功效】**凉血止血，清热利尿，清肺胃热**。

【应用】①血热出血证。②水肿、热淋、黄疸。③胃热呕吐、肺热咳嗽。

## 三、化瘀止血药

1. 三七

【来源】五加科植物三七的干燥根及根茎。

【产地】广西、云南。

【性状鉴别】主根：呈类圆锥形或圆柱形。表面灰褐色或灰黄色，有断续的纵皱纹和支根痕。顶端有茎痕，周围有瘤状突起。体重，质坚实，断面灰绿色、黄绿色或灰白色，木部微呈放射状排列。气微，味苦回甜（图 3-15-4）。

【性能】甘、微苦，温。归肝、胃经。

【功效】**化瘀止血，活血定痛**。

【应用】①出血证。②跌打损伤，瘀滞肿痛。

【用法用量】多研末吞服，1~1.5g；煎服，3~10g；亦入丸、散。外用适量，研末外掺或调敷。

【使用注意】孕妇慎用。

2. 茜草

【来源】茜草科植物茜草的干燥根及根茎。

【产地】陕西、山西、河南。

【性状鉴别】呈不规则的厚片或段。根呈圆柱形，外表皮红棕色或暗棕色，具细皱纹；皮部脱落处呈黄红色。切面皮部狭，紫红色，木部宽广，浅黄红色，导管孔多数。气微，味微苦，久嚼刺舌。

【性能】苦，寒。归肝经。

【功效】**凉血化瘀止血，通经**。

【应用】①出血证。②血瘀经闭，跌打损伤。

3. 蒲黄

【来源】香蒲科植物水烛香蒲、东方香蒲或同属植物的干燥花粉。

【产地】水烛香蒲主产于江苏、浙江、山东、安徽等省。东方香蒲主产于贵州、山东、山西及东北各省。

【性状鉴别】为黄色粉末，体轻，手捻有滑腻感，易附于手指上，放水中则飘浮水面。气微，味淡。

【功效】**止血，化瘀，利尿**。

【应用】①出血证。②瘀血痛证。③血淋尿血。

【用法用量】煎服，3~10g，包煎。外用适量，研末外掺或调敷。**止血多炒用，化瘀、利尿多生用**。

◆ **提醒**：蒲黄包煎为重点。

【使用注意】孕妇应慎用。

### 三、收敛止血药

1. 白及

【来源】兰科植物白及的干燥块茎。

【产地】贵州、四川、云南、湖北。

【性状鉴别】不规则的薄片。外表皮灰白色或黄白色。切面类白色，角质样，半透明，维管束小点状，散生。质脆。气微，味苦，嚼之有黏性。

【性能】苦、甘、涩，寒。归肺、胃、肝经。

【功效】**收敛止血，消肿生肌**。

【应用】①出血证。②痈肿疮疡、手足皲裂、水火烫伤。

【使用注意】不宜与乌头类药材同用。

2. 仙鹤草

【来源】蔷薇科植物龙芽草的干燥地上部分。

【产地】浙江、江苏、湖北。

【性状鉴别】长50~100cm，全体被白色柔毛。茎下部圆柱形，红棕色，上部方柱形，四边略凹陷，绿褐色。体轻，质硬，易折断，断面中空。单数羽状复叶互生。气微，味微苦。

【功效】**收敛止血，止痢，截疟，补虚**。

3. 血余炭

【来源】人发制成的炭化物。

【性状鉴别】呈不规则块状，乌黑光亮，有多数细孔。用火烧之有焦发气，味苦。

【功效】收敛止血，化瘀利尿。

### 四、温经止血药

艾叶

【来源】菊科植物艾的干燥叶。

【产地】山东、安徽、湖北、河北。

【性状鉴别】药材多皱缩、破碎，有短柄。完整叶片展平后呈卵状椭圆形；上表面灰绿色或深黄绿色，有稀疏的蛛丝状短绵毛及腺点；下表面密生灰白色绒毛。气清香，味苦（图3-15-5）。

【性能】辛、苦，温。有小毒。归肝、脾、肾经。

【功效】**温经止血，散寒调经，安胎**。

【应用】①出血证。②月经不调、痛经。③胎动不安。

## 第十六单元　活血化瘀药

### 知识点概要

### 一、概述

活血化瘀药的使用注意事项

（1）本类药物行散力强，易耗血动血，月经过多及其他出血无瘀者忌用。

（2）孕妇慎用或忌用。

### 二、活血止痛药

1. 川芎

【来源】伞形科植物川芎的干燥根茎。

【产地】四川、江西、湖北、陕西。

【性状鉴别】不规则厚片。外表皮灰褐色或褐色，有皱缩纹。切面黄白色或灰黄色，具有明显波状环纹或多角形纹理，散生黄棕色油点。质坚实。气浓香，味苦、辛，微甜（图3-16-1）。

【性能】辛，温。归肝、胆、心包经。

【功效】**活血行气，祛风止痛。**

【应用】①血瘀气滞痛证。②**头痛，风湿痹痛**。

2. 延胡索

【来源】罂粟科植物延胡索的干燥块茎。

【产地】主产于浙江东阳、磐安。

【性状鉴别】不规则的圆形厚片。外表皮黄色或黄褐色，有不规则细皱纹，切面黄色，角质样，具蜡样光泽。气微，味苦（图3-16-2）。

【性能】辛、苦，温。归心、肝、脾经。

【功效】**活血，行气，止痛。**

【应用】气血瘀滞诸痛证。

【用法】煎服，研粉吞服。

3. 郁金

【来源】姜科植物温郁金、姜黄、广西莪术或蓬莪术的干燥块根。

【产地】见莪术、姜黄项。

【性状鉴别】呈椭圆形或长条形薄片。外表皮灰黄色、灰褐色至灰棕色，切面灰棕色、橙黄色至灰黑色。角质样，内皮层环明显（图3-16-3）。

【性能】辛、苦，寒。归肝、胆、心经。

【功效】**活血止痛，行气解郁，清心凉血，利胆退黄。**

【应用】①气滞血瘀痛证。②热病神昏，癫痫痰闭。③吐血，衄血，倒经，尿血，血淋。④肝胆湿热黄疸、胆石症。

【使用注意】畏丁香。

4. 姜黄

【来源】姜科植物姜黄的干燥根茎。

【产地】四川、福建。

【性状鉴别】不规则或类圆形的厚片，外表皮深黄色，切面棕黄色至金黄色，角质样，内皮层环纹明显，维管束呈点状散在。气香特异，味苦、辛。

【功效】**活血行气，通经止痛。**

【应用】①气滞血瘀痛证。②风湿痹痛。③牙痛，疮疡痈肿，皮癣痛痒。

5. 乳香

【来源】橄榄科植物乳香树及同属植物树皮渗出的树脂。

【产地】索马里、埃塞俄比亚及阿拉伯半岛南部。

【性状鉴别】呈长卵形滴乳状、类圆形颗粒或黏合成大小不等的不规则块状物。具特异香气，味微苦（图3-16-4）。

【功效】**活血行气止痛，消肿生肌。**

【应用】①跌打损伤，疮疡痈肿。②气滞血瘀痛证。

【使用注意】胃弱者慎用，孕妇及无瘀滞者忌用。

## 三、活血调经药

1. 丹参

【来源】唇形科植物丹参的干燥根及根茎。

【产地】安徽、江苏、山东、四川。

【性状鉴别】类圆形或椭圆形的厚片。外表皮棕红色或暗棕红色，粗糙，具纵皱纹。切面有裂隙或略平整而致密，有的呈角质样，皮部棕红色，木部灰黄色或紫褐色，有黄白色放射状纹理。气微，味微苦涩（图 3-16-5）。

【性能】苦，微寒。归心、心包、肝经。

【功效】**活血调经，祛瘀止痛，凉血消痈，除烦安神。**

【应用】①月经不调，闭经痛经，产后瘀滞腹痛。②血瘀心痛、脘腹疼痛、癥瘕积聚、跌打损伤，风湿痹证。③疮痈肿毒。④热病烦躁神昏，心悸失眠。

【使用注意】反藜芦。孕妇慎用。

2. 红花

【来源】菊科植物红花的干燥花。

【产地】河南、河北、浙江、四川、新疆。

【性状鉴别】为不带子房的管状花，表面红黄色或红色。花冠筒部细长。气微香，味微苦。花浸水中，水染成金黄色（图 3-16-6）。

【性能】辛，温。归心、肝经。

【功效】**活血通经，祛瘀止痛。**

【应用】①血滞经闭、痛经、产后瘀滞腹痛。②癥瘕积聚。③胸痹心痛、血瘀腹痛、胁痛。④跌打损伤，瘀滞肿痛。⑤瘀滞斑疹色暗。

3. 桃仁

【来源】蔷薇科植物桃或山桃的干燥成熟种子。

【产地】四川、陕西、河北、山东。

【性状鉴别】桃仁：呈扁长卵形，表面黄棕色至红棕色。一端尖，中部膨大，另端钝圆稍偏斜，边缘较薄。气微，味微苦（图 3-16-7）。

【功效】**活血祛瘀，润肠通便，止咳平喘。**

【应用】①瘀血阻滞诸证。②肺痈、肠痈。③肠燥便秘。④咳嗽气喘。

4. 益母草

【来源】唇形科植物益母草的新鲜或干燥地上部分。

【产地】全国各地均有野生或栽培。

【性状鉴别】不规则的段。茎方形，四面凹下成纵沟，灰绿色或黄绿色。切面中部有白髓。叶片灰绿色，多皱缩、破碎。轮伞花序腋生，花黄棕色。气微，味微苦（图 3-16-8）。

【性能】辛、苦，微寒。归心、肝、膀胱经。

【功效】**活血调经，利尿消肿，清热解毒。**

【应用】①血滞经闭、痛经、经行不畅，产后恶露不尽、瘀滞腹痛。②水肿，小便不利。③跌打损伤，疮痈肿毒，皮肤瘾疹。

5. 牛膝

【来源】苋科植物牛膝的干燥根。

【产地】主产于河南武陟、沁阳。

【性状鉴别】圆柱形的段。外表皮灰黄色或浅棕色，切面平坦，淡棕色或棕色，略呈角质样而油润，其外围散有多数黄白色点状维管束。气微，味微甜而稍苦涩（图 3-16-9）。

【性能】苦、甘、酸，平。归肝、肾经。

【功效】**活血通经，补肝肾，强筋骨，利水通淋，引火（血）下行。**

【应用】①瘀血阻滞的经闭、痛经、经行腹痛、胞衣不下、跌打伤痛。②腰膝酸痛、下肢痿软。③淋证，水肿，小便不利。④头痛、眩晕、齿痛、口舌生疮、吐血、衄血。

【用法】煎服。活血通经、利水通淋、引火（血）下行宜生用；补肝肾、强筋骨宜酒炙用。

6. 鸡血藤

【来源】豆科植物密花豆的干燥藤茎。

【产地】广东、广西、云南。

【性状鉴别】韧皮部有树脂状分泌物呈红棕色至黑棕色，与木部相间排列呈数个同心性椭圆形环或偏心性半圆形环；髓部偏向一侧。气微，味涩（图 3-16-10）。

◆ **提醒**：同心性椭圆形环或偏心性半圆形环为鸡血藤的鉴别特征。

【功效】**行血补血，调经，舒筋活络。**

【应用】①月经不调，痛经，闭经。②风湿痹痛，手足麻木，肢体瘫痪，血虚萎黄。

## 四、活血疗伤药

1. 土鳖虫

【来源】鳖蠊科昆虫地鳖或冀地鳖的雌虫干燥体。

【产地】地鳖主产于江苏、安徽、河南、湖北。冀地鳖主产于河北、北京、山东、浙江。

【性状鉴别】地鳖：呈扁平卵形，前端较窄，后端较宽，背部紫褐色，具光泽，无翅。气腥臭，味微咸（图 3-16-11）。

【功效】**破血逐瘀，续筋接骨。**

2. 骨碎补

【来源】水龙骨科植物槲蕨的干燥根茎。

【产地】湖北、浙江，西南地区亦产。

【性状鉴别】药材呈扁平长条状，多弯曲，有分枝，表面密被深棕色至暗棕色的小鳞片，柔软如毛，经火燎者呈棕褐色或暗褐色。体轻，质脆，易折断，断面红棕色，维管束呈黄色点状，排列成环。气微，味淡、微涩。

【功效】**破血续伤，补肾强骨。**

3. 马钱子

【来源】马钱科植物马钱的干燥成熟种子。

【产地】印度、越南、泰国。

【性状鉴别】呈纽扣状扁圆形，一面隆起，另一面微凹下。气微，味极苦（图 3-16-12）。

【功效】**散结消肿，通络止痛。**

【用法用量】0.3~0.6g，炮制后入丸散用。外用适量，研末调涂。

【使用注意】内服不宜生用及多服久服。本品所含有毒成分能被皮肤吸收，故外用亦不宜大面积涂敷。孕妇禁用，体虚者忌用。

## 五、破血消癥药

1. 莪术

【来源】姜科植物蓬莪术、广西莪术或温郁金的干燥根茎。

【产地】蓬莪术主产于四川、福建、广东；温莪术主产于浙江、四川、台湾、江西；广西莪术主产于广西壮族自治区。

【性状鉴别】类圆形或椭圆形的厚片。外表皮灰黄色或灰棕色，有时可见环节或须根痕。切面黄绿色、黄棕色或棕褐色，内皮层环纹明显，散在“筋脉”小点。气微香，味微苦而辛（图 3-16-13）。

【功效】**破血行气，消积止痛。**

2. 水蛭

【来源】水蛭科动物蚂蟥、水蛭或柳叶蚂蟥的干燥全体。

【产地】蚂蟥及水蛭产于全国各地。柳叶蚂蟥产于河北、安徽、江苏、福建等省。

【性状鉴别】蚂蟥：呈扁平纺锤形。背部黑褐色或黑棕色，稍隆起，腹面平坦，棕黄色。前端稍尖，后端钝圆。质脆、易折断，断面胶质状。气微腥（图 3-16-14）。

【功效】**破血通经，逐瘀消癥。**

# 第十七单元 化痰止咳平喘药

## 知识点概要

### 一、概述

化痰止咳平喘药的使用注意事项

（1）某些温燥之性强烈的刺激性化痰药，凡痰中带血或有出血倾向者，宜慎用。

（2）麻疹初起有表邪之咳嗽，不宜单投止咳药，当以疏解清宣为主，以免恋邪而致久喘不已及影响麻疹之透发，对收敛性及温燥之药尤当禁忌。

### 二、温化寒痰药

1. 半夏

【来源】天南星科植物半夏的干燥块茎。

【产地】四川、湖北、河南、贵州。

【性状鉴别】呈类球形，有的稍偏斜，表面白色或浅黄色，顶端有凹陷的茎痕，周围密布麻点状根痕，下面钝圆，较光滑。质坚实，断面洁白，富粉性，气微，味辛辣，麻舌而刺喉（图 3-17-1）。

【性能】辛，温。有毒。**归脾、胃、肺经**。

【功效】**燥湿化痰，降逆止呕，消痞散结。外用消肿止痛**。

【应用】①湿痰，寒痰证。②呕吐。③心下痞，结胸，梅核气。④瘿瘤、痰核、痈疽肿毒及毒蛇咬伤。

【用法用量】煎服，3～10g。一般宜制过用。炮制品中有姜半夏、法半夏等，其中姜半夏长于降逆止呕，法半夏长于燥湿且温性较弱，半夏曲则有化痰消食之功，竹沥半夏能清化热痰，主治热痰、风痰之证。外用适量。

【注意】反乌头。

2. 天南星

【来源】天南星科植物天南星、东北天南星或异叶天南星的干燥块茎。

【产地】天南星与异叶天南星产于全国大部分地区，东北天南星主产于东北及内蒙、河北。

【性状鉴别】呈扁球形，表面类白色或淡棕色，较光滑，顶端有凹陷的茎痕，周围有麻点状根痕，质坚硬，不易破碎，断面不平坦，色白，粉性。气微辛，味麻辣（图 3-17-2）。

【功效】**燥湿化痰，祛风解痉。外用散结消肿**。

【应用】①湿痰、寒痰证。②风痰眩晕、中风、癫痫、破伤风。③痈疽肿痛，蛇虫咬伤。

【用法用量】煎服，3～10g。多制用。外用适量。

【使用注意】阴虚燥痰及孕妇忌用。

3. 白芥子

【来源】十字花科植物白芥（白芥子）或芥（黄芥子）的干燥成熟种子。

【产地】河南、安徽。

【性状鉴别】白芥子：呈球形。表面灰白色至淡黄色，具细微的网纹，有明显的点状种脐。种皮薄而脆，破开后内有白色折叠的子叶，有油性。气微，味辛辣。

【功效】**温肺化痰，利气散结，通络止痛**。

【应用】①寒痰喘咳，悬饮。②阴疽流注，肢体麻木，关节肿痛。

【用法用量】煎服，3～6g。外用适量，研末调敷，或作发泡用。

【使用注意】本品辛温走散，耗气伤阴，**久咳肺虚及阴虚火旺者忌用；消化道溃疡、出血者及皮肤过敏者忌用**。用量不宜过大。

4. 旋覆花

【来源】菊科植物旋覆花或欧亚旋覆花的干燥头状花序。

【产地】河南、河北、江苏、浙江。

【性状鉴别】呈扁球形或类球形。多松散。总苞由多数苞片组成，覆瓦状排列。苞片及花梗表面被白色茸毛。管状花多数，棕黄色。体轻，易散碎。气微，味微苦。

【功效】**降气化痰，降逆止呕**。

◆ **提醒**：诸花皆升，旋覆独降。

【应用】①咳喘痰多，痰饮蓄结，胸膈痞满。②噫气，呕吐。

【用法用量】煎服，3~10g。本品有绒毛，易刺激咽喉作痒而致呛咳呕吐，故宜包煎。

5. 白前

【来源】萝藦科植物柳叶白前或芫花叶白前的干燥根茎和根。

【产地】浙江、江苏、安徽。

【性状鉴别】柳叶白前：根茎呈细长圆柱形，有分枝，稍弯曲。表面黄白色或黄棕色。质脆，断面中空，节处簇生纤细弯曲的根。气微，味微甜。

【功效】**降气化痰**。

### 三、清化热痰药

1. 川贝母

【来源】百合科植物川贝母、暗紫贝母、甘肃贝母、梭砂贝母、太白贝母或瓦布贝母的干燥鳞茎。

【产地】川贝母主产于四川、西藏、云南。暗紫贝母主产于四川阿坝藏族自治州。甘肃贝母主产于甘肃、青海、四川。梭砂贝母主产于云南、四川、青海、西藏。太白贝母主产于陕西、甘肃、四川、湖北。瓦布贝母主产于四川西北部。

【性状鉴别】松贝：呈类圆锥形或近球形，表面类白色。外层鳞叶2瓣，大小悬殊，大瓣紧抱小瓣，未抱部分呈新月形，习称“怀中抱月”。气微，味微苦（图3-17-3）。

【性能】苦、甘，微寒。归肺、心经。

【功效】**清热化痰，润肺止咳，散结消肿**。

【应用】①虚劳咳嗽，肺热燥咳。②瘰疬、乳痈、肺痈。

【使用注意】反乌头。

2. 浙贝母

【来源】百合科植物浙贝母的干燥鳞茎。

【产地】主产于浙江。

【性状鉴别】大贝：鳞茎外层的单瓣鳞叶，略呈新月形。外表面类白色至淡黄色，内表面白色或淡棕色，被有白色粉末。切面白色至黄白色。气微，味苦（图3-17-4）。

【性能】苦，寒。归肺、心经。

【功效】**清热化痰，散结消痈**。

【应用】①风热、痰热咳嗽。②瘰疬，瘿瘤，乳痈疮毒，肺痈。

【使用注意】同川贝母。

3. 瓜蒌

【来源】葫芦科植物栝楼或双边栝楼的干燥成熟果实。

【产地】栝楼主产于山东。双边栝楼主产于江西、湖北、湖南。

【性状鉴别】呈类球形或宽椭圆形。外表面橙红色或橙黄色，皱缩或较光滑；内表面黄白色，有红黄色丝络，果瓤橙黄色，与多数种子黏结成团。具焦糖气，味微酸、甜（图3-17-5）。

【性能】甘、微苦，寒。归肺、胃、大肠经。

【功效】**清热化痰，宽胸散结，润肠通便**。

【应用】①痰热咳喘。②胸痹，结胸。③肺痈，肠痈，乳痈。④肠燥便秘。

【使用注意】本品甘寒而滑，脾虚便溏者及寒痰、湿痰证忌用。反乌头。

4. 竹茹

【来源】禾本科植物青秆竹、大头典竹或淡竹的茎秆的干燥中间层。

【产地】江苏、浙江、江西、四川。

【性状鉴别】卷曲成团的不规则丝条或呈长条形薄片状。

【功效】**清热化痰，除烦止呕，凉血止血。**

【应用】①肺热咳嗽，痰热心烦不寐。②胃热呕吐，妊娠恶阻。③吐血，衄血，崩漏。

5. 前胡

【来源】伞形科植物白花前胡的干燥根。

【产地】浙江、江西、四川。

【性状鉴别】类圆形或不规则形的薄片。外表皮黑褐色或灰黄色，有的可见残留的纤维状叶鞘残基。切面黄白色至淡黄色，皮部散有多数棕黄色油点，可见一棕色环纹及放射状纹理。气芳香，味微苦、辛。

【功效】**降气化痰，疏散风热。**

6. 桔梗

【来源】桔梗科植物桔梗的干燥根。

【产地】全国大部分地区均产。

【性状鉴别】椭圆形或不规则厚片。切面皮部类白色，较窄；形成层环纹明显，棕色；木部宽，有较多裂隙。气微，味微甜后苦（图 3-17-6）。

【性能】苦、辛，平。归肺经。

【功效】**宣肺，祛痰，利咽，排脓。**

【应用】①咳嗽痰多，胸闷不畅。②咽喉肿痛，失音。③肺痈吐脓。

7. 海藻

【来源】马尾藻科植物羊栖菜（小叶海藻）或海蒿子（大叶海藻）的干燥藻体。

【产地】羊栖菜主产于浙江、福建、广东、海南。海蒿子主产于山东、辽宁。

【性状鉴别】小叶海藻：全体皱缩卷曲成团块状，黑褐色，有的表面被白色盐霜。质脆易破碎。气腥，味咸（图 3-17-7）。

【功效】**消痰软坚，利水消肿。**

【注意】传统认为反甘草。

8. 天竺黄

【来源】禾本科植物青皮竹或华思劳竹等杆内的分泌液干燥后的块状物。

【产地】云南、广东、广西。

【性状鉴别】呈不规则片块或颗粒，大小不一。表面灰蓝色、灰黄色或灰白色，有的洁白色，半透明，略带光泽。体轻，质硬而脆，易破碎，吸湿性强。气微，味淡。

【功效】**清热化痰，清心定惊。**

## 四、止咳平喘药

1. 苦杏仁

【来源】蔷薇科植物山杏、西伯利亚杏、东北杏或杏的干燥成熟种子。

【产地】山杏主产于辽宁、河北、内蒙古、山东。西伯利亚杏主产于东北、华北。东北杏主产于东北。杏主产于东北、华北及西北。

【性状鉴别】呈扁心形。表面黄棕色至深棕色，有不规则的皱纹。气微，味苦（图 3-17-8）。

【性能】苦，微温。有小毒。归肺、大肠经。

【功效】**止咳平喘，润肠通便。**

【应用】①咳嗽气喘。②肠燥便秘。

【使用注意】阴虚咳喘及大便溏泻者忌用。用量不宜过大，婴儿慎用。

2. 紫苏子

【来源】唇形科植物紫苏的干燥成熟果实。

【产地】江苏、浙江、河北。

【性状鉴别】呈卵圆形或类球形，表面灰棕色或灰褐色，有微隆起的暗紫色网纹，基部稍尖。果皮薄而脆，易压碎。种子黄白色，压碎有香气，味微辛。

【功效】**降气化痰，止咳平喘，润肠通便。**

【应用】①咳喘痰多。②肠燥便秘。

3. 百部

【来源】百部科植物直立百部、蔓生百部或对叶百部的干燥块根。

【产地】直立百部和蔓生百部均主产于安徽、江苏、浙江、湖北。对叶百部主产于湖北、广东、福建、四川。

【性状鉴别】不规则厚片或不规则条形斜片；表面灰白色、棕黄色，有深纵皱纹；切面角质样；皮部较厚。气微，味甘、苦（图 3-17-9）。

【性能】甘、苦，微温。归肺经。

【功效】**润肺止咳，杀虫灭虱。**

【应用】①新久咳嗽，百日咳，肺痨咳嗽。②蛲虫，阴道滴虫，头虱及疥癣。

4. 紫菀

【来源】菊科植物紫菀的干燥根和根茎。

【产地】河北、安徽。

【性状鉴别】呈不规则的厚片或段。根外表皮紫红色或灰红色，有纵皱纹。切面淡棕色。气微香，味甜，微苦。

【功效】**润肺化痰止咳。**

5. 款冬花

【来源】菊科植物款冬的干燥花蕾。

【产地】河南、甘肃、山西、陕西。

【性状鉴别】呈长圆棒状。单生或 2~3 个基部花序连在一起，习称“连三朵”。体轻，撕开后可见白色茸毛。气香，味微苦而辛（图 3-17-10）。

【功效】**润肺下气，止咳化痰。**

6. 枇杷叶

【来源】蔷薇科植物枇杷的干燥叶。

【产地】广东、广西、江苏。

【性状鉴别】呈丝条状。表面灰绿色、黄棕色或红棕色，下表面可见绒毛。气微，味微苦。

【功效】**清肺止咳，降逆止呕。**

7. 桑白皮

【来源】桑科植物桑的干燥根皮。

【产地】河南、安徽、浙江、江苏、湖南、四川。

【性状鉴别】呈扭曲的卷筒状、槽状或板片状，纤维性强，难折断，易纵向撕裂，撕裂时有白色粉尘飞扬。气微，味微甘（图 3-17-11）。

【功效】**泻肺平喘，利水消肿。**

【应用】①肺热咳喘。②水肿。

8. 葶苈子

【来源】**十字花科**植物独行菜（北葶苈子）或播娘蒿（南葶苈子）的干燥成熟种子。

【产地】独行菜以华北、东北为主要产区。播娘蒿主产于华东、中南等地区。

【性状鉴别】北葶苈子：呈扁卵形。一端钝圆；另一端渐尖而微凹。表面棕色或红棕色，具多数细微颗粒状突起，可见 2 条纵列的浅槽。味微辛，遇水黏滑性较强（图 3-17-12）。

【性能】**苦、辛，大寒。归肺、膀胱经。**

【功效】**泻肺平喘，利水消肿。**

【应用】①痰涎壅盛，喘息不得平卧。②水肿，悬饮，胸腹积水，小便不利。

9. 白果

【来源】银杏科植物银杏的干燥成熟种子。

【产地】河南、四川、广西、山东。

【性状鉴别】略呈椭圆形，一端稍尖，另端钝。表面黄白色或淡棕黄色，平滑，具2~3条棱线。切面外层黄色，胶质样，内层淡黄色或淡绿色，粉性。气微，味甘、微苦。

【功效】**敛肺化痰定喘，止带缩尿。**

【使用注意】本品有毒，不可多用，小儿尤当注意。过食白果可致中毒，出现腹痛、吐泻、发热、发绀以及昏迷、抽搐，严重者可致呼吸麻痹而死亡。

# 第十八单元 安 神 药

## 知识点概要

### 一、概述

安神药的使用注意事项

(1) 矿石类安神药及有毒药物，只宜暂用，不可久服，中病即止。

(2) 矿石类安神药，如作丸、散服，易伤脾胃，不宜长期服用，并需酌情配伍养胃健脾之品。

(3) 入煎剂应打碎先煎、久煎。部分药物具有毒性，需慎用。

### 二、重镇安神药

1. 朱砂

【来源】硫化物类矿物辰砂族辰砂。

【产地】贵州、湖南、四川。

【性状鉴别】朱红色粉末，体轻，用手撮之无粒状物。气微，味淡。

【功效】**清心镇惊，安神解毒。**

【用法用量】内服，只宜入丸、散服，**每次0.1~0.5g；不宜入煎剂**。外用适量。

【使用注意】本品有毒，内服不可过量或持续服用。孕妇及肝功能不全者禁服。入药只宜生用，忌火煅。

2. 磁石

【来源】氧化物类矿物尖晶石族磁铁矿。

【产地】河北、山东、辽宁。

【性状鉴别】为不规则的碎块。灰黑色或褐色，条痕黑色，具金属光泽。具磁性。有土腥气，味淡。

【性能】咸，寒。归心、肝、肾经。

【功效】**镇惊安神，平肝潜阳，聪耳明目，纳气平喘。**

【应用】①心神不宁，惊悸，失眠，癫痫。②头晕目眩。③耳鸣耳聋，视物昏花。④肾虚气喘。

3. 龙骨

【来源】古代哺乳动物如三趾马、犀类、鹿类、牛类、象类等的骨骼化石或象类门齿的化石。

【产地】山西、内蒙古、陕西。

【性状鉴别】呈骨骼状或已破碎呈不规则块状，大小不一。

【功效】**镇惊安神，平肝潜阳，收敛固涩。**

【应用】①心神不宁，心悸失眠，惊痫癫狂。②肝阳眩晕。③滑脱诸证。④湿疮痒疹，疮疡久溃不敛。

【用法用量】煎服，15~30g，宜先煎。外用适量。镇静安神，平肝潜阳宜生用。收敛固涩宜煅用。

【使用注意】湿热积滞者不宜使用。

4. 琥珀

【来源】古松科松属植物的树脂埋藏地下经年久转化而成。

【产地】云南、河南、广西、辽宁。

【性状鉴别】呈不规则的粒状、块状、钟乳状及散粒状。有时内部包含着植物或昆虫的化石。条痕白色。具松脂光泽。

【功效】**镇惊安神，活血散瘀，利尿通淋。**

【用法】研末冲服，或入丸、散，每次 1.5~3g。外用适量。**不入煎剂。忌火煅。**

◆ **提醒：**重镇安神药均为矿石类药物，养心安神药为植物类药物。

## 三、养心安神药

1. 酸枣仁

【来源】鼠李科植物酸枣的干燥成熟种子。

【产地】河北、陕西、辽宁、河南。

【性状鉴别】呈扁圆形或扁椭圆形。表面紫红色或紫褐色，平滑有光泽。一面较平坦，中间有 1 条隆起的纵线纹；另一面稍突起。气微，味淡（图 3-18-1）。

【性能】甘、酸，平。归心、肝、胆经。

【功效】**养心益肝，安神，敛汗，生津。**

【应用】①心悸失眠。②自汗，盗汗。③收敛生津止渴，伤津口渴咽干。

2. 柏子仁

【来源】柏科植物侧柏的干燥成熟种仁。

【产地】山东、河南、河北。

【性状鉴别】呈长卵形或长椭圆形。表面黄白色或淡黄棕色，外包膜质内种皮，顶端略尖，有深褐色小点，基部钝圆。气微香，味淡。

【功效】**养心安神，润肠通便。**

【应用】①心悸失眠。②肠燥便秘。③阴虚盗汗，小儿惊痫。

3. 合欢皮

【来源】豆科植物合欢的干燥树皮。

【产地】全国大部分地区均产。

【性状鉴别】弯曲的丝或块片状。外表面灰棕色至灰褐色，切面呈纤维性片状，淡黄棕色或黄白色。气微香，味淡、微涩、稍刺舌，而后喉头有不适感。

【功效】**解郁安神，活血消肿。**

4. 远志

【来源】远志科植物远志或卵叶远志的干燥根。

【产地】山西、陕西、吉林、河南。

【性状鉴别】呈圆柱形，具支根，略弯曲。表面灰黄色至灰棕色。有较密而深陷的横皱纹、纵皱纹及裂纹。质硬脆，断面皮部棕黄色，木部黄白色，皮部易与木部剥离；**去净木心者断面双卷状。**气微，味苦、微辛，嚼之有刺喉感（图 3-18-2）。

【功效】**宁心安神，祛痰开窍，消散痈肿。**

【应用】①失眠多梦，心悸怔忡，健忘。②癫痫惊狂。③咳嗽痰多。④痈疽疮毒，乳房肿痛，喉痹。

# 第十九单元 平肝息风药

## 知识点概要

## 一、概述

平肝息风药的使用注意事项

（1）本类药物有性偏寒凉或性偏温燥之不同，故使用时当注意。

（2）若脾虚慢惊者，不宜用寒凉之品。

（3）阴虚血亏者，当忌温燥之品。

## 二、平抑肝阳药

1. 石决明

【来源】鲍科动物杂色鲍、皱纹盘鲍、羊鲍、澳洲鲍、耳鲍或白鲍的贝壳。

【产地】杂色鲍：产于我国福建以南沿海；越南、印度尼西亚、菲律宾等国均有分布。皱纹盘鲍：产于我国辽宁、山东、江苏等沿海；朝鲜、日本均有分布。羊鲍、耳鲍：产于我国台湾、海南、西沙群岛；澳大利亚、印度尼西亚、菲律宾等国均有分布。澳洲鲍：产于澳洲、新西兰。白鲍：多混在澳洲鲍中，具体产地不详。

【性状鉴别】不规则的碎块。灰白色，有珍珠样彩色光泽。质坚硬。气微，味微咸。

【功效】**平肝潜阳，清肝明目**。

【应用】①肝阳上亢，头晕目眩。②目赤，翳障，视物昏花。

【用法】**煎服，应打碎先煎**。平肝、清肝宜生用，外用点眼宜煅用、水飞。

2. 珍珠母

【功效】**平肝潜阳，清肝明目，镇惊安神**。

3. 牡蛎

【来源】牡蛎科动物长牡蛎、大连湾牡蛎或近江牡蛎的贝壳。

【产地】长牡蛎：产于山东以北至东北沿海。大连湾牡蛎：产于辽宁、河北、山东等省沿海。近江牡蛎：产地较广，北起东北，南至广东省、海南省沿海。

【性状鉴别】不规则的碎块。白色。质硬，断面层状。气微，味微咸。

【性能】咸，微寒。归肝、胆、肾经。

【功效】**重镇安神，平肝潜阳，软坚散结，收敛固涩**。

【应用】①心神不安，惊悸失眠。②肝阳上亢，头晕目眩。③痰核，瘰疬，瘿瘤，癥瘕积聚。④滑脱诸证。

【用法】煎服，宜打碎先煎。外用适量。收敛固涩宜煅用，其他宜生用。

4. 代赭石

【来源】氧化物类矿物刚玉族赤铁矿。

【产地】河北、山西、广东。

【性状鉴别】具金属光泽。一面有圆形突起，习称“钉头”；另一面与突起的相对应处有同样大小的凹窝。气微，味淡。

【性能】苦，寒。归肝、心经。

【功效】**平肝潜阳，重镇降逆，凉血止血**。

【应用】①肝阳上亢，头晕目眩。②呕吐，呃逆，噫气。③气逆喘息。④血热吐衄，崩漏。

【用法】煎服，10~30g；宜打碎先煎。入丸、散，每次1~3g。外用适量。降逆、平肝宜生用，止血宜煅用。

【注意】孕妇慎用。因含微量砷，故不宜长期服用。

5. 刺蒺藜

【来源】蒺藜科植物蒺藜的干燥成熟果实。

【产地】河南、河北、山东、山西。

【性状鉴别】呈放射状五棱形。气微，味苦、辛。

【功效】**平肝疏肝，祛风明目**。

## 三、息风止痉药

1. 羚羊角

【来源】牛科动物赛加羚羊的角。

【产地】西伯利亚及小亚细亚一带。

【性状鉴别】镑片：横片为类圆形薄片。类白色或黄白色，半透明，中央可见空洞。无臭，味淡。

【性能】咸，寒。归肝、心经。

【功效】**平肝息风，清肝明目，清热解毒。**

【应用】①肝风内动，惊痫抽搐。②肝阳上亢，头晕目眩。③肝火上炎，目赤头痛。④温热病壮热神昏，热毒发斑。

【用法用量】煎服，1~3g；宜单煎2小时以上。**磨汁或研粉服**，每次0.3~0.6g。

2. 牛黄

【来源】牛科动物牛干燥的胆结石。

【产地】主产于西北、华北、东北、西南等地区。

【性状鉴别】胆黄：多呈卵形、类球形、四方体形或三角形，表面黄红色至棕黄色。有的表面有“乌金衣”，可“挂甲”。

【性能】甘，凉。归心、肝经。

【功效】**化痰开窍，凉肝息风，清热解毒。**

【应用】①热病神昏。②小儿惊风，癫痫。③口舌生疮，咽喉肿痛，牙痛，痈疽疔毒。

【用法用量】入丸、散剂，每次0.15~0.35g。外用适量，研末敷患处。

【使用注意】非实热证不宜使用，孕妇慎用。

3. 钩藤

【来源】茜草科植物钩藤、大叶钩藤、毛钩藤、华钩藤或无柄果钩藤的干燥带钩茎枝。

【产地】钩藤主产于广西、广东、湖北、湖南等省区。大叶钩藤主产于广西、广东、云南等省区。华钩藤主产于广西、贵州、湖南、湖北等省区。毛钩藤主产于福建、广东、广西、台湾等省区。无柄果钩藤主产于广东、广西、云南等省区。

【性状鉴别】钩藤：带单钩、双钩的茎枝小段。茎枝呈圆柱形或类方柱形。表面红棕色至紫红色。气微，味淡（图3-19-1）。

【性能】甘，凉。归肝、心包经。

【功效】**清热平肝，息风定惊。**

【应用】①头痛，眩晕。②肝风内动，惊痫抽搐。

【用法用量】煎服，3~12g。**入煎剂宜后下。**

4. 天麻

【来源】兰科植物天麻的干燥块茎。

【产地】主产于四川、云南、贵州。

【性状鉴别】不规则的薄片。外表皮淡黄色至黄棕色，有时可见点状排成的横环纹。切面黄白色至淡棕色。角质样，半透明。气微，味甘（图3-19-2）。

【性能】甘，平。归肝经。

【功效】**息风止痉，平抑肝阳，祛风通络。**

【应用】①肝风内动，惊痫抽搐。②眩晕，头痛。③肢体麻木，手足不遂，风湿痹痛。

5. 地龙

【来源】钜蚓科参环毛蚓、通俗环毛蚓、威廉环毛蚓或栉盲环毛蚓的干燥体。前一种习称“广地龙”，后三种习称“沪地龙”。

【产地】广地龙主产于广东、广西、福建。沪地龙主产于上海、浙江、江苏。

【性状鉴别】广地龙：呈长条状薄片，弯曲，边缘略卷，全体具环节，背部棕褐色至紫灰色，腹部浅黄棕色；**第14~16环节为生殖带，习称“白颈”**，较光亮。气腥，味微咸（图3-19-3）。

【功效】**清热息风，通络，平喘，利尿。**

【应用】①高热惊痫，癫狂。②气虚血滞，半身不遂。③痹证。④肺热哮喘。⑤小便不利，尿闭不通。

6. 全蝎

【来源】钳蝎科动物东亚钳蝎的干燥体。

【产地】河南、山东。

【性状鉴别】头胸部与前腹部呈扁平长椭圆形，后腹部呈尾状，皱缩弯曲。气微腥，味咸（图 3-19-4）。

【功效】**息风镇痉，攻毒散结，通络止痛。**

【应用】①痉挛抽搐。②疮疡肿毒，瘰疬结核。③风湿顽痹。④顽固性偏正头痛。

【用法用量】煎服，3~6g。研末吞服，每次 0.6~1g。外用适量。

7. 蜈蚣

【来源】蜈蚣科动物少棘巨蜈蚣的干燥体。

【产地】浙江、湖北、江苏、湖南。

【性状鉴别】呈扁平长条形。由头部和躯干部组成，全体共 22 个环节。气微腥，有特殊刺鼻的臭气，味辛、微咸。

【功效】**息风镇痉，攻毒散结，通络止痛。**

【用法用量】煎服，3~5g。研末吞服，每次 0.6~1g。外用适量。

◆ **提醒：**蜈蚣与全蝎皆有息风镇痉，攻毒散结，通络止痛之功效，常相须为用。然全蝎性平，息风止痉、攻毒散结之力不及蜈蚣；蜈蚣力猛性燥，善走窜通达，息风镇痉功效较强，又攻毒疗疮，通痹止痛效佳。

8. 僵蚕

【来源】蚕蛾科昆虫家蚕 4~5 龄的幼虫感染白僵菌而致死的干燥体。

【产地】江苏、浙江、四川、广东。

【性状鉴别】呈圆柱形，多弯曲皱缩。表面灰黄色，被有白色粉霜状的气生菌丝和分生孢子。粉末灰棕色或灰褐色。气微腥，味微咸（图 3-19-5）。

【功效】**息风止痉，祛风止痛，化痰散结。**

【应用】①惊痫抽搐。②风中经络，口眼歪斜。③风热头痛，目赤，咽痛，风疹瘙痒。④痰核，瘰疬。

# 第二十单元 开 窍 药

## 知识点概要

### 一、概述

开窍药的使用注意事项

（1）本类药物辛香走窜，为救急、治标之品，且能耗伤正气，只宜暂服，不可久用。

（2）因本类药物辛香，其有效成分易于挥发，内服多不宜入煎剂，只入丸散、剂服用。

### 二、具体药物

1. 麝香

【来源】鹿科动物林麝、马麝或原麝成熟雄体香囊中的干燥分泌物。

【产地】主产于四川、西藏、云南。

【性状鉴别】麝香仁：质软，油润，疏松，不规则圆球形或颗粒状，习称“当门子”，气香浓烈而特异，味微辣，微苦带咸。

【性能】辛，温。归心、脾经。

【功效】**开窍醒神，活血通经，消肿止痛，催生下胎。**

【应用】①闭证神昏。②疮疡肿毒，瘰疬痰核，咽喉肿痛。③血瘀经闭，癥瘕，心腹暴痛，头痛，跌打损伤，风寒湿痹。④难产，死胎，胞衣不下。

【用法用量】**入丸、散，每次 0.03~0.1g。**外用适量。不宜入煎剂。

【使用注意】孕妇禁用。

2. 冰片

【来源】樟脑、松节油等经化学方法合成的结晶。

【性状鉴别】为无色透明或白色半透明片状结晶，表面有冰样裂纹。质松脆，可剥离成薄片，手捻即粉碎。气清香，味辛、凉；具挥发性（图 3-20-1）。

【功效】**开窍醒神，清热止痛。**

【应用】①闭证神昏。②目赤肿痛，喉痹口疮。③疮疡肿痛，疮溃不敛，水火烫伤。

【用法用量】**入丸、散，每次 0.15~0.3g。**外用适量，研粉点敷患处。**不宜入煎剂。**

【使用注意】孕妇慎用。

3. 苏合香

【来源】金缕梅科植物苏合香树干渗出的香树脂经加工精制而成。

【产地】土耳其南部及叙利亚、埃及、索马里。现我国广西、云南有引种。

【性状鉴别】呈半流动性的浓稠液体，棕黄色或暗棕色，半透明。质黏稠，挑起时则呈胶样，连绵不断。较水重。气芳香，味苦、辣，嚼之粘牙。

【功效】**开窍醒神，辟秽，止痛。**

【用法用量】**入丸、散，0.3~1g。**外用适量，**不入煎剂。**

> ◆ **提醒：**掌握麝香、冰片、苏合香的用量。

4. 石菖蒲

【来源】天南星科植物石菖蒲的干燥根茎。

【产地】四川、浙江、江西、江苏。

【性状鉴别】扁圆形或长条形厚片。外表皮棕褐色或灰棕色。切面纤维性，类白色或微红色，有明显环纹及油点。气芳香，味苦、微辛（图 3-20-2）。

【功效】**开窍醒神，化湿和胃，宁神益志。**

【应用】①痰蒙清窍，神志昏迷。②湿阻中焦，脘腹痞满，胀闷疼痛。③噤口痢。④健忘，失眠，耳鸣，耳聋。⑤声音嘶哑、痈疽疮疡、风湿痹痛、跌打伤痛等。

# 第二十一单元　补　虚　药

## 知识点概要

### 一、概述

补虚药的使用注意事项

（1）补虚药原为虚证而设，凡身体健康，无虚弱表现者，不宜滥用，以免导致阴阳平衡失调。

（2）实邪方盛，正气未虚者，以祛邪为要，亦不宜使用，以免“闭门留寇”。

（3）补气药性多壅滞，易致中满，湿盛中满者忌用。

（4）补阳药性多温燥，易助火伤阴，阴虚火旺者不宜使用。

（5）补血药多滋腻黏滞，妨碍运化，凡湿滞脾胃、脘腹胀满、食少便溏者慎用。

（6）补阴药多甘寒滋腻，凡脾胃虚弱、痰湿内阻、腹满便溏者不宜用。

（7）补虚药使用时应注意顾护脾胃，适当配伍健脾消食药，以促进运化，使补虚药能充分发挥作用。

（8）补虚药若需久服，宜作蜜丸、煎膏（膏滋）、片剂、口服液、颗粒剂或酒剂等，以便保存和服用，若作汤剂，宜文火久煎，使药味尽出。

（9）个别挽救虚脱的补虚药，宜制成注射剂，以备急用。

### 二、补气药

1. 人参

【来源】五加科植物人参的干燥根及根茎。

【产地】吉林、辽宁、黑龙江。

【性状鉴别】主根呈纺锤形或圆柱形，下部有支根2~3条，并着生多数细长的须根，具不定根（艼）和稀疏的凹窝状茎痕（芦碗）。皮部有黄棕色的点状树脂道及放射状裂隙。香气特异，味微苦、甘（图3-21-1）。

【性能】甘、微苦，微温。归肺、脾、心经。

【功效】**大补元气，补脾益肺，生津，安神增智。**

【应用】①**元气虚脱证**。为拯危救脱的要药。②肺、脾、心肾气虚证。为补肺、补脾的要药。③热病气虚津伤口渴及消渴证。

【用法用量】煎服，3~9g；挽救虚脱可用15~30g。宜文火另煎分次对服。野山参研末吞服，每次2g，每日2次。

【使用注意】**不宜与藜芦同用。**

2. 西洋参

【来源】五加科植物西洋参的干燥根。

【产地】原产加拿大和美国。

【性状鉴别】呈纺锤形、圆柱形或圆锥形。外表皮浅黄褐色。切面淡黄白色至黄白色，形成层环棕黄色，皮部有黄棕色点状树脂道，近形成层环处较多而明显，木部略呈放射状纹理。气微而特异，味微苦、甘（图3-21-2）。

【功效】补气养阴，清热生津。

【用法用量】另煎兑服，3~6g。

【使用注意】不宜与藜芦同用。

3. 党参

【来源】桔梗科植物党参、素花党参或川党参的干燥根。

【产地】党参主产于山西、陕西、甘肃、四川及东北各地。素花党参主产甘肃。川党参主产于四川、湖北及陕西。

【性状鉴别】类圆形的厚片。外表皮灰黄色至黄棕色，有时可见根头部有多数疵状突起的茎痕和芽。切面皮部淡黄色至淡棕色，木部淡黄色，有裂隙或放射状纹理。有特殊香气，味微甜（图3-21-3）。

【功效】**补脾肺气，补血，生津。**

【应用】①脾肺气虚证。②气血两虚证。③气津两伤证。④与解表药或攻里药同用，用于气虚外感及正虚邪实之证。

4. 太子参

【来源】石竹科植物孩儿参的干燥块根。

【产地】江苏、山东、安徽。

【性状鉴别】药材呈细长纺锤形或细长条形，稍弯曲，表面黄白色，凹陷处有须根痕，顶端有茎痕。质硬而脆，易折断。气微，味微甘（图3-21-4）。

【功效】补气健脾，生津润肺。

5. 黄芪

【来源】豆科植物蒙古黄芪或膜荚黄芪的干燥根。

【产地】山西、黑龙江、内蒙古。

【性状鉴别】类圆形或椭圆形的厚片。外表皮黄白色至淡棕褐色，可见纵皱纹或纵沟。切面皮部黄白色，木部淡黄色，有放射状纹理及裂隙，有的中心偶有枯朽状，黑褐色或呈空洞。气微，味微甜，嚼之有豆腥味（图3-21-5）。

【性能】甘，微温。归脾、肺经。

【功效】**补气健脾，升阳举陷，益卫固表，利尿消肿，托毒生肌。**

【应用】①脾气虚证。为补中益气要药。②肺气虚证。③气虚自汗。④气血亏虚，疮疡难溃难腐，或溃久难敛。⑤因气虚所致的血虚出血、消渴、中风后遗症、痹痛麻木等。

6. 白术

【来源】菊科植物白术的干燥根茎。

【产地】浙江、安徽、湖北、湖南。

【性状鉴别】不规则的厚片。外表皮灰黄色或灰棕色。切面黄白色至淡棕色，散生棕黄色的点状油室，木部具放射状纹理。气清香，味甘、微辛，嚼之有黏性（图 3-21-6）。

【性能】甘、苦，温。归脾、胃经。

【功效】**健脾益气，燥湿利尿，止汗，安胎。**

【应用】①脾气虚证。被前人誉为“补气健脾第一要药”。②气虚自汗。③脾虚胎动不安。

【使用注意】本品性偏温燥，热病伤津及阴虚燥渴者不宜用。

7. 山药

【来源】薯蓣科植物薯蓣的干燥根茎。

【产地】河南。

【性状鉴别】类圆形的厚片。表面类白色或淡黄白色，质脆，易折断，断面类白色，富粉性。气微，味淡、微酸（图 3-21-7）。

【功效】**益气养阴，补脾肺肾，固精止带。**

【应用】①脾虚证。②肺虚证。③肾虚证。④消渴气阴两虚证。

8. 白扁豆

【来源】豆科植物扁豆的干燥成熟种子。

【产地】全国大部分地区均产。

【性状鉴别】呈扁椭圆形或扁卵圆形。表面淡黄白色或淡黄色，平滑，略有光泽，一侧边缘有隆起的白色眉状种阜。质坚硬。种皮薄而脆，肥厚，黄白色。气微，味淡，嚼之有豆腥气。

【功效】补脾和中，化湿。

9. 甘草

【来源】豆科植物甘草、胀果甘草或光果甘草的干燥根及根茎。

【产地】甘草主产于内蒙古、宁夏、甘肃、新疆。光果甘草及胀果甘草主产于新疆、甘肃。

【性状鉴别】类圆形或椭圆形的厚片。切面略显纤维性，中心黄白色，有明显放射状纹理及形成层环。质坚实，具粉性。气微，味甜而特殊（图 3-21-8）。

【性能】甘，平。归心、肺、脾、胃经。

【功效】**补脾益气，祛痰止咳，缓急止痛，清热解毒，调和诸药。**

【应用】①心气不足，脉结代，心动悸。②脾气虚证。③咳喘。④脘腹、四肢挛急疼痛。⑤热毒疮疡，咽喉肿痛，药食中毒。⑥调和药性。

【使用注意】**不宜与京大戟、芫花、甘遂、海藻同用。**大剂量久服可导致水钠潴留，引起浮肿。

10. 大枣

【来源】鼠李科植物枣的干燥成熟果实。

【产地】河南、河北、山东、山西、陕西。

【功效】**补中益气，养血安神。**

11. 蜂蜜

【来源】蜜蜂科昆虫中华蜜蜂或意大利蜂所酿的蜜。

【产地】各地均产。

【功效】补中，润燥，止痛，解毒。

## 二、补阳药

1. 鹿茸

【来源】鹿科动物梅花鹿（花鹿茸）或马鹿（马鹿茸）的雄鹿未骨化密生茸毛的幼角。

【产地】花鹿茸主产于吉林。马鹿茸主产于黑龙江、吉林、内蒙古、新疆、青海、四川。

【性状鉴别】血片：圆形薄片，表面浅棕色或浅黄白色，半透明，微显光泽；外皮无骨质，周边粗糙，红棕色或棕色。

【性能】**甘、咸，温。归肾、肝经。**

【功效】补肾阳，益精血，强筋骨，调冲任，托疮毒。

【应用】①肾阳虚衰，精血不足证。为温肾补阳、补督脉、益精血的要药。②肾虚骨弱，腰膝无力或小儿五迟。③妇女冲任虚寒，崩漏带下。④疮疡久溃不敛，阴疽疮肿内陷不起。

【用法用量】1~2g，研末吞服；或入丸、散。

【使用注意】服用本品宜从小量开始，缓缓增加，不可骤用大量，以免阳升风动，头晕目赤，或伤阴动血。凡发热者均当忌服。

2. 淫羊藿

【来源】小檗科植物淫羊藿、箭叶淫羊藿、柔毛淫羊藿或朝鲜淫羊藿的干燥叶。

【产地】淫羊藿主产于陕西、山西、河南、广西。箭叶淫羊藿主产于湖北、四川、浙江。柔毛淫羊藿主产于四川。朝鲜淫羊藿主产于东北。

【性状鉴别】丝片状。上表面绿色、黄绿色或浅黄色，下表面灰绿色，网脉明显，中脉及细脉凸出，边缘具黄色刺毛状细锯齿。近革质。气微，味微苦（图 3-21-9）。

【功效】**补肾壮阳，祛风除湿。**

【应用】①肾阳虚衰，阳痿尿频，腰膝无力。②风寒湿痹，肢体麻木。

3. 巴戟天

【来源】茜草科植物巴戟天的干燥根。

【产地】广东、广西、福建。

【性状鉴别】呈扁圆柱形短段或不规则块。表面灰黄色或暗灰色，具纵纹和横裂纹。切面皮部厚，紫色或淡紫色，中空，气微，味甘而微涩（图 3-21-10）。

【功效】补肾助阳，祛风除湿。

【应用】①阳痿不举，宫冷不孕，小便频数。②风湿腰膝疼痛，肾虚腰膝酸软。

4. 杜仲

【来源】杜仲科植物杜仲的干燥树皮。

【产地】湖北、四川、贵州、云南。

【性状鉴别】小方块或丝状。外表面淡棕色或灰褐色，有明显的皱纹。内表面暗紫色，光滑。断面有细密、银白色、富弹性的橡胶丝相连。气微，味稍苦（图 3-21-11）。

【性能】甘，温。归肝、肾经

【功效】**补肝肾，强筋骨，安胎。**

【应用】①肾虚腰痛及各种腰痛。②胎动不安，习惯性堕胎。

5. 续断

【来源】川续断科植物川续断的干燥根。

【产地】湖北、四川、湖南、贵州。

【性状鉴别】类圆形或椭圆形的厚片。外表皮灰褐色至黄褐色，有纵皱。切面皮部墨绿色或棕褐色。木部可见放射状排列的导管束纹，形成层部位多有深色环。气微，味苦、微甜而涩（图 3-21-12）。

【性能】苦、辛，微温。归肝、肾经。

【功效】**补益肝肾，强筋健骨，止血安胎，疗伤续折。**

【应用】①阳痿不举，遗精遗尿。②腰膝酸痛，寒湿痹痛。③崩漏下血，胎动不安。④跌打损伤，筋伤骨折。

6. 肉苁蓉

【来源】列当科植物肉苁蓉或管花肉苁蓉干燥带鳞叶的肉质茎。

【产地】肉苁蓉主产于内蒙古、新疆、陕西、甘肃。管花肉苁蓉主产于新疆。

【性状鉴别】呈不规则形的厚片。表面棕褐色或灰棕色。有肉眼可见肉质鳞叶。切面有淡棕色或棕黄色点状维管束，排列成波状环纹。气微，味甜、微苦（图 3-21-13）。

【功效】补肾助阳，润肠通便。

7. 补骨脂

【来源】豆科植物补骨脂的干燥成熟果实。

【产地】除东北、西北地区外，全国各地均产。

【性状鉴别】呈肾形，略扁。表皮黑色、黑褐色或灰褐色，果皮具细微网状皱纹。气香，味辛、微苦（图3-21-14）。

【功效】**补肾壮阳，固精缩尿，温脾止泻，纳气平喘。**

【应用】①肾虚阳痿，腰膝冷痛。②肾虚滑精，遗尿，尿频。③脾肾阳虚，五更泄泻。④肾不纳气，虚寒喘咳。

8. 益智仁

【来源】姜科植物益智的干燥成熟果实。

【产地】海南、广东、广西。

【性状鉴别】呈椭圆形，两端略尖。表面棕色或灰棕色，有纵向凹凸不平的突起棱线13~20条。具特异香气，味辛、微苦（图3-21-15）。

【功效】暖肾固精缩尿，温脾开胃摄唾。

9. 菟丝子

【来源】旋花科植物南方菟丝子或菟丝子的干燥成熟种子。

【产地】江苏、辽宁、吉林、河北。

【性状鉴别】呈类球形，直径1~2mm。表面灰棕色或黄棕色。一端有微凹的线形种脐。质坚实，不易以指甲压碎。气微，味淡（图3-21-16）。

【性能】辛、甘，平。归肾、肝、脾经。

【功效】补肾益精，养肝明目，止泻，安胎。

【应用】①肾虚腰痛，阳痿遗精，尿频，宫冷不孕。②肝肾不足，目暗不明。③脾肾阳虚，便溏泄泻。④肾虚胎动不安。

## 三、补血药

1. 当归

【来源】伞形科植物当归的干燥根。

【产地】甘肃。

【性状鉴别】类圆形、椭圆形或不规则薄片。外表皮黄棕色至棕色。切面黄白色或淡棕黄色，平坦，有裂隙，中间有浅棕色的形成层环，并有多数棕色的油点。香气浓郁，味甘、辛、微苦（图3-21-17）。

【性能】甘、辛，温。归肝、心、脾经。

【功效】**补血调经，活血止痛，润肠通便。**

【应用】①血虚诸证。②血虚血瘀，月经不调，经闭，痛经。为妇科补血调经要药。③虚寒性腹痛，跌打损伤，痈疽疮疡，风寒痹痛。为活血行气要药。④血虚肠燥便秘。

2. 熟地黄

【来源】见生地黄。

【产地】见生地黄。

【性状鉴别】不规则的块片、碎块。表面乌黑色，有光泽，黏性大。质柔软而带韧性，不易折断，断面乌黑色，有光泽。气微，微甜。

【性能】**甘，微温。归肝、肾经。**

【功效】**补血养阴，填精益髓。**

【应用】①血虚诸证。为养血补虚之要药。②肝肾阴虚诸证。为补肾阴之要药。

3. 白芍

【来源】毛茛科植物芍药的干燥根。

【产地】浙江、安徽。

【性状鉴别】类圆形的薄片，平直或稍弯曲。表面淡棕红色或类白色，平滑，切面类白色或微带棕红色，可见稍隆起的筋脉纹呈放射状排列。质坚实，不易折断。气微，味微苦，酸（图3-21-18）。

【性能】**苦、酸，微寒。归肝、脾经。**

【功效】**养血敛阴，柔肝止痛，平抑肝阳。**

【应用】①肝血亏虚，月经不调。②肝脾不和，胸胁脘腹疼痛，四肢挛急疼痛。③肝阳上亢，头痛眩晕。

【使用注意】阳衰虚寒之证不宜用。反藜芦。

4. 阿胶

【来源】马科动物驴的干燥皮或鲜皮，经煎煮、浓缩制成的固体胶。

【产地】山东。

【性状鉴别】阿胶珠：类球形。表面棕黄色或灰白色，质酥，易碎。断面中空或多孔状。

【性能】甘，平。归肺、肝、肾经。

【功效】**补血，滋阴，润肺，止血。**

【应用】①**血虚诸证**。为补血要药。②**出血证**。为止血要药。③肺阴虚燥咳。④热病伤阴，心烦失眠，阴虚风动，手足瘈疭。

【用法】5~15g，**入汤剂宜烊化冲服。**

5. 何首乌

【来源】蓼科植物何首乌的干燥块根。

【产地】河南、湖北、广西、广东。

【性状鉴别】不规则的厚片或块。外表皮红棕色或红褐色，皱缩不平，有浅沟，并有横长皮孔样突起及细根痕。横切面有的皮部可见云锦状花纹。气微，味微苦而甘涩（图 3-21-19）。

【性能】制首乌甘、涩，微温。归肝、肾经。

【功效】**制用：补益精血，固肾乌须。生用：解毒，截疟，润肠通便。**

【应用】①精血亏虚、头晕眼花、须发早白、腰膝酸软。②久疟、痈疽、瘰疬、肠燥便秘。

## 四、补阴药

1. 北沙参

【来源】伞形科植物珊瑚菜的干燥根。

【产地】江苏、山东。

【性状鉴别】呈细长圆柱形，偶有分支。全体由细纵皱纹和纵沟，顶端留有黄棕色根茎残基。质脆，易折断，断面皮部浅黄白色，木质部黄色。气特异，味微甜（图 3-21-20）。

【性能】甘、微苦，微寒。归肺、胃经。

【功效】**养阴清肺，益胃生津。**

【应用】①肺阴虚证。②胃阴虚证。

2. 百合

【来源】百合科植物卷丹、百合或细叶百合的干燥肉质鳞叶。

【产地】湖南、湖北、江苏、浙江、安徽。

【性状鉴别】长椭圆形，表面黄白色至淡棕黄色，有的微带紫色，有数条纵直平行的白色维管束。质硬而脆，断面较平坦，角质样。气微，味微苦。

【功效】**养阴润肺，清心安神。**

【应用】①阴虚燥咳，劳嗽咯血。②阴虚有热之失眠心悸及百合病心肺阴虚内热证。

3. 麦冬

【来源】百合科植物麦冬的干燥块根。

【产地】浙江、江苏、四川。

【性状鉴别】呈纺锤形，两端略尖。表面黄白色或淡黄色，具细纵纹。质柔韧，断面黄白色，半透明，中柱细小。气微香，味甘、微苦（图 3-21-21）。

【性能】甘、微苦，微寒。归胃、肺、心经。

【功效】养阴润肺，益胃生津，清心除烦。

【应用】①**胃阴虚证**。②**肺阴虚证**。③**心阴虚证**。

4. 天冬

【来源】百合科植物天冬的干燥块根。

【产地】贵州、四川、广西。

【性状鉴别】呈长纺锤形，略弯曲。表面黄白色至淡黄棕色，半透明。对光透视，有一条不透明的细木心。质硬或柔润，有黏性，断面角质样，中柱黄白色。气微，味甜，微苦。

【功效】养阴润燥，清肺生津。

【应用】①肺阴虚证。②肾阴虚证。③热病伤津之食欲不振、口渴及肠燥便秘。

5. 石斛

【来源】兰科植物金钗石斛、鼓槌石斛或流苏石斛的栽培品及其同属植物近似种的新鲜或干燥茎。

【产地】广西、贵州、广东、云南。

【性状鉴别】呈扁圆柱形或圆柱形的段。表面金黄色、绿黄色或棕黄色，有光泽，有深纵沟或纵棱，有的可见棕褐色的节。切面有多数散在的筋脉点。气微，味淡或微苦，嚼之有黏性。

【功效】**益胃生津，滋阴清热**。

【应用】①胃阴虚证，热病伤津证。②肾阴虚证。

6. 玉竹

【来源】百合科植物玉竹的干燥根茎。

【产地】湖南、湖北、江苏、浙江。

【性状鉴别】呈不规则厚片或段。半透明，有时可见环节，切面角质样或显颗粒性。

【功效】**养阴润燥，生津止渴**。

【应用】①肺阴虚证。②胃阴虚证。③热伤心阴，烦热多汗，惊悸。

7. 黄精

【来源】百合科植物滇黄精、黄精或多花黄精的干燥根茎。习称“大黄精”“鸡头黄精”“姜形黄精”。

【产地】贵州、湖南、湖北、四川、安徽。

【性状鉴别】不规则的厚片，外表皮淡黄色至黄棕色。切面略呈角质样，可见淡黄色筋脉小点。质稍硬而韧。气微，味甜，嚼之有黏性（图3-21-22）。

【功效】补气养阴，健脾，润肺，益肾。

8. 枸杞子

【来源】茄科植物宁夏枸杞的干燥成熟果实。

【产地】宁夏。

【性状鉴别】呈类纺锤形或椭圆形，表面红色或暗红色，顶端有小突起状的花柱痕，基部有白色的果梗痕。果皮柔韧，皱缩；果肉肉质，柔润。气微，味甜。

【功效】**滋补肝肾，益精明目**。

【应用】肝肾阴虚及早衰证。

9. 女贞子

【来源】木犀科植物女贞的干燥成熟果实。

【产地】浙江、江苏、福建、湖南。

【性状鉴别】呈卵形、椭圆形或肾形。长6~8.5mm，直径3.5~5.5mm。表面黑紫色或灰黑色，皱缩不平。体轻。外果皮薄，中果皮较松软，内果皮木质。气微，味甘、微苦涩（图3-21-23）。

【功效】**滋补肝肾，乌须明目**。

10. 龟甲

【来源】龟科动物乌龟的背甲及腹甲。

【产地】主产于浙江、安徽、湖北、湖南。

【性状鉴别】背甲及腹甲由甲桥相连，背甲稍长于腹甲（图3-21-24）。

【性能】甘，寒。归肾、肝、心经。

【功效】**滋阴潜阳，益肾健骨，养血补心**。

【应用】①阴虚阳亢、阴虚内热、阴虚风动。②肾虚骨痿。③阴血亏虚，惊悸，失眠，健忘。

【用法】煎服，9~24g，宜先煎。本品经砂炒醋淬后，更易煎出有效成分，并除腥气，便于制剂。

11. 鳖甲

【来源】鳖科动物鳖的背甲。

【产地】主产于湖北、安徽、江苏、河南。

【性状鉴别】呈椭圆形或卵圆形，背面隆起，具细网状皱纹和灰黄色或灰白色斑点，中间有一条纵棱，两侧各有左右对称的横凹纹8条。气微腥，味淡（图3-21-25）。

【性能】**甘、咸，寒。归肝、肾经。**

【功效】**滋阴潜阳，退热除蒸，软坚散结。**

【应用】①**肝肾阴虚证**。②**癥瘕积聚**。

【用法】煎服，9~24g，宜先煎。本品经砂炒醋淬后，有效成分更易煎出，并可除腥气，易于粉碎，方便制剂。

◆ **提醒**：龟甲与鳖甲均能滋阴清热，潜阳息风，常相须为用。但龟甲滋阴之力较强，鳖甲则长于清虚热，并善于软坚散结。

# 第二十二单元　收　涩　药

## 知识点概要

### 一、概述

收涩药的使用注意事项

（1）本类药物性涩收敛，故凡表邪未解，湿热内蕴所致的泻痢、带下、血热出血，以及余热未清者，均不宜用，误用有“闭门留寇”之弊。

（2）某些收敛药除收涩作用之外，兼有清湿热、解毒等功效，又当分别对待。

### 二、固表止汗药

1. 麻黄根

【来源】麻黄科植物草麻黄或中麻黄的干燥根和根茎。

【产地】见麻黄。

【性状鉴别】类圆形厚片，外表面红棕色或灰棕色，有纵皱纹和支根痕。外表面红棕色或灰棕色，有纵皱纹及支根痕。气微，味微苦。

【功效】固表止汗。

2. 浮小麦

【来源】禾本科植物小麦的干燥轻浮瘪瘦的颖果。

【产地】全国各地均产。

【功效】**固表止汗，益气，除热。**

### 三、敛肺涩肠药

1. 五味子

【来源】木兰科植物五味子或华中五味子的干燥成熟果实。习称“北五味子”。

【产地】辽宁、吉林、黑龙江、河北。

【性状鉴别】呈不规则的圆球形或扁球形。外皮紫红色或暗红色，皱缩，显油性，久贮表面呈黑红色或出现“白霜”。种子肾形，表面棕黄色，有光泽，种皮薄而脆。果肉气微，味酸，种子破碎后，有香气，味辛、微苦（图3-22-1）。

◆ **提醒：**五味子鉴别特征为表面有白霜，种子肾形。

【性能】酸、甘，温。归肺、心、肾经。

【功效】**收敛固涩，益气生津，补肾宁心。**

【应用】①久咳虚喘。为治疗久咳虚喘之要药。②自汗，盗汗。③遗精，滑精。④久泻不止。⑤津伤口渴，消渴。⑥心悸，失眠，多梦。

2. 乌梅

【来源】蔷薇科植物梅的干燥近成熟果实。

【产地】四川、浙江、福建、广东。

【性状鉴别】类球形或扁球形。表面乌黑色至棕黑色，皱缩不平。果肉略柔软，果核坚硬，表面有凹点。种子扁卵形，淡黄色。气微，味极酸。

【性能】酸、涩，平。归肝、脾、肺、大肠经。

【功效】**敛肺止咳，涩肠止泻，安蛔止痛，生津止渴。**

【应用】①肺虚久咳。②久泻，久痢。③蛔厥腹痛，呕吐。④虚热消渴。⑤炒炭后可用于崩漏不止、便血等；外敷能消疮毒，可治胬肉外突、头疮等。

3. 诃子

【来源】使君子科植物诃子或绒毛诃子的干燥成熟果实。

【产地】云南。

【性状鉴别】呈长圆形或卵圆形。表面黄棕色或暗棕色，略具光泽，有5~6条纵棱线和不规则的皱纹。质坚实。气微，味酸涩后甜。

【功效】**涩肠止泻，敛肺止咳，利咽开音。**

【应用】①久泻，久痢。②久咳，失音。

【用法】煎服，涩肠止泻宜煨用，敛肺清热、利咽开音宜生用。

4. 肉豆蔻

【来源】肉豆蔻科植物肉豆蔻的干燥种仁。

【产地】马来西亚、印度尼西亚、斯里兰卡。

【性状鉴别】呈卵形或椭圆形，表面灰色或灰黄色，或被有白色石灰粉，表面有网状沟纹。纵剖面形成类似槟榔样纹理。气芳香而强烈，味辛。

【功效】涩肠止泻，温中行气。

【应用】①虚泻，冷痢。②胃寒胀痛，食少呕吐。

5. 赤石脂

【来源】硅酸盐类矿物多水高岭石。主含四水硅酸铝。

【产地】山西、河南、江西、陕西。

【性状鉴别】块状集合体，呈不规则块状。粉红色、红色至紫红色，或有红白相间的花纹。质较软，滑腻如脂，易碎，断面有的具蜡样光泽。吸水性强。具黏土气，味淡，嚼之无沙粒感。

【功效】涩肠止泻，收敛止血，敛疮生肌。

## 四、固精缩尿止带药

1. 山茱萸

【来源】山茱萸科植物山茱萸的干燥成熟果肉。

【产地】浙江、河南、安徽。

【性状鉴别】呈不规则的片状或囊状。果皮破裂，皱缩，性状不完整。新鲜时紫红色，贮久渐变紫黑色。质柔软。气微，味酸，涩、微苦（图3-22-2）。

【性能】酸、涩，微温。归肝、肾经。

【功效】**补益肝肾，收敛固涩。**

【应用】①腰膝酸软，头晕耳鸣，阳痿。为平补阴阳要药。②遗精滑精，遗尿尿频。为固精止遗要药。③崩漏，月经过多。④大汗不止，体虚欲脱。为防止元气虚脱之要药。⑤亦治消渴证。

2. 桑螵蛸

【来源】螳螂科昆虫大刀螂（团螵蛸）、小刀螂（长螵蛸）或巨斧螳螂（黑螵蛸）的干燥卵鞘。

【产地】全国大部分地区均产。

【性状鉴别】团螵蛸：略呈圆柱形或半球形。表面浅黄褐色，上面带状隆起不明显，底面平坦或有凹沟。

【功效】**固精缩尿，补肾助阳。**

【应用】①遗精滑精。②遗尿尿频，白浊。③肾虚阳痿。

3. 金樱子

【来源】蔷薇科植物金樱子的干燥成熟果实。

【产地】四川、湖南、广东、江西。

【性状鉴别】呈倒卵形纵剖瓣。表面红黄色或红棕色，有突起的棕色小点。顶端有花萼残基，下部渐尖。花托壁厚1~2mm，内面淡黄色，残存淡黄色绒毛。气微，味甘、微涩（图3-22-3）。

【功效】固精缩尿止带，涩肠止泻。

4. 海螵蛸

【来源】乌贼科动物无针乌贼或金乌贼的干燥内壳。

【产地】无针乌贼产于浙江、江苏和广东。金乌贼主产于辽宁、山东。

【性状鉴别】不规则或类方形小块，类白色或微黄色，气微腥，味微咸。

【功效】**固精止带，收敛止血，制酸止痛，收湿敛疮。**

【应用】①遗精，带下。②崩漏，吐血，便血，外伤出血。③胃痛吐酸。④湿疮，湿疹，溃疡不敛。

5. 莲子

【来源】睡莲科植物莲的干燥成熟种子。气微，味甘、微涩。

【产地】湖南、福建、江苏、浙江。

【功效】**益肾固精，补脾止泻，止带，养心安神。**

【应用】①遗精滑精。②带下。③脾虚泄泻。④心悸，失眠。

6. 芡实

【来源】睡莲科植物芡的干燥成熟种仁。

【产地】江苏、山东、湖南、湖北、四川。

【性状鉴别】类球形，多为破粒，表面有棕红色或红褐色内种皮，一端黄白色，有凹点状的种脐痕。质较硬，断面白色，粉性。气微，味淡。

【功效】益肾固精，健脾止泻，除湿止带。

【应用】①遗精滑精。②脾虚久泻。③带下。

7. 椿皮

【来源】苦木科植物臭椿的干燥根皮或干皮。

【产地】浙江、江苏、湖北、河北。

【性状鉴别】不规则的丝条状或段状，外表面灰黄色或黄褐色，粗糙，有多数纵向皮孔样突起和不规则纵、横裂纹。内表面淡黄色，较平坦，密布梭形小孔或小点。气微，味苦。

【功效】**清热燥湿，收敛止带，止泻，止血。**

# 第二十三单元　攻毒杀虫止痒药

## 知识点概要

### 一、概述

攻毒杀虫止痒药的使用注意事项

（1）本类药物多具有不同程度的毒性，无论外用内服，均应严格掌握剂量用法，不宜过量或持续使用，以防发生毒副反应。

（2）制剂时应严格遵守炮制和制剂法度，以减低毒性而确保用药安全。

（3）内服宜制成丸、散应用。

## 二、具体药物

1. 硫黄

【来源】自然元素类矿物硫族自然硫。

【产地】山西、河南、山东、湖南。

【性状鉴别】用手握紧置于耳旁，可闻轻微的爆裂声。体轻，质松易碎，断面常呈针状结晶形。有特异的臭气，味淡。

> ◆ **提醒：**硫黄的鉴别特征重点为用手握紧置于耳旁，可闻轻微的爆裂声，有特异的臭气。

【功效】**外用解毒杀虫止痒，内服补火助阳通便。**

2. 蛇床子

【来源】伞形科植物蛇床的干燥成熟果实。

【产地】河北、山东、广西、浙江。

【性状鉴别】药材为双悬果，呈椭圆形，由两个分果合抱而成，长2~4mm，直径2mm。表面灰黄色或灰褐色。果皮松脆，揉搓易脱落。气香，味辛凉，有麻舌感。

【功效】杀虫止痒，燥湿祛风，温肾壮阳。

# 第四章 方 剂 学

## 第一单元 总 论

### 知识点概要

#### 一、方剂与治法

1. 方剂与治法的关系

（1）治法为指导遣药组方的原则。

（2）“方从法出，法随证立”。

（3）方剂必须“针对病机，体现治法以法统方”，包括以法组方、以法遣方、以法类方、以法释方。

2. 常用治法

| 治法 | 定义 | 适应证 |
|---|---|---|
| 汗法 | 通过开泄腠理、调畅营卫、宣发肺气等作用，使在表的外感六淫之邪随汗而解的一种治法 | 外感六淫之邪所致的表证，凡是腠理闭塞，营卫郁滞的寒热无汗，或腠理疏松，虽有汗但寒热不解的病证，皆可使用汗法治疗 |
| 吐法 | 通过涌吐的方法，使停留在咽喉、胸膈、胃脘的痰涎、宿食以及毒物等从口中吐出的一种治法 | 适用于中风痰壅，宿食壅阻胃脘，毒物尚在胃中，痰涎壅盛的癫狂、喉痹，以及干霍乱吐泻不得等，属于病位居上，病势急暴，内蓄实邪，体质壮实之证 |
| 下法 | 通过泻下、荡涤、攻逐等作用，使停留于胃肠的宿食、燥屎、冷积、瘀血、结痰、停水等从下窍而出，以祛邪除病的一类治法 | 凡邪在肠胃而致大便不通，燥屎内结，或热结旁流，以及停痰留饮、瘀血积水等形症俱实之证，均可使用 |
| 和法 | 通过和解与调和的方法，使半表半里之邪，或脏腑阴阳，表里失和之证得以解除的一种治法 | 适用于邪犯少阳、肝脾不和、肠寒胃热、气血营卫失和等证 |
| 温法 | 通过温里祛寒的作用，以治疗里寒证的一类治法 | 里寒证 |
| 清法 | 通过清热、泻火、解毒、凉血等作用，以清除里热之邪的一类治法 | 适用于里热证、火证、热毒证以及虚热证等里热病证 |
| 消法 | 通过消食导滞、行气活血、化痰利水以及驱虫等方法，使气、血、痰、食、水、虫等所结成的有形之邪渐消缓散的一种治法 | 适用于饮食停滞、气滞血瘀、癥瘕积聚、水湿内停、痰饮不化、疳积虫积以及疮疡痈肿等病证 |
| 补法 | 通过补益人体气血阴阳，以主治各种虚弱证候的一种治法 | 适用于各种虚证 |

#### 二、方剂的组成原则

1. 君药　针对**主病或主证**起主要治疗作用的药物，在方剂组成中不可缺少。

2. 臣药

（1）**协助君药**加强治疗主病或主证作用的药物。

（2）针对**重要的兼病或兼证**起主要治疗作用的药物。

3. 佐药

（1）佐助药：**配合君、臣药以加强治疗作用**，或**直接治疗次要兼症**的药物。

（2）佐制药：用以**消除或减弱君、臣药的毒性，或能制约其峻烈之性**的药物。

（3）反佐药：病重邪甚出现拒药，配用**与君药性味相反而又能在治疗中起相成作用**的药物，以防止药病格拒。

◆ **提醒：**方剂的组成原则是君臣佐使。

4. 使药

（1）引经药：能引导方中诸药达到病所的药物。

（2）调和药：能调和方中诸药作用的药物。

## 三、方剂的变化形式

1. 药味增减的变化。
2. 药量增减的变化。
3. 剂型更换的变化。

## 四、常用剂型

| 剂型 | | 特点 | 适应证 |
|---|---|---|---|
| 汤剂 | | 吸收快，能迅速发挥药效，而且可以根据病情需要进行加减，能照顾每个患者或各具体病变的不同阶段 | 适用于病证较重或病情不稳定的患者 |
| 丸剂 | 蜜丸 | 蜜丸性质柔润，作用缓和持久，并有补益和矫味作用 | 用于治疗慢性病和虚弱性疾病，需要长期服用 |
| | 水丸 | 易于崩解，溶散快，吸收起效快，易于吞服 | 适用于多种疾病 |
| | 糊丸 | 糊丸黏合力强，质地坚硬，崩解与溶散迟缓，内服可延长药效，减轻剧毒药的不良反应和对胃肠道的刺激 | — |
| | 浓缩丸 | 体积小，有效成分含量高，服用剂量小 | 用于治疗多种疾病 |
| 散剂 | 内服散剂 | 吸收快，便于携带与服用 | — |
| | 外用散剂 | 对创面刺激小，可外敷、掺散疮面或患病部位，亦有作点眼、吹喉等用 | |
| 膏剂 | 煎膏 | 体积小，含量高，便于服用，口味甜美，有滋润补益作用 | 多用于慢性虚弱性患者 |
| | 软膏 | 具有一定的黏稠性，外涂后渐渐软化或熔化，因而药物慢慢吸收，持久发挥疗效 | 适用于外科疮疡疖肿、烧烫伤等 |
| | 硬膏 | 用时加温摊涂在布或纸上，软化后贴于患处或穴位上 | 可用于治疗局部疾病和全身性疾病，如疮疡肿毒、跌打损伤、风湿痹证及腰痛、腹痛等 |

# 第二单元　解　表　剂

## 知识点概要

## 一、概述

1. 适用范围　表证。属“八法”中的“汗法”。

2. 应用注意事项

（1）由于表证有寒热之异，患者体质有强弱之别，故应酌情选用不同类型的解表剂。若兼见气、血、阴、阳等不足者，还需结合补益法使用，以扶正祛邪。

（2）解表剂多用辛散轻扬之品组方，不宜久煎，以免药性耗散，作用减弱。

（3）在服法上一般宜温服，服后宜避风寒，或增衣被，或辅之以热粥，以助汗出；服解表剂的取汗程度以遍身持续微汗为佳，若汗出不彻则病邪不解，汗出太过则耗气伤津。汗出病瘥，即当停服，不必尽剂。

（4）服解表剂应注意禁食生冷、油腻之品，以免影响药物的吸收和药效的发挥。

（5）表邪未尽，而见里证者，一般应先解表，后治里；表里并重者，则当表里双解。

## 二、辛温解表剂

1. 麻黄汤

【组成】麻黄、桂枝、甘草、杏仁。

【用法】水煎服，温覆取微汗。

【功用】发汗解表，宣肺平喘。

【主治】**外感风寒表实证**。恶寒发热，头身疼痛，无汗而喘，舌苔薄白，脉浮紧。

【配伍意义】麻黄为君，发汗解表、宣肺平喘。桂枝为臣，解肌发表，温通经脉，既助麻黄发汗解表，又可畅行营阴以解诸痛。杏仁为佐，降利肺气，与麻黄一宣一降，以复肺气宣降，加强止咳平喘。甘草为佐使，调和麻、杏之宣降，缓和麻、桂相合之峻烈，以防麻、桂发汗太过而耗伤正气。四药配伍，表寒得散，营卫得通，肺气得宣，诸症可愈。

2. 桂枝汤

【组成】桂枝、芍药、甘草、生姜、大枣。

【用法】现代用法，水煎服，温覆取微。

【功用】**解肌发表，调和营卫**。

【主治】**外感风寒表虚证**。恶风发热，汗出头痛，鼻鸣干呕，苔白不渴，脉浮缓或浮弱。

【配伍意义】桂枝为君，助卫阳，通经络，解肌发表。芍药为臣，益阴敛营。桂、芍等量寓意：①针对卫强营弱，体现营卫同治，邪正兼顾。②相辅相成，桂枝得芍药，使汗而有源，芍药得桂枝，则滋而能化。③相制相成，散中有收，汗中寓补。生姜助桂枝散寒祛邪，兼和胃止呕，大枣助芍药滋脾生津，并益气补中，共为佐。炙甘草益气和中，合桂枝辛甘化阳以实卫，合芍药酸甘化阴以和营，并调和药性，为佐使。

> ◆ **提醒**：桂枝汤中桂枝与芍药用量相等，为1∶1。

3. 小青龙汤

【组成】**麻黄、芍药、细辛、干姜、甘草、桂枝、半夏、五味子**。

【方歌】小青龙汤治水气，喘咳呕哕渴利慰，姜桂麻黄芍药甘，细辛半夏兼五味。

【用法】水煎温服。

【功用】**解表散寒，温肺化饮**。

【主治】**外寒里饮证**。恶寒发热，头身疼痛，无汗，喘咳，痰涎清稀量多，胸痞，或干呕，或痰饮喘咳，不得平卧，或身体疼重，头面四肢浮肿，舌苔白滑，脉浮。

【配伍意义】麻黄、桂枝为君，发汗散寒，且麻黄宣发肺气而平喘咳，桂枝化气行水以利里饮之化。**干姜、细辛为臣，温肺化饮，兼助君药以解表祛邪**。佐五味子敛肺止咳，芍药和营养血。佐半夏，燥湿化痰，和胃降逆。炙甘草为佐使，益气和中，调和辛散酸收之品。全方药虽八味，配伍严谨，散中有收，开中有合，使风寒解，水饮去，宣降复，则诸症自平。

4. 止嗽散

【组成】**桔梗、荆芥、紫菀、百部、白前、甘草、陈皮**。

【方歌】止咳散中用白前，陈皮桔梗草荆添，紫菀百部同蒸用，感冒咳嗽此方先。

【用法】共为末，每服6~9g，温开水或姜汤送下。亦可作汤剂，用量按原方比例酌减，水煎服。

【功用】宣利肺气，疏风止咳。

【主治】**风邪犯肺证**。咳嗽咽痒，咯痰不爽，或微有恶风发热，舌苔薄白，脉浮缓。

【配伍意义】紫菀、百部为君，止咳化痰。桔梗开宣肺气，白前降气化痰，共为臣。荆芥疏风解表，以祛表邪，陈皮理气化痰，共为佐。佐使以甘草，既调和诸药，合桔梗又有利咽止咳之功。

## 三、辛凉解表剂

1. 银翘散

【组成】**连翘、金银花、桔梗、薄荷、牛蒡子、竹叶、芥穗、淡豆豉、生甘草**。

【方歌】银翘散主上焦医，竹叶荆蒡豉薄荷，甘桔芦根凉解法，风温初感此方宜。

【用法】上杵为散，每服六钱，鲜苇根汤煎，勿过煎，去滓温服。亦可作汤剂，加芦根18g，水煎服。

【功用】**辛凉透表，清热解毒**。

【主治】**温病初起**。发热，微恶风寒，无汗或有汗不畅，头痛口渴，咳嗽咽痛，舌尖红，苔薄白或薄黄，脉浮数。

【配伍意义】金银花、连翘为君，疏散风热，清热解毒，辟秽化浊。薄荷、牛蒡子疏散风热，清利头目，解毒利咽。**荆芥穗、淡豆豉解表散邪，两者为去性取用**。四味为臣。芦根、竹叶清热生津，桔梗开宣肺气而止咳利咽，共为佐。生甘草调和药性，护胃安中，合桔梗利咽止咳，为佐使。本方体现吴氏“**治上焦如羽，非轻莫举**”的用药原则。全方配伍特点：一是辛凉之中配伍少量辛温之品，既有利于透邪，又不悖辛凉之旨；二是疏散风邪与清热解毒相配，具有外散风热、内清热毒之功，构成疏清兼顾，以疏为主之剂。

> ◆ **提醒：**《温病条辨》称银翘散为“辛凉平剂”。

2. 桑菊饮

【组成】**桑叶、菊花、杏仁、连翘、薄荷、桔梗、生甘草、芦根**。

【方歌】桑菊饮中桔梗翘，杏仁甘草薄荷饶，芦根为引轻清剂，热盛阳明入母膏。

【用法】水煎温服。

【功用】疏风清热，宣肺止咳。

【主治】**风温初起，表热轻证**。咳嗽，身热不甚，口微渴，脉浮数。

【配伍意义】桑叶清宣肺热而止咳，菊花疏散风热，清利头目而肃肺，共为君。薄荷疏散风热，助君解表；杏仁肃降肺气；桔梗开宣肺气，与杏仁一宣一降，以复肺之宣降而止咳。三者共为臣。佐以连翘透邪解毒，芦根清热生津。甘草调和诸药，为使。本方从“辛凉微苦”立法，其配伍特点为：一以轻清宣散之品，疏散风热以清头目；一以苦辛宣降之品，理气肃肺以止咳嗽。

3. 麻黄杏仁甘草石膏汤

【组成】麻黄、杏仁、炙甘草、石膏。

【用法】水煎服，用量按原方用量酌减。

【功用】辛凉疏表，清肺平喘。

【主治】**外感风邪，邪热壅肺证**。身热不解，咳逆气急，甚则鼻扇，口渴，有汗或无汗，舌苔薄白或黄，脉浮而数。

【配伍意义】麻黄宣肺气以平喘，开腠解表以散邪；石膏清泄肺热以生津，辛散解肌以透邪。麻黄得石膏，宣肺平喘而不助热，石膏得麻黄，清解肺热而不凉遏，又是相制为用，共为君。因石膏用量倍于麻黄，仍不失为辛凉之剂。杏仁降利肺气，平喘咳，为臣。杏仁与麻黄相配，则宣降相因；与石膏相伍，则清肃协同。佐使以炙甘草，益气和中，与石膏相配又能生津止渴，并能调和寒热宣降。四药合用，解表与清肺，以清为主；宣肺与降气，以宣为主。

## 四、扶正解表剂

败毒散

【组成】**柴胡、前胡、川芎、枳壳、羌活、独活、茯苓、桔梗、人参、甘草**。

【方歌】人参败毒茯苓草，枳桔柴前羌独芎，薄荷少许姜三片，四时感冒有奇功。

【用法】上为粗末，每服二钱，加生姜、薄荷各少许，水煎去滓热服。亦可作汤剂，入生姜、薄荷各少许，水煎服，用量按原方比例酌减。

【功用】散寒祛湿，益气解表。

【主治】**气虚，外感风寒湿表证**。憎寒壮热，头项强痛，肢体酸痛，无汗，鼻塞声重，咳嗽有痰，胸膈痞满，舌淡苔白，脉浮而按之无力。

【配伍意义】羌活、独活为君，发散风寒，除湿止痛。川芎行气活血，祛风；柴胡解肌透邪，行气。二药为臣。桔梗宣肺利膈，枳壳理气宽中，前胡化痰以止咳，茯苓渗湿以消痰。四药为佐。生姜、薄荷助解表之力；甘草调和药性，益气和中，共为佐使。人参亦属佐药，与甘草相配，益气扶正。喻嘉言用本方治疗外邪陷里而成之痢疾，意即疏散表邪，表气疏通，里滞亦除，其痢自止。称“**逆流挽舟**”法。

# 第三单元　泻　下　剂

## 知识点概要

### 一、概述

1. 适用范围　表证已解，里实已成。属于“八法”中的“下法”。

2. 应用注意事项

（1）表证未解，里实虽成，亦不可纯用泻下药，以防表邪随下而生他证，应权衡表证与里实证之轻重缓急，或先解表后攻里，或表里双解，方能切合病情。

（2）兼瘀血、虫积、痰浊等，则宜配合活血祛瘀、驱虫、化痰等治法。

（3）对年老体弱、孕妇、产后或正值经期、病后伤津及亡血者，均应慎用或禁用，必要时宜配伍补益之品，以防攻邪伤正。

（4）泻下剂大都易伤胃气，使用时应得效即止，慎勿过剂。

### 二、寒下剂

1. 大承气汤

【组成】大黄、厚朴、枳实、芒硝。

【用法】水煎，**先煎厚朴、枳实，后下大黄，芒硝溶服**。

【功用】峻下热结。

【主治】

（1）**阳明腑实证**。大便不通，频转矢气，脘腹痞满，腹痛拒按，按之则硬，甚或潮热谵语，手足濈然汗出，舌苔黄燥起刺，或焦黑燥烈，脉沉实。

（2）**热结旁流证**。下利清水，色纯青，其气臭秽，脐腹疼痛，按之坚硬有块，口舌干燥，脉滑实。

（3）**里热实证之热厥、痉病或发狂等**。

【配伍意义】大黄为君，苦寒通降，泻热通便，荡涤肠胃实热积滞。**芒硝咸寒，软坚润燥，泻热通便，助大黄以除燥屎，为臣**。佐以厚朴下气除满，枳实行气消痞。本方峻下热结，承顺胃气之下行，故名“大承气”。

2. 大黄牡丹汤

【组成】大黄、牡丹、桃仁、冬瓜仁、芒硝。

【方歌】《金匮》大黄牡丹汤，桃仁瓜子芒硝襄，肠痈初起腹按痛，苔黄脉数服之康。

【用法】水煎服，用量按原方比例酌减。

【功用】**泻热破瘀，散结消肿**。

【主治】**肠痈初起，湿热瘀滞证**。右少腹疼痛拒按，按之其痛如淋，甚则局部肿痞，或右足屈而不伸，伸则痛剧，小便自调，或时时发热，自汗恶寒，舌苔薄腻而黄，脉滑数。

【配伍意义】大黄苦寒攻下，泻热逐瘀，涤荡肠中湿热瘀结之毒；丹皮苦辛微寒，清热凉血，活血散瘀，共为君。芒硝咸寒，泻热导滞，软坚散结；桃仁活血破瘀，共为臣。冬瓜仁为佐，甘寒滑利，清肠利湿，引湿热从小便而去，并排脓消痈。诸药相合，湿热得清，瘀滞得散，肠腑得通，则痈消而痛止，乃治湿热瘀滞肠痈的有效方剂。

## 三、温下剂

1. 温脾汤

【组成】大黄、当归、干姜、附子、人参、芒硝、甘草。

【方歌】温脾参附与干姜，甘草当归硝大黄，寒热并用治寒积，脐腹绞结痛非常。

【功用】攻下冷积，温补脾阳。

【主治】**阳虚寒积证**。腹痛便秘，脐下绞结，绕脐不止，手足不温，苔白不渴，脉沉弦而迟。

【配伍意义】附子温壮脾阳，解散寒凝；大黄下已成之冷积，合为君。芒硝润肠软坚，助大黄泻下攻积；干姜温中助阳，助附子温中散寒，合为臣。佐以人参、当归益气养血，使下不伤正。佐使以甘草助人参益气，调和诸药。本方由温补脾阳药与寒下攻积药配伍组成，温通、泻下、补益三法兼备，具温阳以祛寒、攻下不伤正之特点。

2. 麻子仁丸（脾约丸）

【组成】**麻子仁、芍药、枳实、大黄、厚朴、杏仁**。

【方歌】麻子仁丸小承气，杏芍麻仁治便秘，胃热津亏解便难，润肠通便脾约济。

【用法】上药为末，炼蜜为丸，每次9g，每日1~2次，温开水送服。现代用法：水煎服，用量按原方比例酌减。

【功用】**润肠泻热，行气通便**。

【主治】**胃肠燥热，脾约便秘证**。大便干结，小便频数。

【配伍意义】麻子仁为君，润肠通便。杏仁上肃肺气，下润大肠；白芍养血敛阴，缓急止痛，合为臣。大黄、枳实、厚朴即小承气汤，轻下热结，除肠胃之燥热，为佐。佐使蜂蜜助麻子仁润肠通便，缓和小承气汤攻下之力。本方攻润相合，下不伤正。

3. 济川煎

【组成】**当归、牛膝、肉苁蓉、泽泻、升麻、枳壳**。

【方歌】济川归膝肉苁蓉，泽泻升麻枳壳从，肾虚津亏肠中燥，寓通于补法堪宗。

【用法】水煎服。

【功用】温肾益精，润肠通便。

【主治】**肾阳虚弱，精津不足证**。大便秘结，小便清长，腰膝酸软，头目眩晕，舌淡苔白，脉沉迟。

【配伍意义】肉苁蓉为君，温肾益精，暖腰润肠。当归补血润燥，润肠通便；牛膝性善下行，益肝肾，壮腰膝，共为臣。枳壳下气宽肠而助通便；泽泻渗利小便而泄肾浊；升麻升清阳，清阳升则浊阴自降，相反相成而助通便之功，共为佐。诸药合用，既可温肾益精治其本，又能润肠通便以治标，补中有泻，降中有升，具有"寓通于补之中，寄降于升之内"的配伍特点。

## 四、逐水剂

十枣汤

【组成】芫花、甘遂、大戟。

【用法】上三味等分为末，或装入胶囊，每服0.5~1g，每日1次，以大枣10枚煎汤送服，清晨空腹服。得快下利后，糜粥自养。

【功用】攻逐水饮。

【主治】

(1) **悬饮**。咳唾胸胁引痛，心下痞硬胀满，干呕短气，头痛目眩，或胸背掣痛不得息，舌苔滑，脉沉弦。

(2) **水肿**。一身悉肿，尤以身半以下为重，腹胀喘满，二便不利。

【配伍意义】甘遂善行经隧水湿，为君。大戟善泄脏腑水湿，芫花善消胸胁伏饮痰癖，为臣。大枣十枚为佐使，寓意：①益气护胃、培土制水以邪正兼顾。②缓和诸药的毒性及峻烈之性。③减少药后反应。

◆ **提醒：** 十枣汤的配伍意义中大枣为重点记忆内容。

# 第四单元　和　解　剂

## 知识点概要

### 一、概述

1. 适用范围　少阳病证、肝郁脾虚证、肝脾不和证、肠胃不和证。属于“八法”中的“和法”。

2. 应用注意事项

（1）和解剂以祛邪为主，纯虚不宜用，以防其伤正。

（2）本类方剂兼顾正气，纯属实者不可选，以免贻误病情。

### 二、和解少阳剂

1. 小柴胡汤

【组成】**柴胡、黄芩、人参、甘草、半夏、生姜、大枣。**

【方歌】小柴胡汤和解供，半夏人参甘草从，更用黄芩加姜枣，少阳百病此为宗。

【用法】水煎服。用量按原方比例酌减。

【功用】和解少阳。

【主治】

（1）**伤寒少阳证**。往来寒热，胸胁苦满，默默不欲饮食，心烦喜呕，口苦，咽干，目眩，舌苔薄白，脉弦者。

（2）**热入血室证**。妇人伤寒，经水适断，寒热发作有时。

（3）**黄疸、疟疾以及内伤杂病而见少阳证者**。

【配伍意义】柴胡为君，疏透少阳之邪，并能疏泄气机之郁滞。黄芩为臣，清泄少阳之热。佐以半夏、生姜和胃降逆止呕；人参、大枣益气健脾，一者取其扶正以祛邪，二者取其益气以御邪内传，俾正气旺盛，则邪无内向之机。炙甘草助参、枣扶正，调和诸药，为佐使。诸药合用，以和解少阳为主，兼和胃气，使邪气得解，枢机得利，胃气调和，则诸症自除。

2. 大柴胡汤

【组成】柴胡、黄芩、芍药、半夏、生姜、枳实、大枣、大黄。

【方歌】大柴胡汤用大黄，枳实芩夏白芍将，煎加姜枣表兼里，妙法内攻并外攘。

【用法】水煎两次，去滓，再煎，分两次温服。

【功用】和解少阳，内泻热结。

【主治】**少阳阳明合病**。往来寒热，胸胁苦满，呕不止，郁郁微烦，心下痞硬，或心下满痛，大便不解或协热下利，舌苔黄，脉弦数有力。

【配伍意义】柴胡为君，配臣黄芩和解清热，以除少阳之邪。轻用大黄配枳实以内泻阳明热结，行气消痞，亦为臣。**芍药柔肝缓急止痛**，配大黄可治腹中实痛，伍枳实可理气和血；半夏和胃降逆，配大量生姜，以治呕逆不止，共为佐。大枣与生姜相配，能和营卫而行津液，并调和脾胃，功兼佐使。本方既不悖少阳禁下的原则，又可和解少阳，内泻热结，使少阳与阳明合病得以双解，可谓一举两得。

3. 蒿芩清胆汤

【组成】青蒿脑、淡竹茹、仙半夏、赤茯苓、青子芩、生枳壳、陈广皮、碧玉散。

【方歌】俞氏蒿芩清胆汤，陈皮半夏竹茹襄，赤苓枳壳兼碧玉，湿热轻宣此法良。

【用法】水煎服。

【功用】**清胆利湿，和胃化痰。**

【主治】**少阳湿热证。**寒热如疟，寒轻热重，口苦膈闷，吐酸苦水，或呕黄涎而黏，甚则干呕呃逆，胸胁胀痛，小便黄少，舌红苔白腻，间现杂色，脉数而右滑左弦。

【配伍意义】青蒿清透少阳邪热；黄芩清胆热，燥湿，合青蒿既可内清少阳湿热，又能透邪外出，共为君。竹茹善清胆胃之热，化痰止呕；枳壳下气宽中，除痰消痞；半夏燥湿化痰，和胃降逆；陈皮理气化痰，宽胸畅膈，共为臣。碧玉散、赤茯苓清热利湿，导邪从小便而去，为佐使。诸药合用，可使胆热清，痰湿化，气机畅，胃气和，诸证均解。

◆ **提醒：**小柴胡汤主治少阳证，大柴胡汤主治少阳阳明合病，蒿芩清胆汤主治少阳湿热证。

## 三、调和肝脾剂

1. 逍遥散

【组成】**甘草、当归、茯苓、白芍、白术、柴胡。**

【方歌】逍遥散用当归芍，柴苓术草加姜薄，散郁除蒸功效奇，调经八味丹栀着。

【用法】上为粗末，每服二钱，加薄荷少许，烧生姜一块切破，水煎热服。亦可作汤剂，用量按原方比例酌减。

【功用】**疏肝解郁，养血健脾。**

【主治】**肝郁血虚脾弱证。**两胁作痛，头痛目眩，口燥咽干，神疲食少，或月经不调，乳房胀痛，脉弦而虚。

【配伍意义】柴胡为君，疏肝解郁。当归养血和血，且气香可理气；白芍酸苦微寒，养血敛阴，柔肝缓急。归、芍与柴胡同用，补肝体而和肝用，使血和则肝和，血充则肝柔，共为臣。白术、茯苓、甘草健脾益气，既能实土以御木侮，且使营血生化有源，共为佐。**薄荷疏散郁遏之气，透达肝经郁热；烧生姜温运和中，且能辛散达郁**，亦为佐。柴胡为肝经引经药，兼为使。诸药合用，使肝郁得疏，血虚得养，脾弱得复，气血兼顾，体用并调，肝脾同治，故为调肝养血之名方。

2. 痛泻要方

【组成】白术、白芍、陈皮、防风。

【用法】水煎服，用量按原方比例酌减。

【功用】补脾柔肝，祛湿止泻。

【主治】**脾虚肝旺之痛泻。**肠鸣腹痛，大便泄泻，泻必腹痛，泻后痛缓，舌苔薄白，脉两关不调，左弦而右缓。

【配伍意义】白术为君，补脾燥湿。白芍柔肝缓急止痛，与白术相配，于土中泻木而为臣。陈皮理气燥湿，醒脾和胃，为佐。防风与术、芍相伍，辛能散肝郁，香能舒脾气，且燥湿以助止泻，又为脾经引经药，为佐使。诸药合用，补脾胜湿而止泻，柔肝理气而止痛，则脾健肝柔，痛泻自止。

## 四、调和肠胃剂

半夏泻心汤

【组成】**半夏、黄芩、干姜、人参、黄连、大枣、甘草。**

【方歌】半夏泻心黄连芩，干姜甘草与人参，大枣和之治虚痞，法在降阳而和阴。

【功用】寒热平调，消痞散结。

【主治】**寒热错杂之痞证。**心下痞，但满而不痛，或呕吐，肠鸣下利，舌苔腻而微黄。

【配伍意义】半夏为君，散结除痞，降逆止呕。臣以干姜温中散寒；黄芩、黄连泻热开痞。人参、大枣为佐，益气补脾。佐使以甘草补脾和中而调诸药。全方体现**寒热并用、辛开苦降、补泻兼施**的特点。

# 第五单元　清　热　剂

## 知识点概要

### 一、概述

1. 适用范围　里热证。

2. 应用注意事项

（1）辨明证候：清热剂须在表证已解，里热炽盛，或里热虽盛但尚未结实的情况下方可运用。

（2）辨别病所：若邪热在气而治血，则必将引邪深入；若邪热在血而治气，则无济于事。

（3）辨别热证的真假：真寒假热，不可误用寒凉而犯虚虚之戒。

（4）辨别热证的虚实：屡用清热泻火之剂而热仍不退，若属阴虚发热者，当改用甘寒滋阴壮水之法，使阴复则其热自退。

（5）权衡轻重，量证投药：热盛而药量太轻，无异于杯水车薪；热微而用量太重，势必热去寒生。

（6）防止格拒：对于热邪炽盛，服清热剂入口即吐者，可于清热剂中少佐温热药，或采用凉药热服法，此即《素问·五常政大论》所说"治热以寒，温而行之"的反佐法。

### 二、清气分热剂

1. 白虎汤

【组成】石膏、知母、甘草、粳米。

【用法】以水煮米熟汤成，去滓，温服。

【功用】清热生津。

【主治】**气分热盛证**。壮热面赤，烦渴引饮，汗出恶热，脉洪大有力。

【配伍意义】石膏为君，清阳明气分大热，止渴除烦。臣以知母，既助石膏清肺胃之热，又滋阴润燥救已伤之阴津并止渴除烦。粳米、炙甘草益胃生津，又防大寒伤中之弊，为佐。炙甘草兼以调和诸药，为使。本方配伍特点：①取辛甘寒之石膏与苦寒润之知母相配，君臣相须，使清热生津之力倍增。②寒凉的石膏、知母配伍和中护胃的甘草、粳米，以防寒凉伤胃，使祛邪而不伤正。

◆ **提醒：**白虎汤为治疗气分热盛的代表方剂。

2. 竹叶石膏汤

【组成】竹叶、石膏、半夏、麦门冬、人参、甘草、粳米。

【方歌】竹叶石膏汤人参，麦冬半夏竹叶灵，甘草生姜加粳米，暑烦热渴脉虚寻。

【用法】水煮去滓，内粳米，煮米熟，汤成去米，温服。

【功用】清热生津，益气和胃。

【主治】**伤寒、温病、暑病，余热未清，气津两伤证**。身热多汗，心胸烦闷，气逆欲呕，口干喜饮，或虚烦不寐，舌红苔少，脉虚数。

【配伍意义】石膏清热除烦为君。麦冬养阴生津，兼除暑热，为臣。佐以人参益气，半夏苦燥降逆。半夏虽温，但配入清热益气生津药中，既使人参、麦冬补而不滞，又助输转津液。竹叶清热除烦为佐，甘草、粳米和中养胃，用为佐使。本方补虚而不恋邪，祛邪扶正兼顾，清而不寒，补而不滞，为其配伍特点。

### 三、清营凉血剂

清营汤

【组成】**犀角、生地、元参、竹叶心、麦冬、丹参、黄连、银花、连翘**。

【方歌】清营汤治热传营，脉数舌绛辨分明，犀地银翘玄连竹，丹麦清热更护阴。

【用法】水煎，日三服。

【功用】**清营解毒，透热养阴**。

【主治】**邪热入营证**。身热夜甚，神烦少寐，时有谵语，目常喜开或喜闭，口渴或不渴，斑疹隐隐，舌绛而干，脉数或细数。

【配伍意义】犀角（用水牛角代）清解营分热毒为君。生地凉血滋阴，麦冬清热养阴生津，玄参滋阴降火解毒。温邪初入营分，宗叶氏“**入营犹可透热转气**”之说，以气味芳香之银花、质轻上浮之连翘既清热解毒，又轻清透散，用之透营分热邪退转气分而解。黄连清心解毒；竹叶用心，专清心热而除心烦；丹参清热凉血，并能活血散瘀，以防热与血结，均为佐。本方配伍特点是**以清营解毒为主，配以养阴生津和“透热转气”之品，使入营之邪透出气分而解**。

◆ **提醒**：清营汤为治疗热邪初入营分证的常用方。临床应用以身热夜甚，神烦少寐，斑疹隐隐，舌绛而干，脉数为辨证要点。

## 四、清热解毒剂

1. 黄连解毒汤

【组成】黄连、黄芩、黄柏、栀子。

【用法】水煎服。

【功用】泻火解毒。

【主治】**三焦火毒证**。大热烦躁，口燥咽干，错语不眠，或热病吐血、衄血，或热甚发斑，或身热下利，或湿热黄疸，或外科痈肿疔毒，小便黄赤，舌红苔黄，脉数有力。

【配伍意义】君黄连清热泻火解毒，尤善泻心及中焦之火。臣黄芩清泻上焦之火。佐黄柏清泻下焦之火，栀子通泻三焦之火，降泻利尿而导热下行。四味同用，苦寒直折，共奏泻火解毒之功。

2. 清瘟败毒饮

【组成】生石膏、生地、犀角、真川连、栀子、桔梗、黄芩、知母、赤芍、元参、连翘、甘草、丹皮、竹叶。

【方歌】清瘟败毒地连芩，丹石栀甘竹叶寻，犀角玄翘知芍桔，瘟邪泻毒亦滋阴。

【用法】先煎石膏、犀角（用水牛角代），后下诸药。

【功用】清热解毒，凉血泻火。

【主治】**瘟疫热毒，气血两燔证**。大热渴饮，头痛如劈，干呕狂躁，谵语神昏，口干咽痛，或发斑，或吐血、衄血，或四肢抽搐，或厥逆，脉沉细而数，或沉数，或浮大而数，舌绛唇焦。

【配伍意义】重用石膏配伍知母、甘草，取法白虎汤，意在清热保津。犀角（用水牛角代）、生地黄、赤芍、丹皮相配，即犀角地黄汤，是为清热解毒、凉血散瘀而设。黄芩、黄连、栀子同用，是仿黄连解毒汤之义，意在清泻三焦火热，使热清毒解。配玄参滋阴降火解毒，连翘清热散结解毒，竹叶清心除烦，桔梗清利咽喉，载药上行。本方虽三方合成，但以白虎汤大清气分邪热为主，辅以凉血救阴、泻火解毒，相辅相成，共奏气血两清、清瘟败毒之功。

3. 普济消毒饮

【组成】**黄芩、黄连、陈皮、甘草、玄参、柴胡、桔梗、连翘、板蓝根、马勃、牛蒡子、薄荷、僵蚕、升麻**。

【方歌】普济消毒芩连鼠，玄参甘桔蓝根侣，升柴马勃连翘陈，僵蚕薄荷为末咀，或加人参及大黄，大头天行力能御。

【用法】水煎服。

【功用】**清热解毒，疏风散邪**。

【主治】**大头瘟**。恶寒发热，头面红肿焮痛，目不能开，咽喉不利，舌燥口渴，舌红苔黄，脉浮数有力。

【配伍意义】重用黄连、黄芩清热泻火，祛上焦头面热毒为君。牛蒡子、连翘、薄荷、僵蚕辛凉，疏散头面风热，为臣。玄参、马勃、板蓝根加强清热解毒之力；桔梗、甘草清利咽喉；橘红理气疏壅，以散邪热郁结，共为佐。**升麻、柴胡疏散风热，并引诸药上达头面**，使风热疫毒之邪宣散透发，此即“**火郁发之**”之意，功兼佐使。诸药合用，清疏并用，升降共投，而收清热解毒、疏风散邪之功。

4. 仙方活命饮

【组成】白芷、贝母、防风、赤芍药、生归尾、甘草、皂角刺、穿山甲、天花粉、乳香、没药、金银花、陈皮。

【方歌】仙方活命金银花，防芷归陈草芍加，贝母天花兼乳没，穿山皂刺酒煎佳，一切痈毒能溃散，溃后忌服用勿差。

【用法】水煎服，或水酒各半煎服。

【功用】清热解毒，消肿溃坚，活血止痛。

【主治】**阳证痈疡肿毒初起**。红肿焮痛，或身热凛寒，苔薄白或黄，脉数有力。

【配伍意义】**金银花善清热解毒疗疮，为君**。当归尾、赤芍、乳香、没药、陈皮行气活血通络，消肿止痛，为臣。白芷、防风，通滞而散结消肿；贝母、天花粉清热化痰，散结排脓；穿山甲、皂角刺通行经络，透脓溃坚，为佐。生甘草清热解毒、调和诸药，煎药加酒者，借其通瘀而行周身，助药力直达病所，共为佐使。诸药合用，共奏清热解毒、消肿溃坚、活血止痛之功。

## 五、清脏腑热剂

1. 导赤散

【组成】生地黄、木通、生甘草梢。

【用法】上为末，每服三钱，水一盏，入竹叶同煎至五分，食后温服。现代用法：水煎服，用量按原方比例酌情增减。

【功用】清心利水养阴。

【主治】**心经火热证**。心胸烦热，口渴面赤，意欲饮冷，以及口舌生疮；或心热移于小肠，小溲赤涩刺痛，舌红，脉数。

【配伍意义】生地黄凉血滋阴以制心热；木通上清心经之火，下导小肠之热，降火利水，合为君。竹叶为臣，清心除烦，淡渗利窍，导心火下行。生甘草梢泻火解毒，可直达茎中而止淋痛，并调和诸药，还可防木通、生地之寒凉伤胃，为佐使。

2. 龙胆泻肝汤

【组成】**龙胆草、黄芩、栀子、泽泻、木通、车前子、当归、生地黄、柴胡、生甘草**。

【方歌】龙胆泻肝栀芩柴，生地车前泽泻偕，木通甘草当归合，肝经湿热力能排。

【用法】水煎服。

【功用】清泻肝胆实火，清利肝经湿热。

【主治】

（1）**肝胆实火上炎证**。头痛目赤，胁痛，口苦，耳聋，耳肿，舌红苔黄，脉弦数有力。

（2）**肝经湿热下注证**。阴肿，阴痒，阴汗，小便淋浊，妇女带下黄臭等，舌红，苔黄腻，脉弦数有力。

【配伍意义】龙胆草为君，主入肝胆二经，既清肝胆实火，又利肝经湿热。黄芩、栀子，苦寒泻火，燥湿清热，能清上导下，加强君药泻火除湿之力，为臣。泽泻、木通、车前子导湿热下行。生地黄、当归滋阴养血。柴胡疏畅肝胆之气。皆为佐。甘草护胃和中，调和诸药；柴胡引诸药入肝胆之经，为佐使。全方清热与渗利、滋养共施，具有泻中有补、利中有滋、降中寓升、祛邪而不伤正、泻火而不伐胃的配伍特点。

3. 泻白散

【组成】**地骨皮、桑白皮、甘草**。

【用法】共为粗末，每用三钱，加粳米一撮，水煎食前服；或作汤剂，入粳米一撮，水煎服。

【功用】泻肺清热，止咳平喘。

【主治】**肺热喘咳证**。气喘咳嗽，皮肤蒸热，日晡尤甚，舌红苔黄，脉细数。

【配伍意义】桑白皮为君，清泻肺热，平喘止咳。地骨皮助君药清降肺中伏火，为臣。君臣相配，清泻肺中伏火郁热，以复肺气之肃降。粳米、炙甘草养胃和中调药，“培土生金”以扶肺气，共为佐使。本方清中有润，泻中有补，对小儿“稚阴”之体具有标本兼顾之功。

4. 清胃散

【组成】生地黄、当归身、牡丹皮、黄连、升麻。

【方歌】清胃散用升麻连，当归生地牡丹全，或益石膏平胃热，口疮吐衄与牙宣。

【用法】水煎服。

【功用】清胃凉血。

【主治】**胃火牙痛**。牙痛牵引头脑，面颊发热，其齿喜冷恶热，或牙宣出血，或牙龈红肿溃烂，或唇舌颊腮肿痛，口气热臭，口干舌燥，舌红苔黄，脉滑数。

【配伍意义】黄连直清胃腑之火，为君。升麻辛则能散，寒能清热解毒，既可清热解毒，以治胃火牙痛，又取其轻清升散透发，以宣达郁遏之火，有“火郁发之”之意。黄连得升麻，降中寓升，则泻火而无凉遏之弊；升麻得黄连，则散火而无升焰之虞。生地凉血滋阴，丹皮凉血清热，为臣。当归养血活血以助消肿止痛，为佐。升麻兼以引经为使。诸药合用，使上炎之火得降，血分之热得除，则循经上攻诸症，皆可因热毒内彻而解。

5. 玉女煎

【组成】石膏、熟地、麦冬、知母、牛膝。

【方歌】玉女煎中地膝兼，石膏知母麦冬全，阴虚胃火牙痛效，去膝地参温热痊。

【用法】水煎服。

【功用】清胃热，滋肾阴。

【主治】**胃热阴虚证**。头痛，牙痛，齿松牙衄，烦热干渴，舌红苔黄而干。亦治消渴，消谷善饥等。

【配伍意义】石膏为君，辛甘大寒，清阳明有余之火而不损阴。熟地为臣，味甘性温，滋补肾水之不足。知母苦寒质润，滋阴清热，既助石膏清胃热而止烦渴，又滋养肾阴；麦门冬微苦甘寒，滋阴养液，配熟地补少阴肾水不足，兼润胃燥，共为佐。牛膝导热引血下行，且能滋补肝肾，用为佐使。头痛，牙痛，齿松牙衄，烦热干渴，舌红苔黄而干。亦治消渴，消谷善饥等。

6. 葛根黄芩黄连汤

【组成】葛根、甘草、黄芩、黄连。

【用法】以水八升，先煮葛根，减二升，内诸药，煮取二升，去滓，分温再服。

【功用】解表清里。

【主治】**协热下利证**。身热下利，胸脘烦热，口中作渴，喘而汗出，舌红苔黄，脉数或促。

【配伍意义】葛根为君，既解表退热，又升发脾胃清阳之气而治下利。臣以黄芩、黄连清热燥湿，厚肠止利。佐使以甘草甘缓和中，调和诸药。合方外疏内清，表里同治，而以清里为主，解表为辅，乃三表七里之治。原方用法，先煎葛根，后纳诸药，柯琴谓其“气轻质重”，先煎而后纳诸药，则“解肌之力优而清中之气锐”。

7. 芍药汤

【组成】**芍药、当归、黄连、槟榔、木香、甘草、大黄、黄芩、官桂。**

【方歌】芍药芩连与锦纹，桂甘槟木及归身，别名导气除甘桂，枳壳加之效若神。

【用法】水煎服。

【功用】清热燥湿，调气和血。

【主治】**湿热痢疾**。腹痛，便脓血，赤白相兼，里急后重，肛门灼热，小便短赤，舌苔黄腻，脉弦数。

【配伍意义】**黄连、黄芩苦以燥肠胃之湿，寒以清肠胃之热毒，为君**。芍药养血和营，柔肝缓急，“止下痢腹痛后重”，配以当归养血活血，体现“行血则便脓自愈”。木香、槟榔行气导滞，乃“调气则后重自除”。四药为臣。大黄苦寒沉降，合芩、连则清热燥湿之功著，合归、芍则活血行气之力彰，其泻下通腑作用可通导湿热积滞从大便而去，属“**通因通用**”之法。肉桂为佐，既助归、芍行血和营，又制约芩、连苦寒之性，还能防呕逆拒药，与大黄共为佐。佐使以甘草调和诸药，与芍药相配又能缓急止痛。本方的配伍特点是气血并治，兼以通因通用，寒热共投，侧重于热者寒之。

8. 白头翁汤

【组成】**白头翁、黄柏、黄连、秦皮。**

【用法】水煎服。

【功用】清热解毒，凉血止痢。

【主治】**热毒痢疾**。腹痛，里急后重，肛门灼热，下痢脓血，赤多白少，渴欲饮水，舌红苔黄，脉弦数。

【配伍意义】白头翁为君，味苦性寒，能入血分，清热解毒，凉血止痢。黄连清热解毒，燥湿厚肠，黄柏善清下焦湿热，共为臣。秦皮苦寒而涩，主入大肠，清热解毒，兼能收涩止痢，为佐使。

### 六、清虚热剂

1. 青蒿鳖甲汤

【组成】青蒿、鳖甲、细生地、知母、丹皮。

【方歌】青蒿鳖甲知地丹，热伏阴分此方攀，夜热早凉无汗出，养阴透热服之安。

【用法】水五杯，煮取二杯，日再服。现代用法：水煎服。

【功用】养阴透热。

【主治】**温病后期，邪伏阴分证**。夜热早凉，热退无汗，舌红苔少，脉细数。

【配伍意义】鳖甲咸寒，直入阴分，滋阴退热，入络搜邪；青蒿苦辛而寒，其气芳香，清中兼有透热之力，清热透络，引邪外出，共为君。生地滋阴凉血，知母苦寒质润，滋阴降火，共助鳖甲以养阴退虚热而为臣。丹皮为佐，泄血中伏火，并助青蒿清透阴分伏热。本方的配伍特点是滋清兼备，标本兼顾，清中有透，使养阴而不恋邪，祛邪而不伤正。

2. 当归六黄汤

【组成】**当归、生地黄、黄芩、黄柏、黄连、熟地黄、黄芪**。

【方歌】当归六黄治汗出，芪柏芩连生熟地，泻火固表复滋阴，加麻黄根功更异。

【用法】水煎服。

【功用】滋阴泻火，固表止汗。

【主治】**阴虚火旺盗汗证**。发热盗汗，面赤心烦，口干唇燥，大便干结，小便黄赤，舌红苔黄，脉数。

【配伍意义】当归养血增液，生地、熟地入肝肾而滋肾阴，合为君。臣以黄连清泻心火，合以黄芩、黄柏泻火以除烦，清热以坚阴。黄芪，既益气实卫以固表，又合当归、熟地益气养血，为佐。

# 第六单元 祛 暑 剂

## 知识点概要

### 一、概述

1. 适用范围 夏月感受暑热之病。

2. 应用注意事项

（1）辨别暑病的本证、掌握兼证的有无及主次轻重。

（2）暑多夹湿，祛暑剂每多配伍祛湿药，需注意暑湿的主次轻重。

（3）暑重湿轻者，祛湿药不宜过于温燥，以免耗气伤津；湿重暑轻者，甘寒之品又当慎用，以免阴柔碍湿。

### 二、祛暑解表剂

1. 香薷散

【组成】香薷、白扁豆、厚朴。

【用法】上为粗末，每服三钱，水一盏，入酒一分，煎七分，去滓，水中沉冷。连吃二服，不拘时候。现代用法：水煎服，或加酒少量同煎，用量按原方比例酌减。

【功用】**祛暑解表，化湿和中**。

【主治】**阴暑**。恶寒发热，头重身痛，无汗，腹痛吐泻，胸脘痞闷，舌苔白腻，脉浮。

【配伍意义】香薷为君，解表散寒，祛暑化湿。厚朴行气除满，燥湿运脾，为臣。白扁豆健脾和中，渗湿消暑，为佐。入酒少许同煎，意在温散，而助药力通达全身。

2. 新加香薷饮

【组成】香薷、金银花、鲜扁豆花、厚朴、连翘。

【用法】水五杯，煮取二杯，先服一杯，得汗，止后服；不汗再服，服尽不汗，更作服。

【功用】祛暑解表，清热化湿。

【主治】**暑温夹湿，复感外寒证**。发热头痛，恶寒无汗，口渴面赤，胸闷不舒，舌苔白腻，脉浮而数。

【配伍意义】香薷发汗解表，祛暑化湿。鲜扁豆花、金银花、连翘辛凉芳香，取其轻透上焦气分之暑热。佐以辛温之厚朴，合香薷以化湿除满而解胸闷。本方配伍特点，辛温与辛凉合用，即原书所说“辛温复辛凉法”。

◆ **提醒**：香薷散主治阴暑证，新加香薷饮主治暑温夹湿，复感外寒证。

### 三、祛暑利湿剂

六一散

【组成】滑石、甘草。

【用法】每服三钱。包煎，或加蜜少许，温开水调下，日二三服。

【功用】清暑利湿。

【主治】暑湿证。身热烦渴，小便不利，或泄泻。

【配伍意义】滑石为君，既清解暑热以治身热烦渴，又渗湿利小便，使暑热湿邪从小便而泄。生甘草为佐，生用既清热泻火，又益气和中，与滑石配伍，既防滑石寒滑伤胃，又可甘寒生津，使小便利而津液不伤。

### 四、清暑益气剂

清暑益气汤

【组成】西洋参、石斛、麦冬、黄连、竹叶、荷秆、知母、甘草、粳米、西瓜翠衣。

【方歌】王氏清暑益气汤，西瓜翠衣荷梗襄，知麦石斛西洋参，黄连竹叶草粳方。

【功用】清暑益气，养阴生津。

【主治】**暑热气津两伤证**。身热汗多，口渴心烦，小便短赤，体倦少气，精神不振，脉虚数。

【配伍意义】西洋参益气生津，养阴清热；西瓜翠衣清热解暑，生津止渴，共为君。荷梗助西瓜翠衣清热解暑，石斛、麦冬助西洋参养阴生津，共为臣。黄连苦寒泻火，以助清热祛暑之力；知母苦寒质润，泻火滋阴；竹叶甘淡，清热除烦，均为佐。甘草、粳米益胃和中，用为佐使。

# 第七单元　温　里　剂

## 知识点概要

### 一、概述

1. 适用范围　里寒证。

2. 应用注意事项

（1）须辨明寒热之真假，真热假寒证禁用。

（2）温热药易伤阴血，素体阴虚或失血之人应慎用。

（3）若阴寒太盛，或真寒假热，服药即吐者，可反佐少量寒凉药物，或热药冷服，避免格拒。

（4）不可温燥太过或过量久服，当中病即止，以免始为寒中，继为热中。

### 二、温中祛寒剂

1. 理中丸

【组成】人参、干姜、甘草、白术。

【方歌】理中丸主理中乡，甘草人参术黑姜，呕利腹痛阴寒盛，或加附子总扶阳。

【用法】上四药共研细末，炼蜜为丸，如鸡子黄大。以沸汤数合，和一丸，研碎，温服，日三四次，夜二次。或作汤剂，水煎服，用量按原方比例酌减。

【功用】**温中祛寒，补气健脾**。

【主治】

（1）**脾胃虚寒证**。脘腹绵绵作痛，喜温喜按，呕吐，大便稀溏，脘痞食少，畏寒肢冷，口不渴，舌淡苔白润，脉沉细或沉迟无力。

（2）**阳虚失血证**。便血、吐血、衄血或崩漏等，血色暗淡，质清稀。

（3）**脾胃虚寒所致的胸痹，或病后喜唾涎沫，或小儿慢惊等**。

【配伍意义】**干姜为君，温脾阳，祛寒邪，扶阳抑阴**。人参为臣，补益脾气，配干姜温中健脾。白术为佐，健脾燥湿。佐使以炙甘草，一助参、术补脾益气，二为缓急止腹痛，三则调和诸药。合方一温一补一燥，调理中焦，强健脾胃，故曰“理中”。本方配伍特点是温补并用，以温为主，温中寓补，兼以燥湿。胸痹、阳虚失血、小儿慢惊、病后涎唾多等病证属中阳不足者，用本方温中散寒，补气健脾，是治病求本、异病同治之典范。

2. 吴茱萸汤

【组成】吴茱萸、人参、生姜、大枣。

【用法】水煎服。

【功用】温中补虚，降逆止呕。

【主治】**肝胃虚寒，浊阴上逆证**。食后泛泛欲呕，或呕吐酸水，或干呕，或吐清涎冷沫，胸满脘痛，巅顶头痛，畏寒肢冷，甚则伴手足逆冷，大便泄泻，烦躁不宁，吞酸嘈杂，舌淡苔白滑，脉沉弦而迟。

【配伍意义】**吴茱萸上可温胃暖肝以祛寒，下可暖肝肾，又善和胃降逆以止呕，为君**。生姜为臣，温胃散寒，降逆止呕。吴茱萸与生姜相须为用，温降之力甚强。佐以人参，益气健脾胃；佐使大枣，合人参益气补脾，合生姜以调脾胃，并能调和诸药。诸药合用，温中降逆并施，寓补益于温降之中。

3. 小建中汤

【组成】桂枝、甘草、大枣、芍药、生姜、胶饴。

【方歌】小建中汤芍药多，桂姜甘草大枣和，更加饴糖补中脏，虚劳腹痛服之瘥。

【用法】水煎取汁，兑入饴糖，文火加热溶化，分二次温服。

【功用】**温中补虚，和里缓急**。

【主治】**中焦虚寒，肝脾不和证**。腹中拘急疼痛，喜温喜按，神疲乏力，虚怯少气，或心中悸动，虚烦不宁，面色无华，或伴四肢酸楚，手足烦热，咽干口燥，舌淡苔白，脉细弦。

【配伍意义】重用饴糖，**温中补虚，缓急止痛**，为君。臣以桂枝，温阳气，祛寒邪。臣芍药，滋养营阴，缓肝急、止腹痛，与桂枝相配，调和营卫，燮理阴阳。佐以生姜，助桂枝温胃散寒；大枣，助饴糖补脾益气。姜枣合用，又可调营卫，和阴阳。佐使以炙甘草，益气补虚，缓急止腹痛，调和诸药。合方饴糖配桂枝，辛甘化阳，温中焦而补脾虚；饴糖配芍药，酸甘化阴以滋营柔肝。本方配伍特点为重用甘温，兼用阴柔，温中补虚，柔肝理脾，且辛甘与酸甘并用，滋阴和阳，营卫并调。方以温补中焦，建立中气为旨，故名“建中”。

## 三、回阳救逆剂

四逆汤

【组成】甘草、干姜、附子。

【功用】回阳救逆。

【主治】**心肾阳衰之寒厥证**。四肢厥逆，恶寒蜷卧，神衰欲寐，面色苍白，腹痛下利，呕吐不渴，舌淡苔白滑，脉微细。

【配伍意义】生附子为君，温壮元阳，破散阴寒，回阳救逆；生用药性更猛，能迅速通达周身内外以温阳逐寒，是“回阳救逆第一品药”。臣干姜，温中散寒，助阳通脉。两药相须，一温先天以生后天，一温后天以养先天。佐使以炙甘草，益气补中，甘缓姜、附峻烈之性，调和药性。本方大辛大热，药简力专，能力挽元阳，使阳复厥回，故名“四逆汤”。

## 四、温经散寒剂

1. 当归四逆汤

【组成】当归、桂枝、芍药、细辛、甘草、通草、大枣。

【方歌】当归四逆芍桂枝，细辛甘枣通草施，血虚寒厥四末冷，温经通脉最相宜。

【用法】现代用法，水煎服。

【功用】温经散寒，养血通脉。

【主治】**血虚寒厥证**。手足厥寒，或腰、股、腿、足、肩臂疼痛，兼见畏寒肢冷，口不渴，舌淡苔白，脉沉细或细而欲绝。

【配伍意义】当归养血和血；桂枝温经散寒，温通血脉，共为君。细辛温经散寒，助桂枝温通血脉；白芍养血和营，助当归补益营血，共为臣。通草通经脉，以畅血行；大枣、甘草益气健脾养血，共为佐。重用大枣，既合归、芍以补营血，又防桂、辛燥烈太过，伤及阴血。甘草调和诸药，兼而为使。合方温、补、通三者兼行，温阳与散寒并用，养血与通脉兼施，温而不燥，补而不滞，温中兼行，扶正祛邪，标本兼顾。

> ◆ **提醒：** *四逆汤为回阳救逆剂，当归四逆汤为温经散寒剂。*

2. 黄芪桂枝五物汤

【组成】黄芪、芍药、桂枝、生姜、大枣。

【用法】水煎，日三服。

【功用】益气温经，和血通痹。

【主治】**血痹**。肌肤麻木不仁，微恶风寒，舌淡，脉微涩而紧。

【配伍意义】黄芪为君，益气固表。桂枝为臣，温助卫阳，固护肌表，疏散风邪，温通经脉，畅行血行。黄芪得桂枝固表而不恋邪，桂枝得黄芪散邪而不伤正。芍药亦为臣，养血和血，敛阴和营。桂、芍相配，疏散外风，调和营卫；芪、芍相配，气血并补，滋养肌腠。生姜辛温表散，助桂枝疏散外邪；大枣甘温补虚，助芪、芍益气养血。姜、枣相伍，既和营卫，又调诸药，为佐使。本方的配伍特点是以温补、散邪、通经三者并用，固表不留邪，散邪不伤正。

3. 阳和汤

【组成】熟地黄、麻黄、鹿角胶、白芥子、肉桂、生甘草、炮姜炭。

【方歌】阳和汤法解寒凝，贴骨流注鹤膝风，熟地鹿胶姜炭桂，麻黄白芥甘草从。

【用法】水煎服。

【功用】温阳补血，散寒通滞。

【主治】**阴疽**，如贴骨疽、脱疽、流注、痰核、鹤膝风等属阴寒证者。症见患处漫肿无头，皮色不变，酸痛无热，口中不渴，舌淡苔白，脉沉细或迟细。

【配伍意义】熟地黄温补营血，补肾填精，鹿角胶补肾助阳，益精血，强筋骨，合为君。臣以肉桂、姜炭，均入血分，温阳气，散寒凝，温经脉，畅血行。佐以辛温之白芥子，直达皮里膜外，温化寒痰，通络散结。佐少量麻黄，辛温走肌腠，宣通经络，开散寒凝，与肉桂、姜炭兼施，温散寒凝，从血脉至肌腠，无所不至，引阳气畅行。佐使以生甘草解毒并调诸药。本方具温阳与补血并用，祛痰与通脉兼施，温补不恋邪，辛散不伤正之特点。

# 第八单元　补　益　剂

## 知识点概要

### 一、概述

1. 适用范围　各种虚损病证。属于“八法”中的“补法”。

2. 应用注意事项

（1）辨清虚证的实质和具体病位，分清气血阴阳之虚的不同，并结合脏腑相互资生关系，予以补益。

（2）注意虚实真假，勿犯虚虚实实之戒。

（3）补益剂常易壅中滞气，宜适当加入理气醒脾之品，以资运化而使补而不滞。

（4）注意煎服法，宜慢火久煎，务使药力尽出。以空腹或饭前服药为佳，急症则不受此限。

## 二、补气剂

1. 四君子汤

【组成】人参、白术、茯苓、甘草。

【用法】水煎服。

【功用】益气健脾。

【主治】**脾胃气虚证**。面色萎白，语声低微，气短乏力，食少便溏，舌淡苔白，脉虚弱。

【配伍意义】人参为君，益气补虚，健脾养胃。白术为臣，健脾燥湿。佐以茯苓，健脾渗湿。苓、术相配，健脾祛湿之功更强，并顺应脾喜燥恶湿的生理特性。佐使以炙甘草，益气和中，调和诸药。

【化裁运用】异功散、六君子汤、香砂六君子汤均为四君子汤加味而成，皆有益气健脾之功。异功散中加陈皮，功兼行气化滞，适用于脾胃气虚兼气滞证；六君子汤配半夏、陈皮，功兼和胃燥湿，适用于脾胃气虚兼有痰湿证；香砂六君子汤伍半夏、陈皮、木香、砂仁，功在益气和胃，行气化痰，适用于脾胃气虚，痰阻气滞证。

2. 参苓白术散

【组成】**莲子肉、薏苡仁、缩砂仁、桔梗、白扁豆、白茯苓、人参、甘草、白术、山药**。

【方歌】参苓白术扁豆陈，山药甘莲砂薏仁，桔梗上浮兼保肺，枣汤调服益脾神。

【用法】上为细末。每服二钱，枣汤调下。小儿量岁数加减服之。亦可作汤剂，水煎服，用量按原方比例酌减。

【功用】**益气健脾，渗湿止泻**。

【主治】**脾虚湿盛证**。饮食不化，胸脘痞闷，肠鸣泄泻，四肢乏力，形体消瘦，面色萎黄，舌淡苔白腻，脉虚缓。

【配伍意义】人参、白术、茯苓益气健脾渗湿，为君。山药、莲子肉助君以健脾益气，兼能止泻；白扁豆、薏苡仁助术、苓以健脾渗湿，共为臣。佐以砂仁醒脾和胃，行气化湿；桔梗宣肺利气，通调水道，又能载药上行，培土生金；炒甘草健脾和中，调和诸药，共为佐使。综观全方，补中气，渗湿浊，行气滞，使脾气健运，湿邪得去，则诸症自除。

3. 补中益气汤

【组成】**黄芪、甘草、人参、当归、橘皮、升麻、柴胡、白术**。

【方歌】补中益气芪术陈，升柴参草当归身，虚劳内伤功独擅，亦治阳虚外感因。

【用法】水煎服。或作丸剂，温开水或姜汤下。

【功用】补中益气，升阳举陷。

【主治】

（1）**脾虚气陷证**。饮食减少，体倦肢软，少气懒言，面色萎黄，大便稀溏，舌淡，脉虚；脱肛，子宫脱垂，久泻久痢，崩漏等。

（2）**气虚发热证**。身热自汗，渴喜热饮，气短乏力，舌淡，脉虚大无力。

【配伍意义】黄芪为君，补中益气，升阳固表。臣以人参、炙甘草、白术补气健脾，以增黄芪补益中气之功。当归养血和营，协参、芪以补气养血；陈皮理气和胃，使诸药补而不滞；以少量升麻、柴胡在补益中气的基础上升阳举陷，助君药以升提下陷之中气，共为佐。炙甘草益气调药，为佐使。诸药合用，共奏补气升阳、甘温除热之功。

**4. 生脉散**

【组成】人参、麦门冬、五味子。

【用法】长流水煎，不拘时服。

【功用】益气生津，敛阴止汗。

【主治】

(1) **温热、暑热，耗气伤阴证**。汗多神疲，体倦乏力，气短懒言，咽干口渴，舌干红少苔，脉虚数。

(2) **久咳伤肺，气阴两虚证**。干咳少痰，短气自汗，口干舌燥，脉虚细。

【配伍意义】人参为君，大补元气，益肺生津。麦门冬为臣，养阴清热，润肺生津，与人参配伍，气阴双补。五味子为佐，敛肺止汗，生津止渴。三药合用，一补一润一敛，使气复津生，汗止阴存，气充脉生，故名“生脉”。

5. 玉屏风散

【组成】防风、黄芪、白术。

【用法】研末，每日2次，每次三钱，大枣煎汤送服。亦可作汤剂，水煎服，用量按原方比例酌减。

【功用】**益气固表止汗**。

【主治】**表虚自汗**。汗出恶风，面色㿠白，舌淡苔薄白，脉浮虚。亦治虚人腠理不固，易感风邪。

【配伍意义】黄芪补脾肺之气以固表止汗为君。白术健脾益气，助黄芪益气固表之力为臣。佐以防风走表而散风御邪。黄芪得防风，则固表而不留邪；防风得黄芪，则祛风而不伤正。

6. 完带汤

【组成】白术、山药、人参、白芍、车前子、苍术、甘草、陈皮、黑芥穗、柴胡。

【方歌】完带汤中用白术，山药人参白芍辅，苍术车前黑芥穗，陈皮甘草与柴胡。

【用法】水煎服。

【功用】补脾疏肝，化湿止带。

【主治】**脾虚肝郁，湿浊带下**。带下色白，清稀如涕，面色㿠白，倦怠便溏，舌淡苔白，脉缓或濡弱。

【配伍意义】白术、山药为君，补脾祛湿，山药尚可固肾止带。臣以人参补中益气，苍术燥湿运脾，白芍柔肝理脾，车前子分利湿浊。佐以陈皮理气燥湿；柴胡、芥穗之辛散，得参、术则升发脾胃清阳，配白芍则疏肝解郁。佐使以甘草调药和中。

## 三、补血剂

1. 四物汤

【组成】当归、川芎、白芍、熟干地黄。

【用法】水煎服。

【功用】补血调血。

【主治】**营血虚滞证**。头晕目眩，心悸失眠，面色无华，妇人月经不调，量少或经闭不行，脐腹作痛，甚或瘕块硬结，舌淡，口唇、爪甲色淡，脉细弦或细涩。

【配伍意义】熟地为君，补肾填精，滋养阴血。当归为臣，补血活血。佐以白芍养血益阴，川芎活血行气。四药配伍，共奏补血调血之功。

【化裁运用】胶艾汤、桃红四物汤、圣愈汤三方在组成中均含有地黄、当归、芍药和川芎。胶艾汤多阿胶、艾叶、甘草，侧重于养血止血，兼以调经安胎，是标本兼顾之方，故既可用于冲任虚损，血虚有寒的月经过多，产后下血不止，淋沥不止，产后或流产冲任受损，下血不止，又可用治妊娠胞阻，胎漏下血，腹中疼痛。桃红四物汤多桃仁、红花，因此偏重于活血化瘀，适用于血虚兼血瘀所致的月经提前，血多有块，色紫稠黏，腹痛等。圣愈汤则加用参、芪以补气摄血，故适用于气血两虚而血失所统的月经先期量多色淡，四肢乏力，体倦神衰等。

◆ **提醒**：四君子汤为补气剂，主治脾胃气虚证；四物汤为补血剂，主治营血虚滞证。

2. 当归补血汤

【组成】黄芪、当归。

【用法】水煎服。

【功用】补气生血。

【主治】**血虚阳浮发热证**。肌热面红，烦渴欲饮，脉洪大而虚，重按无力。亦治妇人经期、产后血虚发热头痛，或疮疡溃后，久不愈合者。

【配伍意义】**黄芪为君**，补气而专固肌表，大补脾肺之气，以资化源，使气旺血生。当归为臣，养血和营，则浮阳秘敛，阳生阴长，气旺血生，而虚热自退。妇人经期、产后血虚发热头痛，取其益气养血而退虚热。疮疡溃后因气血不足而久不愈合者，亦可用本方补气养血，扶正托毒，以助生肌收口。

3. 归脾汤

【组成】**白术、当归、白茯苓、黄芪、远志、龙眼肉、酸枣仁、人参、木香、甘草**。

【方歌】归脾汤用术参芪，归草茯神远志齐，酸枣木香龙眼肉，煎加姜枣益心脾。

【用法】加生姜、大枣，水煎服。

【功用】益气补血，健脾养心。

【主治】

（1）**心脾气血两虚证**。心悸怔忡，健忘失眠，盗汗，体倦食少，面色萎黄，舌淡，苔薄白，脉细弱。

（2）**脾不统血证**。便血，皮下紫癜，妇女崩漏，月经超前，量多色淡，或淋沥不止，舌淡，脉细弱。

【配伍意义】参、芪、术、草补脾益气以生血。配当归、龙眼肉甘温补血养心；茯苓（多用茯神）、酸枣仁、远志宁心安神；木香理气醒脾，与大量益气健脾药配伍，既复脾运，又使补而不滞。姜、枣调和脾胃，以资化源。本方**心脾同治而重在治脾**，气血并补而重在补气，补气养血药中佐以木香理气醒脾，补而不滞。

## 四、气血双补剂

炙甘草汤（复脉汤）

【组成】**甘草、生姜、桂枝、人参、生地黄、阿胶、麦门冬、麻仁、大枣**。

【方歌】炙甘草汤参姜桂，麦冬生地火麻仁，大枣阿胶加酒服，虚劳肺痿效如神。

【用法】以清酒七升，水八升，先煮八味，取三升，去滓，内胶烊消尽，温服一升，日三服。现代用法：水煎服，**阿胶烊化**，冲服。

【功用】益气滋阴，通阳复脉。

【主治】

（1）**阴血阳气虚弱，心脉失养证**。脉结代，心动悸，虚羸少气，舌光少苔，或质干而瘦小者。

（2）**虚劳肺痿**。干咳无痰，或咳吐涎沫，量少，形瘦短气，虚烦不眠，自汗盗汗，咽干舌燥，大便干结，脉虚数。

【配伍意义】炙甘草补气健脾，复脉益心；生地黄滋阴养血，充脉养心，共为君。配**人参、大枣，益心气，补脾气；阿胶、麦冬、麻仁滋心阴，养心血，充血脉**，共为臣。桂枝、生姜辛散温通，温心阳，通血脉，为佐。加清酒煎服，用之温通血脉，以行药力，为佐使。诸药合用，滋而不腻，温而不燥，使气血充足，阴阳调和，则脉复悸止。

## 五、补阴剂

1. 六味地黄丸（地黄丸）

【组成】**熟地黄、山萸肉、干山药、泽泻、牡丹皮、茯苓**。

【方歌】六味地黄益肾肝，茱薯丹泽地苓专，阴虚火旺加知柏，养肝明目杞菊煎，若加五味成都气，再入麦冬长寿丸。

【功用】滋补肝肾。

【主治】**肝肾阴虚证**。腰膝酸软，头晕目眩，耳鸣耳聋，盗汗，遗精，消渴，骨蒸潮热，手足心热，口燥咽干，牙齿动摇，足跟作痛，小便淋沥，以及小儿囟门不合，舌红少苔，脉沉细数。

【配伍意义】熟地黄滋阴补肾，填精益髓为君。臣以山茱萸补养肝肾，涩精；山药补益脾阴，亦能固肾。君臣配合，是为“**三补**”。佐以泽泻利湿而泄肾浊，并防熟地黄之滋腻；茯苓淡渗脾湿，并助山药之健运；丹皮清泄虚热，并制山萸肉之温涩。合为“**三泻**”。六味合用，**三补三泻而以补为主，肝、脾、肾三阴并补而以补肾阴为主**。

◆ **提醒：**六味地黄丸中“三补”为熟地黄、山茱萸、山药；“三泻”为泽泻、茯苓、丹皮。

2. 一贯煎

【组成】北沙参、麦冬、当归身、生地黄、枸杞子、川楝子。

【方歌】一贯煎中用地黄，沙参枸杞麦冬襄，当归川楝水煎服，阴虚肝郁是妙方。

【功用】滋阴疏肝。

【主治】**肝肾阴虚，肝气郁滞证**。胸脘胁痛，吞酸吐苦，咽干口燥，舌红少津，脉细弱或虚弦。亦治疝气瘕聚。

【配伍意义】生地黄滋阴养血，补益肝肾为君。臣以当归、枸杞养血滋阴柔肝；北沙参、麦冬滋养肺胃，养阴生津。佐以川楝子，疏肝泻热，理气止痛。诸药合用，滋阴疏肝。

### 六、补阳剂

肾气丸

【组成】**干地黄、薯蓣（山药）、山茱萸、泽泻、茯苓、牡丹皮、桂枝、附子。**

【方歌】《金匮》肾气治肾虚，地黄怀药及山萸，丹皮苓泽加桂附，引火归原热下趋。

【用法】上为细末，炼蜜和丸，如梧桐子大，酒下十五丸，日再服。

【功用】补肾助阳。

【主治】**肾阳不足证**。腰痛脚软，身半以下常有冷感，少腹拘急，小便不利，或小便反多，入夜尤甚，阳痿早泄，舌淡而胖，脉虚弱，尺部沉细；痰饮，水肿，消渴，脚气，转胞等。

【配伍意义】附子温阳补火，桂枝温通阳气，合为君。干地黄滋阴补肾填精，山茱萸、山药补肝脾而益精血，阴生则阳长，同为臣。方中补阳药少而滋阴药多，可见其立方之旨，并非峻补元阳，乃在于微微生火，鼓舞肾气，即取“**少火生气**”之义。泽泻、茯苓利水渗湿，配桂枝善温化痰饮，丹皮伍桂枝则可调血分之滞，俱为佐。诸药合用，助阳之弱以化水，滋阴之虚以生气，使肾阳振奋，气化复常，则诸症自除。

### 七、阴阳双补剂

地黄饮子（地黄饮）

【组成】**熟干地黄、巴戟天、山茱萸、石斛、肉苁蓉、附子、五味子、官桂、白茯苓、麦门冬、菖蒲、远志。**

【方歌】地黄饮子山茱斛，麦味菖蒲远志茯，苁蓉桂附巴戟天，少入薄荷姜枣服。

【用法】加姜、枣，水煎服。

【功用】滋肾阴，补肾阳，开窍化痰。

【主治】**下元虚衰，痰浊上泛之喑痱证**。舌强不能言，足废不能用，口干不欲饮，足冷面赤，脉沉细弱。

【配伍意义】熟地黄、山茱萸滋补肾阴，肉苁蓉、巴戟天温壮肾阳，共为君。臣以附子、肉桂，以助温养下元，摄纳浮阳，引火归原；石斛、麦冬、五味子滋养肺肾，金水相生，壮水以济火。佐以石菖蒲、远志、茯苓，开窍化痰，交通心肾。姜、枣和中调药，功兼佐使。综观全方，标本兼治，阴阳并补，上下同治，而以治下治本为主，使下元得补，浮阳得摄，水火既济，痰化窍开，则“喑痱”可愈。

# 第九单元 固涩剂

## 知识点概要

### 一、概述

1. 适用范围 气、血、精、津液耗散滑脱之证。属于“十剂”中的“涩剂”。

2. 应用注意事项

（1）固涩剂所治的滑脱散失之证，皆由正气亏虚而致，故应配伍相应的补益药，使之标本兼顾。

（2）若是元气大虚，亡阳欲脱所致的大汗淋漓、小便失禁或崩中不止，宜急用大剂参附之类回阳固脱，非单纯固涩所能治疗。

（3）固涩剂为正虚无邪者设，故凡邪气未尽，误用固涩，则有"闭门留寇"之弊。此外，对于热病多汗、痰饮咳嗽、火扰遗泄、热痢初起、伤食泄泻、实热崩带等，均非本类方剂之所宜。

## 二、固表止汗剂

牡蛎散

【组成】黄芪、麻黄根、煅牡蛎。

【用法】上三味为粗散。每服三钱，水一盏半，小麦百余粒，同煎至八分，去渣热服，日二服，不拘时候。亦可作汤剂，水煎，用量按原方比例酌减。

【功用】**敛阴止汗，益气固表**。

【主治】**体虚自汗、盗汗证**。常自汗出，夜卧更甚，心悸惊惕，短气烦倦，舌淡红，脉细弱。

【配伍意义】煅牡蛎咸涩微寒，敛阴潜阳，固涩止汗为君。生黄芪味甘微温，益气实卫，固表止汗为臣。麻黄根甘平，功专收敛止汗为佐。小麦甘凉，专入心经，养气阴，退虚热，为佐使。全方配伍，补敛并用，涩补共施，益气固表，敛阴潜阳，则腠理得固，气阴得养，心阳内潜，汗出自止。

## 三、涩肠固脱剂

1. 真人养脏汤

【组成】人参、当归、白术、肉豆蔻、肉桂、甘草、白芍药、木香、诃子、罂粟壳。

【方歌】真人养脏诃粟壳，肉蔻当归桂木香，术芍参甘为涩剂，脱肛久痢早煎尝。

【用法】共为粗末，每服二大钱，水煎去滓，饭前温服。亦可作汤剂水煎服，用量按原方比例酌减。

【功用】涩肠固脱，温补脾肾。

【主治】**久泻久痢，脾肾虚寒证**。泻痢无度，滑脱不禁，甚至脱肛坠下，脐腹疼痛，喜温喜按，倦怠食少，舌淡苔白，脉迟细。

【配伍意义】罂粟壳涩肠止泻为君。臣以肉豆蔻温中涩肠；诃子苦酸温涩，涩肠止泻。佐以肉桂温肾暖脾，人参、白术补气健脾。佐以当归、白芍养血和血之功，木香调气醒脾，共成调气和血，既治下痢腹痛后重，又使全方涩补不滞。甘草益气和中，调和诸药，合参、术补中益气，合芍药缓急止痛，为佐使。综观全方，标本兼治，重在治标；脾肾兼顾，补脾为主；涩中寓通，补而不滞。

2. 四神丸

【组成】**肉豆蔻、补骨脂、五味子、吴茱萸**。

【用法】上为末，用水一碗，煮生姜四两，红枣五十枚，水干，取枣肉为丸，如桐子大，每服五七十丸，空心食前服。亦可作汤剂，加姜、枣水煎，临睡温服，用量按原方比例酌减。

【功用】温肾暖脾，固肠止泻。

【主治】**脾肾阳虚之肾泻证**。五更泄泻，不思饮食，食不消化，或久泻不愈，腹痛喜温，腰酸肢冷，神疲乏力，舌淡，苔薄白，脉沉迟无力。

> ◆ **提醒**：真人养脏汤主治脾肾虚寒之泄泻，四神丸主治脾肾阳虚之泄泻。

【配伍意义】补骨脂补命门之火以温养脾土，为君。臣以肉豆蔻温中涩肠，与补骨脂相伍，既增温肾暖脾之力，又涩肠止泻。佐以吴茱萸温脾暖胃以散阴寒；五味子固肾涩肠，合吴茱萸以助君、臣药温涩止泻之力。姜、枣同煮，枣肉为丸，意在温补脾胃。诸药合用，共奏温肾暖脾、固肠止泻之功。

## 四、涩精止遗剂

桑螵蛸散

【组成】**桑螵蛸、远志、菖蒲、龙骨、人参、茯神、当归、龟甲**。

【方歌】桑螵蛸散治便数，参苓龙骨同龟壳，菖蒲远志及当归，补肾宁心健忘觉。

【用法】上为末，夜卧人参汤调下二钱。

【功用】**调补心肾，涩精止遗。**

【主治】**心肾两虚证**。小便频数，或尿如米泔色，或遗尿，或遗精，心神恍惚，健忘，舌淡苔白，脉细弱。

【配伍意义】桑螵蛸补肾固精止遗，为君。臣以龙骨收敛固涩，镇心安神；龟甲滋养肾阴，补心安神。桑螵蛸得龙骨则固涩止遗之力增，得龟甲则补肾益精之功著。佐以人参大补元气，配茯神合而益心气、宁心神；当归补心血，合人参补益气血；菖蒲、远志安神定志，交通心肾。诸药相合，共奏调补心肾、交通上下、补养气血、涩精止遗之功。

### 五、固崩止带剂

固冲汤

【组成】**白术、生黄芪、龙骨、牡蛎、萸肉、生杭芍、海螵蛸、茜草、棕边炭、五倍子。**

【方歌】固冲汤中术芪龙，牡蛎海蛸五倍同，茜草山萸棕炭芍，益气止血治雪崩。

【用法】水煎服。

【功用】**固冲摄血，益气健脾。**

【主治】**脾肾亏虚，冲脉不固证**。猝然血崩，或月经过多，或漏下不止，色淡质稀，头晕肢冷，心悸气短，神疲乏力，腰膝酸软，舌淡，脉微弱。

【配伍意义】山萸肉为君，补益肝肾，收敛固涩。煅龙骨、煅牡蛎助君药以收敛元气，固涩滑脱。白术、黄芪补气健脾，以助健运统摄；黄芪又擅升提，尤擅治流产崩漏。四味为臣。佐以生白芍补益肝肾，养血敛阴；棕榈炭、五倍子收敛止血；海螵蛸、茜草固摄下焦，既止血，又化瘀。诸药合用，共奏固冲摄血、益气健脾之功。

# 第十单元　安　神　剂

## 知识点概要

### 一、概述

1. 适用范围　神志不安病证。

2. 应用注意事项

（1）安神剂虽有重镇安神与滋养安神之分，但火热每多伤阴，阴虚易致阳亢，病机又多虚实夹杂，且互为因果，故组方配伍时，重镇安神与滋养安神又往往配合运用，以顾虚实。

（2）重镇安神剂多由金石介壳类药物组成，易伤胃气，不宜久服。脾胃虚弱者，宜配伍健脾和胃之品。

（3）某些安神药，如朱砂等有一定的毒性，久服能引起慢性中毒，亦应注意。

### 二、重镇安神剂

朱砂安神丸

【组成】**朱砂、黄连、炙甘草、生地黄、当归。**

【方歌】朱砂安神东垣方，归连甘草合地黄，怔忡不寐心烦乱，养阴清热可复康。

【用法】上药除朱砂外，四味共为细末，汤浸蒸饼为丸，如黍米大，以朱砂为衣，每服十五丸或二十丸（3~4g），津唾咽之，食后服。

【功用】**镇心安神，清热养血。**

【主治】**心火亢盛，阴血不足证**。失眠多梦，惊悸怔忡，心烦神乱，或胸中懊侬，舌尖红，脉细数。

◆ **提醒：**朱砂安神丸主治心火亢盛，阴血不足证。

【配伍意义】朱砂为君，重镇安神，清心经火。**黄连为臣，清心泻火**。佐生地黄滋阴清热，当归滋阴养血，合生地黄补阴血以养心。佐使炙甘草调和诸药，益胃和中，且防黄连之苦寒、朱砂之质重碍胃。诸药合用，标本兼治，清中有养，使心火得清，阴血得充，心神得养，则神志自安。

## 三、滋养安神剂

1. 天王补心丹

【组成】**人参、茯苓、玄参、丹参、桔梗、远志、当归、五味子、麦门冬、天门冬、柏子仁、酸枣仁、生地黄**。

【方歌】补心丹用柏枣仁，二冬生地当归身，三参桔梗朱砂味，远志茯苓共养神。

【用法】上为末，炼蜜为丸，如梧桐子大，用朱砂为衣，每服二三十丸（6~9g），临卧，竹叶煎汤送下。亦可作汤剂，用量按原方比例酌减。

【功用】**滋阴清热，养血安神**。

【主治】**阴虚血少，神志不安证**。心悸怔忡，虚烦失眠，神疲健忘，或梦遗，手足心热，口舌生疮，大便干结，舌红少苔，脉细数。

【配伍意义】生地黄为君，滋阴养血，壮水以制虚火。天冬、麦冬滋阴清热，当归补血润燥，共助生地滋阴补血；酸枣仁、柏子仁养心安神，五味合而为臣。佐以玄参滋阴降火；茯苓、远志养心安神；人参补气以生血，并能安神益智；五味子敛心气，安心神；丹参清心活血；朱砂镇心安神。桔梗载药上行，以使药力缓留于上部心经，为使。本方滋阴补血以治本，养心安神以治标，标本兼治，心肾两顾，但以补心治本为主，共奏滋阴养血、补心安神之功。

2. 酸枣仁汤

【组成】**酸枣仁、甘草、知母、茯苓、川芎**。

【方歌】酸枣仁汤治失眠，川芎知草茯苓煎，养血除烦清虚热，安然入睡梦乡甜。

【用法】上五味，以水八升，煮酸枣仁得六升，内诸药，煮取三升，分温三服。

【功用】**养血安神，清热除烦**。

【主治】**肝血不足，虚热内扰证**。虚烦失眠，心悸不安，头目眩晕，咽干口燥，舌红，脉弦细。

【配伍意义】**酸枣仁为君，养血补肝，宁心安神**。臣以茯苓宁心安神；知母滋阴润燥，清热除烦。佐川芎，调肝血而疏肝气，与酸枣仁伍，辛散与酸收并用，养血调肝。甘草和中缓急，调和诸药，为佐使。诸药相伍，标本兼治，养中兼清，补中有行，共奏养血安神、清热除烦之效。

# 第十一单元　开　窍　剂

## 知识点概要

## 一、概述

1. 适用范围　窍闭神昏证。

2. 应用注意事项

（1）应辨别闭证和脱证。凡邪盛气实而见神志昏迷、口噤不开、两手握固、脉实有力的闭证方可用开窍剂；而对汗出肢冷、呼吸气微、手撒遗尿、口开目合、脉虚弱无力或脉微欲绝的脱证，即使神志昏迷也不宜使用。

（2）辨清闭证之属热属寒，正确选用凉开或温开之剂。

（3）对于阳明腑实证而见神昏谵语者，只宜寒下，不宜用开窍剂。但阳明腑实而兼有邪陷心包之证，则应根据病情缓急，先予开窍，或先投寒下，或开窍与寒下并用，才能切合病情。

（4）开窍剂大多为芳香药物，辛散走窜，只宜暂用，不宜久服，久服则易伤元气，故临床多用于急救，中病即止，待患者神志清醒后，应根据不同表现，辨证施治。

（5）麝香等药，有碍胎元，孕妇慎用。

（6）本类方剂多制成丸、散剂或注射剂，丸、散剂在使用时宜温开水化服或鼻饲，不宜加热煎煮，以免药性挥发，影响疗效。

## 二、凉开剂

1. 安宫牛黄丸（牛黄丸）

【功用】**清热解毒，开窍醒神**。

【主治】**邪热内陷心包证**。高热烦躁，神昏谵语，舌謇肢厥，舌红或绛，脉数有力。亦治中风昏迷、小儿惊厥属邪热内闭者。

【配伍意义】牛黄苦凉，清心解毒，辟秽开窍；犀角（用水牛角代）咸寒，清心凉血解毒；麝香芳香开窍醒神。黄连、黄芩、栀子大苦大寒，泻火解毒；冰片、郁金芳香辟秽，化浊通窍，共为臣。佐以雄黄，助牛黄辟秽解毒；朱砂、珍珠镇心安神而除烦躁不安。原方以金箔为衣，取其重镇安神之效。炼蜜为丸，和胃调中，共为佐使。本方以牛黄等为君药，善清心包邪热，豁痰开窍，使心主安居于心之宫城，故名安宫牛黄丸。

2. 紫雪

【功用】**清热开窍，息风止痉**。

【主治】**温热病，热闭心包及热盛动风证**。高热烦躁，神昏谵语，痉厥，口渴唇焦，尿赤便闭，舌质红绛，苔黄燥，脉数有力或弦数；小儿热盛惊厥。

【配伍意义】犀角（用水牛角代）功专清心凉血解毒，羚羊角长于凉肝息风止痉，麝香芳香开窍醒神，合为君。生石膏、寒水石、滑石清热泻火，滑石且可导热从小便而出；玄参、升麻清热解毒，其中玄参尚能养阴生津，升麻又可清热透邪，俱为臣。佐以青木香、丁香、沉香辛温芳香，行气通转，与麝香配伍，增强开窍醒神之功；黄金镇心安神，平肝息风，解毒；朱砂、磁石重镇安神，朱砂并能清心解毒，磁石又能潜镇肝阳，与君药相配以加强除烦止痉之效；更用朴硝、硝石泻热散结以"釜底抽薪"，可使邪热从肠腑下泄。炙甘草益气安中，调和诸药，并防寒凉伤胃之弊，为佐使。本方以金石重镇、甘寒咸凉与芳香开窍之品相伍，心肝并治，清热开窍之中更具息风止痉之效，既开上窍，又通下窍。由于本药如"霜雪紫色"，且药性大寒犹如霜雪，故名"紫雪"。

3. 至宝丹

【功用】**化浊开窍，清热解毒**。

【主治】**痰热内闭心包证**。神昏谵语，身热烦躁，痰盛气粗，舌绛，苔黄垢腻，脉滑数。亦治中风、中暑、小儿惊厥属于痰热内闭者。

【配伍意义】麝香芳香开窍醒神；牛黄豁痰开窍，合犀角（水牛角代）清心凉血解毒为君。臣以安息香、冰片辟秽化浊，芳香开窍，与麝香同用，为治窍闭神昏之要品；玳瑁清热解毒，镇惊安神，可增强牛黄、犀角清热解毒之力。佐以朱砂、金箔、银箔镇心安神。诸药合用，共奏清热开窍、化浊解毒之功。

◆ **提醒**：安宫牛黄丸主治邪热内陷心包证；紫雪主治温热病，热闭心包证及热盛动风证；至宝丹主治痰热内闭心包证。

## 三、温开剂

苏合香丸（吃力伽丸）

【功用】芳香开窍，行气止痛。

【主治】**寒闭证**。突然昏倒，牙关紧闭，不省人事，苔白，脉迟。亦治心腹猝痛，甚则昏厥，属寒凝气滞者。

【配伍意义】苏合香、麝香、冰片、安息香芳香走窜，开窍启闭，辟秽化浊，而为君。臣以木香、香附、丁香、沉香、白檀香、乳香，行气解郁，散寒止痛，理气活血。佐以辛热之荜茇，温中散寒，助诸香药以增强祛寒止痛开郁之力；犀角（用水牛角代）清心解毒，朱砂重镇安神，二者药性虽寒，但与大队温热之品相伍，则不悖温通开窍之旨；白术益气健脾、温燥化湿，诃子收涩敛气，二药一补一敛，以防诸香辛散走窜太过，耗散真气。诸药合用，芳香化浊，温通开窍，行气止痛。

# 第十二单元 理 气 剂

## 知识点概要

### 一、概述

1. 适用范围 气滞或气逆病证。

2. 应用注意事项

(1) 首先应辨清气病的虚实，勿犯虚虚实实之戒。

(2) 临证应注意辨别气滞与气逆，气滞当行气，气逆当降气。

(3) 理气药多属芳香辛燥之品，容易伤津耗气，应适可而止，勿使过剂，尤其是年老体弱、阴虚火旺、孕妇或素有崩漏吐衄者，更应慎之。

### 二、行气剂

1. 越鞠丸（芎术丸）

【组成】**香附、川芎、苍术、栀子、神曲**。

【方歌】越鞠丸治六般郁，气血痰火湿食因，芎苍香附兼栀曲，气畅郁舒痛闷伸。

【用法】上为末，水丸如绿豆大。也可作汤剂服。

【功用】**行气解郁**。

【主治】**六郁证**。胸膈痞闷，脘腹胀痛，嗳腐吞酸，恶心呕吐，饮食不消。

【配伍意义】**香附行气解郁为君**，以治气郁；配伍血中之气药川芎，既可活血祛瘀治血郁，又可助香附行气解郁；栀子清热泻火，以治火郁；苍术燥湿运脾，以治湿郁；神曲消食导滞，以治食郁。因痰郁乃气滞湿聚而成，若气行湿化，则痰郁随之而解，故方中不另用治痰之品，此亦治病求本之意。

> ◆ **提醒**：越鞠丸主治六郁证。

2. 枳实薤白桂枝汤

【组成】枳实、厚朴、薤白、桂枝、瓜蒌。

【用法】以水五升，先煮枳实、厚朴，取二升，去滓，内诸药，煮数沸，分三次温服。

【功用】通阳散结，祛痰下气。

【主治】**胸阳不振，痰气互结之胸痹**。胸满而痛，甚或胸痛彻背，喘息咳唾，短气，气从胁下冲逆，上攻心胸，舌苔白腻，脉沉弦或紧。

【配伍意义】瓜蒌涤痰散结，开胸通痹，薤白通阳散结，化痰散寒，共为君。枳实下气破结，消痞除满，厚朴燥湿化痰，下气除满，二者同用，助君宽胸散结、下气除满、通阳化痰之效，均为臣。佐桂枝通阳散寒，降逆平冲。诸药配伍，共奏通阳散结、祛痰下气之功。

3. 半夏厚朴汤

【组成】半夏、厚朴、茯苓、生姜、苏叶。

【用法】以水七升，煮取四升，分温四服，日三夜一服。

【功用】**行气散结，降逆化痰**。

【主治】**梅核气**。咽中如有物阻，咯吐不出，吞咽不下，胸膈满闷，或咳或呕，舌苔白润或白滑，脉弦缓或弦滑。

【配伍意义】半夏化痰散结，降逆和胃，为君。厚朴下气除满，助半夏散结降逆，为臣。茯苓渗湿健脾，以助半夏化痰。生姜辛温散结，和胃止呕，且可以制半夏毒性。苏叶芳香行气，理肺疏肝，助厚朴行气宽胸，宣通郁结之气，共为佐。全方辛苦合用，辛以行气散结，苦以燥湿降逆，使郁气得疏，痰涎得化，梅核气自除。

4. 天台乌药散

【组成】天台乌药、木香、小茴香、青皮、高良姜、槟榔、川楝子、巴豆。

【方歌】天台乌药木茴香，川楝槟榔巴豆尝，再加青皮为细末，一钱酒下痛疝尝。

【用法】上八味，先将巴豆微打破，同川楝子用麸炒黑，去巴豆及麸皮不用，合余药共研为末，和匀，每服一钱，温酒送下。

【功用】行气疏肝，散寒止痛。

【主治】**肝经气滞寒凝证**。小肠疝气，少腹引控睾丸而痛，偏坠肿胀，或少腹疼痛，苔白，脉弦。

【配伍意义】乌药行气疏肝，散寒止痛，为君。青皮疏肝行气，小茴香暖肝散寒，高良姜散寒止痛，木香行气止痛，共助君药行气散结、祛寒止痛，俱为臣。槟榔下气导滞，能直达下焦而破坚，取苦寒之川楝子与辛热之巴豆同炒，去巴豆而用川楝子，既可减川楝子之寒，又能增其行气散结之力，为佐使。诸药合用，使寒凝得散，气滞得疏，肝经得调，则疝痛、腹痛可愈。

5. 暖肝煎

【组成】当归、枸杞子、小茴香、肉桂、乌药、沉香、茯苓。

【方歌】暖肝煎中杞茯归，茴沉乌药姜肉桂，下焦虚寒疝气痛，温补肝肾此方推。

【用法】水一盅半，加生姜三五片，煎七分，食远温服。

【功用】温补肝肾，行气止痛。

【主治】**肝肾不足，寒滞肝脉证**。睾丸冷痛，或小腹疼痛，疝气痛，畏寒喜暖，舌淡苔白，脉沉迟。

【配伍意义】肉桂温肾暖肝，祛寒止痛，小茴香暖肝散寒，理气止痛，合为君。当归养血补肝，枸杞子补肝益肾，二药均补肝肾不足之本，乌药、沉香辛温散寒，行气止痛，以去阴寒冷痛之标，同为臣。佐以茯苓渗湿健脾，生姜散寒和胃。综观全方，以温补肝肾治其本，行气逐寒治其标，标本兼顾。

## 三、降气剂

1. 苏子降气汤

【组成】**紫苏子、半夏、川当归、甘草、前胡、厚朴、肉桂**。

【方歌】苏子降气半夏归，前胡桂朴草姜随，下虚上盛痰嗽喘，亦有加参贵和机。

【用法】上为细末，每服二大钱，水一盏半，入生姜二片，枣子一个，苏叶五叶，同煎至八分，去滓热服，不拘时候。

【功用】降气平喘，祛痰止咳。

【主治】**上实下虚喘咳证**。痰涎壅盛，胸膈满闷，喘咳短气，呼多吸少，或腰痛脚弱，肢体倦怠，或肢体浮肿，舌苔白滑或白腻，脉弦滑。

【配伍意义】苏子降气平喘，祛痰止咳，为君。半夏燥湿化痰降逆，厚朴下气宽胸除满，前胡下气祛痰止咳，三药为臣，助苏子降气祛痰平喘。**肉桂温补下元，纳气平喘**；当归既治咳逆上气，又养血补肝润燥，同肉桂配伍以增强温补下虚之效；略加生姜、苏叶以散寒宣肺，共为佐。甘草、大枣和中调药，为佐使。诸药合用，标本兼顾，上下并治，而以治上为主。

2. 旋覆代赭汤

【组成】旋覆花、人参、生姜、代赭石、甘草、半夏、大枣。

【用法】以水一斗，煮取六升，去滓再煎，取三升，温服一升，日三服。

【方歌】旋覆代赭用人参，半夏姜甘大枣临，重以镇逆咸软痞，痞硬噫气力能禁。

【功用】降逆化痰，益气和胃。

【主治】**胃虚痰阻气逆证**。胃脘痞闷或胀满，按之不痛，频频嗳气，或见纳差、呃逆、恶心，甚或呕吐，舌苔白腻，脉缓或滑。

【配伍意义】**旋覆花下气消痰，降逆止嗳，为君。代赭石善镇冲逆，为臣**。生姜用量独重，和胃降逆以增止呕之效，宣散水气以助祛痰之功，制约代赭石的寒凉之性，使其镇降逆气而不伐胃；半夏祛痰散结，降逆和胃，并为臣。人参、炙甘草、大枣益脾胃，补气虚，为佐使，炙甘草调和诸药兼为使药。诸药配合，共成降逆化痰、益气和胃之剂。

# 第十三单元　理　血　剂

## 知识点概要

### 一、概述

1. 适用范围　血瘀或出血病证。属“八法”中“消法”范围。

2. 应用注意事项

（1）需辨清造成瘀血或出血的病因，分清标本缓急，做到急则治标，缓则治本，或标本兼顾。

（2）逐瘀防伤正气，止血慎防留瘀。对于瘀血内阻，血不循经所致的出血，法当祛瘀为先，因瘀血不去则出血不止。

（3）活血祛瘀剂其性破泄，易于动血、伤胎，故凡妇女经期、月经过多及孕妇均当慎用或忌用。

### 二、活血祛瘀剂

1. 桃核承气汤

【组成】桃仁、大黄、桂枝、甘草、芒硝。

【方歌】桃仁承气五般施，甘草硝黄并桂枝，瘀热互结小腹胀，如狂蓄血最相宜。

【用法】上四味，以水七升，煮取二升半，去滓，内芒硝，更上火，微沸，下火，先食，温服五合，日三服，当微利。

【功用】逐瘀泻热。

【主治】**下焦蓄血证**。少腹急结，小便自利，甚则烦躁谵语，神志如狂，至夜发热；血瘀经闭，痛经，脉沉实而涩。

【配伍意义】桃仁活血破瘀，大黄荡涤邪热，活血下瘀，为君。芒硝咸苦寒，泻热软坚，助大黄下瘀泻热；桂枝辛甘温，通行血脉，既助桃仁活血祛瘀，又防硝、黄寒凉凝血之弊，共为臣。桂枝得硝、黄则温通而不助热；硝、黄得桂枝则寒下而不凉遏。炙甘草护胃安中，缓和诸药的峻烈之性，为佐使。全方配伍，使蓄血除，瘀热清，邪有出路，诸症自平。

2. 血府逐瘀汤

【组成】**桃仁、红花、当归、生地黄、川芎、赤芍、牛膝、桔梗、柴胡、枳壳、甘草**。

【方歌】血府当归生地桃，红花枳壳膝芎饶，柴胡赤芍甘桔梗，血化下行不作痨。

【用法】水煎服。

【功用】**活血化瘀，行气止痛**。

【主治】**胸中血瘀证**。胸痛，头痛，日久不愈，痛如针刺而有定处，或呃逆日久不止，或饮水即呛，干呕，或内热瞀闷，或心悸怔忡，失眠多梦，急躁易怒，入暮潮热，唇暗或两目暗黑，舌质暗红，或舌有瘀斑、瘀点，脉涩或弦紧。

【配伍意义】桃仁破血行滞而润燥，红花活血祛瘀以止痛，共为君。赤芍、川芎助君活血祛瘀；**牛膝活血通经，祛瘀止痛，引血下行**，共为臣。佐以生地、当归养血益阴，兼能清热活血；桔梗、枳壳一升一降，宽胸行气；柴胡疏肝解郁，升达清阳，与桔梗、枳壳同用，升、降、开并施，使气行则血行。桔梗并能载药上行，甘草调和诸药，同为佐使。全方配伍特点：①活血与行气相伍，既行血分瘀滞，又解气分郁结。②祛瘀与养血同施，则活血而无耗血之虑，行气又无伤阴之弊。③升、降、开兼顾，既能升达清阳，又可降泄下行，还能开胸行气，使气血和调，共奏活血化瘀、行气止痛之功。

◆ **提醒**：桃核承气汤主治下焦蓄血证，血府逐瘀汤主治胸中血瘀证，二者一上一下，可对比记忆。

3. 补阳还五汤

【组成】**黄芪、当归尾、赤芍、地龙、川芎、红花、桃仁**。

【方歌】补阳还五赤芍芎，归尾通经佐地龙，四两黄芪为主药，血中瘀滞用桃红。

【用法】水煎服。

【功用】补气，活血，通络。

【主治】**中风之气虚血瘀证**。半身不遂，口眼歪斜，语言謇涩，口角流涎，小便频数或遗尿失禁，舌暗淡，苔白，脉缓无力。

【配伍意义】**生黄芪为君，补益元气，意在气旺则血行，瘀去则络通，同时气旺还能生血以补血瘀而致的血亏**。臣以当归尾，活血通络而不伤血。佐以赤芍、川芎、桃仁、红花，助当归尾以活血祛瘀；地龙通经活络，力专善走，周行全身，以行药力，为佐使。全方重用补气药，配伍少量活血药，共奏补气、活血、通络之功。

4. 复元活血汤

【组成】柴胡、瓜蒌根、当归、红花、甘草、穿山甲、大黄、桃仁。

【方歌】复元活血汤柴胡，花粉当归山甲俱，桃仁红花大黄草，损伤瘀血酒煎祛。

【用法】除桃仁外，锉如麻豆大，每服一两，水一盏半，酒半盏，同煎至七分，去滓，大温服之，食前。以利为度，得利痛减，不尽服。现代用法：按原方用量比例酌减，水煎服。

【功用】**活血祛瘀，疏肝通络**。

【主治】**跌打损伤，瘀血阻滞证**。胁肋瘀肿，痛不可忍。

【配伍意义】**大黄荡涤凝瘀败血，导瘀下行，推陈致新；柴胡疏肝行气，并可引诸药入肝经。合为君**。臣以桃仁、红花活血祛瘀，消肿止痛；穿山甲破瘀通络，消肿散结。佐以当归补血活血；瓜蒌根既入血分助诸药以消瘀散结，又清热润燥。甘草缓急止痛，调和诸药，为佐使。大黄、桃仁酒制，及原方加酒煎服，乃增强活血通络之意。诸药合用，使“去者去，生者生，痛自舒而元自复”，故名“复元活血汤”。

5. 温经汤

【组成】**吴茱萸、当归、芍药、川芎、人参、桂枝、阿胶、牡丹皮、生姜、甘草、半夏、麦冬**。

【方歌】温经归芍桂萸芎，姜夏丹皮及麦冬，参草阿胶胶益血，暖宫祛瘀在温通。

【用法】水煎服，阿胶烊冲。

【功用】**温经散寒，养血祛瘀**。

【主治】**冲任虚寒，瘀血阻滞证**。漏下不止，或血色暗而有块，淋沥不畅，或月经超前或延后，或逾期不止，或一月再行，或经停不至，而见少腹里急，腹满，傍晚发热，手心烦热，唇口干燥，舌质暗红，脉细而涩。亦治妇人宫冷，久不受孕。

【配伍意义】吴茱萸、桂枝温经散寒，通利血脉，为君。臣以当归、川芎活血祛瘀，养血调经；丹皮既助诸药活血散瘀，又清血分虚热。佐以阿胶、白芍、麦冬养血调肝，滋阴润燥，且清虚热，并制吴茱萸、桂枝之温燥，还可敛阴缓肝止痛；人参、甘草益气健脾，以资生化之源；半夏、生姜辛开散结，通降胃气，以助祛瘀调经，其中生姜既温胃气以助生化，又助吴茱萸、桂枝以温经散寒。甘草尚能调和诸药，兼为使。诸药合用，共奏温经散寒、养血祛瘀之功。

6. 生化汤

【组成】**当归、川芎、桃仁、干姜、甘草**。

【方歌】生化汤宜产后尝，归芎桃草酒炮姜，恶露不行少腹痛，温养活血最见长。

【用法】黄酒、童便各半煎服。

【功用】**养血祛瘀，温经止痛**。

【主治】**血虚寒凝，瘀血阻滞证**。产后恶露不行，小腹冷痛。

【配伍意义】当归养血活血、化瘀生新、温经散寒，为君；川芎活血行气，桃仁活血祛瘀，为臣；炮姜入血散寒，黄酒通脉活血，均为佐；炙甘草和中缓急，调和诸药为使。原方另用童便同煎（现多已不用），乃取其益阴化瘀，引败血下行之意。诸药合用，寓生新于化瘀之内，而奏养血祛疲、温经止痛之功。

## 三、止血剂

1. 十灰散

【组成】大蓟、小蓟、荷叶、侧柏叶、茅根、茜根、栀子、大黄、牡丹皮、棕榈皮。

【方歌】十灰散用十般灰，柏荷茅茜丹榈煨，二蓟栀黄各炒黑，上部出血势能摧。

【用法】上药各烧灰存性，研极细末，用纸包，碗盖于地上一夕，出火毒，用时先将白藕捣汁或萝卜汁磨京墨半碗，调服五钱，食后服下。

【功用】凉血止血。

【主治】**血热妄行之上部出血证**。呕血、吐血、咯血、嗽血、衄血等，血色鲜红，来势急暴，舌红，脉数。

【配伍意义】大蓟、小蓟性味甘凉，长于凉血止血，且能祛瘀，为君。荷叶、侧柏叶、白茅根、茜根皆能凉血止血，棕榈皮收涩止血，皆为臣。栀子、大黄清热泻火为佐。丹皮配大黄凉血祛瘀，使止血而不留瘀，亦为佐。藕汁能清热凉血散瘀，萝卜汁降气清热以助止血，京墨亦有收涩止血之功，皆属佐。诸药炒炭存性，亦可加强收敛止血之力。全方集凉血、止血、清降、祛瘀诸法于一方，但以凉血止血为主，使血热清，气火降，则出血自止。

2. 咳血方

【组成】**青黛、瓜蒌仁、海粉、栀子、诃子**。

【方歌】咳血方中诃子收，瓜蒌海粉山栀投，青黛蜜丸口噙化，咳嗽痰血服之瘳。

【用法】上为末，以蜜同姜汁为丸，噙化。

【功用】**清肝宁肺，凉血止血**。

【主治】**肝火犯肺之咳血证**。咳嗽，痰稠带血，咯吐不爽，心烦易怒，胸胁作痛，咽干口苦，颊赤便秘，舌红苔黄，脉弦数。

【配伍意义】青黛泻肝经实火而凉血，栀子泻火除烦凉血，为君。瓜蒌仁清热化痰，润肺止咳；海粉（现多用海浮石）清金降火，软坚化痰，共为臣。诃子清热下气，敛肺化痰，为佐。诸药合用，共奏清肝宁肺、凉血止血之功。

3. 小蓟饮子

【组成】**生地黄、小蓟、木通、滑石、蒲黄、藕节、淡竹叶、当归、山栀子、甘草**。

【方歌】小蓟饮子藕蒲黄，木通滑石生地襄，归草黑栀淡竹叶，血淋热结服之良。

【用法】上㕮咀，每服半两，水煎，空心服。

【功用】凉血止血，利水通淋。

【主治】**热结下焦之血淋、尿血**。尿中带血，小便频数，赤涩热痛，舌红，脉数。

【配伍意义】生地黄凉血止血，养阴清热；小蓟凉血止血，共为君。藕节、蒲黄凉血止血，并能消瘀，为臣。滑石、竹叶、木通清热利水通淋；栀子清泄三焦之火，导热从下而出；当归养血和血，引血归经，且可防诸药寒凉太过之弊，为佐。甘草和中调药为使。诸药合用，共成凉血止血为主，利水通淋为辅之方。

4. 槐花散

【组成】槐花、侧柏叶、荆芥穗、枳壳。

【用法】上为细末，用清米饮调下二钱，空心食前服。

【功用】**清肠止血，疏风行气**。

【主治】**风热湿毒，壅遏肠道，损伤血络证**。肠风、脏毒，或便前出血，或便后出血，或粪中带血，以及痔疮出血，血色鲜红或晦暗，舌红苔黄，脉数。

【配伍意义】槐花善清大肠湿热，凉血止血，为君。臣以侧柏叶清热止血，可增强君药凉血止血之力。荆芥穗辛散疏风，微温不燥，炒用入血分而止血；枳壳行气宽肠，共为佐。诸药合用，既能凉血止血，又能清肠疏风，具有寓行气于止血之中、寄疏风于清肠之内之相反相成的配伍特点。

5. 黄土汤

【组成】**甘草、干地黄、白术、附子、阿胶、黄芩、灶心土**。

【方歌】黄土汤将远血医，胶芩地术附甘随，温阳健脾能摄血，便血崩漏服之宜。

【用法】先将灶心土水煎过滤取汤，再煎余药，阿胶烊化冲服。

【功用】温阳健脾，养血止血。

【主治】**脾阳不足，脾不摄血证**。大便下血，先便后血，以及吐血、衄血、妇人崩漏，血色暗淡，四肢不温，面色萎黄，舌淡苔白，脉沉细无力。

【配伍意义】灶心黄土温中收涩止血而为君。臣以白术、附子温阳健脾以复统血之权。生地、阿胶滋阴养血止血；与苦寒之黄芩合用以制约术、附过于温燥；生地、阿胶得术、附则滋而不腻而无呆滞碍脾之弊，均为佐。甘草调药和中，为佐使。诸药合用，为温中健脾、养血止血之良剂，具有寒热并用、标本兼顾、刚柔相济的配伍特点，故吴瑭称本方为“甘苦合用，刚柔互济法”。

# 第十四单元 治 风 剂

## 知识点概要

### 一、概述

1. 适用范围 风病。

2. 应用注意事项

(1) 辨别风病属性。外风宜疏散，不宜平息；内风宜平息，而忌用辛散。

(2) 辨别病邪的兼夹以及病情的虚实，进行适当的配伍，才能切合病情。

(3) 外风与内风，亦常相互影响，外风可以引动内风，内风又可兼夹外风，这种错综复杂的证候，应该分清主次，全面兼顾。

### 二、疏散外风剂

1. 川芎茶调散

【组成】川芎、荆芥、白芷、羌活、甘草、细辛、薄荷、防风。

【方歌】川芎茶调散荆防，辛芷薄荷甘草羌，目昏鼻塞风攻上，偏正头痛悉能康。

【用法】上为细末，每服二钱，食后，茶清调下。亦可作汤剂，用量酌减。

【功用】疏风止痛。

【主治】**外感风邪头痛**。偏正头痛，或巅顶作痛，目眩鼻塞，或恶风发热，舌苔薄白，脉浮。

【配伍意义】川芎善治少阳、厥阴经头痛，祛风活血而止头痛，“诸经头痛之要药”，为君。薄荷、荆芥辛散上行，善疏风止痛、清利头目，为臣；**羌活治太阳经头痛，白芷治阳明经头痛，细辛散寒止痛，长于治少阴经头痛，防风辛散上部风邪，共为佐**；甘草益气和中，调和诸药，为使。服时佐以茶清调下，取其苦凉轻清之性，既可上清头目，又能制约风药过于温燥与升散。诸药合用，共奏疏风止痛之效。

2. 消风散

【组成】**当归、生地、防风、蝉蜕、知母、苦参、胡麻、荆芥、苍术、牛蒡子、石膏、甘草、木通**。

【方歌】消风散内用荆防，蝉蜕胡麻苦参苍，石知蒡通归地草，风疹湿疹服之康。

【用法】水煎服。

【功用】疏风养血，清热除湿。

【主治】**风疹、湿疹**。皮肤瘙痒，疹出色红，或遍身云片斑点，抓破后渗出津水，苔白或黄，脉浮数。

【配伍意义】荆芥、防风、牛蒡子、蝉蜕辛散透达，疏风散邪，使风去痒止，为君。苍术祛风燥湿，苦参清热燥湿，木通渗利湿热；石膏、知母清热泻火。共为臣。佐以当归、生地、胡麻仁养血活血，寓“治风先治血，血行风自灭”之意。生甘草清热解毒，调和药性，为佐使。诸药配伍，以奏疏风除湿、清热养血之效。

> ◆ **提醒**：川芎茶调散与消风散均为治外风剂，但川芎茶调散主治外感风邪头痛，消风散主治风疹、湿疹。

### 三、平息内风剂

1. 羚角钩藤汤

【组成】羚角片、双钩藤、霜桑叶、滁菊花、鲜生地、生白芍、京川贝、淡竹茹、茯神木、生甘草。

【方歌】俞氏羚角钩藤汤，桑叶菊花鲜地黄，芍草茯神川贝茹，凉肝增液定风方。

【用法】水煎服。

【功用】凉肝息风，增液舒筋。

【主治】**肝热生风证**。高热不退，烦闷躁扰，手足抽搐，发为痉厥，甚则神昏，舌绛而干，或舌焦起刺，脉弦而数；肝热风阳上逆，头晕胀痛，耳鸣心悸，面红如醉，或手足躁扰，甚则瘈疭，舌红，脉弦数。

【配伍意义】羚羊角入肝经，凉肝息风，钩藤清热平肝，息风解痉，为君。桑叶疏散肝热，菊花平肝息风，助君药以清热息风，为臣。鲜生地、生白芍、生甘草酸甘化阴，增液凉血泻热，缓急柔肝舒筋；川贝、竹茹清热化痰；茯神木平肝宁心安神。以上俱为佐。生甘草调和诸药，兼以为使。诸药合用，标本兼治，以凉肝息风为主，兼呈增液化痰、舒筋通络之效。

2. 镇肝熄风汤

【组成】**怀牛膝、生赭石、生龙骨、生牡蛎、生龟板、生杭芍、玄参、天冬、川楝子、生麦芽、茵陈、甘草**。

【方歌】张氏镇肝熄风汤，龙牡龟牛制亢阳，代赭天冬元芍草，茵陈川楝麦芽襄。

【用法】水煎服。

【功用】**镇肝息风，滋阴潜阳**。

【主治】**类中风**。头目眩晕，目胀耳鸣，脑部热痛，面色如醉，心中烦热，或时常噫气，或肢体渐觉不利，口眼渐形歪斜，甚或眩晕颠仆，昏不知人，移时始醒，或醒后不能复原，脉弦长有力。

【配伍意义】怀牛膝为君，引血下行，补益肝肾。代赭石镇肝降逆，合牛膝以引气血下行，急治其标；龙骨、牡蛎、龟板、白芍益阴潜阳，镇肝息风，共为臣。玄参、天冬下走肾经，滋阴清热，合龟板、白芍滋水以涵木，滋阴以柔肝；**茵陈、川楝子、生麦芽清泄肝热，疏肝理气，以遂其性**。以上俱为佐。甘草调和诸药，合生麦芽能和胃安中，以防金石、介壳类药物碍胃，为佐使。

3. 天麻钩藤饮

【组成】**天麻、钩藤、石决明、栀子、黄芩、川牛膝、杜仲、益母草、桑寄生、夜交藤、朱茯神**。

【方歌】天麻钩藤益母桑，栀芩清热决潜阳，杜仲牛膝益肾损，茯神夜交安服良。

【用法】水煎服。

【功用】**平肝息风，清热活血，补益肝肾**。

【主治】**肝阳偏亢，肝风上扰证**。头痛，眩晕，失眠多梦，或口苦面红，舌红苔黄，脉弦或数。

【配伍意义】天麻、钩藤平肝息风，为君。石决明平肝潜阳，除热明目，与天麻、钩藤合用，加强平肝息风之功；川牛膝引血下行，共为臣。栀子、黄芩清热泻火，使肝经之热不致上扰；益母草活血利水；杜仲、桑寄生补益肝肾；夜交藤、朱茯神安神定志，俱为佐。诸药配伍，以奏平肝息风、清热活血、补益肝肾之效。

4. 大定风珠

【组成】**生白芍、阿胶、生龟板、干地黄、麻仁、五味子、生牡蛎、麦冬、炙甘草、鸡子黄、鳖甲**。

【方歌】大定风珠鸡子黄，胶芍三甲五味襄，麦冬生地麻仁草，滋阴息风是妙方。

【用法】水煎，去渣，入阿胶烊化，再入鸡子黄，搅匀，温服。

【功用】滋阴息风。

【主治】**阴虚风动证**。手足瘈疭，形消神倦，舌绛少苔，脉气虚弱，时时欲脱。

【配伍意义】鸡子黄、阿胶滋养阴液以息内风，为君。白芍、地黄、麦冬滋阴柔肝；龟板、鳖甲、牡蛎介壳类潜镇之品，滋阴潜阳，重镇息风；麻仁养阴润燥；五味子味酸善收，与滋阴药相伍而收敛真阴，与白芍、甘草配伍则能酸甘化阴，均为佐。炙甘草调和诸药，为使。诸药相伍，使真阴得复，浮阳得潜，则虚风自息。

# 第十五单元　治　燥　剂

## 知识点概要

### 一、概述

1. 适用范围　燥证。

2. 应用注意事项

（1）**要分清外燥和内燥，外燥又须辨清是温燥还是凉燥**，治法用方才能合。

（2）燥邪最易化热，伤津耗气，故治燥剂还需酌情配伍清热泻火或生津益气之品。而辛香耗津、苦寒化燥之品，则非燥病所宜。

（3）甘凉滋润药易于助湿滞气，脾虚便溏或素体湿盛者忌用。

## 二、轻宣外燥剂

1. 杏苏散

【组成】苏叶、半夏、茯苓、前胡、苦桔梗、枳壳、甘草、生姜、橘皮、杏仁、大枣。

【方歌】杏苏散内夏陈前，枳桔苓草姜枣研，轻宣温润治凉燥，咳止痰化病自痊。

【用法】水煎温服。

【功用】轻宣凉燥，理肺化痰。

【主治】**外感凉燥证**。恶寒无汗，头微痛，咳嗽痰稀，鼻塞咽干，苔白脉弦。

【配伍意义】苏叶发表散邪，宣发肺气；杏仁降利肺气，润燥止咳，共为君。前胡疏风散邪，降气化痰，既助苏叶轻宣达表，又助杏仁降气化痰；桔梗、枳壳助杏仁、苏叶理肺化痰，共为臣。半夏、橘皮燥湿化痰，理气行滞；茯苓渗湿健脾；生姜、大枣调和营卫，滋脾行津，为佐。甘草调和诸药，合桔梗宣肺利咽，功兼佐使。诸药配伍，以奏疏散风寒、轻宣凉燥、理肺化痰之效。

2. 桑杏汤

【组成】桑叶、杏仁、沙参、象贝、香豉、栀皮、梨皮。

【方歌】桑杏汤中象贝宜，沙参栀豉与梨皮，身热咽干咳痰少，辛凉甘润燥能医。

【用法】水二杯，煮取一杯，顿服之，重者再作服。

【功用】清宣温燥，润肺止咳。

【主治】**外感温燥证**。身热不甚，口渴，咽干鼻燥，干咳无痰，或痰少而黏，舌红，苔薄白而干，脉浮数而右脉大。

> ◆ **提醒**：杏苏散主治外感凉燥证，桑杏汤主治外感温燥证。

【配伍意义】桑叶清宣燥热，透邪外出；杏仁宣利肺气，润燥止咳，共为君。豆豉辛凉，助桑叶轻宣透热；贝母清化热痰，助杏仁止咳化痰；沙参养阴生津，润肺止咳，共为臣。栀子皮质轻而入上焦，清泄肺热；梨皮清热润燥，止咳化痰，均为佐。本方体现“治上焦如羽，非轻不举”之特点。

3. 清燥救肺汤

【组成】**桑叶、石膏、甘草、人参、胡麻仁、真阿胶、麦冬、杏仁、枇杷叶**。

【方歌】清燥救肺参草杷，石膏胶杏麦胡麻，经霜收下干桑叶，解郁滋肝效堪夸。

【用法】水一碗，煎六分，频频二三次，滚热服。

【功用】清燥润肺，益气养阴。

【主治】**温燥伤肺，气阴两伤证**。身热头痛，干咳无痰，气逆而喘，咽喉干燥，鼻燥，心烦口渴，胸满胁痛，舌干少苔，脉虚大或数。

【配伍意义】桑叶质轻性寒，清透肺中燥热之邪，重用为君。石膏辛甘而寒，清泄肺热，虽质重沉寒而量少，故不碍桑叶轻宣之性；麦冬甘寒，养阴润肺，合为臣。甘草培土生金；人参益气生津；胡麻仁、阿胶养阴润肺；杏仁、枇杷叶苦降肺气，共为佐。甘草调和诸药为使。全方宣、清、润三法并用，气阴双补，且宣散不耗气，清热不伤中，滋润不腻膈，为本方配伍特点。

## 三、滋阴润燥剂

1. 增液汤

【组成】**玄参、麦冬、细生地**。

【用法】水八杯，煮取三杯，口干则与饮令尽；不便，再作服。

【功用】增液润燥。

【主治】**阳明温病，津亏便秘证**。大便秘结，口渴，舌干红，脉细数或沉而无力。

【配伍意义】玄参为君，滋阴润燥，壮水制火，启肾水以滋肠燥。生地清热养阴，壮水生津；麦冬滋养肺胃阴津以润肠燥，共为臣。本方咸寒苦甘同用，旨在增水行舟，非属攻下，欲使其通便，必须重用，故名“增液汤”。

2. 麦门冬汤

【组成】**麦门冬、半夏、人参、甘草、粳米、大枣**。

【方歌】麦门冬汤用人参，枣草粳米半夏存，肺痿咳逆因虚火，清养肺胃此方珍。

【用法】上六味，以水一斗二升，煮取六升，温服一升，日三夜一服。

【功用】**清养肺胃，降逆下气**。

【主治】

（1）**虚热肺痿**。咳嗽气喘，咽喉不利，咳痰不爽，或咳唾涎沫，口干咽燥，手足心热，舌红少苔，脉虚数。

（2）**胃阴不足证**。呕吐，纳少，呃逆，口渴咽干，舌红少苔，脉虚数。

【配伍意义】麦门冬为君，养阴生津，滋液润燥。臣以人参益气生津。佐以甘草、粳米、大枣益胃气，养胃阴，合人参益胃生津，津液充足，自能上归于肺，此“培土生金”之法。佐以半夏，降逆下气化痰。甘草润肺利咽，调和诸药，为佐使。配伍特点：一则体现“**培土生金**”“**虚则补母**”之治；二是大量甘润剂中少佐辛燥之品，药仅六味，主从有序，润燥得宜，滋而不腻，燥不伤津。

3. 养阴清肺汤

【组成】大生地、麦冬、生甘草、玄参、贝母、丹皮、薄荷、白芍。

【方歌】养阴清肺是妙方，玄参草芍冬地黄，薄荷贝母丹皮入，时疫白喉急煎尝。

【用法】水煎服。一般日服一剂，重证可日服二剂。

【功用】养阴清肺，解毒利咽。

【主治】**白喉之阴虚燥热证**。喉间起白如腐，不易拭去，并逐渐扩展，病变甚速，咽喉肿痛，初起或发热或不发热，鼻干唇燥，或咳或不咳，呼吸有声，似喘非喘，脉数无力或细数。

【配伍意义】生地滋阴壮水，清热凉血，为君。玄参滋阴降火，解毒利咽，麦冬养阴清肺，共为臣。佐以丹皮清热凉血，散瘀消肿；白芍敛阴和营泻热；贝母清热润肺，化痰散结；薄荷辛凉散邪，清热利咽。生甘草清热解毒利咽，并调和诸药，以为佐使。诸药配伍，邪正兼顾，养肺肾之阴以扶正，凉血解毒，散邪利咽以祛毒。

4. 百合固金汤

【组成】**熟地、生地、当归身、白芍、甘草、桔梗、玄参、贝母、麦冬、百合**。

【方歌】百合固金二地黄，玄参贝母桔甘藏，麦冬芍药当归配，喘咳痰血肺家伤。

【用法】水煎服。

【功用】滋养肺肾，止咳化痰。

【主治】**肺肾阴亏，虚火上炎证**。咳嗽气喘，痰中带血，咽喉燥痛，头晕目眩，午后潮热，舌红少苔，脉细数。

【配伍意义】百合滋阴清热，润肺止咳；**生地、熟地滋肾壮水，生地兼能凉血止血**。共为君。麦冬协百合以滋阴清热，润肺止咳；玄参助二地滋阴壮水，以清虚火，兼利咽喉，共为臣。当归治咳逆上气，伍白芍以养血和血；贝母清热润肺，化痰止咳，俱为佐。桔梗宣肺利咽，化痰散结，并载药上行；生甘草清热泻火，调和诸药，共为佐使。本方配伍特点：①滋肾保肺，金水并调，尤以润肺止咳为主。②滋养之中兼以凉血止血，宣肺化痰，标本兼顾，但以治本为主。

# 第十六单元　祛　湿　剂

## 知识点概要

### 一、概述

1. 适用范围　水湿病证。

2. 应用注意事项

(1) 治湿之法，当结合部位、虚实寒热、兼夹等因素。

(2) 湿邪最易阻滞气机，故多配伍理气之品。

(3) 祛湿剂多由芳香温燥或甘淡渗利之品组成，易耗伤阴津，故素体阴虚津亏、病后体虚以及孕妇应慎用。

## 二、燥湿和胃剂

1. 平胃散

【组成】**苍术、厚朴、陈橘皮、甘草**。

【用法】上为散。每服二钱，水一中盏，加生姜二片，大枣二枚，同煎至六分，去滓，食前温服。

【功用】燥湿运脾，行气和胃。

【主治】**湿滞脾胃证**。脘腹胀满，不思饮食，口淡无味，恶心呕吐，嗳气吞酸，肢体沉重，怠惰嗜卧，常多自利，舌苔白腻而厚，脉缓。

【配伍意义】苍术为君，燥湿健脾。臣以厚朴，行气除满化湿。陈皮为佐，理气和胃，燥湿醒脾，助苍术、厚朴之力。佐使以甘草，调和诸药，益气健脾和中。姜、枣为佐，生姜温散水湿且能和胃降逆，大枣补脾益气以助甘草培土制水之功；姜、枣相合尚能调和脾胃。综合全方，燥湿与行气并用，而以燥湿为主。燥湿以健脾，行气以祛湿，使湿去脾健，气机调畅，脾胃自和。

2. 藿香正气散

【组成】**大腹皮、白芷、紫苏、茯苓、半夏曲、白术、陈皮、厚朴、苦桔梗、藿香、甘草**。

【方歌】藿香正气大腹苏，甘桔陈苓术朴俱，夏曲白芷加姜枣，感伤岚瘴并能祛。

【用法】上为细末，每服二钱，水一盏，姜三片，枣一枚，同煎至七分，热服，如欲出汗，衣被盖，再煎并服。

【功用】解表化湿，理气和中。

【主治】**外感风寒，内伤湿滞证**。恶寒发热，头痛，胸膈满闷，脘腹疼痛，恶心呕吐，肠鸣泄泻，舌苔白腻，以及山岚瘴疟等。

【配伍意义】藿香辛散风寒，芳化湿浊，和胃悦脾，为君。半夏燥湿降气，和胃止呕；厚朴行气化湿，宽胸除满；紫苏叶、白芷助藿香外散风寒，兼芳香化湿，共为臣。陈皮理气和中燥湿；茯苓、白术健脾运湿；大腹皮行气利湿；桔梗宣肺利膈，通调水道，俱为佐。生姜、大枣调和脾胃，甘草调和诸药，兼为佐使。诸药合用，使风寒外散，湿浊内化，气机通畅，脾胃调和，清升浊降，则霍乱自已。

## 三、清热祛湿剂

1. 茵陈蒿汤

【组成】茵陈、栀子、大黄。

【用法】上三味，以水一斗二升，先煮茵陈，减六升，内二味，煮取三升，去滓，分三服。

【功用】**清热，利湿，退黄**。

【主治】**湿热黄疸**。一身面目俱黄，黄色鲜明，身热，无汗或但头汗出，口渴欲饮，恶心呕吐，腹微满，小便短赤，大便不爽或秘结，舌红苔黄腻，脉沉数或滑数有力。

【配伍意义】茵陈为君，清热利湿，利胆退黄。臣以栀子清热降火，通利三焦，助茵陈引湿热从小便而去。佐以大黄泻热逐瘀，通利大便，导瘀热从大便而下。三药合用，利湿与泻热并进，通利二便，前后分消，湿邪得除，瘀热得去，黄疸自退。

2. 八正散

【组成】**车前子、瞿麦、萹蓄、滑石、山栀子仁、甘草、木通、大黄**。

【方歌】八正木通与车前，萹蓄大黄滑石研，草梢瞿麦兼栀子，煎加灯草痛淋蠲。

【用法】上为散，每服二钱，水一盏，入灯心，煎至七分，去滓，温服，食后临卧。小儿量力少少与之。

【功用】清热泻火，利水通淋。

【主治】**湿热淋证**。尿频尿急，溺时涩痛，淋沥不畅，尿色浑赤，甚则癃闭不通，小腹急满，口燥咽干，舌苔黄腻，脉滑数。

【配伍意义】滑石、木通为君，滑石善能滑利窍道，清热渗湿，利水通淋；木通上清心火，下利湿热，使湿热之邪从小便而去。萹蓄、瞿麦、车前子为臣，清热利水通淋。佐以栀子仁清泄三焦，通利水道，以增君、臣清热利水通淋之功；大黄荡涤邪热，使湿热从大便而去。甘草调和诸药，缓急止痛，是为佐使。煎加灯心以增利水通淋。本方集大队寒凉降泄之品，泻火与利湿合法，利尿与通腑并行，诸药合用，既可直入膀胱清利而除邪，又兼通利大肠导浊以分消，务使湿热之邪尽从二便而去，共成清热泻火、利水通淋之剂。

3. 三仁汤

【组成】**杏仁、白蔻仁、生薏苡仁、飞滑石、白通草、竹叶、厚朴、半夏。**

【方歌】三仁杏蔻薏苡仁，朴夏通草滑竹伦，水用甘澜扬百遍，湿温初起法堪遵。

【用法】甘澜水八碗，煮取三碗，每服一碗，日三服。

【功用】**宣畅气机，清利湿热。**

【主治】**湿温初起及暑温夹湿之湿重于热证。**头痛恶寒，身重疼痛，肢体倦怠，面色淡黄，胸闷不饥，午后身热，苔白不渴，脉弦细而濡。

【配伍意义】**杏仁宣利上焦肺气，气行则湿化；白蔻仁芳香化湿，行气宽中，畅中焦之脾气；薏苡仁甘淡性寒，渗湿利水而健脾，使湿热从下焦而去，共为君。**滑石、通草、竹叶甘寒淡渗，加强君药利湿清热之功，为臣。半夏、厚朴行气化湿，散结除满，为佐。诸药相合，宣上、畅中、渗下，使湿热之邪从三焦分消。

◆ **提醒：**三仁汤中的三仁：杏仁、白蔻仁、薏苡仁。

4. 甘露消毒丹

【组成】飞滑石、绵茵陈、淡黄芩、石菖蒲、川贝母、木通、藿香、射干、连翘、薄荷、白豆蔻。

【方歌】甘露消毒蔻藿香，茵陈滑石木通菖，芩翘贝母射干薄，暑疫湿温为末尝。

【用法】生晒研末，每服三钱，开水调下，或神曲糊丸，如弹子大，开水化服亦可。

【功用】利湿化浊，清热解毒。

【主治】**湿温时疫，邪在气分，湿热并重证。**发热倦怠，胸闷腹胀，肢酸咽痛，身目发黄，颐肿口渴，小便短赤，泄泻淋浊，舌苔白或厚腻或干黄，脉濡数或滑数。

【配伍意义】滑石利水渗湿，清热解暑；茵陈善清利湿热而退黄；黄芩清热燥湿，泻火解毒。共为君。臣以石菖蒲、藿香、白豆蔻行气化湿，悦脾和中；木通清热利湿通淋。佐以连翘、射干、贝母、薄荷，合而清热解毒，散结消肿而利咽止痛。诸药相伍，则可令弥漫三焦之湿热毒邪俱除。

## 四、利水渗湿剂

1. 五苓散

【组成】猪苓、泽泻、白术、茯苓、桂枝。

【方歌】五苓散治太阳腑，白术泽泻猪苓茯，桂枝化气兼解表，小便通利水饮除。

【用法】散剂，每服二至三钱，多饮热水，取微汗。汤剂，水煎服，取微汗，用量按原方比例酌定。

【功用】**利水渗湿，温阳化气。**

【主治】**膀胱气化不利之蓄水证。**小便不利，头痛微热，烦渴欲饮，甚则水入即吐，或脐下动悸，吐涎沫而头目眩晕，或短气而咳，或水肿，泄泻，舌苔白，脉浮或浮数。

【配伍意义】泽泻利水渗湿，为君；茯苓、猪苓助君利水渗湿，为臣；白术健脾燥湿，桂枝温阳化气兼以解表，为佐。全方于淡渗利水中佐以温阳化气，使水湿之邪从小便而去。

2. 猪苓汤

【组成】猪苓、茯苓、阿胶、滑石、泽泻。

【方歌】猪苓汤用猪茯苓，泽泻滑石阿胶并，小便不利兼烦渴，利水养阴热亦平。

【用法】以水四升，先煮四味，取两升，去滓，内阿胶烊消，温服七合，日三服。

【功用】**利水，养阴，清热。**

【主治】**水热互结证。**小便不利，发热，口渴欲饮，或心烦不寐，或兼有咳嗽、呕恶、下利，舌红苔白或微黄，脉细数。又治血淋，小便涩痛，点滴难出，小腹满痛者。

【配伍意义】猪苓为君，淡渗利水。臣以泽泻、茯苓，助猪苓利水渗湿之力，且泽泻性寒兼可泻热，茯苓尚可健脾以助运湿。佐入**滑石之甘寒，利水、清热两彰其功**；阿胶滋阴润燥，既益已伤之阴，又防诸药渗利重伤阴血。五药合用，利水不伤阴，滋阴不敛邪，但总以利水为主，养阴清热兼之。

3. 防己黄芪汤

【组成】**防己、黄芪、甘草、白术**。

【用法】现代用法，加生姜四片，大枣一枚，水煎服，用量按原方比例酌定。

【功用】**益气祛风，健脾利水**。

【主治】**表虚不固之风水或风湿证**。汗出恶风，身重微肿，或肢节疼痛，小便不利，舌淡苔白，脉浮。

【配伍意义】防己祛风行水，黄芪益气固表，兼可利水，合为君。臣以白术补气健脾祛湿，既助防己祛湿行水之功，又增黄芪益气固表之力。姜、枣调和营卫，为佐。甘草和中，兼可调和诸药，为佐使。诸药相伍，祛风与除湿健脾并用，扶正与祛邪兼顾，使风湿俱去，诸症自除。

## 五、温化寒湿剂

1. 苓桂术甘汤

【组成】茯苓、桂枝、白术、甘草。

【用法】水煎服。

【功用】**温阳化饮，健脾利湿**。

【主治】**中阳不足之痰饮**。胸胁支满，目眩心悸，短气而咳，舌苔白滑，脉弦滑或沉紧。

【配伍意义】茯苓为君，健脾利水，渗湿化饮。桂枝为臣，温阳化气，平冲降逆。白术为佐，健脾燥湿。炙甘草合桂枝以辛甘化阳，合白术益气健脾，崇土以利制水，调和诸药，功兼佐使。四药合用，使中阳复而气化行，脾运健而饮邪去，实为治本之法。

2. 真武汤

【组成】**茯苓、芍药、白术、生姜、附子**。

【方歌】真武汤壮肾中阳，茯苓术芍附生姜，少阴腹痛有水气，悸眩瞤惕保安康。

【用法】水煎服。

【功用】温阳利水。

【主治】**阳虚水泛证**。畏寒肢厥，小便不利，心下悸动不宁，头目眩晕，身体筋肉瞤动，站立不稳，四肢沉重疼痛，浮肿，腰以下为甚，或腹痛，泄泻，或咳喘呕逆，舌质淡胖，边有齿痕，舌苔白滑，脉沉细。

【配伍意义】附子为君，**温肾助阳以化气行水，兼暖脾土以温运水湿**。臣以茯苓利水渗湿；白术健脾燥湿。佐以生姜之温散，既助附子温阳散寒，又合苓、术宣散水湿。白芍亦为佐药，利小便以行水气，柔肝缓急以止腹痛，敛阴舒筋以解筋肉瞤动，防止附子燥热伤阴。

3. 实脾散

【组成】**厚朴、白术、木瓜、木香、草果仁、大腹子、附子、白茯苓、干姜、甘草**。

【方歌】实脾苓术与木瓜，甘草木香大腹加，草果姜附兼厚朴，虚寒阴水效堪夸。

【用法】加生姜五片，大枣一枚，水煎服。

【功用】温阳健脾，行气利水。

【主治】**脾肾阳虚，水停气停之阴水**。身半以下肿甚，手足不温，口中不渴，胸腹胀满，大便溏薄，舌苔白腻，脉沉弦而迟。

【配伍意义】附子善温肾阳、助气化以行水，干姜偏温脾阳、助运化以制水，合为君，温肾暖脾，扶阳抑阴。臣以茯苓、白术渗湿健脾。佐以木瓜除湿醒脾和中；厚朴、木香、大腹子、草果行气导滞；且草果、厚朴兼可燥湿，槟榔尚能利水。甘草、生姜、大枣益脾和中，生姜兼能温散水气，甘草则可调和诸药，同为佐使。诸药相伍，脾肾同治，而以温脾阳为主，寓行气于温利之中，令气行则湿化。

## 六、祛风胜湿剂

独活寄生汤

【组成】**独活、桑寄生、杜仲、牛膝、细辛、秦艽、茯苓、肉桂心、防风、川芎、人参、甘草、当归、芍药、干地黄**。

【方歌】独活寄生艽防辛，归芎地芍桂苓均，杜仲牛膝人参草，冷风顽痹屈能伸。

【用法】上㕮咀，以水一斗，煮取三升，分三服，温身勿冷也。

【功用】**祛风湿，止痹痛，益肝肾，补气血**。

【主治】**痹证日久，肝肾两虚，气血不足证**。腰膝疼痛、痿软，肢节屈伸不利，或麻木不仁，畏寒喜温，心悸气短，舌淡苔白，脉细弱。

【配伍意义】独活为君，善治伏风，除久痹，性善下行，以祛下焦与筋骨间的风寒湿邪。细辛搜剔阴经之风寒湿邪；秦艽祛风湿，舒筋络而利关节；桂心温经散寒，通利血脉；防风祛一身之风而胜湿，四药合为臣。佐桑寄生、杜仲、牛膝以补益肝肾而强壮筋骨，桑寄生兼祛风湿，牛膝兼活血以通利肢节筋脉；当归、川芎、地黄、白芍养血和血，人参、茯苓、甘草健脾益气。且白芍与甘草相合，能柔肝缓急，以助舒筋。甘草调和诸药，兼使药。诸药合用，祛邪扶正，标本兼顾，使气血足而风湿除，肝肾强而痹痛愈。

# 第十七单元 祛 痰 剂

## 知识点概要

## 一、概述

1. 适用范围 痰病。属于“八法”中“消法”的范畴。

2. 应用注意事项

（1）要辨别痰病的性质，分清寒热燥湿之不同。

（2）有咳血倾向者，不宜过用燥热之剂，以免引起大量出血。

（3）表邪未解或痰多者，慎用滋润之品，以免壅滞留邪，病久不愈。

## 二、燥湿化痰剂

1. 二陈汤

【组成】**半夏、橘红、白茯苓、甘草**。

【用法】加生姜七片，乌梅一个，水煎温服。

【功用】**燥湿化痰，理气和中**。

【主治】**湿痰证**。咳嗽痰多，色白易咯，恶心呕吐，胸膈痞闷，肢体困重，或头眩心悸，舌苔白滑或腻，脉滑。

【配伍意义】半夏为君，燥湿化痰，降逆和胃而止呕。橘红为臣，理气燥湿化痰，使气顺则痰消。茯苓健脾渗湿，以杜生痰之源；生姜降逆化饮，并解半夏之毒；乌梅收敛肺气，合半夏散中寓收，防燥散而伤正，共为佐。甘草调和诸药，为使。

2. 温胆汤

【组成】半夏、竹茹、枳实、陈皮、甘草、茯苓。

【方歌】温胆夏茹枳陈助，佐以茯草姜枣煮，理气化痰利胆胃，胆郁痰扰诸症除。

【用法】加生姜五片，大枣一枚，水煎服。

【功用】**理气化痰，利胆和胃**。

【主治】**胆郁痰扰证**。胆怯易惊，头眩心悸，心烦不眠，夜多异梦，或呕恶呃逆，眩晕，癫痫，苔白腻，脉弦滑。

【配伍意义】半夏为君，燥湿化痰，和胃止呕。臣以竹茹，清热化痰，除烦止呕。陈皮理气行滞，燥湿化痰；枳实降气导滞，消痰除痞。佐以茯苓，健脾渗湿，以杜生痰之源；煎加姜、枣调和脾胃，且生姜兼制半夏毒性。甘草调和诸药，为使。全方温凉并进，不寒不燥，理气化痰以和胃利胆，胆无邪扰，自能复其宁谧之常。

◆ **提醒**：二陈汤主治湿痰证，温胆汤主治胆郁痰扰证。

## 三、清化热痰剂

清气化痰丸

【组成】瓜蒌仁、陈皮、黄芩、杏仁、枳实、茯苓、胆南星、制半夏。

【方歌】清气化痰星夏橘，杏仁枳实瓜蒌仁，芩苓姜汁为糊丸，气顺火清痰自失。

【用法】姜汁为丸，每服6g，温开水送下。

【功用】**清热化痰，理气止咳**。

【主治】**热痰咳嗽**。咳嗽气喘，咯痰黄稠，胸膈痞闷，甚则气急呕恶，烦躁不宁，舌质红，苔黄腻，脉滑数。

【配伍意义】胆南星清热化痰，善治痰热；瓜蒌仁清热化痰，且能导痰热从大便而下，共为君。半夏燥湿化痰，黄芩清降肺热，共为臣。枳实理气宽胸，下气消痰；杏仁肃降肺气，化痰止咳；陈皮和胃宽胸理气，燥湿化痰；茯苓益气健脾渗湿，以杜绝生痰之源，共为佐。姜汁化痰开结，为佐使。使以姜汁为丸。

## 四、润燥化痰剂

贝母瓜蒌散

【组成】贝母、瓜蒌、天花粉、茯苓、橘红、桔梗。

【方歌】贝母瓜蒌天花粉，橘红茯苓加桔梗，肺燥有痰咳难出，润肺化痰此方珍。

【用法】水煎服。

【功用】润肺清热，理气化痰。

【主治】**燥痰咳嗽**。咳嗽呛急，咯痰不爽，涩而难出，咽喉干燥梗痛，苔白而干。

【配伍意义】贝母清热润肺，化痰止咳，开痰气之郁结；瓜蒌清热润燥，理气化痰，通胸膈之痹塞，共为君。天花粉清肺化痰，生津润燥，为臣。茯苓健脾渗湿，杜生痰之源；橘红理气化痰，使气顺痰消；桔梗宣利肺气，并引诸药入肺经，为佐使。诸药合用，清润化并施，肺脾同调。

## 五、化痰息风剂

半夏白术天麻汤

【组成】**半夏、白术、茯苓、天麻、橘红、甘草、生姜、大枣**。

【方歌】半夏白术天麻汤，苓草橘红枣生姜，眩晕头痛风痰盛，痰化风息复正常。

【用法】加生姜一片，大枣二枚，水煎服。

【功用】化痰息风，健脾祛湿。

【主治】**风痰上扰证**。眩晕，头痛，胸膈痞闷，恶心呕吐，舌苔白腻，脉弦滑。

【配伍意义】半夏燥湿化痰，降逆止呕，天麻平肝息风，止头眩，合为君。白术、茯苓为臣，健脾祛湿，治生痰之源。佐以橘红理气化痰，俾气顺则痰消。佐使以姜、枣调和脾胃，生姜兼制半夏之毒；甘草和中调药。

# 第十八单元　消　食　剂

## 知识点概要

## 一、概述

1. 适用范围　食积证。属于“八法”中“消法”的范畴。

2. 应用注意事项

（1）积滞每使气机不畅，气机阻滞则更增积滞不化，故消食剂常配伍理气药，以助化积导滞。若积滞郁而化热，则宜消而兼清；积而生湿，消导之中又当佐以化湿。

（2）消食剂终属攻伐之剂，不宜久服，纯虚无实更非其所宜。

## 二、消食化滞剂

1. 保和丸

【组成】**山楂、神曲、半夏、茯苓、陈皮、连翘、莱菔子。**

【方歌】保和神曲与山楂，苓夏陈翘菔子加，炊饼为丸麦汤下，亦可方中用麦芽。

【用法】共为末，水泛为丸。每服6~9g，温开水送下。亦可水煎服，用量按原方比例酌减。

【功用】消食和胃。

【主治】**食滞胃脘证**。脘腹痞满胀痛，嗳腐吞酸，恶食呕逆，或大便泄泻，舌苔厚腻，脉滑。

【配伍意义】山楂为君，善消肉食油腻之积。臣以神曲消食和胃，善化酒食陈腐之积；莱菔子长于消面食痰气之积，宽膈消痰除满。君臣合用，可消各种饮食积滞。半夏、陈皮理气化痰，和胃止呕；茯苓健脾利湿，和中止泻；**连翘既散结以助消积，又清解食积所生之热**，均为佐。诸药配伍，使食积得化，胃气因和。本方虽以消导为主，但药性平和，故以“保和”名之。

2. 枳实导滞丸

【组成】大黄、枳实、神曲、茯苓、黄芩、黄连、白术、泽泻。

【方歌】枳实导滞首大黄，芩连曲术茯苓襄，泽泻蒸饼糊丸服，湿热积滞力能攘。

【用法】为细末，汤浸蒸饼为丸，梧桐子大，每服五七十丸，温水送下。亦可作汤剂，水煎服，用量按原方比例酌减。

【功用】**消导化积，清热利湿**。

【主治】**湿热食积证**。脘腹胀痛，下痢泄泻，或大便秘结，小便短赤，舌苔黄腻，脉沉有力。

> ◆ **提醒：**保和丸主治食滞胃脘证，枳实导滞丸主治湿热食积证。

【配伍意义】大黄为君，攻积泻热，使积热从大便而下。枳实为臣，行气消积，除脘腹之胀满。佐以苦寒之黄连、黄芩清热燥湿，又可厚肠止痢；茯苓、泽泻利水渗湿而止泻；白术健脾燥湿，使攻积而不伤正；神曲消食化滞，使食消则脾胃和。诸药合用，积去食消，湿化热清，诸症自解，此方用于泄泻、下痢，亦属“通因通用”之法。

3. 木香槟榔丸

【组成】木香、槟榔、青皮、陈皮、广茂烧（莪术）、枳壳、黄连、黄柏、大黄、香附子、牵牛。

【方歌】木香槟榔青陈皮，黄柏黄连莪术齐，大黄黑丑兼香附，泻痢后重热滞宜。

【用法】以上细末，水丸，如小豆大，每服三十丸，食后生姜汤送下。

【功用】行气导滞，攻积泻热。

【主治】**积滞内停，湿蕴生热证**。脘腹痞满胀痛，赤白痢疾，里急后重，或大便秘结，舌苔黄腻，脉沉实。

【配伍意义】木香、槟榔行气导滞，调中止痛，消脘腹胀满，除里急后重而为君。大黄、牵牛攻积导滞，泻热通便；青皮、香附疏肝理气，消积止痛，助君行气导滞，共为臣。莪术祛瘀行气，散结止痛；陈皮理气和胃，健脾燥湿；黄连、黄柏清热燥湿而止痢，均为佐。诸药合用，以行气导滞为主，配以清热、攻下、祛瘀之品，共奏行气导滞、攻积泻热之功。

## 三、健脾消食剂

健脾丸

【组成】**白术、木香、黄连、甘草、白茯苓、人参、神曲、陈皮、砂仁、麦芽、山楂、山药、肉豆蔻。**

【方歌】健脾参术苓草陈，肉蔻香连合砂仁，楂肉山药曲麦炒，消补兼施不伤正。

【用法】共为细末，糊丸或水泛小丸，每服二至三钱，温开水送下，每日2次。亦可作汤剂，水煎服，用量按原方比例酌减。

【功用】健脾和胃，消食止泻。

【主治】**脾虚食积证**。食少难消，脘腹痞闷，大便溏薄，倦怠乏力，苔腻微黄，脉虚弱。

【配伍意义】重用茯苓、白术为君，重在健脾渗湿止泻。臣以山楂、神曲、麦芽，消既停之积；人参、山药补气健脾止泻，以增君药之功。木香、砂仁、陈皮理气和胃，醒脾化湿；肉豆蔻温涩，合山药以涩肠止泻；黄连清热燥湿，清解积久所郁之热，皆为佐。甘草补中和药，用为佐使。全方补重于消，食消脾自健，是为“健脾丸”之旨。

# 第十九单元　驱　虫　剂

## 知识点概要

### 一、概述

1. 适用范围　人体消化道寄生虫病。

2. 应用注意事项

（1）驱虫剂宜在空腹时服用，尤以临睡前服用为妥，服后忌食油腻香甜之物。

（2）需适当配伍泻下药物，以助排除虫体。

（3）脾虚的患者，纵有虫病，还当以健脾为主。

（4）年老、体弱、孕妇宜慎用或禁用。

### 二、具体方剂

乌梅丸

【组成】乌梅、附子、细辛、干姜、黄连、当归、蜀椒、桂枝、人参、黄柏。

【方歌】乌梅丸用细辛桂，人参附子椒姜继，黄连黄柏及当归，温脏安蛔寒厥剂。

【用法】乌梅用50%醋浸一宿，去核捣烂，和入余药捣匀，烘干或晒干，研末，加蜜制丸，每服9g，日服2~3次，空腹温开水送下。亦可作汤剂，水煎服，用量按原方比例酌减。

【功用】温脏安蛔。

【主治】**脏寒蛔厥证**。脘腹阵痛，烦闷呕吐，时发时止，得食而吐，甚则吐蛔，手足厥冷；久泻久痢。

◆ **提醒**：乌梅丸主治脏寒蛔厥证，与乌梅治疗脏寒蛔厥的功效一致。

【配伍意义】乌梅为君，酸能安蛔，苦酒（醋）渍之，更增其效。臣以细辛、蜀椒辛温，辛可伏蛔，温可祛寒。佐以苦寒之黄连、黄柏苦以下蛔，寒可清热；桂枝、干姜、附子以其热助蜀椒、细辛温脏祛寒，其辛可助伏蛔之力，使蛔虫不致上窜。当归、人参补养气血，合桂枝以养血通脉，以除四肢厥冷。以蜜为丸，甘缓和中调药，为佐使。如此**邪正兼顾，寒热互用，苦辛酸并投**，则“蛔得酸则静，得辛则伏，得苦则下”，共奏温脏安蛔之效。

# 中篇 技 能 篇

## 第五章 针 灸 技 术

### 第一单元 毫 针 刺 法

知识点概要

#### 一、进针方法

常用的双手进针法有4种。

| 进针手法 | 操作方法 | 适用范围 |
|---|---|---|
| 指切进针法（爪切进针法） | 用押手拇指或食指端切按在腧穴位置的旁边，刺手持针，紧靠手指甲面将针刺入腧穴 | **短针的进针** |
| 夹持进针法（骈指进针法） | 用押手拇、食二指持捏消毒干棉球，夹住针身下端，将针尖固定在所刺腧穴的皮肤表面位置，刺手捻动针柄，将针刺入腧穴 | **长针的进针** |
| 舒张进针法 | 用押手拇、食二指将针刺入腧穴部位的皮肤向两侧撑开，使皮肤绷紧，刺手持针，使针从押手拇、食二指的中间刺入 | **皮肤松弛部位的腧穴** |
| 提捏进针法 | 用押手拇、食二指将针刺入腧穴部位的皮肤提起，刺手持针，从捏起皮肤的上端将针刺入 | **皮肉浅薄部位的腧穴**，如印堂穴 |

#### 二、针刺角度、深度

1. 针刺角度　一般分直刺、斜刺、平刺3种。

| 角　度 | 操作方法 | 适用范围 |
|---|---|---|
| 直刺 | 针身与皮肤表面成90°刺入 | 人体大部分腧穴 |
| 斜刺 | 针身与皮肤表面约成45°刺入 | **肌肉浅薄处或内有重要脏器，或不宜直刺、深刺的腧穴** |
| 平刺（横刺、沿皮刺） | 针身与皮肤表面成约15°或沿皮以更小的角度刺入 | **皮薄肉少部位的腧穴**，如头部的腧穴等 |

2. 针刺深度　决定针刺深度的基本原则是安全且取得针感。

（1）年龄：年老体弱，气血衰退，小儿娇嫩，稚阴稚阳，均不宜深刺。中青年身强体壮者，可适当深刺。

（2）体质：对形瘦体弱者，宜相应浅刺；形盛体强者，宜深刺。

（3）病情：阳证、新病、热证、虚证宜浅刺；阴证、久病、寒证、实证宜深刺。

（4）病位：在表、在肌肤宜浅刺；在里、在筋骨、在脏腑宜深刺。

（5）腧穴所在部位：头面、胸腹及皮薄肉少处的腧穴宜浅刺。四肢、臂、腹及肌肉丰满处的腧穴可深刺。

（6）季节：一般原则是春夏宜浅刺，秋冬宜深刺。

（7）针刺的角度和深度相互关联，一般来说，深刺多用直刺，浅刺多用斜刺、平刺。

## 三、行针手法

1. 基本手法

| 基本手法 | 操作方法 |
| --- | --- |
| **提插法** | 将针刺入腧穴一定深度后，施以上提下插的操作手法。针由浅层向下刺入深层的操作谓之插，从深层向上引退至浅层的谓之提，如此反复地上下呈纵向运动的行针手法，即为提插法。提插幅度的大小、层次的变化、频率的快慢和操作时间的长短，应根据患者的体质、病情、腧穴部位和针刺目的等灵活掌握。行针时提插的幅度大，频率快，刺激量就大；反之，提插的幅度小，频率慢，刺激量就小 |
| **捻转法** | 将针刺入腧穴一定深度后，施向前向后捻转动作使针在腧穴内反复前后来回旋转行针手法。捻转角度的大小、频率的快慢、时间的长短等，需根据患者的体质、病情、腧穴的部位、针刺目的等具体情况而定。捻转角度大，频率快，用力重，其刺激量就大；反之，刺激量就小 |

2. 辅助手法

（1）循法：是指在针刺前或针刺后留针过程中，医者用手指顺着经脉的循行径路，在腧穴的下部轻柔循按的方法。

1）操作要点：①**确定腧穴所在的经脉及其循行路线**。②循按或拍叩，用拇指指腹，或第2、3、4指并拢后用第3指的指腹，沿腧穴所属经脉的循行路线或穴位的上下左右进行循按或拍叩。③反复操作数次，以穴周肌肉得以放松或出现针感或循经感传为度。

2）注意事项：①医者宜用指腹而非指尖进行循按或拍叩。②循按时用力要轻柔、适度。③循法具有催气、行气、解除滞针、减轻患者紧张四个方面的作用。催气：进针前循按可宣散气血，使经络之气通畅；进针后循按可使气不至者速至。行气：**促使已至之气沿经脉循行路线扩散传导**。解除滞针：在滞针的腧穴周围循按，使经气调畅，肌肉松弛，滞针得以解除。减轻患者紧张：进针前进行循按，可消除患者恐惧、紧张情绪，使肌肉松弛，从而进针时能减轻疼痛。

（2）弹法：是指在留针过程中，医者用手指轻弹针尾或针柄，使针体微微振动的方法。

1）操作要点：①进针后刺入一定深度。②**以拇指与食指相交呈环状，食指指甲缘轻抵拇指指腹**。③弹叩针柄，将食指指甲面对准针柄或针尾，轻轻弹叩，使针体微微震颤。也可以拇指与其他手指配合进行操作。④弹叩数次。

2）注意事项：①**针刺深度要合适。针刺过浅则容易被弹叩出针**。②弹叩时要手指灵活，用力均匀，力度适中，轻轻弹叩，以针身微微颤动为度，不可过猛，以免引起弯针、滞针甚至将针弹出。③弹叩次数不宜过多，一般7~10次即可。

（3）刮法：是指毫针刺入一定深度后，以拇指或食指的指腹抵住针尾，用拇指或食指或中指指甲，由下而上或由上而下频频刮动针柄的方法。

1）操作要点：①进针后刺入一定深度。②用拇指指腹或食指指腹轻轻抵住针尾。③**用食指指甲或拇指指甲或中指指甲频频刮动针柄。可由针根部自下而上刮，也可由针尾部自上而下刮，使针身产生轻度震颤**。④反复刮动数次。

2）注意事项：①刮动时要手指灵活，用力均匀，力度适中。②刮动频率要匀速。③术者指甲要修理平整、光滑，不宜过长或过短。

（4）摇法：**是指毫针刺入一定深度后，手持针柄，将针轻轻摇动的方法**。摇法分为2种，一是直立针身而摇，二是卧倒针身而摇。

1）直立针身而摇：操作要点：①采用直刺进针。②刺入一定深度。③**手持针柄，如摇辘轳状呈划圈样摇动，或如摇橹状进行前后或左右的摇动**。④反复摇动数次。

2）卧倒针身而摇：操作要点：①采用斜刺或平刺进针。②刺入一定深度。③**手持针柄，如摇橹状进行左右摇动**。④反复摇动数次。

3）注意事项：①进针角度要与直立针身或卧倒针身而摇相结合。②操作时用力要均匀、柔和，切忌摇动用力过猛、摇动幅度过大，以免引起疼痛或造成弯针。

（5）飞法：是指针刺后不得气者，用刺手拇、食指夹持针柄，轻微捻搓数次，然后张开两指，一搓一放，反复数次，状如飞鸟展翅，故称“飞法”。

1）操作要点：①刺入一定深度。②**轻微捻搓针柄数次，然后快速张开两指，一捻一放，如飞鸟展翅之状。**③反复操作数次。

2）注意事项：①本法宜在肌肉丰厚处的腧穴施术。②捻放时要手指灵活，力度要均匀一致，忌用力过猛，否则易致滞针。

（6）震颤法：是指针刺入一定深度后，刺手持针柄，用小幅度、快频率的提插、捻转手法，使针身轻微震颤的方法。

1）操作要点：①进针后刺入一定深度。②刺手拇、食二指或拇、食、中指夹持针柄。③实施提插捻转：小幅度、快频率的提插、捻转，如手颤之状，使针身微微颤动。

2）注意事项：①操作时贵在用力轻柔。②不宜大幅度地颤动和震摇，以免引起疼痛和滞针。

## 四、得气

1. 概念　古称“气至”，近称“针感”，**是指毫针刺入腧穴一定深度后，施以提插或捻转等行针手法，使针刺部位获得“经气”感应，谓之“得气”。**

（1）当针刺得气时，患者的针刺部位有酸、麻、胀、重等自觉反应，有时可出现局部的热、凉、痒、痛、蚁行等感觉，或呈现沿着一定的方向和部位传导和扩散现象。少数患者还会出现循经性肌肤瞤动、震颤等反应，有的还可见到针刺腧穴部位的循经性皮疹带或红、白线状现象。

（2）当患者有自觉反应的同时，医者的刺手亦能体会到针下沉紧、涩滞或针体颤动等反应。若针刺后未得气，则患者无任何特殊感觉或反应，医者刺手亦感觉到针下空松、虚滑。

2. 临床意义　得气是施行针刺产生治疗作用的关键，是判断患者经气盛衰、取穴准确与否的依据，是施行守气、行气和补泻手法的基础，得气与否、气至的迟速，不仅关系针刺的治疗效果，而且可以借此窥测疾病的预后。

3. 得气强弱的选择

（1）急性疼痛、痹证、痿证、偏瘫等疾病得气强则效果好；失眠、心悸、面肌痉挛等疾病得气弱则效果显著。

（2）气血虚弱、久病年迈之人，得气宜弱；气血旺盛、体壮年轻之人，得气宜强。

4. 促使得气的方法

（1）**检查取穴定位是否准确，针刺角度、深浅是否适宜，手法运用是否恰当，据此重新调整腧穴的针刺部位、角度、深度和相应手法。**

（2）若经过上述调整仍不得气，则可采用留针候气法等待气至。

（3）留针期间亦可间歇运针，施以提插、捻转等手法，以促气至，也可使用催气法。

## 五、针刺补泻

| 补泻手法 | | 操作方法 |
|---|---|---|
| 捻转补泻 | 补法 | 针下得气后，**捻转角度小，用力轻，频率慢，操作时间短，结合拇指向前、食指向后**（左转用力为主） |
| | 泻法 | 针下得气后，**捻转角度大，用力重，频率快，操作时间长，结合拇指向后、食指向前**（右转用力为主） |
| 提插补泻 | 补法 | 针下得气后，**先浅后深，重插轻提，提插幅度小，频率慢，操作时间短** |
| | 泻法 | 针下得气后，**先深后浅，轻插重提，提插幅度大，频率快，操作时间长** |
| 平补平泻 | | 进针得气后，施行均匀的提插、捻转手法 |

◆ **提醒**：捻转补泻、提插补泻的补、泻法操作要点较容易混淆，考生须注意区分。

## 六、留针与出针

1. 留针的目的　为了加强针刺作用和便于继续行针施术，留针对提高针刺效果具有重要意义。

2. 留针的时间　应根据患者病情、年龄、体质、腧穴的位置而定。

（1）病情：一般病证只要针下得气，施以适当的补泻手法后即可出针或留针 10~30 分钟；特殊病证可延长留针时间，如急性腹痛、痛经、角弓反张、顽固性疼痛、寒证、持续哮喘、痉挛性病证等，有时留针可达数小时，以便在留针过程中间歇性行针，以增强、巩固疗效；危重病证不宜久留针。

（2）年龄、体质：老人、小儿、体弱者不宜久留针，年轻、体壮者可以适当延长留针时间。

（3）腧穴位置：后头部、眼区、喉部、胸背部的穴位不宜久留针。

3. 留针的方法

（1）**静留针法是指针刺入腧穴内，自然安静地留置一段时间，期间不施行任何针刺手法。**

（2）动留针法是指针刺入腧穴内，得气后仍留置一段时间，期间间歇行针，施以各种手法。

（3）也可根据病情等，采取短时间动留针法，留针 20~30 分钟，期间行针 1~3 次；长时间动留针法，可留针数小时，期间每 10~30 分钟行针 1 次，尤其是症状发生时及时行针，加强刺激量。

（4）在临床应用中，如慢性病、虚证、寒证，以及对针刺敏感者，可采用静留针法；急性病、实证、热证，以及针感迟钝者，可采用动留针法。体弱不耐针刺者，可采用短时间静留针法；慢性病患者，采用静留针法；顽固性病证，可采用长时间静留针法；急性病或慢性病急性发作，可采用长时间动留针法。

4. 出针　押手持消毒干棉球轻压针刺部位，刺手拇、食指持针柄，将针退出皮肤后，立即用棉球按压针孔，以防出血。

# 第二单元　艾　灸　法

## 知识点概要

### 一、灸法的作用

温经散寒、扶阳固脱、消瘀散结、防病保健。

### 二、灸法的种类及适应范围

1. 艾炷灸

| 艾 炷 灸 | | 操 作 要 点 | 适 应 证 |
|---|---|---|---|
| 直接灸 | 瘢痕灸（化脓灸） | 施灸时先将所灸腧穴部位涂以少量的大蒜汁，以增加黏附和刺激作用，然后将艾炷置于腧穴上，用火点燃艾炷施灸。每壮艾炷必须燃尽，除去灰烬后，方可继续易炷再灸，待规定壮数灸完为止。施灸时由于艾火烧灼皮肤，因此可产生剧痛，此时可用手在施灸腧穴周围轻轻拍打，借以缓解疼痛。在正常情况下，灸后 1 周左右，施灸部位化脓形成灸疮，5~6 周灸疮自行痊愈，结痂脱落后而留下瘢痕 | **哮喘、肺痨、瘰疬等慢性顽疾** |
| | 无瘢痕灸（非化脓灸） | 施灸时先在所灸腧穴部位涂以少量的凡士林，以使艾炷便于黏附，然后将艾炷置于腧穴上点燃施灸，当艾炷燃剩 2/5~1/4 而患者感到微有灼痛时，即可易炷再灸，待将规定壮数灸完为止。一般应灸至局部皮肤出现红晕而不起疱为度 | 虚寒性疾患 |
| 间接灸 | 隔姜灸 | 将鲜姜切成直径 2~3cm、厚 0.2~0.3cm 的薄片，中间以针刺数孔，置于应灸的腧穴部位或患处，再将艾炷放在姜片上点燃施灸。当艾炷燃尽，再易炷施灸。灸完所规定的壮数，一般 6~9 壮，以使皮肤红润而不起疱为度 | **因寒而致的呕吐、腹痛以及风寒痹痛等** |
| | 隔蒜灸 | 用鲜大蒜头，切成厚 0.2~0.3cm 的薄片，中间以针刺数孔（捣蒜如泥亦可），置于应灸腧穴或患处，然后将艾炷放在蒜片上，点燃施灸。待艾炷燃尽，易炷再灸，直至灸完规定的壮数，一般 5~7 壮 | **瘰疬、肺痨及初起的肿疡等** |
| | 隔盐灸 | 用干燥的食盐（以青盐为佳）填敷于脐部，或于盐上再置一薄姜片，上置大艾炷施灸，一般灸 5~9 壮 | **伤寒阴证或吐泻并作、中风脱证等** |
| | 隔附子饼灸 | 将附子研成粉末，用酒调和做成直径约 3cm、厚约 0.8cm 的附子饼，中间以针刺数孔，放在应灸腧穴或患处，上面再放艾炷施灸，直至灸完所规定壮数为止 | **命门火衰而致的阳痿、早泄或疮疡久溃不敛等** |

2. 艾条灸

| 艾条灸 | 操作方法 | 适应证 |
|---|---|---|
| 温和灸 | 施灸时将艾条的一端点燃，对准应灸的腧穴部位或患处，距皮肤2~3cm，进行熏烤，使患者局部有温热感而无灼痛为宜。一般每处灸5~10分钟，至皮肤出现红晕为度。对于昏厥、局部知觉迟钝的患者，医者可将中、食二指分张，置于施灸部位的两侧，这样可以通过医者手指的感觉来测知患者局部的受热程度，以便随时调节施灸的距离和防止烫伤 | 慢性病 |
| 雀啄灸 | 施灸时，将艾条点燃的一端对施灸部位的皮肤，并不固定在一定的距离，而是像雀啄食般的一上一下施灸，以给施灸局部一个变量的刺激 | 急性病 |
| 回旋灸 | 施灸时，艾卷点燃的一端与施灸部位的皮肤虽然保持一定的距离，但不固定，而是向左右方向移动或反复旋转地施灸 | 急性病 |

3. 温针灸

（1）操作方法：将针刺入腧穴得气后并给予适当补泻手法而留针时，将纯净细软的艾绒捏在针尾上，或用艾条一段长约2cm，插在针柄上，点燃施灸。待艾绒或艾条烧完后除去灰烬，将针取出。

（2）适应证：用于既需要留针而又适宜用艾灸的病证。

### 三、注意事项

1. 施灸的先后顺序　**临床上一般是先灸上部，后灸下部，先灸阳部，后灸阴部，壮数是先少而后多，艾炷是先小而后大**。但在特殊情况下，则可酌情施灸。如脱肛时，即可先灸长强以收肛，后灸百会以举陷。

2. 施灸的禁忌

（1）禁灸部位：如皮薄肉少部位、筋肉结聚之处、大血管处、心前区、妊娠期妇女的腰骶部和下腹部、乳头部和阴部及睾丸等不可施灸。

（2）慎灸情况：极度疲劳、过饥或过饱、酒醉、大汗淋漓、情绪不稳者，对灸法恐惧者，经期妇女，某些传染病、高热、昏迷、抽搐、身体极度消瘦衰竭、精神病患者等，暂时不适合灸治，应待异常情况解除后方可施灸。

（3）各种灸法有不同的禁忌：**如颜面、关节部位不适宜用直接灸**，以免形成瘢痕。

（4）不宜施灸的病证：对实热证、阴虚发热者，一般均不适宜灸疗。

3. 灸后处理

（1）灸后注意观察施灸局部皮肤情况，施灸后，局部皮肤出现微红灼热，属于正常现象，无须处理。若出水疱应采用相应的处理措施。化脓灸者，要认真护理灸疮。

（2）处理好艾灰、废用灸材、污物，保证环境安全。

（3）灸后，尤其是给予较大灸量后，患者常有口干舌燥，可予温开水缓缓饮下。

◆ **提醒**：灸法重点应尤其注意禁忌和灸后处理。

# 第三单元　拔罐疗法

## 知识点概要

### 一、常用器具

1. 传统拔罐器具

| 分类 | 优点 | 缺点 |
|---|---|---|
| 竹罐 | **取材容易，制作简便**，吸拔力强，能耐高温，不易破碎，可用于身体多个部位，适宜多种拔罐方法，尤其适用于水煮罐法 | 易爆裂漏气，罐身不透明，难以观察罐内皮肤反应，不宜作刺血拔罐法 |

续　表

| 分类 | 优　　点 | 缺　　点 |
|---|---|---|
| 陶罐 | 吸拔力大，易于消毒，适用于全身多个部位 | **罐身不透明，难以观察，且陶罐较重，易于破碎** |
| 玻璃罐 | 罐口光滑，吸拔力大，易于清洗消毒，质地透明，使用时可以随时观测罐内皮肤的瘀血程度，便于掌握时间，适用于身体各个部位 | 容易破碎 |
| 金属罐 | 吸拔力大，不易破碎，比较耐用 | 难以留罐，容易烫伤 |

2. 新型拔罐器具

（1）挤压罐

1）优点：携带方便，操作简单，无须点火。

2）缺点：**塑胶罐无温热感，不能高温消毒，罐身不透明**，吸拔力相对较小，罐口边缘较薄，吸拔时容易产生疼痛感，且材质容易老化。塑胶罐仅宜拔固定罐，不宜施其他罐法。

（2）抽气罐：用带有锌皮橡胶封口玻璃瓶制成，如青、链霉素的药物空瓶等。保留瓶口带锌皮保护的橡皮塞，去掉瓶底，将边缘打磨光滑圆平而成。操作时将罐口扣在吸拔部位后压紧，用注射器针头经橡皮塞刺入罐内，抽空罐内空气产生负压而拔罐。

（3）多功能罐：即配置有其他治疗作用的新型罐具。如在罐内配置磁铁的磁疗罐、罐内配置刺血器具的刺血罐、罐内配置艾灸器具的灸罐、罐内配置电热元件的电热罐等，均具有拔罐和相应疗法的双重治疗作用。

## 二、操作方法

1. 术前准备

（1）选择宽敞明亮、空气流通、室温适宜的房间作为治疗室，注意患者保暖，防止发生晕罐。

（2）帮助患者采取合适的体位，充分暴露施术穴位与部位；根据施术方法选择应用的拔罐器具与相关器材。如应用火罐法则需准备燃料和点火工具，应用针罐法则需准备针具等。

（3）做好罐具等施术器材的消毒工作，同时清洁患者施术穴位和部位，有汗液的应擦干，有粗长毛发的部位，应剃刮干净，防止发生感染和漏气。

2. 施术方法

（1）火罐法：是指施术时利用燃烧时火焰的热力，排去空气，使罐内形成负压，将罐吸附于皮肤表面。具体操作方法有以下几种：

1）**投火法**：将酒精棉球或小纸片点燃后，投入罐内，趁火旺时迅速将罐扣于应拔的穴位或部位上。操作时应注意避免烫伤皮肤。此法一般多用于患者身体侧面横向拔罐，火罐纵轴与患者体表垂直。此法操作简单方便，**一般应用于单罐、留罐、排罐等**。

2）**闪火法**：用镊子夹着点燃的酒精棉球、小纸片或火材，或将蘸有少许酒精的纱布缠绕于粗铁丝上点燃，一手握罐，将燃烧物伸入罐内一闪即出，迅速将罐扣于应拔的穴位或部位上。操作时应注意棉球或纱布少蘸酒精，且不能沾于罐口，以免烫伤皮肤。此法适用于全身各个部位，可应用于留罐、闪罐、走罐等。

3）贴棉法：剪 1cm 见方脱脂棉一块，不要过厚。蘸有适量酒精后，贴在罐内侧壁，点燃后迅速扣于应拔穴位或部位上。操作时注意脱脂棉不宜蘸太多酒精，以免酒精在燃烧时滴下，烫伤皮肤。**此法一般多用于患者身体侧面横向拔罐，火罐纵轴与患者体表垂直**。

4）架火法：将胶木瓶塞或小面饼、中药饮片等不易燃烧及传热的块状物，放在应拔的部位上，上置小块酒精棉球，点燃后迅速将火罐扣于应拔的穴位或部位上。此法安全简便，不易烫伤皮肤，适用于肌肉丰厚而平坦的部位，可应用于留罐、排罐等。

（2）水罐法：是指施术时利用水热排出罐内空气，使罐内形成负压，将罐吸附于皮肤表面。

1）**水煮法：将竹罐放入水中或药液中煮沸 2~3 分钟，然后用镊子将竹罐倒置夹起，甩去水液或立即用干毛巾捂住罐口，以吸去罐内的水液，降低罐口温度**。趁热迅速将竹罐扣于应拔穴位或部位上，轻按半分钟左右，使之吸牢。但操作应适时，出水后拔罐过快易烫伤皮肤，过慢又易导致吸拔力不足。此法温热作用强，且可以罐药结合，适用于全身各个部位，可应用于留罐、排罐等。

2）蒸气法：将水或药液在容器中煮沸，用沸水的蒸气对准罐口，使罐内充满蒸气后（2 秒钟即可），迅速扣于应拔的穴位或部位上，轻按半分钟左右，使之吸牢。此法适用于全身各个部位，可应用于留罐、排罐等。

（3）抽气法：**是指施术时利用注射器或其他抽气装置抽走罐内空气，使罐内形成负压，将罐吸附于皮肤表面**。具体的操作方法是：将带有锌皮橡胶封口的玻璃瓶，如青、链霉素的药物空瓶等，去掉瓶底，将边缘打磨光滑圆平制成罐具。将罐口扣于应拔穴位或部位后压紧，用注射器针头经橡皮塞刺入罐内，抽空罐内空气产生负压，使之吸拔于体表。此法适用于全身各个部位，可应用于留罐、排罐等，但不宜进行走罐操作。塑胶罐等软质罐体的操作方法也属于抽气法范畴。

◆ **提醒**：拔罐法的重点为拔罐的操作方法。

3. 常用罐法

（1）单罐法：是指仅使用一个罐具的操作方式。此法适用于病变部位明确、病变范围局限的病证。一般在操作时多选取穴位或固定痛点，如治疗牙痛选拔颊车穴，治疗冈上肌腱炎选拔肩髃穴，治疗软组织扭挫伤选拔疼痛点，疮疖脓成时，破溃或切开后选拔病变局部以吸引排脓等。

（2）多罐法：**是指多个罐具一起使用的操作方式。此法适用于病变范围广泛、选拔穴位或部位较多的病证**。一般又可分为以下 2 种操作方式：

1）排罐法：**即沿着经脉、神经的循行部位或肌肉的解剖位置排列施罐**。如治疗坐骨神经痛，可在坐骨神经循行路线上选拔环跳、承扶、殷门、委中、承山等多个穴位；治疗某一肌束劳损时，选拔肌束解剖位置上的多个部位。排罐法多应用于气血瘀滞、神经肌肉疼痛、陈旧性软组织损伤、骨科慢性疾病等。排罐法在操作时应注意排罐间距适中。

2）散罐法：**即零散选择拔罐部位**。适用于患者同时患有多种疾病，或虽患同一种疾病但选拔多个穴位或部位。如治疗肩关节周围炎，选拔肩关节周围的肩中俞、肩井、肩髃、天宗、肩前等多个穴位。

（3）留罐法：又称“坐罐法”，是指在治疗部位上将罐留置一定时间，是最常用拔罐方式。留罐法一般留置 10~20 分钟，使局部皮肤和浅层肌肉及其他软组织被吸拔进罐内，呈现潮红或皮下出现紫黑色瘀血。留罐时间过长（半个小时以上），则容易出现水疱。此法适用于深部软组织损伤、颈肩腰腿痛、关节病及临床各科多种疾病。

（4）闪罐法：**用闪火法使罐具吸附应拔部位，随即提拉火罐使其脱落**，再次吸拔，再次取下，如此反复吸拔、提拉，使局部皮肤发红发热为度。操作时要求动作迅速准确。此法兴奋作用明显，多用于治疗外感风寒病证、风湿痹痛、肌肤麻木萎缩、中风后遗症及体弱久病等。

（5）走罐法

1）走罐法又称“行罐法”，是指在操作中采取前后或左右移动罐具的拔罐方式。本法所采用的罐具要求大口径，罐口边宽而平滑。

2）走罐法的具体操作方法

a. 在施术部位或罐口边缘涂抹一些润滑剂，用闪罐法将罐具吸附于应拔部位，然后以手握住罐底，稍倾斜，即以罐口后半边着力，前半边不着力，慢慢向前推动，或后半边不着力，前半边着力向后拉动。这样使罐具在皮肤上沿着肌肉骨骼或经络循行路线来回推拉移动，至局部皮肤呈潮红、紫红或起丹痧点为止。

b. 操作时应注意罐具吸附后要立即走罐，否则吸牢后难以走罐；走罐动作宜轻揉和缓，用力均匀、平稳。应根据患者的病情与体质情况调节罐内负压及走罐的快慢与轻重。罐内负压大小以推拉顺利为宜，若负压过大或用力过重，速度太快，易拉伤患者皮肤，产生疼痛感；若负压太小，吸拔力不足，罐具又容易脱落，影响治疗效果。

3）本法适用于病变范围广泛、肌肉丰厚的部位，如背腰部、下肢部、腹部、肩关节等部位，多用于治疗急性热病、气血痹阻疼痛、麻木、肌肉萎缩等病症。

（6）针罐法：**是指将拔罐与针刺相结合的一种拔罐方式**。常用的针罐法一般分为以下几种：

1）留针罐法

a. **在应拔的穴位或部位上进行针刺得气后，不需持续捻针，即可拔罐，用罐口罩住针柄，启罐后再出针**。操作时应注意针柄不宜过长，以防罐底挤压针柄，造成针刺过深伤及有关组织器官。

b. 对于胸腹部、胁肋部、背部、肾区以及有较大血管、神经分布的四肢部穴位，要用浅于正常直刺深度的手法进针，以免拔罐后由于吸力作用，针尖逆式深入，造成针刺事故，如气胸等。

c. 针罐结合，增强了对经络穴位的刺激量，常用于比较顽固的病证，如顽固性风湿痛、陈旧性筋骨损伤、坐骨神经痛、腰椎间盘突出症等。

2）出针罐法：**在应拔的穴位或部位上进行针刺得气后，再持续快速行针后，出针，不按压针孔，立即在针孔处拔罐，吸出少许血液或组织液后启罐**。此法适用于感冒、发热、风湿痹痛、跌打损伤、瘀血肿痛等。小儿针刺不容易配合留针，适宜应用此法治疗。

3）刺络罐法

a. 在应拔穴位或部位进行常规消毒后，用三棱针、粗毫针、皮肤针、小刀片等点刺穴位、病灶、表皮显露的小血管，使之出血或出脓，或挑刺皮下血络及肌纤维数根，然后拔罐，吸出适量的血液、组织液、脓液或腐败组织后启罐。

b. 此法在操作时也可以先行拔罐，待局部出现瘀血或丹痧后，再选择瘀血或丹痧最明显的部位进行点刺，使其出血。此法适用于热证、实证、瘀血证及某些皮肤病，如各种急慢性软组织损伤、哮喘、坐骨神经痛、神经性皮炎、皮肤瘙痒症、疮痈、丹毒等。

（7）药罐法：**是指将拔罐与药物外治相结合的一种拔罐方式**。药罐法最常用的拔罐方式是煮药罐法。具体操作是：将配制好的药物装入布袋中，扎紧袋口，放入清水煮至适当浓度，再把罐具投入药汁内煮 15 分钟。取出罐具，按水罐法吸拔在应拔穴位或部位上。此法多用于全身各部的风湿痹痛、肌肤麻木等病证。此外，药罐法在操作时还有将备用的药液、药膏、药油等摊涂于应拔部位或罐具内壁而再拔罐的。

4. 启罐方法　启罐，又称“起罐”“脱罐”，是将吸拔牢稳的罐具取下的方法。具体操作方法是：**对于一般的罐具，医者一手持罐，稍用力使之向一侧倾斜，另一手的食指或拇指轻轻按压对侧罐口边缘的软组织，使空气缓慢进入罐内，罐具即可自行脱落**。对于抽气罐，可用注射器或其他抽气装置将空气注入罐内，罐具即可自行脱落。操作时需注意启罐过程一定要缓慢，千万不能暴力硬拔，或者快速倾斜火罐，造成被拔部位皮肤与肌肉的损伤与疼痛。

5. 罐后反应及处理

（1）罐后反应

1）**如罐斑显现水疱、水肿与水气状，提示湿盛或寒湿。若水气色黄为湿热；水疱呈现红色或黑色，提示久病湿盛血瘀**。罐斑颜色深紫，提示瘀血为患。罐斑色深紫黑，触之疼痛，伴有身热，提示热毒瘀结。罐斑无皮色变化，触之不温，提示为虚寒证。罐斑微痒或出现皮纹，提示风邪为患。罐斑或水疱颜色浅淡，提示为虚证。拔针罐后，若出血颜色深红，提示有热，颜色青色提示为寒凝血瘀等。

2）在拔罐过程中，也有极少数患者发生休克和晕厥现象。患者一般感到头晕眼花，心烦欲呕，面色苍白，四肢厥冷，冷汗淋漓，呼吸急促，脉搏频数而细小等现象。此时应立即将罐取下，使患者平卧床上，喝些温热开水，稍事休息。稍重者可用针灸针刺十宣穴、人中穴，即可帮助患者恢复常态。如无针灸针，可用手指按压人中穴。患者恢复常态后，应继续平卧床上休息一段时间才能离开治疗室。

◆ **提醒**：罐后反应及处理应重点记忆。

（2）罐后处理

1）**启罐后，应用消毒棉球轻轻擦拭拔罐部位罐斑或罐印上的小水珠，若罐斑微觉痒痛，不可搔抓，数日内可自行消退**。如果在拔罐部位上出现小水疱，可不做处理，任其自行吸收；对于水疱较大者，可用消毒毫针刺破水疱，放出疱中水液，涂上龙胆紫。若出血可用消毒棉球擦拭干净。若局部皮肤出现破损，可常规消毒，并用无菌敷料覆盖其上。如果应用拔罐疗法治疗疮痈，在启罐后可擦拭干净脓血，并常规处理疮口。

2）一般在处置妥当后，应让患者休息片刻才离开治疗室，并嘱咐患者隔 1~2 天后再做治疗，同时还要参考患者的具体病情和反应。

## 三、适应证与禁忌证

1. 适应证　随着拔罐疗法的逐渐发展，罐具不断创新，吸拔方法与罐法也越来越多，加之对作用机理的深入研究，拔罐疗法的适应证，已从早期的疮疡发展到用于内、外、妇、儿等各种病证，能够治疗的常见病、多发病已达百种之多。拔罐疗法除了用于治疗疾病外，还可用于预防保健。

2. 禁忌证

（1）**凝血机制不好，有自发性出血倾向或损伤后出血不止的患者不宜使用拔罐疗法，如血友病、血小板减少性紫癜、白血病等。**

（2）皮肤严重过敏者或皮肤患有疥癣等皮肤传染性疾病的患者不宜拔罐；恶性皮肤肿瘤患者或局部皮肤破损溃烂处、静脉曲张、体表大动脉搏动处、瘰疬、疝气处等局部不宜拔罐。

（3）精神高度紧张、精神分裂症、抽搐、神经质及不合作者不宜拔罐。

（4）妊娠期妇女的腹部、腰骶部、乳房部及前后二阴部不宜拔罐，拔其他部位时，手法也应轻柔。

（5）人体的眼、耳、口、鼻等五官部位和前后二阴部位不宜拔罐。

（6）重度心脏病、心力衰竭、呼吸衰竭的患者和急性外伤性骨折、严重水肿、活动性肺结核的患者不宜拔罐。

（7）醉酒、过饥、过饱、过渴、过劳的患者慎用火罐。

（8）皮肤局部毛发太多、太过细嫩或布满褶皱的患者不宜拔罐。

## 四、注意事项

1. 选择正确的吸拔部位或穴位 **对于吸拔部位或穴位的选择，一般以肌肉丰满、皮下组织丰富、毛发稀少的部位为宜**。应拔的局部皮肉须保持紧张，如有皱纹、松弛、凹凸不平、体位移动等，都容易使罐脱落。一般不在血管浅显处、颈部两侧、心脏搏动处、鼻子、眼睛、乳头、口唇、骨突、前后阴、瘢痕和皮肤细嫩处、松弛有较大皱纹处拔罐。

2. 选择适当的罐具

| 部 位 | 罐 具 |
|---|---|
| 背、腹、胸部 | 大号罐具 |
| 肩部、臀部、大腿部 | 大号或中号的罐具 |
| 小腿和上肢 | 中号或小号罐具 |
| 手、足或者是穴位 | 小号罐具 |

3. 运用适当的拔罐方法

（1）**用投火法时，火焰要旺，动作要敏捷，扣罐时用另一手掌挡一下罐口或摇晃一下火罐再扣，以免皮肤烫伤。**

（2）运用闪火法时，棉絮蘸的酒精不宜过多，防止滴下，造成皮肤烫伤。

（3）运用贴棉法时，一定要防止和避免燃着的棉花脱落，掉在患者的身上，造成皮肤灼、烫伤。

（4）运用架火法时，一定要留心，燃着的火架不能歪倒或倾斜，避免烧伤患者的皮肤。另外，扣火罐时，一定要准确，避免扑灭火焰。

（5）**用煮药罐或竹罐时，必须甩尽罐内的热药液或热水，以免烫伤皮肤。**

（6）运用刺络罐法时，血罐法的出血量应根据患者的性别、年龄、病情和体质而定，一般急性病、青壮年、体质强者出血量宜多，慢性病、老年、幼儿及体质弱者出血量宜少。若是吸拔后，血出如喷泉，应该立即启罐止血。

（7）运用留针罐法时，一定要找准穴位，先行针刺，待"得气"后，再行拔罐，在扣罐时，绝不能撞压针柄，以免针刺过深，造成不应有的损伤。尤其是胸、背部，针刺更不能过深，否则容易产生气胸。

（8）**在使用多罐法时，吸拔的罐具不宜过密，以免相互牵拉，引起疼痛；同时相互排挤，不易拔牢**。但是，也不能过稀。罐具过稀会导致吸拔面积减少，负压刺激不足，也会影响疗效。一般来说，多罐法中的密排法，罐距不超过一拇指宽的距离，适用于体壮而有疼痛者；疏排法，罐距应在两拇指宽的距离以上，适用于体弱者。

(9) 在运用走罐法时，不能在骨突出处、小关节处、皮肤有皱襞或皮肤细嫩之处行走，以免损伤皮肤，或使吸拔的罐具漏气脱落。

4. 确定适当的拔罐时间

(1) 治疗时间：急性病一般在1~5天或2~3周，慢性病治疗时间较长，需要数月到数年，可结合其他疗法，试治5~10次确定总的治疗时间。

(2) 留罐时间：**一般对于疼痛性疾病，需留罐10~30分钟，如坐骨神经痛、股外侧皮神经痛等，可在肾俞、大小肠俞、阳关、环跳、风市、髀关、委中、足三里、阳陵泉等处轮流吸拔，每日或隔日吸拔一次，每次留罐15~30分钟**。对于麻痹性疾病需留罐5~10分钟，如肩臂神经麻痹、坐骨神经麻痹等。

(3) 每次治疗间隔时间：急性病（感冒等）每天1~3次，若病重则每天2~4次，若尿潴留等需急救的病则用闪罐直至见尿为止。慢性病，一般每天1次，特殊手法致瘀斑、瘀块等应待痧痕退后再拔，2~5天拔1次，或可交替选穴缩短每次治疗间隔时间至每日1次等。

(4) 疗程时间及间隔时间：**一般治疗7~10天为一疗程，间隔3~5天，进行第二疗程**。应用拔罐疗法时，一般急性病经过2~3次、慢性病经过2~3疗程无明显效果，应配合应用其他疗法或改用其他疗法。至于巩固疗效所需疗程则根据实际运用灵活而定。

5. 密切关注患者的感觉和反应

(1) 罐具吸拔牢固之后，必须询问患者感觉怎样，如有发热、发紧、凉气外出、温暖、舒适等感觉，属于正常现象，可以继续吸拔治疗。

(2) 如果患者感觉难受，或吸拔处不舒适，应该立刻启罐，另外选择附近肌肉较多地方，再重新进行吸拔，或改用较小的罐具多吸拔几次。如果罐具吸拔牢固之后，患者觉得罐子吸拔得不够紧，说明吸拔力量不够，可以启罐或改用较大的罐子，再重新吸拔，否则也影响疗效。

(3) 如果患者连续几天进行拔罐疗法，则应该注意轮换吸拔部位。一般针对病因和病情，可以在同一条经络上选择位置不同但疗效相近的穴位或位置交替吸拔。

(4) **如果施用走罐法或刺络拔罐法，一般都在上背部或脊柱两侧，每隔2~3天吸拔1次，左右交替进行。**

# 第四单元　刮痧疗法

## 知识点概要

### 一、刮痧疗法的种类

1. 刮痧法　刮痧法又分为直接刮法和间接刮法2种。

(1) 直刮法

1) **在施术部位涂上刮痧介质后，用刮痧工具直接接触患者皮肤，在体表的特定部位反复进行刮拭，至皮下呈现痧痕为止。**

2) 具体操作：患者取坐位或俯伏位，术者用热毛巾擦洗患者被刮部位的皮肤，均匀地涂上刮痧介质。术者持刮痧工具，在刮拭部位进行刮拭，以刮出出血点为止。

(2) 间接刮法：**先在患者将要刮拭的部位放一层薄布，然后再用刮拭工具在布上刮拭，称为“间接刮法”。此法可保护皮肤**。适用于儿童、年老体弱、高热、中枢神经系统感染、抽搐、某些皮肤病患者。

2. 挑痧法

(1) 术者用针挑患者体表的一定部位，以治疗疾病的方法。具体方法为：术者用酒精棉球消毒挑刺部位，左手捏起挑刺部位的皮肉，右手持三棱针，对准部位，将针横向刺入皮肤，挑破皮肤0.2~0.3cm，然后再深入皮下，挑断皮下白色纤维组织或青筋。有白色纤维组织的地方，挑尽为止。如有青筋的地方，挑三下，同时用双手挤出瘀血。术后碘酒消毒，敷上无菌纱布，胶布固定。

(2) 注意事项：必须无菌操作，以防止感染，针刺前消除患者紧张心理，点刺时手法宜轻宜快宜浅，出血不宜过多，以数滴为宜。注意勿刺伤深部动脉。另外，病后体弱、明显贫血、孕妇和有自发性出血倾向者不宜使用。为防止晕针，患者最好采取卧位，术后适当休息后再离开诊室。

3. 放痧法 放痧法又分为点刺法和泻血疗法。

（1）点刺法：**针刺前先推按被刺部位，使血液积聚于针刺部位，经常规消毒后，左手拇、食、中三指夹紧被刺部位或穴位，右手持针，对准穴位迅速刺入1~2分深，随即将针退出，轻轻挤压针孔周围，使出血少量，然后用消毒棉球按压针孔。**此法多用于手指或足趾末端穴位，如十宣穴、十二井穴或头面部的太阳穴、印堂穴、攒竹穴、上星穴等。

（2）泻血疗法：常规消毒，左手拇指压在被刺部位下端，上端用橡皮管结扎，右手持三棱针对准被刺部位静脉，迅速刺入脉中0.5~1分深，然后出针，使其流出少量血液，出血停止后，以消毒棉球按压针孔。当出血时，也可轻按静脉上端，以助瘀血排出，毒邪得泄。此法适用于肘窝、腘窝及太阳穴等处的浅表静脉，用以治疗中暑、急性腰扭伤、急性淋巴管炎等病。

（3）注意事项见挑痧法。

4. 揪痧法 **在施术部位涂上刮痧介质，然后施术者五指屈曲，用自己食、中指的第二指节对准施术部位，把皮肤与肌肉揪起，然后瞬间用力向外滑动再松开，这样一揪一放，反复进行，并连续发出“巴巴”声响。**在同一部位可连续操作6~7遍，这时被揪起部位的皮肤就会出现痧点。

5. 扯痧法 扯痧疗法是医者用自己的食指、大拇指提扯患者的皮肤和一定的部位，使表浅的皮肤和部位出现紫红色或暗红色的痧点。此法主要应用于头部、颈项、背部、面部的太阳穴和印堂穴。

6. 挤痧法 医者用大拇指和食指在施术部位用力挤压，连续挤出一块块紫红痧斑为止。

7. 焠痧法 用灯心草蘸油，点燃后，在患者皮肤表面上的红点处烧燃，手法要快，一接触到患者皮肤，立即离开皮肤，往往可听见十分清脆的灯火烧灼皮肤的爆响声。适用于寒证。

8. 拍痧法 **用虚掌拍打或用刮痧板拍打体表施术部位，一般为痛痒、胀麻的部位。**

## 二、刮痧工具及操作方法

1. 工具 比较常用的为刮痧板和润滑剂。刮痧板可用水牛角或木鱼石制成，要求板面洁净，棱角光滑。润滑剂多选用红花油、石蜡油、麻油或刮痧专用的活血剂。

2. 操作方法 操作时手持刮痧板，蘸上润滑剂，然后在患者体表的一定部位按一定方向进行刮拭，至皮下呈现痧痕为止。刮痧时要求用力要均匀，一般采用腕力，同时要根据患者的病情及反应调整刮拭的力量。刮痧疗法的操作手法有平刮、竖刮、斜刮、角刮。

（1）平刮：就是用刮板的平边，着力于施术部位，按一定方向进行较大面积的平行刮拭。

（2）竖刮：就是用刮板的平边，着力于施刮的部位上，按竖直上下方向而进行的大面积刮拭。

（3）斜刮：就是用刮板的平边，着力于施术部位上，进行斜向刮拭。适用于人体某些部位不能进行平、竖刮的情况。

**（4）角刮：用刮板的棱角和边角，着力于施术的部位上，进行较小面积或沟、窝、凹陷地方的刮拭，如鼻唇沟、耳屏、神阙、听宫、听会、肘窝、关节等处。**

## 三、刮痧的补泻手法

1. **刮拭按压力小，刮拭速度慢，刺激时间较长为补法。适用于年老、体弱、久病、重病或体形瘦弱之虚证患者。**

2. 刮拭按压力大，刮拭速度快，刺激时间较短为泻法。适用于年轻体壮、新病、急病、形体壮实的患者。

3. 平补平泻法介于补法和泻法之间。有3种刮拭方法。第一种为按压力大，刮拭速度慢；第二种为按压力小，刮拭速度快；第三种为按力中等，速度适中。常用于正常人保健或虚实兼见证的治疗。

4. **痧痕点个数少者为补法，痧痕点数量多者为泻法。**

5. 操作的方向顺经脉运行方向者为补法；操作的方向逆经脉运行的方向者为泻法。

6. 刮痧后加温灸者为补法；刮痧后加拔罐者为泻法。

## 四、刮痧的操作步骤

1. 选择工具 准备齐全刮痧器具与用品，应仔细检查刮痧板边缘是否光滑，边角钝圆，厚薄适中，有无裂纹及粗糙，以免伤及皮肤。

2. 消除患者紧张心理　应向患者介绍刮痧的一般常识，以消除其紧张恐惧心理，以便取得患者的信任、合作与配合。

3. 选择体位　根据患者的病情，确定治疗部位，选择合适的体位。

4. 涂刮痧润滑剂　**在刮拭部位上均匀涂布刮痧润滑剂，用量宜薄不宜厚**。因为刮痧润滑剂过多，不利于刮拭，还会顺皮肤流下，弄脏衣服。保健刮痧和头部刮痧可不用介质，亦可隔物刮拭。

5. 刮拭方法　**右手持刮痧工具，灵活运用腕力、臂力，忌用蛮力，刮具一般与皮肤之间角度以45°为宜**。用力要均匀、适中，由轻渐重，不可忽轻忽重，以患者能耐受为度。刮拭的按压力要深透深层组织。刮拭面要尽量拉长。刮痧时要顺一个方向刮，不要来回刮，以皮下出现轻微紫红或紫黑色痧点、斑块即可。

6. 刮拭后　刮完后，擦干皮肤，让患者穿好衣服，适当饮用一些姜汁、糖水或白开水，以促进新陈代谢。

7. 刮拭后的反应　一般刮拭后半小时左右，皮肤表面的痧点会逐渐融合成片，刮痧后24~48小时出痧表面的皮肤触摸时有痛感或自觉局部皮肤有微微发热，这些都属于正常反应。几天后即可恢复正常。

8. 刮痧时限与疗程　**一般每个部位刮20次左右，以使患者能耐受或出痧为度，每次刮拭时间以10~15分钟为宜**。初次刮痧时间不宜过长，手法不宜过重，不可一味片面求出痧。第二次应间隔5~7天后或患处无痛感时再实施，直到患处清平无斑块，病证自然痊愈。通常连续治疗7~10次为一个疗程，间隔10天再进行下一个疗程。

## 五、刮痧适应证、慎用证与禁忌证

1. 刮痧适应证　刮痧疗法临床应用广泛，适用于内、外、妇、儿、五官等各科和各系统疾病，如消化系统、循环系统、呼吸系统等，刮痧疗法不但适用于疾病的治疗，还适用于预防疾病和保健强身。

2. 刮痧疗法慎用证和禁忌证　刮痧疗法尽管可以用于多种病证治疗，但它也有慎用证和禁忌证。

（1）有出血倾向的疾病，忌用或慎用本法治疗。**如血小板减少性疾病、过敏性紫癜、白血病等，不宜用泻法刮疗，宜用补法或平补平泻手法刮疗**。

（2）凡危重病证，如急性传染病、重症心脏病等，应立即住院观察治疗。如果没有其他办法，可用本法进行暂时的急救措施，以争取时间和治疗机会。

（3）新发生的骨折患部不宜刮痧，须待骨折愈合后方可在患部刮疗。外科手术疤痕处亦应在2个月以后方可局部刮痧。恶性肿瘤患者手术后，疤痕局部处慎刮。

（4）疖肿、痈疮、瘢痕、溃烂、传染性皮肤病及皮肤不明原因的包块等，不宜直接在病灶部位刮拭。

（5）年老体弱者、空腹及妊娠妇女的腹部、妇女经期下腹部、女性面部忌用大面积泻法刮拭。

（6）对刮痧恐惧或过敏者，忌用本法。

（7）孕妇、妇女经期，禁刮下腹部及三阴交穴、合谷穴、足三里穴等穴位。且刮拭手法宜轻，用补法。

## 六、刮痧疗法的注意事项

1. 术前注意事项

（1）**刮痧疗法须暴露皮肤，且刮痧时皮肤汗孔开泄，如遇风寒之邪，邪气可从开泄的毛孔直接入里，影响刮痧疗效，而且易引发新的疾病**。故刮痧前要选择一个良好的治疗场所，空气流通清新，并注意保暖，注意避风，夏季不可在有过堂风的地方刮痧。尽量少暴露皮肤。

（2）选择舒适的刮痧体位，以利于刮拭和防止晕刮。

（3）刮痧工具要严格消毒，防止交叉感染。刮拭前须仔细检查刮痧工具，以免刮伤皮肤。

（4）施术者的双手也应消毒。

（5）刮拭前一定要向患者解释清楚刮痧的一般常识，消除其恐惧心理，取得患者配合，以免晕刮。

（6）勿在患者过饥、过饱及过度紧张的情况下进行刮痧治疗。

2. 术中注意事项

（1）刮拭手法要用力均匀，以能忍受为度，出痧为止。

（2）婴幼儿及老年人，刮拭手法用力宜轻。

（3）不可一味追求出痧而用重手法或延长刮痧时间。出痧多少受多方面因素影响。一般情况下，血瘀之证出痧多；实证、热证、出痧多；虚证、寒证出痧少；服药过多者，特别服用激素类药物不易出痧；肥胖者与肌肉丰满的人不易出痧；阴经较阳经不易出痧；室温低时不易出痧。

（4）刮拭过程中，要经常询问患者感受。如遇到晕刮，见精神疲惫、头晕目眩、面色苍白、恶心欲吐、出冷汗、心慌、四肢发凉或血压下降、神志昏迷时，应立即停止刮痧。抚慰患者勿紧张，帮助其平卧，注意保暖，饮温开水或糖水。如仍不缓解，可用刮板角部点按人中穴，力量宜轻，避免重力点按后局部水肿。对百会穴和涌泉穴施以泻法。患者病情好转后，继续刮内关穴、足三里穴。

3. 术后注意事项

（1）刮痧治疗使汗孔开泄，邪气外排，要消耗体内部分的津液，故刮痧后饮温水一杯，休息片刻。

（2）**刮痧治疗后，为避免风寒之邪侵袭，须待皮肤毛孔闭合恢复原状后，方可洗浴，一般约3小时。**

（3）对于某些复杂危重的患者，除用刮痧治疗，更应配合其他诸如药物治疗，以免延误病情。

◆ **提醒**：刮痧疗法的术前、术中、术后注意事项应重点记忆。

# 第五单元　其他疗法

## 知识点概要

### 一、三棱针法

1. 方法

| 针刺方法 | 操作方法 | 适用范围 |
|---|---|---|
| 点刺法 | 针刺前，在预定针刺部位上下用押手拇食指向针刺处推按，使血液积聚于针刺部位，继之用2%碘酒棉球消毒，再用75%酒精棉球脱碘，或用安尔碘局部消毒。针刺时，押手拇、食、中三指捏紧被刺部位，右手持针，用刺手拇、食两指捏住针柄，中指指腹紧靠针身下端，针尖露出2~5mm。对准已消毒的部位，刺入2~5mm深，随即将针迅速退出，轻轻挤压针孔周围，使出血少许，然后用消毒棉球按压针孔 | 多用于指、趾末端的十宣、十二井穴和耳尖及头面部的攒竹、上星、太阳等穴 |
| 散刺法（豹纹刺） | 是对病变局部周围进行点刺的一种方法。根据病变部位大小的不同，可刺10~20针，由病变外缘环形向中心点刺 | **多用于局部瘀血、血肿或水肿、顽癣等** |
| 刺络法 | 先用带子或橡皮管，结扎在针刺部位上端（近心端），然后迅速消毒。针刺时左手拇指压在被针刺部位下端，右手持三棱针对准针刺部位的静脉，刺入脉中（2~3mm），立即将针退出，使其流出少量血液，也可轻轻按压静脉上端，以助瘀血外出。出血停止后，再用消毒棉球按压针孔 | **多用于曲泽、委中等穴，治疗急性吐泻、疼痛、中暑、发热等** |
| 挑刺法 | 用左手按压施术部位两侧，或捏起皮肤，使皮肤固定，右手持针迅速刺入皮肤1~2mm，随即将针身倾斜挑破皮肤，使之出少量血液或少量黏液。也有再刺入2~5mm深，将针身倾斜并使针尖轻轻挑起，挑断皮下部分纤维组织，然后出针，覆盖敷料 | 常用于肩周炎、胃痛、颈椎综合征、失眠、支气管哮喘、血管神经性头痛等 |

2. 适应范围　各种**实证**、**热证**、**瘀血**、**疼痛**等均可应用。较常用于某些**急症和慢性病**，如昏厥、高热、中暑、中风闭证、咽喉肿痛、目赤肿痛、顽癣、疖痈初起、扭挫伤、疳证、痔疮、顽痹、头痛、丹毒、指（趾）麻木等。

### 二、皮肤针法

1. 操作要点

（1）选取适宜体位，充分暴露待针腧穴。

（2）穴区皮肤常规消毒。

（3）软柄、硬柄皮肤针持针姿势不同。硬柄皮肤针持针式：用拇指和中指夹持针柄两侧，食指置于针柄中段上面，无名指和小指将针柄末端固定于大小鱼际之间。软柄皮肤针持针式：将针柄末端置于掌心，拇指居上，食指在下，中指、无名指、小指呈握拳状固定针柄末端。

（4）叩刺：叩刺时，主要运用腕力，要求针尖垂直叩击皮肤，并立即弹起，如此反复操作。

（5）用无菌干棉球或棉签擦拭。

2. 皮肤针法　有3种刺激强度，各有适应证。

（1）轻刺：用较轻的腕力进行叩刺，针尖垂直叩打皮肤后立即弹起，针尖接触皮肤时间短。以局部皮肤略见潮红为度。

（2）中刺：用中等的腕力进行叩刺，使针尖垂直叩打在皮肤上，针尖接触皮肤时间略长，立即弹起。以局部皮肤明显潮红，微有渗血为度。

（3）重刺：用中重腕力进行叩刺，使针尖垂直叩打在皮肤上，针尖接触皮肤时间长，再弹起。以局部皮肤明显潮红、出血为度。

3. 临证备要

（1）叩刺前必须严格消毒。

（2）要根据病情、体质等合理选择刺激强度。

（3）**一般应由上到下、由内到外顺次进行叩刺**。在皮肤病患部叩刺时，应由外到内进行。

（4）叩刺时落针要稳、准，针尖与皮肤呈垂直接触并垂直抬起，切勿斜刺、拖刺、压刺。

（5）骨骼突出部位，禁用本法。

（6）轻刺、中刺可以每天或隔天1次，重刺宜5~7天1次。

（7）凝血机制障碍者，血管瘤部位，不明原因的肿块部位，局部皮肤有创伤、溃疡或瘢痕者，急性传染病患者，孕妇腰骶部、小腹部禁止使用本法。

◆ **提醒：**皮肤针疗法的禁忌证应重点记忆。

# 第六单元　针灸异常情况处理

## 知识点概要

### 一、晕针

1. 症状　患者突然出现**精神疲倦**、**头晕目眩**，**面色苍白**，**恶心欲吐**，**多汗**、**心慌**、**四肢发冷**，**血压下降**，**脉象沉细**，**甚则神志昏迷**，**扑倒在地**，**唇甲青紫**，**二便失禁**，**脉微细欲绝**。

2. 处理　**立即停止针刺，将针全部起出**。使患者平卧，注意保暖，轻者仰卧片刻，给饮温开水或糖水后，即可恢复正常。重者在上述处理基础上，可刺**人中**、**素髎**、**内关**、**足三里**、**灸百会**、**关元**、**气海**等穴，即可恢复。若仍不省人事，呼吸细微，脉细弱者，应配合其他治疗或采用急救措施。

3. 预防　对初次接受针刺治疗或精神过度紧张，身体虚弱者，应先做好解释安抚，消除对针刺的顾虑和恐惧，同时选择舒适的体位，最好采用卧位，选穴宜少，手法要轻；若饥饿、疲劳、大渴时，应在进食、休息、饮水后再行针刺；医者在针刺治疗过程中，要精神专一，注意观察患者的神色，询问患者的感觉，一旦有不适等晕针先兆，可及早采取处理措施，防患于未然。

### 二、滞针

1. 定义　滞针是指在行针时或留针期间出现医者感觉针下涩滞，捻转、提插、出针均感困难，而患者则感觉痛剧的现象。

2. 处理要点

（1）因患者精神紧张，局部肌肉过度收缩所致者，应采用：①适当延长留针时间。②在滞针穴位附近运用循按法或弹柄法。③在附近再刺一针。

（2）因行针手法不当，单向捻转太过所致者，应采用：①向相反的方向将针捻回。②配合弹柄法、刮柄法或循按法，促使肌纤维放松。

## 三、弯针

1. 定义 弯针是指针柄改变了进针时或刺入腧穴时的方向和角度，提插、捻转以及出针时均感到十分困难，患者感到疼痛。

2. 处理要点

（1）出现弯针后，不得行提插、捻转等手法。

（2）根据弯针的程度、原因采取不同的处理方法：①若针柄轻微弯曲者，应慢慢将针起出。②若弯曲角度过大，应轻微摇动针体，并顺着针柄倾斜的方向将针退出。③若针体发生多个弯曲，应根据针柄的倾斜方向分段慢慢向外退出，切勿猛力外拔，以防造成断针。④若因患者体位改变所致者，应嘱患者慢慢恢复到原来体位，局部肌肉放松后再将针缓慢起出。

## 四、断针

1. 定义 断针是指行针或出针时发现针身断裂，断端部分露于皮肤之上，或断端全部没入皮肤之下。

2. 处理要点

（1）嘱患者不要惊慌乱动，令其保持原有体位，以免针体向肌肉深层陷入。

（2）**根据针体残端的位置采用不同的方法将针取出**

1）**若针体残端尚有部分露在体外，可用手或镊子取出。**

2）若残端与皮肤面相平或稍低，尚可见到残端时，可用手向下挤压针孔两旁皮肤，使残端露出体外，再用镊子取出。

3）若断针残端全部没入皮内，但距离皮下不远，而且断针下还有强硬的组织（如骨骼）时，可由针旁外面向下轻压皮肤，利用该组织将针顶出。

4）若断针下面为软组织，可将该部肌肉捏住，将断针残端向上托出。

5）断针完全陷没在皮肤之下，无法取出者，应在X线下定位，手术取出。

6）如果断针在重要脏器附近，或患者有不适感觉及功能障碍时，应立即采取外科手术方法处理。

## 五、血肿

1. 定义 血肿是指出针后针刺部位肿胀疼痛，继则皮肤呈现青紫色。

2. 处理要点

（1）微量的皮下出血，局部小块青紫时，一般不必处理，可待其自行消退。

（2）**局部肿胀疼痛较剧，青紫面积大而且影响到功能活动时，可先做冷敷止血，再做热敷或在局部轻轻揉按，以促使瘀血消散吸收。**

## 六、皮肤灼伤及起疱

1. 定义 皮肤灼伤及起疱是指在施灸或拔罐过程中，因操作不当或有意为之导致皮肤被灼伤起疱的现象。

2. 处理要点

（1）局部出现小水疱，只要注意不擦破，可任其自然吸收。

（2）如水疱较大，对局部皮肤严格消毒后，可用消毒的三棱针或粗毫针刺破水疱，放出水液，或用无菌的一次性注射器针抽出水液，再涂以烫伤油等，并以纱布包敷，每日更换药膏1次，直至结痂。注意不要擦破疱皮。

（3）**如用化脓灸者，在灸疮化脓期间，要注意适当休息，加强营养，保持局部清洁，并可用敷料保护灸疮，以防污染，待其自然愈合。**

（4）如处理不当，灸疮脓液呈黄绿色或有渗血现象，可用消炎药膏或玉红膏涂敷。

◆ **提醒：**针灸异常情况处理为重点内容，应着重记忆。

# 第六章 推拿技术

## 第一单元 基本手法

### 知识点概要

#### 一、㨰法

1. 操作

（1）侧㨰法：用手背近小指侧着力于治疗部位，以小指掌指关节背侧为支点，肘关节微屈并放松，靠前臂的旋转及腕关节的屈伸，使产生的力持续地作用在治疗部位上。

（2）**立㨰法：用小指、无名指、中指背侧及其掌指关节着力于治疗部位，以小指掌指关节背侧为支点，肘关节伸直，靠前臂的旋转及腕关节的屈伸**，使产生的力持续地作用在治疗部位上。

2. 动作要领

（1）侧㨰法上肢放松，肘关节微屈；立㨰法肘关节伸直。

（2）着力部位应似球形或瓶状。

（3）着力部位应吸附于治疗部位上，避免往返拖动。

（4）**手的滚动幅度应在120°左右，即腕关节屈曲时，向外滚动80°；腕关节伸直时向内滚动40°**。

（5）前臂的旋转及腕关节的屈伸要协调一致。

3. 要求及注意事项　使用本法时应注意腕关节的屈伸和前臂的旋转要协调一致。同时也应注意在施用本法时着力部位要吸附在治疗部位上。

4. 临床应用　㨰法具有缓解肌肉痉挛、消除疲劳的作用，主要用于颈、肩、腰、背及四肢肌肉较丰厚处。

#### 二、一指禅推法

1. 操作

（1）**指端一指禅推法：以拇指指端着力于治疗部位，通过指间关节的屈伸和腕关节的摆动，使产生的力持续地作用在治疗部位上**。在操作时应注意沉肩、垂肘、悬腕、掌虚、指实、紧推、慢移。

（2）偏峰一指禅推法：以拇指的偏峰着力于治疗部位，通过指间关节的屈伸和腕关节的摆动，使产生的力持续地作用在治疗部位上。在操作时应注意沉肩、垂肘、指实、紧推、慢移。

（3）罗纹面一指禅推法：以拇指的罗纹面着力于治疗部位，通过指间关节的屈伸和腕关节的摆动，使产生的力持续地作用在治疗部位上。在操作时应注意沉肩、垂肘、悬腕、掌虚、指实、紧推、慢移。本法亦可以用拇指的罗纹面着力于治疗部位，其余四指附着于肢体的另一侧，通过指间关节的屈伸和腕关节的摆动，使产生的力持续地作用在治疗部位上。

（4）跪推法：以拇指指间关节的背侧着力于治疗部位，通过腕关节的摆动使产生的力持续地作用在治疗部位上。

（5）**蝶推法：以两手同时在患者前额部做偏峰一指禅推法称为“蝶推法”**。

2. 动作要领

（1）沉肩：即肩关节放松，不要耸起，不要外展。

（2）垂肘：肘部自然下垂。

（3）悬腕：腕关节自然屈曲。

（4）掌虚：半握拳，拇指指间关节的掌侧与食指远节的桡侧轻轻接触。

（5）指实：着力部位要吸定在治疗部位上。

（6）**紧推慢移：紧推是指摆动的频率略快，一般每分钟140次左右**；慢移是指从一个治疗点到另一个治疗点时应缓慢移动。

（7）蓄力于掌，出力于指，着力于罗纹面：即本法产生的力应从掌而发，通过手指，传达至罗纹面并作用于患者的体表，如此使力含而不露。

3. 要求及注意事项　在应用本法时，一要注意指间关节的屈伸和腕关节的摆动要协调一致；二要注意拇指在治疗部位上要相对固定。

4. 临床应用　本法可缓解肌肉痉挛，消除疲劳，是放松肌肉的有效手法。本法可用于全身各部位。在颈、肩、四肢多用罗纹面或指端一指禅推法；在颜面多用偏峰一指禅推法或蝶推法；在腹部常采用跪推法。

## 三、揉法

1. 操作

（1）**指揉法：用指端着力于治疗部位，做轻柔缓和的环旋活动。**

（2）掌揉法：用掌着力于治疗部位，做轻柔缓和的环旋活动。

（3）鱼际揉法：用大鱼际或小鱼际着力于治疗部位，做轻柔缓和的环旋活动。

（4）掌根揉法：用掌根着力于治疗部位，做轻柔缓和的环旋活动；亦可双掌重叠，以掌根着力于治疗部位，左右方向地用力按揉。

（5）**前臂揉法：用前臂的尺侧着力于治疗部位，用力做环旋揉动或左右揉动。**

（6）肘揉法：用尺骨鹰嘴着力于治疗部位，用力做环旋揉动或左右揉动。

2. 动作要领

（1）应以肢体的近端带动远端做小幅度的环旋揉动。如用前臂带动腕、掌做掌揉法。

（2）着力部位要吸定于治疗部位，并带动深层组织。

（3）压力要均匀，动作要协调且有节律。

（4）揉动的幅度要适中，不宜过大或过小。

3. 要求及注意事项　在应用本法时要注意着力部位应吸附在治疗部位上，且环旋揉动的幅度应适中，如果幅度过大或过小均会影响放松效果。

4. 临床应用　**揉法是缓解肌肉痉挛、消除疲劳的重要手法，也可以缓解损伤部位的疼痛，用于腹部有调理胃肠功能的作用**。指揉法主要用于穴位；掌揉法主要用于腰背、腹部；鱼际揉法多用于头面部；掌根揉法、前臂揉法、肘揉法主要用于腰骶部。

◆ **提醒**：揉法可以缓解疼痛，调理胃肠功能。

## 四、摩法

1. 操作

（1）**掌摩法：以掌置于腹部，做环形而有节律的抚摩，亦称“摩腹”**。在摩腹时，常按如下顺序进行：胃脘部—上腹—脐—小腹—右下腹—右上腹—左上腹—左下腹。

（2）指摩法：以食指、中指、无名指、小指指腹附着在治疗部位上，做环形而有节律的抚摩。本法用于面部、胸部或某些穴位。

2. 动作要领

（1）上肢及腕掌放松，轻放于治疗部位。

（2）前臂带动腕及着力部位做环旋活动。

（3）动作要缓和协调。

（4）用力宜轻不宜重，速度宜缓不宜急。

3. 要求及注意事项　**指摩法作用于颜面、眼周时常用一些供美容使用的按摩乳、磨砂膏，以保护皮肤并使得皮肤更具有活力。**

4. 临床应用　掌摩法主要用于腹部，能调理胃肠功能，预防术后肠粘连。若顺时针作用于腹部有通腹作用；若逆时针作用于腹部有涩肠作用。指摩法主要用于颜面、眼周及穴位，可用于治疗眼部疾病，也可用于美容、保健。指摩法作用于穴位时，根据不同的穴位有不同的治疗作用，如摩膻中，可宽胸理气，治疗胸闷、气喘、心悸等症。

## 五、推法

1. 操作

（1）**掌推法：用掌着力于治疗部位上，进行单方向的直线推动**。推动时应轻而不浮，重而不滞。本法多用于背部、胸腹部、季肋部、下肢部。

（2）指推法：用指着力于治疗部位上，进行单方向的直线推动。本法用于肌腱及腱鞘部位。

（3）肘推法：用肘着力于治疗部位上，进行单方向的直线推动。本法用于脊柱两侧。

（4）拇指分推法：以两手拇指的桡侧置于前额部位，自前额正中线向两旁分推。

（5）十指分推法：十指微屈，自胸部正中线沿肋间隙向两侧分推，亦称“开胸顺气”。

（6）**鱼际分推法：以两手拇指桡侧及大鱼际着力于腹部，自腹部正中线沿肋弓向两侧分推。**

2. 动作要领

（1）着力部位要紧贴皮肤，压力适中，做到轻而不浮，重而不滞。

（2）推时应手指在前，掌根在后。

（3）应参考经络走行方向及血液运行方向推动。

（4）速度要均匀。

3. 要求及注意事项　在做推法时应注意压力要适中，方向要正确。

4. 临床应用　**推法可通经活络，治疗经络闭阻引起的症状，如恶心、呕吐、咳嗽、腹胀；还可促进静脉血液回流，治疗静脉曲张；化瘀消肿，治疗损伤引起的瘀血肿痛**。应用推法时，推动的方向应循气血流动的方向。如胃气上逆引起的呕吐或肝气郁结引起的腹胀，应从上向下推。治疗下肢静脉曲张应从肢体远端向近端推，以促进静脉血液回流。治疗肢体肿痛亦应从远端推向近端。

## 六、擦法

1. 操作

（1）**掌擦法：用掌着力于施治部位，做往返直线快速擦动。本法接触面积大，产热低且慢，主要用于腰骶、四肢、肩部。**

（2）侧擦法：用手的尺侧着力于施治部位，做往返直线快速擦动。本法接触面积小，产热高且快，主要用于腰骶、肩背及四肢。

（3）鱼际擦法：用大鱼际着力于施治部位，做往返直线快速擦动。本法接触面积小，产热较快，主要用于上肢及颈肩部。

2. 动作要领

（1）无论上下擦，还是左右擦，都应沿直线往返操作，不可歪斜。

（2）着力部位要紧贴皮肤，压力要适中。

（3）动作要连续，速度要均匀且快，往返距离尽量拉长。

3. 要求及注意事项

（1）治疗部位应充分暴露。

（2）治疗部位应涂适量润滑剂，如按摩乳、松节油等。

（3）本法多用在治疗的最后。

（4）在施用本法时医生要注意自然呼吸，不要憋气。

4. 临床应用　本法可温通经络，治疗寒性疾病。

## 七、搓法

1. 操作

（1）**掌搓法：以两手夹住肢体，相对用力，做相反方向的快速搓动，同时上下往返移动**。本法主要用于上

**肢部。**

（2）虎口搓法：以两手虎口置于颈肩部快速搓动，本法用于颈肩部。

2. 动作要领

（1）用力要对称。

（2）搓动要快，移动要慢。

3. 要求及注意事项　用力应沉稳，移动的速度要慢。

4. 临床应用　**本法可舒理肌筋，调和气血，多用于治疗结束时。主要用于四肢、胸胁，尤以上肢为主。**

## 八、抹法

1. 操作　**用双手拇指的罗纹面着力于治疗部位，以拇指的近端带动远端，做上下或左右的单方向移动。本法用于前额部。**

2. 动作要领

（1）用力宜轻不宜重，宜缓不宜急。

（2）用拇指近端带动远端进行操作。

（3）两手用力及两手的速度要对称。

3. 要求及注意事项　应用本法时不要用力按压局部。

4. 临床应用　**本法有镇静安神、提神醒脑的作用，作用于颜面又有保健、美容的作用**。作用于印堂至神庭穴时，又称“开天目”或“开天门”，常用拇指自下而上，交替进行。作用于前额部时，又称“分推前额”“合推前额”，统称“推前额”。推前额常用拇指自中间向两旁太阳穴处分推，然后再回至中间，如此反复进行。本法多用于治疗头痛、失眠、眩晕、眼周疾病。本法多在手法开始时应用。

## 九、按法

1. 操作

（1）**普通按法：以掌着力于治疗部位，垂直向下按压**。本法多与其他手法结合应用，如与揉法结合应用称为“按揉”，与摩法结合应用称为“按摩”。

（2）背部按法：以两掌重叠置于背部正中，先嘱患者用力吸气，再嘱患者用力呼气，医生双手也随之向下按压，至呼气末，瞬间用力，听到弹响即表明复位。

2. 动作要领

（1）普通按法在按压时，应逐渐用力。

（2）**作用于背部时，医生应随患者的呼气向下按压；用力的时机为呼气末，力量持续的时间为瞬间用力。**

3. 要求及注意事项　施用本法时，要根据治疗部位，选择着力部位。作用于背部时，不可在吸气、吸气末和呼气过程中按压背部，以免造成损伤，同时应使患者俯卧于平坦、柔软的床上，患者的胸前不要有硬物（如扣子）以免损伤。

4. 临床应用　本法常与其他手法配合应用，如按揉、按摩。作用于背部时，可调整胸椎椎间关节及肋椎关节，用于治疗胸胁屏伤。

## 十、点法

1. 操作　**以指端着力，持续按压人体的穴位，即为点法，也称“点穴”。在点穴时也可瞬间用力点按人体的穴位**。点穴时可单用拇指点，也可食指或食中指一起点按穴位。在做点法时还可用点穴枪点按治疗部位，如足底。

2. 动作要领　无论用拇指点还是用食、中指点，手指都应用力保持一定姿势，避免在点的过程中出现手指过伸或过屈，造成损伤。

3. 要求及注意事项　施用点法时，既要注意保护自己手指，同时也要注意保护患者的皮肤。

4. 临床应用　**本法有通经活络、通调脏腑、调理气机的作用，多用于止痛、急救、调理脏腑功能**。具体应用时应根据具体情况，辨证选穴并配穴。

◆ **提醒：**点法多用于止痛、急救和调理脏腑功能。

## 十一、捏法

1. 操作

（1）三指捏法：两手腕关节略背伸，拇指横抵于皮肤，食、中两指置于拇指前方的皮肤处，以三指捏拿肌肤，两手边捏边交替前进。

（2）二指捏法：两手腕关节略尺偏，食指中节桡侧横抵于皮肤，拇指置于食指前方的皮肤处，以拇指、食指捏拿皮肤，边捏边交替前进。

2. 动作要领

（1）应沿直线捏，不要歪斜。

（2）捏拿肌肤松紧要适宜。

3. 要求及注意事项

（1）应避免肌肤从手指间滑脱。

（2）应沿直线捏，不要歪斜。

4. 临床应用　本法能很好地调节脏腑的生理功能，特别是对胃肠功能有很好的调节作用。捏法作用于背部督脉则称为“捏脊”或“捏积”。**捏脊不仅可用于儿童，而且也可用于成人，有很好的调理胃肠功能、促进消化吸收、提高人体抵抗力的作用，并对失眠有一定效果**。捏脊方向为自下而上，从臀裂至颈部大椎穴。一般捏 3~5 遍，以皮肤微微发红为度。在捏最后一遍时，常常捏三下，向上提一次，称为“捏三提一”，目的在于加大刺激量。除捏督脉以外，还可捏两侧足太阳膀胱经。

## 十二、拿法

1. 操作　拇指与其余四指对合呈钳形，施以夹力，以掌指关节的屈伸运动所产生的力，捏拿治疗部位，即捏而提起称为“拿”。

2. 动作要领

（1）前臂放松，手掌空虚。

（2）捏拿的方向要与肌腹垂直。

（3）动作要有连贯性。

（4）用力由轻到重，不可突然用力。

（5）应以掌指关节运动为主捏拿肌腹，指间关节不动。

3. 要求及注意事项　在施用拿法时，应注意指间关节不动；若指间关节运动，易造成掐的感觉，从而影响放松效果。

4. 临床应用　本法可缓解肌肉痉挛，提高肌肉的兴奋性，消除疲劳。多用于颈、肩、四肢等部位，是保健时常用的手法。

## 十三、捻法

1. 操作　**用拇指罗纹面与食指桡侧缘夹住治疗部位，做上下快速揉捻**。本法用于手指部和耳部。

2. 动作要领

（1）捻动要快，移动要慢。

（2）捻动时以食指运动为主，拇指运动为辅。

（3）动作要有连贯性。

3. 要求及注意事项　施用捻法时，应注意捻动要快，移动要慢。

4. 临床应用　捻法主要用于手指和耳部。**捻法作用于手指两侧时，有疏通皮部的作用，用于治疗手指的麻木、肿胀；作用于耳时，主要用于调养神志，用于治疗头面疾患，也常用于保健**。

## 十四、拍法

1. 操作　五指并拢且微屈，以前臂带动腕关节自由屈伸，指先落，腕后落；腕先抬，指后抬，虚掌拍打体表。

2. 动作要领

（1）应虚掌拍打患者体表。

（2）腕关节要自由摆动，且肘关节也要自由屈伸。

（3）可单手拍也可双手拍。

3. 要求及注意事项　应注意虚掌拍打，以免产生疼痛。

4. 临床应用　**本法有振击脏腑、行气、活血、止痛的作用**。本法用于腰骶部、背部。作用于背部可祛痰止咳；作用于腰骶部时可治疗部分腰痛、痛经等病证。

## 十五、击法

1. 操作

（1）**掌根击法：手指微屈，腕略背伸，以掌根着力，有弹性、有节律地击打体表**。**本法用于腰背部**。

（2）侧击法：五指伸直分开，腕关节伸直，以手的尺侧（包括第5指和小鱼际）着力，双手交替有弹性、有节律地击打体表。也可两手相合，同时击打施治部位。本法用于颈肩、腰背及下肢后侧。

（3）指尖击法：两手五指屈曲，以指尖着力，有弹性、有节律地击打患者头部。本法用于头部。

（4）拳击法：以拳面、拳背、拳底有弹性地击打患者的体表。本法用于背部、腰骶、下肢。

（5）**桑枝棒击法：医生手握拍打棒的手柄，有弹性、有节律地击打患者的腰背部及下肢的后侧**。

2. 动作要领

（1）无论哪种击法，腕关节都应放松并以肘关节的屈伸带动腕关节自由摆动，如此才能做到有弹性地击打。

（2）操作时应有一定节律，使患者感到轻松舒适。

3. 要求及注意事项　应因人、因部位选择击法的种类，同时也应该注意保护皮肤。

4. 临床应用　**掌击法和侧击法可通过振动缓解肌肉痉挛，消除肌肉疲劳**。**指尖击法可开窍醒脑，改善头皮血液循环**。掌击法主要用于腰骶部、下肢；侧击法主要用于颈肩部、四肢部；指尖击法主要用于头部。击法多在治疗结束时应用。

## 十六、拨法

1. 操作

（1）拇指拨法：**以拇指罗纹面按于施治部位，以上肢带动拇指，垂直于肌腱、肌腹、条索往返用力推动**。本法用于肌腱、肌腹、腱鞘、神经干等部位。也可以两手拇指重叠进行操作。

（2）掌指拨法：以一手拇指指腹置于施治部位，另一手手掌置于该拇指之上，以掌发力，以拇指着力，垂直于肌腱、肌腹、条索往返推动。本法用于肌腱、肌腹、腱鞘等部位。

（3）肘拨法：以尺骨鹰嘴着力于施治部位，垂直于肌腹往返用力拨动。本法用于臀部环跳穴。

2. 动作要领

（1）先按后拨。

（2）拨动时应垂直于肌腱、肌腹、条索。

（3）以上肢带动着力部位，掌指关节及指间关节不动。

3. 要求及注意事项　应注意垂直于肌腱、肌腹、条索拨动，拇指拨法应避免掌指关节和指间关节的屈伸，以防止有抠的感觉。

4. 临床应用　本法缓解肌肉痉挛的作用很强，在伤科疾病治疗中应用十分广泛。**本法作用于神经干处，通过拨动神经干，可以治疗肢体的麻木或疼痛**，如拨缺盆穴（即臂丛）治疗上肢麻木、疼痛。在保健中主要用于背部脊柱两侧，达到放松骶棘肌的目的。

## 十七、抖法

1. 肩部抖法

（1）操作：患者取坐位。医生站在患侧，双手握住患者的手指并使患者肩关节外展，在牵引的情况下，做连续、小幅度、均匀、快速地上下抖动，使抖动上传至肩关节，而使肩关节抖动的幅度最大。在抖动过程中，可以瞬间加大抖动幅度3次，但只加大抖动的幅度，不加大牵引力。

（2）动作要领

1）**患肩应处于外展位，这样抖动效果才最好。**

2）在抖动过程中，始终要有牵引的力量。

3）抖动时必须做到连续、小幅度、快速、均匀。

（3）要求及注意事项

1）患者肩关节应置于外展位。

2）在抖动过程中可瞬间加大抖动幅度，但不加大牵引力。

3）抖动后有部分患者感到腕关节疼痛（这是因为韧带或关节囊被卡压在腕骨间所致），此时医生两手分别握住患者前臂下段和手，相对用力牵拉腕关节，然后缓慢松开即可。

4）对于年老体弱的患者，亦可嘱患者仰卧进行操作。

（4）临床应用：**本法可松解肩关节的粘连，恢复肩关节外展功能**，主要用于治疗肩周炎之外展受限。

2. 腰部抖法

（1）操作：患者取俯卧位。一助手固定患者腋下。医生双手托住患者两个踝关节，两臂伸直，身体后仰，与助手相对用力，牵引患者的腰部，待患者腰部放松后，医生身体先向前，然后身体后仰，瞬间用力，上下抖动，使患者腰部抖动的幅度最大。如此反复操作3~5次。

（2）动作要领

1）医生与助手牵引患者腰部时，患者的下肢与床面的角度不要太大。

2）待患者放松后，再发力上下抖动3~5次或更多。

（3）要求及注意事项：在施用本法时，一定要注意发力的时机，并且要连续抖动3~5次或更多。

（4）临床应用：**本法可加大椎间隙，调整腰椎椎间关节的关系**。本法多用于急慢性损伤导致的椎间关节关系紊乱的治疗，如急性腰椎椎间关节紊乱症、腰椎间盘突出症。

3. 髋部抖法

（1）操作：患者取侧卧位。医生双手握住患者踝关节，拔伸牵引后，在维持牵引的情况下，做上下、快速地抖动。

（2）动作要领：先牵引后抖动，抖动要连续。

（3）要求及注意事项：在抖动过程中，医生两前臂应伸直，身体略后仰以利于发力。

（4）临床应用：增加髋关节活动度，用于治疗髋关节功能受限。

## 十八、振法

1. 操作

（1）掌振法：**以掌置于治疗部位，做连续、快速、上下颤动。掌振法作用于腹部称为“振腹”，作用于腰部称为“颤腰”**。

（2）指振法：以食中指指端置于穴位，做连续、快速、上下颤动。本法主要用于百会、膻中、中脘、关元等穴。

2. 动作要领

（1）施用振法时，着力部位应紧贴皮肤。

（2）频率要快，每分钟施振200~300次。

3. 要求及注意事项

（1）施用本法时，医生的手不应离开治疗部位。

（2）应以意领气，运气至手，发出振颤，并将振颤传达至治疗部位的深层。振颤的频率为每分钟200~

300次。

4. 临床应用　本法主要用于腹部、腰部和穴位。**作用于腹部时，有通行腹气、调理胃肠功能的作用，多用于治疗脾胃虚弱引起的消化不良、肠梗阻，还可用于预防术后肠粘连**。振腰用于治疗腰椎间盘突出症。振法作用于穴位时，采用指振法，有调理气机的作用，如作用于膻中，可宽胸理气，调整上焦之气机。指振法还常用于以下穴位：百会、中脘、梁门、天枢、气海等。临床用振法时应使振动由浅层至深层。

### 十九、踩跷法

1. 操作　医生用足踩踏患者腰背、四肢的方法。

2. 动作要领

（1）以足跟或足心，或足底外侧，或第一跖骨头着力。

（2）踩踏的力量应根据患者的体质、治疗部位而定。

3. 要求及注意事项　根据患者体质、部位选择踩的力量。

4. 临床应用　本法可缓解肌肉痉挛，通经活络，用于放松肌肉，通经止痛。

### 二十、插法

1. 操作　以手指插入肩胛骨与胸壁间的方法，称为“插法”。

2. 动作要领　**患者取坐位。医生两手宜配合施力，插入之手斜向内上，扶肩助力之手按向后下，两力合施，便于插入及达到一定深度**。

3. 要求及注意事项　医生应将指甲修齐磨平，以防戳破皮肤。

4. 临床应用　插法主要用于胃下垂。治疗胃下垂，以插法施术时，患者腹部当有上提之感，若无此感可延长插入时间。插法具有升阳举陷的作用，常与托法配合应用。

### 二十一、理法

1. 操作　**以一手持患者肢体远端，另一手以拇指与余指及手掌部握住其近端，指掌部主动施力，做一松一紧的节律性握捏，并循序由肢体的近端移向远端**。两手交替操作，可反复多次。理法也有双手同时操作者，即用双手同时对握患者肢体近端，向远端进行节律性握捏。

2. 动作要领

（1）操作时指掌部要均衡施力，要体现出“握”和“捏”两种力量。

（2）握捏要有节奏，频率宜稍快，应流畅自然，使患者有轻松舒适的感觉。

3. 要求及注意事项　注意手法操作的灵活性，不可缓慢呆滞。

4. 临床应用　理法为推拿辅助手法，常作为四肢部结束手法使用，用以缓解其他手法的过重刺激，具有理顺和调整作用。

## 第二单元　复合手法

### 知识点概要

### 一、按揉法

1. 操作

（1）**指按揉法：用单手或双手拇指罗纹面置于施术部位，其余手指置于对侧或相应的位置以助力**。拇指和前臂部主动用力，进行节律性按压揉动。

（2）掌按揉法：掌按揉法分为单掌按揉法和双掌按揉法两种，操作上有较大不同。单掌按揉法是以掌根部着力于施术部位，余指自然伸直，前臂与上臂主动用力，进行有节律按压揉动。双掌按揉法则双掌重叠，置于施术部位，以掌中部或掌根部着力，以肩关节为支点，身体上半部小幅度前倾后移，于前倾时将身体上半部的重量经肩关节、前臂传至手部，进行有节律按压揉动。

2. 动作要领　指按揉法无论是以单手拇指还是双手拇指操作，外形均酷似拿法，其区别是**拿法以拇指与其他四指对称性用力，而指按揉法的力点在拇指侧**，余指仅起到助力、助动的作用。

3. 要求及注意事项

（1）要将按法与揉法进行有机结合，做到按中含揉，揉中寓按，刚柔并济，缠绵不绝。

（2）宜按揉并重，施力不可失之偏颇。

（3）注意按揉法的节奏，既不要过快，又不可过于缓慢。

4. 临床应用

（1）用于颈椎病、肩关节周围炎、腰背筋膜炎、腰椎间盘突出症、高血压、糖尿病、痛经、颞颌关节功能紊乱、近视等多种病证。

（2）**按揉法刚柔并济，作用舒适，易于接受，具备按法与揉法的双重作用，临床应用频度较高。指按揉法接触面积较小，按揉力量集中**，适用于颈项部、肩部、肩胛骨内侧缘及全身各部腧穴。掌按揉法接触面较大，按揉力相对分散。其中单掌按揉法力量相对较弱，多用于肩部、上肢、脊柱两旁的膀胱经侧线；双掌按揉法则按揉力量强而深透，适用于背部、腰部及下肢后侧。

◆ **提醒：**按揉法为临床常用手法，应重点记忆。

## 二、拿揉法

1. 操作　拇指与其余四指对合呈钳形，施以夹力，以掌指关节的屈伸运动所产生的力，捏拿治疗部位，同时拇指与其余四指在治疗部位上环旋揉动。

2. 动作要领　在拿法动作的基础上，拇指与其他手指在做捏、提时增加了适度的旋转揉动，所产生的拿揉之力连绵不断地作用于施术部位上。

3. 要求及注意事项

（1）拿揉法在拿中含有一定量的旋转揉动，以拿为主，以揉为辅。

（2）操作要自然流畅，不可呆滞僵硬。

4. 临床应用　**用于颈椎病、肩关节周围炎、四肢疲劳酸痛等病证。**

## 三、牵抖法

1. 操作

（1）**患者俯卧位，两手拉住床头或由助手固定其两腋部。**医生以两手握住其两足踝部，两臂伸直，身体后仰，向足端方向缓缓牵引其腰部，牵引的同时可小幅度摇摆其腰部。待其腰部放松后，两手臂维持一定的牵引力，身体前倾，以准备抖动。其后随身体起立之势，手臂部瞬间用力，做1~3次较大幅度的抖动，使抖动之力作用于腰部，使其产生较大幅度的波浪状运动。

（2）除牵抖腰部外，亦可牵抖肩关节和髋关节。即用双手握住上肢或下肢的远端，先做一定时间的牵引，待肩关节或髋关节放松时，减缓牵引力，瞬间用力，行1~3次较大幅度的抖动，使抖动力作用到肩关节或髋关节。

2. 动作要领

（1）医生与助手牵引患者腰部时，患者的下肢与床面的角度不要太大。

（2）待患者放松后，再发力上下抖动1~3次或更多。

3. 要求及注意事项

（1）牵抖法要将牵引力同抖动力有机地结合起来。先牵引是第一步，然后是减缓牵引力，再行瞬间的、突然较大幅度的抖动，要把握好抖动的时机。

（2）在持续牵引未减力之前不可进行抖动，亦不可在完全撤去牵引的情况下进行抖动。

（3）对于四肢长骨骨质疏松者禁止牵抖肩、髋关节。

4. 临床应用

（1）用于滑膜嵌顿、腰椎间盘突出症、肩关节周围炎、髋部伤筋等病证。

（2）牵抖法的作用有别于抖法。**抖法的作用主要是使肌筋及关节放松，牵抖法的作用则主要是滑利关节、复位和松解粘连，瞬间作用力较强。主要适用于腰部、肩关节和髋关节。**

# 第三单元　运动关节类手法

## 知识点概要

### 一、摇法

1. 颈部摇法

（1）操作

1）患者取坐位，颈部放松。医生站在患者的侧后方，一手扶住患者的后枕部，另一手托住患者下颌，做缓慢的环旋摇动，并使其摇动的范围逐渐加大。亦可用肘夹住患者的下颌，另一手托住患者的后枕部，做缓慢的环旋摇动。

2）**医生站在患者的后方，两手托住患者的头部（拇指在后，其余四指在前托住下颌部），两前臂的尺侧压住患者的肩部，边向上拔伸，边缓慢地做环旋摇动**，并使其摇动的范围逐渐加大。

（2）动作要领

1）摇动时速度宜慢不宜快，以免引起患者头晕。

2）摇动的幅度不宜过大，仅在受限区域内摇动即可。

（3）要求及注意事项

1）对于眩晕的患者慎用。

2）摇动的速度不宜快，幅度不宜大；仅在受限区域内摇动即可。

3）摇动时应嘱患者睁开两眼以免头晕。

（4）临床应用：本法可增加颈部活动范围，主要用于治疗颈椎病、落枕。

2. 腰部摇法

（1）操作

1）患者坐于床边。**一助手双手按压患者的大腿以固定。医生站于患者背后，双手从腋下穿过抱住患者，然后环旋摇动患者的腰部，并使其摇动的范围逐渐加大**。

2）患者站立，弯腰扶住床边。医生站在患者的侧后方，一手扶住患者的腹部，另一手扶住患者的腰部，两手相对用力，环旋摇动患者的腰部，并使其摇动的范围逐渐加大。

（2）动作要领：腰部摇法幅度宜大，速度宜慢。

（3）要求及注意事项：摇动过程中应使患者腰部充分活动。

（4）临床应用：本法可增加腰部活动范围，用于治疗腰部软组织损伤引起的腰功能受限，如急性腰肌损伤、腰椎间盘突出症。

3. 肩部摇法

（1）操作：以右肩为例，患者取坐位。

1）**医生站于患者左后方，以腹部顶住患者背部，右手托住患者右肘，左手握住患者右手手指或右手的尺侧，使肩关节沿前下—前上—后上—后下—前下的方向摇动，并使其摇动的范围逐渐加大。**

2）医生站在患者的右后方，左手扶按患者的右肩，右手握住患者的右腕部，环旋摇动患者的肩关节。亦可用右手托住患者的右肘，环旋摇动患者的肩关节。

3）医生站在患者的右后方，左手扶住患者的右肩，右手虎口经患者的腋下握住患者右前臂下段的桡侧，做前下—前上—后上—后下的摇动，亦可做水平方向的摇动。

4）医生站在患者的右后方，左手置于患者的右肩后，右手从患者的腋下绕过置于患者的右肩前；医生左右手与右臂协同用力摇动患者的肩关节，并使其摇动的范围逐渐加大。

（2）动作要领

1）方法“1）”中医生腹部应顶住患者背部，以使患者身体固定。

2）摇动的方向应为前下—前上—后上—后下—前下。

3）摇肩时以托肘之手运动为主。

（3）要求及注意事项：摇动过程中应使肩关节充分活动，且摇动的范围应在受限的区域内从小到大。

（4）临床应用：**恢复肩关节正常运动范围，治疗肩周炎及创伤后因固定导致的肩关节粘连。**

4. 前臂摇法

（1）操作：医生一手托住患者的肘关节，另一手握住患者的腕部，旋前或旋后摇动患者的前臂。

（2）动作要领：摇动的范围要逐渐加大。

（3）要求及注意事项：重点在功能受限区域进行操作。

（4）临床应用：恢复前臂旋转运动功能，用于治疗前臂旋转功能受限，如前臂骨折引起的前臂旋转功能受限、肱骨外上髁炎的治疗，还可用于前臂部的保健。

5. 腕部摇法

（1）操作：**医生一手握住患肢前臂下段，另一手五指与患者的五指交叉握住，环旋摇动腕关节。**

（2）动作要领：摇动的范围要逐渐加大。

（2）要求及注意事项：重点在功能受限区域进行操作。

（4）临床应用：恢复腕关节旋转功能，用于腕部伤筋和前臂下段或腕部骨折致腕部运动功能受限的治疗。

6. 髋部摇法

（1）操作：**患者取仰卧位，两下肢伸直。医生站在患侧，一手扶患侧膝部，另一手扶踝；先使膝关节屈曲，同时使患侧髓关节外展、外旋至最大限度，然后使髋、膝关节极度屈曲；再使髋关节极度内收、内旋，最后伸直患侧下肢。**

（2）动作要领：在整个摇动过程中，医生始终不将患肢拿起，而使患肢尽量贴在床面上，并用推的力量使患肢运动，最后运用下肢自身重量使患肢从内收、内旋位伸直并回置床上。

（3）要求及注意事项：对于髋关节周围的骨折后遗症导致的髋关节功能障碍，摇动范围应适当，避免强力牵拉摇动而发生再骨折。

（4）临床应用：本法可增加髋关节活动范围，治疗髋关节功能受限，还可用于治疗小儿髋关节一过性滑膜炎。

7. 膝部摇法

（1）操作：**患者取仰卧位，医生站在患侧，一手扶膝，一手托踝，环旋摇动膝关节。**或者患者取俯卧位，医生站在患者的侧方，一手扶患者大腿后侧，另一手扶患者的足跟部或小腿下段，环旋摇动患者的膝关节，并使其摇动的范围逐渐加大。

（2）动作要领：摇动的范围要逐渐加大。

（3）要求及注意事项：对于膝关节周围的骨折后遗症导致的膝关节功能障碍者，摇动范围应适当，避免强力牵拉摇动而发生再骨折。

（4）临床应用：可加大膝关节屈伸、旋转运动的幅度。

8. 踝部摇法

（1）操作：患者取仰卧位，医生一手托患者的足跟部，另一手握患者的前足部，环旋摇动踝关节，并使其摇动的范围逐渐加大。

（2）动作要领：摇动的范围要逐渐加大。

（3）要求及注意事项：**对于踝关节周围的骨折后遗症导致的踝关节功能障碍，摇动范围应适当，避免强力牵拉摇动而发生再骨折。**

（4）临床应用：可加大踝关节屈伸、旋转运动的幅度。

## 二、扳法

1. 操作

（1）**颈椎定位旋转扳法：**以棘突向右偏为例。患者取坐位，医生站于患者右后方，用左手拇指顶住偏歪棘突的右侧，先使患者头部前屈至要扳动椎骨的棘突开始运动时，再使患者头向左侧屈、面部向右旋转至最大限度，然后医生用右手托住患者下颌，待患者放松后，做一个有控制的、稍增大幅度的、瞬间的旋转扳动，同时左手拇指向左推按偏歪的棘突，听到弹响即表明复位。亦可用肘夹住患者下颌做此扳法。

（2）**扩胸牵引扳法**：患者取坐位，两手交叉扣住置于颈部。医生站在患者身后，用一侧膝关节顶住偏歪的棘突，用两手托住患者两肘。医生膝关节向前顶，两手向后上托至最大限度，嘱患者头后伸，待患者放松后，瞬间用力，听到弹响即表明复位。

（3）**胸椎对抗复位法**：患者取坐位，两手交叉扣住置于颈部。医生站在患者身后，用一侧膝关节顶住偏歪的棘突，医生两手从患者上臂之前绕至前臂之后，并且握住前臂的下段。医生膝关节向前顶，两前臂及手向后上方提拉至最大限度时，瞬间用力，听到弹响即表明复位。

（4）胸椎后伸扳肩法：以棘突向左偏为例。患者取俯卧位。医生站在患者的左侧，以右手掌根顶住偏歪棘突的左侧，左手置于右肩前，两手相对用力，使背部后伸并且旋转，至最大限度时，两手瞬间用力，听到弹响即表明复位。

（5）**腰部侧扳法**：患者取健侧卧位，健侧下肢伸直在下，患侧下肢屈曲在上，健侧上肢置于胸前，患侧上肢置于身后。医生站在患者腹侧，一手置于患侧肩前，另一上肢的前臂尺侧置于患者臀后。医生两手相对用力并逐渐加大患者腰部旋转角度，至最大限度时，瞬间用力，加大旋转的角度，听到弹响即表明复位。

（6）腰部后伸扳腿法：患者取俯卧位。医生站在患者侧方，一手置于对侧大腿下段的前外侧，另一手按压患者腰骶部。两手相对用力，使患者腰部后伸至最大限度后，瞬间用力，加大后伸5°~10°。

（7）**腰部后伸扳肩法**：以棘突向左偏为例。患者取俯卧位。医生站在患者的左侧，右手顶住偏歪（胸腰段）棘突的左侧并向右方推；左手置于右肩前。两手相对用力，使患者腰部后伸至最大限度，待患者腰部放松后，医生两手瞬间用力，听到弹响即表明复位。

（8）腰椎定位旋转扳法：以棘突向右偏为例。患者取坐位，右手置于颈后。一助手固定患者的大腿部。医生坐在患者右后方，左手拇指置于偏歪棘突的右侧，右手从患者右上臂之前绕至前臂之后，并且置于患者颈后。先使患者腰部前屈至所要扳动的椎骨棘突开始运动时，再使患者腰部左侧屈并且右旋至最大限度（以上3个动作在腰部旋转过程中同时进行）后，做一个有控制的、稍增大幅度的、瞬间的旋转扳动；同时左手拇指向左推按偏歪的棘突，听到弹响即表明复位。

（9）**直腰旋转扳法一**：以腰部向右旋转受限为例。患者取坐位。医生站在患者的右前方，以右腿的外侧顶住患者右大腿的外侧。医生左手置于患者右肩前，右手置于左肩后，两手相对用力，使患者腰部向右旋转至最大限度后，瞬间用力，加大旋转5°~10°，听到弹响即表明复位。

（10）直腰旋转扳法二：以腰部向右旋转受限为例。医生站在患者的左前方，用两腿夹住患者的左膝部以固定，左手置于患者的左肩后，右手置于患者的右肩前。医生两手协调用力，使患者的腰部右旋至最大限度后，瞬间用力，加大患者腰部右旋的角度。

2. 动作要领

（1）**定位要准**，即定位于“前屈至要扳动的椎骨棘突开始运动时，再侧屈至最大限度，旋转至最大限度”或“用……手（膝）顶住偏歪的棘突”。

（2）**用力要稳、要准、要轻巧**，即要“做一个有控制的、稍增大幅度的、瞬间的旋转扳动，同时……拇指向……推按偏歪的棘突”。

（3）无论哪种扳法，都应在最大限度时用力。

3. 要求及注意事项

（1）扳之前应使患者充分放松。

（2）扳时定位要准，不要强求弹响音。

（3）对于椎动脉型颈椎病、脊髓型颈椎病、严重心肺等疾患及各类骨病、脊柱畸形的患者应慎用或禁用扳法。

4. 临床应用

（1）**颈部扳法可调整颈椎椎间关节的紊乱，治疗颈椎病、落枕、寰枢椎半脱位及颈部扭伤所致椎间关节紊乱症。**

(2) 胸部扳法可调整胸椎椎间关节和肋椎关节的紊乱，治疗胸肋屏伤，对因胸椎椎间关节紊乱导致的消化系统及心血管疾病也有很好的治疗作用。

(3) 腰部扳法可纠正腰椎椎间关节紊乱。其中腰部侧扳法、腰部后伸扳腿法、腰部后伸扳肩法又称为"腰部三扳法"，是治疗腰椎间盘突出症的重要手法。凡各种急慢性损伤导致腰椎椎间关节紊乱者，本类手法均有效。

## 三、拔伸法

1. 颈部拔伸法

(1) 操作

1) **颈部坐位拔伸法：患者取坐位**。医生站在患者侧后方，腹部顶住患者的背部，用一手托住患者后枕部，用另一肘夹住患者下颌，缓慢、反复、向后上方拔伸患者颈部。

2) 颈部仰卧位拔伸法：患者取仰卧位。医生一手托患者后枕部，另一手置于患者下颌处，两手用力拔伸患者颈部。

(2) 动作要领

1) 医生站于患者侧后方。

2) 拔伸时应使患者头后伸30°左右。

(3) 要求及注意事项：**在做颈部端提手法时，要注意将患者的姿势摆好**。另外，无论是哪种拔伸，都应注意肘部夹住的是患者的下颌，而不是颈部。

(4) 临床应用：颈部的拔伸法可增大颈椎的椎间隙，减小椎间盘内的压力。多用于治疗颈部扭伤或落枕时出现的颈椎椎间关节紊乱。

2. 腰部拔伸法

(1) 操作：**患者取俯卧位。一助手固定患者肩部，医生双手托住患者的两个踝关节，两臂伸直，身体后仰，与助手相对用力，拔伸患者的腰部**。

(2) 动作要领：拔伸时，医生两上肢要伸直，身体要后仰，以自身的重力作牵引力。

(3) 要求及注意事项：拔伸时应注意患者下肢与床面的角度不可太大。

(4) 临床应用：腰部拔伸法可增大腰部椎间隙，减小椎间盘内的压力，常用于治疗腰椎间盘突出症、退行性脊柱炎等。

3. 肩部拔伸法

(1) 操作：患者取坐位。医生站在患者患侧的前方，双手握住患者腕部（患者手掌朝里），逐渐向上拔伸患肢。拔伸过程中，也可瞬间加大拔伸的力量。

(2) 动作要领

1) 医生向上拔伸时，动作要迅速。

2) 拔伸的幅度应逐渐加大，也可在患者放松时瞬间用力拔伸一次。

(3) 要求及注意事项：应根据患者的病情、体质选择拔伸的力量。在瞬间加大拔伸的力量之后，应迅速在局部做轻柔的掌揉法以缓解局部疼痛。

(4) 临床应用：本法可分解粘连，用于治疗肩关节上举受限。

## 四、背法

1. 操作　**医生与患者背靠背地站立，两肘套住患者两肘，以臀部顶住患者腰部，弯腰、屈膝，将患者反背起，先左右水平方向摇动数次，待患者放松后，迅速伸膝挺臀**，同时加大腰部前屈的角度，随即将患者放下。

2. 动作要领

(1) 医生的臀部应顶住患者的腰部。

(2) 迅速伸膝挺臀的同时，医生应加大腰部前屈，从而加大患者腰部后伸的角度。

(3) 在将患者放下时，应先确认患者能够站稳，然后再松手，以防患者摔倒。

3. 要求及注意事项　应用背法时，医生要特别注意用臀部顶住患者的腰部。

4. 临床应用

（1）本法可加大腰部后伸角度，用于治疗急性损伤致腰后伸功能受限时，常有立竿见影之效。

（2）还可治疗腰肌急性损伤、腰椎间盘突出症之腰部后伸受限。

# 第四单元　小儿推拿手法

## 知识点概要

### 一、推法

1. 操作

（1）直推法：医者一手拇指自然伸直，以罗纹面或其桡侧缘着力，或食、中两指伸直，以罗纹面着力，腕部伸直，带动手指做单方向的直线推动。手法频率每分钟约250~300次。

（2）旋推法：医生用拇指面在穴位上做顺时针方向的旋转推动。手法频率每分钟150~200次。

（3）分推法：以双手拇指罗纹面或其桡侧缘，或用双掌着力，附着在患儿所需治疗的穴位或部位上，用腕部或前臂发力，带动着力部位自穴位或部位的中间向两旁做直线推动。一般分推20~50次。

（4）合推法：合推法是与分推法相对而言，又称“合法”或“和法”。**以双手拇指罗纹面或双掌着力，附着在患儿所需治疗的穴位或部位的两旁，用肘臂发力，带动着力部位自两旁向中间做相对方向的直线或弧线推动**。

2. 动作要领

（1）直推法：**用拇指着力做直推法时，主要依靠腕部带动拇指做主动内收和外展活动，用食指、中指着力做直推法时，主要依靠腕部带动肘部做适当的屈伸活动**。操作时，动作要轻快连续，一拂而过，如帚拂尘状。操作时必须直线进行，不可歪斜。

（2）旋推法：医者肩、肘、腕、掌指关节均要放松，仅依靠拇指做小幅度的旋转推动。动作要轻快连续，犹如用拇指做摩法，仅在皮肤表面推动，不得带动皮下组织。要求动作协调，均匀柔和，速度较直推法稍缓慢。

（3）分推法：**操作时主要依靠肘关节的屈伸活动带动指、掌着力部位做横向直线分推**。或依靠腕部和拇指掌指关节的内收、外展活动带动拇指着力部位做直线或弧线分推。双手用力要均匀，动作要柔和而协调，节奏要轻快而平稳。

（4）合推法：其动作和要求与分推法基本相同，但推动方向相反，主要是做直线合推，动作幅度较小，不要使皮肤向中间起皱。

3. 要求及注意事项

（1）推法操作时着力部位要紧贴皮肤，压力适中，做到轻而不浮，重而不滞。

（2）应参考经络走行方向及气血运行方向推动，方向要正确，以求手法的补泻作用达到预期的疗效。

（3）速度要均匀。

（4）不可推破皮肤，一般需要辅以介质，随蘸随推。

（5）根据病情的需要选择合适的部位和穴位，注意掌握手法的方向、轻重、快慢，以求通过手法的补泻作用，达到预期的疗效。

（6）推法是从摩法中演变而出，但比摩法、运法为重，而较指揉法为轻，所以旋推法与指摩法极为相似，操作时需准确掌握运用。

（7）操作时手法不可呆滞。

4. 临床应用　**儿科推拿中推法具有清热解表，止泻通便，除烦安神，理气血，调阴阳的作用**。作用于线状穴位和面状穴位，多用于头面部、四肢部、脊柱部，如推三关、分推腹阴阳。直推法适用于小儿推拿特定穴中的线状穴位和五经穴，旋推法主要用于手部五经穴及面状穴位，分推法适用于头面部、胸腹部、腕掌部及肩胛部等，合推法适用于头面部、胸腹部、腕掌部。

## 二、揉法

以手指的指端或罗纹面、手掌大鱼际、掌根着力，吸定于一定的治疗部位或穴位上，做轻柔和缓的顺时针或逆时针方向的环旋运动，并带动该处的皮下组织一起揉动，称为“揉法”。揉法是小儿推拿的常用手法之一，根据着力部位的不同，可分为指揉法、鱼际揉法、掌根揉法三种。

1. 操作

（1）指揉法：以拇指或中指的指面或指端，或食指、中指、无名指端着力于穴位做环旋揉动，使该处的皮下组织一起揉动。根据着力部位的不同，可分为拇指揉法、中指揉法、食指中指揉法和食指中指无名指三指揉法。

（2）掌揉法：以掌着力于穴位做环旋揉动，稍用力下压，腕部放松，以肘关节为支点，前臂做主动运动，带动腕部及着力部分连同前臂做轻柔和缓的、小幅度的、顺时针或逆时针方向的环旋揉动，使该处的皮下组织一起揉动。

（3）**鱼际揉法：以大鱼际着力于穴位做环旋揉动**。稍用力下压，腕部放松，前臂主动运动，通过腕关节带动着力部位在治疗部位上做轻柔和缓、小幅度、顺时针或逆时针方向的环旋揉动，使该处的皮下组织一起揉动。

2. 动作要领

（1）应以肢体的近端带动远端做小幅度的环旋揉动。

（2）着力部位要吸定于治疗部位，并带动深层组织。

（3）压力要均匀，动作要协调有节律。

（4）揉动的幅度要适中，不宜过大或过小。

3. 要求及注意事项

（1）同成人推拿手法的揉法要求，但动作宜轻柔。

（2）揉法在操作时，着力部位不能与患儿皮肤发生摩擦运动，也不能用力下压。

（3）揉法的动作与摩法颇为相似，需注意区别，揉法着力相对较重，操作时要吸定治疗部位或穴位，并带动该处的皮下组织一起揉动；而摩法着力相对较轻，操作时仅在体表做抚摩，不带动该处的皮下组织。

4. 临床应用　**揉法在儿科推拿中主要用于点状穴位和面状穴位，如揉板门、揉太阳**。拇指与中指揉法适用于全身各部位或穴位，食指中指揉法适用于肺俞、脾俞、胃俞、肾俞、天枢等穴位，三指揉法适用于胸锁乳突肌及脐、双侧天枢穴等。鱼际揉法适用于头面部、胸腹部、胁肋部、四肢部。掌根揉法适用于腰背部、腹部及四肢部。

◆ **提醒**：揉法在儿科推拿中应用较广，应重点记忆。

## 三、按法

**以掌根或拇指置于治疗部位上，逐渐向下用力按压的手法，按而留之或一压一放地持续进行，称为“按法”**。根据着力部位不同分为指按法和掌按法。

1. 操作

（1）指按法

1）拇指按法：**拇指伸直，其余四指握空拳，食指中节桡侧轻贴拇指指间关节掌侧，起支持作用，以协同助力**。用拇指罗纹面或指端着力，吸定在患儿治疗穴位上，垂直用力，向下按压，持续一定的时间，按而留之，然后放松，再逐渐用力向下按压，如此一压一放反复操作。

2）中指按法：中指指间关节、掌指关节略屈，稍悬腕，用中指指端或罗纹面着力，吸定在患儿需要治疗的穴位上，垂直用力，向下按压。余同拇指按法。

（2）掌按法：腕关节背伸，五指放松伸直，用掌面或掌根着力，附着在患儿需要治疗的部位上，垂直用力，向下按压，并持续一定的时间，按而留之。余同拇指按法。

2. 动作要领

（1）操作时，按压的方向要垂直向下用力。

（2）按压时，应逐渐用力。

（3）按压时着力部位要紧贴患儿体表的部位或穴位上，不能移动。

3. 要求及注意事项 施用本法时，要根据治疗部位，选择着力部位。操作时，切忌用迅猛的暴力，以免造成组织损伤。一般在按法结束时，不宜突然撤力，而应逐渐减轻按压的力量。

4. 临床应用 本法常与其他手法配合应用，如按揉、按摩。**指按法适用于全身各部的经络和穴位，掌按法适用于面积大而又较为平坦的部位，如胸腹部、腰背部等。**

## 四、摩法

以食指、中指、无名指、小指的指面或掌面着力，附着在患儿体表一定的部位或穴位上，做环形而有节律的抚摩运动，称为“摩法”，分为指摩法与掌摩法两种。

1. 操作

（1）掌摩法：**指掌自然伸直，腕关节微背伸，用掌面着力，附着在患儿体表一定部位上，腕关节放松，前臂主动运动，通过腕关节连同着力部位做顺时针或逆时针方向的环形摩动**。以掌置于腹部，做环形而有节律的抚摩，称“摩腹”。在摩腹时，常按如下顺序进行：胃脘部—上腹—脐—小腹—右下腹—右上腹—左上腹—左下腹。

（2）指摩法：以食指、中指、无名指、小指指面附着在治疗部位上，做环形而有节律的抚摩。操作时前臂主动运动，通过腕关节做顺时针或逆时针方向的环形摩动。本法用于面部、胸部或某些穴位。

2. 动作要领

（1）上肢及腕掌放松，轻放于治疗部位。

（2）**前臂带动腕及着力部位做环旋活动**。

（3）动作要缓和协调。

（4）用力宜轻不宜重，速度宜缓不宜急。

3. 要求及注意事项 同成人推拿手法中的摩法。操作时注意摩动的速度不宜过快，也不宜过慢；压力不宜过轻，也不宜过重。此手法用于小儿时注意保护皮肤，以免损伤患儿皮肤。

4. 临床应用 **主要用于腹部，能调理胃肠功能。顺时针作用于腹部有通便作用；逆时针作用于腹部则有涩肠作用**。

## 五、掐法

以拇指爪甲切掐患儿的穴位或部位的一种手法，称为“掐法”，又称“切法”“爪法”。本法刺激性强，力量集中，有以指代针之意，所以也称为“指针法”，可用于急救昏厥的患者。

1. 操作

（1）双手掐法：以两手的拇食指相对用力，挤压治疗部位。

（2）单手掐法：以单手拇指指端掐按人体的穴位，如掐人中。

2. 动作要领 **操作时，应垂直用力切掐，可持续用力，也可间歇性用力以增强刺激，取穴宜准。用力要稳、准，刺激量要大**。

3. 要求及注意事项 掐法是强刺激手法之一，不宜反复长时间应用，更不能掐破皮肤。掐后常继用揉法，以缓和刺激，减轻局部的疼痛或不适感。注意保护皮肤，防止刺破皮肤。掐法多放在治疗的最后操作。

4. 临床应用 适用于头面部和手足部的穴位，可疏通经络，用于急救、止痛、肢体麻木、腱鞘囊肿。

## 六、捏脊法

以单手或双手的拇指与食指、中指两指或拇指与四指的指面做对称性着力，夹持住患儿的肌肤或肢体，相对用力挤压并一紧一松逐渐移动者，称为“捏法”。小儿推拿主要用于脊柱，故又称“捏脊法”。

1. 操作

（1）**二指捏：医生两手略尺偏，两手食指中节桡侧横抵于皮肤，拇指置于食指前方的皮肤处。两手指共同捏拿肌肤，边捏边交替捻动向前。**

（2）三指捏：医生两手略背伸，两手拇指桡侧横抵于皮肤，食指、中指置于拇指前方的皮肤处。三手指共同捏拿肌肤，边捏边交替捻动向前。

2. 动作要领

（1）向前推进移动时，须做直线移动，不可歪斜。

（2）捏拿肌肤松紧要适宜。

3. 要求及注意事项

（1）肩、肘关节要放松，腕、指关节的活动要灵活、协调。

（2）操作时既要有节律性，又要有连贯性。

（3）操作时间的长短和手法强度的轻重及挤捏面积的大小要适中，用力要均匀。

（4）**捏脊时要用指面着力，不能以指端着力挤捏，更不能将肌肤拧转，或用指甲掐压肌肤，否则容易产生疼痛**。

（5）捏拿肌肤不可过度，捏拿肌肤过多，则动作呆滞不易向前推进；过少则易滑脱。用力过重也易导致疼痛，过轻又不易得气。

（6）捏法靠慢功奏效，不可急于求成。

◆ **提醒**：*捏脊法重点掌握操作及注意事项。*

4. 临床应用

（1）本法能很好地调节脏腑的生理功能，特别是对胃肠功能有很好的调节作用。捏法作用于背部督脉则称为“捏脊”或“捏积”。捏脊不仅可用于儿童，而且也可用于成人，有调理胃肠功能、促进消化吸收、提高人体抵抗力的作用，并对失眠有一定效果。

（2）捏脊方向一般为自下而上，从臀裂龟尾至颈部大椎穴。一般捏 3~5 遍，以皮肤微微发红为度。在捏最后一遍时，常常捏三下，向上提一次，称为“捏三提一”，目的在于加大刺激量。除捏督脉以外，还可捏两侧足太阳膀胱经。

## 七、运法

以拇指罗纹面或食指、中指的罗纹面在患儿体表做环形或弧形移动，称为“运法”。

1. 操作　医生以一手托握住患儿手臂，使被操作的部位或穴位平坦向上，另一手以拇指或食指、中指的罗纹面着力，轻附着在治疗部位或穴位上，做由此穴向彼穴的弧形运动，或在穴周做周而复始的环形运动，频率为每分钟 60~120 次。

2. 动作要领

（1）操作时，医生着力部位要轻贴体表。

（2）用力宜轻不宜重，作用力仅达皮表，只在皮肤表面运动，不带动皮下组织。

（3）操作频率宜缓不宜急。

3. 要求及注意事项

（1）操作时一般可配合使用润滑剂作为介质，以保护患儿皮肤。

（2）**运法的操作较推法和摩法轻而缓慢，幅度较旋推法为大**。

（3）运法的方向常与补泻有关，操作时应视病情需要而选用。

4. 临床应用　多用于弧线形穴位或圆形面状穴位。具有清热除烦、宽胸理气的作用，如运内八卦。

## 八、捣法

1. 操作　患儿坐位。医生以一手握持住患儿食指、中指、无名指、小指四指，使手掌向上，用另一手的中指指端或食指、中指屈曲后的第 1 指间关节突起部着力，其他手指屈曲相握，前臂主动运动，通过腕关节的屈伸运动，带动着力部位做有节奏的叩击，5~20 次即可。

2. 动作要领

（1）前臂为动力源，腕关节放松。

（2）捣击时取穴要准确，发力要稳，而且要有弹性。

3. 要求及注意事项

（1）操作时要以前臂为主动用力，不要用暴力。

（2）操作前要将指甲修剪圆钝、平整，以免损伤患儿肌肤。

4. 临床应用　**适用于手部小天心穴及承浆穴。**

## 九、黄蜂入洞

1. 操作　医者以左手扶患儿头部，右手食、中两指在患儿鼻孔下缘处揉 20~30 次。

2. 动作要领

（1）双手相对用力。

（2）以腕关节带动食、中两指做反复揉动。

3. 要求及注意事项　以食、中两指的罗纹面或指端着力，手指尽量伸直，不宜用指甲部位进行操作，以免损伤患儿皮肤。

4. 临床应用　**本法可发汗，通鼻窍，祛风寒；主要用于治疗外感风寒、发热无汗、急慢性鼻炎、鼻塞流涕、呼吸不畅等病证。**

## 十、揉耳摇头

1. 操作　医者以两手拇、食指分别揉捏小儿双侧耳垂，然后用掌心捧住小儿头部轻轻摇动，揉耳垂 20~30 次，摇小儿头部 10~20 次。

2. 动作要领

（1）揉捏耳垂时以两手拇、食指的罗纹面着力。

（2）摇小儿头时动作协调，操作频率缓慢。

3. 要求及注意事项　**摇动小儿头部时，不可用暴力或蛮力，力度轻柔，频率较慢，以每分钟操作 10~20 次为宜。**

4. 临床应用　本法可开关镇惊，调和气血；用于治疗惊风。

## 十一、双凤展翅

1. 操作　医者用两手食、中指夹持住患儿两耳，向上提数次后，再用一手或两手拇指端按掐眉心、太阳、听会、人中、承浆、颊车各穴，每穴按、掐各 3 次。

2. 动作要领

（1）食中指相对用力，夹持住患儿耳郭位置。

（2）在每个穴位上宜先掐后按，以免带来不适。

3. 要求及注意事项　本法操作涉及七个部位及穴位，手法运用到提、掐、按等法，操作时要按程序进行。

4. 临床应用　本法可祛风散寒，化痰止咳；主要用于外感风寒、咳嗽多痰等症。

## 十二、苍龙摆尾

1. 操作　**医者以左手托患儿肘部，右手自总筋至肘部来回搓揉，再握住患儿食、中、无名、小指，并上提，左右摆动使患儿腕关节如摆尾之状。**

2. 动作要领

（1）以拇、食、中三指或掌心托住患儿肘尖。

（2）握住患儿四指后，微微上提，左右摆动的幅度为 10°~15°，频率较快。

3. 要求及注意事项　按手法要求的程序进行操作。

4. 临床应用　本法可退热、开胸、通便；用于治疗胸闷发热、烦躁不安、大便秘结等病证。

## 十三、飞经走气

1. 操作　**医者先以右手握住患儿四指，再用左手拇指与四指相对用力，从曲池起一捏一松至总经穴处数**

**次**，然后医者再以拇、中两指相对用力分别按住患儿阴池、阳池两穴不动，最后医者以右手手掌推动患儿四指一握一伸，连续 20~30 次。

2. 动作要领

（1）医者左手拇指与四指相对用力，从曲池起一捏一松，手法类似于捏法，但移动速度较快。

（2）医者右手手掌推动患儿四指一握一伸，握时将患儿手握拳并握于医者手中，伸时医者手指亦随患儿伸展。

3. 要求及注意事项　注意按手法操作的程序进行。

4. 临床应用　**本法能行一身之气，清肺化痰；主治外感，咳嗽痰鸣。**

## 十四、二龙戏珠

1. 操作　医者以左手持患儿之手，使其掌心向上，前臂伸直，医者以右手食中二指指面，自患儿总经穴处，分别向前点按，一起一伏，直至曲池穴，为一次。一般操作 20~30 次。

2. 动作要领　**医者右手向前点按时手指灵活有节奏，沿前臂中线进行操作。**

3. 要求及注意事项　注意按手法操作的程序进行。

4. 临床应用　本法可退热、镇惊；主治小儿惊惕不安、惊风等证。

## 十五、凤凰展翅

1. 操作　医者以两手食、中二指固定患儿之腕部，同时以拇指掐患儿之精宁、威灵，并上下摇动腕关节使其屈曲与背伸，如凤凰展翅之状 20~50 次。

2. 动作要领

（1）患儿掌心向下，医者以食、中二指夹持住患儿手腕部。

（2）摇动腕关节时幅度为屈曲 90°、背伸 30°。

3. 要求及注意事项　注意按手法操作的程序进行。

4. 临床应用　本法可救暴亡，定喘息；主治痰食积聚、气吼痰喘、惊风等证。

## 十六、赤凤点头

1. 操作　医者左手托患儿之肘，右手捏中指上下摇之，如赤凤点头之状，摇 20~30 次。

2. 动作要领　**医者右手通常以食、中两指夹持住患儿中指指端处，使患儿其余手指放松。**

3. 要求及注意事项　注意按手法操作的程序进行。

4. 临床应用　本法可消鼓胀，定喘息，通关顺气，补血宁心；主治上肢麻木，心悸，胸满胀痛，气喘等证。

## 十七、水底捞明月

1. 操作　**医者以左手持患儿四指，右手食、中指固定患儿拇指，然后医者以拇指自患儿小指尖推至小天心，再转入内劳宫为一次，推 30~50 次。**

2. 动作要领　推法操作时力度适中，频率较直推法为慢，以每分钟 20~30 次为宜。

3. 要求及注意事项　注意按手法操作的程序进行。

4. 临床应用　**本法性寒凉，为退热要法；用于治疗高热神昏，热入营血，烦躁不安，便秘等实热证。**

## 十八、打马过天河

1. 操作　**医者以左手捏住患儿四指，将掌心向上，用另一手拇指罗纹面运内劳宫穴，然后屈患儿四指向上，以左手握住，再以食、中指的指面自内关、间使、循天河水向上一起一落打至洪池为一次，操作 10~20 次。**

2. 动作要领

（1）运法操作时力度轻，频率缓。

（2）以食、中二指的指面进行打法，动作灵活不呆滞，频率适中。

3. 要求及注意事项 按手法具体要求的步骤进行操作。

4. 临床应用 本法可清热通络，行气活血；用于高热烦躁，神昏抽搐，上肢麻木等实热病证。

## 十九、开璇玑

1. 操作 **医者先用两手拇指自患儿璇玑穴处，沿胸肋自上而下分推至季肋部，再从胸骨下端鸠尾穴，向下直推至脐，然后由脐向左、右推摩患儿腹部**，最后从脐直推至小腹部，操作50~100次。

2. 动作要领 推法操作时动作轻快，着实平稳，连贯均匀。

3. 要求及注意事项

（1）可选用介质，以免损伤皮肤。

（2）本法自上而下操作，按具体要求有序进行。

4. 临床应用 **本法可宣通气机，消食化痰；用于内寒束肺，食积不化引起的咳嗽气促，胸腹胀，腹痛，呕吐，外感发热，抽搐等症。**

## 二十、按弦搓摩

1. 操作 患儿抱坐于父母怀中，背对医者，较大的小儿最好令其两手交叉置于头部，医者以两手用搓法自患儿两肋搓摩至肚角穴，一般操作50~100次。

2. 动作要领 操作时紧搓慢移，自上而下操作。

3. 要求及注意事项 可适当选用介质，以免损伤患儿皮肤。

4. 临床应用 本法可顺气化痰，开积聚；用于积痰积滞引起的咳嗽气急，胸闷痰喘，积聚等病证。

## 二十一、揉龟尾并擦七节骨

1. 操作 患儿仰卧，医者一手揉脐，另一手揉龟尾，揉毕令患儿俯卧，自龟尾擦至七节骨为补，反之为泻，操作40~50次。

2. 动作要领 擦法操作频率较快，以局部发热发红为度。

3. 要求及注意事项 按手法操作的具体程序进行。

4. 临床应用 本法可止泻，止痢，托肛；用于泄泻、痢疾、便秘、脱肛等症。

## 二十二、总收法

1. 操作 医者以左手中指掐按患儿肩井穴，再以右手拇、食、中三指握住患儿食指和无名指，直摇患儿上肢，摇20~30次。

2. 动作要领

（1）右手稍向外用力，使患儿手臂保持伸直。

（2）沿患儿肩关节进行摇动，摇动幅度不宜过大。

3. 要求及注意事项 注意按手法操作的程序进行。

4. 临床应用 **本法能通行一身之气血，诸症推毕，均宜此法收之；用于小儿推拿结束手法。**

# 下篇 临 床 篇

## 第七章 常见急症

### 第一单元 晕 厥

知识点概要

**一、概述**

晕厥是指突发而短暂的意识丧失、四肢厥冷。轻者昏厥时间较短，数秒至数分钟后恢复清醒；重者昏厥时间较长，但苏醒后无明显后遗症。

**二、辨证**

1. 诊断要点 **自觉头晕乏力，眼前发黑**，泛泛欲吐，继则突然昏倒不省人事。

2. 辨证要点

(1) 实证：突然昏仆，不省人事，呼吸急促，牙关紧闭，面赤息粗，肢痉握拳，脉伏或沉弦者。

(2) 虚证：昏仆，面色苍白，汗出肢冷，气短息微，舌淡，脉细弱无力者。

◆ **提醒**：晕厥苏醒后无明显后遗症。

**三、治疗**

1. 体针疗法

【治法】**苏厥醒神**。以督脉及手厥阴经穴为主。

【主穴】水沟、百会、中冲、涌泉。

【配穴】**实证配合谷、太冲**。虚证配关元、足三里。

【操作】实证只针不灸，用泻法，或百会、中冲点刺出血；虚证针灸并用，用补法，重灸百会、涌泉、关元。

【方义】**水沟、百会均属督脉穴**，督脉入脑上巅，二穴为醒脑苏厥开窍的要穴。心主神明，足少阴肾经络于心，中冲、涌泉分别为心包经、肾经井穴，取之能调阴阳经气之逆乱，治疗晕厥醒神开窍以救急。

2. 三棱针疗法 取十二井穴或十宣。用三棱针点刺出血数滴。适用于实证。

3. 耳针疗法 取心、皮质下、神门、肾上腺、交感。每次选 2~3 穴，实证用强刺激，虚证用弱刺激。

### 第二单元 虚 脱

知识点概要

**一、概述**

虚脱是以突然面色苍白，大汗淋漓，四肢逆冷，表情淡漠，或烦躁不安，甚则昏迷，二便失禁，脉微欲绝，血压下降为主要特征的危重证候。属于中医的“脱证”范畴。虚脱常见于现代医学各种原因引起的休克。

### 二、辨证

1. 诊断要点 **面色苍白，汗出淋漓，神情迟钝，四肢逆冷**，少尿或二便失禁，甚则昏迷，或烦躁不安，血压下降，脉微欲绝。

2. 辨证要点

（1）亡阳：兼见呼吸微弱，冷汗淋漓，神情淡漠，口唇紫绀，舌淡胖润，脉微欲绝。

（2）亡阴：兼见神情恍惚，或烦躁不安，气促息弱，口渴，唇舌干红，脉细数无力。

（3）阴阳俱脱：若病情恶化，出现神志昏迷，目张口开，瞳仁散大，喉中痰鸣，气少息促，汗出如油，舌卷囊缩，手撒，周身俱冷，二便失禁，脉微欲绝。

### 三、治疗

1. 体针疗法

【治法】**回阳固脱，苏厥救逆**。以督脉、任脉及手厥阴经穴为主。

【主穴】**素髎、水沟、神阙、关元、内关**。

【配穴】亡阳配气海、足三里。亡阴配太溪、涌泉。神志昏迷配中冲、涌泉。汗出多配合谷、复溜。汗出肢冷配大椎、命门、三阴交。

【操作】素髎、水沟用毫针强刺激，泻法；内关用补法；神阙、关元重灸；中冲、涌泉用点刺法；余穴常规针刺，补法。

【方义】任脉维系一身之阴，督脉总督一身之阳，取任、督脉经穴为主，可调节阴阳，以防离决。素髎属督脉穴，有升阳救逆，开窍醒神之功，急刺可使血压回升；水沟为苏厥救逆之要穴。神阙、关元属于任脉，重灸有回阳固脱复脉的作用。内关属心包经穴，可调补心气，助气血之运行以养神窍。三穴合用，回阳固脱。

> ◆ **提醒**：*晕厥治法以回阳固脱，苏厥救逆为主。*

2. 艾灸疗法 **取百会、神阙、关元、气海、足三里**，用艾条温和灸 30~60 分钟，至神醒脉复；或重灸“五心”穴（百会、双劳宫、双涌泉），至神醒脉复。

3. 耳针疗法 取肾上腺、心、皮质下、枕、神门。毫针刺，中等刺激强度。

## 第三单元 高　热

### 知识点概要

### 一、概述

凡体温超过 39℃以上即称为“高热”，是临床常见急证之一。临床许多疾病过程中都可出现高热，如常见于现代医学的急性感染性疾病、急性传染病、急慢性过敏性疾病、风湿热、结缔组织病、部分恶性肿瘤、严重灼伤、中暑和阿托品中毒等疾病。

### 二、辨证

1. 诊断要点 **体温升高，超过 39℃**。具有发病急，病程短，口干渴，小便黄，脉洪大而数的特点。

2. 辨证要点

（1）热在肺卫：**发热恶寒，头痛，咽喉疼痛**，鼻塞流涕，咳嗽，痰黄而稠，口渴喜饮，小便黄，舌红，苔黄，脉浮数。

（2）气分热盛：**高热汗出，烦渴引饮**，腹痛拒按，大便秘结，尿黄赤而少，舌红，苔黄，脉洪数。

（3）热入营血：**高热夜甚，烦躁不安**，甚则出现神昏谵语，抽搐，或斑疹隐隐，或吐血、便血、尿血或衄血，舌红绛而干，脉细数。

◆ **提醒**：高热为许多疾病过程中均可出现的症状，体温升高超过39℃。

### 三、治疗

1. 体针疗法

【治法】**清热泻火**。以督脉、手阳明经穴及井穴为主。

【主穴】大椎、十二井或十宣、曲池、合谷。

【配穴】热在肺卫配鱼际、外关。气分热盛配内庭。热入营血配曲泽、委中。抽搐配太冲、阳陵泉。神昏配水沟、内关。

【操作】毫针泻法。大椎刺络拔罐放血，十二井穴、十宣、曲泽、委中点刺出血。

【方义】大椎属督脉，为诸阳之会，总督一身之阳，刺之能宣散一身阳热之气；十二井、十宣穴皆在四末，为阴阳经交接之处，既能解表清热泻火，又能凉血解毒宁神，平衡阴阳；曲池、合谷分别为手阳明经合穴、原穴，两穴相配，既可宣肺解表，又可清泻阳明实热。

2. 耳针疗法　取耳尖、耳背静脉、肾上腺、神门。耳尖、耳背静脉用三棱针点刺出血，余穴毫针浅刺，强刺激。

3. 刮痧疗法　选脊柱两侧和背俞穴，用特制刮痧板或瓷汤匙蘸食油或清水，刮脊柱两侧和背俞穴，刮至皮肤出现红紫色为度。

4. 穴位注射疗法　取曲池、风门、肺俞、足三里。选用柴胡注射液或银黄注射液或鱼腥草注射液，每次每穴注射1~2ml。

# 第四单元　抽　搐

## 知识点概要

### 一、病因

抽搐常与感受六淫疫毒、暴怒、头部外伤、药物中毒、失血伤津等因素有关。

### 二、病位

本病病位在脑，累及肝。

### 三、临床表现

主要表现为**四肢抽动，甚者伴有意识丧失**，或伴有口噤不开，项背强直，角弓反张。

### 四、辨证

（1）外感抽搐多为实，内伤抽搐多为虚；抽搐有力者为实，抽搐无力者为虚。

（2）**起病急骤，四肢抽搐，颈项强直，口噤不开，角弓反张**，舌红苔黄，脉洪数者为热极生风；兼壮热烦躁，昏迷惊厥，喉间痰鸣，舌红，苔厚腻，脉滑数者为痰热化风；手足搐搦，兼露睛，脉细无力者为血虚生风。

◆ **提醒**：抽搐的主要症状为四肢抽动。

### 五、治疗

1. 体针疗法

【治法】以息风止痉、清热开窍为主，取督脉经穴为主。

【主穴】**水沟、合谷、太冲、阳陵泉。**

【配穴】热极生风配曲池、大椎、中冲；痰热化风配内关、丰隆；血虚生风配血海、足三里。神昏不醒配十宣、涌泉。

【操作】**毫针泻法。**大椎刺络拔罐，少商、十宣、中冲可点刺出血。

【方义】督脉为病脊强反折，水沟属督脉，可醒脑开窍，调神导气，为止抽搐要穴；合谷、太冲相配，为"开四关"，是息风定惊的首选穴；"诸风掉眩，皆属于肝"，阳陵泉为足少阳合穴，又为筋会，可镇肝息风、缓解痉挛。

2. 推拿疗法　适于小儿急惊风。急则治其标，先以开窍镇惊，然后予以清热、导痰、消食以治其本。

【处方】掐人中、掐老龙、掐十宣、掐威灵、拿肩井、拿仆参、拿合谷、拿曲池、拿百虫、拿承山、拿委中。以上穴位可选择应用。

【加减】肝风内动加拿风池、推天柱骨、推脊以息风止痉；痰湿内阻加清肺经，推揉膻中、揉天突、揉中脘、揉肺俞清热导痰；乳食积滞加补脾经、清大肠、揉板门、揉天枢、推下七节骨以消积理气。

【方义】补脾经、补肾经、揉中脘、摩腹、揉足三里、捏脊健脾和胃，培补元气；清肝经、按揉百会、拿曲池平肝息风，止抽搐。

# 第五单元　内 脏 绞 痛

## 知识点概要

### 一、心绞痛

1. 概述　心绞痛是冠心病的主要症状，是指因冠状动脉供血不足，心肌急剧地、暂时性缺血与缺氧所引起的以胸痛为突出表现的综合征。属于中医学"胸痹""厥心痛""真心痛""心痛"等范畴。

2. 临床表现　以**突发胸闷、胸骨下部后方或左胸心前区压榨性、闷胀性或窒息性疼痛**，或心痛如绞，甚至心痛彻背，伴心悸、表情焦虑、出汗、气短、喘息不得卧等为主症。疼痛可放射到左肩、左上肢前内侧及无名指和小指，持续时间一般1~15分钟不等。

3. 辨证

（1）气滞血瘀证：**胸闷，心区刺痛，痛处固定**，入夜更甚，喘不得卧，汗出，面色晦暗，唇甲青紫，舌紫暗或有瘀斑，脉涩或结代者。

（2）寒邪凝滞证：**心痛彻背，喘不得卧，遇寒痛剧**，得热痛减，面色苍白，四肢不温，舌淡红，苔薄白，脉弦紧或沉迟者。

（3）痰湿闭阻证：**心区窒息性疼痛，或心痛彻背，喘不得卧**，形体肥胖，肢体沉重，纳呆脘胀，痰多，口黏乏味，舌紫暗，苔浊腻，脉沉滑者。

（4）阳气虚衰：胸闷气短，甚至心痛彻背，心悸汗出，喘不得卧，形寒肢厥，腰酸乏力，或虚烦不寐，面色淡白，唇甲青紫或淡白，舌淡红有齿痕，苔薄润或白滑。脉沉细或沉微欲绝者。

4. 治疗

（1）体针疗法

【治法】**行气通阳，活血止痛。**以手厥阴、手少阴经穴为主。

【主穴】内关、郄门、阴郄、膻中、心俞、厥阴俞。

【配穴】气滞血瘀配血海、太冲。寒邪凝滞配神阙、关元。痰湿闭阻配中脘、丰隆。阳气虚衰配心俞、至阳。

【操作】膻中向下平刺，以有麻胀感为度，余穴常规针刺，泻法。寒邪凝滞、阳气虚衰者宜用灸法。

【方义】内关为手厥阴心包经络穴及八脉交会穴之一，可宽胸理气，活血通络，为治疗心绞痛的特效穴。郄门、阴郄分别是手厥阴心包经和手少阴心经的郄穴，功善行气化瘀，缓急止痛。膻中为心包之募穴，又为八会穴之气会，善调胸中气机，取之可行气通阳，化瘀止痛。心俞、厥阴俞分别为心和心包之背俞穴，根据脏病多取背俞的原则，取之以调理心气、通络活血，为治疗心绞痛的特效穴。另厥阴俞配膻中为俞募配穴，前后相通，散瘀滞，通心脉，疏调气机。

◆ **提醒：**心绞痛治疗以手厥阴、手少阴经穴为主。

2. 耳针疗法　取心、神门、交感、皮质下、内分泌。每次选 3~4 穴，强刺激，动留针 30~60 分钟。或用压丸法。

3. 穴位注射疗法　取**内关**、**郄门**、**心俞**、**厥阴俞**、**足三里**等穴。每次选 2 穴，用复方丹参注射液或川芎嗪注射液，每穴 1~2ml。

## 二、胆绞痛

1. 概述　胆绞痛是以右上腹胁肋区绞痛、阵发性加剧或痛无休止为主要特征的一种临床常见急腹症，属于中医学“胁痛”的范畴。多见于现代医学的各种胆道疾患如胆囊炎、胆管炎、胆石症、胆道蛔虫病等。

2. 临床表现　以突发性右上腹剧痛、持续性绞痛、阵发性加剧为主要症状。疼痛部位拒按，并向右肩背部放射。

3. 辨证

（1）肝胆气滞证：若胆绞痛因情志波动而发作，并伴见胸闷，嗳气，纳差，恶心呕吐，心烦易怒，舌苔薄白，脉弦紧者。

（2）肝胆湿热证：右上腹绞痛并伴见寒战发热，冷汗淋漓，口苦咽干，恶心呕吐，甚者目黄，身黄，尿黄，便秘，舌苔黄腻，脉弦数者。

（3）蛔虫妄动证：若右上腹及剑突下钻顶样剧痛、拒按，辗转不安，常伴有寒战发热，恶心呕吐，吐蛔，纳差，舌苔薄白，脉弦紧。

4. 治疗

（1）体针疗法

【治法】**疏肝利胆，行气止痛**。取肝、胆的俞募穴及胆腑下合穴为主。

【主穴】阳陵泉、胆囊穴、胆俞、肝俞、日月、期门。

【配穴】肝胆气配太冲、侠溪。肝胆湿热配三阴交、阴陵泉。蛔虫妄动配百虫窝、迎香透四白。发热寒战配大椎、曲池。恶心呕吐配内关、足三里。黄疸配至阳、阴陵泉。

【操作】日月、期门沿肋间隙由内向外斜刺或平刺；肝俞、胆俞向下或朝脊柱方向斜刺，勿深刺，以免刺伤内脏；余穴常规针刺，宜强刺激，泻法，久留针（可根据病情留针 1~2 小时），间歇行针以保持较强的针感。每日 2 次。

【方义】阳陵泉为胆之下合穴，“合治内腑”，胆腑有疾，当为首选，疏利肝胆，行气止痛；胆囊穴为治疗胆腑疾病的经验穴。胆俞配日月、肝俞配期门为俞募配穴，可调理肝胆气机，通腑止痛。

（2）耳针疗法：取胰胆、肝、直肠、十二指肠、腹、胸、神门、交感、胃、脾。每次选 3~4 穴，毫针强刺激，动留针 30 分钟。或用压丸法。

（3）电针疗法：在针刺的基础上，选腹部、下肢穴接电针，用连续波、快频率、强刺激，每次 30~60 分钟，每日 1 次。

（4）穴位注射疗法：取右上腹部的压痛点、日月、期门、阳陵泉、胆囊穴。用 654-2 注射液，每穴注入 0.5~1ml，每日 1 次。

## 三、肾绞痛

1. 概述　肾绞痛以阵发性剧烈腰部或侧腹部绞痛为主要特征。本病属中医学的“腰痛”“石淋”“砂淋”“血淋”等范畴。

2. 临床表现　以突发性腰部剧烈绞痛，牵引小腹，并向髂窝、会阴、阴囊及大腿内侧放射，或排尿困难或尿流突然中断，尿道剧烈刺痛、涩痛，有血尿，伴肾区叩击痛为主要临床症状。痛剧而久者，可见面色苍白，恶心呕吐，冷汗淋漓，甚则昏厥。

3. 辨证

（1）下焦湿热证：**小便黄赤混浊或尿血，或有砂石排出**，滴沥不畅，舌红，苔黄腻，脉弦滑而数者。

（2）若排尿乏力，小便断续，甚则点滴而下，神疲少气，腰膝酸软，舌质淡，苔薄白或薄黄，脉弦紧者，为肾气不足证。

4. 治疗

（1）体针疗法

【治法】**清热利湿，通淋止痛**。取肾和膀胱的背俞穴、募穴为主。

【主穴】**京门、肾俞、中极、膀胱俞、三阴交**。

【配穴】下焦湿热配委阳、阴陵泉。肾气不足配命门、关元。恶心呕吐配内关、足三里。小便滴沥不畅配水分、水道。尿中砂石配次髎、水道。尿血配地机、血海。

【操作】中极、京门不可深刺，以防伤及内脏；余穴常规针刺，强刺激，动留针30~60分钟，使患者保持较强的针感。或用电针。

【方义】本病病位在肾与膀胱，京门、肾俞和中极、膀胱俞分别为肾与膀胱的俞、募穴，俞募相配，可助膀胱气化，清下焦湿热，通调肾与膀胱气机，达调气止痛之目的；三阴交穴是脾、肝、肾三经的交会穴，可疏肝行气，健脾化湿，益肾利尿，化瘀通滞。

（2）耳针疗法　取肾、膀胱、输尿管、神门、交感、皮质下、三焦。每次选3~4穴，针强刺激，留针30~60分钟。或用压丸法。

（3）电针疗法　在针刺的基础上，每次选2对穴，以连续波，快频率强刺激30~60分钟，以痛止为度。必要时可每日治疗2次。

（4）穴位注射疗法　取腰部压痛点、肾俞、膀胱俞、京门、中极、关元、三阴交、阴陵泉等。每次选3~4穴，分别选用5%~10%葡萄糖注射液、2%利多卡因、维生素注射液、注射用生理盐水、当归注射液等，每穴3~5ml（维生素$K_3$注射液每穴4mg），每日或隔日1次。

# 第六单元　痛　　经

## 知识点概要

### 一、病位

痛经病位在胞宫、冲任，与肝、肾关系密切。

### 二、病因病机

**外邪客于胞宫**，或情志不舒等导致气血滞于胞宫，冲任瘀阻，“不通则痛”，为实证；多种原因导致气血不足，冲任虚损，胞脉失于濡养，“不荣则痛”，为虚证。

### 三、辨证

| 临床表现 | 病证 |
|---|---|
| **经前或经期小腹胀痛拒按**，经血量少，行而不畅，血色紫暗有块，块下痛缓，伴有乳房胀痛，舌质紫暗或有瘀点，脉弦 | 气滞血瘀 |
| **小腹冷痛拒按**，得热痛减，量少色暗，面色青白，肢冷畏寒，舌暗苔白，脉沉紧 | 寒凝血瘀 |
| 小腹隐痛喜按，月经量少色淡，面色无华，舌淡，脉细无力 | 气血虚弱 |
| 经后小腹绵绵作痛，月经色暗量少，伴腰骶酸痛，头晕耳鸣，舌淡红苔薄，脉沉细 | 肾气亏损 |

### 四、治疗

1. 体针疗法

（1）实证

【治法】**散寒行气，通经止痛**。以足太阴经及任脉穴为主。

【主穴】三阴交、中极、次髎。

【配穴】气滞血瘀配太冲、阳陵泉。寒邪凝滞配归来、地机。腹胀配天枢、足三里。胁痛配支沟、阳陵泉。胸闷配膻中、内关。

【操作】毫针刺，用泻法。寒邪甚者可用艾灸。

【方义】三阴交为足三阴经之交会穴，可通经而止痛。中极为任脉穴位，可通调冲任之气，散寒行气。次髎为治疗痛经的经验穴。四穴合用，共奏行气活血、温经止痛之功。

（2）虚证

【治法】**调补气血，温养冲任**。以足太阴、足阳明经穴为主。

【主穴】气海、三阴交、足三里。

【配穴】气血亏虚配脾俞、胃俞。肝肾不足配太溪、肝俞、肾俞。头晕耳鸣加百会、悬钟。

【操作】毫针刺，用补法。可配合灸法。

【方义】气海为任脉穴，可温养冲任暖下焦。三阴交为肝、脾、肾三经之交会穴，可调理气血。足三里补益气血。

◆ **提醒**：痛经的病机为“不通则痛，不荣则痛”，治疗时应根据情况分别对待。

2. 耳针疗法　选子宫、内生殖器、交感、皮质下、内分泌、神门、肝、肾，每次选 2~4 穴，在所选的穴位处寻找敏感点，毫针刺，中等强度捻转数分钟，每次留针 20~30 分钟，每日或隔日 1 次。也可用揿针埋藏或王不留行籽贴压，每 3~5 日更换 1 次。

3. 皮肤针疗法　选下腹部任脉、肾经、脾经，腰骶部督脉、膀胱经、夹脊穴。消毒后，腹部从肚脐向下叩刺到耻骨联合，腰骶部从腰椎到骶椎，先上后下，先中央后两旁，以所叩部位出现潮红为度，每次叩刺 10~15 分钟，以痛止、腹部舒适为度。

4. 穴位注射疗法　选**三阴交**、**地机**、**足三里**、**归来**。每次选用 1~2 穴，选黄芪或当归、丹参等注射液，每穴注入药液 0.5~1ml。

5. 皮内针疗法　选气海、阿是穴、地机、三阴交。消毒穴位后，取揿钉形或麦粒形皮内针刺入，外用胶布固定，埋入 2 天后取出。

# 第七单元　牙　　痛

## 知识点概要

### 一、病因病机

牙痛常与外感风热、胃肠积热或肾气亏虚等因素有关，并因遇冷、热、酸、甜等刺激时发作或加重。

### 二、病位

病位在齿，肾主骨，齿为骨之余，手、足阳明经分别入下齿、上齿，故本病与胃、肾关系密切。外邪与内热等因素均可伤及龈肉，灼烁脉络，发为牙痛。

### 三、辨证

1. 风火牙痛　**起病急，牙痛甚而龈肿，伴形寒身热，脉浮数。**

2. 胃火牙痛　牙痛剧烈，齿龈红肿或出脓血，口臭，口渴，便秘，舌红，苔黄燥，脉洪数。

3. 虚火牙痛　起病较缓，牙痛隐作，时作时止，牙龈微红肿或见萎缩，齿浮动，舌红，少苔，脉细数。

## 四、治疗

【治法】针灸治疗以祛风泻火、通络止痛为主，取手、足阳明经穴为主。

【主穴】**合谷、颊车、下关**。

【配穴】风火牙痛配外关、风池；胃火牙痛配内庭、二间；虚火牙痛配太溪、行间。

【操作】毫针泻法，或平补平泻。循经远取可左右交叉刺，合谷持续行针 1~2 分钟。虚火牙痛者，太溪可用补法。

【方义】手足阳明经分入上下齿，合谷为手阳明经原穴，可清阳明之热，为治疗牙痛之要穴；颊车、下关属局部取穴，疏泄足阳明经气，消肿止痛。

◆ **提醒**：牙痛的治疗以针灸为主，应着重掌握其主穴和配穴。

# 第八章 中医内科学

## 第一单元 感 冒

### 知识点概要

#### 一、概述

感冒是感受触冒风邪，邪犯卫表而导致的常见外感疾病，以鼻塞、流涕、喷嚏、咳嗽、头痛、恶寒、发热、全身不适、脉浮为特征。四季均可发生，尤以春冬两季为多。在一个时期内广泛流行、病情类似者，称为“时行感冒”。

#### 二、病因病机

1. 病因 **外感六淫、时行病毒**。

2. 病机 卫表不和，肺失宣肃。病位在肺卫，主要在卫表。病理因素为六淫之邪。感冒的病理性质，常人多属实证，虚体感冒则属虚实夹杂。

#### 三、诊断和类证鉴别

1. 诊断要点

（1）临证以卫表及鼻咽症状为主，可见鼻塞、流涕、多嚏、咽痒、咽痛、周身酸楚不适、恶风或恶寒，或有发热等。若风邪夹暑、夹湿、夹燥，还可见相关症状。

（2）时行感冒多呈**流行性**，在同一时期发病人数剧增，且病证相似，**多突然起病，恶寒，发热（多为高热），周身酸痛，疲乏无力**，病情一般较普通感冒为重。

（3）病程一般3~7日，普通感冒多不传变，时行感冒少数可传变入里，变生它病。

◆ **提醒**：普通感冒与时行感冒的区别对感冒的治疗非常重要，应予以注意。

2. 与风温早期的鉴别

| 病名 | 相同点 | 不同点 |
|---|---|---|
| 感冒 | 风热感冒与风温初起相似 | 发热一般不高或不发热，病势轻，不传变，服解表药后，多能汗出热退，脉静身凉，病程短，预后良好 |
| 风温 | | 病势急，**寒战发热甚至高热**，汗出后热虽暂降，但脉数不静，身热旋即复起，咳嗽胸痛，头痛较剧，甚至出现神志昏迷、惊厥、谵妄等**传变入里**的证候 |

#### 四、辨证论治

1. 辨证要点

（1）鉴别普通感冒与时行感冒：参见诊断要点。

（2）辨感冒之虚实

| 分类 | 症状 |
|---|---|
| 实体感冒 | 一般以风寒、风热、暑湿症状为主，病程短，痊愈快 |
| 虚体感冒 | 病程长，常呈反复感邪、反复发病之势，同时兼有气、血、阴、阳虚损症状 |
| 气虚感冒 | 除感冒症状外，兼有平素神疲体弱、气短懒言、反复易感特征 |
| 阴虚感冒 | 除感冒症状外，兼有口干咽燥、干咳少痰、舌红少苔、脉细数等阴虚症状 |

（3）辨别风寒、风热、暑湿感冒

| 分类 | 症状 |
|---|---|
| 风寒感冒 | 恶寒重，发热轻，鼻涕、痰液清稀色白，咽不痛，脉浮紧 |
| 风热感冒 | 恶寒轻，发热重，鼻涕、痰液稠厚色黄，咽痛，脉浮数 |
| 暑湿感冒 | 发于夏季，以身热不扬，恶风少汗，头昏身重，胸闷纳呆，苔腻，脉濡 |

2. 治疗原则 解表达邪。风寒证治以辛温发汗；风热证治以辛凉清解；暑湿杂感者，又当清暑祛湿解表；虚体感冒则当扶正解表。

3. 证治分类

（1）风寒束表证

【主症】**恶寒重，发热轻，无汗，头痛，肢节酸痛，鼻塞声重，或鼻痒喷嚏，时流清涕，咽痒，咳嗽，痰稀薄色白，口不渴或渴喜热饮，舌苔薄白而润，脉浮或浮紧。**

【治法】**辛温解表。**

【方剂】**荆防达表汤或荆防败毒散加减。**

【加减】若表寒重，头身痛，憎寒发热，无汗者，配麻黄、桂枝；若表湿较重，肢体酸痛，头重头胀，身热不扬者，加羌活、独活，或用羌活胜湿汤。

（2）风热犯表证

【主症】身热较著，微恶风，汗出不畅，头胀痛，面赤，咳嗽，痰黏或黄，咽燥，或咽喉乳蛾红肿疼痛，鼻塞，流黄浊涕，口干欲饮，舌苔薄白微黄，舌边尖红，脉浮数。

【治法】辛凉解表。

【方剂】**银翘散或葱豉桔梗汤加减。**

【加减】若风热上壅，头胀痛较甚，加桑叶、菊花；时行感冒热毒较盛，壮热恶寒，头痛身痛，咽喉肿痛，咳嗽气粗，配大青叶、蒲公英、草河车；若风寒外束，入里化热，热为寒遏，烦热恶寒，少汗，咳嗽气急，痰稠，声哑，苔黄白相兼，可用石膏合麻黄。

（3）暑湿伤表证

【主症】身热，微恶风，汗少，肢体酸重或疼痛，头昏重胀痛，咳嗽痰黏，鼻流浊涕，心烦口渴，或口中黏腻，渴不多饮，胸闷脘痞，泛恶，腹胀，大便或溏，小便短赤，舌苔薄黄而腻，脉濡数。

【治法】清暑祛湿解表。

【方剂】**新加香薷饮加减。**

【加减】若暑热偏盛，可加黄连、山栀、黄芩、青蒿；湿困卫表，肢体酸重疼痛较甚，加豆卷、藿香、佩兰。

4. 气虚感冒、阴虚感冒的主症、治法和方剂

（1）气虚感冒

【主症】恶寒较甚，发热，无汗，头痛身楚，咳嗽，痰白，咳痰无力，平素神疲体弱，气短懒言，反复易感，舌淡苔白，脉浮而无力。

【治法】益气解表。

【方剂】**参苏饮加减。**

（2）阴虚感冒

【主症】**身热，微恶风寒，少汗，头昏，心烦，口干咽燥，干咳少痰，舌红少苔，脉细数。**

【治法】滋阴解表。

【方剂】**加减葳蕤汤化裁。**

## 五、其他疗法

1. 体针疗法

治法：祛风解表。以手太阴、手阳明经及督脉穴为主。

主穴：风池、大椎、太阳、列缺、合谷。

配穴：风寒感冒配风门、肺俞。风热感冒配曲池、尺泽。头痛配印堂、头维。鼻塞配迎香。体虚感冒配足三里。咽喉疼痛配少商。全身酸楚配身柱。夹湿者配阴陵泉。夹暑者配委中。

操作：主穴用毫针泻法。风寒感冒，大椎行灸法；风热感冒，大椎行刺络拔罐。

配穴：足三里用补法或平补平泻法或灸法，少商、委中用点刺出血法，余穴用泻法。

方义：感冒为外邪侵犯肺卫所致，太阴、阳明互为表里，故取手太阴、手阳明经列缺、合谷以祛邪解表。督脉主一身之阳气，温灸大椎可通阳散寒，刺络出血可清泻热邪。风池为足少阳经与阳维脉的交会穴，“阳维为病苦寒热”，故风池既可疏散风邪，又与太阳穴相配可清利头目。

2. 推拿疗法

治法：疏经通络，祛风解表为主。偏于风寒应温散寒邪，偏于风热应清热祛邪，夹湿除湿，夹暑祛暑，虚证则宜补益。

（1）基本治法

1）头面及项部操作：①取穴及部位：印堂、太阳、迎香、风池、攒竹、眼眶部、前额部。②主要手法：揉法、按法、推法、抹法、拿法。③操作方法：患者坐位，医生立于患者前侧。推印堂穴 8~10 遍；按揉双侧太阳、攒竹、迎香穴，每对穴位操作 0.5 分钟；用抹法在头颅两侧分别操作，每侧约 0.5~1 分钟。用分推法在前额、目眶上下及两侧鼻翼，反复推 5~8 遍。患者取坐位，医生立其体侧，用拇、食两指指面在风池穴上做拿法，再缓慢向下移动拿颈项两侧直至颈项根部，如此，由上自下反复 8~10 遍；从前发际开始到后发际处用五指拿法，反复 5~8 遍。

2）背部操作：①取穴及部位：大椎、肩井、背部膀胱经。②主要手法：按法、擦法、拿法、揉法。③操作方法：按揉双侧肺俞，每侧 1 分钟；擦大椎，擦背部膀胱经（重点擦大杼至膈俞部位），以透热为度；拿双侧肩井，稍用力，以酸胀为度。

3）上肢部操作：①取穴及部位：合谷、外关、鱼际、上肢伸侧。②主要手法：一指禅推法、按法、揉法、推法。③操作方法：一指禅推合谷、外关，按揉鱼际、外关，每穴 0.5~1 分钟；可用掌推法推抹上肢背侧手三阳经 2~3 分钟。

（2）辨证治疗

1）风寒型：①用按揉法在风府、风门两穴重点操作，每穴 2 分钟，使项背部有轻松感为度。②患者取俯卧位，医生位于患者右侧，用推法、擦法沿足太阳膀胱经背部两条侧线，操作 3~5 分钟，以透热为度。

2）风热型：①患者坐位，医生用一指禅推法沿督脉循行自印堂推至上星，反复操作 5 分钟。②用按揉法在百会、曲池穴操作 1~2 分钟。

3）暑湿型：①按揉法在心俞、脾俞、胃俞穴操作 2 分钟。②摩揉腹部 5 分钟，拿三阴交 1~2 分钟。

4）阳气不足型：①在肾俞、命门、足三里穴处按揉，每穴 2 分钟。②重按合谷、太阳、肺俞，捶打足三里。

3. 拔罐疗法

（1）风寒感冒：选大椎、身柱、大杼、肺俞，留罐 15 分钟起罐，或用闪罐法。

（2）风热感冒：选大椎、风门、身柱、肺俞，消毒后，用三棱针点刺，使其自然出血，待出血颜色转淡后，加火罐于穴位上，留罐 10 分钟后起罐。

4. 耳针疗法　选肺、内鼻、下屏尖、额。毫针刺，用中、强刺激。咽痛加咽喉、扁桃体，毫针刺。

5. 三棱针疗法　取耳尖、尺泽、太阳、关冲。每次选用 1~2 穴，点刺出血。适用于风热证。

## 六、预防

1. 生活调理　应慎起居，适寒温，在冬春之际尤当注意防寒保暖，盛夏亦不可贪凉露宿。注意锻炼，增强体质，以御外邪。常易患感冒者，可坚持每天按摩迎香穴，并服用调理防治方药。

2. 季节性预防用药要点

（1）冬春风寒当令季节，可服贯众汤（贯众、紫苏、荆芥各 10g，甘草 5g）。

（2）夏令暑湿当令季节，可服藿佩汤（藿香、佩兰各 5g，薄荷 1.5g，鲜者用量加倍）。

3. 时行感冒流行期间注意事项

（1）预防用药：可用贯众、板蓝根、生甘草煎服。

（2）注意防护：尽量少去人口密集的公共场所，防止交叉感染。

（3）室内消毒：室内可用食醋熏蒸，每立方米空间用食醋 5~10ml，加水 1~2 倍，加热熏蒸 2 小时，每日或隔日 1 次，作空气消毒，以预防传染。

# 第二单元　咳　嗽

## 知识点概要

## 一、概述

咳嗽是指肺失宣降，肺气上逆作声，或伴咯吐痰液而言。分别言之，有声无痰为咳，有痰无声为嗽，一般多为痰声并见，难以截然分开，故以咳嗽并称。

## 二、病因病机

1. 病因

（1）外因：六淫之邪，侵袭肺系。

（2）内因：脏腑功能失调，内邪干肺。

2. 病机

（1）基本病机：**邪犯于肺，肺气上逆**。病位在肺，与肝、脾有关，久则及肾。

（2）病理性质：外感咳嗽属于邪实，为六淫外邪犯肺，肺气壅遏不畅所致。内伤咳嗽，病理因素主要为“痰”与“火”，病理性质多为虚实夹杂。

## 三、辨证论治

1. 辨证要点

（1）辨外感内伤

| 分　类 | 症　　状 |
|---|---|
| 外感咳嗽 | **多为新病，起病急，病程短，常伴恶寒、发热、头痛等肺卫表证** |
| 内伤咳嗽 | **多为久病，常反复发作，病程长，可伴他脏见症** |

（2）辨证候虚实

| 分　类 | 症　　状 |
|---|---|
| 外感咳嗽 | 以风寒、风热、风燥为主，一般属邪实 |
| 内伤咳嗽 | 多为虚实夹杂，本虚标实，虚实之间尚有先后主次的不同，他脏有病而及肺者，多因实致虚，肺脏自病者，多因虚致实。详言之，痰湿、痰热、肝火多为邪实正虚；肺阴亏耗则属正虚，或虚中夹实。还应分清标本主次缓急 |

（3）辨咳嗽及咯痰特点：咳嗽一般从时间、节律、性质、声音以及加重因素鉴别，痰液从色、质、量、味等辨别。

◆ **提醒**：咳嗽的治疗应首辨外感内伤，其次辨证候虚实。

2. 治疗原则

（1）外感咳嗽：多为实证，应祛邪利肺，按病邪性质分风寒、风热、风燥论治。

（2）内伤咳嗽：多为邪实正虚。标实为主治以祛邪止咳；本虚为主治以扶正补虚。并按本虚标实的主次酌情兼顾。除直接治肺外，还应从整体出发，注意治脾、治肝、治肾等。

3. 证治分类

（1）风寒袭肺证

【主症】咽痒，咳嗽声重、气急，咳痰稀薄色白，鼻塞流清涕，头痛，肢体酸楚，或见恶寒发热无汗，舌苔薄白，脉浮或浮紧。

【治法】疏风散寒，宣肺止咳。

【方剂】**三拗汤合止嗽散加减**。

（2）风热犯肺证

【主症】咳嗽频剧，气粗或咳声嘶哑，喉燥咽痛，咳痰不爽，痰黏稠或黄，咳时汗出，常伴鼻流黄涕，口渴，头痛，全身酸楚，或见恶风、身热等表证，舌苔薄黄，脉浮数或浮滑。

【治法】疏风清热，宣肺止咳。

【方剂】**桑菊饮加减**。

（3）风燥伤肺证

【主症】**干咳，连声作呛，喉痒，咽喉干痛，唇鼻干燥，无痰或痰少而黏，不易咳出，或痰中带有血丝，口干，初起或伴鼻塞、头痛、微寒、身热等表证，舌质红干而少津，苔薄白或薄黄，脉浮数或小数。**

【治法】疏风清肺，润燥止咳。

【方剂】**桑杏汤加减**。

4. 痰湿蕴肺、肝火犯肺、肺阴亏耗等证的主症、治法和方剂

（1）痰湿蕴肺证

【主症】咳嗽反复发作，咳声重浊，痰黏腻，或稠厚成块，痰多易咳，早晨或食后咳甚痰多，进甘甜油腻物加重，胸闷脘痞，呕恶，食少，体倦，大便时溏，舌苔白腻，脉濡滑。

【治法】燥湿化痰，理气止咳。

【方剂】二陈平胃散合三子养亲汤加减。

（2）肝火犯肺证

【主症】**上气咳逆阵作，咳时面赤，咽干口苦，痰少质黏，或如絮条，咳之难出，胸胁胀痛，咳时引痛，症状可随情绪波动而增减，舌质红或舌边红，舌苔薄黄少津，脉弦数。**

【治法】清肺泻肝，顺气降火。

【方剂】**黛蛤散合加减泻白散加减**。

（3）肺阴亏耗证

【主症】干咳，咳声短促，痰少黏白，或痰中带血丝，或声音逐渐嘶哑，口干咽燥，或午后潮热，颧红，盗汗，日渐消瘦，神疲，舌质红少苔，脉细数。

【治法】**滋阴润肺，化痰止咳**。

【方剂】**沙参麦冬汤加减**。

## 四、其他疗法

1. 体针疗法

（1）外感咳嗽

治法：疏风解表，宣肺止咳。以手太阴、手阳明经穴为主。

主穴：天突、中府、肺俞、列缺、合谷。

配穴：风寒配风池、风门。风热配大椎、曲池。咽喉痛配少商放血。

操作：天突先直刺0.2寸，然后将针尖转向下方，紧靠胸骨后方刺入1~1.5寸，做小幅度提插，使胸部有针感后，立即出针，或将针上提0.5寸后，留针。余穴毫针泻法，风热可疾刺，风寒留针或针灸并用，或针后在背部腧穴拔火罐。

方义：天突为任脉穴，任脉入咽喉，针刺天突可疏导咽喉及肺系气血，达到降气止咳的治标目的。肺主皮毛，司一身之表，列缺为肺之络穴，散风祛邪，宣肺解表。选合谷与列缺，原络相配，加强宣肺解表的作用。取肺之背俞穴与募穴中府俞募相配，使肺气通调，清肃有权。

（2）内伤咳嗽

治法：肃肺理气，止咳化痰。以手足太阴经穴为主。

主穴：天突、肺俞、太渊、三阴交。

配穴：痰湿侵肺配阴陵泉、丰隆。肝火灼肺配行间、鱼际。肺阴亏虚配膏肓、太溪。咯血配孔最。

操作：天突操作同前，余主穴用毫针平补平泻法，或加用灸法。配穴按虚补实泻法操作。

方义：天突降气止咳以治标。内伤咳嗽，肺阴损耗，肺失清肃，取肺俞调理肺气，清肃之令自行。太渊为肺经原穴，本脏真气所注，取之肃理肺气。三阴交疏肝健脾，化痰止咳。

2. 推拿疗法　外感咳喘，多为实证，治以祛邪利肺，止咳化痰。内伤咳喘，多属邪实正虚，治以祛邪补虚，止咳化痰，标本兼顾。

（1）基本治法

1）胸背部操作：①取穴及部位：天突、膻中、中府、身柱、大杼、风门、肺俞、胁肋部、胸骨部。②主要手法：揉法、推法、一指禅推法。③操作方法：患者仰卧位，医生以中指揉天突、膻中、中府，每穴1分钟；再以两拇指由胸骨剑突沿肋弓分推两胁肋部5~10遍；患者俯卧位，用一指禅推法推身柱、大杼、风门、肺俞，每穴1分钟。

2）四肢部操作：①取穴及部位：尺泽、外关、列缺、太渊、合谷、上肢手太阴经行走部位。②主要手法：一指禅推法、推法、按法、揉法。③操作方法：坐位，医生先用一指禅推法推尺泽、太渊穴2~3分钟，然后按揉列缺、外关、合谷，每穴1~2分钟。

（2）辨证治疗

1）风寒咳嗽：①用拇指点按风池、风府两穴，每穴操作2~3分钟，以局部酸胀向周围扩散为宜。擦背部膀胱经，以透热为度。②拿肩井3分钟，使头部、胸部有轻快感觉为宜。

2）风热咳嗽：①用手掌小鱼际推、搓大椎、肺俞及背部压痛点各3分钟。②用按揉法在曲池、合谷两穴操作3分钟，使感应扩散到整个上肢。拿肩井2分钟。

3）痰湿咳嗽：①重点在手三里、丰隆两穴按揉，每穴3分钟。②用推、抹法施术于前胸与胁肋部2~3分钟，然后在章门穴按揉2分钟，以呼吸道通畅、咳出黏痰为度。

4）痰火咳嗽：①一指禅推法在天柱、肩井穴处操作各1分钟。②重按太冲、行间、三阴交，使酸胀感沿经脉向上扩散。

3. 穴位贴敷疗法　选肺俞、定喘、风门、膻中、丰隆，用白附子16%、洋金花48%、川椒33%、樟脑3%制成粉剂。将药粉少许置穴位上，用胶布贴敷，每3~4日更换1次，最好在三伏天应用。亦可用白芥子、甘遂、细辛、丁香、苍术、川芎等量研成细粉，加入基质，调成糊状，制成直径1cm圆饼，贴在穴位上，用胶布固定，每3天更换1次，5次为一疗程。

4. 穴位注射疗法　选定喘、大杼、风门、肺俞，用维生素$B_1$注射液等药物，每穴注入0.5~1.0ml。外感咳嗽者，每日或隔日1次，内伤咳嗽者，每周2次。

5. 耳针疗法　取肺、脾、肾、气管、神门、肾上腺、皮质下。每次选2~3穴，毫针刺，外感者用较强刺激，内伤者用弱刺激。也可用压丸法。

6. 拔罐疗法　取肺俞、大椎、风门、膏肓，留罐10~15分钟。多用于风寒束肺证。

## 五、预防和转归

1. 预防

（1）注意气候变化，防寒保暖，饮食不宜甘肥、辛辣及过咸，嗜酒及吸烟等不良习惯尤当戒除，避免刺激性气体伤肺。

（2）适当参加体育锻炼，以增强体质，提高抗病能力。

（3）平素易于感冒者，配合防感冒保健操，面部迎香穴按摩，夜间艾熏足三里。若有感冒应及时诊治。

2. 转归

（1）外感咳嗽如迁延失治，邪伤肺气，更易反复感邪，而致咳嗽屡作，肺脏益伤，逐渐转为内伤咳嗽。

（2）内伤咳嗽，肺脏有病，卫外不强，易受外邪引发或加重，在气候转冷时尤为明显。久则肺脏虚弱，阴伤气耗，由实转虚。

（3）外感咳嗽久则脾虚而致积湿生痰，转为内伤之痰湿咳嗽。燥伤肺津，久则肺阴亏耗，成为内伤阴虚肺燥之咳嗽，故有“燥咳每成痨”之说。

（4）痰湿咳嗽之部分老年患者，由于反复病久，肺脾两伤，可出现痰从寒化为饮，病延及肾的转归，表现为“寒饮伏肺”或“肺气虚寒”证候，成为痰饮咳喘。

（5）肺阴亏虚咳嗽，虽然初起轻微，但如延误失治，则往往逐渐加重，成为劳损。部分患者病情逐渐加重，甚至累及心，最终导致肺、脾、肾诸脏皆虚，痰浊、水饮、气滞、血瘀互结而演变成为肺胀。

# 第三单元　哮　病

## 知识点概要

### 一、概述

哮病是一种发作性的痰鸣气喘疾患。发时喉中有哮鸣声，呼吸气促困难，甚则喘息不能平卧。

### 二、病因病机

1. 病因　**外邪侵袭，饮食不当，体虚病后。**

2. 病机　病位主要在肺，与脾、肾关系密切。病理因素以痰为主。基本病理变化为“伏痰”遇感引触，痰随气升，气因痰阻，相互搏结，壅塞气道，肺管狭窄，通畅不利，肺气宣降失常，引动停积之痰，而致痰鸣如吼，气息喘促。

### 三、诊断和类证鉴别

1. 诊断要点

（1）呈反复发作性。常为突然发作，可见鼻痒、喷嚏、咳嗽、胸闷等先兆。喉中有明显哮鸣声，呼吸困难，不能平卧，甚至面色苍白，唇甲青紫，可于数分钟、数小时后缓解。

（2）平时可一如常人，或稍感疲劳、纳差。但病程日久，反复发作，导致正气亏虚，可常有轻度哮鸣，甚至在大发作时持续难平，出现喘脱。

（3）部分患者与先天禀赋有关，家族中可有哮病史。常因气候突变、环境因素、饮食不当、情志失调、劳累等诱发。

2. 哮病与喘证的鉴别　哮病和喘证都有呼吸急促、困难的表现。**哮必兼喘，但喘未必兼哮**。哮指声响言，**喉中哮鸣有声**，是一种反复发作的独立性疾病；喘指气息言，为**呼吸气促困难**，是多种肺系急慢性疾病的一个症状。

### 四、辨证论治

1. 辨证要点

（1）辨发病特点

1）哮病发作如有明显的季节性，且有鼻痒、喷嚏、咳嗽、胸闷等先兆症状，则本病与肺虚表卫不固有关，此时当着重辨清风寒与风热。

2）哮病发作如与饮食密切相关，则与脾虚痰蕴有关，当着重辨清痰湿与痰热之不同。

3）如哮病发作持续数分钟、数十分钟即能缓解者，病情较轻，若持续时间较久者，当警惕喘脱的可能。

（2）辨寒热偏盛

| 分类 | 症状 |
|---|---|
| 寒哮 | 呼吸气促，喉中哮鸣，痰白清稀多泡沫 |
| 热哮 | 气粗息涌，痰鸣如吼，痰黄稠厚，咯吐不利 |

（3）辨肺脾肾虚损

1）肺虚：自汗畏风，少气乏力，极易感冒。

2）脾虚：食少便溏，痰多。

3）肾虚：短气，动则喘甚，腰酸膝软。

2. 治疗原则　发时治标，平时治本。

3. 证治分类

（1）冷哮证

【主症】喉中哮鸣如水鸡声，呼吸急促，喘憋气逆，胸膈满闷如塞，咳不甚，痰少咳吐不爽，色白而多泡沫，口不渴或渴喜热饮，形寒怕冷，天冷或受寒易发，面色青晦，舌苔白滑，脉弦紧或浮紧。

【治法】**宣肺散寒，化痰平喘。**

【方剂】**射干麻黄汤或小青龙汤加减。**

【加减】表寒明显，寒热身痛，配桂枝、生姜；痰涌气逆，不得平卧，加葶苈子、苏子，并酌加杏仁、白前、橘皮等；咳逆上气，汗多，加白芍。

（2）热哮证

【主症】喉中痰鸣如吼，喘而气粗息涌，胸高胁胀，咳呛阵作，咳痰色黄或白，黏浊稠厚，咳吐不利，口苦，口渴喜饮，汗出，面赤，或有身热，甚至有好发于夏季者，舌苔黄腻，质红，脉滑数或弦滑。

【治法】**清热宣肺，化痰定喘。**

【方剂】**定喘汤或越婢加半夏汤加减。**

【加减】肺气壅实，痰鸣息涌，不得平卧，加葶苈子、广地龙泻肺平喘；肺热壅盛，痰吐稠黄，加海蛤壳、射干、知母、鱼腥草以清热化痰；兼有大便秘结者，可用大黄、芒硝、全瓜蒌、枳实通腑以利肺。

4. 哮病缓解期肺脾气虚、肺肾两虚证的主症、治法和方剂

（1）肺脾气虚证

【主症】**气短声低，喉中时有轻度哮鸣，痰多质稀，色白，自汗，怕风，常易感冒，倦怠无力，食少便溏，舌质淡，苔白，脉细弱。**

【治法】健脾益气，补土生金。

【方剂】**六君子汤加减。**

【加减】表虚自汗，加炙黄芪、浮小麦、大枣；怕冷，畏风，易感冒，可加桂枝、白芍、制附片；痰多者加前胡、杏仁。

（2）肺肾两虚证

【主症】**短气息促，动则为甚，吸气不利，咳痰质黏起沫，脑转耳鸣，腰酸腿软，心慌，不耐劳累。或五心烦热，颧红，口干，舌质红少苔，脉细数；或畏寒肢冷，面色苍白，舌苔淡白，质胖，脉沉细。**

【治法】**补肺益肾。**

【方剂】生脉地黄汤合金水六君煎加减。

【加减】肺气阴两虚为主加黄芪、沙参、百合；肾阳虚为主酌加补骨脂、仙灵脾、鹿角片、制附片、肉桂；肾阴虚为主加生地、冬虫夏草。另可常服紫河车粉。

## 五、其他疗法

1. 体针疗法

（1）实证

治法：祛邪肃肺，化痰平喘以手太阴经穴及相应背俞穴为主。

主穴：肺俞、定喘、膻中、尺泽、列缺。

配穴：风寒配风池、风门。风热配大椎、曲池。痰热配曲池、丰隆。喘甚配天突。

操作：毫针泻法。风寒者可合用灸法，定喘穴刺络拔罐。

方义：手太阴经列缺以宣通肺气，祛邪外出。选其合穴尺泽，以清泻肺之壅邪。膻中乃气之会穴，可宽胸理气，舒展气机。取肺之背俞穴，以宣肺祛痰。定喘为平喘之效穴。

（2）虚证

治法：补益肺肾，止哮平喘。以相应背俞穴及手太阴、足少阴经穴为主。

主穴：肺俞、膏肓、肾俞、太渊、太溪、足三里、定喘。

配穴：肺气不足配气海、脾俞。肺肾两虚配阴谷、关元。喘甚者，配天突。

操作：定喘用刺络拔罐，余穴用毫针补法。可酌用灸法或拔火罐。

方义：肺俞、膏肓针灸并用，可补益肺气，膏肓又善治虚劳咳嗽哮喘。肺俞与肺经原穴太渊，肾俞与肾经原穴太溪，两组俞原穴相配，可充肺肾真元之气。足三里健脾益气，以资气血生化之源，肺气充则自能卫外。定喘为平喘之效穴。

2. 穴位贴敷疗法　选肺俞、膏肓、膻中、定喘。用白芥子 30g，甘遂 15g，细辛 15g，共为细末，用生姜汁调药粉成糊状，制成药饼如蚕豆大，上放少许丁桂散，敷于穴位上，用胶布固定。贴 30~60 分钟后取掉，局部可有红晕微痛为度。若起疱，消毒后挑破，涂烫伤油等。亦可采用斑蝥膏贴敷发疱。

3. 穴位埋线疗法　选膻中、定喘、肺俞。常规消毒后，局部浸润麻醉，用三角缝合针，将“0”号羊肠线埋于穴下肌肉层，每 10~15 天更换 1 次。

4. 穴位割治疗法　选膻中穴，常规消毒后，局部浸润麻醉，切开穴位 1cm，割去皮下脂肪，缝合后，外用消毒敷料固定即可。每 10~15 天做一次，一般做 1~2 次。

5. 耳针疗法　选平喘、下屏尖、肺、神门、皮质下、交感。每次取 2~3 穴，毫针刺，捻转法用中、强刺激，适用于哮喘发作期。

6. 皮肤针疗法　取鱼际至尺泽穴手太阴肺经循行部、第 1 胸椎至第 2 腰椎旁开 1.5 寸足太阳膀胱经循行部，循经叩刺，以皮肤潮红或微渗血为度。

## 六、预防、转归及预后

1. 生活调摄、预防

（1）**平时注意保暖，防止感冒，避免因寒冷空气的刺激而诱发。**

（2）根据身体情况，做适当的体育锻炼，以逐步增强体质，提高抗病能力。

（3）**饮食宜清淡，忌肥甘油腻，辛辣甘甜，防止生痰生火，避免海膻发物；避免烟尘异味；保持心情舒畅，避免不良情绪的影响；劳逸适当，防止过度疲劳。**

（4）平时可常服玉屏风散、肾气丸等药物，以调护正气，提高抗病能力。

2. 转归及预后

（1）哮病是一种反复发作的肺系疾病。由于哮有“夙根”，遇有诱因，可致哮喘反复发作，在平时亦觉短气，疲乏，并有轻度喘哮，难以全部消失。一旦大发作时，每易持续不解，邪实与正虚错综并见，严重者肺不能治理调节心血的运行，肾虚命门之火不能上济于心，则心阳亦同时受累，甚至发生喘脱危候。

（2）**如哮喘长期不愈，反复发作，病由肺脏影响脾、肾、心，可导致肺气胀满，不能敛降之肺胀重证。**

（3）从年龄上讲，部分青少年哮病患者，随着年龄的增长，正气渐充，肾气日盛，再辅以药物治疗，可以终止发作，而中老年及体弱患者，肾气渐衰，发作频繁，则不易根除。

◆ **提醒：**哮病为长期疾病，故其预防、转归及预后应予以重视。

# 第四单元　喘　　证

## 知识点概要

### 一、概述

喘即气喘、喘息。喘证是以呼吸困难，甚至张口抬肩，鼻翼煽动，不能平卧为临床特征的病证。

### 二、病因病机

1. 病因　**外邪侵袭、饮食不当、情志所伤、劳欲久病**。

2. 病机　**肺气上逆，肺失宣降；或气无所主，肾失摄纳**。病位主要在肺和肾，涉及肝脾。喘证的病理性质有虚实之分。实喘在肺，为外邪、痰浊、肝郁气逆，邪壅肺气，宣降不利所致；虚喘责之肺、肾两脏，因阳气不足，阴精亏耗，而致肺肾出纳失常，且尤以气虚为主。喘证的严重阶段，不但肺肾俱虚，在孤阳欲脱之时，每多影响心。

### 三、诊断与类证鉴别

1. 诊断要点

（1）以喘促短气，呼吸困难，甚至张口抬肩，鼻翼煽动，不能平卧，口唇发绀为特征。

（2）可有慢性咳嗽、哮病、肺痨、心悸等病史，每遇外感及劳累而诱发。

2. 与哮病、气短的鉴别

（1）喘证与哮病

| 病名 | 相同点 | 不　同　点 |
|---|---|---|
| 哮病 | 呼吸急促、困难 | 哮指声响言，喉中哮鸣有声，亦伴呼吸困难，是一种反复发作的独立性疾病 |
| 喘证 | | 喘指气息言，为呼吸气促困难，甚则张口抬肩，摇身撷肚，是多种肺系急慢性疾病的一个症状。**喘未必兼哮，而哮必兼喘** |

（2）喘证与气短：两者同为呼吸异常，喘证呼吸困难，张口抬肩，摇身撷肚。但气短进一步加重，亦可呈虚喘表现。

### 四、辨证论治

1. 辨证要点

| 喘证 | 症　　状 |
|---|---|
| 实喘 | 呼吸深长有余，呼出为快，气粗声高，伴有痰鸣咳嗽，脉数有力，病势多急 |
| 虚喘 | 呼吸短促难续，深吸为快，气怯声低，少有痰鸣咳嗽，脉微弱或浮大中空，病势徐缓，时轻时重，遇劳则甚 |

2. 治疗原则

（1）实喘：治肺，以祛邪利气为主，区别寒、热、痰、气的不同，分别采用温化宣肺、清化肃肺、化痰理气的方法。

（2）虚喘：以培补摄纳为主，或补肺，或健脾，或益肾，阳虚则温补，阴虚则滋养。

（3）虚实夹杂，寒热互见：需分清主次，权衡标本，辨证选方用药。

◆ **提醒：**喘证的治疗应首辨虚实，根据虚实不同选择不同的治法。

3. 证治分类

(1) 风寒壅肺证

【主症】喘息咳逆，呼吸急促，胸部胀闷，痰多稀薄而带泡沫，色白质黏，常有头痛，恶寒，或有发热，口不渴，无汗，舌苔薄白而滑，脉浮紧。

【治法】**宣肺散寒**。

【方剂】**麻黄汤合华盖散加减**。

【加减】表证明显，寒热无汗，头身疼痛，加桂枝；寒痰较重，痰白清稀，量多起沫，加细辛、生姜；如寒饮伏肺，复感客寒而引发者，可用小青龙汤。

(2) 表寒肺热证

【主症】喘逆上气，胸胀或痛，息粗，鼻煽，咳而不爽，吐痰稠黏，伴形寒，身热，烦闷，身痛，有汗或无汗，口渴，舌苔薄白或罩黄，舌边红，脉浮数或滑。

【治法】解表清里，化痰平喘。

【方剂】麻杏石甘汤加味。

【加减】表寒重加桂枝；痰热重，痰黄黏稠量多，加瓜蒌、贝母；痰鸣息涌加葶苈子、射干。

(3) 痰浊阻肺证

【主症】喘而胸满闷塞，甚则胸盈仰息，咳嗽，痰多黏腻色白，咳吐不利，兼有呕恶，食少，口黏不渴，舌苔白腻，脉象滑或濡。

【治法】祛痰降逆，宣肺平喘。

【方剂】**二陈汤合三子养亲汤加减**。

【加减】痰从寒化，色白清稀，畏寒，加干姜、细辛；痰浊郁而化热，按痰热证治疗。

(4) 肺气郁痹证

【主症】每遇情志刺激而诱发，发时突然呼吸短促，息粗气憋，胸闷胸痛，咽中如窒，但喉中痰鸣不著，或无痰声。平素常多忧思抑郁，失眠，心悸。舌苔薄，脉弦。

【治法】开郁降气平喘。

【方剂】**五磨饮子加减**。

【加减】肝郁气滞较著，加柴胡、郁金、青皮；若有心悸、失眠者加百合、合欢皮、酸枣仁、远志等；若气滞腹胀，大便秘结，可加大黄，即六磨汤之意。

4. 肺气虚耗、肾虚不纳证的主症、治法和方剂

(1) 肺气虚耗证

【主症】喘促短气，气怯声低，喉有鼾声，咳声低弱，痰吐稀薄，自汗畏风，或见呛咳，痰少质黏，烦热而渴，咽喉不利，面颧潮红，舌质淡红或有苔剥，脉软弱或细数。

【治法】**补肺益气养阴**。

【方剂】生脉散合补肺汤加减。

【加减】偏阴虚者加沙参、麦冬、玉竹、百合、诃子；兼中气虚弱，肺脾同病，清气下陷，食少便溏，腹中气坠者，配合补中益气汤。

(2) 肾虚不纳证

【主症】喘促日久，动则喘甚，呼多吸少，呼则难升，吸则难降，气不得续，形瘦神惫，跗肿，汗出肢冷，面青唇紫，舌淡苔白或黑而润滑，脉微细或沉弱；或见喘咳，面红烦躁，口燥咽干，足冷，汗出如油，舌红少津，脉细数。

【治法】**补肾纳气**。

【方剂】**金匮肾气丸合参蛤散加减**。

【加减】肾阴虚者，不宜辛燥，宜用七味都气丸合生脉散加减，药用生地、天门冬、麦门冬、龟板胶、当归养阴，五味子、诃子；若喘息渐平，善后调理可常服紫河车、胡桃肉。

## 五、其他疗法

1. 体针疗法

(1) 实证

治法：祛邪肃肺，化痰平喘。以手太阴经穴及相应背俞穴为主。

主穴：肺俞、定喘、膻中、尺泽、列缺。

配穴：风寒配风池、风门。风热配大椎、曲池。痰热配曲池、丰隆。喘甚配天突。

操作：毫针泻法。风寒者可合用灸法，定喘穴刺络拔罐。

方义：手太阴经列缺以宣通肺气，祛邪外出。选其合穴尺泽，以清泻肺之壅邪。膻中乃气之会穴，可宽胸理气，舒展气机。取肺之背俞穴，以宣肺祛痰。定喘为平喘之效穴。

（2）虚证

治法：补益肺肾，止哮平喘。以相应背俞穴及手太阴、足少阴经穴为主。

主穴：肺俞、膏肓、肾俞、太渊、太溪、足三里、定喘。

配穴：肺气不足配气海、脾俞。肺肾两虚配阴谷、关元。喘甚者，配天突。

操作：定喘用刺络拔罐，余穴用毫针补法。可酌用灸法或拔火罐。

方义：肺俞、膏肓针灸并用，可补益肺气，膏肓又善治虚劳咳嗽哮喘。肺俞与肺经原穴太渊，肾俞与肾经原穴太溪，两组俞原穴相配，可充肺肾真元之气。足三里健脾益气，以资气血生化之源，肺气充则自能卫外。定喘为平喘之效穴。

2. 穴位贴敷疗法　选肺俞、膏肓、膻中、定喘。用白芥子 30g，甘遂 15g，细辛 15g，共为细末，用生姜汁调药粉成糊状，制成药饼如蚕豆大，上放少许丁桂散，敷于穴位上，用胶布固定。贴 30~60 分钟后取掉，局部可有红晕微痛为度。若起疱，消毒后挑破，涂烫伤油等。亦可采用斑蝥膏贴敷发疱。

3. 穴位埋线疗法　选膻中、定喘、肺俞。常规消毒后，局部浸润麻醉，用三角缝合针，将“0”号羊肠线埋于穴下肌肉层，每 10~15 天更换 1 次。

4. 耳针疗法　选平喘、下屏尖、肺、神门、皮质下、交感。每次取 2 穴，毫针刺，捻转法用中、强刺激，适用于哮喘发作期。

5. 皮肤针疗法　取鱼际至尺泽穴手太阴肺经循行部、第 1 胸椎至第 2 腰椎旁开 1.5 寸足太阳膀胱经循行部，循经叩刺，以皮肤潮红或微渗血为度。

### 六、预防调护

（1）对于喘证的预防，平时要慎风寒，适寒温，节饮食，少食黏腻和辛热刺激之品，以免助湿生痰动火。

（2）已病则应注意早期治疗，力求根治，尤需防寒保暖，防止受邪而诱发。忌烟酒，远房事，调情志，饮食清淡而富有营养。加强体育锻炼，增强体质，提高机体的抗病能力，但不宜过度疲劳。

## 第五单元　肺　痈

### 知识点概要

### 一、概述

肺痈以咳嗽、胸痛、发热、咯吐腥臭浊痰，甚则脓血相兼为主要特征。

### 二、病因病机

1. 病因　感受风热，痰热素盛。

2. 病机

（1）病位及病理性质：病位在肺。病理性质主要表现为邪盛的实热证候，脓疡溃后方见阴伤气耗之象。

（2）病理演变过程

1）初期（表证期）：因风热（寒）之邪侵袭卫表，内郁于肺，或内外合邪，肺卫同病，蓄热内蒸，热伤肺气，肺失清肃，出现恶寒、发热、咳嗽等肺卫表证。

2）成痈期：邪热壅肺，蒸液成痰，气分热毒浸淫及血，热伤血脉，血为之凝滞，热壅血瘀，蕴酿成痈，表现高热、振寒、咳嗽、气急、胸痛等痰瘀热毒蕴肺的证候。

3）溃脓期：痰热与瘀血壅阻肺络，肉腐血败化脓，继则肺损络伤，脓疡内溃外泄，排出大量腥臭脓痰或脓血痰。

4）恢复期：脓疡溃后，邪毒渐尽，病情趋向好转，但因肺体损伤，故可见邪去正虚，阴伤气耗的病理过程。

## 三、诊断和类证鉴别

1. 诊断要点

（1）临床表现：发病多急，常突然寒战高热，咳嗽胸痛，咯吐黏浊痰，经旬日左右，咯吐大量腥臭脓痰，或脓血相兼，身热遂降，病情好转，经数周逐渐恢复。如脓毒不净，持续咳嗽，咯吐脓血臭痰，低热，消瘦，则为转成慢性。

（2）验痰法：肺痈患者咳吐的脓血浊痰腥臭，吐在水中，沉者是痈脓，浮者是痰。

（3）验口味：肺痈患者吃生黄豆或生豆汁不觉其腥。

（4）体征：肺痈患者可见舌下生细粒。迁延之慢性患者，还可见指甲紫而带弯，指端形如鼓槌。脓肿接近胸壁部位者，叩诊可呈浊音，听诊呼吸音减弱，或闻及湿啰音。

2. 与风温的鉴别

| 病名 | 不同点 |
|---|---|
| 风温 | 起病多急，以发热、咳嗽、烦渴或伴气急胸痛为特征 |
| 肺痈 | 振寒、咯吐浊痰明显，喉中有腥味。风温经正确及时治疗后，多在气分而解，如经1周身热不退，或退而复升，咯吐浊痰，应进一步考虑肺痈之可能 |

## 四、辨证论治

1. 辨肺痈的分期

| 分期 | 症状 |
|---|---|
| 初期 | 恶寒、发热、咳嗽、痰多等肺卫表证 |
| 成痈期 | 高热、振寒、咳嗽、气急、胸痛、咯痰黄稠量多、带有腥味 |
| 溃脓期 | 排出大量腥臭脓痰或脓血痰 |
| 恢复期 | 身热渐退，咳嗽减轻，咯吐脓痰渐少，臭味亦淡，气短，口燥咽干，面色无华，形体消瘦 |

◆ **提醒：**肺痈的分期为重点内容，应重点掌握。

2. 治疗原则　以**祛邪**为原则，采用**清热解毒**、**化瘀排脓**的治法，脓未成应着重清肺消痈，脓已成需排脓解毒。

3. 证治分类

（1）初期

【主症】恶寒发热，咳嗽，咳白色黏痰，痰量日渐增多，胸痛，咳则痛甚，呼吸不利，口干鼻燥，舌苔薄黄，脉浮数而滑。

【治法】疏风散热，清肺化痰。

【方剂】**银翘散加减**。

（2）成痈期

【主症】身热转甚，时时振寒，继则壮热，汗出烦躁，咳嗽气急，胸满作痛，转侧不利，咳吐浊痰，呈黄绿色，自觉喉间有腥味，口干咽燥，舌苔黄腻，脉滑数。

【治法】**清肺解毒，化瘀消痈**。

【方剂】**千金苇茎汤合如金解毒散加减**。

（3）溃脓期

【主症】咳吐大量脓痰，或如米粥，或痰血相兼，腥臭异常，有时咯血，胸中烦满而痛，甚则气喘不能卧，身热面赤，烦渴喜饮，舌苔黄腻，舌质红，脉滑数或数实。

【治法】**排脓解毒**。

【方剂】**加味桔梗汤加减**。

（4）恢复期

【主症】身热渐退，咳嗽减轻，咳吐脓痰渐少，臭味亦淡，痰液转为清稀，精神渐振，食纳好转。或有胸胁隐痛，难以平卧，气短，自汗盗汗，低热，午后潮热，心烦，口燥咽干，面色无华，形体消瘦，精神萎靡，舌质红或淡红，苔薄，脉细或细数无力。或见咳嗽，咳吐脓血痰日久不净，或痰液一度清稀而复转臭浊，病情时轻时重，迁延不愈。

【治法】清热养阴，益气补肺。

【方剂】沙参清肺汤或桔梗杏仁煎加减。

## 五、预防与护理

1. 预防

（1）凡属肺虚或原有其他慢性疾患，肺卫不固，易感外邪者，当注意寒温适度，起居有节，以受邪致病；并禁烟酒及辛辣炙煿食物，以免燥热伤肺。

（2）本病初期，一旦确诊，应及早治疗，力求在未成脓前得到消散，或减轻病情，截断疾病发展，多能痊愈而无后遗症状。

（3）本病不可滥用温补保肺药，尤忌发汗损伤肺气。还应注意保持大便通畅，以利于肺气肃降，使邪热易解。

2. 护理

（1）安静卧床休息，每天观察记录体温、脉象的变化，咳嗽情况，咯痰的色、质、量、味，注意室温的调节，做好防寒保温。

（2）饮食宜清淡，多食蔬菜，高热者可予半流质饮食。多吃水果，如橘子、梨、枇杷等，均有润肺生津化痰的作用。每天可用薏米煨粥食之，并取鲜芦根煎汤代茶。忌油腻厚味及一切辛辣刺激海腥之物，如辣椒、韭菜、海虾等。严禁烟酒。

# 第六单元　肺　　胀

## 知识点概要

## 一、概述

肺胀是多种慢性肺系疾患反复发作，迁延不愈，导致肺气胀满，不能敛降的一种病证。

## 二、病因病机

1. 病因　久病肺虚，感受外邪。

2. 病机

（1）病位：肺→脾、肾→心。

（2）基本病机：久病肺虚，六淫侵袭，以致痰饮瘀血，结于肺间。

（3）病理因素：**痰浊、水饮与血瘀互结**。

◆ **提醒：** 肺胀为多种肺系疾患反复发作，迁延不愈，其病理因素也较为复杂，为痰浊、水饮与血瘀互结。

## 三、诊断和类证鉴别

1. 诊断要点

（1）患有慢性肺系疾病史，反复发作，时轻时重，经久难愈。多见于老年人。

（2）临床表现为**胸部膨满，胸中憋闷如塞**，咳逆上气，痰多，喘息，动则加剧，甚则鼻煽气促，张口抬肩，目胀如脱，烦躁不安，日久可见心慌动悸，面唇发绀，脘腹胀满，肢体浮肿，严重者可出现喘脱。

（3）常因外感而诱发。其他如劳倦过度、情志刺激等也可诱发。

2. 与哮病、喘证的鉴别

| 病名 | 不　同　点 |
|---|---|
| 肺胀 | 咳喘，胸部膨满、心悸、唇甲发绀、胸腹胀满、肢体浮肿 |
| 哮病 | 反复发作，喉中哮鸣有声 |
| 喘证 | 呼吸气促困难 |

## 四、辨证论治

1. 辨证要点　总属标实本虚，一般感邪时偏于邪实，平时偏于本虚。

（1）实证：早期以痰浊为主，渐而痰瘀并重，并可兼见气滞、水饮错杂为患。后期痰瘀壅盛，正气虚衰，**本虚与标实并重**。

（2）虚证：早期以气虚为主，或为气阴两虚，病在肺、脾、肾；后期气虚及阳，甚则可见阴阳两虚，病变以肺、肾、心为主。

2. 治疗原则

（1）实证：**祛邪宣肺，降气化痰，温阳利水**，甚或开窍、息风、止血等。

（2）虚证：以补养心肺、益肾健脾为主，或气阴兼调，或阴阳两顾。正气欲脱时则应扶正固脱，救阴回阳。

3. 证治分类

（1）痰浊壅肺证

【主症】**胸部膨满，憋闷如塞，短气喘息**，稍劳即著，咳嗽痰多，色白黏腻或呈泡沫，畏风易汗，脘痞纳少，倦怠乏力，舌暗，苔薄腻或浊腻，脉小滑。

【治法】化痰降气，健脾益肺。

【方剂】**苏子降气汤合三子养亲汤加减**。

【加减】痰浊壅肺证，若属外感风寒诱发，痰从寒化为饮，喘咳，痰多黏白泡沫，见表寒里饮证者，宗小青龙汤意，加麻黄、桂枝、细辛、干姜散寒化饮；饮郁化热，烦躁而喘，脉浮，用小青龙加石膏汤兼清郁热；若痰浊夹瘀，唇甲紫暗，舌苔浊腻者，可用涤痰汤加丹参、地龙、桃仁、红花、赤芍、水蛭等。

（2）痰热郁肺证

【主症】**胸部膨满，咳逆喘息气粗，烦躁**，目胀睛突，痰黄或白，黏稠难咯，或伴身热，微恶寒，有汗不多，口渴欲饮，溲赤，便干，舌边尖红，苔黄或黄腻，脉数或滑数。

【治法】清肺化痰，降逆平喘。

【方剂】越婢加半夏汤或桑白皮汤加减。

【加减】痰热郁肺证，痰热内盛，胸满气逆，痰质黏稠不易咯吐者，加鱼腥草、金荞麦、瓜蒌皮、海蛤粉、大贝母、风化硝清热化痰利肺；痰热壅肺，腑气不通，胸满喘逆，大便秘结者，加大黄、芒硝通腑泻热以降肺平喘；阴伤而痰量已少者，酌减苦寒之味，加沙参、麦冬等养阴。

（3）痰蒙神窍证

【主症】**胸部膨满，憋闷如塞，神志恍惚**，表情淡漠，谵妄，烦躁不安，撮空理线，嗜睡，甚则昏迷，或伴肢体瞤动，抽搐，咳逆喘促，咳痰不爽，舌苔白腻或黄腻，舌质暗红或淡紫，脉细滑数。

【治法】涤痰，开窍，息风。

【方剂】**涤痰汤加减**。

【加减】痰蒙神窍证，若痰热内盛，身热，烦躁，谵语，神昏，苔黄舌红者，加葶苈子、天竺黄、竹沥；肝风内动，抽搐，加钩藤、全蝎，另服羚羊角粉；血瘀明显，唇甲发绀，加丹参、红花、桃仁活血通脉；如皮肤黏膜出血，咯血、便血色鲜者，配清热凉血止血药，如水牛角、生地、丹皮、紫珠草等。

（4）阳虚水泛证

【主症】**胸部膨满，憋闷如塞，咳痰清稀**，胸闷心悸，面浮，下肢浮肿，甚则一身悉肿，腹部胀满有水，脘痞，纳差，尿少，怕冷，面唇青紫，舌苔白滑，舌体胖质暗，脉沉细。

【治法】温肾健脾，化饮利水。

【方剂】**真武汤合五苓散加减**。

【加减】阳虚水泛证，若水肿势剧，上凌心肺，心悸喘满，倚息不得卧者，加沉香、黑白丑、川椒目、葶苈子、万年青根行气逐水；血瘀甚，发绀明显，加泽兰、红花、丹参、益母草、北五加皮化瘀行水。待水饮消除后，可参照肺肾气虚证论治。

（5）肺肾气虚证

【主症】**胸部膨满，呼吸浅短难续，声低气怯**，甚则张口抬肩，倚息不能平卧，咳嗽，痰白如沫，咯吐不利，胸闷心慌，形寒汗出，或腰膝酸软，小便清长，或尿有余沥，舌淡或暗紫，脉沉细数无力，或有结代。

【治法】补肺纳肾，降气平喘。

【方剂】**平喘固本汤合补肺汤加减**。

【加减】肺肾气虚证，肺虚有寒，怕冷，舌质淡，加肉桂、干姜、钟乳石温肺散寒；兼有阴伤，低热，舌红苔少，加麦冬、玉竹、生地养阴清热；气虚瘀阻，颈脉动甚，面唇发绀明显，加当归、丹参、苏木活血通脉。如见喘脱危象者，急用参附汤送服蛤蚧粉或黑锡丹补气纳肾，回阳固脱。病情稳定阶段，可常服皱肺丸。

### 五、转归与预后

1. 转归

（1）气不摄血：见咳吐泡沫血痰，或吐血、便血。

（2）痰迷心窍，肝风内动：谵妄昏迷，震颤，抽搐。

（3）阴阳消亡：喘脱，神昧，汗出，肢冷，脉微欲绝。

2. 预后　病程缠绵，经常反复发作，难期根治。

## 第七单元　肺　痨

### 知识点概要

### 一、概述

肺痨是具有传染性的慢性虚弱疾患，以咳嗽、咯血、潮热、盗汗及身体逐渐消瘦为主要临床特征。相当于现代医学的肺结核。

### 二、病因病机

1. 病因

（1）感染“痨虫”。

（2）**禀赋不足、酒色劳倦、病后失调或营养不良导致正气虚弱**。

2. 病位　肺，与脾肾关系密切，同时也可涉及心肝。

3. 基本病机　虚体虫侵，阴虚火旺。

4. 病理因素　痨虫。

5. 病理性质　虚实夹杂，以虚为主。

## 三、诊断和类证鉴别

1. 诊断要点

（1）有与肺痨患者密切接触史。

（2）以咳嗽、咯血、潮热、盗汗及形体明显消瘦为主要临床表现。

（3）初期患者仅感疲劳乏力、干咳、食欲不振，形体逐渐消瘦。

2. 病症鉴别

（1）肺痨与虚劳

| 病证 | 不同点 |
|---|---|
| 肺痨 | **有传染性**，病位在肺，病理主在阴虚 |
| 虚劳 | 五脏并重，以肾为主，病理阴阳并重 |

（2）肺痨与肺痿

| 病证 | 不同点 |
|---|---|
| 肺痨 | **咳嗽、咳血、潮热、盗汗** |
| 肺痿 | 咳吐浊唾涎沫 |

## 四、辨证论治

1. 辨证要点

（1）辨病位

| 证候表现 | 病位 |
|---|---|
| 咳嗽，咳痰，咯血 | 肺 |
| 乏力，纳少，腹胀便溏 | 脾 |
| 腰膝酸软，五更泄泻，男子遗精，女子经闭 | 肾 |
| 心烦易怒，失眠心悸 | 心肝 |

（2）辨病机

| 证候表现 | 病机 |
|---|---|
| 咳嗽，咯血，潮热，盗汗，消瘦，舌红 | 阴虚 |
| 咳嗽无力，气短声低，自汗畏风，舌质转淡 | 气阴两虚 |
| 喘息少气，咯血暗淡，形寒肢冷，脉虚大无力 | 气虚及阳，阴阳两虚 |

（3）辨兼证：本病如发热明显，午后潮热，骨蒸颧红，五心烦热，盗汗量多，心烦口渴，属于夹火之证；痰黄量多为兼夹痰热；痰白清稀或起泡沫为湿痰、寒痰；若见唇紫舌暗，则为夹瘀。

2. 治疗原则　以**补虚培元和抗痨杀虫**为原则，尤需重视补虚培元，增强正气，以提高抗病能力。治疗大法应根据“主乎阴虚”的病理特点，以滋阴为主，火旺的兼以降火，如合并气虚、阳虚见证者，则当同时兼颐。杀虫主要是针对病因治疗。

◆ **提醒**：肺痨的治疗原则为重点内容，尤其须重视补虚培元。

3. 证治分类

（1）肺阴亏损证

【主症】**干咳，咳声短促，或咳少量黏痰**，或痰中带有血丝，色鲜红，胸部隐隐闷痛，午后自觉手足心热，或见少量盗汗，皮肤干灼，口干咽燥。近期曾有与肺痨患者接触史。舌苔薄白，舌边尖红，脉细数。

【治法】滋阴润肺。

【方剂】月华丸加减。

【加减】肺阴亏损证，咳嗽频而痰少质黏者，可合川贝母、甜杏仁以润肺化痰止咳，并可配合琼玉膏以滋阴润肺；痰中带血丝较多者，加蛤粉炒阿胶、仙鹤草、白茅根（花）等以润肺和络止血；若低热不退者，可配银柴胡、青蒿、胡黄连、地骨皮、功劳叶、葎草等以清热除蒸。

（2）虚火灼肺证

【主症】呛咳气急，痰少质黏，或吐痰黄稠量多，时时咯血，血色鲜红，混有泡沫痰涎，午后潮热，骨蒸颧红，五心烦热，盗汗量多，口渴心烦，失眠，性情急躁易怒，或胸胁掣痛，男子可见遗精，女子月经不调，形体日益消瘦。近期曾有与肺痨患者接触史。舌干而红，苔薄黄而剥，脉细数。

【治法】**滋阴降火**。

【方剂】**百合固金汤合秦艽鳖甲散加减**。常用南沙参、北沙参、麦冬、玉竹、百合、百部、白及、生地、五味子、玄参、阿胶、龟板、冬虫夏草。

【加减】虚火灼肺证，骨蒸劳热，再加秦艽、白薇、鳖甲等清热除蒸；痰热蕴肺，咳嗽痰黏色黄，酌加桑皮、花粉、知母、海蛤粉以清热化痰；咯血较著者，加丹皮、栀子、紫珠草、醋制大黄等，或配合十灰丸以凉血止血。

（3）气阴耗伤证

【主症】**咳嗽无力，气短声低，咳痰清稀色白**，量较多，偶或夹血，或咯血，血色淡红，午后潮热，伴有畏风，怕冷，自汗与盗汗可并见，纳少神疲，便溏，面白颧红。近期曾有与肺痨患者接触史。舌质光淡，边有齿印，苔薄，脉细弱而数。

【治法】**益气养阴**。

【方剂】**保真汤或参苓白术散加减**。

【加减】气阴耗伤证，夹有湿痰者，可加姜半夏、橘红、茯苓等燥湿化痰；咯血量多者，可加山萸肉、仙鹤草、煅龙牡、参三七等，配合补气药，共奏补气摄血之功；若见劳热、自汗、恶风者，可宗甘温除热之意，取桂枝、白芍、红枣，配合党参、黄芪、炙甘草等和营气而固卫表。本证治疗宜益气养阴，补肺健脾，忌用地黄、阿胶、麦冬等滋腻药。进而言之，即使肺阴亏损之证，亦当在甘寒滋阴的同时，兼伍甘淡实脾之药，帮助脾胃对滋阴药的运化吸收，以免纯阴滋腻碍脾。但用药不宜香燥，以免耗气、劫液、动血。

（4）阴阳虚损证

【主症】肺痨病日久，咳逆喘息，少气，咳痰色白有沫，或夹血丝，血色暗淡，潮热，自汗，盗汗，声嘶或失音，面浮肢肿，心慌，唇紫，肢冷，形寒，或见五更泄泻，口舌生糜，大肉尽脱，男子遗精阳痿，女子经闭，苔黄而剥，舌质光淡隐紫，少津，脉微细而数，或虚大无力。

【治法】滋阴补阳。

【方剂】**补天大造丸加减**。

【加减】阴阳虚损证，肾虚气逆喘息者，配冬虫夏草、诃子、钟乳石摄纳肾气；心慌者，加紫石英、丹参、远志镇心安神，五更泄泻，配煨肉蔻、补骨脂补火暖土，并去地黄、阿胶等滋腻碍脾药物。

## 五、转归与预后

1. 转归　如喉疮声哑，咯血浅红色，似肉似肺；久泻不能自制，腹部冷痛，或有结块；猝然胸痛，喘息胸高，不能平卧；喘息短气，口如鱼口，面浮足肿，面色青晦；内热不退，或时寒时热，汗出如水；脉小数疾者，俱属难治的恶候。

2. 预后

（1）病情较轻，早期治疗者，可获康复；若正气虚弱，治疗不及时，迁延日久，每多演变恶化。

（2）少数患者可呈急性发病，出现剧烈咳嗽，喘促倚息，咳吐大量鲜血，寒热如疟等严重症状，俗称“急痨”“百日痨”，预后较差。

# 第八单元 心 悸

## 知识点概要

### 一、概述

心悸指病人自觉心中悸动，惊惕不安甚则不能自主的一种病证。轻者为惊悸，重者为怔忡。

### 二、病因病机

1. 心神不宁与心悸发生的关系 心悸的发病，或由惊恐恼怒，动摇心神，致心主不安而为惊悸。

2. 虚、痰、瘀与心悸的关系

（1）虚者为气、血、阴、阳亏损，使心失滋养，而致心悸。

（2）实者多由痰火扰心，水饮上凌，或心血瘀阻，气血运行不畅而引起。病理因素包括气滞、血瘀、痰浊、水饮。

（3）阴虚者常兼火盛或痰热；阳虚易夹水饮、痰湿；气血不足者，易见气血瘀滞、痰浊。

3. 病机 基本病机是气血阴阳亏虚，心失所养，或邪扰心神，心神不宁。病位在心，与肝、脾、肾、肺密切相关。

### 三、辨证论治

1. 治疗原则 **虚证宜补气、养血、滋阴、温阳；实证宜祛痰、化饮、清火、行瘀。**

> ◆ **提醒：**心悸治疗应首先辨别虚实，根据虚实不同选择不同治法。

2. 证治分类

（1）心虚胆怯证

【主症】心悸不宁，善惊易恐，坐卧不安，不寐多梦而易惊醒，恶闻声响，食少纳呆，舌苔薄白，脉细略数或细弦。

【治法】镇惊定志，养心安神。

【方剂】**安神定志丸加减**。

【加减】若见心阳不振，用肉桂易桂枝，加附子；兼心血不足，加阿胶、首乌、龙眼肉；兼心气郁结，加柴胡、郁金、合欢皮、绿萼梅。

（2）心血不足证

【主症】**心悸气短，头晕目眩，失眠健忘，面色无华，倦怠乏力，纳呆食少，舌淡红，脉细弱**。

【治法】**补血养心，益气安神**。

【方剂】**归脾汤加减**。

【加减】若五心烦热，自汗盗汗，胸闷心烦，舌红少苔，脉细数或结代，为气阴两虚，用炙甘草汤加减；失眠多梦，加合欢皮、夜交藤、五味子、柏子仁、莲子心；若热病后期损及心阴而心悸者，以生脉散加减。

（3）阴虚火旺证

【主症】**心悸易惊，心烦失眠，五心烦热，口干，盗汗，思虑劳心则症状加重，伴耳鸣腰酸，头晕目眩，急躁易怒，舌红少津，苔少或无，脉象细数**。

【治法】滋阴清火，养心安神。

【方剂】**天王补心丹合朱砂安神丸加减**。

【加减】若肾阴亏虚，虚火妄动，遗精腰酸者，加龟板、熟地、知母、黄柏，或加服知柏地黄丸；若阴虚而火热不明显者，可单用天王补心丹；若阴虚兼有瘀热者，加赤芍、丹皮、桃仁、红花、郁金。

（4）心阳不振证

【主症】心悸不安，胸闷气短，动则尤甚，面色苍白，形寒肢冷，舌淡苔白，脉象虚弱或沉细无力。

【治法】温补心阳，安神定悸。

【方剂】桂枝甘草龙骨牡蛎汤合参附汤加减。

【加减】若形寒肢冷者，重用人参、黄芪、附子、肉桂；大汗出者重用人参、黄芪、煅龙骨、煅牡蛎、山茱萸，或用独参汤煎服；兼见水饮内停者，加葶苈子、五加皮、车前子、泽泻；夹瘀血者，加丹参、赤芍、川芎、桃红、红花；若心阳不振，以致心动过缓者，酌加炙麻黄、补骨脂，重用桂枝。

（5）水饮凌心证

【主症】心悸眩晕，胸闷痞满，渴不欲饮，小便短少，或下肢浮肿，形寒肢冷，伴恶心欲吐，流涎，舌淡胖，苔白滑，脉象弦滑或沉细而滑。

【治法】振奋心阳，化气行水，宁心安神。

【方剂】苓桂术甘汤加减。

【加减】兼见肺气不宣，肺有痰湿，咳喘胸闷，加杏仁、前胡、桔梗；兼见瘀血者，加当归、川芎、刘寄奴、泽兰叶、益母草；若见因心功能不全而致浮肿、尿少、阵发性夜间咳喘或端坐呼吸者，当重用温阳利水之品，如真武汤。

（6）瘀阻心脉证

【主症】**心悸不安，胸闷不舒，心痛时作，痛如针刺，唇甲青紫，舌质紫暗或有瘀斑，脉涩或结代。**

【治法】活血化瘀，理气通络。

【方剂】**桃仁红花煎合桂枝甘草龙骨牡蛎汤。**

【加减】若因虚致瘀者去理气之品，气虚加黄芪、党参、黄精；络脉痹阻，胸部窒闷，加沉香、檀香、降香；夹痰浊，胸满闷痛，苔浊腻，加瓜蒌、薤白、半夏、广陈皮；胸痛甚，加乳香、没药、五灵脂、蒲黄、三七粉等。

## 四、其他疗法

1. 体针疗法

治法：调理心气，安神定悸。以手厥阴、手少阴经穴为主。

主穴：内关、郄门、神门、心俞、巨阙、厥阴俞、膻中。

配穴：心胆虚怯配胆俞、丘墟。心脾两虚配脾俞、足三里。阴虚火旺配肾俞、太溪。水气凌心配膻中、气海。心脉瘀阻配膈俞。善惊配大陵。多汗配膏肓。烦热配劳宫。耳鸣配中渚、太溪。浮肿配水分、阴陵泉。

操作：毫针平补平泻法。

方义：心包经穴内关及郄穴郄门可调理心气，疏导气血。心经原穴神门，宁心安神定悸。心俞配心之募穴巨阙，厥阴俞配心包之募穴膻中，可调心气，宁心神，调理气机。诸穴配合以收宁神定悸之效。

2. 推拿疗法　以养心、安神、定悸为主。

（1）基本治法

1）头面部操作：①取穴及部位：印堂、风池、百会、眉弓、头面部。②主要手法：推法、揉法、按法。③操作方法：推印堂、眉弓 5~10 遍。自上而下推桥弓，先推左侧，再推右侧，每侧约 1 分钟，然后按揉百会、风池 2~3 分钟。同时测脉搏，以脉搏 90 次/分以下为度。

2）胸背部操作：①取穴及部位：心俞、肺俞、膈俞、膻中、中府、云门、背部。②主要手法：揉法、摩法、一指禅推法。③操作方法：一指禅推法推心俞、肺俞、膈俞，揉膻中，摩中府、云门，操作时间约 10 分钟。

3）上肢部操作：①取穴及部位：内关、神门、双上肢。②主要手法：按法、揉法、拿法。③操作方法：按揉双内关、神门，拿双上肢，操作时间约 6 分钟。

（2）辨证治疗

1）心胆虚怯：①延长按揉神门的时间，加按巨阙，拿风池、玉枕。②用小鱼际沿胸骨正中分别向左右腋中线推运至两胁部3分钟，以心悸减轻为度。

2）心血不足：①加揉中脘，拿血海、足三里，延长推脾俞、胃俞的时间。②双手掌重叠按揉或用一指禅推法，施术于心俞、华佗夹脊穴5分钟。

3）阴虚火旺：①加推肾俞，拿太冲、行间，推太阳、听宫、听会、耳门。②按揉翳风，拿风池，按哑门。

4）心阳不振：①摩小腹，按中极，推关元、气海、中极。②揉八髎、肾俞、命门，拿三阴交。

5）水饮凌心：①加按揉章门、期门，搓两胁。②用梳法梳胸部中府、膻中两穴各2分钟，运腹部约5分钟。

6）心血瘀阻：①按揉大包、京门、膈俞、三阴交，以透热为度。②用右手掌或右手拇指、食指按摩头项部及背部膀胱经第1侧线，操作3~5分钟。

3. 穴位注射疗法　选穴参照基本治疗，用维生素或维生素 $B_{12}$ 注射液，每穴注射0.5ml，隔日1次。

4. 耳针疗法　选交感、神门、心、脾、肝、胆、肾。用毫针刺，轻刺激，亦可用揿针埋藏或用王不留行籽贴压。

5. 皮肤针疗法　取心俞、厥阴俞、巨阙、内关、膻中，叩刺皮肤至出现红晕略有渗血为度。

### 五、预后

1. 患者气血阴阳虚损程度较轻，未见瘀血、痰饮之标证，病损脏腑单一，呈偶发、短暂、阵发，治疗及时得当，脉象变化不显著者，病证多能痊愈。

2. 脉象过数、过迟、频繁结代或乍疏乍数，反复发作或长时间持续发作者，治疗颇为棘手，预后较差，甚至出现喘促、水肿、胸痹心痛、厥证、脱证等变证、坏病，若不及时抢救治疗，预后极差，甚至猝死。

# 第九单元　胸　　痹

## 知识点概要

### 一、概述

胸痹指以胸部闷痛，甚则胸痛彻背，喘息不得卧为主的一种疾病。轻者仅感胸闷如窒，呼吸欠畅，重者则有胸痛，严重者心痛彻背，背痛彻心。

### 二、病因病机

1. 病因　**寒邪内侵、饮食失调、情志失节、劳倦内伤、年迈体虚**。

2. 病机　**心脉痹阻**。病位在心，涉及肝、肺、脾、肾等脏。其临床主要表现为本虚标实，虚实夹杂。本虚有气虚、气阴两虚及阳气虚衰；标实有血瘀、寒凝、痰浊、气滞。

◆ **提醒**：胸痹的病位在心，主要病机是心脉痹阻。

### 三、诊断和类证鉴别

1. 诊断要点

（1）以胸部闷痛为主。多见膻中或心前区憋闷疼痛，甚则痛引左肩背、咽喉、胃脘部、左上臂内侧等部位，呈反复发作性，一般几秒到几十分钟，休息或用药后可缓解。

（2）常伴心悸、气短、自汗，甚则喘息不得卧，严重者可见胸痛剧烈，持续不解，汗出肢冷，面色苍白，唇甲青紫，脉散乱或微细欲绝等危候，可发生猝死。

（3）多见于中年以上，常因操劳过度、抑郁恼怒、多饮暴食或气候变化而诱发，亦有无明显诱因或安静时发病者。

2. 与胃痛、真心痛的鉴别

（1）胸痹与胃痛

| 病名 | 不　同　点 |
|---|---|
| 胸痹 | 以闷痛为主，时间极短，虽与饮食有关，但休息、服药常可缓解 |
| 胃痛 | 与饮食相关，以胀痛为主，局部有压痛，持续时间较长，常伴泛酸、嘈杂、嗳气、呃逆等 |

（2）胸痹与真心痛：真心痛乃胸痹的进一步发展，症见心痛剧烈，甚则持续不解，伴有汗出、肢冷、面白、唇紫，手足青至节，脉微或结代等。

## 四、辨证论治

1. 辨证要点

（1）辨病情轻重

1）轻：疼痛持续时间短暂，瞬息即逝。

2）重：持续时间长，反复发作。

3）重症或危候：持续数小时甚至数日不休。疼痛遇劳发作，休息或服药后能缓解者为顺症，服药后难以缓解者常为危候。

（2）辨标本虚实

| 标本虚实 | | 症　状 |
|---|---|---|
| 标实 | 气滞 | 闷重而痛轻，兼见胸胁胀满，善太息，憋气，苔薄白，脉弦 |
| | 痰浊 | 胸部窒闷而痛，伴唾吐痰涎，苔腻，脉弦滑或弦数 |
| | 寒凝心脉 | 胸痛如绞，遇寒则发，或得冷加剧，伴畏寒肢冷，舌淡苔白，脉细 |
| | 心脉瘀滞 | 刺痛固定不移，痛有定处，夜间多发，舌紫暗或有瘀斑，脉结代或涩 |
| 本虚 | 心气不足 | 心胸隐痛而闷，因劳累而发，伴心慌，气短，乏力，舌淡胖嫩，边有齿痕，脉沉细或结代 |
| | 心阳不振 | 绞痛兼见胸闷气短，四肢厥冷，神倦自汗，脉沉细 |
| | 气阴两虚 | 隐痛时作时止，缠绵不休，动则多发，伴口干，舌淡红而少苔，脉沉细而数 |

2. 治疗原则及具体治疗方法　标实当泻，针对气滞、血瘀、寒凝、痰浊而疏理气机，活血化瘀，辛温通阳，泄浊豁痰，尤重活血通脉。本虚宜补，权衡心脏阴阳气血之不足，有无兼见肺、肝、脾、肾等脏之亏虚，补气温阳，滋阴益肾，纠正脏腑之偏衰，尤重补益心气之不足。

3. 证治分类

（1）心血瘀阻证

【主症】心胸疼痛，如刺如绞，痛有定处，入夜为甚，甚则心痛彻背，背痛彻心，或痛引肩背，伴有胸闷，日久不愈，可因暴怒、劳累而加重，舌质紫暗，有瘀斑，苔薄，脉弦涩。

【治法】**活血化瘀，通脉止痛**。

【方剂】血府逐瘀汤加减。

【加减】**瘀血痹阻重证，胸痛剧烈，可加乳香、没药、郁金、降香、丹参；若血瘀气滞并重，胸闷痛甚者，可加沉香、檀香、荜茇**；若气虚血瘀，伴气短乏力，自汗，脉细弱或结代者，用人参养营汤合桃红四物汤加减，重用人参、黄芪等益气祛瘀之品；若猝然心痛发作，可含化复方丹参滴丸、速效救心丸等活血化瘀、芳香止痛之品。

（2）气滞心胸证

【主症】心胸满闷，隐痛阵发，痛有定处，时欲太息，遇情志不遂时容易诱发或加重，或兼有胸脘满闷，得嗳气或矢气则舒，舌苔薄或薄腻，脉细弦。

【治法】疏肝理气，活血通络。

【方剂】**柴胡疏肝散加减。**

【加减】胸闷心痛明显，为气滞血瘀之象，可合用失笑散；气郁日久化热，心烦易怒，口干便秘，舌红苔黄，脉弦数者，用丹栀逍遥散；便秘严重者加当归芦荟丸。

（3）痰浊闭阻证

【主症】**胸闷重而心痛微，痰多气短，肢体沉重，形体肥胖，遇阴天易发作或加重，伴有倦怠乏力，纳呆便溏，咳吐痰涎，舌体胖大且边有齿痕，苔浊腻或白滑，脉滑。**

【治法】**通阳泄浊，豁痰宣痹。**

【方剂】**瓜蒌薤白半夏汤合涤痰汤加减。**

【加减】痰浊郁而化热者，用黄连温胆汤加郁金；如痰热兼有郁火者，加海浮石、海蛤壳、黑山栀、天竺黄、竹沥；大便干结加桃仁、大黄。

（4）寒凝心脉证

【主症】**猝然心痛如绞，心痛彻背，喘不得卧，多因气候骤冷或骤感风寒而发病或加重，伴形寒，甚则手足不温，冷汗自出，胸闷气短，心悸，面色苍白，舌苔薄白，脉沉紧或沉细。**

【治法】辛温散寒，宣通心阳。

【方剂】**枳实薤白桂枝汤合当归四逆汤加减。**

【加减】阴寒极盛之胸痹重症，表现胸痛剧烈，痛无休止，伴身寒肢冷，气短喘息，脉沉紧或沉微者，当用温通散寒之法，予乌头赤石脂丸加荜茇、高良姜、细辛等；若痛剧而四肢不温，冷汗自出，即刻舌下含化苏合香丸或麝香保心丸。

（5）气阴两虚证

【主症】心胸隐痛，时作时休，心悸气短，动则益甚，伴疲倦乏力，声息低微，面白自汗，舌质淡红，舌体胖且边有齿痕，苔薄白，脉虚细缓或结代。

【治法】益气养阴，活血通脉。

【方剂】**生脉散合人参养荣汤加减。**

【加减】兼有气滞血瘀者，可加川芎、郁金；兼见痰浊之象者可合用茯苓、白术、白蔻仁；兼见纳呆、失眠等心脾两虚者，可并用茯苓、茯神、远志、半夏曲、柏子仁、酸枣仁。

（6）心肾阳虚证

【主症】**心悸而痛，胸闷气短，动则更甚，自汗，面色㿠白，神倦怯寒，四肢欠温或肿胀，舌质淡胖，边有齿痕，苔白或腻，脉沉细迟。**

【治法】温补阳气，振奋心阳。

【方剂】**参附汤合右归饮加减。**

【加减】若肾阳虚衰，不能制水，水饮上凌心肺，症见水肿、喘促、心悸，用真武汤加黄芪、汉防己、猪苓、车前子；若阳虚欲脱厥逆者，用四逆加人参汤，或参附注射液 40~60ml 加入 5% 葡萄糖注射液 250~500ml 中静脉点滴。

## 五、其他疗法

推拿疗法以补心温阳、宣痹止痛为主。

1. 基本治法

（1）取穴及部位：膻中、心俞、厥阴俞、内关、胸部任脉循行部位及背部督脉、太阳经循行部位。

（2）主要手法：一指禅推法、揉法、按法、擦法。

（3）操作方法：①患者取坐位或仰卧位，医生分别以一指禅推法、指按法、指揉法在膻中、内关穴上操作，各 3 分钟；掐揉内关穴同时配合深呼吸 5 分钟；横擦前胸部，以透热为度。②患者取坐位或俯卧位，医生分别以一指禅推法、指按法、指揉法在心俞、厥阴俞上操作，各 3 分钟；侧擦背部，以透热为度。

2. 辨证治疗

（1）胸阳痹阻：手法操作时宜重，由肺俞至膈俞重推背部膀胱经，以泻为主。

（2）阳气虚衰：手法操作时宜轻，轻摩心俞、厥阴俞 15 分钟左右，以补为主。

### 六、预防、转归和预后

1. 预防

（1）注意调摄精神，避免情绪波动。

（2）注意生活起居，寒温适宜。本病的诱发或发生与气候异常变化有关，故要避免寒冷，居处除保持安静、通风外，还要注意寒温适宜。

（3）注意饮食调节。饮食宜清淡低盐，食勿过饱。多吃水果及富含纤维素食物。保持大便通畅。另外烟酒等刺激之品，有碍脏腑功能，应禁止。

（4）注意劳逸结合，坚持适当活动。发作期患者应立即卧床休息，缓解期要注意适当休息，保证充足的睡眠，坚持力所能及的活动，做到动中有静，正如朱丹溪所强调的“动而中节”。

（5）加强护理及监护。发病时应加强巡视，密切观察舌、脉、体温、呼吸、血压及精神情志变化，必要时给予吸氧、心电监护及保持静脉通道通畅，并做好抢救准备。

2. 转归与预后　本病多在中年以后发生，如治疗及时得当，可获较长时间稳定缓解，如反复发作，则病情较为顽固。病情进一步发展，可见心胸猝然大痛，出现真心痛证候，甚则可“旦发夕死，夕发旦死”。

# 第十单元　不　寐

## 知识点概要

### 一、概述

不寐是以不能获得正常睡眠为特征的一类病证，主要表现为睡眠时间、深度的不足，轻者入睡困难，或寐而不酣，时寐时醒，或醒后不能再寐，重则彻夜不寐。

### 二、病因病机

1. 病因　饮食不节、情志失常、劳倦思虑过度、病后、年迈体虚。

2. 病机　**阳盛阴衰，阴阳失交**。病位主要在心，与肝、脾、肾密切相关。不寐的病机有虚实之分，实证由肝郁化火，痰热内扰，阳盛不得入于阴而致，虚证多由心脾两虚，心虚胆怯，心肾不交，水火不济，心神失养，阴虚不能纳阳而发。

### 三、辨证论治

1. 辨证要点

（1）虚证：多属阴血不足，心失所养，特点为体质瘦弱，面色无华，神疲懒言，心悸健忘。

（2）实证：邪热扰心，特点为心烦易怒，口苦咽干，便秘溲赤。

2. 治疗原则及常用方法　**补虚泻实，调整脏腑阴阳**。

（1）实证：泻其有余，如疏肝泻火，清化痰热，消导和中。

（2）虚证：补其不足，如益气养血，健脾补肝益肾。

（3）在此基础上安神定志，如养血安神，镇惊安神，清心安神。

> ◆ **提醒**：不寐的治疗原则为重点内容。

3. 证治分类

（1）肝火扰心证

【主症】不寐多梦，甚则彻夜不眠，性情急躁，伴头晕头胀，目赤耳鸣，口干而苦，不思饮食，便秘溲赤，舌红苔黄，脉弦而数。

【治法】疏肝泻火，镇心安神。

【方剂】**龙胆泻肝汤加减。**

（2）痰热扰心证

**【主症】心烦不寐，胸闷脘痞，泛恶嗳气，伴口苦，头重，目眩，舌偏红，苔黄腻，脉滑数。**

【治法】清化痰热，和中安神。

【方剂】**黄连温胆汤加减。**

（3）心脾两虚证

【主症】不易入睡，多梦易醒，心悸健忘，神疲食少，伴头晕目眩，四肢倦怠，腹胀便溏，面色少华，舌淡苔薄，脉细无力。

【治法】补益心脾，养血安神。

【方剂】**归脾汤加减。**

（4）心肾不交证

【主症】心烦不寐，入睡困难，心悸多梦，伴头晕而鸣，腰膝酸软，潮热盗汗，五心烦热，咽干少津，男子遗精，女子月经不调，舌红少苔，脉细数。

【治法】**滋阴降火，交通心肾。**

【方剂】**六味地黄丸合交泰丸加减。**

（5）心胆气虚证

【主症】虚烦不寐，触事易惊，终日惕惕，胆怯心悸，伴气短自汗，倦怠乏力，舌淡脉弦细。

【治法】益气镇惊，安神定志。

【方剂】**安神定志丸合酸枣仁汤加减。**

## 四、其他疗法

1. 体针疗法

治法：调理跷脉，安神利眠。以相应八脉交会穴、手少阴经及督脉穴为主。

主穴：印堂、四神聪、安眠、神门、照海、申脉。

配穴：肝火扰心加行间、侠溪。痰热内扰加丰隆、内庭。心脾两虚加心俞、脾俞。心肾不交加心俞、肾俞。心胆气虚加心俞、胆俞。脾胃不和加公孙、足三里。

操作：神门、印堂、四神聪，用平补平泻法；对于较重的不寐患者，四神聪可留针过夜；照海用补法，申脉用泻法。配穴按虚补实泻法操作。

方义：心藏神，神门为心经原穴，脑为元神之府，印堂可调理脑神，两穴相配可安神利眠。四神聪、安眠穴镇静安神。照海、申脉为八脉交会穴，分别与阴跷脉、阳跷脉相通，阴、阳跷脉主睡眠，若阳跷脉功能亢盛则失眠，故补阴泻阳使阴、阳跷脉功能协调，不眠自愈。

2. 推拿疗法　虚证宜益气养血，实证宜泻其有余。虚实夹杂宜在补虚泻实的基础上安神定志。

（1）基本治法

1）点穴催眠：点揉内关、神门、三阴交。三穴相配共奏交通心肾、安神定志之功。本法适用于各种原因引起的失眠。

2）梳理少阳：医生两手五指微屈，从前至后梳理头侧足少阳胆经以平肝潜阳，引火归原。

3）摩掌熨目：两掌摩擦至热，轻放于眼上，使眼部有温热舒适感。此外，本病也可参考头痛的治疗手法进行治疗。

（2）辨证治疗

1）心脾两虚：指按揉神门、足三里，直擦背部督脉，透热为度。

2）阴虚火旺：推桥弓，擦两侧涌泉穴，透热为度。

3）肝郁化火：按揉肝俞、胆俞、期门、章门、太冲，搓两胁。

4）痰热内扰：按揉神门、内关、丰隆、足三里，横擦脾俞、胃俞，以透热为度。

3. 耳针疗法　选皮质下、心、肾、肝、神门、垂前、耳背心。毫针刺，或揿针埋藏，或王不留行籽贴压。

4. 皮肤针疗法　自项至腰部督脉和足太阳经背部第1侧线，用梅花针自上而下叩刺，叩至皮肤潮红为度，每日1次。

5. 电针疗法　选四神聪、太阳，接通电针仪，用较低频率，每次刺激30分钟。

6. 拔罐疗法　自项至腰部足太阳经背部侧线，用火罐自上而下行走罐，以背部潮红为度。

### 五、调护

1. 精神调摄方面，应积极进行心理情志调整，克服过度的紧张、兴奋、焦虑、抑郁、惊恐、愤怒等不良情绪，做到喜怒有节，保持精神舒畅，尽量以放松的、顺其自然的心态对待睡眠，反而能较好地入睡。

2. 睡眠卫生方面，首先帮助患者建立有规律的作息制度，从事适当的体力活动或体育锻炼，增强体质，持之以恒，促进身心健康。其次养成良好的睡眠习惯。晚餐要清淡，不宜过饱，更忌浓茶、咖啡及吸烟。睡前避免从事紧张和兴奋的活动，养成定时就寝的习惯。另外，要注意睡眠环境的安宁，床铺要舒适，卧室光线要柔和，并努力减少噪声，去除各种可能影响睡眠的外在因素。

◆ **提醒：**除药物治疗外，还应注意不寐的精神调摄和睡眠卫生。

# 第十一单元　癫　　狂

## 知识点概要

### 一、概述

癫病以**精神抑郁，表情淡漠，沉默痴呆，语无伦次，静而多喜**为特征。狂病以**精神亢奋，狂躁不安，喧扰不宁，骂詈毁物，动而多怒**为特征。

### 二、病因病机

1. 病因　七情内伤、饮食失节、禀赋不足。

2. 病机　病变主要在心肝，涉及脾胃，久而伤肾。病理因素以气、痰、火、瘀为主，癫为**痰气郁结，蒙蔽神机**。狂为**痰火上扰，神明失主**。脏气不平，阴阳失调，脑之神机逆乱又是病机的关键所在。病理性质属本虚标实。

◆ **提醒：**癫病主静，狂证主动。

### 三、诊断和类证鉴别

1. 诊断要点

（1）神情抑郁，表情淡漠，静而少动，沉默痴呆，或喃喃自语，语无伦次，或突然狂奔，喧扰不宁，呼号打骂，不避亲疏。

（2）有家庭史或脑外伤史。多发于青壮年女性，素日性格内向，近期情志不遂，或突遭变故，惊恐而心绪不宁。

（3）排除药物、中毒、热病原因所致。

2. 病证鉴别

（1）癫证与狂证

| 病名 | 相同点 | 不同点 |
|---|---|---|
| 癫证 | 均属性格行为异常的精神疾病 | 属阴，以**静而多喜**为主，表现为沉静独处，言语支离，畏见生人，或哭或笑，声低气怯，以抑郁性精神失常为特征 |
| 狂证 | | 属阳，以**动而多怒**为主，表现为躁动狂乱，气力倍常，呼号詈骂，声音多亢，以兴奋性精神失常为特征 |

（2）癫证与郁证

| 病名 | 相同点 | 不同点 |
| --- | --- | --- |
| 郁证 | 喜怒无常，多语或不语等 | 心情抑郁，情绪不宁，胸胁胀闷，急躁易怒，心悸失眠，喉中如有异物等，以自我感觉异常为主，但神志清晰 |
| 癫证 | | 一般已失去自控力，神明逆乱，神志不清 |

（3）癫证与痴呆：痴呆以智能低下为突出表现，以神志呆滞、愚笨迟钝为主要特征，其部分症状可自制。

（4）癫证与痫病：痫病是以突然昏仆、不省人事、两目上视、口吐涎沫、四肢抽搐为特征的发作性疾病，不难区别。

## 四、辨证论治

1. 辨证要点

（1）辨癫证与狂证

| 病名 | 症状 |
| --- | --- |
| 癫证 | 初期以情感障碍为主，表现情感淡漠，生活懒散，少与人交往，喜静恶动。若病情进一步发展，可出现思维障碍，情绪低下，沉默寡言，学习成绩下降，直至丧失生活和工作能力。进一步发展，病情更甚者，可出现淡漠不知，喃喃自语，终日闭户，不知饥饱 |
| 狂证 | 初期以情绪高涨为主，多见兴奋话多，夜不寐，好外走，喜冷饮，喜动恶静。病情进一步发展，渐至频繁外走，气力倍增，刚暴易怒，登高而歌，自高贤，自尊贵，部分患者亦可出现呼号骂詈，不避水火，不避亲疏的严重症状 |

（2）辨病性虚实

1）癫：气郁、痰阻、血瘀，久延则脾气心血亏耗。

2）狂：火郁、痰壅、热瘀，久延心肾阴伤，水不济火，而致阴虚火旺。

2. 治疗原则　初期多以邪实为主，治当理气解郁，畅达神机，降（泄）火豁痰，化瘀通窍。后期以正虚为主，治当补益心脾，育阴养血，调整阴阳。

3. 证治分类

（1）痰气郁结证

【主症】精神抑郁，表情淡漠，沉默痴呆，时时太息，言语无序，或喃喃自语，多疑多虑，喜怒无常，秽洁不分，不思饮食，舌红苔腻而白，脉弦滑。

【治法】**理气解郁，化痰醒神**。

【方剂】**逍遥散合顺气导痰汤加减**。

（2）心脾两虚证

【主症】**神思恍惚，魂梦颠倒，心悸易惊，善悲欲哭，肢体困乏，饮食锐减，言语无序，舌质淡，苔薄白，脉沉细无力**。

【治法】**健脾益气，养心安神**。

【方剂】**养心汤合越鞠丸加减**。

4. 狂证中痰火扰神、火盛阴伤证和痰热瘀结证的主症、治法和方剂

（1）痰火扰神证

【主症】起病先有性情急躁，头痛失眠，两目怒视，面红目赤，突发狂乱无知，骂詈嚎叫，不避亲疏，逾垣上屋，或毁物伤人，气力倍常，不食不眠，舌质红绛，苔多黄腻或黄燥而垢，脉弦大滑数。

【治法】**清心泻火，涤痰醒神**。

【方剂】**生铁落饮加减**。

（2）火盛阴伤证

【主症】癫狂久延，时作时止，势已较缓，妄言妄为，呼之已能自制，但有疲惫之象，寐不安，焦躁，形瘦，面红而秽，口干便难，舌尖红无苔，有剥裂，脉细数。

【治法】育阴潜阳，交通心肾。

【方剂】二阴煎合琥珀养心丹加减。

（3）痰热瘀结证

【主症】癫狂日久不愈，面色晦滞而秽，情绪躁扰不安，多言不序，恼怒不休，甚至登高而歌，弃衣而走，妄见妄闻，妄思离奇，头痛，心悸而烦，舌质紫暗，有瘀斑，少苔或薄黄苔干，脉弦细或细涩。

【治法】**豁痰化瘀，调畅气血**。

【方剂】**癫狂梦醒汤加减**。

## 五、其他疗法

1. 癫证

（1）体针疗法

治法：理气化痰，清心安神。以手足厥阴经、督脉穴为主。

主穴：印堂、神门、膻中、丰隆、太冲。

配穴：肝郁气滞配行间、肝俞。痰气郁结配中脘、阴陵泉。心脾两虚配心俞、脾俞。哭笑无常配间使、百会。纳呆配足三里、中脘。

操作：主穴用毫针泻法。配穴按虚补实泻法操作。

方义：印堂、神门分调脑神、心神，可起到安神定志作用。膻中为气会，可疏调气机。太冲疏肝理气。丰隆除湿化痰。

（2）耳针疗法　取心、皮质下、肾、枕、神门。每次选用3~5穴，毫针刺法或压丸法。

（3）穴位注射疗法　取心俞、膈俞、间使、足三里、三阴交。每次选用1~2穴，每穴注射氯丙嗪0.5~1ml。

2. 狂病

（1）体针疗法

治法：清心泻火，开窍定志。以手厥阴经、督脉及手少阴经穴为主。

主穴：水沟、大陵、劳宫、中冲、丰隆。

配穴：痰火扰神配内庭、曲池。火盛伤阴配行间、三阴交。气血瘀滞配膻中、血海。

操作：主穴用毫针泻法，水沟操作同上，中冲点刺出血。配穴中太溪、三阴交用补法，余穴用泻法。

方义：水沟醒脑开窍调神。大陵、劳宫、中冲，清泻心包经、心经之火。丰隆化痰通络。

（2）三棱针疗法：取大椎、水沟、百会、中冲（十宣或十二井），点刺出血。

（3）耳针疗法：取心、皮质下、肾、枕、神门。每次选用3~4穴，毫针刺法，强刺激，留针30分钟。

（4）穴位注射疗法：取心俞、膈俞、间使、足三里、三阴交。每次选用2~3穴，每穴注射氯丙嗪0.5~1ml。

## 六、预防与调护

1. 重视精神呵护，避免精神刺激。

2. 加强母孕期间的卫生，避免受到惊恐等精神刺激，对明显有阳性家族史者应当劝其不再生子女。

3. 注意幼儿的发育成长，一旦发现有精神异常表现，应尽早找专科医生诊治，早期治疗。

4. 应正确对待患者的病态表现。不应讥笑和讽刺患者，鼓励患者参加社会交往、读报、听收音机或看轻松娱乐性电视，移情易性。

5. 对于有适应环境能力的患者，其合理要求尽量满足，其不合理要求应耐心解释，并注意采用七情相胜法调节。

6. 如若患者拒食，先找出原因并解决，如若反复劝导、督促、喂食等患者仍拒绝，可采取鼻饲饮食，以保证营养。

7. 对重症患者应严密观察和看护，对打人、骂人、自伤、毁物等行为，及早采取防护措施，将危险品如刀、剪、绳索、药品等远离患者，防止意外。

# 第十二单元　痫　病

## 知识点概要

### 一、概述

痫病是一种发作性神志异常的病证。临床以突然意识丧失，甚则仆倒，不省人事，强直抽搐，口吐涎沫，两目上视或口中怪叫，移时苏醒，一如常人为特征。发作前可伴眩晕、胸闷等先兆，发作后常有疲倦乏力等症状。

### 二、病因病机

1. 病因　先天遗传、七情失调、惊恐、饮食失调、脑部外伤、六淫所干、他病之后。

2. 病机　**脏腑失调，痰浊阻滞，气机逆乱，风痰内动，蒙蔽清窍**。病理因素主要有风、火、痰、瘀，又以痰为重要。本病的病位在脑，涉及肝、脾、心、肾诸脏。其中肝、脾、肾的损伤是痫病发生的主要病理基础。

### 三、诊断

1. 任何年龄、性别均可发病，但多在儿童期、青春期或青年期发病，多有家族史，每因惊恐、劳累、情志过极等诱发。

2. 典型发作时突然昏倒，不省人事，两目上视，项背强直，四肢抽搐，口吐涎沫，或有异常叫声，或仅有突然呆木，两眼瞪视，呼之不应，或头部下垂，面色苍白等。

3. 局限性发作可见多种形式，如口、眼、手等局部抽搐而无突然昏倒，或凝视，或语言障碍，或无意识动作等，多数在数秒至数分钟即止。

4. 发作前可有眩晕、胸闷等先兆症状。

5. 发作突然，醒后如常人，醒后对发作时情况不知，反复发作。

6. 脑电图在发作期描记到对称性同步化棘波或棘-慢波等阳性表现，有条件做磁共振等相应检查。

◆ **提醒：** 痫病与中风均可见发作时起病急骤，突然昏仆倒地。然中风仆地无声，一般无四肢抽搐及口吐涎沫，神昏症状严重，持续时间长，难以自行苏醒，需及时治疗方可逐渐清醒，多伴半身不遂、口眼歪斜；痫病表现为阵发性神志异常，猝发仆地时常口中作声，如猪羊啼叫，四肢频抽而口吐白沫。神昏多为时短暂，移时可自行苏醒，醒后一如常人，但可再发。应注意鉴别。

### 四、辨证论治

1. 辨证要点

（1）辨病情轻重

1）病发持续时间之长短，一般持续时间长则病重，短则病轻。

2）发作间隔时间之久暂，即间隔时间短暂则病重，间隔时间长久则病轻。

（2）辨证候虚实

1）发病期多实，多由风痰闭阻，痰火或瘀热扰动神明。

2）间歇期多虚，或虚中夹实，常由心脾两虚，肝肾阴虚，夹风夹痰夹瘀所致，当宜分而治之。

（3）辨病理性质

| 病理性质 | 症　状 |
|---|---|
| 风 | 来势急骤，神昏猝倒，不省人事，口噤牙紧，颈项强直，四肢抽搐 |
| 火 | 发作时口吐涎沫，气粗痰鸣，呆木无知，发作后或有情志错乱，幻听，错觉，或有梦游 |
| 痰 | 有猝倒啼叫，面赤身热，口流血沫，平素或发作后有大便秘结，口臭苔黄 |
| 瘀 | 发作时面色潮红、紫红，继则青紫，口唇发绀，或有颅脑外伤、产伤等病史 |

2. 治疗原则 频繁发作，以治标为主，着重清泻肝火，豁痰息风，开窍定痫；平时病缓，则补虚以治其本，宜益气养血，健脾化痰，滋补肝肾，宁心安神。

3. 证治分类

(1) 风痰闭阻证

【主症】发病前常有眩晕，头昏，胸闷，乏力，痰多，心情不悦。发作呈多样性，或见突然跌倒，神志不清，抽搐吐涎或伴尖叫与二便失禁，或短暂神志不清，两目发呆，茫然若失，谈话中断，持物落地，或精神恍惚而无抽搐，舌质红，苔白腻，脉多弦滑有力。

【治法】**涤痰息风，开窍定痫**。

【方剂】**定痫丸加减**。

(2) 痰火扰神证

【主症】**发作时昏仆抽搐，吐涎，或有吼叫，平时急躁易怒，心烦失眠，咳痰不爽，口苦咽干，便秘溲黄，病发后，症状加重，彻夜难眠，目赤，舌红，苔黄腻，脉弦滑而数。**

【治法】清热泻火，化痰开窍。

【方剂】**龙胆泻肝汤合涤痰汤加减**。

(3) 瘀阻脑络证

【主症】平素头晕头痛，痛有定处，常伴单侧肢体抽搐，或一侧面部抽动，颜面口唇青紫，舌质暗红或有瘀斑，舌苔薄白，脉涩或弦。多继发于颅脑外伤、产伤、颅内感染性疾患后，或先天大脑发育不全。

【治法】活血化瘀，息风通络。

【方剂】**通窍活血汤加减**。

(4) 心脾两虚证

【主症】反复发痫，神疲乏力，心悸气短，失眠多梦，面色苍白，体瘦纳呆，大便溏薄，舌质淡，苔白腻，脉沉细而弱。

【治法】补益气血，健脾宁心。

【方剂】**六君子汤合归脾汤加减**。

(5) 心肾亏虚证

【主症】痫病频发，神思恍惚，心悸，健忘失眠，头晕目眩，两目干涩，面色晦暗，耳轮焦枯不泽，腰膝酸软，大便干燥，舌质淡红，脉沉细而数。

【治法】补益心肾，潜阳安神。

【方剂】**左归丸合天王补心丹加减**。

## 五、其他疗法

1. 体针疗法

(1) 发作期

治法：醒脑开窍，息风豁痰。以督脉及足厥阴、足阳明经穴为主。

主穴：水沟、百会、后溪、涌泉、合谷、太冲、丰隆。

操作：毫针泻法。水沟用雀啄手法，以患者神志复苏或有反应为度。

方义：水沟、百会为督脉穴，后溪通督脉，督脉入络脑，故针刺可醒脑开窍。涌泉为肾经井穴，可激发肾气，促进脑神的恢复。丰隆豁痰，合谷、太冲息风止痉。

(2) 间歇期

治法：化痰通络，息风舒筋。以任脉、督脉、足阳明及足厥阴经穴为主。

主穴：鸠尾、筋缩、间使、阳陵泉、丰隆、太冲。

配穴：痰火扰神加曲池、神门、内庭。风痰闭阻加风池、中脘、合谷。心脾两虚加心俞、脾俞、足三里。肝肾阴虚加肝俞、肾俞、三阴交。瘀阻脑络加百会、膈俞、内关。夜发加照海，昼发者加申脉。

操作：主穴用毫针泻法，鸠尾向巨阙斜刺 1 寸。配穴按虚补实泻法操作。

方义：鸠尾为任脉络穴，任脉为阴脉之海，可调理阴阳，平抑风阳；筋缩为督脉穴，可疏调督脉、通脑络、舒经筋，筋会阳陵泉。二穴相配，重在舒调经筋而止痉。间使为心包经穴，可调心神、理气血，为治痫经验穴。太冲平息肝风，丰隆化痰通络。

2. 穴位注射疗法　选间使、丰隆、太冲、鸠尾、大椎。用维生素 $B_1$ 和维生素 $B_{12}$ 注射液，每穴注射 0.5~1.0ml，每日 1 次。

3. 耳针疗法　取心、肝、胃、神门、皮质下、脑点。发作时，取 2~3 穴，毫针强刺激，留针 30 分钟，间歇行针。间歇期可用压丸法。

### 六、预防与调护

1. 保持精神愉快，避免精神刺激，怡养性情，劳逸适度。妇女在怀孕前积极治疗原发病，避免胎儿头颅外伤、颅内感染等发生。休止期患者应避免近水、近火、近电、高空作业及驾驶车辆，以免突然发病时发生危险。

2. 调理饮食、情志和起居，饮食宜清淡，多吃素菜，少食肥甘之品，切忌过冷过热、辛温刺激的食物如羊肉、酒浆等，以减少痰涎及火热的滋生。可选用山药、薏苡仁、赤小豆、绿豆、小米煮粥，可收健脾化湿化痰之功效。应针对患者病后存在不同程度的正虚参以调补，如调脾胃，和气血，健脑髓，顺气涤痰，活血化瘀等，切忌不加辨证地一概投人参、鹿茸大补之品或其他温燥补品。

3. 对昏仆抽搐的患者，注意保持呼吸道通畅，凡有义齿均应取出，放置牙垫，以防窒息和咬伤，同时加用床栏，以免翻坠下床。应耐心坚持长期服药，以图根治。

# 第十三单元　胃　　痛

## 知识点概要

### 一、概述

胃痛，又称"胃脘痛"，是以上腹胃脘近心窝处疼痛为主症的病证。

### 二、病因病机

1. 病因　外邪犯胃、饮食伤胃、情志不畅、脾胃素虚。

2. 病机　**胃气阻滞，胃失和降，不通则痛**。病位在胃，但与肝、脾的关系极为密切。病理因素主要有气滞、寒凝、热郁、湿阻、血瘀。

### 三、诊断和类证鉴别

1. 诊断要点

（1）**上腹近心窝处胃脘部发生疼痛**为特征，其疼痛有胀痛、刺痛、隐痛、剧痛等不同的性质。

（2）常伴食欲不振，恶心呕吐，嘈杂泛酸，嗳气吞腐等上消化道症状。

（3）以中青年居多，多有反复发作病史。发病前多有明显的诱因，如天气变化、恼怒、劳累、暴饮暴食、饥饿、进食生冷干硬辛辣醇酒，或服用有损脾胃的药物等。

2. 与真心痛的鉴别

| 病名 | 不同点 |
| --- | --- |
| 胃　痛 | 多见胀痛、刺痛、隐痛，有反复发作史，一般无放射痛，伴嗳气、泛酸、嘈杂等 |
| 真心痛 | 多见于老年人，当胸而痛，多绞痛、闷痛，痛引肩背，常伴心悸气短、汗出肢冷，病情危急 |

◆ **提醒：**真心痛常与胃痛混淆，故临床上应注意胃痛与真心痛的鉴别。

## 四、辨证论治

1. 辨证要点

（1）辨虚实寒热

| 虚实寒热 | 症　状 |
|---|---|
| 虚 | 痛势徐缓，痛处不定，喜按，脉虚 |
| 实 | 痛剧，固定不移，拒按，脉盛 |
| 寒 | 胃痛遇寒则痛甚，得温则痛减 |
| 热 | 胃脘灼痛，喜冷恶热 |

（2）辨在气在血

1）气虚者，指脾胃气虚，胃脘隐痛或空腹痛显，兼见食少，便溏，乏力等。

2）在血者，疼痛部位固定不移，痛如针刺，舌质紫暗或有瘀斑。

2. 治疗原则　**理气和胃止痛**。

3. 证治分类

（1）寒邪客胃证

【主症】胃痛暴作，恶寒喜暖，得温痛减，遇寒加重，口淡不渴，或喜热饮，舌苔薄白，脉弦紧。

【治法】**温胃散寒，行气止痛**。

【方剂】**良附丸方加减**。

【加减】如兼见恶寒、身热等风寒表证者，可加香苏散；如兼有纳呆、身重、恶心欲吐、苔白腻等寒湿症状，可用厚朴温中汤；若兼见胸脘痞闷，胃纳呆滞，嗳气或呕吐者，是为寒夹食滞，可加枳实、神曲、鸡内金、制半夏、生姜；若寒邪郁久化热，寒热错杂，可用半夏泻心汤辛开苦降，寒热并调。

（2）饮食伤胃证

【主症】胃脘疼痛胀满拒按，嗳腐吞酸，或呕吐不消化食物，其味腐臭，吐后痛减，不思饮食，大便不爽，得矢气或便后稍舒，舌苔厚腻，脉滑。

【治法】**消食导滞，和胃止痛**。

【方剂】**保和丸加减**。

【加减】若脘腹胀甚者，可加枳实、砂仁、槟榔；若胃脘胀痛而便闭者，可合用小承气汤或改用枳实导滞丸；胃痛急剧而拒按，伴见苔黄燥、便秘者，为食积化热成燥，则合用大承气汤。

（3）肝气犯胃证

【主症】胃脘胀满，攻撑作痛，脘痛连胁，胸闷嗳气，喜长叹息，大便不畅，随情志因素加重，舌苔薄白，脉弦。

【治法】疏肝理气，和胃止痛。

【方剂】柴胡疏肝散加减。

【加减】如胃痛较甚者，可加川楝子、延胡索；痛势急迫，嘈杂吐酸，口干口苦，舌红苔黄，脉弦或数，乃肝胃郁热之证，改用化肝煎或丹栀逍遥散加左金丸，此时理气药应选择香橼、佛手、绿萼梅等理气而不伤阴的药。

（4）湿热中阻证

【主症】**胃脘疼痛，嘈杂灼热，口干口苦，渴不欲饮，头重如裹，身重肢倦，纳呆，恶心，小便色黄，大便不畅，舌苔黄腻，脉滑数**。

【治法】清热化湿，理气和胃。

【方剂】清中汤加减。

【加减】湿偏重者加苍术、藿香燥湿醒脾；热偏重者加蒲公英、黄芩清胃泻热；若为痰湿阻胃，可用二陈汤合平胃散。

（5）瘀血停胃证

【主症】胃脘疼痛，如针刺刀割，痛有定处，按之痛甚，痛势持久，食后加剧，入夜尤甚，或见吐血便血，舌质紫暗或有瘀斑，脉涩。

【治法】化瘀通络，理气和胃。

【方剂】失笑散合丹参饮加减。

【加减】若胃痛甚者，可加延胡索、木香、郁金、枳壳；若四肢不温，舌淡脉弱者，当为气虚无以行血，加党参、黄芪；便黑可加**三七、白及**。

（6）胃阴亏耗证

【主症】胃脘隐隐作痛，似饥而不欲食，口燥咽干，五心烦热，消瘦乏力，欲饮，大便干结，舌红少津，脉细数。

【治法】**养阴益胃，和中止痛**。

【方剂】一贯煎合芍药甘草汤加减。

【加减】若见胃脘灼痛、嘈杂泛酸者，可加珍珠层粉、牡蛎、海螵蛸或配用左金丸以制酸；胃脘胀痛较剧，兼有气滞，宜加厚朴花、玫瑰花、佛手；若阴虚胃热可加石斛、知母、黄连。

（7）脾胃虚寒证

【主症】胃痛隐隐，绵绵不休，喜温喜按，空腹痛甚，得食则缓，劳累或受凉后发作加重，泛吐清水，神疲纳呆，四肢倦怠，手足不温，便溏，舌淡苔白，脉虚弱。

【治法】**温中健脾，和胃止痛**。

【方剂】**黄芪建中汤加减**。

【加减】泛吐清水较多，宜加干姜、制半夏、陈皮、茯苓；泛酸，可去饴糖，加黄连、吴茱萸、乌贼骨、煅瓦楞子；胃脘冷痛，里寒较甚，呕吐，肢冷，可加理中丸；若兼有形寒肢冷，腰膝酸软，可用附子理中汤；无泛吐清水，无手足不温者，可改用香砂六君子汤。亦可用李东垣的升阳益气法以健脾益气，方用补中益气汤加减，重用黄芪、党参。

## 五、其他疗法

1. 体针疗法

治法：和胃止痛。以足阳明、手厥阴经穴及相应募穴为主。

主穴：中脘、内关、足三里。

配穴：寒邪犯胃配胃俞、神阙。饮食停滞配下脘、梁门。肝气犯胃配太冲、期门。气滞血瘀配膻中、膈俞。脾胃虚寒配神阙、气海、脾俞。胃阴不足配胃俞、三阴交、太溪。

操作：足三里用平补平泻法，疼痛发作时，持续行针 1~3 分钟，直到痛止或缓解。内关、中脘均用泻法。配穴按虚补实泻法操作。寒气凝滞、脾胃虚寒者，可用灸法。

方义：足三里乃胃之下合穴，“合治内腑”，可疏调胃腑气机，和胃止痛。中脘为胃之募穴，腑之所会，可健运中州，调理气机。内关宽胸解郁，行气止痛。

2. 推拿疗法　病邪阻滞，因寒者宜温胃止痛，因滞者宜消积导滞、理气止痛。肝气犯胃，宜疏肝理气止痛。脾胃虚弱，宜调理脾胃，温阳止痛。

（1）基本治法

1）胃脘部操作：患者仰卧位，医者坐于患者右侧，先用轻快的一指禅推法、摩法在胃脘部治疗，使热量渗透于胃腑，然后按揉中脘、气海、天枢等穴，同时配合按揉足三里，时间约 6 分钟。

2）背部操作：患者俯卧位。用一指禅推法，从背部脊柱两旁沿膀胱经顺序而下至三焦俞，往返 4~5 次，然后用较重的按揉法于膈俞、肝俞、脾俞、胃俞、三焦俞，时间约 5 分钟。

3）肩臂及胁部：患者取坐位，拿肩井循臂肘而下，在手三里、内关、合谷等穴做较强的揉按刺激。然后搓肩臂使经络畅通，再搓抹两胁部，由上而下往返数次。也可用点穴止痛法：首先点足三里，使局部产生酸胀感，待疼痛缓解后再点中脘。在点中脘时应向下点至腹主动脉，使指端有动脉搏动感，并随患者的呼吸而上下起伏。

（2）辨证治疗：疼痛剧烈者先在背部脾俞、胃俞附近压痛点，用较重的点、按法，连续刺激 2 分钟左右，待疼痛缓解后，再辨其证而治之。

1）寒邪犯胃：在背部用较重的点、按法治疗脾俞、胃俞，时间约2分钟。用掌擦法，以透热为度，重点擦脊柱左侧。

2）食滞伤胃：配合摩腹助运，用顺时针方向，荡涤胃肠积滞；并可点揉中脘、天枢，弹拨大横等穴。

3）肝气犯胃：摩擦胸胁两侧，用柔软的一指禅推或揉法，自天突向下至中脘穴治疗，重点在膻中穴，然后轻柔地按揉两侧章门、期门，时间约3分钟。用较重的手法按揉背部肝俞、胆俞、膈俞。

4）脾胃虚弱：在梁门、气海、关元等穴处施用一指禅推法，每穴约2分钟，在气海穴治疗时间可适当延长。然后在脊柱左侧重点做擦法，以透热为度。

3. 穴位注射疗法　选中脘、足三里、肝俞、胃俞、脾俞。每次选2穴，诸穴可交替使用。以黄芪、丹参或当归注射液，每穴注入药液1ml，每日或隔日1次。

4. 耳针疗法　选胃、肝、脾、神门、交感、十二指肠。毫针刺用中等强度，或用揿针埋藏或用王不留行籽贴压。

5. 拔罐疗法　选中脘、胃俞、脾俞、膈俞，留罐5~10分钟。每日1~2次。适用于实证胃痛。

### 六、调摄、转归及预后

1. 生活调摄、预防　患者要养成有规律的生活与饮食习惯，忌暴饮暴食，饥饱不匀。胃痛持续不已者，应在一定时期内进流质或半流质饮食，少食多餐，以清淡易消化的食物为宜，忌粗糙多纤维饮食，尽量避免进食浓茶、咖啡和辛辣食物，进食宜细嚼慢咽，慎用水杨酸、肾上腺皮质激素等药物。同时保持乐观的情绪，避免过度劳累与紧张也是预防本病复发的关键。

2. 转归及预后　胃痛还可以衍生变证，如胃热炽盛，迫血妄行，或瘀血阻滞，血不循经，或脾气虚弱，不能统血，而致便血、呕血。大量出血，可致气随血脱，危及生命。若脾胃运化失职，湿浊内生，郁而化热，火热内结，腑气不通，腹痛剧烈拒按，导致大汗淋漓，四肢厥逆的厥脱危证。或日久成瘀，气机壅塞，胃失和降，胃气上逆，致呕吐反胃。若胃痛日久，痰瘀互结，壅塞胃脘，可形成噎膈。

## 第十四单元　呕　　吐

### 知识点概要

### 一、概述

呕吐指胃失和降，气逆于上，迫使胃中之物从口中吐出的一种病证。有物有声谓之呕，有物无声谓之吐，无物有声谓之干呕。临床呕与吐常同时发生，故合称为“呕吐”。

### 二、病因病机

1. 病因

（1）实证：饮食所伤、外感时邪、情志失调。

（2）虚证：先天禀赋薄弱，脾胃素虚，或病后损伤脾胃，中阳不振或胃阴不足。

2. 病机　**胃失和降，胃气上逆**。病变脏腑主要在胃，还与肝、脾有密切的关系。

> ◆ **提醒：**呕吐病变主要在胃，与肝、脾有关。

### 三、诊断与类证鉴别

1. 诊断要点

（1）初起呕吐量多，吐出物多有酸腐气味，久病呕吐，时作时止，吐出物不多，酸臭气味不甚。

（2）新病邪实，呕吐频频，常伴有恶寒，发热，脉实有力。久病正虚，呕吐无力，常伴精神萎靡，倦怠，面色萎黄，脉弱无力等症。

（3）常有饮食不节、过食生冷、恼怒气郁及久病不愈等病史。

2. 与呃逆的鉴别

| 病名 | 相同点 | 不同点 |
|---|---|---|
| 呕吐 | 都是胃部的病变，都有胃气上逆 | 病位在胃，以有声有物为特征 |
| 呃逆 | | 病位在喉，以喉间呃呃连声，声短而频，令人不能自制为特征，有膈间不利的因素存在 |

## 四、辨证论治

1. 治疗原则　**和胃降逆**。实证呕吐以祛邪为主，虚证呕吐以扶正为主。

2. 证治分类

（1）外邪犯胃证

【主症】**突然呕吐，胸脘满闷，发热恶寒，头身疼痛，舌苔白腻，脉濡缓。**

【治法】疏邪解表，化浊和中。

【方剂】**藿香正气散加减。**

（2）食滞内停证

【主症】呕吐酸腐，脘腹胀满，嗳气厌食，大便或溏或结，舌苔厚腻，脉滑实。

【治法】消食化滞，和胃降逆。

【方剂】保和丸加减。

（3）痰饮内阻证

【主症】**呕吐清水痰涎，脘闷不食，头眩心悸，舌苔白腻，脉滑。**

【治法】温中化饮，和胃降逆。

【方剂】**小半夏汤合苓桂术甘汤加减。**

（4）肝气犯胃证

【主症】呕吐吞酸，嗳气频繁，胸胁胀痛，舌质红，苔薄腻，脉弦。

【治法】疏肝理气，和胃降逆。

【方剂】**四七汤加减。**

3. 脾胃气虚、胃阴不足、脾胃阳虚证的主症、治法和方剂

（1）脾胃气虚证

【主症】**恶心呕吐，食欲不振，食入难化，脘部痞闷，大便不畅，舌淡胖，舌薄，脉细。**

【治法】健脾益气，和胃降逆。

【方剂】**香砂六君子汤加减。**

（2）胃阴不足证

【主症】呕吐反复发作，或时作干呕，似饥而不欲食，口燥咽干，舌红少津，脉细数。

【治法】**滋养胃阴，降逆止呕。**

【方剂】麦门冬汤加减。

（3）脾胃阳虚证

【主症】饮食稍多即吐，时作时止，面色㿠白，倦怠乏力，喜暖恶寒，四肢不温，大便溏薄，舌质淡，脉濡弱。

【治法】温中健脾，和胃降逆。

【方剂】**理中汤加减。**

## 五、其他疗法

1. 体针疗法

治法：和胃降逆，理气止呕。以手厥阴、足阳明经穴及相应募穴为主。

主穴：中脘、胃俞、内关、足三里。

配穴：寒邪客胃者配上脘、公孙。热邪内蕴者配合谷，并可用金津、玉液点刺出血。痰饮内阻配膻中、丰隆、公孙。肝气犯胃配阳陵泉、太冲。脾胃虚寒配脾俞、胃俞。腹胀者配气海。肠鸣者，配脾俞、大肠俞。泛酸干呕者，配建里、公孙。食滞者，配梁门、天枢。

操作：足三里平补平泻法，内关、中脘用泻法。配穴按虚补实泻法操作；虚寒者，可加用艾灸。呕吐发作时，可在内关穴行强刺激并持续运针 1~3 分钟。

方义：中脘乃胃之募穴，胃俞为胃之背俞穴，二穴俞募相配理气和胃止呕。内关为手厥阴经络穴，宽胸利气，降逆止呕。足三里为足阳明经合穴，疏理胃肠气机，通降胃气。

2. 耳针疗法　选胃、贲门、食道、交感、神门、脾、肝。每次选 3~4 穴，以毫针刺，中等刺激，亦可用揿针埋藏或王不留行籽贴压。

3. 穴位注射疗法　参照体针疗法所选穴位，用维生素 $B_1$ 或维生素 $B_{12}$ 注射液，每穴注射 0.5~1ml，每日或隔日 1 次。

## 六、预防调护

1. 养成良好的饮食习惯，不暴饮暴食，不食变质腐秽食物；脾胃素虚者勿过食生冷、肥甘厚腻等食品；胃中有热者忌食辛辣、香燥之品。保持心情舒畅，避免精神刺激，对肝气犯胃者尤当注意。嘱患者适当体育锻炼以增强体质。

2. 呕吐患者应少食多餐，以清淡流质或半流质饮食为主，并注意营养的均衡。忌食肥甘厚腻、生冷粗硬、腥膻异味及辛辣刺激之品，必要时禁食。

3. 对呕吐不止的患者，应卧床休息，加强护理，密切观察患者病情变化。重症、昏迷或体力差的患者要侧卧，防止呕吐物进入气道。吐后用温水漱口，清洁口腔。

4. 在选药方面，凡是具有腥恶气味者，均非治呕所宜，否则随服随吐，重伤胃气，病情加重。

5. 服药应以少量频服为佳，以减少胃之负担，使之逐渐得到药力。并可根据患者之喜恶，或热饮或冷饮，以免格拒难下，逆而复出。

6. 应注意做好情志调护，对情志抑郁或易怒患者可予以必要的心理疏导。

# 第十五单元　腹　　痛

## 知识点概要

## 一、概述

1. 概念　腹痛是以胃脘以下、耻骨毛际以上的部位发生疼痛为主症的病证。

2. 腹痛与脏腑经络的关系　腹中有肝、胆、脾、肾、大小肠、膀胱等脏腑，并为足三阴、足少阳、手足阳明、冲、任、带等经脉循行之处。

## 二、病因病机

1. 病因　**外感时邪、饮食不节、情志失调、素体阳虚、跌仆损伤、络脉瘀阻、腹部手术。**

2. 病机　脏腑气机阻滞，气血运行不畅，经脉痹阻，“不通则痛”，或脏腑经络失养，“不荣则痛”。病理因素主要有寒凝、火郁、食积、气滞、血瘀。

## 三、诊断和类证鉴别

1. 诊断要点

（1）以胃脘以下、耻骨毛际以上部位的疼痛为主症，若病因外感，突然剧痛，伴发症状明显者，属于急性腹痛；病因内伤，起病缓慢，痛势缠绵者，则为慢性腹痛。

（2）注意与腹痛相关病因，脏腑经络相关的症状。如涉及肠腑，可伴有腹泻或便秘；寒凝肝脉痛在少腹，常牵引睾丸疼痛；膀胱湿热可见腹痛牵引前阴，小便淋沥，尿道灼痛；蛔虫作痛多伴嘈杂吐涎，时作时止；瘀血腹痛常有外伤或手术史；少阳表里同病腹痛可见痛连腰背，伴恶寒发热，恶心呕吐。

（3）根据性别、年龄、婚况，与饮食、情志、受凉等关系，起病经过，其他伴发症状，以鉴别何脏何腑受病，明确病理性质。

2. 与胃痛的鉴别

| 病名 | 不同点 |
|---|---|
| 腹痛 | 部位以胃脘部以下，耻骨毛际以上整个位置疼痛为主症 |
| 胃痛 | 胃处腹中，与肠相连，腹痛常伴胃痛的症状，胃痛亦时有腹痛的表现，常需鉴别。胃痛部位在心下胃脘之处，常伴恶心、嗳气等胃病见症 |

## 四、辨证论治

1. 辨证要点

（1）首辨腹痛缓急

| 病名 | 症　状 | 病　因 |
|---|---|---|
| 急性腹痛 | 突然起病，腹痛剧烈，常有明显诱发因素，或伴有寒热，或伴有呕吐，嗳腐酸臭等症状 | 因外感时邪、饮食不节、虫积内扰所致 |
| 慢性腹痛 | 起病缓慢，病程迁延，腹痛时作时止，痛势不甚，经久缠绵 | 由情志内伤，脏腑虚弱，气血不足引起 |

（2）次辨腹痛性质

| 性质 | 症　状 |
|---|---|
| 寒痛 | 腹痛拘急，疼痛暴作，痛无间断，坚满急痛，遇冷痛剧，得热则减 |
| 热痛 | 痛在脐腹，痛处有热感，时轻时重，或伴有便秘，得凉痛减 |
| 气滞痛 | 腹痛时轻时重，痛处不定，攻冲作痛，伴胸胁不舒，腹胀，嗳气或矢气则胀痛减轻 |
| 血瘀痛 | 少腹刺痛，痛无休止，痛处不移，痛处拒按，经常夜间加剧，伴面色晦暗 |
| 伤食痛 | 因饮食不慎，脘腹胀痛，嗳气频作，嗳后稍舒，痛甚欲便，便后痛减 |
| 暴痛 | 暴痛多实，伴腹胀、呕逆、拒按等；久痛多虚，痛势绵绵，喜揉喜按 |

（3）再辨腹痛部位

| 疼痛部位 | 归　经 |
|---|---|
| 胁腹、两侧少腹痛 | 肝经病证，为足厥阴、足少阳经脉所过 |
| 大腹疼痛 | 脾胃病证，为足太阴、足阳明经脉所主 |
| 脐腹疼痛 | 大小肠病证，为手阳明、手太阳经脉所主 |
| 脐以下小腹痛 | 肾、膀胱、胞宫病证，为足少阴、足太阳经脉及冲、任、带脉所主 |

2. 治疗原则　**以“通”立法**。属实证者，重在祛邪疏导，所谓“痛随利减”；对虚痛，应温中补虚，益气养血，不可滥施攻下。对于久痛入络，绵绵不愈之腹痛，可采取辛润活血通络之法。

◆ **提醒：**腹痛以“通”立法，并根据不同病证选择不同治法。

3. 证治分类

(1) 寒邪内阻证

【主症】腹痛拘急，遇寒痛甚，得温痛减，口淡不渴，形寒肢冷，小便清长，大便清稀或秘结，舌质淡，苔白腻，脉沉紧。

【治法】**温里散寒，理气止痛**。

【方剂】良附丸合正气天香散加减。

(2) 湿热壅滞证

【主症】腹痛拒按，烦渴引饮，大便秘结，或溏滞不爽，潮热汗出，小便短黄，舌质红，苔黄燥或黄腻，脉滑数。

【治法】**泄热通腑，行气导滞**。

【方剂】**大承气汤加减**。

(3) 肝郁气滞证

【主症】腹痛胀闷，痛无定处，痛引少腹，或兼痛窜两胁，时作时止，得嗳气或矢气则舒，遇忧思恼怒则剧，舌淡红，苔薄白，脉弦。

【治法】疏肝解郁，理气止痛。

【方剂】柴胡疏肝散加减。

(4) 瘀血内停证

【主症】腹痛较剧，痛如针刺，痛处固定，经久不愈，舌质紫暗，脉细涩。

【治法】**活血化瘀，和络止痛**。

【方剂】少腹逐瘀汤加减。

(5) 中脏虚寒证

【主症】腹痛绵绵，时作时止，喜热恶冷，痛时喜按；劳累后加重，反之缓解，神疲乏力，气短懒言，形寒肢冷，胃纳不佳，面色不华，大便溏薄，舌淡苔薄白，脉弦细。

【治法】温中补虚，缓急止痛。

【方剂】**小建中汤加减**。

## 五、其他疗法

1. 体针疗法

治法：通调腑气，缓急止痛。以足阳明、足厥阴经及任脉穴为主。

主穴：下脘、关元、天枢、足三里、太冲。

配穴：寒邪内积配神阙、公孙。湿热壅滞配阴陵泉、内庭。气滞血瘀配膻中、血海。脾阳不振配脾俞、肾俞。

操作：关元虚证用补法，实证用平补平泻法；太冲用泻法，其余主穴用平补平泻法。配穴按虚补实泻法操作；寒证可用艾灸。腹痛发作时，足三里持续强刺激1~3分钟。

方义：足三里为胃之下合穴，“肚腹三里留”，下脘位于上腹部，关元、天枢位于下腹部，又分属小肠、大肠之募穴，三穴为局部选穴，可通调腹部之腑气。肝经原穴太冲，疏肝而通调气机，通则不痛。

2. 耳针疗法　选胃、小肠、大肠、肝、脾、交感、神门、皮质下。每次选2~4穴，毫针刺，疼痛时用中强刺激捻转，亦可用揿针埋藏或王不留行籽贴压。本法适用于急慢性肠炎引起的腹痛。

3. 穴位注射疗法　选天枢、足三里。用山莨菪碱注射液10mg（1ml），每穴注入0.5ml药液，每日1次。

## 六、预防调护

1. 平素注意起居有常，饮食有节（洁），勿食生冷、肥甘厚味及不洁食物，戒烟忌酒。避风寒，畅情志。

2. 腹痛剧烈应禁食，缓解后宜饮食清淡，忌食生冷辛辣、肥甘厚腻食品。

3. 虚寒证或实寒证可予热敷疗法。

4. 若患者出现腹痛甚、腹痛拒按、冷汗淋漓、四肢不温、呕吐不止、暴泻不止或大便数日不通等症状，须警惕出现脱证，立即中西医结合急诊治疗处理，以免贻误病情。

# 第十六单元 泄 泻

## 知识点概要

### 一、概述

泄泻是以排便次数增多，粪质稀溏或完谷不化，甚至泻出如水样为主症的病证。

### 二、病因病机

1. 病因 **感受外邪、饮食所伤、情志失调、禀赋不足、病后体虚**。

2. 泄泻与脾虚湿盛的关系 病机关键是湿盛与脾虚。因湿盛而后脾虚者，多为急性泄泻（暴泻）；因脾虚而后湿邪郁滞者，多为慢性泄泻（久泻）。

3. 病机 **脾虚湿盛，肠道功能失司**。病位在肠，主病之脏属脾，同时与肝、肾密切相关。病理因素主要是湿。

### 三、诊断和类证鉴别

1. 诊断要点

（1）以大便粪质稀溏为主要依据，或完谷不化，或粪如水样，大便次数增多，每日三五次至十数次以上。

（2）常兼腹胀、腹痛、肠鸣、纳呆。

（3）起病或急或缓。暴泻者多有暴饮暴食或误食不洁的病史。迁延日久，时发时止者，常由外邪、饮食或情志等诱发。

2. 与痢疾的鉴别

| 病名 | 相同点 | 不同点 |
|---|---|---|
| 泄泻 | 均见大便次数增多、粪质稀薄的病证 | **大便次数增加，粪质稀溏，甚则如水样，或完谷不化为主症，大便不带脓血，也无里急后重，或无腹痛** |
| 痢疾 | | **腹痛、里急后重、便下赤白脓血** |

◆ **提醒**：痢疾与泄泻均有大便增多，大便稀溏，但治疗相差较大，故应注意泄泻与痢疾的鉴别。

### 四、辨证论治

1. 辨证要点

（1）首辨暴泻与久泻

1）暴泻：多发病急，病程短，或兼见表证，多以湿盛邪实为主，且尤在夏季多发，若暑湿热毒而暴泻无度则为重症。

2）久泻：多发病缓慢，病程较长，易因饮食、劳倦、情志而复发，常以脾虚为主，或肝脾两病，或脾肾同病等，临床上亦可表现为虚实夹杂之证，但总以脾虚为要。

（2）次辨泻下之物

| 证候 | 症状 |
|---|---|
| 寒湿泻 | 大便清稀，或如水样，气味略腥 |
| 湿热泻 | 大便或稀或溏，其色黄褐，气味臭秽，泻下急迫，肛门灼热 |

续 表

| 证候 | 症 状 |
|---|---|
| 伤食积滞 | 大便溏垢，臭如败卵 |
| 痰湿壅盛 | 大便溏稠，夹有白色黏冻 |
| 虚寒泻 | 大便稀溏，甚则完谷不化，无腥臭 |

（3）再辨脏腑定位

| 病位 | 症 状 |
|---|---|
| 肝 | 每因情志郁怒而诱发，伴胸胁胀闷，嗳气食少 |
| 脾 | 大便时溏时烂，饮食稍有不慎即作，伴神疲肢倦 |
| 肾 | 多发于五更，大便稀溏，完谷不化，伴腰酸肢冷 |

2. 治疗原则 **运脾化湿**。

3. 证治分类

（1）寒湿内盛证

【主症】泄泻清稀，甚如水样，腹痛肠鸣，或兼外感风寒，则恶风寒，发热，头痛，肢体酸痛，舌苔白或白腻，脉濡缓。

【治法】芳香化湿，解表散寒。

【方剂】**藿香正气散加减**。

【加减】若表寒重者，可加荆芥、防风；若外感寒湿，饮食生冷，腹痛，泻下清稀，可用纯阳正气丸；若湿邪偏重，腹满肠鸣，小便不利，可改用胃苓汤。

（2）湿热伤中证

【主症】泄泻腹痛，泻下急迫，或泻而不爽，粪色黄褐，气味臭秽，肛门灼热，烦热口渴，小便短黄，舌质红，苔黄腻，脉滑数或濡数。

【治法】**清热燥湿，分利止泻**。

【方剂】葛根黄芩黄连汤加减。

【加减】若夹食滞者，加神曲、山楂、麦芽；若见大便欠爽，腹中痞满作痛甚者，可加木香、大腹皮、枳壳；若湿邪偏重，胸腹满闷，口不渴或渴不欲饮，舌苔微黄厚腻者，加藿香、厚朴、茯苓、猪苓、泽泻，或合平胃散；若在夏暑之间，症见发热头重，烦渴自汗，小便短赤，脉濡数，可用新加香薷饮合六一散。

（3）食滞肠胃证

【主症】腹痛肠鸣，泻下大便，臭如败卵，泻后痛减，脘腹胀满，嗳腐酸臭，不思饮食，舌苔垢浊或厚腻，脉滑实。

【治法】消食导滞，和中止泻。

【方剂】**保和丸加减**。

【加减】若食积较重，脘腹胀满，可因势利导，根据“通因通用”的原则，用枳实导滞丸；食积化热可加黄连；兼脾虚可加白术、扁豆。

4. 脾胃虚弱、肝气乘脾、肾阳虚衰等证的主症、治法和方剂

（1）脾胃虚弱证

【主症】**大便时溏时泻，迁延反复，食少，食后脘闷不舒，稍进油腻食物，则大便次数增加，面色萎黄，神疲倦怠，舌淡苔白，脉细弱**。

【治法】健脾益气，化湿止泻。

【方剂】**参苓白术散加减**。

【加减】若脾阳虚衰，阴寒内盛，可用理中丸；若久泻不止，中气下陷，或兼有脱肛者，可用补中益气汤；

若兼有湿盛者，可用升阳除湿汤加减。若胃热而肠寒交错者，可仿诸泻心汤意，寒热并调。

（2）肝气乘脾证

【主症】腹痛泄泻，腹中雷鸣，攻窜作痛，矢气频作，每因抑郁恼怒，或情绪紧张之时而作，素有胸胁胀闷，嗳气食少，舌淡红，脉弦。

【治法】抑肝扶脾。

【方剂】**痛泻要方加减**。

【加减】若胸胁脘腹胀满疼痛，嗳气者，可加柴胡、木香、郁金、香附；若兼神疲乏力，纳呆，脾虚甚者，加党参、茯苓、扁豆、鸡内金等；久泻反复发作，可加乌梅、焦山楂、甘草。

（3）肾阳虚衰证

【主症】黎明之前脐腹作痛，肠鸣即泻，完骨不化，腹部喜暖，泻后则安，形寒肢冷，腰膝酸软，舌淡苔白，脉沉细。

【治法】**温肾健脾，固涩止泻**。

【方剂】**四神丸加减**。

【加减】若脐腹冷痛，可加附子理中丸；若年老体衰，久泻不止，脱肛，为中气下陷，可加黄芪、党参、白术、升麻；若泻下滑脱不禁，或虚坐努责者，可改用真人养脏汤；若脾虚肾寒不著，反见心烦嘈杂，大便夹有黏冻，表现寒热错杂证候，可改服乌梅丸；若久泻伤阴，阴阳两伤者，症见泄泻或溏或濡，时干时稀，不思饮食，食后腹胀，口干咽燥不欲饮，形体消瘦，面色无华，唇红，手足心热，倦怠乏力，舌质淡红或边尖红，苔少或黄腻或白厚，脉细数或带滑，当以调补脾肾之阴为主，兼顾补气健脾助运，方用张景岳胃关煎加减。

## 五、其他疗法

1. 体针疗法

（1）急性泄泻

治法：除湿导滞，通调腑气。以足阳明、足太阴经穴为主。

主穴：天枢、水分、上巨虚、阴陵泉。

配穴：寒湿内盛配神阙。湿热伤中配内庭、曲池。饮食停滞配下脘、梁门。

操作：毫针泻法。神阙用隔姜灸法。

方义：天枢为大肠募穴，可调理肠胃气机。上巨虚为大肠下合穴，可运化湿滞，取“合治内腑”之意。阴陵泉可健脾化湿。水分利小便而实大便。

（2）慢性泄泻

治法：健脾温肾，固本止泻。以任脉及足阳明、足太阴经穴为主。

主穴：神阙、天枢、足三里、公孙。

配穴：脾虚加脾俞、太白。肝郁加肝俞、太冲。肾虚加肾俞、命门。

操作：神阙用灸法；天枢用平补平泻法；足三里、公孙用补法。配穴按虚补实泻法操作。

方义：灸神阙可温补元阳，固本止泻。天枢为大肠募穴，能调理肠胃气机。足三里、公孙健脾益胃。

2. 推拿疗法　寒湿泻宜解表散寒止泻；湿热泻宜清热利湿止泻；食滞肠胃宜消食导滞止泻；肝气乘脾宜抑肝扶脾止泻；脾胃虚弱宜健脾益胃止泻；肾阳虚衰宜温肾健脾止泻。

（1）基本治法

1）取穴及部位：中脘、气海、关元、天枢、足三里、脾俞、胃俞、肾俞、大肠俞、八髎、长强、肩井、曲池、合谷。

2）手法：一指禅推法、摩法、按法、揉法、拿法。

3）操作：①患者取仰卧位：医者居于右侧，用沉着缓慢的一指禅推法、摩法，由中脘慢慢向下移动至气海、关元穴，往复数次，再指按、揉中脘、天枢、气海及下肢的足三里。②患者俯卧位：一指禅推法于脾俞、胃俞、大肠俞、上髎、次髎穴约5分钟，然后施按揉法于上述诸穴，以酸胀为度，横擦大肠俞、八髎以透热为度。③患者取坐位：拿肩井及上肢的曲池、合谷等穴结束治疗。

4）也可用点穴止泻法：以拇指或食、中指点揉腹部中脘、天枢和足三里、上巨虚、下巨虚。以上五穴共奏调理胃肠功能、止痛止泻的作用。

（2）辨证治疗

1）湿邪侵袭：配合按揉神阙、气海、关元等穴，并点按两侧阴陵泉。

2）食滞肠胃：配合顺时针摩腹以通行腑气，化食止泻。

3）肝气乘脾：配合摩擦两胁，点揉两侧章门、期门。

4）脾胃虚弱：配合逆时针摩腹，并可在背部脾俞、胃俞、大肠俞处点揉，以健脾和胃。

5）脾肾阳虚：加重点揉足三里、太溪等穴的力量；直擦背部督脉，横擦腰骶，以透热为度。

3. 穴位注射疗法　选天枢、上巨虚。用黄连素注射液，或用维生素 $B_1$、维生素 $B_{12}$ 注射液，每穴每次注射 0.5~1ml，每日或隔日 1 次。

4. 耳针疗法　选大肠、胃、脾、肝、肾、交感。每次选 3~4 穴，毫针刺，中等刺激。亦可用揿针埋藏或用王不留行籽贴压。

## 六、预防调护

1. 避风寒，慎起居，调饮食，调情志。忌生冷油腻、肥甘厚味。注意保暖。调节情志，勿悲恐忧伤，暴泻者要减少饮食，可给予米粥以养护胃气。若虚寒腹泻，可予姜汤饮之，以振奋脾阳，调和胃气。

2. 如泄泻严重，甚至一日 10 余次以上者，应及时就医，防止发生厥脱重证。

3. 暴泻停止后也要注意清淡饮食，调养脾胃至少 1 周时间。久泻者尤应注意平素避风寒，勿食生冷食物。

4. 脾胃素虚患者可食用药食同源的食疗方以健脾补气，如将山药、薏米、莲子、扁豆、芡实、大枣等熬粥，日常服用以调理脾胃，亦可艾灸或隔姜灸足三里、神阙等穴位，以温中健脾。

# 第十七单元　痢　　疾

## 知识点概要

## 一、概述

痢疾以大便次数增多、腹痛、里急后重、痢下赤白黏冻为主症。是夏秋季常见的肠道传染病。

## 二、病因病机

1. 病因　外感时邪疫毒、饮食不节和脾胃虚弱。感邪的性质：①疫毒之邪。②湿热之邪。③夏暑感寒伤湿。

2. 痢疾与久痢的病理特点　初期多为暴痢，属湿热或寒湿壅滞，表现为湿热痢或寒湿痢。日久，可由实转虚或虚实夹杂，湿热伤阴，形成阴虚痢；脾胃素虚，寒湿留滞肠中，则为虚寒痢。

3. 病机　邪滞于肠，气血壅滞，肠道传化失司，脂络受伤，腐败化为脓血而为痢。病位在肠，与脾胃密切相关，可涉及肾。

## 三、诊断

痢疾的诊断要点如下。

1. 以**腹痛、里急后重、大便次数增多、泻下赤白脓血便**为主症。

2. 暴痢起病突然，病程短，可伴恶寒、发热等；久痢起病缓慢，反复发作，迁延不愈。疫毒痢病情严重而病势凶险，以儿童为多见，起病急骤，在腹痛、腹泻尚未出现之时，即有高热神疲，四肢厥冷，面色青灰，呼吸浅表，神昏惊厥，而痢下、呕吐并不一定严重。

3. 多有饮食不洁史。急性起病者多发生在夏秋之交，久痢则四季皆可发生。

## 四、辨证论治

1. 辨证要点

（1）辨久暴，察虚实主次

1）暴痢：发病急，病程短，腹痛胀满，痛而拒按，痛时窘迫欲便，便后里急后重暂时减轻者，为实。

2）久痢：发病慢，时轻时重，病程长，腹痛绵绵，痛而喜按，便后里急后重不减，坠胀甚者，常为虚中夹实。

（2）辨寒热偏重

1）热：大便排出脓血，色鲜红，甚至紫黑，浓厚黏稠腥臭，腹痛，里急后重感明显，口渴喜冷，口臭，小便黄或短赤，舌红，苔黄腻，脉滑数。

2）寒：大便排出赤白清稀，白多赤少，清淡无臭，腹痛喜按，里急后重感不明显，面白肢冷形寒，舌淡苔白，脉沉细。

3）下痢白多赤少，湿邪伤及气分；赤多白少，或以血为主者，热邪伤及血分。

2. 治疗原则　热痢清之，寒痢温之，初痢实则通之，久痢虚则补之，寒热交错者清温并用，虚实夹杂者攻补兼施。

3. 证治分类

（1）湿热痢

【主症】痢下赤白脓血，黏稠如胶冻，腥臭，腹部疼痛，里急后重，肛门灼热，小便短赤，舌苔黄腻，脉滑数。

【治法】清肠化湿，调气和血。

【方剂】芍药汤加减。

（2）疫毒痢

【主症】起病急骤，痢下鲜紫脓血，腹痛剧烈，后重感特著，壮热口渴，头痛烦躁，恶心呕吐，甚者神昏惊厥，舌质红绛，舌苔黄燥，脉滑数或微欲绝。

【治法】清热解毒，凉血除积。

【方剂】白头翁汤加减。

（3）寒湿痢

【主症】腹痛拘急，痢下赤白黏冻，白多赤少，或为纯白冻，里急后重，口淡乏味，脘胀腹满，头身困重，舌质或淡，舌苔白腻，脉濡缓。

【治法】温中燥湿，调气和血。

【方剂】不换金正气散加减。

（4）阴虚痢

【主症】痢下赤白，日久不愈，脓血黏稠，或下鲜血，脐下灼痛，虚坐努责，食少，心烦口干，至夜转剧，舌红绛少津，苔腻或花剥，脉细数。

【治法】养阴和营，清肠化湿。

【方剂】驻车丸加减。

（5）虚寒痢

【主症】腹部隐痛，缠绵不已，喜按喜温，痢下赤白清稀、无腥臭，或为白冻，甚则滑脱不禁，肛门坠胀，便后更甚，形寒畏冷，四肢不温，食少神疲，腰膝酸软，舌淡苔薄白，脉沉细而弱。

【治法】温补脾肾，收涩固脱。

【方剂】桃花汤合真人养脏汤。

（6）休息痢

【主症】下痢时发时止，迁延不愈，常因饮食不当、受凉、劳累而发，发时大便次数增多，夹有赤白黏冻，腹胀食少，倦怠嗜卧，舌质淡苔腻，脉濡软或虚数。

【治法】温中清肠，调气化滞。

【方剂】连理汤加减。

## 五、其他疗法

1. 体针疗法

治法：清热化湿，通肠导滞。以手足阳明经及任脉穴为主。

主穴：天枢、关元、上巨虚、合谷。

配穴：湿热痢配曲池、内庭。寒湿痢配中脘、气海。疫毒痢配大椎、中冲、十宣。噤口痢配内关、中脘。休息痢配脾俞、肾俞。久痢脱肛配百会、长强。

操作：关元用平补平泻法，其余主穴用泻法。急性痢疾者，每日治疗 2 次，每次留针 30 分钟。配穴按虚补实泻法操作。大椎、十宣点刺出血。寒湿痢、休息痢及久痢脱肛者，可配合艾灸。

方义：天枢为大肠募穴，关元为小肠募穴，合谷为大肠原穴，三穴可通调肠腑的气血，理气化滞，行血则脓血自愈，调气则后重自除。上巨虚为大肠下合穴，“合治内腑”，可清化肠道湿热。

2. 耳针疗法　选大肠、直肠下段、胃、脾、肾、腹。每次 3~4 穴，急性痢疾用强刺激，留针 30 分钟，每日 1~2 次。慢性痢疾用轻刺激，亦可用揿针埋藏或用王不留行籽贴压。

3. 穴位注射法　参照体针疗法选穴，用黄连素注射液，或用 5% 葡萄糖注射液，或用维生素 $B_1$ 注射液，每穴注射 0.5~1ml，每日 1 次。

### 六、预防调护

1. **首先，注意饮食卫生**，避免过食生冷和进食不洁及变质食物，节制饮食，忌过食辛辣、肥甘厚味。对于具有传染性的细菌性及阿米巴痢疾，应采取积极有效的预防措施，以控制痢疾的传播和流行，如加强水、粪的管理，饮食管理，消灭苍蝇等。在痢疾流行季节，可适当食用生蒜瓣，每次 1~3 瓣，每日 2~3 次，或将大蒜瓣放入菜食之中食用，亦可用马齿苋、绿豆适量，煎汤饮用，对防止感染有一定作用。

2. **其次，痢疾患者，饮食宜清淡，忌食荤腥油腻难消化之品**。治病宜早，疫毒痢要中西医结合抢救治疗。

◆ **提醒：** 痢疾的发生与患者的饮食卫生习惯关系密切，故应注意对患者的预防和调护。

# 第十八单元　便　　秘

## 知识点概要

### 一、概述

便秘是指大便在肠内滞留过久，秘结不通，排便周期延长，或周期不长，但粪质干结，排出艰难，或不硬，虽有便意，但便而不畅的病证。

### 二、病因病机

1. 病因　饮食不节、情志失调、年老体虚、感受外邪。

2. 病机　大肠传导失常，气机不畅，糟粕内停。病理性质可概括为寒、热、虚、实四个方面。燥热内结于肠胃者，属热秘；气机郁滞者，属实秘；气血阴阳亏虚者，为虚秘；阴寒积滞者，为冷秘或寒秘。

### 三、诊断和类证鉴别

1. 诊断要点

（1）排便间隔时间超过自己的习惯 1 天以上，或两次排便时间间隔 3 天以上。

（2）大便粪质干结，排出艰难，或欲大便而艰涩不畅。

（3）伴腹胀、腹痛、口臭、纳差及神疲乏力、头眩心悸等症。

（4）有饮食不节、情志内伤、劳倦过度等病史。

2. 与肠结的鉴别

| 病名 | 相同点 | 不 同 点 |
|---|---|---|
| 便秘 | 大便秘结不通 | 急病，因大肠通降受阻所致，表现为腹部疼痛拒按，大便完全不通，且无矢气和肠鸣音，严重者可吐出粪便 |
| 肠结 | | 慢性久病，因大肠传导失常所致，表现为腹部胀满，大便干结艰行，可有矢气和肠鸣音，或有恶心欲吐，食纳减少 |

## 四、辨证论治

1. 辨证要点

(1) 审查病因：详细询问患者的饮食习惯、生活习惯及其他病史，以推测可能的致秘之因。

| 证候 | 病 因 |
|---|---|
| 热秘 | 平素喜食辛辣厚味、煎炒酒食者，多致胃肠积热而成 |
| 气秘实证 | 长期忧郁思虑过度，或久坐、久卧少动，或有腹部手术者，多致气机郁滞 |
| 虚秘 | 年老体衰，病后产后，多为气血阴精亏虚 |
| 冷秘 | 平素阳气虚衰或嗜食寒凉生冷 |

(2) 辨别粪质及排便情况

| 证候 | 症 状 |
|---|---|
| 燥热内结 | 大便干燥坚硬，排便时肛门有热感，苔见黄厚、垢腻而燥 |
| 阴寒内结 | 大便干结，排出艰难，苔见白润而滑 |
| 气机郁滞 | 粪质不甚干结，欲便不出，胁腹作胀 |
| 肺脾气虚 | 大便并不干硬，用力努挣，便后乏力 |
| 血虚津枯 | 便质干如栗状或如羊屎，舌红少津，无苔或苔少 |

2. 治疗原则　通下为主。

3. 证治分类

(1) 热秘

【主症】**大便干结，腹胀腹痛。口干口臭，面红心烦，或有身热，小便短赤，舌红苔黄燥，脉滑数。**

【治法】泄热导滞，润肠通便。

【方剂】**麻子仁丸加减**。

(2) 气秘

【主症】大便干结，或不甚干结，欲便不得出，或便而不爽，肠鸣矢气，腹中胀痛，舌苔薄腻，脉弦。

【治法】顺气导滞。

【方剂】**六磨汤加减**

(3) 冷秘

【主症】大便艰涩，腹痛拘急，胀满拒按。胁下偏痛，手足不温，呃逆呕吐。舌苔白腻，脉弦紧。

【治法】温里散寒，通便止痛。

【方剂】**温脾汤加减**。

4. 气虚秘、血虚秘、阴虚秘、阳虚秘的主症、治法和方剂

(1) 气虚秘

【主症】大便并不干硬，虽有便意，但排便困难，用力努挣则汗出短气，便后乏力，面白神疲，肢倦懒言。舌淡苔白，脉弱。

【治法】**益气润肠**。

【方剂】**黄芪汤加减**。

（2）血虚秘

【主症】大便干结，面色无华，头晕目眩，心悸气短，健忘，口唇色淡，舌淡苔白，脉细。

【治法】养血润燥。

【方剂】润肠丸加减。

（3）阴虚秘

【主症】大便干结，如羊屎状，形体消瘦，头晕耳鸣，两颧红赤，心烦少眠，潮热盗汗，腰膝酸软。舌红少苔，脉细数。

【治法】滋阴通便。

【方剂】增液汤加减。

（4）阳虚秘

【主症】大便干或不干，排出困难，小便清长，面色皖白，四肢不温，腹中冷痛，或腰膝酸冷，舌淡苔白，脉沉迟。

【治法】**温阳通便**。

【方剂】济川煎加减。

## 五、其他疗法

1. 体针疗法

治法：调理肠胃，行滞通便。以足阳明、手少阳经穴为主。

主穴：大肠俞、天枢、归来、支沟、上巨虚。

配穴：热秘配合谷、内庭。气秘配中脘、太冲。气虚配脾俞、气海。血虚配足三里、三阴交。阳虚配神阙、关元。

操作：主穴用毫针泻法。配穴按虚补实泻法操作；神阙、关元用灸法。

方义：大肠俞为背俞穴，天枢乃大肠募穴，俞募相配疏通大肠腑气，腑气通则大肠传导功能复常。支沟宣通三焦气机，三焦之气通畅，则肠腑通调。归来、上巨虚，行滞通腑。

2. 推拿疗法　以和肠通便、调理气机为主。胃肠积热宜清热润肠通便；气机郁滞宜顺气行滞通便；气血两亏者宜补益气血，润肠通便；阴寒凝滞宜温阳通便。

（1）基本治法

1）摩腹助运，荡涤胃肠：顺时针摩腹，即自左上腹—脐—小腹—右下腹—右上腹—左上腹—左下腹。

2）点穴通便：以拇指或食中两指点揉中脘、天枢、水道、大横。

3）推按降结肠：若在左下腹部摸到有粪块，可向下方用力推按，若能听到肠鸣音为最佳。

4）直擦腰骶：患者俯卧位，在腰骶部沿脊柱两侧做上下的快速擦动以温阳助运。然后用轻柔的按揉法在肾俞、大肠俞、八髎、长强穴治疗，往返2~3遍，促进粪块排出。

（2）辨证治疗

1）胃肠燥热：配合横擦八髎、大肠俞以透热为度，较重按揉足三里、大肠俞，以酸胀为度。

2）气机郁滞：按、揉胸胁部的中府、云门、膻中、章门、期门；背部的肺俞、肝俞、膈俞，均以酸胀为度，不宜刺激太重；横擦胸上部，以透热为度；斜擦两胁，以微有热感为度。

3）气血两亏：横擦胸上部、左侧背部及骶部八髎穴，均以透热为度；配合按揉支沟、足三里、上巨虚各1分钟。

4）阴寒凝滞：横擦肩背部及腰部肾俞、命门穴，骶部八髎穴，均以透热为度；配合直擦背部督脉及横擦腰骶，以透热为度。

3. 耳针疗法　选大肠、直肠、交感、皮质下。毫针刺，中等强度或弱刺激，或用揿针埋藏或用王不留行籽贴压。

4. 穴位注射疗法　参照体针疗法选穴。用生理盐水或维生素 $B_1$、维生素 $B_{12}$注射液，每穴注射0.5~1ml，每日或隔日1次。

### 六、预防调护

1. **首先，注意饮食调理，合理膳食，以清淡为主**，避免过食辛辣厚味或饮酒无度，勿过食寒凉生冷，多吃粗粮果蔬，多饮水。避免久坐少动，宜多活动，以疏通气血。养成定时排便习惯。避免过度精神刺激，保持心情舒畅。

2. **其次，便秘不可滥用泻药，使用不当，反而加重便秘**。热病之后，由于进食甚少而不大便者，不必急以通便，只须扶养胃气，待饮食渐增，大便自然正常。

3. 对于年老体弱及便秘日久的患者，为防止过度用力努挣，而诱发痔疮、便血，甚至真心痛等病证，可配合灌肠等外治法治疗。

4. **饮食方面，可采用食饵疗法**，如黑芝麻、胡桃肉、松子仁等分，研细，稍加白蜜冲服，对阴血不足之便秘，颇有功效。

◆ **提醒**：便秘与患者的生活习惯关系密切，故应重视便秘患者的预防与调护。

# 第十九单元　胁　　痛

## 知识点概要

### 一、概述

胁痛是指以一侧或两侧胁肋部疼痛为主要表现的病证。

### 二、病因病机

1. 病因　情志不遂、跌仆损伤、饮食所伤、外感湿热、劳欲久病。

2. 病机　**肝络失和**。其病理变化可归结为“不通则痛”与“不荣则痛”两类。其病变脏腑主要在于肝胆，又与脾胃及肾相关。其病理因素有**气滞**、**血瘀**、**湿热**。

◆ **提醒**：胁痛多与肝胆有关，病理因素有气滞、血瘀、湿热。

### 三、辨证论治

1. 辨证要点

（1）辨在气在血

1）大抵胀痛多属气郁，且疼痛呈游走不定，时轻时重，症状轻重与情绪变化有关。

2）刺痛多属血瘀，且痛处固定不移，疼痛持续不已，局部拒按，入夜尤甚。

（2）辨胁痛属虚属实

1）实证：以气滞、血瘀、湿热为主，多病程短，来势急，症见疼痛剧烈而拒按，脉实有力。

2）虚证：多为阴血不足，脉络失养，症见其痛隐隐，绵绵不休，且病程长，来势缓，并伴见全身阴血亏耗之症。

2. 治疗原则　疏肝和络止痛。实证之胁痛，宜用理气、活血、清利湿热之法；虚证之胁痛，宜补中寓通，采用滋阴、养血、柔肝之法。

3. 证治分类

（1）肝郁气滞证

【主症】**胁肋胀痛，走窜不定，甚则引及胸背肩臂，疼痛多因情志而增减，胸闷腹胀，嗳气频作，得嗳气而胀痛稍舒，纳少口苦，舌苔薄白，脉弦。**

【治法】疏肝理气。

【方剂】**柴胡疏肝散加减**。

【加减】若气郁化火，症见胁肋掣痛，口干口苦，烦躁易怒，溲黄便秘，舌红苔黄者，可去川芎，加山栀、丹皮、黄芩、夏枯草；若肝郁化火，耗伤阴津，症见胁肋隐痛不休，眩晕少寐，舌红少津，脉细者，可去川芎，酌配枸杞子、菊花、首乌、丹皮、栀子；若兼见胃失和降，恶心呕吐者，可加半夏、陈皮、生姜、旋覆花等；若气滞兼见血瘀者，可酌加赤芍、当归尾、川楝子、延胡索、郁金等。

（2）肝胆湿热证

【主症】**胁肋胀痛或灼热疼痛，口苦口黏，胸闷纳呆，恶心呕吐，小便黄赤，大便不畅，或兼有身热恶寒，身目发黄，舌红苔黄腻，脉弦滑数**。

【治法】**清热利湿**。

【方剂】**龙胆泻肝汤加减**。

【加减】若兼见发热、黄疸者，加茵陈、黄柏；若肠胃积热，大便不通，腹胀腹满者，加大黄、芒硝；若湿热煎熬，结成砂石，阻滞胆道，症见胁肋剧痛，连及肩背者，可加金钱草、海金沙、郁金、川楝子，或酌配硝石矾石散；胁肋剧痛，呕吐蛔虫者，先以乌梅丸安蛔，再予驱蛔。

（3）瘀血阻络证

【主症】胁肋刺痛，痛有定处，痛处拒按，入夜痛甚，胁肋下或见有癥块，舌质紫暗，脉沉涩。

【治法】祛瘀通络。

【方剂】**血府逐瘀汤或复元活血汤加减**。

【加减】若因跌打损伤而致胁痛，局部可见积瘀肿痛者，可酌加穿山甲、酒军、瓜蒌根；若胁肋刺痛较重，可酌加当归尾、延胡索等；若胁肋下有癥块，而正气未衰者，可酌加三棱、莪术、土鳖虫，或配合服用鳖甲煎丸。

（4）肝络失养证

【主症】胁肋隐痛，悠悠不休，遇劳加重，口干咽燥，心中烦热，头晕目眩，舌红少苔，脉细弦而数。

【治法】养阴柔肝。

【方剂】**一贯煎加减**。

【加减】若阴亏过甚，舌红而干，可酌加石斛、玄参、天冬；若心神不宁，而见心烦不寐者，可酌配酸枣仁、炒栀子、合欢皮；若肝肾阴虚，头目失养，而见头晕目眩者，可加菊花、女贞子、熟地黄等；若阴虚火旺，可酌配黄柏、知母、地骨皮等。

## 四、其他疗法

1. 体针疗法

治法：疏肝理气，通络止痛。以足厥阴、足少阳经穴为主。

主穴：期门、支沟、阳陵泉、足三里。

配穴：肝气郁结配内关、太冲。气滞血瘀配膈俞、太冲。肝胆湿热配行间、侠溪。肝阴不足配肝俞、三阴交。

操作：虚证时足三里用补法，其余主穴用泻法。配穴按虚补实泻法常规操作。局部穴可以仅取患侧，针期门用1~1.5寸毫针平刺或斜刺0.5~0.8寸。

方义：期门为肝之募穴，位居胁肋部，能疏肝解郁。支沟为三焦经经穴，配胆之下合穴阳陵泉疏泄少阳经气，调理气血，共奏理气活血之功。足三里引气下行，和降胃气而消痞满，以减胁痛。

2. 推拿疗法　肝气郁结者，治以疏肝理气；瘀血停着者，治以活血化瘀；肝胆湿热者，治以清利湿热；肝阴不足者，治以养阴柔肝。

（1）基本治法

1）背部操作：①取穴及部位：膈俞、肝俞、胆俞、阿是穴、背部膀胱经。②主要手法：点法、按法、一指禅推法、擦法。③操作方法：患者坐位或俯卧位。医生用点法或按法在患者背部膈俞、肝俞、胆俞及压痛点处施术，每穴约3分钟，刺激要强。用一指禅推法在背部膀胱经施术，约3分钟。用擦法在背部膀胱经施术，以透热为度。

2）胁肋部操作：①取穴及部位：章门、期门、胸胁部。②主要手法：按揉法、擦法。③操作方法：患者坐位。医生用指按揉患者章门、期门，每穴约1分钟。用擦法施于患者两侧胁肋部，以透热为度。

3）四肢部操作：①取穴及部位：阳陵泉、胆囊穴、太冲、行间。②主要手法：点法、按法。③操作方法：患者坐位或仰卧位。医生用点法或按法在阴陵泉、胆囊穴、太冲、行间处治疗，每穴约1分钟。

（2）辨证治疗

1）肝气郁结：①按揉章门、期门的时间可延长。②点按厥阴俞、脾俞，每穴约1分钟。③搓两胁，约1分钟。

2）瘀血停着：①掌摩胁肋部，约3分钟。②指摩右上腹及剑突下，约2分钟。

3）肝胆湿热：①用点法或按法点按脾俞、胃俞，每穴约2分钟。②一指禅推或指按揉中脘、天枢、大横，每穴约2分钟。

4）肝阴不足：①指摩气海俞、关元俞，每穴约2分钟。②指按揉三阴交、太溪，每穴约2分钟。

3. 耳针疗法　选肝、胆、脾、胃、肾、神门、胸。取患侧为主，毫针刺，实证用强刺激，虚证用轻刺激，每日1次，每次留针30分钟。或埋揿针，或王不留行籽贴压。

4. 皮肤针疗法　选局部阿是穴2~3个。用皮肤针轻轻叩刺，可加拔火罐。适用于气滞血瘀胁痛。

5. 穴位注射疗法　选肝俞、肾俞、三阴交、足三里。每次选穴，用10%葡萄糖注射液10ml，加维生素$B_{12}$ 1ml，每穴注射0.5~1ml，或注射于相应节段的夹脊穴，待有明显针感后，将针向上提再注入药液。

### 五、预防调护

1. 首先，需针对胁痛的不同病因予以预防。在情绪方面，注意保持情绪稳定及心情的愉快，减少不良的精神刺激，如过怒、过悲及过度紧张等；在饮食方面，注意饮食清淡，切忌过度饮酒或嗜食辛辣肥甘，以防止湿热内生、脾失健运，从而影响肝胆疏泄功能。

2. 关于本病的调护，精神调护亦是非常重要的部分。通过安慰、鼓励等方式振奋患者精神、稳定情绪，有助于缓解和消除躯体疼痛感，减少因疼痛所带来的情绪波动。并注意劳逸结合，起居有常，顺应四时变化。注意饮食卫生，忌食肥甘辛辣、生冷不洁的食物，勿嗜酒过度，尤脾虚湿热内蕴的胁痛患者，饮食调护更为关键。可适当参加体育活动，如散步、太极拳等，有利于气血运行，恢复正气。

# 第二十单元　黄　　疸

## 知识点概要

### 一、概述

黄疸是以目黄、身黄、小便黄为主症的一种病证。目睛黄染尤为重要特征。

### 二、病因病机

1. 病因　外感湿热疫毒、内伤饮食、劳倦、病后续发。

2. 病机　**湿邪壅阻中焦，脾胃失健，肝气郁滞，疏泄不利，致胆汁输泄失常，胆液不循常道，外溢肌肤，下注膀胱**。黄疸的病位主要在脾、胃、肝、胆。其病理因素有湿邪、热邪、寒邪、疫毒、气滞、瘀血六种，但其中以湿邪为主。

### 三、诊断

黄疸的诊断要点如下。

（1）**目黄，肤黄，小便黄**，其中**目睛黄染**为重要特征。

（2）常伴食欲减退、恶心呕吐、胁痛腹胀等症状。

（3）常有外感湿热疫毒，内伤酒食不节，或有胁痛、癥积等病史。

◆ **提醒**：目睛黄染为确诊黄疸的重要特征。

## 四、辨证论治

1. 辨证要点

(1) **辨阳黄、阴黄**

| 病名 | 色泽 | 病势 | 病程 | 兼 症 |
|---|---|---|---|---|
| 阳黄 | 黄色鲜明 | 发病急 | 病程短 | 伴身热，口干苦，舌苔黄腻，脉弦数 |
| 阴黄 | 黄色晦暗 | 病势缓 | 病程长 | 伴纳少，乏力，舌淡，脉沉迟或细缓 |

(2) 辨阳黄湿热之轻重、胆腑郁热及疫毒炽盛

| 证候 | 症 状 |
|---|---|
| 热重 | 黄疸鲜明，发热口渴，苔黄腻，脉弦数 |
| 湿重 | 黄疸不如热重者鲜明，身热不扬，口黏，苔白腻，脉濡缓 |
| 胆腑郁热 | 黄色鲜明，上腹、右胁胀闷疼痛，牵引肩背，身热不退，或寒热往来 |
| 疫毒炽盛 | 病情急骤，疸色如金，兼见神昏、发斑、出血等危象 |

(3) 辨阴黄之病因

| 病因 | 症 状 |
|---|---|
| 寒湿阻遏 | 黄疸晦暗如烟熏，脘腹闷胀，神疲畏寒，舌淡苔腻，脉濡缓或沉迟 |
| 脾虚湿滞 | 黄疸色黄不泽，肢软乏力，大便溏薄，舌质淡苔薄，脉濡细 |

(4) 辨黄疸病势轻重

1) 黄疸逐渐加深，提示病情加重。

2) 黄疸逐渐变浅，表明病情好转。

3) 黄疸色泽鲜明，神清气爽，为顺证、病轻。

4) 黄疸晦滞，烦躁不安，为逆证、病重。

2. 治疗原则 **化湿邪，利小便**。急黄热毒炽盛，邪入心营者，又当以清热解毒、凉营开窍为主；阴黄脾虚湿滞者，治以健脾养血，利湿退黄。

3. 证治分类

(1) 热重于湿证

【主症】**身目俱黄，黄色鲜明，发热口渴，或见心中懊侬，腹部胀闷，口干而苦，恶心呕吐，小便短少黄赤，大便秘结，舌苔黄腻，脉象弦数。**

【治法】**清热通腑，利湿退黄。**

【方剂】**茵陈蒿汤加减。**

【加减】如胁痛较甚，可加柴胡、郁金、川楝子、延胡索等；如热毒内盛，心烦懊侬，可加黄连、龙胆草；如恶心呕吐，可加橘皮、竹茹、半夏等。

(2) 湿重于热证

【主症】身目俱黄，黄色不及前者鲜明，头重身困，胸脘痞满，食欲减退，恶心呕吐，腹胀或大便溏垢，舌苔厚腻微黄，脉象濡数或濡缓。

【治法】**利湿化浊运脾，佐以清热。**

【方剂】**茵陈五苓散合甘露消毒丹加减。**

【加减】如湿阻气机，胸腹痞胀，呕恶纳差等症较著，可加入苍术、厚朴。

(3) 胆腑郁热证

【主症】身目发黄，黄色鲜明，上腹、右胁胀闷疼痛，牵引肩背，身热不退，或寒热往来，口苦咽干，呕吐呃逆，尿赤黄，大便秘，舌苔黄舌质红，脉弦滑数。

【治法】**疏肝泻热，利胆退黄**。

【方剂】**大柴胡汤加减**。

【加减】若砂石阻滞，可加金钱草、海金沙、元明粉；恶心呕逆明显，加厚朴、竹茹、陈皮。

（4）疫毒炽盛证（急黄）

【主症】发病急骤，黄疸迅速加深，其色如金，皮肤瘙痒，高热口渴，胁痛腹满，神昏谵语，烦躁抽搐，或见衄血、便血，或肌肤瘀斑，舌质红绛，苔黄而燥，脉弦滑或数。

【治法】**清热解毒，凉血开窍**。

【方剂】**千金犀角散加味**。

【加减】如神昏谵语，加服安宫牛黄丸以凉开透窍；如动风抽搐者，加用钩藤、石决明，另服羚羊角粉或紫雪丹；如衄血、便血、肌肤瘀斑重者，可加黑地榆、侧柏叶、紫草、茜根炭等；如腹大有水，小便短少不利，可加马鞭草、木通、白茅根、车前草，并另吞琥珀、蟋蟀、沉香粉。

（5）寒湿阻遏证

【主症】身目俱黄，黄色晦暗，或如烟熏，脘腹痞胀，纳谷减少，大便不实，神疲畏寒，口淡不渴，舌淡苔腻，脉濡缓或沉迟。

【治法】**温中化湿，健脾和胃**。

【方剂】**茵陈术附汤加减**。

【加减】若脘腹胀满，胸闷、呕恶显著，可加苍术、厚朴、半夏、陈皮；若胁腹疼痛作胀，肝脾同病者，当酌加柴胡、香附；若湿浊不清，气滞血结，胁下癥结疼痛，腹部胀满，肤色苍黄或黧黑，可加服硝石矾石散。

4. 黄疸消退后的调治

（1）湿热留恋，余邪未清

【治法】清热利湿。

【方剂】茵陈四苓散加减。

（2）肝脾不调，疏运失职

【治法】调和肝脾，理气助运。

【方剂】柴胡疏肝饮或归芍六君子汤加减。

（3）气滞血瘀，积块留着

【治法】疏肝理气，活血化瘀。

【方剂】**逍遥散合鳖甲煎丸**。

## 五、转归预后

（1）一般说来，阳黄病程较短，消退较易；但阳黄湿重于热者，消退较缓，应防其迁延转为阴黄。

（2）急黄为阳黄的重症，湿热疫毒炽盛，病情重笃，常可危及生命，若救治得当，亦可转危为安。

（3）阴黄病程缠绵，收效较慢；倘若湿浊瘀阻肝胆脉络，黄疸可能数月或经年不退，须耐心调治。

（4）总之黄疸以速退为顺，若久病不愈，气血瘀滞，伤及肝脾，则有酿成癥积、鼓胀之可能。

## 六、调护

1. 在发病初期，应卧床休息，急黄患者须绝对卧床，恢复期和转为慢性久病患者，可适当参加体育活动，如散步、打太极拳、练静养功之类。

2. 保持心情愉快舒畅，肝气条达，有助于病情康复。

3. 进食富于营养而易消化的饮食，以补脾益肝；禁食辛辣、油腻、酒热之品，防止助湿生热，碍脾运化。

4. 密切观察病情变化，若出现黄疸加深，或出现斑疹吐衄，神昏痉厥，应考虑热毒耗阴动血，邪犯心肝，属病情恶化之兆；如出现脉微弱欲绝，或散乱无根，神志恍惚，烦躁不安，为正气欲脱之征象，均须及时救治。

# 第二十一单元　鼓　胀

## 知识点概要

### 一、概述

鼓胀是指腹部胀大如鼓的一类病证，临床以腹大胀满，绷急如鼓，皮色苍黄，脉络显露为特征。

### 二、病因病机

1. 病因　酒食不节、情志刺激、虫毒感染、病后续发。

2. 病机　**肝**、**脾**、**肾**三脏功能受损，**气滞**、**血瘀**、**水停腹中**。病位主要在于肝脾，久则及肾。其病理因素为气滞、血瘀、水湿三者。其病理性质为本虚标实。

### 三、诊断与类证鉴别

1. 诊断要点

（1）初起脘腹作胀，食后尤甚，继而腹部胀大如鼓，重者腹壁青筋显露，脐孔突起。

（2）常伴乏力、纳差、尿少及齿衄、鼻衄、皮肤紫斑等出血现象，可见面色萎黄、黄疸、手掌殷红、面颈胸部红丝赤缕、血痣及蟹爪纹。

（3）常有酒食不节、情志内伤、虫毒感染或黄疸、胁痛、癥积等病史。

2. 与水肿的鉴别

| 病名 | 不　同　点 |
|---|---|
| 鼓胀 | 肝、脾、肾受损，气、血、水互结于腹中，以腹部胀大为主，四肢肿不甚明显，晚期方伴肢体浮肿，每兼面色青晦，面颈部有血痣赤缕，胁下癥积坚硬，腹皮青筋显露等 |
| 水肿 | 肺、脾、肾功能失调，水湿泛溢肌肤。浮肿多从眼睑开始，继则延及头面及肢体，或下肢先肿，后及全身，每见面色㿠白、腰酸倦怠等，水肿较甚亦可见腹水 |

◆ **提醒：**鼓胀的主要病位在肝、脾、肾，水肿的主要病位在肺、脾、肾。

### 四、辨证论治

1. 辨证要点

（1）辨虚实

1）虚证：病程往往较长，鼓胀反复形成，伴见面色枯槁、精神萎靡、少气懒言、肢体消瘦、畏寒、便溏、舌淡、脉或虚或细等虚证表现。

2）实证：病程较短，腹膨急起，纳佳，身体尚壮实，可伴见大便艰、舌红或紫暗、苔腻、脉弦滑等实证表现。

（2）辨明气血水三者轻重

| 证候 | 症　状 |
|---|---|
| 气滞 | 腹胀叩之如鼓，亦可水气参半，叩之鼓浊兼见 |
| 水湿 | 腹膨如蛙腹，按之如囊裹水，甚则脐突皮光 |
| 血瘀 | 腹胀坚满，日久不消，两胁刺痛，脉络怒张，或面、颈、胸、臂红丝缕缕，赤掌，舌质紫暗，脉细涩 |

（3）辨寒热偏盛

1）寒证：腹胀尿少，面色㿠白或萎黄，畏寒，便溏，舌淡胖，苔白，脉缓。

2）热证：腹胀坚满，目黄如橘，口干渴，大便秘结，舌红，苔黄或黄腻，脉弦滑或数。

2. 治疗原则　标实分布采用行气、活血、祛湿利水或暂用攻逐之法，同时配以疏肝健脾；本虚分别采取温补脾肾或滋养肝肾法，同时配合行气活血利水。

3. 证治分类

（1）气滞湿阻证

【主症】腹胀按之不坚，伴胁胀，食后胀甚，得嗳气、矢气稍减，舌苔薄白腻，脉弦。

【治法】疏肝理气，运脾利湿。

【方剂】**柴胡疏肝散合胃苓汤加减**。

【加减】胸脘痞闷，腹胀，噫气为快，气滞偏甚者，可酌加佛手、沉香、木香；如尿少，腹胀，苔腻者，加砂仁、大腹皮、泽泻、车前子；如兼胁下刺痛，舌紫，脉涩者，可加延胡索、莪术、丹参等。

（2）水湿困脾证

【主症】腹大胀满，按之如囊裹水，脘腹痞胀，困倦懒动，尿少便溏，舌苔白腻，脉缓。

【治法】**温中健脾，行气利水**。

【方剂】**实脾饮加减**。

【加减】若浮肿较甚，小便短少，可加肉桂、猪苓、车前子；如兼胸闷咳喘，可加葶苈子、苏子、半夏等；如胁腹痛胀，可加郁金、香附、青皮、砂仁等；如脘闷纳呆，神疲，便溏，下肢浮肿，可加党参、黄芪、山药、泽泻等。

（3）水热蕴结证

【主症】腹大坚满，脘腹胀急，烦热口苦，身目发黄，尿赤便秘，舌边尖红，苔黄腻，脉弦数。

【治法】清热利湿，攻下逐水。

【方剂】**中满分消丸合茵陈蒿汤加减**。

（4）瘀结水留证

【主症】脘腹坚满，青筋显露，胁痛如针刺，面色晦暗黝黑，舌紫暗，脉细涩。

【治法】活血化瘀，行气利水。

【方剂】调营饮加减。

【加减】胁下癥积肿大明显，可选加穿山甲、土鳖虫、牡蛎，或配合鳖甲煎丸；如病久体虚，气血不足，或攻逐之后，正气受损，宜用八珍汤或人参养荣丸等；如大便色黑，可加参**三七、茜草、侧柏叶等**。

（5）阳虚水盛证

【主症】腹大胀满，形似蛙腹，朝缓暮急，神倦怯寒，肢冷浮肿，舌体胖，苔白，脉沉细无力。

【治法】温补脾肾，化气利水。

【方剂】**附子理苓汤或济生肾气丸加减**。

【加减】偏于脾阳虚弱，神疲乏力，少气懒言，纳少，便溏者，可加黄芪、山药、薏苡仁、扁豆益气健脾；偏于肾阳虚衰，面色苍白，怯寒肢冷，腰膝酸冷疼痛者，酌加肉桂、仙茅、仙灵脾等，以温补肾阳。

（6）阴虚水停证

【主症】腹大胀满，口干而燥，心烦失眠，齿鼻衄血，舌红绛少津，苔少，脉弦细数。

【治法】滋肾柔肝，养阴利水。

【方剂】六味地黄丸合一贯煎加减。

【加减】津伤口干明显，可酌加石斛、玄参、芦根等养阴生津；如青筋显露，唇舌紫暗，小便短少，可加丹参、益母草、泽兰、马鞭草等化瘀利水；如腹胀甚，加枳壳、大腹皮以行气消胀；兼有潮热，烦躁，酌加地骨皮、白薇、栀子以清虚热；齿鼻衄血，加鲜茅根、藕节、仙鹤草之类以凉血止血；如阴虚阳浮，症见耳鸣，面赤，颧红，宜加龟板、鳖甲、牡蛎等滋阴潜阳。

## 五、转归预后

1. 若病在早期，正虚不著，经适当调治，腹水可以消失，病情可趋缓解。如延至晚期，邪实正虚，则预后较差，腹水反复发生，病情不易稳定。

2. 若饮食不节，或服药不当，或劳倦过度，或正虚感邪，病情可致恶化。

3. 如阴虚血热，络脉瘀损，可致鼻衄、齿衄，甚或大量呕血、便血；或肝肾阴虚，邪从热化，蒸液生痰，内蒙心窍，引动肝风，则见神昏谵语、痉厥等严重征象；如脾肾阳虚，湿浊内蒙，蒙蔽心窍，亦可导致神糊昏厥之变，终至邪陷正虚，气阴耗竭，由闭转脱，病情极为险恶。

## 六、预防调护

1. 平时应饮食有节，低盐饮食，禁生冷、油腻、辛辣、油炸、粗糙、坚硬类食物。
2. 忌饮酒，少吸烟，避免与血吸虫、疫水、肝毒性物质接触。
3. 如感受外邪，应及时治疗。加强护理，防止正虚邪袭。
4. 注意饮食营养，多食用蔬菜、水果等富含维生素的食物。
5. 注意休息，病重者以卧床休息为主。
6. 保持情绪稳定，避免精神刺激，消除恐惧心理，增强治疗信心。

# 第二十二单元　积　　聚

## 知识点概要

## 一、概述

积聚是腹内结块，或痛或胀的病证。积属有形，结块固定不移，痛有定处，病在血分，是为脏病；聚属无形，包块聚散无常，痛无定处，病在气分，是为腑病。

## 二、病因病机

1. 病因　**情志失调，饮食所伤，外邪侵袭，病后所致。**

2. 病机

（1）基本病机：**气机阻滞，瘀血内结。聚证以气滞为主，积证以血瘀为主。**

（2）病位：主要在于肝脾。

（3）病理因素：气滞、血瘀。

（4）病理性质：初起多实，后期转以正虚为主。

## 三、诊断和类证鉴别

1. 诊断要点

（1）**腹腔内有可扪及的包块。**

（2）常有腹部胀闷或疼痛不适等症状。

（3）常有情志失调、饮食不节、感受寒邪或黄疸、胁痛、虫毒、久疟、久泻、久痢等病史。

2. 与痞满的鉴别

| 病证 | 鉴　别 |
| --- | --- |
| 积聚 | 腹内结块，或痛或胀，不仅有自觉症状，而且有结块可扪及 |
| 痞满 | 脘腹部痞塞胀满，系自觉症状，而无块状物可扪及 |

## 四、辨证论治

1. 辨证要点

（1）辨在气在血：积有形，可见块垒，固定不移，痛有定处，病在血分，属阴；聚无形，时聚时散，痛无定处，病在气分，属阳。病机方面，聚证以气机阻滞为主，积证以瘀血凝滞为主。气滞日久可致血瘀而成有形之积，有形之血瘀，亦必阻滞气机，故两者在病机上既有区别，也有联系。

（2）辨明积块部位，明确所病之脏腑。心下属胃，两胁及少腹属肝，大腹属脾。

| 积块部位 | 症　状 | 病　位 |
| --- | --- | --- |
| 右胁腹 | 胁肋刺痛、纳呆、腹部胀满、黄疸 | 肝 |
| 胃脘部 | 泛恶呕吐，呕血便血 | 胃 |
| 左胁腹部 | 患处胀痛，倦怠乏力，反复出血 | 肝脾 |
| 左腹或右腹部 | 腹泻或便秘，消瘦乏力，或大便次数增多，混有脓血 | 肠 |

（3）辨病程：初期，邪气尚浅，正气未伤，病属实证；中期，邪气渐深，正气耗损，受病渐久，属虚实夹杂之证；后期病魔经久，邪气炽盛，正气消残，属正虚邪实。

2. 治疗原则　积证治疗宜分初、中、末三个阶段：积证初期属邪实，应予消散；中期邪实正虚，予消补兼施；后期以正虚为主，应予养正除积。聚证多实，治疗以行气散结为主。

◆ **提醒：**积证治疗，初期消散，中期消补兼施，后期养正除积。

3. 证治分类

（1）聚证

1）肝气郁结证

【主症】腹中结块柔软，时聚时散，攻窜胀痛，脘胁胀闷不适，苔薄，脉弦。

【治法】**疏肝解郁，行气散结。**

【方剂】**逍遥散、木香顺气散加减。**

【加减】聚证之肝气郁结证，如胀痛甚者，加川楝子、延胡索、木香理气止痛；如兼瘀象者，加延胡索、莪术活血化瘀；如寒湿中阻，腹胀，舌苔白腻者，可加苍术、厚朴、陈皮、砂仁、桂心等温化药物。

2）食滞痰阻证

【主症】**腹胀或痛，腹部时有条索状物聚起，按之胀痛更甚**，便秘，纳呆，舌苔腻，脉弦滑。

【治法】**理气化痰，导滞散结。**

【方剂】**六磨汤加减。**

【加减】聚证之食滞痰阻证，若因蛔虫结聚，阻于肠道所致者，可加入鹤虱、雷丸、使君子等驱蛔药物；若痰湿较重，兼有食滞，腑气虽通，苔腻不化者，可用平胃散加山楂、六曲。六磨汤以行气导滞为主，平胃散以健脾燥湿为主，运用时宜加区别。

（2）积证

1）气滞血阻证

【主症】腹部积块质软不坚，固定不移，胀痛不适，舌苔薄，脉弦。

【治法】**理气消积，活血散瘀。**

【方剂】**柴胡疏肝散合失笑散加减。**

【加减】积证之气滞血阻证，若兼烦热口干，舌红，脉细弦者，加丹皮、栀子、赤芍、黄芩等凉血清热；如腹中冷痛，畏寒喜温，舌苔白，脉缓，可加肉桂、吴茱萸、全当归等温经祛寒散结。

2）瘀血内结证

【主症】腹部积块明显，质地较硬，固定不移，隐痛或刺痛，形体消瘦，纳谷减少，面色晦暗黧黑，面颈胸臂或有血痣赤缕，女子可见月事不下，舌质紫或有瘀斑、瘀点，脉细涩。

【治法】**祛瘀软坚，佐以扶正健脾。**

【方剂】**膈下逐瘀汤合六君子汤加减。**

【加减】积证之瘀血内结证，如积块疼痛，加五灵脂、延胡索、佛手活血行气止痛；如痰瘀互结，舌苔白腻者，可加白芥子、半夏、苍术等化痰散结药物。

3）正虚瘀结证

【主症】久病体弱，积块坚硬，隐痛或剧痛，饮食大减，肌肉瘦削，神倦乏力，面色萎黄或黧黑，甚则面肢浮肿，舌质淡紫，或光剥无苔，脉细数或弦细。

【治法】**补益气血，活血化瘀**。

【方剂】**八珍汤合化积丸加减**。

【加减】积证之正虚瘀结证，若阴伤较甚，头晕目眩，舌光无苔，脉细数者，可加生地、北沙参、枸杞子、石斛；如齿衄、鼻衄，酌加栀子、丹皮、白茅根、茜草、三七等凉血化瘀止血；若畏寒肢肿，舌淡白，脉沉细者，加黄芪、附子、肉桂、泽泻等以温阳益气，利水消肿。

### 五、转归与预后

1. 聚证病程较短，一般预后良好。少数聚证日久不愈，可以由气入血转化成积证。癥积日久，瘀阻气滞，脾运失健，生化乏源，可导致气虚、血虚，甚或气阴并亏。

2. 若正气愈亏，气虚血涩，则癥积愈加不易消散，甚则逐渐增大。如病势进一步发展，还可出现一些严重变证。如积久肝脾两伤，藏血与统血失职，或瘀热灼伤血络，而导致出血；若湿热瘀结，肝脾失调，胆汁泛溢，可出现黄疸；若气血瘀阻，水湿泛滥，亦可出现腹满肢肿等症。故积聚的病埋演变，与血证、黄疸、鼓胀等病证有较密切的联系。

# 第二十三单元　头　　痛

## 知识点概要

### 一、概述

头痛是常见的自觉症状，可单独出现，亦见于多种疾病的过程中。本单元讨论的头痛，是指因外感六淫、内伤杂病而引起的，以头痛为主症的一类疾病。

### 二、病因病机

1. 病因　感受外邪、情志失调、先天不足或房事不节、饮食劳倦及体虚久病、头部外伤或久病入络。

2. 病机

（1）外感头痛：外邪上扰清空，壅滞经络，络脉不通。

（2）内伤头痛：肝阳上扰，或瘀血阻络，或头目失荣。

（3）病位多在**肝**、**脾**、**肾**三脏。病理因素涉及痰湿、风火、血瘀。病理性质有虚有实。

### 三、类证鉴别

1. 外感头痛与内伤头痛的鉴别要点

| 病　名 | 病　史 | 病　势 | 症　　状 |
|---|---|---|---|
| 外感头痛 | 起居不慎、感受外邪 | **起病较急，病势较剧** | **掣痛、跳痛、灼痛、胀痛、重痛，痛无休止** |
| 内伤头痛 | 饮食劳倦、房事不节、病后体虚 | **起病缓慢，病势较缓** | **隐痛、空痛、昏痛、痛处固定，痛势悠悠，遇劳加重，时作时止** |

2. 根据头痛的不同部位，判断其经络归属

| 经络归属 | 头痛部位 |
|---|---|
| 太阳头痛 | 在头后部，下连于项 |
| 阳明头痛 | 在前额部及眉棱骨等处 |
| 少阳头痛 | 在头之两侧，并连及于耳 |
| 厥阴头痛 | 在巅顶部位，或连目系 |

## 四、辨证论治

1. 治疗原则

(1) 外感头痛：主以疏风，兼以散寒、清热、祛湿。

(2) 内伤头痛：虚者以滋阴养血，益肾填精为主；实证当平肝、化痰、行瘀；虚实夹杂者，酌情兼顾并治。

2. 证治分类

(1) 外感头痛

1) 风寒头痛

【主症】头痛连及项背，常有拘急收紧感，或伴恶风畏寒，遇风尤剧，口不渴，苔薄白，脉浮紧。

【治法】**疏风散寒止痛**。

【方剂】**川芎茶调散加减**。

【加减】若头痛、恶寒明显者，酌加麻黄、桂枝、制川乌等。若寒邪侵于厥阴经脉，症见巅顶头痛，干呕，吐涎沫，四肢厥冷，苔白脉弦者，方用吴茱萸汤去人参，加藁本、川芎、细辛、法半夏。若寒邪客于少阴经脉，症见头痛，足寒，气逆，背冷，脉沉细，方用麻黄附子细辛汤加白芷、川芎。

2) 风热头痛

【主症】头痛而胀，甚则头胀如裂，发热或恶风，面红目赤，口渴喜饮，大便不畅，或便秘，溲赤，舌尖红，苔薄黄，脉浮数。

【治法】疏风清热和络。

【方剂】**芎芷石膏汤加减**。

【加减】烦热口渴，舌红少津者，可重用石膏，配知母、天花粉、黄芩、山栀；大便秘结，腑气不通，口舌生疮者，可用黄连上清丸。

3) 风湿头痛

【主症】**头痛如裹，肢体困重，胸闷纳呆，大便或溏，舌苔白腻，脉濡**。

【治法】祛风胜湿通窍。

【方剂】羌活胜湿汤加减。

【加减】若胸闷脘痞、腹胀便溏显著者，可加苍术、厚朴、陈皮、藿梗；恶心、呕吐者，可加半夏、生姜；纳呆食少者，加麦芽、神曲。

(2) 内伤头痛

1) 肝阳头痛

【主症】头昏胀痛，两侧为重，心烦易怒，夜寐不宁，口苦面红，或兼胁痛，舌红苔黄，脉弦数。

【治法】平肝潜阳息风。

【方剂】**天麻钩藤饮加减**。

【加减】若因肝郁化火，肝火炎上，而症见头痛剧烈，目赤口苦，急躁，便秘溲黄者，加夏枯草、龙胆草、大黄。若兼肝肾亏虚，水不涵木，症见头晕目涩，视物不明，遇劳加重，腰膝酸软者，可选加枸杞子、白芍、山萸肉。

2) 血虚头痛

【主症】头痛隐隐，时时昏晕，心悸失眠，面色少华，神疲乏力，遇劳加重，舌质淡，苔薄白，脉细弱。

【治法】养血滋阴，和络止痛。

【方剂】**加味四物汤加减**。

【治法】若因血虚气弱者，兼见乏力气短，神疲懒言，汗出恶风等，可选加党参、黄芪、白术；若阴血亏虚，阴不敛阳，肝阳上扰者可加入天麻、钩藤、石决明、菊花等。

3）痰浊头痛

【主症】头痛昏蒙，胸脘满闷，纳呆呕恶，舌苔白腻，脉滑或弦滑。

【治法】**健脾燥湿，化痰降逆**。

【方剂】**半夏白术天麻汤加减**。

【治法】若痰湿久郁化热，口苦便秘，舌红苔黄腻，脉滑数者，可加黄芩、竹茹、枳实、胆星。若胸闷、呕恶明显，加厚朴、枳壳、生姜。

4）肾虚头痛

【主症】头痛且空，眩晕耳鸣，腰膝酸软，神疲乏力，滑精或带下，舌红少苔，脉细无力。

【治法】**养阴补肾，填精生髓**。

【方剂】大补元煎加减。

【治法】若头痛而晕，头面烘热，面颊红赤，时伴汗出，证属肾阴亏虚，虚火上炎者，去人参，加知母、黄柏，或方用知柏地黄丸。若头痛畏寒，面色㿠白，四肢不温，腰膝无力，舌淡，脉细无力，证属肾阳不足者，当温补肾阳，选用右归丸或金匮肾气丸加减。

5）瘀血头痛

【主症】头痛经久不愈，痛处固定不移，痛如锥刺，或有头部外伤史，舌紫暗，或有瘀斑、瘀点，苔薄白，脉细或细涩。

【治法】活血化瘀，通窍止痛。

【方剂】通窍活血汤加减。

【治法】若头痛较剧，久痛不已，可加全蝎、蜈蚣、土鳖虫等。

3. 根据头痛的不同部位选用不同的“引经药” **太阳头痛选羌活、蔓荆子、川芎；阳明头痛选葛根、白芷、知母；少阳头痛选柴胡、黄芩、川芎；厥阴头痛选吴茱萸、藁本等**。

> ◆ **提醒**：根据头痛的不同部位选用不同的引经药，为治疗头痛的重要治法。

## 五、其他疗法

1. 体针疗法

（1）外感头痛

治法：祛风通络止痛。以督脉及手太阴、足少阳经穴为主。

主穴：百会、太阳、阿是穴、风池、列缺。

配穴：阳明头痛配印堂、阳白、攒竹、合谷、内庭。少阳头痛配率谷、太阳、悬颅、外关、侠溪。太阳头痛配天柱、后顶、后溪、申脉。厥阴头痛配百会、四神聪、太冲、内关。风寒头痛配风门、合谷。风热头痛配大椎、曲池。风湿头痛配头维、阴陵泉。

操作：毫针泻法。风门拔罐或艾灸；大椎点刺出血。头痛急性发作时每日可治疗1~2次。

方义：百会、太阳可疏导头部经气，通络止痛。风池为足少阳与阳维脉的交会穴，功长祛风活血、通络止痛。列缺为肺经络穴，可宣肺解表，祛风通络。

（2）内伤头痛

1）实证

治法：疏通经络，清利头窍。以督脉及头局部经穴为主。

主穴：百会、头维、风池。

配穴：按头痛部位配穴者同外感头痛。肝阳上亢配太冲、太溪、侠溪。痰浊头痛配中脘、丰隆、阴陵泉。瘀血头痛配阿是穴、内关、血海、膈俞。

操作：毫针泻法。瘀血头痛阿是穴点刺出血。

方义：百会位居巅顶，头维位居两额，用泻法可疏通头部经络气血。风池活血通经，清利头目，调和气血。

2）虚证

治法：疏通经络，滋养脑髓。以督脉及头局部经穴为主。

主穴：百会、风池、足三里。

配穴：按头痛部位配穴者同外感头痛。血虚头痛配气海、三阴交、脾俞。肾虚头痛配太溪、肾俞、悬钟。

操作：风池用平补平泻法。余穴均用补法。慢性头痛每日或隔日治疗1次。

方义：百会疏调气血以养脑髓。风池活血通经，调和气血。足三里补益气血，滋养脑髓。

附偏头痛

治法：疏泄肝胆，通经止痛。以足厥阴及手足少阳经穴为主。

取穴：太阳、率谷、悬颅、头维、风池、外关、太冲、足临泣。

操作：诸穴均用泻法。当发作时要以远端为主先刺，行较强刺激的泻法。

2. 推拿疗法　治疗以调神利窍、缓急止痛为基本原则。外感者宜以祛邪活络为主，内伤者以滋阴养血补虚为要。

（1）基本治法

1）揉拿颈部：患者取坐位。医生站在患者的侧后方，一手扶住患者的头部，另一手在颈部做广泛且深透的拿法。拿时自上而下，重点放松颈部两侧肌肉，此时患者局部应有酸胀感。本法适用于各种头痛。

2）轻抹前额：患者取仰卧位。医生两手拇指自印堂至神庭做抹法，其余四指置于头的两侧相对固定。在做抹法时，力量不宜太大，速度宜快，此时患者可有轻松舒适的感觉。本法可用于各种头痛，尤以治疗前额头痛为好。

3）分推前额：医生两手拇指桡侧缘，自前额中线向两侧分推至太阳穴并做点揉，然后两手拇指滑向头维点揉，最后滑至角孙穴点揉，如此反复操作数次。

4）点按头顶：医生两手拇指自前发际向后交替点按头部前后正中线即督脉，然后两手同时点按距督脉1、3、5、7、9cm处的侧线，每条线点按3~5遍。对于巅顶痛的患者应在百会、四神聪、前顶、囟会、承光等穴位处着力点揉。对于偏头痛的患者应重点点按距正中线6~9cm的区域。在行此法时患者局部有酸胀舒适之感。

5）点揉少阳五穴：用拇指点揉法分别点揉颔厌、悬颅、悬厘、曲鬓、率谷五穴。点揉此五穴对于偏头痛有特殊的疗效。在点揉每一个穴位时，均应使局部产生酸胀感，时间大约半分钟，点揉的力量应由轻到重。

6）梳头栉发：医生双手十指微屈，从前至后做梳头动作，名曰“梳头栉发”。

7）点揉枕后穴位：医生以食中两指分别点揉枕后风府、玉枕、天柱、风池等穴大约半分钟，点揉时力量应稍大，使患者局部有酸胀的感觉。本法可用于各型头痛，尤以后枕部疼痛效果为好。

8）远端配穴：无论哪型头痛，也无论哪个部位头痛，均应配1~2个远端穴位，如外关、合谷、涌泉、绝骨，并给予强刺激，使得穴位局部产生较强的酸胀感。远端配穴的目的在于引气下行，防止气聚于上，出现头晕等症。这种配穴对于治疗头痛有特殊的意义。

（2）辨证治疗

1）外感头痛：配合拿风池、肩井、曲池、合谷，按揉耳门、肺俞。

2）肝阳头痛：配合按揉风池、天柱、肝俞、肾俞，揉桥弓，拿阳陵泉，重按太冲。

3）气血两亏：配合摩腹，按揉足三里，揉脾俞、胃俞。

4）痰浊头痛：配合按揉丰隆、足三里。

5）肾虚头痛：加揉太溪、肾俞，横擦腰骶。

3. 耳针疗法　选枕、额、脑、神门，以毫针刺，或埋针，或压丸法。对于顽固性头痛可在耳背静脉点刺出血。

4. 皮肤针疗法　取太阳、印堂及阿是穴，用皮肤针中、重度叩刺。适用于外感头痛及瘀血头痛。

5. 三棱针疗法　取印堂、太阳、百会、攒竹，点刺出血，每穴放血3~5滴。适用于头痛剧烈时。

6. 穴位注射疗法　取风池穴，用1%的盐酸普鲁卡因或维生素$B_{12}$注射液，每穴0.5~1ml。适用于顽固性头痛。

### 六、预防调护

1. 头痛可由多种因素诱发，罹患后易于反复发作，故宜尽早明确诊断，积极治疗，避免稽留不愈。

2. 外感头痛多因外邪侵袭所致，故要起居有常，强健体魄，注意气候变化，避免外邪侵袭，所谓“虚邪贼风，避之有时”。

3. 肝阳上亢所致头痛，当舒畅情志，避免精神紧张及噪声、强光等刺激。此外，还应避免持续过劳，合理安排作息时间，保证充足的睡眠，以免因持续头痛而诱发失眠、郁证、中风之变。

4. 凡头痛剧烈者，宜卧床休息，保持环境安静，光线不宜过强。

5. 由焦虑和抑郁等所引起的紧张性头痛，宜佐以心理疏导及音乐疗法。

6. 风寒头痛者，要注意避邪保暖。头痛患者的饮食要避免食用辛辣刺激之品，禁止吸烟饮酒。

7. 此外，还可以酌选太极拳、游泳、慢跑等项目进行锻炼，以增强体质。

# 第二十四单元　眩　晕

## 知识点概要

### 一、概述

眩是指眼花或眼前发黑，晕是指头晕甚或感觉自身或外界景物旋转。二者常同时并见，故统称“眩晕”。轻者闭目即止；重者如坐车船，旋转不定，不能站立，或伴有恶心、呕吐、汗出，甚则昏倒等症状。

### 二、病因病机

1. 病因　情志不遂、年高肾亏、病后体虚、饮食不节、跌仆损伤。

2. 病机　脑髓空虚，清窍失养，或痰火上逆，扰动清窍。病位在于头窍，其病变脏腑与肝、脾、肾三脏相关。其常见病理因素有风、火、痰、瘀。

### 三、诊断

诊断要点如下。

（1）头晕目眩，视物旋转，轻者闭目即止，重者如坐车船，甚则仆倒。

（2）重者可伴头痛、项强、恶心呕吐、眼球震颤、耳鸣耳聋、汗出、面色等。

（3）多有情志不遂、年高体虚、饮食不节、跌仆损伤等病史。

### 四、辨证论治

1. 治疗原则　补虚泻实，调整阴阳。虚者当滋养肝肾，补益气血，填精生髓；实证当平肝潜阳，清肝泻火，化痰行瘀。

2. 证治分类

（1）肝阳上亢证

【主症】眩晕，耳鸣，头目胀痛，口苦，失眠多梦，遇烦劳郁怒而加重，甚则仆倒，颜面潮红，急躁易怒，肢麻震颤，舌红苔黄，脉弦或数。

【治法】平肝潜阳，清火息风。

【方剂】**天麻钩藤饮加减。**

【加减】若肝火上炎，口苦目赤，烦躁易怒者，酌加龙胆草、丹皮、夏枯草；若肝肾阴虚较甚，目涩耳鸣，腰酸膝软，舌红少苔，脉弦细数者，可酌加枸杞子、首乌、生地黄、麦冬、玄参；若眩晕剧烈，兼见手足麻木或震颤者，加羚羊角、石决明、生龙骨、生牡蛎、全蝎、蜈蚣等。

（2）气血亏虚证

【主症】眩晕动则加剧，劳累即发，面色淡白，神疲乏力，倦怠懒言，唇甲不华，发色不泽，心悸少寐，纳少腹胀，舌淡苔薄白，脉细弱。

【治法】**补养气血，调养心脾**。

【方剂】**归脾汤加减**。

【治法】若中气不足，清阳不升，兼见气短乏力，纳少神疲，便溏下坠，脉象无力者，可合用补中益气汤；若自汗时出，易于感冒，当重用黄芪，加防风、浮小麦；若兼见心悸怔忡，少寐健忘者，可加柏子仁、合欢皮、夜交藤。

（3）肾精不足证

【主症】眩晕日久不愈，精神萎靡，腰酸膝软，少寐多梦，健忘，两目干涩，视力减退，或遗精滑泄，耳鸣齿摇。或颧红咽干，五心烦热，舌红少苔，脉细数；或面色㿠白，形寒肢冷，舌淡嫩，苔白，脉弱尺甚。

【治法】滋养肝肾，益精填髓。

【方剂】**左归丸加减**。

【加减】若阴虚火旺，症见五心烦热，潮热颧红，舌红少苔，脉细数者，可选加鳖甲、龟板、知母、黄柏、丹皮、地骨皮等；若肾失封藏固摄，遗精滑泄者，可酌加芡实、莲须、桑螵蛸等；若阴损及阳，肾阳虚明显，表现为四肢不温，形寒怕冷，精神萎靡，舌淡脉沉者，或予右归丸温补肾阳，填精补髓，或酌配巴戟天、仙灵脾、肉桂。

（4）痰浊中阻证

【主症】眩晕，头重昏蒙，或伴视物旋转，胸闷恶心，呕吐痰涎，食少多寐，舌苔白腻，脉濡滑。

【治法】化痰祛湿，健脾和胃。

【方剂】**半夏白术天麻汤加减**。

【加减】若眩晕较甚，呕吐频作，视物旋转，可酌加代赭石、竹茹、生姜、旋覆花；若兼见耳鸣重听，可酌加郁金、菖蒲、葱白；若痰郁化火，头痛头胀，心烦口苦，渴不欲饮，舌红苔黄腻，脉弦滑者，宜用黄连温胆汤。

◆ **提醒**：眩晕痰浊中阻证选用半夏白术天麻汤加减。

## 五、其他疗法

1. 体针疗法

（1）实证

治法：平肝潜阳、和胃化痰。取督脉、足厥阴、足少阳经穴为主。

主穴：百会、风池、太冲、内关。

配穴：肝阳上亢配行间、侠溪、太溪。痰湿中阻配丰隆、中脘、阴陵泉。瘀血阻窍配膈俞、阿是穴。

操作：针刺风池穴应正确把握进针的方向、角度和深浅；其他腧穴常规针刺。

方义：眩晕病位在脑，脑为髓之海，督脉入络脑，故治疗首选位于巅顶之百会穴，与风池相配，可清利脑窍而定眩。肝经为风木所寄，与胆经相表里，取胆经风池和肝经太冲，清泻肝胆，平抑肝阳。内关宽胸理气，和中化痰止呕。

（2）虚证

治法：补益气血，益精填髓。取督脉及相应背俞穴为主。

主穴：百会、风池、肾俞、肝俞、足三里。

配穴：气血亏虚配脾俞、气海。肾精不足配悬钟、太溪。

操作：针刺风池穴应正确把握进针的方向、角度和深浅；其他腧穴常规针刺。

方义：百会、风池疏调头部气机，清利脑窍而定眩。肾俞、肝俞补益肝肾、养血益精、滋阴潜阳以治本。足三里补益气血、充髓止晕。

2. 推拿疗法　治法为虚补实泻，调整阴阳。

（1）基本治法

1）头面及颈部操作：①取穴及部位：太阳、攒竹、鱼腰、印堂、睛明、四白、前额部、眼眶部。②主要手法：抹法、推法、按法、揉法、拿法。③操作方法：按揉睛明、攒竹、太阳、鱼腰、四白，每穴1~2分钟；推印堂至发际，分推额部、眼眶部，抹太阳至颞侧5~8遍；抹督脉（项部），拿风池、风府，3~5分钟。

2）腰背部操作：①取穴及部位：肝俞、心俞、肾俞、脾俞、膈俞、背部、腰部。②主要手法：擦法、推法。③操作方法：横擦五脏俞及膈俞，以透热为度。直推背部膀胱经5~10遍。

3）四肢部操作：①取穴及部位：曲池、神门、阳陵泉、涌泉、上肢前侧、下肢内侧阴经。②主要手法：按法、揉法、擦法、拿法。③操作方法：按揉曲池、神门、阳陵泉，擦涌泉，操作8~10分钟。拿上肢掌侧力量宜重，背侧宜轻。按揉下肢内侧3~5分钟。

（2）辨证治疗

1）肝阳上亢：①重推心俞、肝俞、肾俞、命门。②拿曲池，按揉三阴交。③拇指推桥弓，左右各10~20遍。

2）痰浊中阻：①推摩膻中、中府、云门。②推揉中脘，按揉足三里、丰隆，推脾俞、胃俞。

3）肾精不足：①推大椎，按揉翳风。②重推肾俞、命门，按揉大肠俞，拿承山。

4）气血亏虚：①推中脘，摩腹，按揉血海、足三里。②推心俞、脾俞、胃俞，3~5分钟。

5）瘀血内阻：①揉中脘、章门、期门、云门。②患者膝关节屈曲，拿承山。

3. 三棱针疗法　眩晕剧烈时可取印堂、太阳、百会、头维等穴，三棱针点刺出血1~2滴。

4. 耳针疗法　选肾上腺、皮质下、额。肝阳上亢者，配肝、胆；痰湿中阻者，配脾；气血两虚者，配脾、胃；肾精亏虚者，配肾、脑。毫针刺或用王不留行籽贴压。

5. 头针疗法　选顶中线，沿头皮刺入，快速捻转，每日1次，每次留针30分钟。

### 六、预防调护

1. 预防眩晕发生，平素要坚持适当的体育锻炼，保持心情舒畅，防止七情内伤；注意劳逸结合，避免体力、脑力和心理的过度劳累；饮食清淡有节，防止暴饮暴食，少食肥甘厚味及过咸伤肾之品，尽量戒烟戒酒，作息节律尽量合理。已罹患眩晕的患者，应当积极施治并预防中风的发生，并避免从事高空作业。

2. 眩晕临床渐呈多发、频发趋势，多与形体偏胖、活动偏少、持续过劳以及工作姿势单一有关。临证部分眩晕因劳倦所伤，宜加强预防；若已发眩晕者，更要避免突然、剧烈的体位改变和头颈部运动，以防症状反复或加重。部分轻证患者可适当配合手法治疗，并注意颈肩部肌肉锻炼，以缓解临床症状。

# 第二十五单元　中　风

## 知识点概要

### 一、概述

中风是以猝然昏仆，不省人事，半身不遂，口眼歪斜，语言不利为主症的病证。

### 二、病因病机

1. 病因　内伤积损、劳欲过度、饮食不节、情志所伤、气虚邪中。

2. 中风发病与虚、火、风、痰、气、血和肝肾阴虚的关系　**阴阳失调，气血逆乱，上犯于脑**，虚（阴虚、气虚）、火（肝火、心火）、风（肝风、外风）、痰（风痰、湿痰）、气（气逆）、血（血瘀）为其病机六端。

### 三、诊断和类证鉴别

1. 中风的诊断要点

（1）有**突然昏仆、不省人事、半身不遂、偏身麻木、口眼歪斜、言语謇涩为主症。轻症仅见眩晕，偏身麻木，口眼歪斜，半身不遂**等。

（2）多急性起病，好发于40岁以上年龄。

（3）发病前多有头晕、头痛、肢体一侧麻木等先兆症状。

（4）有眩晕、头痛、心悸等病史，有情志失调、饮食不当或劳累等诱因。

◆ **提醒：**中风多急性起病，预后与治疗及时与否密切相关，故应掌握其辨证要点。

2. 与痫病、厥证、痉证的鉴别

（1）中风与痫病

| 病名 | 相同点 | 不同点 |
|---|---|---|
| 中风 | 发作时起病急骤，突然昏仆倒地 | 仆地无声，一般无四肢抽搐及口吐涎沫。神昏症状严重，持续时间长，难以自行苏醒，需及时治疗方可逐渐清醒。多伴半身不遂、口眼歪斜 |
| 痫病 | | 阵发性神志异常，猝发仆地时常口中作声，如猪羊啼叫，四肢频抽而口吐白沫。神昏多为时短暂，移时可自行苏醒，醒后一如常人，但可再发 |

（2）中风与厥证

| 病名 | 相同点 | 不同点 |
|---|---|---|
| 中风 | 突然昏仆、不省人事 | 神昏症状严重，持续时间长，难以自行苏醒，需及时治疗方可逐渐清醒。多伴半身不遂、口眼歪斜 |
| 厥证 | | 神昏时间短暂，发作时常伴有四肢逆冷，移时多可自行苏醒，醒后无半身不遂、口眼歪斜、言语不利等表现 |

（3）中风与痉证

| 病名 | 相同点 | 不同点 |
|---|---|---|
| 中风 | 神昏 | 起病时即有神昏，而后可以出现抽搐，抽搐时间短，多伴半身不遂、口眼歪斜 |
| 痉证 | | 以四肢抽搐、项背强直甚至角弓反张为主症，抽搐时间长，神昏多出现在抽搐之后。无半身不遂、口眼歪斜等症 |

## 四、辨证论治

1. 中风的分期要点　急性期为发病后2周以内，中脏腑可至1个月；恢复期指发病2周后或1个月至半年内；后遗症期指发病半年以上。

2. 证治分类

（1）中经络

1）风痰入络证

【主症】肌肤不仁，手足麻木，突然发生口眼歪斜，语言不利，口角流涎，舌强语謇，甚则半身不遂，或兼见手足拘挛，关节酸痛，舌苔薄白，脉浮数。

【治法】**祛风化痰通络。**

【方剂】**真方白丸子加减。**

【加减】语言不清者，加菖蒲、远志；痰瘀交阻，舌紫有瘀斑，脉细涩者，可酌加丹参、桃仁、红花、赤芍等。

2）风阳上扰证

【主症】头晕头痛，耳鸣目眩，突然发生口眼歪斜，舌强语謇，或手足重滞，甚则半身不遂，舌质红苔黄，脉弦。

【治法】平肝潜阳，活血通络。

【方剂】天麻钩藤饮加减。

【加减】夹有痰浊，胸闷，恶心，苔腻，加胆南星、郁金；头痛较重，加羚羊角、夏枯草以清肝息风；腿足重滞，加杜仲、桑寄生补益肝肾。

3）阴虚风动证

【主症】头晕耳鸣，腰酸，突然发生口眼歪斜，语言不利，手指瞤动，甚或半身不遂，舌质红，苔腻，脉弦细数。

【治法】滋阴潜阳，息风通络。

【方剂】**镇肝熄风汤加减。**

【加减】痰热较重，苔黄腻，泛恶，加胆南星、竹沥、川贝母；阴虚阳亢，肝火偏旺，心中烦热，加栀子、黄芩。

（2）中脏腑

1）闭证

a. 痰热腑实证

【主症】素有头痛眩晕，心烦易怒，突然发病，半身不遂，口舌歪斜，舌强语謇或不语，神识欠清或昏糊，肢体强急，痰多而黏，伴腹胀，便秘，舌质暗红，或有瘀点、瘀斑，苔黄腻，脉弦滑或弦涩。

【治法】通腑泻热，息风化痰。

【方剂】桃仁承气汤加减。

【加减】头痛，眩晕严重者，加钩藤、菊花、珍珠母；烦躁不安，彻夜不眠，口干，舌红，加生地黄、沙参、夜交藤。

b. 痰火瘀闭证

【主症】突然昏仆，不省人事，牙关紧闭，口噤不开，两手握固，大小便闭，肢体强痉，面赤身热，气粗口臭，躁扰不宁，苔黄腻，脉弦滑而数。

【治法】息风清火，豁痰开窍。

【方剂】羚角钩藤汤加减。另可服至宝丹或安宫牛黄丸以清心开窍。亦可用醒脑静或清开灵注射液静脉滴注。

【加减】若痰热阻于气道，喉间痰鸣辘辘，可服竹沥水、猴枣散；肝火旺盛，面红目赤，脉弦劲有力，宜酌加龙胆草、山栀、夏枯草、代赭石、磁石等；腑实热结，腹胀便秘，苔黄厚，宜加生大黄、元明粉、枳实。

c. 痰浊瘀闭证

【主症】突然昏仆，不省人事，牙关紧闭，口噤不开，两手握固，肢体强痉，大小便闭，面白唇暗，静卧不烦，四肢不温，痰涎壅盛，苔白腻，脉沉滑缓。

【治法】化痰息风，宣郁开窍。

【方剂】涤痰汤加减。

【加减】兼有动风者，加天麻、钩藤以平息内风；有化热之象者，加黄芩、黄连；见戴阳证者，属病情恶化，宜急进参附汤、白通加猪胆汁汤救治。

2）脱证（阴竭阳亡）

【主症】**突然昏仆，不省人事，目合口张，鼻鼾息微，手撒肢冷，汗多，大小便自遗，肢体软瘫，舌痿，脉细弱或脉微欲绝。**

【治法】回阳救阴，益气固脱。

【方剂】参附汤合生脉散加味。亦可用麦参注射液或生脉注射液静脉滴注。

【加减】阴不恋阳，阳浮于外，津液不能内守，汗泄过多者，可加龙骨、牡蛎；阴精耗伤，舌干，脉微者，加玉竹、黄精。

（3）恢复期

1）风痰瘀阻证

【主症】口眼歪斜，舌强语謇或失语，半身不遂，肢体麻木，苔滑腻，舌暗紫，脉弦滑。

【治法】**搜风化痰，行瘀通络。**

【方剂】**解语丹加减。**

【加减】痰热偏盛者，加全瓜蒌、竹茹、川贝母清化痰热；兼有肝阳上亢，头晕头痛，面赤，苔黄舌红，脉弦劲有力，加钩藤、石决明、夏枯草，平肝息风潜阳；咽干口燥，加天花粉、天冬养阴润燥。

2）气虚络瘀证

【主症】肢体偏枯不用，肢软无力，面色萎黄，舌质淡紫或有瘀斑，苔薄白，脉细涩或细弱。

【治法】益气养血，化瘀通络。

【方剂】**补阳还五汤加减**。

【加减】血虚甚，加枸杞子、首乌藤；肢冷，阳失温煦，加桂枝；腰膝酸软，加川断、桑寄生、杜仲。

3）肝肾亏虚证

【主症】半身不遂，患肢僵硬，拘挛变形，舌强不语，或偏瘫，肢体肌肉萎缩，舌红脉细，或舌淡红，脉沉细。

【治法】滋养肝肾。

【方剂】**左归丸合地黄饮子加减**。

【加减】若腰酸腿软较甚，加杜仲、桑寄生、牛膝；肾阳虚，加巴戟天、肉苁蓉、附子、肉桂；夹有痰浊，加菖蒲、远志、茯苓。

## 五、其他疗法

1. 体针疗法

（1）中经络

治法：醒脑调神，疏通经络。以手厥阴经、督脉及足太阴经穴为主。

主穴：内关、水沟、三阴交、极泉、尺泽、委中。

配穴：肝阳暴亢配太冲、太溪。风痰阻络配丰隆、合谷。痰热腑实配曲池、内庭、丰隆。气虚血瘀配足三里、气海。阴虚风动配太溪、风池。口角歪斜配颊车、地仓。上肢不遂配肩髃、手三里、合谷。下肢不遂配环跳、阳陵泉、悬钟、太冲。头晕配风池、完骨、天柱；足内翻者，配丘墟透照海。便秘配水道、归来、丰隆、支沟。复视配风池、天柱、睛明、球后。尿失禁、尿潴留配中极、曲骨、关元。

操作：内关用泻法；水沟用雀啄法，以眼球湿润为佳；刺三阴交时，沿胫骨内侧缘与皮肤成45°角，使针尖刺到三阴交穴，补法；刺极泉时，避开腋毛，直刺进针，用提插泻法，以患者上肢有麻胀和抽动感为度；尺泽、委中均直刺，提插泻法，使肢体有抽动感。余穴按虚补实泻法操作。

方义：心主血脉，内关为心包经络穴，可调理心气，疏通气血；脑为元神之府，督脉入络脑，水沟为督脉穴，可醒脑开窍，调神导气；三阴交为足三阴经交会穴，可滋补肝肾；极泉、尺泽、委中，疏通肢体经络。

（2）中脏腑

治法：醒脑开窍，启闭固脱。取手厥阴及督脉穴为主。

主穴：内关、水沟。

配穴：闭证配十二井穴、太冲、合谷。脱证配关元、气海、神阙。

操作：内关、水沟同前。十二井穴用三棱针点刺出血；太冲、合谷用泻法，强刺激。关元、气海用大艾炷灸法，神阙用隔盐灸法，直至四肢转温为止。方义：内关调心神，水沟醒脑开窍；十二井穴点刺出血，可接通十二经气，调和阴阳；配太冲、合谷，平肝息风；关元为任脉与足三阴经交会穴，灸之可扶助元阳；神阙为生命之根蒂，真气所系，配合气海可益气固本，回阳固脱。

2. 推拿疗法　适于中风后遗症的治疗，其作用通经活络，强筋壮骨。

（1）基本治法

1）点穴通经：对以下穴位施用点法，以通经活络。①头面部穴、百会、四神聪、风池、哑门、人中、承浆、地仓、颊车。②上肢穴：极泉、曲泽、尺泽、曲池、手三里、内关、外关、合谷、后溪、劳宫。③下肢穴：秩边、环跳、承扶、殷门、委中、承山、太溪、昆仑、涌泉、风市、髀关、梁丘、血海、阳陵泉、足三里、丰隆、绝骨、解溪。

2）拿法舒筋：在上肢、下肢的内侧、前侧、后侧、外侧分别施用拿法，以理筋舒筋，用于防止肌肉萎缩。

3）揉捻肢端：用捻法作用于肢端部位，上肢重点揉捻手指，下肢重点揉捻足趾，用以改善肢端血液循环，消除肢端肿胀。

4）运动关节：施用各种手法使患者各关节充分运动，如用摇法、屈伸法，以防止关节粘连。在运动关节时应注意尽量加大关节运动的幅度，以使患肢充分伸展。

5）摩腹助运：在腹部施用掌摩法，以健脾和胃，利湿祛痰，防止肌肉萎缩。

（2）辨证治疗：根据患者具体症状，随症加减治疗。

1）语言謇涩：重点按揉廉泉、通里、风府。

2）口眼歪斜：于瘫痪一侧面部轻轻推抹5分钟，然后重按颧髎、下关、瞳子髎。

3）口角流涎：按揉面部一侧与口角部。

3. 头针疗法　选顶颞前斜线、顶旁1线及顶旁2线，毫针平刺入头皮下，快速捻转2~3分钟，每次留针30分钟，留针期间反复捻转2~3次。行针后鼓励患者活动肢体。

4. 电针疗法　在患侧上、下肢各选两个穴位或面部取一对穴位，针刺得气后留针，接通电针仪，采用断续波或疏密波，以局部肌肉微颤为度，每次通电20~30分钟。

5. 穴位注射疗法　取肩髃、曲池、手三里、足三里、丰隆。每次选用2~4穴，选用丹参注射液，或川芎嗪注射液，或维生素$B_1$注射液，或维生素$B_{12}$注射液，每穴注入1~2ml。适用于中经络证。

### 六、转归和预后

1. 中脏腑者，神志由昏迷逐渐转清，半身不遂趋于恢复，说明其向中经络转化，病势为顺，预后多好。

2. 若出现顽固性呃逆、呕血、厥脱者，此为中风变证，多致正气散脱。若邪盛正伤，虽经救治，终因正气已伤，致病程迁延成为中风病后遗症者，常见半身不遂、口舌歪斜、言语不利、痴呆等，要抓紧时机，积极治疗，同时配合外敷熏洗及针灸按摩，并适当锻炼，以提高疗效。

3. 中风病后遗症期，若偏瘫肢体由松懈瘫软变为拘挛发痉，伴躁扰不宁，此由正气虚乏，邪气日盛而致，病情较重。

# 第二十六单元　水　　肿

## 知识点概要

### 一、概述

水肿为体内水液潴留，泛滥肌肤，表现以头面、眼睑、四肢、腹背，甚至全身浮肿为特征的一类病证。

### 二、病因病机

1. 病因　外邪袭表、疮毒内犯、外感水湿、饮食不节、禀赋不足、久病劳倦。

2. 病机　肺失通调，脾失转输，肾失开阖，三焦气化不利，水液泛滥肌肤。病位在肺、脾、肾，而关键在肾。病理因素为风邪、水湿、疮毒、瘀血。

### 三、诊断

诊断要点如下。

（1）水肿先从**眼睑或下肢**开始，继及四肢全身。

（2）轻者仅眼睑或足胫浮肿，重者全身皆肿，甚则腹大胀满，气喘不能平卧，更甚者可见尿闭或尿少，恶心呕吐，抽搐，神昏谵语等危象。

（3）可有乳蛾、心悸、疮毒、紫癜以及久病体虚病史。

### 四、辨证论治

1. 辨证要点

（1）辨阳水、阴水

| 病名 | 病势 | 病程 | 症　状 |
|---|---|---|---|
| 阳水 | 起病较快 | 较短 | **肿多从头面开始，由上而下，继及全身，肿处皮肤绷急光亮，按之凹陷即起** |
| 阴水 | 起病较慢 | 较长 | **肿多由下而上，继及全身，肿处皮肤松弛，按之凹陷不易恢复，甚则按之如泥** |

（2）辨病变之脏腑

| 脏腑 | 症　状 |
|---|---|
| 肺水 | 多并见咳逆 |
| 脾水 | 多并见脘腹满闷而食少 |
| 肾水 | 多并见腰膝酸软，或见肢冷，或见烦热 |
| 心水 | 多并见心悸、怔忡 |
| 肝水 | 多并见胸胁胀满 |

2. 治疗原则　**发汗、利尿、泻下逐水。**

◆ **提醒：**水肿的治疗应首先辨别阳水、阴水，其次辨病变脏腑。

3. 证治分类

（1）风水相搏证

【主症】**眼睑浮肿，继则四肢及全身皆肿，来势迅速，多有恶寒，发热，肢节酸楚，小便不利等。偏于风热者，伴咽喉红肿疼痛，舌质红，脉浮滑数。偏于风寒者，兼恶寒，咳喘，舌苔薄白，脉浮滑或紧。**

【治法】**疏风清热，宣肺行水。**

【方剂】**越婢加术汤加减。**

【加减】若风寒偏盛，去石膏，加苏叶、桂枝、防风；若风热偏盛，可加连翘、桔梗、板蓝根、鲜芦根；若咳喘较甚，可加杏仁、前胡；如见汗出恶风，卫阳已虚，则用防己黄芪汤加减；若表证渐解，身重而水肿不退者，可按水湿浸渍证论治。

（2）水湿浸渍证

【主症】全身水肿，下肢明显，按之没指，小便短少，身体困重，胸闷，纳呆，泛恶，舌苔白腻，脉沉缓。

【治法】**运脾化湿，通阳利水。**

【方剂】**五皮饮合胃苓汤加减。**

【加减】外感风邪，肿甚而喘者，可加麻黄、杏仁；面肿，胸满，不得卧，加苏子、葶苈子；若湿困中焦，脘腹胀满者，可加川椒目、大腹皮、干姜。

（3）湿热壅盛证

【主症】遍体浮肿，皮肤绷急光亮，胸脘痞闷，烦热口渴，小便短赤，或大便干结，舌红，苔黄腻，脉沉数或濡数。

【治法】**分利湿热。**

【方剂】疏凿饮子加减。

【加减】腹满不减，大便不通者，可合己椒苈黄丸；若肿势严重，兼见喘促不得平卧者，加葶苈子、桑白皮；若湿热久羁，亦可化燥伤阴，症见口燥咽干，可加白茅根、芦根，不宜过用苦温燥湿、攻逐伤阴之品。

（4）湿毒浸淫证

【主症】眼睑浮肿，延及全身，皮肤光亮，尿少色赤，身发疮痍，甚则溃烂，恶风发热，舌质红，苔薄黄，脉浮数或滑数。

【治法】**宣肺解毒，利湿消肿。**

【方剂】**麻黄连翘赤小豆汤合五味消毒饮加减。**

【加减】脓毒甚者，当重用蒲公英、紫花地丁；湿盛糜烂者，加苦参、土茯苓；风盛者，加白鲜皮、地肤子；血热而红肿，加丹皮、赤芍；大便不通，加大黄、芒硝；症见尿痛、尿血，乃湿热之邪下注膀胱，伤及血络，可酌加石韦、大蓟、荠菜花等。

（5）脾阳虚衰证

【主症】身肿日久，腰以下为甚，按之凹陷不易恢复，脘腹胀闷，纳减便溏，面色不华，神疲乏力，四肢倦怠，小便短少，舌质淡，苔白腻或白滑，脉沉缓或沉弱。

【治法】健脾温阳利水。

【方剂】实脾饮加减。

【加减】气虚甚，症见气短声弱者，可加人参、黄芪以健脾益气；若小便短少，可加桂枝、泽泻，以助膀胱气化而行水。

(6) 肾阳衰微证

【主症】**水肿反复消长不已，面浮身肿，腰以下甚，按之凹陷不起，尿量减少或反多，腰酸冷，四肢厥冷，怯寒神疲，面色㿠白，甚者心悸胸闷，喘促难卧，腹大胀满，舌质淡胖，苔白，脉沉细或沉迟无力。**

【治法】温肾助阳，化气行水。

【方剂】**济生肾气丸合真武汤加减。**

【加减】小便清长量多，去泽泻、车前子，加菟丝子、补骨脂。若症见面部浮肿为主，表情淡漠，形寒肢冷，治以温补肾阳为主，方用右归丸加减。病至后期，因肾阳久衰，阳损及阴，可导致肾阴亏虚，出现肾阴虚为主的病证，治当滋补肾阴为主，兼利水湿，方用左归丸加泽泻、茯苓、冬葵子等。肾虚肝旺，头昏头痛，心慌腿软者，加鳖甲、牡蛎、杜仲、桑寄生、野菊花、夏枯草。如病程缠绵，反复不愈，正气日衰，复感外邪，症见发热恶寒，肿势增剧，小便短少，此为虚实夹杂，本虚标实之证，治以越婢汤为主，酌加党参、菟丝子。

### 五、转归和预后

1. 水肿转归，一般而言，阳水易消，阴水难治。阳水患者如属初发年少，体质尚好，脏气未损，治疗及时，则病可向愈。

2. 此外，因生活饥馑、饮食不足所致水肿，在饮食条件改善后，水肿也可望治愈。若先天禀赋不足，或他病久病，或得病之后拖延失治，导致正气大亏，肺、脾、肾三脏功能严重受损，后期还可影响心、肝，则难向愈。若水邪壅盛或阴水日久，脾肾衰微，水气上犯，则可出现水邪凌心犯肺之重证。若病变后期，肾阳衰败，气化不行，浊毒内闭，是由水肿发展为关格。若肺失通调，脾失健运，肾失开阖，致膀胱气化无权，可见小便点滴或闭塞不通，则是水肿转为癃闭。若阳损及阴，造成肝肾阴虚，肝阳上亢，则可兼见眩晕之证。

### 六、预防与调护

1. 避免风邪外袭。患者应注意保暖；感冒流行季节，外出戴口罩，避免去公共场所；居室宜通风；平时应避免冒雨涉水，或湿衣久穿不脱，以免湿邪外侵。

2. 注意调摄饮食。肿势重者应予无盐饮食，轻者予低盐饮食（每日食盐量 3~4g）。若因营养障碍而致水肿者，不必过于忌盐，饮食应富含蛋白质，清淡易消化。

3. 劳逸结合，调畅情志。树立战胜疾病的信心。

4. 水肿患者长服肾上腺糖皮质激素者，皮肤容易生痤疮，应避免抓搔肌肤，以免皮肤感染。对长期卧床者，皮肤外涂滑石粉，经常保持干燥，并定时翻身，以免褥疮发生，加重水肿的病情。

5. 每日记录水液的出入量。若每日尿量少于 500ml 时，要警惕癃闭的发生。此外，患者应坚持治疗，定期随访。

## 第二十七单元 淋 证

## 知识点概要

### 一、概述

淋证指以小便频数短涩，淋沥刺痛，小腹拘急或痛引腰腹为主症的病证。

### 二、病因病机

1. 病因 外感湿热、饮食不节、情志失调、禀赋不足、劳伤久病。

2. 病机 **湿热蕴结下焦，肾与膀胱气化不利**。病位在膀胱与肾。其病理因素主要为湿热之邪。

## 三、诊断和类证鉴别

1. 诊断要点

(1) 以**小便频数，淋沥涩痛，小腹拘急引痛**为各种淋证的主症，是诊断淋证的主要依据。但还需根据各种淋证的不同临床特征，确定不同的淋证类型。

(2) 病久或反复发作后，常伴低热、腰痛、小腹坠胀、疲劳等。

(3) 多见于已婚女性，每因疲劳、情志变化、不洁房事而诱发。

2. 六种淋证的特征

| 淋证 | 特　征 |
|---|---|
| 热淋 | 起病多急骤，小便赤热，溲时灼痛，或伴有发热，腰痛拒按 |
| 石淋 | 小便排出砂石，或排尿时突然中断，尿道窘迫疼痛，或腰腹绞痛难忍 |
| 气淋 | 小腹胀满较明显，小便艰涩疼痛，尿后余沥不尽 |
| 血淋 | 溺血而痛 |
| 膏淋 | 小便混浊如米泔水或滑腻如膏脂 |
| 劳淋 | 小便不甚赤涩，溺痛不甚，但淋沥不已，时作时止，遇劳即发 |

3. 血淋与尿血的鉴别

| 病名 | 相同点 | 不　同　点 |
|---|---|---|
| 血淋 | 小便出血，尿色红赤，甚至溺出纯血 | 溺血而痛 |
| 尿血 | | 多无疼痛之感，虽亦间有轻微的胀痛或热痛，但终不若血淋的小便滴沥而疼痛难忍 |

◆ **提醒**：血淋与尿血的鉴别要点在于痛与不痛。

## 四、辨证论治

1. 辨证要点

(1) 辨六淋的类别：参见六种淋证的特征。

(2) 辨证候之虚实

1) 病程：新病初起或在急性发作阶段多实，久病者病程较长，病势缠绵多虚。

2) 疼痛程度：病急痛甚者多实，病缓痛轻者多虚。

3) 尿液：混浊黄赤多为湿热邪气盛，清白色淡为正虚或邪退。虚实夹杂者，须分清标本虚实之主次，证情之缓急。

(3) 辨明各淋证的转化与兼夹。

2. 治疗原则　实则清利，虚则补益。

3. 证治分类

(1) 热淋

【主症】**小便频数短涩，灼热刺痛，溺色黄赤，少腹拘急胀痛，或有寒热，口苦，呕恶，或有腰痛拒按，或有大便秘结，苔黄腻，脉滑数。**

【治法】清热利湿通淋。

【方剂】**八正散加减**。

【加减】若伴寒热、口苦、呕恶者，可加黄芩、柴胡；若大便秘结、腹胀者，可重用生大黄、枳实；若阳明热证，加知母、石膏；若热毒弥漫三焦，用黄连解毒汤合五味消毒饮；若气滞者，加青皮、乌药；若湿热伤阴者去大黄，加生地黄、知母、白茅根。

（2）血淋

【主症】小便热涩刺痛，尿色深红，或夹有血块，疼痛满急加剧，或见心烦，舌尖红，苔黄，脉滑数。

【治法】**清热通淋，凉血止血。**

【方剂】小蓟饮子加减。

【加减】有瘀血征象，加三七、牛膝、桃仁；**若出血不止，可加仙鹤草、琥珀粉；若久病肾阴不足，虚火扰动阴血，症见尿色淡红，尿痛涩滞不显著，腰膝酸软，神疲乏力者，宜滋阴清热，补虚止血，用知柏地黄丸加减；若久病脾虚气不摄血，症见神疲乏力，面色少华者，用归脾汤加仙鹤草、泽泻、滑石。**

（3）石淋

【主症】尿中夹砂石，排尿涩痛，或排尿时突然中断，尿道窘迫疼痛，少腹拘急，往往突发，一侧腰腹绞痛难忍，甚则牵及外阴，尿中带血，舌红，苔薄黄，脉弦或带数。

【治法】**清热利湿，排石通淋。**

【方剂】**石韦散加减。**

【加减】腰腹绞痛者，加芍药、甘草；若尿中带血，可加小蓟、生地黄、藕节，去炮山甲、王不留行；小腹胀痛加木香、乌药；伴有瘀滞，舌质紫者，加桃仁、红花、炮山甲、皂角刺。石淋日久，症见神疲乏力，少腹坠胀者，为虚实夹杂，当标本兼顾，补中益气汤加金钱草、海金沙、冬葵子；腰膝酸软，腰部隐痛者，加杜仲、续断、补骨脂。

（4）气淋

【主症】郁怒之后，小便涩滞，淋沥不宣，少腹胀满疼痛，苔薄白，脉弦。

【治法】理气疏导，通淋利尿。

【方剂】**沉香散加减。**

【加减】少腹胀满，上及于胁者，加川楝子、小茴香、广郁金；症见少腹坠胀，尿频涩滞，余沥难尽，不耐劳累，面色㿠白，少气懒言，舌淡，脉细无力，证属中气下陷，可用补中益气汤加减。

（5）膏淋

【主症】小便混浊，乳白或如米泔水，上有浮油，置之沉淀，或伴有絮状凝块物，或混有血液、血块，尿道热涩疼痛，尿时阻塞不畅，口干，苔黄腻，舌质红，脉濡数。

【治法】清热利湿，分清泄浊。

【方剂】**程氏萆薢分清饮加减。**

【加减】伴有血尿，加小蓟、藕节、白茅根；小便黄赤，热痛明显，加甘草梢、竹叶、通草；病久湿热伤阴，加生地黄、麦冬、知母。膏淋病久不已，反复发作，淋出如脂，涩痛不甚，形体日见消瘦，头昏无力，腰膝酸软，舌淡，苔腻，脉细无力，此为脾肾两虚，气不固摄，用膏淋汤。

（6）劳淋

【主症】小便不甚赤涩，溺痛不甚，但淋沥不已，时作时止，遇劳即发，腰膝酸软，神疲乏力，病程缠绵，舌质淡，脉细弱。

【治法】补脾益肾。

【方剂】**无比山药丸加减。**

【加减】若肾阴虚，舌红苔少，加生熟地黄、龟板；阴虚火旺，面红烦热，尿黄赤伴有灼热不适者，可用知柏地黄丸；肾阳虚，加附子、肉桂、鹿角片、巴戟天等。

## 五、调摄、转归和预后

1. 转归和预后

（1）预后：淋证的预后往往与其类型及病情轻重有关。初起者，病情尚轻，治疗得当，多易治愈。但热淋、血淋有时可发生热毒入血，出现高热神昏等重笃证候。

（2）转归：若病久不愈，或反复发作，不仅可转为劳淋，甚则转变成水肿、癃闭、关格等证，或肾虚肝旺，成为头痛、眩晕。石淋因结石过大，阻塞水道，亦可成水肿、癃闭、关格。膏淋日久，精微外泄，可致消瘦乏力，气血大亏，终成虚劳病证。

2. 生活调摄

（1）注意外阴清洁，不憋尿，多饮水，每 2~3 小时排尿 1 次。房事后即行排尿，防止秽浊之邪从下阴上犯膀胱。妇女在月经期、妊娠期、产后更应注意外阴卫生，以免虚体受邪。

（2）养成良好的饮食起居习惯，饮食宜清淡，忌肥腻辛辣酒醇之品。

（3）避免纵欲过劳，保持心情舒畅，以提高机体抗病能力。

# 第二十八单元　郁　证

## 知识点概要

### 一、概述

郁证系由于情志不舒、气机郁滞所致，以心情抑郁、情绪不宁、胸部满闷、胁肋胀痛，或易怒喜哭，或咽中如有异物梗塞等为主症的一类病证。

### 二、病因病机

1. 病因　七情所伤、思虑劳倦、脏气素虚。

2. 病机　肝失疏泄，脾失健运，心失所养，脏腑阴阳气血失调。发病与肝的关系最为密切，涉及心、脾。病理性质有虚实两端。初起以气滞为主，兼血瘀、化火、痰结、食滞等，属实证。

### 三、诊断

诊断要点如下。

（1）以忧郁不畅、情绪不宁、胸胁胀满疼痛为主症，或有易怒易哭，或有咽中如有炙脔，吞之不下，咯之不出的特殊症状。

（2）患者大多数有忧愁、焦虑、悲哀、恐惧、愤懑等情志内伤的病史。并且郁证病情的反复常与情志因素密切相关。

（3）多发于青中年女性。无其他病证的症状及体征。

### 四、辨证论治

1. 基本治疗原则及方法　**理气开郁、调畅气机、怡情易性。**

（1）实证：首当理气开郁，并应根据是否兼有血瘀、火郁、痰结、湿滞、食积等而分别采用活血、降火、祛痰、化湿、消食等法。

（2）虚证：根据损及的脏腑及气血阴精亏虚的不同情况而补之，或养心安神，或补益心脾，或滋养肝肾。

（3）虚实夹杂：视虚实的偏重而虚实兼顾。

2. 证治分类

（1）肝气郁结证

【主症】精神抑郁，情绪不宁，胸部满闷，胁肋胀痛，痛无定处，脘闷嗳气，不思饮食，大便不调，舌苔薄腻，脉弦。

【治法】疏肝解郁，理气畅中。

【方剂】**柴胡疏肝散加减。**

（2）痰气郁结证

**【主症】精神抑郁，胸部闷塞，胁肋胀满，咽中如有物梗塞，吞之不下，咯之不出，舌苔白腻，脉弦滑。亦称“梅核气”。**

【治法】行气开郁，化痰散结。

【方剂】**半夏厚朴汤加减。**

（3）心神失养证

【主症】精神恍惚，心神不宁，多疑易惊，悲忧善哭，喜怒无常，或时时欠伸，或手舞足蹈，詈骂喊叫等，舌质淡，脉弦。亦称**“脏躁”**。

【治法】甘润缓急，养心安神。

【方剂】**甘麦大枣汤加减**。

> ◆ **提醒：** 痰气郁结证又称“梅核气”，心神失养证又称“脏躁”。

（4）心脾两虚证

【主症】**多思善疑，头晕神疲，心悸胆怯，失眠，健忘，纳差，面色不华，舌质淡，苔薄白，脉细。**

【治法】健脾养心，补益气血。

【方剂】归脾汤加减。

## 五、其他疗法

1. 精神疗法　努力解除致病原因，使患者正确认识和对待自己的疾病，增强治愈疾病的信心，保持心情舒畅，避免不良的精神刺激，对促进疾病的好转乃至痊愈都甚有裨益。

2. 体针疗法

治法：调神理气，疏肝解郁。以督脉及手足厥阴、手少阴经穴为主。

主穴：水沟、百会、内关、神门、太冲。

配穴：肝气郁结配膻中、期门。气郁化火配行间、侠溪。痰气郁结配丰隆、廉泉。心神惑乱配通里、心俞。心脾两虚配心俞、脾俞。肝肾亏虚配肝俞、肾俞。咽部异物哽塞感明显者配天突、照海。癔症性失明者配四白、光明。癔症性失听者配听宫、耳门。癔症性失语者配廉泉、通里。癔症性瘫痪者，上肢配曲池、合谷，下肢配阳陵泉、隐白。癔症性意识障碍者配中冲、涌泉。

操作：水沟用雀啄泻法；神门用平补平泻法；百会、内关、太冲用泻法。配穴按虚补实泻法操作。

方义：脑为元神之府，督脉入络脑，水沟、百会可调理脑神。心藏神，神门为心经原穴，内关为心包经络穴，二穴可调理心神而安神定志；内关又可宽胸理气。太冲疏肝解郁，内关、太冲相配，厥阴同气相求，疏肝理气解郁。

3. 耳针疗法　选神门、心、交感、肝、脾，以毫针刺，或揿针埋藏，或王不留行籽贴压。

4. 穴位注射疗法　选风池、心、内关，用丹参注射液，每穴每次 0.3~0.5ml，每日 1 次。

5. 电针疗法　选印堂、百会，用疏密波，每次通电 20 分钟。

## 六、预防调护

1. 患者应树立正确的人生观，积极对待各种事物，避免忧思郁怒，防止情志内伤是预防郁证的重要措施。医务人员应深入了解患者病史、发病诱因，针对诱因进行有效的预防措施，做到“未病先防”。既病者要及早治疗，防止病情的进一步蔓延，做到“既病防变”，医务人员应以诚恳、耐心的态度对待患者，取得患者的充分信任，帮助患者克服精神方面的不良因素，使患者能充分配合医务人员的治疗工作，树立战胜疾病的信心。已治愈者要定期复查，以防复发。

2. 郁证患者饮食宜清淡，应以蔬菜和营养丰富的鱼、水果、瘦肉、乳类为宜，忌生冷、辛辣、油腻、烟酒等，建立良好的生活作息习惯。运动宜适量，太极拳、八段锦、气功等有助于调动患者的注意力，可增强治疗效果。

# 第二十九单元　血　　证

## 知识点概要

## 一、概念

凡血液不循常道，或上溢于口鼻诸窍，或下泄于前后二阴，或渗出于肌肤，所形成的一类出血性疾患，统称为“血证”。在古代医籍中，亦称为“血病”或“失血”。

## 二、病因病机

1. 病因　感受外邪、情志过极、饮食不节、劳倦过度、久病或热病。

2. 各类血证与脏腑的关系　同一血证，可以由不同的脏腑病变而引起。如鼻衄，病变脏腑有在肺、在胃、在肝的不同；吐血有病在胃及病在肝之别；齿衄有病在胃及在肾之分；尿血则有病在膀胱、肾或脾的不同。

## 三、诊断和类证鉴别

1. 各类血证的诊断要点

| 血证 | 诊断要点 |
|---|---|
| 鼻衄 | 血自鼻道外溢而非因外伤、倒经所致 |
| 齿衄 | 血自齿龈或齿缝外溢，且排除外伤所致 |
| 咳血 | 血由肺、气道而来，经咳嗽而出，或觉喉痒胸闷，一咯即出，血色鲜红，或夹泡沫，或痰血相兼，痰中带血。多有慢性咳嗽、痰喘、肺痨等病史 |
| 吐血 | 发病急骤，吐血前多有恶心、胃脘不适、头晕等症。血随呕吐而出，常伴有食物残渣等胃内容物，血色多为咖啡色或紫暗色，也可为鲜红色，大便色黑如漆，或呈暗红色。多有胃痛、胁痛、黄疸、癥积等病史 |
| 便血 | 大便色鲜红、暗红或紫暗，甚至黑如柏油样，次数增多。多有胃肠或肝病病史 |
| 尿血 | 小便中混有血液或夹有血丝，**排尿时无疼痛** |
| 紫斑 | 肌肤出现青紫斑点，小如针尖，大者融合成片，压之不褪色。好发于四肢，尤以下肢为甚，常反复发作，重者可伴有鼻衄、齿衄、尿血、便血及崩漏。小儿及成人皆可患此病，但以女性为多见 |

2. 咳血与吐血的鉴别

| 病名 | 相同点 | 不同点 |
|---|---|---|
| 咳血 | 血液均经口出 | 血由肺来，经气道随咳嗽而出，血色多为鲜红，常混有痰液，咳血之前多有咳嗽、胸闷、喉痒等症状，大量咳血后，可见痰中带血数天，大便一般不呈黑色 |
| 吐血 | | 血自胃而来，经呕吐而出，血色紫暗，常夹有食物残渣，吐血之前多有胃脘不适或胃痛、恶心等症状，吐血之后无痰中带血，但大便多呈黑色 |

3. 便血之远血与近血的鉴别

| 病名 | 不同点 |
|---|---|
| 远血 | 病位在胃、小肠，血与粪便相混，血色如黑漆色或暗紫色 |
| 近血 | 来自乙状结肠、直肠、肛门，血便分开，或是便外裹血，血色多鲜红或暗红 |

◆ **提醒：**治疗血证应首先辨别血证的出血部位和诊断要点。

## 四、辨证论治

1. 治疗原则　治火、治气、治血。

2. 证治分类

（1）咳血

1）燥热伤肺证

【主症】喉痒咳嗽，痰中带血，口干鼻燥，或有身热，舌质红，少津，苔薄黄，脉数。

【治法】清热润肺，宁络止血。

【方剂】**桑杏汤加减**。

2）肝火犯肺证

【主症】**咳嗽阵作，痰中带血或纯血鲜红，胸胁胀痛，烦躁易怒，口苦，舌质红，苔薄黄，脉弦数**。

【治法】清肝泻火，凉血止血。

【方剂】泻白散合黛蛤散加减。

3）阴虚肺热证

【主症】咳嗽痰少，痰中带血，或反复咳血，血色鲜红，口干咽燥，颧红，潮热盗汗，舌质红，脉细数。

【治法】滋阴润肺，宁络止血。

【方剂】**百合固金汤加减**。

【加减】本证可合用十灰散凉血止血。反复及咳血量多者，加阿胶、三七养血止血；潮热，颧红者，加青蒿、鳖甲、地骨皮、白薇；盗汗加糯稻根、浮小麦、五味子、牡蛎。

（2）吐血

1）胃热壅盛证

【主症】脘腹胀闷，嘈杂不适，甚则作痛，吐血色红或紫，常夹有食物残渣，口臭，便秘，大便色黑，舌质红，苔黄腻，脉滑数。

【治法】**清胃泻火，化瘀止血**。

【方剂】**泻心汤合十灰散加减**。

2）肝火犯胃证

【主症】吐血色红或紫暗，口苦胁痛，心烦易怒，寐少梦多，舌质红绛，脉弦数。

【治法】泻肝清胃，凉血止血。

【方剂】**龙胆泻肝汤加减**。

3）气虚血溢证

【主症】吐血缠绵不止，时轻时重，血色暗淡，神疲乏力，心悸气短，面色苍白，舌质淡，脉细弱。

【治法】健脾益气摄血。

【方剂】**归脾汤加减**。

（3）尿血

1）下焦湿热证

【主症】**小便黄赤灼热，尿血鲜红，心烦口渴，面赤口疮，夜寐不安，舌质红，脉数**。

【治法】**清热利湿，凉血止血**。

【方剂】**小蓟饮子加减**。

2）肾虚火旺证

【主症】小便短赤带血，头晕耳鸣，神疲，颧红潮热，腰膝酸软，舌质红，脉细数。

【治法】滋阴降火，凉血止血。

【方剂】**知柏地黄丸加减**。

3）脾不统血证

【主症】久病尿血，甚或兼见齿衄、肌衄，食少，体倦乏力，气短声低，面色不华，舌质淡，脉细弱。

【治法】**补中健脾，益气摄血**。

【方剂】归脾汤加减。

4）肾气不固证

【主症】久病尿血，血色淡红，头晕耳鸣，精神困惫，腰脊酸痛，舌质淡，脉沉弱。

【治法】**补益肾气，固摄止血**。

【方剂】无比山药丸加减。

（4）便血

1）肠道湿热证

【主症】便血色红，大便不畅或稀溏，或有腹痛，口苦，舌质红，苔黄腻，脉濡数。

【治法】**清化湿热，凉血止血**。

【方剂】**地榆散合槐角丸加减**。

2）气虚不摄证

【主症】便血色红或紫暗，食少，体倦，面色萎黄，心悸，少寐，舌质淡，脉细。

【治法】益气摄血。

【方剂】**归脾汤加减**。

3）脾胃虚寒证

【主症】便血紫暗，甚则黑色，腹部隐痛，喜热饮，面色不华，神倦懒言，便溏，舌质淡，脉细。

【治法】**健脾温中，养血止血**。

【方剂】**黄土汤加减**。

(5) 衄血

1）鼻衄

a. 热邪犯肺证

【主症】鼻燥衄血，口干咽燥，或兼有身热、恶风、头痛、咳嗽、痰少等症，舌质红，苔薄，脉数。

【治法】**清泄肺热，凉血止血**。

【方剂】**桑菊饮加减**。

b. 胃热炽盛证

【主症】**鼻衄，或兼齿衄，血色鲜红，口渴欲饮，鼻干，口干臭秽，烦躁，便秘，舌质红，苔黄，脉数**。

【治法】清胃泻火，凉血止血。

【方剂】**玉女煎加减**。

c. 肝火上炎证

【主症】鼻衄，头痛，目眩，耳鸣，烦躁易怒，两目红赤，口苦，舌质红，脉弦数。

【治法】**清肝泻火，凉血止血**。

【方剂】**龙胆泻肝汤加减**。

【加减】若阴液亏耗，口鼻干燥，舌红少津，脉细数者，可去车前子、泽泻、当归，酌加玄参、麦冬、女贞子、旱莲草；阴虚内热，手足心热，加玄参、龟板、地骨皮、知母。

d. 气血亏虚证

【主症】鼻衄，或兼齿衄、肌衄，神疲乏力，面色㿠白，头晕，耳鸣，心悸，夜寐不宁，舌质淡，脉细无力。

【治法】**补气摄血**。

【方剂】归脾汤加减。

2）齿衄

a. 胃火炽盛证

【主症】齿衄，血色鲜红，齿龈红肿疼痛，头痛，口臭，舌质红，苔黄，脉洪数。

【治法】清胃泻火，凉血止血。

【方剂】加味清胃散合泻心汤加减。

b. 阴虚火旺证

【方剂】齿衄，血色淡红，起病较缓，常因受热及烦劳而诱发，齿摇不坚，舌质红，苔少，脉细数。

【治法】滋阴降火，凉血止血。

【方剂】六味地黄丸合茜根散加减。

3. 出血、瘀血、血虚的关系　出血之后，已离经脉而未排出体外的血液，留积体内，蓄积而为瘀血，瘀血又会妨碍新血的生长及气血的正常运行，使出血反复难止。但在反复出血之后，则会导致阴血亏损，虚火内生，或因出血过多，血去气伤，以致气虚阳衰，不能摄血。

### 五、预后转归

血证的预后转归主要与下述3个因素有关：一是引起血证的原因。一般来说，外感易治，内伤难愈，新病易治，久病难疗。二是出血量的多少。出血量少者病轻，出血量多者病重，甚至形成气随血脱的危急重证。三是伴有症状。出血而伴有发热、咳喘、脉数等症者，一般病情较重，反之较轻。

### 六、预防与调护

1. 注意气候变化。相关研究显示，上消化道出血在处暑至次年的春分，气候（气温）变化剧烈或急骤时，尤其是大雪节气前后容易发病，应“虚邪贼风，避之有时”。

2. 注意饮食卫生。血证者饮食宜清淡，少食烟、酒、辛辣动火及油腻炙煿之物；吐血、便血者宜少量进食易于消化、富有营养的食物；紫斑的发生与进食某些食品有密切关系者，应禁食诱发紫斑的食品。

3. 避免情志过极，保持精神愉快，劳逸适度，防止气机郁滞。

4. 血证护理，应当根据出血量多少辨别疾病轻重缓急进行辨证施护。无论何种血证，轻度出血应注意休息，重症则应卧床甚至绝对卧床休息。注意观察出血的颜色、性状和次数，以及伴随症状，若出血急、量多、鲜红，伴随头昏心慌，烦躁不安，汗出肢冷，面色苍白，脉细数等症状，常为大出血的征兆，应积极抢救。

# 第三十单元　消　渴

## 知识点概要

### 一、概述

消渴是以多饮、多食、多尿、乏力、消瘦及尿有甜味为主症的一种病证。

### 二、病因病机

1. 病因　**禀赋不足、饮食失节、情志失调、劳欲过度**。

2. 病机　**阴津亏损，燥热偏胜**。病变的脏腑主要在肺、胃、肾，尤以肾为关键。本病的病理因素主要是虚火、浊瘀。

### 三、诊断

诊断要点如下。

（1）口渴多饮、多食易饥、尿频量多、形体消瘦及尿有甜味等具有特征性的临床症状，是诊断消渴病的主要依据。

（2）有的患者“三多”症状不著，但若中年后发病，且嗜食膏粱厚味、醇酒炙煿，以及病久并发眩晕、肺痨、雀目、疮痈等病证者，应考虑消渴的可能性。

（3）家族史可供参考。

### 四、辨证论治

1. 辨证要点

（1）辨三消的脏腑定位

| 三消 | 脏腑定位 |
|---|---|
| 上消 | **多饮症状较为突出，以肺燥津伤为主** |
| 中消 | **多食症状较为突出，以胃热炽盛为主** |
| 下消 | **多尿症状较突出，以肾虚为主** |

◆ **提醒**：三消的辨别关系着消渴的脏腑定位，故应重点掌握。

（2）辨标本：以阴虚为主，燥热为标，两者互为因果。常因病程长短及病情轻重的不同，而阴虚和燥热之表现各有侧重。一般初病多以燥热为主，病程较长者则阴虚与燥热互见，日久则以阴虚为主，进而由于阴损及阳，导致阴阳俱虚。

（3）辨本症与并发症

1）本症：多饮、多食、多尿和乏力、消瘦为消渴病本症的基本临床表现，而易发生诸多并发症为本病的另一特点。

2）多数患者，先见本症，随病情的发展而出现并发症。但亦有少数患者与此相反，如少数中老年患者，"三多"及消瘦的本症不明显，常因痈疽、眼疾、心脑病证等为线索，最后确诊为本病。

2. 治疗原则　**清热润燥、养阴生津**。

3. 证治分类

（1）肺热津伤证

【主症】**口渴多饮，口舌干燥，尿频量多，烦热多汗，舌边尖红，苔薄黄，脉洪数**。

【治法】清热润肺，生津止渴。

【方剂】**消渴方加减**。

【加减】若烦渴不止，小便频数，而脉数乏力者，为肺热津亏，气阴两伤，可选用玉泉丸或二冬汤。玉泉丸中，以人参、黄芪、茯苓益气，天花粉、葛根、麦冬、乌梅、甘草等。二冬汤中，重用人参益气生津，天冬、麦冬、天花粉、黄芩、知母。

（2）胃热炽盛证

【主症】多食易饥，口渴，尿多，形体消瘦，大便干燥，苔黄，脉滑实有力。

【治法】清胃泻火，养阴增液。

【方剂】玉女煎加减。

【加减】大便秘结不行，可用增液承气汤润燥通腑，"增水行舟"，待大便通后，再转上方治疗。本证亦可选用白虎加人参汤。

（3）肾阴亏虚证

【主症】尿频量多，混浊如脂膏，或尿甜，腰膝酸软，乏力，头晕耳鸣，口干唇燥，皮肤干燥瘙痒，舌红苔少，脉细数。

【治法】滋阴固肾。

【方剂】**六味地黄丸加减**。

【加减】阴虚火旺而烦躁，五心烦热，盗汗，失眠者，可加知母、黄柏；尿量多而混浊者，加益智仁、桑螵蛸等；气阴两虚而伴困倦，气短乏力，舌质淡红者，可加党参、黄芪、黄精。若烦渴，头痛，唇红舌干，呼吸深快，阴伤阳浮者，用生脉散加天冬、鳖甲、龟板等；如见神昏、肢厥、脉微细等阴竭阳亡危象者，可合参附龙牡汤。

（4）阴阳两虚证

【主症】小便频数，混浊如膏，甚至饮一溲一，面容憔悴，耳轮干枯，腰膝酸软，四肢欠温，畏寒肢冷，阳痿或月经不调，舌苔淡白而干，脉沉细无力。

【治法】滋阴温阳，补肾固涩。

【方剂】**金匮肾气丸加减**。

【加减】尿量多而混浊者，加益智仁、桑螵蛸、覆盆子、金樱子等；身体困倦，气短乏力者，可加党参、黄芪、黄精；阳痿者，加巴戟天、淫羊藿、肉苁蓉；阳虚畏寒者，可酌加鹿茸粉 0.5g 冲服。

4. 并发症的治疗　白内障、雀盲、耳聋主要病机为肝肾精血不足，不能上承耳目所致，宜滋补肝肾，益精补血，可用杞菊地黄丸或明目地黄丸。对于并发疮毒痈疽者，则治宜清热解毒，消散痈肿，用五味消毒饮。在痈疽的恢复阶段，则治疗上要重视托毒生肌。并发肺痨、水肿、中风者，可参考有关章节辨证论治。

## 五、其他疗法

1. 体针疗法

治法：清热润燥，养阴生津。以相应背俞穴及足少阴、足太阴经穴为主。

主穴：胰俞（奇穴，位于第 8 胸椎棘突下旁开 1.5 寸）、肺俞、脾俞、肾俞、三阴交、太溪。

配穴：上消配太渊、少府。中消配内庭、地机。下消配复溜、太冲。阴阳两虚配关元、命门。烦渴、口干舌燥配廉泉、承浆或金津、玉液。多食善饥配合谷、上巨虚、丰隆、中脘。便秘配天枢、腹结、足三里。多尿、盗汗配复溜、关元。合并视物模糊配头维、光明。头晕配百会、上星。上肢疼痛麻木配肩髃、曲池、合谷。下肢疼痛麻木配风市、阳陵泉、解溪。皮肤瘙痒配风池、曲池、血海。

操作：主穴用毫针补法或平补平泻法。配穴按虚补实泻法操作。注意严格消毒，防止感染。

方义：胰俞为奇穴，是治疗本病的经验效穴。肺俞培补肺阴。肾俞、太溪滋补肾阴。三阴交滋补肝肾。脾俞健脾而促进津液的化生。

2. 推拿疗法　以养阴清热、益气补肾为主。

（1）常用穴位：胰俞、肝俞、脾俞、肾俞、胃俞、中脘、气海、关元、大椎、三阴交、涌泉等穴。

（2）常用手法：一指禅推、按、揉、㨰、平推、擦、振法等。

（3）操作方法

1）基本手法

a. 患者俯卧，医者施一指禅推法在背部两侧膀胱经第 1 侧线上进行治疗，自膈俞至肾俞往返操作；然后用拇指按揉法按揉胰俞、肝俞、脾俞、肾俞、胃俞、肾俞、命门和局部阿是穴，以胰俞和局部阿是穴为重点；接着用轻柔而快速的滚法在背部脊柱两侧进行治疗，重点在胰俞穴；然后直擦督脉和膀胱经第 1 侧线，横擦腰部肾俞区和腰骶部八髎区，均以透热为度；最后施振法于大椎穴约 1 分钟。

b. 患者仰卧，医者先以一指禅推法推中脘、气海、关元穴；然后用手掌平推法平推两胁肋、上腹及少腹部，指振脐部约 1 分钟；用拇指指端按揉双侧曲池穴；捏揉掌心第 4 掌骨与掌中纹相交处（手部胰反射区）；然后，再用拇指指端按揉生殖腺测量穴（位于大腿内侧股三角下部，内收肌与缝匠肌之间）1 分钟；按揉双侧三阴交，捏揉足底内缘，第 1 跖骨小头下方区域（足部胰反射区）；最后擦涌泉，以透热为度。

2）随症加减：①上消明显者，可加中指点揉膻中 1 分钟；直擦膻中，以透热为度；拇指推点中府、云门、气户、库房等穴；平推上臂、前臂，拇指指端按揉手三里、少商穴，拿肩井 5~10 次。②中消明显者，可加中指按揉天枢、期门、章门穴；拇指按揉血海、足三里，每穴 1~2 分钟；搓胁肋 1 分钟。③下消明显者，可加拇指点揉志室、八髎，拇指指端按揉然谷、太溪、涌泉穴；擦复溜、交信，以透热为度。④三消并存者，则在基本治法后，用拇指按揉法按揉上述上、中、下三消所加用的全部或部分穴位。⑤若患者存在胸椎后关节紊乱的体征，则可用对抗复位法或胸椎旋转定位扳法进行复位。

3. 耳针疗法　选胰胆、内分泌、肾、三焦、耳迷根、神门、心、肝、肺、屏尖、胃等穴。每次选 3~4 穴，用毫针轻刺激，或用揿针埋藏或用王不留行籽贴压。

4. 穴位注射疗法　选心俞、肺俞、脾俞、胃俞、肾俞、三焦俞或相应夹脊穴、曲池、足三里、三阴交、关元、太溪。每次选取 2~4 穴，以当归或黄芪注射液，或以等渗盐水，或用小剂量的胰岛素进行穴位注射，每穴注射 0.5~2ml。

## 六、转归和预后

消渴病常涉及多个脏腑，病变影响广泛，未及时医治及病情严重的患者，常可并发多种病证。如肺失滋养，日久可并发肺痨；肾阴亏损，肝失濡养，肝肾精血不能上承于耳目，则可并发白内障、雀目、耳聋；燥热内结，营阴被灼，脉络瘀阻，蕴毒成脓，则发为疮疖痈疽；阴虚燥热，炼液成痰，以及血脉瘀滞，痰瘀阻络，脑脉闭阻或血溢脉外，发为中风偏瘫；阴损及阳，脾肾衰败，水湿潴留，泛滥肌肤，则发为水肿。

## 七、调护

1. 本病除药物治疗外，注意生活调摄具有十分重要的意义。尤其是节制饮食，具有基础治疗的重要作用。在保证机体合理需要的情况下，应限制粮食、油脂的摄入，忌食糖类，饮食宜以适量米、麦、杂粮，配以蔬菜、豆类、瘦肉、鸡蛋等，定时定量进餐。

2. 戒烟酒、浓茶及咖啡等。

3. 保持情志平和，制定并实施有规律的生活起居制度。

# 第三十一单元 汗 证

## 知识点概要

### 一、概述

汗证是指由于阴阳失调，腠理不固，而致汗液外泄失常的病证。其中，不因外界环境因素的影响，而白昼时时汗出，动辄益甚者，称为“自汗”；寐中汗出，醒来自止者，称为“盗汗”，亦称为“寝汗”。

### 二、病因病机

1. 病因 **病后体虚、表虚受风、思虑烦劳过度、情志不舒、嗜食辛辣等。**

2. 病机

（1）病机总属阴阳失调，腠理不固，营卫失和，汗液外泄失常。

（2）病理性质：一般自汗多为气虚，盗汗多为阴虚。属实证者，多由肝火或湿热郁蒸所致。

### 三、诊断和类证鉴别

1. 诊断要点

（1）**不因外界环境影响，在头面、颈胸，或四肢、全身出汗者，昼日汗出溱溱**，动则益甚为自汗，睡眠中汗出津津，醒后汗止为盗汗。

（2）除外其他疾病引起的自汗、盗汗。

（3）有病后体虚、表虚受风、思虑烦劳过度、情志不舒、嗜食辛辣等易于引起自汗、盗汗的病因存在。

2. 类证鉴别

| 病证 | 鉴　别 |
|---|---|
| 脱汗 | **大汗淋漓，汗出如珠**，常同时出现声低息微，精神疲惫，四肢厥冷，脉微欲绝或散大无力 |
| 战汗 | 急性热病过程中，突然**恶寒战栗，全身汗出，发热，口渴，烦躁不安** |
| 黄汗 | **汗出色黄，染衣着色**，常见口中黏苦，渴不欲饮，小便不利，苔黄腻，脉弦滑等 |

◆ **提醒**：汗证的治疗应首先排除生理性出汗，其次应与脱汗、战汗、黄汗相鉴别。

### 四、辨证论治

1. 辨证要点 要辨清阴阳虚实。一般来说，汗证属虚者多。自汗多属气虚不固，盗汗多属阴虚内热。但因肝火、湿热等邪热郁蒸所致者，则属实证。病程较久或病重者，会出现阴阳虚实错杂的情况。自汗久则可以伤阴，盗汗久则可以伤阳，出现气阴两虚或阴阳两虚之证。

2. 治疗原则 汗证虚证当根据证候的不同而治以益气、养阴、补血、调和营卫；实证当清肝泻热、化湿和营；虚实夹杂者，则根据虚实的主次而适当兼顾。

3. 证治分类

（1）肺卫不固证

【主症】**汗出恶风，稍劳汗出尤甚**，或表现半身、某一局部出汗，易于感冒，体倦乏力，周身酸楚，面色白少华，苔薄白，脉细弱。

【治法】益气固表。

【方剂】**桂枝加黄芪汤或玉屏风散加减**。

【加减】气虚甚，加党参、白术健脾补肺；兼有阴虚，而见舌红、脉细数者，加麦冬、五味子养阴敛汗；兼阳虚者，加附子温阳敛汗；汗多者，加浮小麦、糯稻根、龙骨、牡蛎固涩敛汗；如半身或局部出汗者，可配合甘麦大枣汤甘润以缓急。中成药可用玉屏风颗粒。

（2）心血不足证

【主症】自汗或盗汗，心悸少寐，神疲气短，面色不华，舌质淡，脉细。

【治法】养血补心。

【方剂】**归脾汤加减**。

【加减】血虚甚者，加制首乌、枸杞子、熟地黄补益精血。

（3）阴虚火旺证

【主症】夜寐盗汗，或有自汗，五心烦热，或兼午后潮热，两颧色红，口渴，舌红少苔，脉细数。

【治法】**滋阴降火**。

【方剂】**当归六黄汤加减**。常用当归、生地黄、熟地黄、黄连、黄芩、黄柏、五味子、乌梅。

【加减】汗出多者，加牡蛎、浮小麦、糯稻根固涩敛汗；潮热甚者，加秦艽、银柴胡、白薇清退虚热；兼气虚者，加黄芪益气固表。以阴虚为主，而火热不甚，潮热、脉数等不显著者，可改用麦味地黄丸补益肺肾，滋阴清热。

（4）邪热郁蒸证

【主症】**蒸蒸汗出，汗黏，汗液易使衣服黄染**，面赤烘热，烦躁，口苦，小便色黄，舌苔薄黄，脉弦数。

【治法】**清肝泻热，化湿和营**。

【方剂】**龙胆泻肝汤加减**。常用龙胆草、黄芩、栀子、柴胡、泽泻、木通、车前子、当归、生地黄、糯稻根。

【加减】里热较甚，小便短赤者，加茵陈清解郁热。湿热内蕴而热势不盛，面赤烘热、口苦等症不显著者，可改用四妙丸清热除湿，方中以黄柏清热，苍术、薏苡仁除湿，牛膝通利经脉。

### 五、转归与预后

单纯出现的自汗、盗汗，一般预后较好，经过治疗大多可在短时间内治愈或好转。伴见于其他疾病过程中的自汗、盗汗，则病情往往较重。

# 第三十二单元　虚　　劳

## 知识点概要

### 一、概述

虚劳是以脏腑亏损，气血阴阳虚衰，久虚不复成劳为主要病机，以五脏虚证为主要临床表现的多种慢性虚弱证候的总称。

### 二、病因病机

1. 病因　**禀赋薄弱，烦劳过度，饮食不节，大病久病，误治失治**。

2. 病机

（1）病位：主要在五脏，尤以脾肾为主。

（2）病理性质：主要为气、血、阴、阳的亏虚。气虚以脾为主，但病重者每可影响心、肾；血虚以心、肝为主，并与脾之化源不足有关；阴虚以肾、肝、肺为主，涉及心、胃；阳虚以脾、肾为主，重者每易影响心。

## 三、诊断和类证鉴别

1. 诊断要点

（1）**多见形神衰败，身体羸瘦，大肉尽脱，食少厌食，心悸气短**，自汗盗汗，面容憔悴，或五心烦热，或畏寒肢冷，脉虚无力等症。若病程较长，久虚不复，症状可呈进行性加重。

（2）具有引起虚劳的致病因素及较长的病史。

（3）排除类似病证。应着重排除其他病证中的虚证。

2. 类证鉴别

| 病证 | 鉴　别 |
|---|---|
| 虚劳 | 由多种原因所导致，久虚不复，病程较长，无传染性，以脏腑气、血、阴、阳亏虚为其基本病机，分别出现五脏气、血、阴、阳亏虚的多种症状 |
| 肺痨 | 系正气不足而被痨虫侵袭所致，主要病位在肺，具有传染性，以阴虚火旺为其病理特点，以咳嗽、咳痰、咯血、潮热、盗汗、消瘦为主要临床症状 |

◆ **提醒**：*虚劳与肺痨二者容易混淆，应重点掌握虚劳与肺痨的鉴别要点。*

## 四、辨证论治

1. 辨证要点　首先辨别五脏气血阴阳亏虚。对虚劳的辨证应以气、血、阴、阳为纲，五脏虚候为目。其次辨有无兼夹病证。

（1）因病致虚、久虚不复者，应辨明原有疾病是否还继续存在。

（2）因虚致病者应辨明有无因虚致实的表现。

（3）是否兼夹外邪。

2. 治疗原则　对于虚劳的治疗，根据"虚则补之""损者益之"的理论，当以补益为基本原则。在进行补益的时候，一是必须根据病理属性的不同，分别采取益气、养血、滋阴、温阳的治疗方药；二是要密切结合五脏病位的不同而选方用药，以加强治疗的针对性。

3. 证治分类　以气、血、阴、阳为纲，五脏虚证为目，分类列述其证治。

（1）气虚：面色㿠白或萎黄，气短懒言，语声低微，头昏神疲，肢体无力，舌苔淡白，脉细软弱。

1）肺气虚证

【主症】咳嗽无力，痰液清稀，短气自汗，声音低怯，时寒时热，平素易于感冒，面白。

【治法】**补益肺气。**

【方剂】**补肺汤加减。**

【加减】气虚之肺气虚证，自汗较多者，加牡蛎、麻黄根固表敛汗；若气阴两虚而兼见潮热、盗汗者，加鳖甲、地骨皮、秦艽等养阴清热；若气虚卫弱，外邪入侵，恶寒发热，身重，头目眩冒，表现正虚感邪者，当扶正祛邪，佐以防风、豆卷、桂枝、生姜、杏仁、桔梗。

2）心气虚证

【主症】**心悸，气短，劳则尤甚，神疲体倦，自汗。**

【治法】益气养心。

【方剂】七福饮加减。

【加减】自汗多者，可加黄芪、五味子益气固摄；饮食少思，加砂仁、茯苓开胃健脾。

3）脾气虚证

【主症】饮食减少，食后胃脘不舒，倦怠乏力，大便溏薄，面色萎黄。

【治法】健脾益气。

【方剂】**加味四君子汤加减。**

【加减】胃失和降，而兼见胃脘胀满，嗳气呕吐者，加陈皮、半夏和胃理气降逆；食少运迟而见脘闷腹胀，嗳气，苔腻者，加神曲、麦芽、山楂、鸡内金消食健胃；若中气不足，气虚下陷，脘腹坠胀，气短，脱肛者，可改用补中益气汤补气升陷。

4）肾气虚证

【主症】神疲乏力，腰膝酸软，小便频数而清，白带清稀，舌质淡，脉弱。

【治法】**益气补肾**。

【方剂】**大补元煎加减**。

【加减】神疲乏力甚者，加黄芪益气；尿频较甚及小便失禁者，加菟丝子、五味子、益智仁补肾固摄；脾失健运而兼见大便溏薄者，去熟地、当归，加肉豆蔻、补骨脂温补固涩。

（2）血虚：面色淡黄或淡白无华，唇、舌、指甲色淡，头晕目花，肌肤枯糙，舌质淡红苔少，脉细。

1）心血虚证

【主症】**心悸怔忡，健忘，失眠，多梦，面色不华**。

【治法】养血宁心。

【方剂】**养心汤加减**。

【加减】失眠、多梦较甚，可加合欢花、夜交藤养心安神。

2）肝血虚证

【主症】头晕，目眩，胁痛，肢体麻木，筋脉拘急，或筋惕肉瞤，妇女月经不调甚则闭经，面色不华。

【治法】补血养肝。

【方剂】**四物汤加减**。

【加减】血虚甚者，加制首乌、枸杞子、鸡血藤增强补血养肝的作用；目失所养，视物模糊，加楮实子、枸杞子、决明子养肝明目；若肝血瘀结，新血不生，羸瘦，腹满，腹部触有癥块，硬痛拒按，肌肤甲错，状如鱼鳞，妇女经闭，两目暗黑，舌有青紫瘀点、瘀斑，脉细涩者，可同服大黄䗪虫丸祛瘀生新。

（3）阴虚：面颧红赤，唇红，潮热，手足心热，虚烦不安，盗汗，口干，舌质光红少津，脉细数无力。

1）肺阴虚证

【主症】干咳，咽燥，甚或失音，咯血，潮热，盗汗，面色潮红。

【治法】**养阴润肺**。

【方剂】**沙参麦冬汤加减**。

【加减】咳嗽甚者，加百部、款冬花肃肺止咳；咯血，加白及、仙鹤草、小蓟凉血止血；潮热，加地骨皮、银柴胡、秦艽、鳖甲养阴清热；盗汗，加五味子、乌梅、瘪桃干敛阴止汗。

2）心阴虚证

【主症】心悸，失眠，烦躁，潮热，盗汗，或口舌生疮，面色潮红。

【治法】滋阴养心。

【方剂】**天王补心丹加减**。

【加减】心阴虚证，火热偏盛而见烦躁不安，口舌生疮者，去当归、远志之辛温，加黄连、木通、淡竹叶清心泻火，导热下行；潮热，加地骨皮、银柴胡清退虚热；盗汗，加牡蛎、浮小麦敛汗止汗。

3）脾胃阴虚证

【主症】口干唇燥，不思饮食，大便燥结，甚则干呕，呃逆，面色潮红。

【治法】**养阴和胃**。

【方剂】**益胃汤加减**。

【加减】口干唇燥，津亏较甚者，加石斛、花粉滋养胃阴；不思饮食甚者，加麦芽、扁豆、山药益胃健脾；呃逆，加刀豆、柿蒂、竹茹降逆止呃；大便干结，用蜂蜜润肠通便。

4）肝阴虚证

【主症】头痛，眩晕，耳鸣，目干畏光，视物不明，急躁易怒，或肢体麻木，筋惕肉瞤，面潮红。

【治法】滋养肝阴。

【方剂】**补肝汤加减**。

【加减】头痛、眩晕、耳鸣较甚，或筋惕肉瞤，为风阳内盛，加石决明、菊花、钩藤、刺蒺藜平肝息风潜阳；目干涩畏光，或视物不明者，加枸杞子、女贞子、决明子养肝明目；急躁易怒，尿赤便秘，舌红脉数者，为肝火亢盛，加夏枯草、丹皮、栀子清肝泻火。

5）肾阴虚证

【主症】腰酸，遗精，两足痿弱，眩晕，耳鸣，甚则耳聋，口干，咽痛，颧红，舌红，少津，脉沉细。

【治法】**滋补肾阴**。

【方剂】**左归丸加减**。

【加减】肾阴虚证遗精，加牡蛎、金樱子、芡实、莲须固肾涩精；潮热，口干咽痛，脉数，为阴虚火旺，去鹿角胶、山茱萸，加知母、黄柏、地骨皮滋阴泻火。

（4）阳虚：面色苍白或晦暗，怕冷，手足不温，出冷汗，精神疲倦，气息微弱，或有浮肿，下肢为甚，舌质胖嫩，边有齿印，苔淡白而润，脉细微、沉迟或虚大。

1）心阳虚证

【主症】心悸，自汗，神倦嗜卧，心胸憋闷疼痛，形寒肢冷，面色苍白。

【治法】**益气温阳**。

【方剂】**保元汤加减**。

【加减】心胸疼痛者，酌加郁金、川芎、丹参、三七活血定痛；形寒肢冷，为阳虚较甚，酌加附子、巴戟天、仙茅、仙灵脾、鹿茸温补阳气。

2）脾阳虚证

【主症】面色萎黄，食少，形寒，神倦乏力，少气懒言，大便溏薄，肠鸣腹痛，每因受寒或饮食不慎而加剧。

【治法】温中健脾。

【方剂】**附子理中汤加减**。

【加减】腹中冷痛较甚，为寒凝气滞，可加高良姜、香附或丁香、吴茱萸温中散寒，理气止痛；食后腹胀及呕逆者，为胃寒气逆，加砂仁、半夏、陈皮温中和胃降逆；腹泻较甚，为阳虚寒甚，加肉豆蔻、补骨脂、薏苡仁温补脾肾，涩肠除湿止泻。

3）肾阳虚证

【主症】腰背酸痛，遗精，阳痿，多尿或不禁，面色苍白，畏寒肢冷，下利清谷或五更泻泄，舌质淡胖，有齿痕。

【治法】**温补肾阳**。

【方剂】**右归丸加减**。

【加减】遗精，加金樱子、桑螵蛸、莲须，或金锁固精丸以收涩固精；脾虚以致下利清谷者，减去熟地、当归等滋腻滑润之品，加党参、白术、薏苡仁益气健脾，渗湿止泻；命门火衰以致五更泄泻者，合四神丸温脾暖肾，固肠止泻；阳虚水泛以致浮肿、尿少者，加茯苓、泽泻、车前子，或合五苓散利水消肿；肾不纳气而见喘促短气，动则更甚者，加补骨脂、五味子、蛤蚧补肾纳气。

### 五、转归与预后

1. 脾肾未衰，元气未败，形气未脱，饮食尚可，无大热，或虽有热而治之能解，无喘息不续，能受补益等，为虚劳的顺证表现，其预后较好。

2. 形神衰惫，肉脱骨痿，不思饮食，泄泻不止，喘急气促，发热难解，声哑息微，或内有实邪而不任攻，或诸虚并集而不受补，舌质淡胖无华或光红如镜，脉急促细弦或浮大无根，为虚劳的逆证表现，其预后不良。

# 第三十三单元　痹　证

## 知识点概要

### 一、概述

痹证是由于**风**、**寒**、**湿**、**热**等邪气闭阻经络，影响气血运行，导致肢体筋骨、关节、肌肉等处发生疼痛、重着、酸楚、麻木，或关节屈伸不利、僵硬、肿大、变形等症的一种疾病。

## 二、病因病机

1. 病因　正气不足，卫外不固；风寒湿热，外邪入侵。

2. 病机　邪气痹阻经脉，不通则痛。病理因素为风、寒、湿、热。

## 三、诊断和类证鉴别

1. 诊断要点

（1）临床表现为肢体关节、肌肉疼痛，屈伸不利，或疼痛游走不定，甚则关节剧痛、肿大、强硬、变形。

（2）发病及病情的轻重常与劳累以及季节、气候的寒冷潮湿等天气变化有关，某些痹证的发生和加重可与饮食不当有关。

（3）发生于任何年龄，但不同年龄的发病与疾病的类型有一定的关系。

2. 与痿证的鉴别

| 病名 | 不同点 |
|---|---|
| 痹证 | 鉴别要点在于痛与不痛，痹证以**关节疼痛**为主，因痛而影响活动，由于疼痛甚或关节僵直不能活动，日久废而不用导致肌肉萎缩 |
| 痿证 | **肢体力弱，无疼痛症状**，无力运动，部分痿证病初即有肌肉萎缩 |

## 四、辨证论治

1. 辨证要点

（1）辨病邪

| 病　邪 | 症　状 |
|---|---|
| 行痹，属风邪盛 | **痹痛游走不定** |
| 痛痹，属寒邪盛 | **痛势较甚，痛有定处，遇寒加重** |
| 着痹，属湿邪盛 | **关节酸痛、重着、漫肿** |
| 热痹，属热邪盛 | **关节肿胀，肌肤焮红，灼热疼痛** |
| 属痰 | 关节疼痛日久，肿胀局限，或见皮下结节 |
| 属瘀 | 关节肿胀，僵硬，疼痛不移，肌肤紫暗或有瘀斑等 |

（2）辨别虚实

1）痹证新发，风、寒、湿、热之邪明显者为实。

2）痹证日久，耗伤气血，损及脏腑，肝肾不足者为虚。

3）病程缠绵，日久不愈，常为痰瘀互结、肝肾亏虚之虚实夹杂证。

（3）辨体质

1）素体阳盛或阴虚有热者，感受外邪易从热化，多属热痹。

2）素体阳虚者，感受外邪易从寒化，多属寒痹。

◆ **提醒：**治疗痹证应首先辨别病邪性质，其次辨别虚实。

2. 治疗原则

（1）以祛邪通络为原则。

（2）治风宜重视养血活血，治寒宜结合温阳补火，治湿宜结合健脾益气。

（3）辨病位用药。

| 病位 | 用药 |
| --- | --- |
| 上肢 | 片姜黄、羌活、桂枝 |
| 下肢 | 独活、川牛膝、木瓜 |
| 颈椎 | 葛根、伸筋草、桂枝、羌活 |
| 腰部 | 桑寄生、杜仲、巴戟天、淫羊藿、䗪虫 |
| 两膝关节 | 土茯苓、车前子、薏苡仁、猫爪草 |
| 四肢小关节 | 土贝母、猫眼草、蜂房、威灵仙 |

（4）久病入络，抽掣疼痛，肢体拘挛者，多用虫类搜风止痛药物。

3. 证治分类

（1）行痹

【主症】**肢体关节、肌肉疼痛酸楚，屈伸不利，活动受限，可涉及肢体多个关节，疼痛呈游走性，初起可见有恶风、发热等表证，舌苔薄白，脉浮或浮缓。**

【治法】**祛风通络，散寒除湿。**

【方剂】**防风汤加减。**

【加减】腰背酸痛为主者，多与肾气虚有关，加杜仲、桑寄生、淫羊藿、巴戟天、续断等；若见关节肿大，苔薄黄，邪有化热之象者，宜寒热并用，投桂枝芍药知母汤加减。

（2）痛痹

【主症】肢体关节疼痛，痛势较剧，部位固定，遇寒则痛甚，得热则痛缓，关节屈伸不利，局部皮肤或有寒冷感，时有肌肉酸楚疼痛。舌质淡，舌苔薄白，脉弦紧。

【治法】**散寒通络，祛风除湿。**

【方剂】**乌头汤加减。**

【加减】关节发凉，疼痛剧烈，遇冷更甚，加附子、细辛、桂枝、干姜、全当归。

（3）着痹

【主症】**肢体关节、肌肉酸楚、重着、疼痛，肿胀散漫，关节活动不利，肌肤麻木不仁，舌质淡，舌苔白腻，脉濡缓。**

【治法】除湿通络，祛风散寒。

【方剂】**薏苡仁汤加减。**

【加减】关节肿胀甚者，加萆薢、五加皮；若肌肤麻木不仁，加海桐皮、豨莶草；小便不利，浮肿，加茯苓、泽泻、车前子；痰湿盛者，加半夏、天南星。

（4）风湿热痹

【主症】游走性关节疼痛，可涉及一个或多个关节，活动不便，局部灼热红肿，痛不可触，得冷则舒，可有皮下结节或红斑，常伴有发热、恶风、汗出、口渴、烦躁不安、尿黄、便干等全身症状，舌质红，舌苔黄或黄腻，脉滑数或浮数。

【治法】清热通络，祛风除湿。

【方剂】**白虎加桂枝汤或宣痹汤加减。**

【加减】皮肤有红斑者，加丹皮、赤芍、生地、紫草；如热毒炽盛，化火伤津，深入骨节，而见关节红肿，触之灼热，疼痛剧烈如刀割，筋脉拘急抽挛，入夜尤甚，壮热烦渴，舌红少津，脉弦数，宜清热解毒，凉血止痛，可选用五味消毒饮合犀黄丸。热痹亦可由风寒湿邪内侵，郁久化热而成，若邪初化热仍兼有风寒湿邪，可用麻黄连翘赤小豆汤加味。

（5）痰瘀痹阻证

【主症】痹证日久，肌肉关节刺痛，固定不移，或关节肌肤紫暗、肿胀，按之较硬，肢体顽麻或重着，或关节僵硬变形，屈伸不利，有硬结、瘀斑，面色暗黧，眼睑浮肿，或胸闷痰多。舌质紫暗或有瘀斑，舌苔白腻，脉弦涩。

【治法】化痰行瘀，蠲痹通络。

【方剂】**双合汤加减**。

【加减】痰浊滞留，皮下有结节者，加胆南星、天竺黄；瘀血明显，关节疼痛、肿大、强直、畸形，活动不利，舌质紫暗，脉涩，可加莪术、**三七、土鳖虫；痰瘀交结，疼痛不已者，加穿山甲、白花蛇、全蝎、蜈蚣、地龙；有痰瘀化热之象者，加黄柏、丹皮**。

（6）肝肾亏虚证

【主症】痹证日久不愈，关节屈伸不利，肌肉瘦削，腰膝酸软，或畏寒肢冷，阳痿，遗精，大便溏薄，或骨蒸劳热，心烦口干，舌质淡红，舌苔薄白或少津，脉沉细弱或细数。

【治法】培补肝肾，舒筋止痛。

【方剂】独活寄生汤加减。

【加减】肾气虚，腰膝酸软，乏力较著，加鹿角霜、续断、狗脊；阳虚，畏寒肢冷，关节疼痛拘急，加附子、干姜、巴戟天，或合用阳和汤加减；肝肾阴亏，腰膝疼痛，低热心烦，或午后潮热，加龟板、熟地黄、女贞子，或合用河车大造丸加减。痹久内舍于心，心悸短气，动则尤甚，面色少华，舌质淡，脉虚数或结代，可用炙甘草汤加减。

4. 虫类药和川乌、草乌等药物在痹证治疗中的作用

（1）痹证久病入络，抽掣疼痛，肢体拘挛者，多用虫类药搜风止痛，通经达络，常用药如全蝎、蜈蚣、地龙、水蛭、穿山甲、白花蛇、乌梢蛇、露蜂房等。

（2）风寒湿痹疼痛剧烈者，常用附子、川乌、草乌等药物。

## 五、其他疗法

1. 体针疗法

治法：祛邪通痹，活络止痛。取病痛局部经穴为主，结合循经及辨证选穴。

主穴：阿是穴、局部经穴。肩部：肩髃、肩髎、肩贞。肘部：曲池、天井、尺泽、少海、小海。腕部：阳池、外关、阳溪、腕骨。脊背：大椎、大杼、身柱、腰阳关、夹脊。髀部：环跳、居髎、秩边、髀关。股部：伏兔、殷门、承扶、风市、阳陵泉。膝部：膝眼、梁丘、血海、阳陵泉、膝阳关。踝部：申脉、照海、昆仑、丘墟。

配穴：行痹配膈俞、血海。痛痹配肾俞、关元。着痹配阴陵泉、足三里。热痹配大椎、曲池。另可根据部位循经配穴。

操作：各部腧穴常规操作，毫针泻法或平补平泻法，可加拔罐法。痛痹、着痹可加灸法。大椎、曲池可点刺出血。

方义：疼痛局部循经取穴，可疏通经络气血，使营卫调和而风寒湿热等邪无所依附，痹痛遂解。风邪偏盛为行痹，取膈俞、血海以活血调血，遵“治风先治血，血行风自灭”之义。寒邪偏盛为痛痹，取肾俞、关元，温补阳气，祛寒外出。湿邪偏盛为着痹，取阴陵泉、足三里健脾除湿。热痹取大椎、曲池可清泻热毒，通络消肿。

2. 刺络拔罐疗法　用皮肤针重叩背脊两侧和关节病痛部位，使出血少许，并加拔火罐。

3. 电针疗法　参考体针疗法选穴，每次选用2~3组，针刺得气后，接通电针仪，先用连续波5分钟，后改疏密波。刺激量以患者耐受为度，刺激10~20分钟，每日或隔日1次。

4. 穴位注射疗法　在病痛部位选穴，选用当归注射液或威灵仙注射液等，每次每穴注入0.5~1ml。注意勿注入关节腔内。

## 六、预防、转归及预后

1. 生活调摄、预防

（1）本病发生多与气候和生活环境有关，平素应注意防风、防寒、防潮，避免居阴湿之地。特别是居住寒冷地区的人们，或在气候骤变季节，应注意保暖，免受风寒湿邪侵袭。劳作运动汗出肌疏之时，切勿当风贪凉，乘热浴冷。内衣汗湿应及时更换，垫褥、被子应勤洗勤晒。居住和作业地方保持清洁和干燥。

（2）平时应注意生活调摄，加强体育锻炼，增强体质，有助于提高机体对病邪的抵御能力。

(3) 痹证初发，应积极治疗，防止病邪传变。病邪入脏，病情较重者，应卧床休息。行走不便者，应防止跌仆，以免发生骨折。

(4) 长期卧床者，既要保持患者肢体的功能位，有利于关节功能恢复，还要经常变换体位，防止压疮发生。

(5) 久病患者，往往情绪低落，容易产生焦虑心理和消化功能低下，因此，保持患者乐观心境和摄入富于营养、易于消化的饮食，有利于疾病的康复。

2. 转归及预后　痹证的预后与患者体质、感受邪气轻重以及疾病调摄有着密切的关系。痹证日久，耗伤气血，可逐渐演变为虚劳；内损于心，心脉闭阻，胸闷心慌，喘急难于平卧，而为心悸、喘证；内损于肺，肺失肃降，气不化水，则咳嗽频作，胸痛，少痰，气急，可转为咳喘、悬饮等证。

# 第三十四单元　腰　痛

## 知识点概要

### 一、概述

腰痛又称“腰脊痛”，是指因外感、内伤或挫闪导致腰部气血运行不畅，或失于濡养，引起腰脊或脊旁部位疼痛为主要症状的一种病证。

### 二、病因病机

1. 病因　**外邪侵袭、体虚年衰、跌仆闪挫。**

2. 病机

(1) 病位：腰痛病位在腰府，与肾脏及膀胱经、任、督、冲、带脉等诸经脉相关。

(2) 基本病机：**筋脉痹阻，腰府失养。**

(3) 病理因素：主要是湿与瘀。

(4) 病理性质：本虚标实，经气闭涩为标，肾气内伤为本。

### 三、诊断和类证鉴别

1. 诊断要点

(1) 急性腰痛：病程较短，轻微活动即可引起一侧或两侧腰部疼痛加重，脊柱两旁常有明显的按压痛。

(2) 慢性腰痛：病程较长，缠绵难愈，腰部多隐痛或酸痛。常因体位不当、劳累过度、天气变化等因素而加重。本病常有居处潮湿阴冷、涉水冒雨、跌仆挫闪或劳损等相关病史。

2. 类证鉴别

(1) 腰痛与背痛、尻痛、胯痛：腰痛是指腰背及其两侧部位的疼痛，背痛为背膂以上部位疼痛，尻痛是尻骶部位的疼痛，胯痛是指尻尾以下及两侧胯部的疼痛，疼痛的部位不同，应予区别。

(2) 腰痛与肾痹：腰痛是以腰部疼痛为主；肾痹是指腰背强直弯曲，不能屈伸，行动困难而言，多由骨痹日久发展而成。

### 四、辨证论治

1. 辨证要点

(1) 外感腰痛：**多起病较急，腰痛明显，常伴有感受风、湿、寒、热等外邪症状。**寒湿者，腰部冷痛重着，转侧不利，静卧病痛不减；湿热者，腰部热痛重着，暑湿天加重，活动后或可减轻。

(2) 内伤腰痛：**多起病隐袭，腰部酸痛，病程缠绵，常伴有脏腑虚损症状**，多见于肾虚。肾精亏虚者，腰痛缠绵，酸软无力；肾阳不足者，腰膝冷痛，喜温喜按，遇劳更甚，卧则减轻。肾阴亏损者，腰部隐痛，五心烦热。跌仆闪挫者，起病急，疼痛部位固定，瘀血症状明显，常有外伤史。

◆ **提醒：**腰痛的治疗，应首先辨别为外感还是内伤。

2. 治疗原则 腰痛治疗当分标本虚实。感受外邪属实，治宜祛邪通络，根据寒湿、湿热的不同，分别予以温散或清利；外伤腰痛属实，治宜活血祛瘀，通络止痛为主；内伤致病多属虚，治宜补肾固本为主，兼顾肝脾；虚实兼见者，宜辨主次轻重，标本兼顾。

3. 证治分类

（1）寒湿腰痛

【主症】腰部冷痛重着，转侧不利，逐渐加重，静卧病痛不减，寒冷和阴雨天则加重，舌质淡，苔白腻，脉沉而迟缓。

【治法】**散寒行湿，温经通络**。

【方剂】**甘姜苓术汤加减**。

（2）湿热腰痛

【主症】腰部疼痛，重着而热，暑湿阴雨天气症状加重，活动后或可减轻，身体困重，小便短赤，苔黄腻，脉濡数或弦数。

【治法】**清热利湿，舒筋止痛**。

【方剂】**四妙丸加减**。

（3）瘀血腰痛

【主症】腰痛如刺，痛有定处，痛处拒按，日轻夜重，轻者俯仰不便，重则不能转侧。舌质暗紫，或有瘀斑，脉涩。部分患者有跌仆闪挫病史。

【治法】**活血化瘀，通络止痛**。

【方剂】**身痛逐瘀汤加减**。

（4）肾虚腰痛

1）肾阴虚证

【主症】腰部隐隐作痛，酸软无力，缠绵不愈，心烦少寐，口燥咽干，面色潮红，手足心热，舌红少苔，脉弦细数。

【治法】**滋补肾阴，濡养筋脉**。

【方剂】**左归丸加减**。

2）肾阳虚证

【主症】腰部隐隐作痛，酸软无力，缠绵不愈，局部发凉，喜温喜按，遇劳更甚，卧则减轻，常反复发作，少腹拘急，面色白，肢冷畏寒，舌质淡，脉沉细无力。

【治法】补肾壮阳，温煦经脉。

【方剂】右归丸加减。

【加减】初发急性期，常选用小剂量的当归、川芎，养血和血，温通血脉；病情相对缓解期，可加重活血化瘀药物的剂量与作用；腰痛日久，屡次发复者，可活血化瘀配合搜风通络的药物，如桃仁、红花、**三七、莪术、虻虫、水蛭、蜂房、全蝎、蜈蚣**等。

## 五、其他疗法

1. 体针疗法 治疗以通经活络止痛为主，取局部阿是穴、足太阳经穴。

主穴：**大肠俞、阿是穴、委中**。

配穴：寒湿腰痛配腰阳关。瘀血腰痛配膈俞、次髎。肾虚腰痛配命门、肾俞。病在督脉配后溪。病在足太阳经配申脉。腰椎病变配腰夹脊。腰骶部痛配次髎、腰俞。腰眼部痛配腰眼。急性腰扭伤配水沟，或后溪，或腰痛穴，或委中。

操作：阿是穴、大肠俞、委中均采用泻法。寒湿证加艾灸；瘀血证加刺络拔罐；肾虚证配穴用补法，肾阳虚加艾灸。急性腰扭伤所致者，先针刺配穴如水沟、后溪、腰痛穴，同时令患者前后左右活动腰部，幅度由小到大，频率由慢到快；或取委中刺络放血，之后再在腰部针刺。

方义：阿是穴、大肠俞可疏通局部经脉、络脉及经筋之气血，通经止痛；委中是足太阳膀胱经合穴，为腰背部足太阳经两分支在腘窝的汇合点，《四总穴歌》载“腰背委中求”，又为“血郄”，取之可疏通腰背部足太阳经气血，为治疗腰背疼痛之要穴。

2. 推拿疗法　**以舒筋通络、温经活血、解痉止痛为主。**

（1）取穴及部位：阿是穴、三焦俞、肾俞、腰阳关、气海俞、关元俞、大肠俞、志室、八髎、秩边、委中、承山、腰臀部等穴及部位。

（2）主要手法：**按揉、点压、弹拨、擦、拍击、扳法等。**

（3）操作方法

1）准备手法：患者俯卧位，医生先用柔和的掌根按揉法沿两侧足太阳膀胱经从上向下施术5~6遍。

2）治疗手法：用掌根在痛点周围按揉1~2分钟；医生以双手拇指依次点揉两侧三焦俞、肾俞、腰阳关、气海俞、关元俞、大肠俞、志室、八髎、秩边、委中、承山、阿是穴等穴位，约4分钟，以酸胀为度；并用双手拇指弹拨痉挛的肌腹10次；然后，患者侧卧位，施腰椎斜扳法，左右各1次。

3）结束手法：**用掌擦法直擦腰背两侧膀胱经，横擦腰骶部，以透热为度**；并用桑枝棒拍击腰骶部，约2分钟，结束治疗。

3. 耳针疗法　**取患侧腰骶椎、肾、神门，用毫针刺后嘱患者活动腰部**；或用揿针埋藏或用王不留行籽贴压。

4. 刺络拔罐疗法　取阿是穴，用皮肤针叩刺或三棱针点刺出血后拔罐。适用于瘀血腰痛和寒湿腰痛。

## 六、转归与预后

1. 首先，针对腰痛的危险因素采取预防性干预措施，如避免坐卧湿地，暑季湿热郁蒸时，亦应避免夜宿室外，贪冷喜凉，应注意保暖，免受风寒湿邪侵袭，涉水冒雨或运动汗出后即应换衣擦身；在日常生活中要保持正确的坐、卧、行体位，劳逸适度，不可强力负重，避免腰部跌仆闪挫以减少腰痛的发生风险。对于已经罹患腰痛的人群，应当积极采取治疗措施，以预防腰痛再次发生。

2. 其次，急性腰痛，应及时治疗，愈后注意休息调养，以巩固疗效。慢性腰痛除药物治疗外，注意腰部保暖，或加用腰托固护，避免腰部损伤。避免劳欲太过，防止感受外邪，经常活动腰部，或进行腰部自我按摩、打太极拳等医疗体育活动，有助于腰痛的康复。

# 第三十五单元　痿　证

## 知识点概要

## 一、概述

痿证是指肢体筋脉弛缓，软弱无力，不能随意运动，或伴有肌肉萎缩的一种病证。

## 二、病因病机

1. 病因　**感受温毒、湿热浸淫、饮食毒物所伤、久病房劳、跌仆瘀阻。**

2. 病机

（1）**基本病机为气血津液输布不畅，筋肉四肢失养而痿弱不能用。**

（2）病位在筋脉、肌肉，与肝、肾、肺、胃关系最为密切。

（3）病理因素：主要为湿和热。

（4）病理性质：虚多实少。本病以热证、虚证为多，虚实夹杂者亦不少见。

## 三、诊断和类证鉴别

1. 诊断要点

（1）**肢体筋脉弛缓不收，下肢或上肢，一侧或双侧，软弱无力，甚则瘫痪，部分患者伴有肌肉萎缩**。

（2）由于肌肉痿软无力，可有睑废、视歧、声嘶低喑、抬头无力等症状，甚则影响呼吸、吞咽。

（3）部分患者发病前有感冒、腹泻病史，有的患者有神经毒性药物接触史或家族遗传史。

2. 类证鉴别

| 病证 | 鉴　别 |
|---|---|
| 偏枯 | **病见一侧上下肢偏废不用**，常伴有语言謇涩、口眼歪斜，久则患肢肌肉枯瘦 |
| 痹证 | 均有疼痛 |

## 四、辨证论治

1. 辨证要点

（1）首先辨脏腑病位

| 临床表现 | 病位 |
|---|---|
| **发热，咳嗽，咽痛，或在热病之后出现肢体软弱不用** | 肺 |
| 四肢痿软，食少便溏，面浮，下肢微肿，纳呆腹胀 | 脾胃 |
| 下肢痿软无力明显，甚则不能站立，腰脊酸软，头晕耳鸣，遗精阳痿，月经不调，咽干目眩 | 肝肾 |

（2）其次辨标本虚实。**因感受温热毒邪或湿热浸淫者，多急性发病，病程发展较快，属实证**。热邪最易耗津伤正，故疾病早期就常见虚实错杂。内伤积损，久病不愈，主要为肝肾阴虚和脾胃虚弱，多属虚证，但又常兼夹郁热、湿热、痰浊、瘀血，而虚中有实。跌打损伤，瘀阻脉络或痿证日久，气虚血瘀，也属常见。

◆ **提醒：**痿证应首辨脏腑病位，其次辨标本虚实。

2. 治疗原则　痿证的治疗，虚证宜扶正补虚为主，肝肾亏虚者，宜滋养肝肾，脾胃虚弱者，宜益气健脾。实证宜祛邪和络，肺热伤津者，宜清热润燥，湿热浸淫者，宜清热利湿，瘀阻脉络者，宜活血行瘀。虚实兼夹者，又当兼顾之。《内经》提出“治痿者独取阳明”，是指从补脾胃、清胃火、祛湿热以滋养五脏的一种重要措施。

3. 证治分类

（1）肺热津伤证

【主症】发病急，病起发热，或热后突然出现肢体软弱无力，可较快发生肌肉瘦削，皮肤干燥，心烦口渴，咳呛少痰，咽干不利，小便黄赤或热痛，大便干燥，舌质红，苔黄，脉细数。

【治法】**清热润燥，养阴生津**。

【方剂】清燥救肺汤加减。

（2）湿热浸淫证

【主症】**起病较缓，逐渐出现肢体困重，痿软无力，尤以下肢或两足痿弱为甚**，兼见微肿，手足麻木，扪及微热，喜凉恶热，或有发热，胸脘痞闷，小便赤涩热痛，舌质红，舌苔黄腻，脉濡数或滑数。

【治法】清热利湿，通利经脉。

【方剂】**二妙散加减**。

（3）脾胃虚弱证

【主症】**起病缓慢，肢体软弱无力逐渐加重，神疲肢倦，肌肉萎缩**，少气懒言，纳呆便溏，面色白或萎黄无华，面浮，舌淡苔薄白，脉细弱。

【治法】补中益气，健脾升清。

【方剂】参苓白术散合补中益气汤加减。

（4）肝肾亏损证

【主症】起病缓慢，渐见肢体痿软无力，尤以下肢明显，腰膝酸软，不能久立，甚至步履全废，腿胫大肉渐脱，或伴有眩晕耳鸣，舌咽干燥，遗精或遗尿，或妇女月经不调，舌红少苔，脉细数。

【治法】补益肝肾，滋阴清热。

【方剂】**虎潜丸加减**。

（5）脉络瘀阻证

【主症】久病体虚，四肢痿弱，肌肉瘦削，手足麻木不仁，四肢青筋显露，可伴有肌肉活动时隐痛不适，舌痿不能伸缩，舌质暗淡或有瘀点、瘀斑，脉细涩。

【治法】益气养营，活血行瘀。

【方剂】**圣愈汤合补阳还五汤加减**。

## 五、其他疗法

1. 体针疗法　**治法以调和气血、濡养筋肉为主，取手足阳明经穴和相应夹脊穴。**

（1）主穴：上肢取肩髃、曲池、合谷、颈及胸夹脊。下肢取髀关、足三里、阳陵泉、三阴交、腰夹脊。

（2）配穴：肺热津伤配鱼际、尺泽。湿热浸淫配阴陵泉、中极。脾胃虚弱配脾俞、胃俞。肝肾亏虚配肝俞、肾俞。脉络瘀阻配膈俞、血海。

（3）操作：鱼际、尺泽针用泻法，或三棱针点刺出血；上肢肌肉萎缩手阳明经排刺；下肢肌肉萎缩足阳明经排刺。余穴均常规操作。

（4）方义：阳明经多气多血，选上、下肢阳明经穴位，可疏通经络，调理气血，取"治痿独取阳明"之意。夹脊穴位于督脉之旁，又与膀胱经第1侧线的脏腑背俞穴相通，可调脏腑阴阳，通行气血。阳陵泉乃筋之会穴，能通调诸筋。三阴交可健脾、补肝、益肾，以达强筋壮骨之目的。

2. 推拿疗法　**以舒筋通络、行气活血为主。**

（1）部位及取穴：**阿是穴、脾俞、胃俞、肾俞、环跳、足三里、阳陵泉、阴陵泉、委中、承山、三阴交、伏兔、膝眼、解溪等穴及部位。**

（2）手法：㨰、按、揉、拿捏、点压、弹拨、擦法及被动运动肢体等。

（3）操作

1）仰卧位操作法：①患者取仰卧位，医生站于一侧，先用㨰、揉法自下而上作用于四肢体表，以舒筋通络，反复3~5遍。②**沿淋巴回流方向，施用推揉手法作用于下肢内侧，反复3~5遍**。③用按揉法作用于足太阴脾经的三阴交、漏谷、阴陵泉、血海、箕门等穴，足阳明胃经的髀关、伏兔、阴市、足三里、条口、解溪等穴，均以产生酸胀感为度。④拿揉四肢体表，以缓解痉挛，最后做关节被动运动。

2）俯卧位操作法：①**患者取俯卧位，医生站于一侧，先揉双下肢至背部，然后用捏脊法自长强至大椎，反复5~10遍**。②用双拇指同时点按夹脊穴和膀胱经背部腧穴，反复3~5次。然后弹拨坐骨神经，即取相应的穴位环跳、承扶、委中、承山等。③用揉法及拿揉法作用于背部及双下肢，反复3~5遍，再做腰骶、膝、踝关节的被动运动。④最后轻叩腰背及下肢，结束治疗。

3. 皮肤针疗法　取肺俞、脾俞、胃俞、膈俞和手、足阳明经线，用皮肤针反复叩刺上述腧穴和部位至潮红或微出血，隔日1次。

4. 电针疗法　在瘫痪肌肉处选取穴位。针刺后选2~3对加电针仪，用断续波中强度刺激，刺激量宜逐渐加强，以患肢出现规律性收缩为佳。每次20~30分钟。

5. 穴位注射疗法　**取足三里、阳陵泉、三阴交。每次选用2~3穴，用维生素注射液，每穴注入1~2ml。**

## 六、转归与预后

痿证的预后与病因、病程有关。外邪致痿，务必及时救治。多数早期急性病例，病情较轻浅，治疗效果较好，功能较易恢复；内伤致病或慢性病例，病势缠绵，病情迁延，渐至百节缓纵不收，脏气损伤加重，大多沉痼难治。年老体衰发病者，预后较差。

## 七、预防与调护

1. **避居湿地，防御外邪侵袭，有助于痿证的预防和康复。**

2. 病情危重，卧床不起，吞咽呛咳，呼吸困难者，要常翻身拍背，鼓励患者排痰，以防止痰湿壅肺和发生压疮。对瘫痪者，应注意患肢保暖，保持肢体功能体位，防止肢体挛缩和关节僵硬，有利于日后功能恢复。由于肌肤麻木，知觉障碍，在日常生活与护理中，应避免冻伤或烫伤。

3. 提倡患者进行适当锻炼，对生活自理者，可打太极拳，做五禽戏。病情较重者，可经常用手轻轻拍打患肢，以促进肢体气血运行，有利于康复。

4. 注意精神饮食调养。清心寡欲，避免过劳，生活规律，饮食宜清淡富有营养，忌油腻辛辣。

# 第九章 中医外科学

## 第一单元 中医外科学概论

### 知识点概要

#### 一、疾病命名原则

1. 以部位命名者，如乳痈、子痈、对口疽等。
2. 以穴位命名者，如人中疔、委中毒、膻中疽等。
3. 以脏腑命名者，如肠痈、肝痈、肺痈等。
4. 以病因命名者，如破伤风、冻疮、漆疮等。
5. 以形态命名者，如蛇头疔、鹅掌风等。
6. 以颜色命名者，如白驳风、丹毒等。
7. 以疾病特征命名者，如烂疔、流注、湿疮等。
8. 以范围大小命名者，如小者为疖，大者为痈等。
9. 以病程长短命名者，如千日疮等。
10. 以传染性命名者，如疫疔等。

#### 二、基本术语

1. 疡　指一切外科疾病的总称。
2. 疮疡　广义指一切体表外科疾患的总称；狭义指发于体表的化脓性疾病。
3. 肿疡　指体表外科疾病尚未溃破的肿块。
4. 溃疡　指一切外科疾病溃破的疮面。
5. 胬肉　疮疡溃破后，出现过度生长高突于疮面或暴翻于疮口之外的腐肉。
6. 痈　指气血被邪毒壅聚而发生的化脓性疾病。
7. 疽　指气血被毒邪阻滞而发于皮肉筋骨的疾病。
8. 根盘　指肿疡基底部周围之坚硬区，边缘清楚。
9. 根脚　指肿疡之基底根部。一般多用于有粟粒状脓头、如钉丁之状的疔的基底根部的描述。
10. 应指　指患处已化脓（或有其他液体），用手按压时感觉内有波动感。
11. 护场　指在疮疡的正邪交争中，正气能够约束邪气，使之不至于深陷或扩散所形成的局部肿胀范围。
12. 袋脓　溃后疮口缩小，或切口不当，致使空腔较大，有如口袋之形，脓液不易排出而蓄积袋底。
13. 痔　指肛门、耳道、鼻孔等人之九窍中的小肉突起。
14. 漏　指溃口处脓水淋漓不止，包括：①瘘管：指体表与脏腔之间的病理性管道，伴有脓水淋漓，具有内口和外口。②窦道：指深部组织通向体表的病理性盲管，伴脓水淋漓，一般只具有外口而无内口。
15. 痰　是指发于皮里膜外、筋肉骨节之间，或软或硬，或按之有囊性感的包块，属有形之征，多为阴证。临证中以痰取名的疾病，归纳起来大致有 2 类：①疮痨性病变如流痰、子痰等。②囊肿性病变如痰包、痰核等。
16. 毒　导致机体阴阳平衡失调，对机体产生不利影响的因素。
17. 结核　泛指一切皮里膜外浅表部位的病理性肿块。非指西医之结核病。
18. 岩　病变部肿块坚硬如石，高低不平，固定不移，形似岩石，破溃后疮面中间凹陷较深，状如岩穴。

岩与癌相同。

19. 五善

（1）心善：精神爽快，言语清亮，舌润不渴，寝寐安宁。

（2）肝善：身体轻便，不怒不惊，指甲红润，二便通利。

（3）脾善：唇色滋润，饮食知味，脓黄而稠，大便和润。

（4）肺善：声音响亮，不咳不喘，呼吸均匀，皮肤润泽。

（5）肾善：身无潮热，口和齿润，小便清长，夜卧安静。

20. 七恶

（1）心恶：神志昏惚，心烦舌燥，疮色紫黑，言语呢喃。

（2）肝恶：身体强直，目难正视，疮流血水，惊悸时作。

（3）脾恶：形容消瘦，疮陷脓臭，不思饮食，纳药呕吐。

（4）肺恶：皮肤枯槁，痰多音喑，呼吸喘急，鼻翼煽动。

（5）肾恶：时渴引饮，面容惨黑，咽喉干燥，阴囊内缩。

（6）脏腑败坏：身体浮肿，呕吐呃逆，肠鸣泄泻，口糜满布。

（7）气血衰竭（阳脱）：疮陷色暗，时流污水，汗出肢冷，嗜卧语低。

21. 顺证　外科疾病在其发展过程中，按着顺序出现应有的症状。如阳证疮疡表现为初起疮顶高突，红肿疼痛，根脚不散；脓成顶高根收，皮薄光亮，易脓易腐；溃后脓稠色鲜，腐肉易脱，肿消痛减；收口期疮面红活，新肉易生，疮口易敛。

22. 逆证　外科疾病在其发展过程中，不以顺序而出现不良的症状。如阳证疮疡表现为初起疮顶平塌，根脚散漫，不痛不热；脓成疮顶软陷，肿硬紫暗，不脓不腐；溃后皮烂肉坚无脓，时流血水，肿痛不减；收口期脓稀淋漓，新肉不生，色败臭秽，疮口难敛。

◆ **提醒**：掌握外科疾病的“五善”“七恶”“顺证”“逆证”，对判断疾病的预后非常重要。

## 三、致病因素

1. 外感六淫　外科疾病的发生，尤以“**热毒**”“**火毒**”最为常见。

2. 情志内伤　包括喜、怒、忧、思、悲、恐、惊，又称“七情”。

3. 饮食不节　恣食膏粱厚味、醇酒炙煿或辛辣刺激之品，可使脾胃功能失调，湿热火毒内生，同时感受外邪则易发生痈、有头疽、疔疮等疾病。

4. 外来伤害　凡跌仆损伤、沸水、火焰、寒冻及金刃竹木创伤等一切物理和化学因素都可直接伤害人体，引起局部气血凝滞，郁久化热，热盛肉腐等，导致瘀血流注、水火烫伤、冻伤、外伤染毒等外伤性疾病。

5. 劳伤虚损　指过度劳力、劳神、房事过度等因素，导致脏腑气血受损，阴阳失和，使正气亏损而发生疾病。

6. 感受特殊之毒　除虫毒、蛇毒、疯犬毒、药毒、食物毒外，尚有疫毒。由毒而致病的特点，一般发病迅速，有的具有传染性，常伴有疼痛、瘙痒、麻木、发热、口渴、便秘等全身症状。

7. 痰饮瘀血　都是脏腑功能失调的病理产物，在一定的条件下，又能作用于某些器官导致新的病理变化，产生继发病证。

## 四、发病机理

邪正盛衰、气血凝滞、经络阻塞、脏腑失和。

## 五、辨病

1. 辨病的概念　所谓辨病，就是认识和掌握疾病的现象、本质及其变化规律。

2. 辨病的方法　①详询病史。②全面体检。③注重局部：重点诊察局部特征是辨病的关键。④选用新技术和必要的辅助检查。⑤综合分析。

## 六、阴阳辨证

1. 以局部症状辨别阴阳

| | 阳　证 | 阴　证 |
|---|---|---|
| 发病缓急 | 急性发作 | 慢性发作 |
| 皮肤颜色 | 红赤 | 苍白或紫暗或皮色不变 |
| 皮肤温度 | 焮热 | 凉或不热 |
| 肿胀形势 | 高肿突起 | 平塌下陷 |
| 肿胀范围 | 根盘收束 | 根盘散漫 |
| 肿块硬度 | 软硬适度 | 坚硬如石或柔软如眠 |
| 疼痛感觉 | 疼痛剧烈、拒按 | 疼痛和缓、隐痛、不痛或酸麻 |
| 病位深浅 | 皮肤、肌肉 | 血脉、筋骨 |
| 脓液质量 | 脓质稠厚 | 脓质稀薄 |
| 溃疡形色 | 肉芽红活润泽 | 肉芽苍白或紫暗 |

2. 阴阳辨证应注意的问题　局部和全身相结合、辨别真假、消长与转化。

## 七、部位辨证

发于上、中、下部的疾病的病因与特点如下。

| 部位 | 病因特点 | 发病特点 |
|---|---|---|
| 上部 | 多风温、风热 | 一般来势迅猛。常见发热恶风，头痛头晕，面红目赤，口干耳鸣，鼻燥咽痛，舌尖红而苔薄黄，脉浮而数。局部红肿宣浮，忽起忽消，根脚收束，肿势高突，疼痛剧烈，溃疡则脓稠而黄 |
| 中部 | 多为气郁、火郁 | 发病前常有情志不畅的刺激史，或素有性格郁闷。一般发病时常不易察觉，一旦发病，情志变化可影响病情 |
| 下部 | 多见寒湿、湿热 | 起病缓慢，缠绵难愈，反复发作。患部沉重不爽，二便不利，或肿胀如绵，或红肿流滋，或疮面紫暗，腐肉不脱，新肉不生 |

## 八、经络辨证

1. 十二经脉气血多少与外科疾病的关系

(1) **手阳明大肠经、足阳明胃经为多气多血之经**；手太阳小肠经、足太阳膀胱经、手厥阴心包经、足厥阴肝经为多血少气之经；手少阳三焦经、足少阳胆经、手少阴心经、足少阴肾经、手太阴肺经、足太阴脾经为多气少血之经。

(2) 凡外疡发于多血少气之经，血多则凝滞必甚，气少则外发较缓，故治疗时注重破血，注重补托。发于多气少血之经，气多则结必甚，血少则收敛较难，故治疗时要注重行气，注重滋养。发于多气多血之经，病多易溃易敛，实证居多，故治疗时要注重行气活血。如乳痈所患部位属足阳明胃经，治宜行气通乳；瘰疬属足少阳胆经，治宜行滞滋养等。

2. 引经药

| 经　脉 | 药　物 |
|---|---|
| 手太阳经 | 黄柏、藁本 |
| 足太阳经 | 羌活 |

续 表

| 经 脉 | 药 物 |
|---|---|
| 手阳明经 | 升麻、石膏、葛根 |
| 足阳明经 | 白芷、升麻、石膏 |
| 手少阳经 | 柴胡、连翘 |
| 足少阳经 | 柴胡、青皮 |
| 手太阴经 | 桂枝、升麻、白芷、葱白 |
| 足太阴经 | 升麻、苍术、白芍 |
| 手厥阴经 | 柴胡、丹皮 |
| 足厥阴经 | 柴胡、青皮、川芎、吴茱萸 |
| 手少阴经 | 黄连、细辛 |
| 足少阴经 | 独活、知母、细辛 |

## 九、局部辨证

1. 辨肿

| | 临床表现 | 临床意义 |
|---|---|---|
| 热肿 | 肿而色红，皮薄光泽焮热疼痛，肿势急剧 | 见于阳证疮疡，如疖疔初期、丹毒等 |
| 寒肿 | 肿而不硬，皮色不泽，苍白或紫暗，皮肤清冷，常伴有酸痛，得暖则舒 | 见于冻疮、脱疽等 |
| 风肿 | 发病急骤，漫肿宣浮，或游走无定，不红微热，或轻微疼痛 | 见于痄腮、大头瘟等 |
| 湿肿 | 皮肉重垂胀急，深按凹陷，如烂绵不起，浅则光亮如水疱，破流黄水，浸淫皮肤 | 见于股肿、湿疮 |
| 痰肿 | 肿势软如棉，或硬如馒，大小不一，形态各异，无处不生，不红不热，皮色不变 | 见于瘰疬、脂瘤等 |
| 气肿 | 皮紧内软，按之凹陷，复手即起，似皮下藏气，富有弹性，不红不热，或随喜怒消长 | 见于气瘿、乳癖等 |
| 瘀血肿 | 肿而胀急，病程较快，色初暗褐，后转青紫，逐渐变黄至消退。也有血肿染毒、化脓而肿 | 见于皮下血肿等 |
| 脓肿 | 肿势高突，皮肤光亮，焮红灼热，剧烈跳痛，按之应指 | 见于某些感染性疾病，如外痈、肛痈等 |
| 实肿 | 肿势高突，根盘收束 | 见于正盛邪实之疮疡 |
| 虚肿 | 肿势平坦，根盘散漫 | 见于正虚不能托毒之疮疡 |

2. 辨肿块、结节

（1）肿块：指体内比较大的或体表显而易见的肿物。主要根据其部位、大小、形态、质地、活动度、界限、内容物、疼痛等情况仔细鉴别，必要时结合B超、穿刺活检及手术病理。

（2）结节：结节大小不一，多呈圆形、卵圆形、扁圆形等局限性隆起，亦可相互融合成片或相连成串，亦有发于皮下，不易察觉，用手才能触及者。结节疼痛多伴有感染；生长缓慢，不红无肿的结节，多考虑良性结节；对不明原因增长较快的结节，应尽快手术治疗，必要时应做病理检查。

3. 辨痛

（1）疼痛原因

| 原因 | 症　状 | 临床意义 |
|---|---|---|
| 热痛 | 皮色焮红，灼热疼痛，遇冷则痛减 | 见于阳证疮疡 |
| 寒痛 | 皮色不红，不热，酸痛，得温则痛缓 | 见于脱疽、寒痹等 |
| 风痛 | 痛无定处，忽彼忽此，走注甚速，遇风则剧 | 见于行痹等 |
| 气痛 | 攻痛无常，时感抽掣，喜缓怒甚 | 见于乳癖 |
| 湿痛 | 痛而酸胀，肢体沉重，按之出现可凹性水肿或见糜烂流滋 | 见于臁疮、股肿等 |
| 痰痛 | 疼痛轻微，或隐隐作痛，皮色不变，压之酸痛 | 见于脂瘤、肉瘤 |
| 化脓痛 | 痛势急胀，痛无止时，如同鸡啄，按之中软应指 | 多见于疮疡成脓期 |
| 瘀血痛 | 初起隐痛，胀痛，皮色不变或皮色暗褐，或见皮色青紫瘀斑 | 见于创伤或创伤性皮下出血 |

（2）疼痛类别

| 类别 | 症　状 | 临床意义 |
|---|---|---|
| 猝痛 | 突然发作，病势急剧 | 多见于急性疾患 |
| 阵发痛 | 时重时轻，发作无常，忽痛忽止 | 多见于石淋等疾患 |
| 持续痛 | 痛无休止，持续不减，连续不断 | 常见于疮疡初起与成脓时或脱疽等 |

（3）疼痛性质

| 性质 | 症　状 | 例　证 |
|---|---|---|
| 刺痛 | 痛如针刺，病变多在皮肤 | 蛇串疮 |
| 灼痛 | 痛而烧灼，病变多在肌肤 | 疖、颜面疔、烧伤 |
| 裂痛 | 痛如撕裂，病变多在皮肉 | 肛裂、手足皲裂较深 |
| 钝痛 | 疼痛滞缓，病变多在骨与关节间 | 流痰 |
| 酸痛 | 痛而酸楚，病变多在关节间 | 鹤膝痰 |
| 胀痛 | 痛而紧张，胀满不适 | 血肿、癃闭 |
| 绞痛 | 痛如刀割，发病急骤，病变多在脏腑 | 石淋 |
| 灼痛 | 痛如鸡啄，并伴有节律性痛，病变多在肌肉 | 阳证疮疡化脓阶段 |
| 抽掣痛 | 痛时扩散，除抽掣外，并伴有放射痛 | 乳岩、石瘿之晚期 |

◆ **提醒：**在中医外科学中，分辨疼痛的特点，掌握疼痛的原因、类别和性质，对疾病的辨证非常重要，应重点掌握。

4. 辨痒

（1）以原因来辨

| 原因 | 症　状 | 例　证 |
|---|---|---|
| **风胜** | 走窜无定，遍体作痒，抓破血溢，随破随收，不致化腐，多为干性 | 牛皮癣、白疕、瘾疹 |
| **湿胜** | 浸淫四窜，黄水淋漓，最易沿表皮蚀烂，越腐越痒，多为湿性，或有传染性 | 急性湿疮、脓疱疮 |
| **热胜** | 皮肤瘾疹，焮红灼热作痒，或只发于裸露部位，或遍布全身，甚则糜烂滋水淋漓，结痂成片，常不传染 | 接触性皮炎 |
| **虫淫** | 浸淫蔓延，黄水频流，状如虫行皮中，其痒尤甚，最易传染 | 手足癣、疥疮 |

续　表

| 原因 | 症　状 | 例　证 |
|---|---|---|
| 血虚 | 皮肤变厚、干燥、脱屑，很少糜烂流滋水 | 牛皮癣、慢性湿疮 |

（2）以病变过程来辨：肿疡作痒、溃疡作痒。

5. 辨脓

（1）成脓的特点：一般局部疼痛明显，呈鸡啄样，局部皮肤温度增高，皮薄光亮，肿块变软，伴全身发热，脉洪数。

（2）确认成脓的方法

| 方法 | 操作要点 |
|---|---|
| 按触法 | 用两手食指的指腹轻放于脓肿患部，相隔适当的距离，然后以一手指稍用力按一下，则另一手指端即有一种波动的感觉，这种感觉称为“应指”。应指明显者为有脓 |
| 透光法 | 即以患指（趾）遮挡住手电筒的光线，然后注意观察患指（趾）部表面，若见其局部有深黑色的阴影即为有脓。此法适用于指、趾部甲下的辨脓 |
| 点压法 | 在指（趾）部，当病灶处脓液很少的情况下，可用点压法检查，此法简单易行。用大头针尾或火柴头等小的圆钝物，在患部轻轻点压，如测得有局限性的剧痛点，即为可疑脓肿 |
| 穿刺法 | 若脓液不多且位于组织深部时，用按触法辨脓有困难，可直接采用注射器穿刺抽脓方法，不仅可以用来辨别脓的有无，确定脓肿深度，而且可以采集脓液标本，进行培养和药物敏感试验 |
| B超 | 检查的特点是操作简单，无损伤，可比较准确地确定脓肿部位，并协助判断脓肿大小，从而能引导穿刺或切开排脓 |

6. 辨溃疡

（1）色泽

1）阳证溃疡：色泽红活鲜润，疮面脓液稠厚黄白，腐肉易脱，新肉易生，疮口易收，知觉正常。

2）阴证溃疡：疮面色泽灰暗，脓液清稀，或时流血水，腐肉不脱，或新肉不生，疮口经久难敛，疮面不知痛痒。

（2）辨溃疡形态

| 溃疡形态 | 症　状 |
|---|---|
| 化脓性溃疡 | 疮面边沿整齐，周围皮肤微有红肿，一般口大底小，内有少量脓性分泌物 |
| 压迫性溃疡（缺血性溃疡） | 初期皮肤暗紫，很快变黑并坏死，滋水、液化、腐烂，脓液有臭味，可深及筋膜、肌肉、骨膜。多见于压疮 |
| 疮痨性溃疡 | 疮口多呈凹陷形或潜行空洞或漏管，疮面肉色不鲜，脓水清稀，并夹有败絮状物，疮口愈合缓慢，或反复溃破，经久难愈 |
| 岩性溃疡 | 疮面多呈翻花如岩穴，有的在溃疡底部见有珍珠样结节，内有紫黑坏死组织，渗流血水，伴腥臭味 |
| 梅毒性溃疡 | 多成半月形，边缘整齐，坚硬削直如凿，略微内凹，基底面高低不平，存有稀薄臭秽分泌物 |

7. 辨出血

（1）便血：血从肛门下泄，包括粪便带血与单纯下血。

1）远血：上消化道出血，一般呈柏油样黑便。

2）近血：直肠、肛门的便血，血色鲜红。

（2）尿血：一般以无痛者为“尿血”，有痛者称“血淋”。

## 十、内治法

1. 外科疾病内治消、托、补三大法则的应用与内涵

| 治法 | 概　　念 | 适 应 证 |
|---|---|---|
| **消法** | 运用不同的治疗方法和方药，使初起的肿疡得到消散，不使邪毒结聚成脓，是一切肿疡初起的治法总则 | 适用于尚未成脓的初期肿疡和非化脓性肿块性疾病及各种皮肤性疾病 |
| **托法** | 用补益气血和透脓的药物，扶助正气，托毒外出，以免毒邪扩散和内陷的治疗法则 | 适用于成脓期。补托法用于正虚毒盛，不能托毒外达，疮形平塌，根脚散漫不收，难溃难腐的虚证；透托法用于毒气虽盛而正气未衰者 |
| **补法** | 用补养的药物，恢复其正气，助养其新生，使疮口早日愈合的治疗法则 | 适用于溃疡后期，此时毒势已去，精神衰疲，血气虚弱，脓水清稀，肉芽灰白不实，疮口难敛 |

◆ **提醒：**掌握外科疾病内治法三大法则的概念及适应证。

2. 清热法、和营法、内托法的代表方剂及应用

| 治　法 | | 代 表 方 | 适 应 证 |
|---|---|---|---|
| 清热法 | | **五味消毒饮**、**黄连解毒汤**、犀角地黄汤、清营汤、知柏八味丸、清骨散 | 热毒之证；局部色红或皮色不变、灼热肿痛的阳证；邪热侵入营血，症见局部焮红灼热的外科疾病 |
| 和营法 | 活血化瘀法 | 桃红四物汤、大黄䗪虫丸 | 经络阻隔、气血凝滞引起的外科疾病 |
| | 活血逐瘀法 | | 瘀血凝聚、闭阻经络所引起的外科疾病 |
| 内托法 | 透托法 | **透脓散**、**托里消毒散**、神功内托散 | 肿疡已成，毒盛正气不虚，肿疡尚未溃破或溃破后脓出不畅，多用于实证 |
| | 补托法 | | 用于肿疡毒势方盛，正气已虚，不能托毒外出者 |

◆ **提醒：**清热法代表方：清热解毒方，如五味消毒饮；清气分之热方，如黄连解毒汤；清血分之热方，如犀角地黄汤、清营汤；养阴清热方，如知柏八味丸；清骨蒸潮热方，如清骨散。和营法代表方：活血化瘀方，如桃红四物汤；活血逐瘀方，如大黄䗪虫丸。内托法代表方：透托方，如透脓散；益气托毒方，如托里消毒散；温阳托毒方，如神功内托散。

## 十一、外治法

1. 膏药、油膏的临床应用

（1）膏药

1）适应证：一切外科疾病初起、成脓、溃后各个阶段，均可应用。

2）用法

| 膏　药 | 适 应 证 |
|---|---|
| 太乙膏、千捶膏 | 红肿热痛明显之阳证疮疡，为肿疡、溃疡的通用方 |
| 阳和解凝膏 | 疮形不红不热、漫肿无头之阴证疮疡未溃者 |
| 咬头膏 | 肿疡脓成，不能自破，以及患者不愿接受手术切开排脓者 |

（2）油膏

1）适应证：适用于肿疡、溃疡，皮肤病糜烂结痂渗液不多者，肛门病等。

2）用法

| 油 膏 | 适 应 证 |
|---|---|
| 金黄膏、玉露膏 | **疮疡阳证** |
| 冲和膏 | **半阴半阳证** |
| 回阳玉龙膏 | **阴证** |
| 生肌玉红膏 | **一切溃疡腐肉未脱、新肉未生之时，或日久不能收口者** |
| 红油膏 | **一切溃疡** |
| 生肌白玉膏 | **溃疡腐肉已净，疮口不敛者，以及乳头皲裂、肛裂等** |
| 疯油膏 | **牛皮癣、慢性湿疮、皲裂等** |
| 青黛散油膏 | **蛇串疮、急慢性湿疮等皮肤焮红痒痛、渗液不多之症，亦可用于痄腮及对各种油膏过敏者** |
| 消痔膏、黄连膏 | **内痔脱出、赘皮外痔、血栓性外痔等出血、水肿、疼痛之症** |

2. 箍围药的适应证、用法及注意点

（1）适应证：凡外疡不论初起、成脓及溃后，肿势散漫不聚，而无集中之硬块者。

（2）用法

| 箍围药 | 适 应 证 |
|---|---|
| 金黄散、玉露散 | 红肿热痛明显的阳证疮疡 |
| 冲和散 | 疮形肿而不高，痛而不甚，微红微热，属半阴半阳证者 |
| 回阳玉龙膏 | 疮形不红不热，漫肿无头属阴证者 |

（3）注意点：凡外疡初起，肿块局限者，一般宜用消散药。阳证不能用热性药敷贴，阴证不能用寒性药敷贴。箍围药敷后干燥之时，宜时时用液体湿润，以免药物剥落及干板不舒。

3. 掺药的种类及临床应用

| 掺 药 | 适 应 证 | 用 法 |
|---|---|---|
| 消散药 | 肿疡初起，而肿势局限尚未成脓者 | 阳毒内消散、红灵丹用于一切阳证。阴毒内消散、桂麝散、黑退消用于一切阴证 |
| 提脓去腐药 | 凡溃疡初期，脓栓未溶，腐肉未脱；或脓水不净，新肉未生的阶段 | 升药药性太猛，须加赋形药使用。常用九一丹、八二丹、七三丹、五五丹、九黄丹 |
| 腐蚀药与平胬药 | 凡肿疡在脓未溃时；痔疮、瘰疬、赘疣、息肉等病；溃疡破溃以后，疮口太小，引流不畅；疮口僵硬，或胬肉突出，或腐肉不脱等妨碍收口 | 白降丹用于溃疡疮口太小，脓腐难去，用桑皮纸或丝棉纸做成裹药，插于疮口，使疮口开大，脓腐易出。枯痔散一般用于痔疮。平胬丹用于疮面胬肉突出，掺药其上，能使胬肉平复 |
| 祛腐生肌药 | 溃疡日久，腐肉难脱，新肉不生；或腐肉已脱，新肉不长，久不收口者 | 取药粉适量，直接掺布在创面上；或制成药捻，插入创口内。回阳玉龙散用于溃疡属阴证，腐肉难脱，肉芽暗红，或腐肉已脱，肉芽灰白，新肉不长者。月白珍珠散、拔毒生肌散用于溃疡阳证。黄芪六一散、回阳生肌散用于溃疡虚证，脓水清稀，久不收口 |
| 生肌收口药 | 溃疡腐肉已脱、脓水将尽时 | 常用的生肌收口药，如生肌散、八宝丹等，不论阴证、阳证，均可掺布于疮面上应用 |
| 止血药 | 溃疡或创伤出血，凡属于小络损伤而出血者 | 桃花散用于溃疡出血；如圣金刀散适用于创伤性出血；云南白药对于溃疡出血、创伤性出血均可使用。其他如三七粉，调成糊状涂敷患部，也有止血作用 |
| 清热收涩药 | 一切皮肤病急性或亚急性皮炎而渗液不多者 | 常用的有青黛散，以其清热止痒的作用较强，故用于皮肤病大片潮红丘疹而无渗液者；三石散收涩生肌作用较好，故用于皮肤糜烂，稍有渗液而无红热之时，可直接干扑于皮损处，或先涂上一层油剂后再扑三石散，外加包扎 |

4. 切开法的适应证及具体运用

(1) 适应证：一切外疡，不论阴证、阳证，确已成脓者。

(2) 用法

1) 选择有利时机：肿疡成脓，脓肿中央出现透脓点（脓腔中央最软的一点），即为脓已熟，此时予以切开最为适宜。若肿疡脓未成熟，过早切开，则徒伤气血，脓反难成，并可致脓毒走窜。

2) 切口选择：以便于引流为原则，选择脓腔最低点或最薄弱处进刀。**一般疮疡宜循经直切；乳房部应以乳头为中心，放射状切开；面部脓肿应尽量沿皮肤自然纹理切开；手指脓肿，应从侧方切开；关节区附近的脓肿，切口尽量避免越过关节；关节区脓肿，一般施行横切口、弧形切口或“S”形切口；肛旁低位脓肿，应以肛管为中心作放射状切开。**

3) 切开原则：不同的病变部位，进刀深浅必须适度。切口大小应根据脓肿范围大小及病变部位的肌肉厚薄而定，以脓流通畅为原则。凡是脓肿范围大，肌肉丰厚而脓腔较深的，切口宜大；脓肿范围小，肉薄而脓肿较浅的，切口宜小。一般切口不能超越脓腔以外，以免损伤好肉筋络，愈合后疤痕较大；但切口也不能过小，以免引流不畅脓水难出，延长治愈时间。

4) 注意点：在关节和筋脉的部位宜慎开刀；患者过于体弱，切开时应注意体位并做好充分准备，以防晕厥；颜面疔疮，忌早期切开。切开后，由脓自流，切忌用力挤压。

5. 砭镰法、挑治疗法、挂线法、结扎法的适应证及用法

| | 适应证 | 用法 |
|---|---|---|
| 砭镰法 | 适用于急性阳证疮疡，如下肢丹毒、红丝疔、疖疮痈肿初起、外伤瘀血肿痛、痔疮肿痛等 | 刺时，宜轻、准、浅、快，出血量不宜过多，应避开神经和大血管，刺后可再敷药包扎。头、面、颈部不宜施用砭镰法，阴证、虚证及有出血倾向者禁用 |
| 挑治疗法 | 内痔出血、肛裂、脱肛、肛门瘙痒、颈部多发性疖肿等 | 用三棱针挑破皮肤、皮下组织，挑断部分皮内纤维，通过刺激皮肤经络，使脏腑得到调理 |
| 挂线法 | 凡疮疡溃后，脓水不净，虽经内服、外敷等治疗无效而形成瘘管或窦道者；或疮口过深，或生于血络丛处，而不宜采用切开手术者 | 普通丝线，或药制丝线，或纸裹药线，或橡皮筋线等，来挂断瘘管或窦道 |
| 结扎法 | 瘤、赘疣、痔、脱疽等病，以及脉络断裂引起的出血之症 | 将线缠扎于病变部位与正常皮肉分界处，通过结扎，促使病变部位经络阻塞、气血不通，结扎远端的病变组织失去营养而致逐渐坏死脱落 |

6. 引流法、垫棉法、药筒拔法、针灸法、熏法、熨法、溻渍法、冷冻疗法、激光疗法的适应证、用法及注意点

(1) 引流法

| | 适应证 | 用法 | 注意点 |
|---|---|---|---|
| 药线引流 | **溃疡疮口过小，脓水不易排出者，或已成瘘管、窦道者** | 外粘药物多用含有升丹成分的方剂或黑虎丹等；内裹药物，多用白降丹、枯痔散等 | 药线插入疮口中，应留出一小部分在疮口之外，并应将留出的药线末端向疮口侧方向下方折放，再以膏药或油膏盖贴固定 |
| 导管引流 | 附骨疽、流痰、流注等脓腔较深、脓液不易畅流者 | 将消毒的导管轻轻插入疮口，达到底部后，再稍退出一些即可 | 导管的放置应放在疮口较低的一端，以使脓液畅流。导管必须固定，以防滑脱或落入疮口内。管腔如被腐肉阻塞，可松动引流管或轻轻冲洗，以保持引流通畅 |
| 扩创引流 | 痈、有头疽溃后有袋脓者；瘰疬溃后形成空腔或脂瘤染毒化脓者 | 在消毒局麻下，对脓腔范围较小者，只需用手术刀将疮口上下延伸即可；如脓腔范围较大者，则用剪刀做“十”字形扩创 | 扩创后，须用消毒棉球按疮口大小，蘸八二丹或七三丹嵌塞疮口以祛腐，并加压固定，以防出血，以后可按溃疡处理 |

(2) 垫棉法、药筒拔法、针灸法、熏法

| | 适应证 | 用　法 | 注意点 |
|---|---|---|---|
| 垫棉法 | **溃疡脓出不畅，有袋脓者；或疮孔窦道形成，脓水不易排尽者；或溃疡脓腐已尽，新肉已生，但皮肉一时不能黏合者** | 袋脓者，使用时将棉花或纱布垫衬在疮口下方空隙处，并用宽绷带加压固定；对窦道深而脓水不易排尽者，用棉垫压迫整个窦道空腔，并用绷带扎紧；溃疡空腔的皮肤与新肉一时不能黏合者，使用时可将棉垫按空腔的范围稍微放大，满垫在疮口之上，再用阔带绷紧 | 在急性炎症，红肿热痛尚未消退时不可应用，否则有促使炎症扩散之弊。如应用本法，未能获得预期效果时，应立即终止 |
| 药筒拔法 | 有头疽坚硬散漫不收，脓毒不得外出者；或毒蛇咬伤，肿势迅速蔓延，毒水不出；以及反复发作的流火等 | 因操作不便，多以拔火罐方法代替 | 必须验其筒内拔出的脓血，操作时须避开大血管以免出血不止 |
| 针灸法 | 针刺适用于瘰疬、乳痈、排尿困难等。灸法适用于肿疡初起坚肿 | 针刺一般采取病变远离部位取穴，手法大多应用泻法。灸法有明灸、隔灸两类 | 凡针刺一般不宜直接刺于病变部位。疔疮等实热阳证，不宜灸之 |
| 熏法 | 肿疡、溃疡 | 神灯照法、桑柴火烘法、烟熏法 | 随时听取患者对治疗部位热感程度的反映，不得引起皮肤灼伤。室内烟雾弥漫时，要适当流通空气 |

（3）熨法、溻渍法、冷冻疗法、激光疗法

| | 适应证 | 用　法 |
|---|---|---|
| 熨法 | 风寒湿痰凝滞筋骨肌肉等证，以及乳痈的初起或回乳 | 把药物加酒、醋炒热，布包熨摩患处 |
| 溻渍法 | 阳证疮疡初起、溃后；半阴半阳证及阴证疮疡；美容、保健等 | 溻法和浸渍法。溻法是用6~8层纱布浸透药液，轻拧至不滴水，湿敷患处。冷溻适用于阳证疮疡初起，溃后脓水较多者；热溻适用于脓液较少的阳证溃疡，半阴半阳证和阴证疮疡。浸渍法包括淋洗、冲洗、浸泡等。淋洗多用于溃疡脓水较多，发生在躯干部者。冲洗法适用于腔隙间感染，如窦道、瘘管等。浸泡法适用于疮疡生于手、足部及会阴部患者，亦可用于皮肤病全身性沐浴，以及药浴美容、浸足保健防病等 |
| 冷冻疗法 | 瘤、赘疣、痔核、痣、早期皮肤癌等 | 最常用的致冷剂为液氮。棉签法适用于小的浅表病变；喷射冷冻法可用于浅表而面积稍大，表面不平的病变；冷冻头接触法适用于部位较深的病变；冷冻刀接触法适合于多种病变的治疗 |
| 激光疗法 | 二氧化碳激光适用于瘤、赘疣、痔核、痣、部分皮肤良恶性疾病等。氦氖激光适用于疮疡初起及僵块、溃疡久不愈合、皮肤瘙痒症、蛇串疮后遗症、油风等 | 分弱激光治疗和中、强功率激光治疗。根据病情采用清扫法、切割法或凝固照射法等 |

# 第二单元　疮　疡

## 知识点概要

### 一、疖

1. 定义与特点

（1）定义：指发生在肌肤浅表部位、范围较小的急性化脓性疾病。根据病因、证候不同，又可分有头疖、无头疖、蝼蛄疖、疖病等。

（2）特点：**肿势局限，范围多在3cm左右，突起根浅，色红、灼热、疼痛，易脓、易溃、易敛**。相当于西医的疖、头皮穿凿性脓肿、疖病等。

2. 病因病机

（1）常因内郁湿火，外感风邪，两相搏结，蕴阻肌肤所致；夏秋季节感受暑毒而生；或因天气闷热汗出不畅，暑湿热蕴蒸肌肤，引起痱子，复经搔抓，破伤染毒而成。

（2）患疖后若处理不当，疮口过小引起脓毒潴留，或搔抓染毒，致脓毒旁窜，在头顶皮肉较薄处易蔓延、窜空而成蝼蛄疖。

3. 临床表现　局部皮肤红肿疼痛，可伴发热、口干、便秘、苔黄、脉数等症状。

| 疖 | 临床表现 |
|---|---|
| 有头疖 | **患处皮肤上有一红色结块，范围约3cm，灼热疼痛，突起根浅，中心有一脓头，出脓即愈** |
| 无头疖 | 皮肤上有一红色结块，范围约3cm，无脓头，表面灼热，触之疼痛，2~3天化脓，溃后多迅速自愈 |
| 蝼蛄疖 | 多发于**儿童头部**。①坚硬型：疮形肿势虽小，但根脚坚硬，溃破出脓而坚硬不退，疮口愈合后还会复发，常为一处未愈，他处又生。②多发型：疮大如枚李，相连三五枚，溃破脓出而不易愈合，日久头皮窜空，如蝼蛄串穴之状 |
| 疖病 | 好发于**项后发际、背部、臀部**。几个到几十个，**反复发作，缠绵不愈**。也可在身体各处散发疖肿，一处将愈，他处续发，或间隔周余、月余再发。**患消渴病、习惯性便秘或营养不良者易患本病** |

◆ **提醒**：注意疖与疖病不是同一疾病。

4. 治疗方法

（1）内治

1）热毒蕴结证

【主症】常见于气实火盛患者。好发于项后发际、背部、臀部。轻者疖肿只有一两个，多则可散发全身，或簇集一处，或此愈彼起。伴发热，口渴，溲赤，便秘。苔黄，脉数。

【治法】清热解毒。

【方剂】五味消毒饮、黄连解毒汤加减。

2）暑热浸淫证

【主症】发于夏秋季节，以小儿及产妇多见。局部皮肤红肿结块，灼热疼痛，根脚很浅，范围局限。可伴发热，口干，便秘，溲赤等。舌苔薄腻，脉滑数。

**【治法】清暑化湿解毒。**

**【方剂】清暑汤加减。**

3）体虚毒恋，阴虚内热证

【主症】疖肿常此愈彼起，不断发生。或散发全身各处，或固定一处，疖肿较大，易转变成有头疽。常伴口干唇燥，舌质红，苔薄，脉细数。

【治法】养阴清热解毒。

【方剂】仙方活命饮合增液汤加减。

4）体虚毒恋，脾胃虚弱证

【主症】疖肿泛发全身各处，成脓、收口时间均较长，脓水稀薄。常伴面色萎黄，神疲乏力，纳少便溏。舌质淡或边有齿痕，苔薄，脉濡。

【治法】健脾和胃，清化湿热。

【方剂】五神汤合参苓白术散加减。

（2）外治

1）初起用千捶膏盖贴或三黄洗剂外搽，大者用金黄散或玉露散调成糊状外敷，或紫金锭水调外敷。

2）脓成宜切开排脓，深者可用药线引流。脓尽用生肌散掺白玉膏收口。

3）蝼蛄疖宜做“十”字形剪开。若有死骨，待松动时用镊子钳出。可配合垫棉法，使皮肉粘连而愈合。

## 二、疔

1. 特点与种类

（1）特点：疔是一种发病迅速，易于变化而危险性较大的急性化脓性疾病。多发于颜面和手足等处。**疮形虽小，但根脚坚硬，有如钉丁之状**，病情变化迅速，容易造成毒邪走散。如果处理不当，发于颜面部的疔疮，很容易走黄而有生命危险；发于手足部的疔疮，则易损筋伤骨而影响功能。

（2）种类：颜面部疔疮、手足部疔疮、红丝疔、烂疔、疫疔。

2. 颜面部疔疮的临床表现及与疖的鉴别

（1）临床表现：多发于额面、颧、颊、鼻、口唇等部。

| 分期 | 临床表现 |
|---|---|
| 初期 | 在颜面部某处皮肤上忽起一**粟米样脓头**，或痒或麻，逐渐红肿热痛，范围3~6cm，根深坚硬，状如钉丁，重者有恶寒、发热等全身症状 |
| 中期 | 约第5~7天，肿势渐大，四周浸润明显，痛剧，脓头破溃。伴发热口渴，便干溲赤，苔薄腻或黄腻，脉弦滑数等 |
| 后期 | 约第7~10天，肿势局限，顶高根软溃脓，疔根随脓外出，肿消痛止，身热减退。病程一般10~14天，即可痊愈 |

（2）注意事项：若处理不当，或妄加挤压，或不慎碰伤，或过早切开等，可引起疔疮顶陷色黑无脓，四周皮肤暗红，肿势扩散，失去护场，以致头面、耳、项俱肿，并伴有壮热烦躁，神昏谵语，舌质红绛，苔黄糙，脉洪数等，此乃疔毒走散，发为“发黄”。

（3）与疖的鉴别：疖虽好发于颜面部，但红肿范围不超过3cm，无明显根脚，一般无全身症状。

3. 手足部疔疮的临床表现

| 疔疮 | 临床表现 |
|---|---|
| 蛇眼疔 | 初起时多局限于**指甲一侧边缘的近端处**，有轻微红肿疼痛，2~3天即成脓，可在指甲背面上透现一点黄色或灰白色脓疱，或整个甲身内有脓液。待出脓后，即能肿退脓尽，迅速愈合；若脓毒浸淫皮肉，甲下溃空或有胬肉突出，甚至指（趾）甲脱落 |
| 蛇头疔 | **初起指端麻痒而痛，继而刺痛，灼热肿胀**，色红不显，**肿势渐扩**，中期更为扩大，手指末节呈蛇头状肿胀。酿脓时剧烈跳痛，患肢下垂时疼痛更甚，局部触痛明显，10天左右成脓，此时多阵阵啄痛不休，常影响食欲和睡眠。伴有恶寒、发热、头痛、全身不适等症状。后期一般脓出肿退痛止，趋向痊愈。若未及时处理，任其自溃，溃后脓水臭秽，经久不愈，余肿不消，或胬肉突出者，多是损筋伤骨的征象 |
| 蛇肚疔 | 发于指腹部，**整个患指红肿，呈圆柱状**，形似小红萝卜，关节轻度屈曲，不能伸展。诸症渐重，7~10天成脓。因指腹皮肤厚韧，不易测出波动感，也难自溃。溃后脓出黄稠，逐渐肿退痛止，约2周痊愈；若损伤筋脉，则愈合缓慢，常影响手指的屈伸 |
| 托盘疔 | 初起**整个手掌肿胀高突**，失去正常的掌心凹陷或稍突出，手背肿势更明显，甚则延及手臂，剧痛，或伴发红丝疔。伴有恶寒、发热、头痛、纳呆、苔薄黄、脉滑数等症状。约2周成脓，因手掌皮肤坚韧，虽内已化脓，不易向外透出，很可能向周围蔓延，损伤筋骨，影响屈伸功能，或并发疔疮走黄。若溃后脓出，肿退痛减，全身症状亦随之消失，再过7~10天愈合 |
| 足底疔 | 初起足底部疼痛，不能着地，按之坚硬。3~5天有啄痛，修去老皮后，可见到白色脓点。重者肿势蔓延到足背，痛连小腿，不能行走，伴有恶寒、发热、头痛、纳呆、苔黄腻、脉滑数等。溃后流出黄稠脓液，肿消痛止，全身症状也随之消失 |

4. 手足部疔疮成脓期切开引流要求

| 疔疮 | 切开要求 |
|---|---|
| 蛇眼疔 | 沿甲旁0.2cm挑开引流 |
| 蛇头疔 | 在指掌面一侧做纵形切口，务必引流通畅，必要时可对口引流，不可在指掌面正中切开 |
| 蛇肚疔 | 在手指侧面做纵形切口，切口长度不得超过上下指关节面 |
| 托盘疔 | 依掌横纹切开，切口应够大，保持引流通畅，手掌处显有白点者，应先剪厚皮，再挑破脓头 |

◆ **提醒：**脓成应及早切开排脓，一般应尽可能循经直开。

5. 红丝疔的定义、特点及外治

（1）定义、特点：红丝疔是发于四肢，皮肤呈红丝显露，迅速向上走窜的急性感染性疾病。好发于**四肢内侧**，常有手足部生疔或皮肤破损等病史。**在前臂或小腿内侧皮肤上起红丝一条或多条，迅速向躯干方向走窜，上肢可停于肘部或腋部，下肢可停于腘窝或胯间**。可伴恶寒发热等全身症状，邪毒重者可内攻脏腑，发生走黄。相当于西医的急性淋巴管炎。

（2）外治法：若红丝细的宜用砭镰法，局部皮肤消毒后，以刀针沿红丝行走途径，寸寸挑断，并用拇指和食指轻捏针孔周围皮肤，微令出血，或在红丝尽头挑断，挑破处均盖贴太乙膏掺红灵丹。

6. 疔的内治法原则　**清热解毒**为主。火毒炽盛证宜凉血清热解毒。

## 三、痈

1. 概念与特点

（1）概念：指发生在皮肉之间的急性化脓性疾病。

（2）特点：局部光软无头，红肿疼痛（少数初起皮色不变），结块范围多在6~9cm，发病迅速，易肿、易脓、易溃、易敛，或伴恶寒发热等全身症状，一般不会损伤筋骨，也不易造成内陷。相当于西医的皮肤浅表脓肿、急性化脓性淋巴结炎等。

2. 病因病机　外感六淫邪毒，或皮肤受外来伤害感染毒邪，或过食膏粱厚味，聚湿生浊，邪毒湿浊留阻肌肤，郁结不散，可使营卫不和，气血凝滞，经络壅遏，化火成毒，而成痈肿。

3. 辨证论治方法

（1）火毒凝结证

【主症】局部突然肿胀，光软无头，迅速结块，皮肤焮红，少数病例皮色不变，到酿脓时才转为红色，灼热疼痛。日后逐渐扩大，变成高肿发硬。重者可有恶寒发热，头痛，泛恶，口渴，舌苔黄腻，脉弦滑或洪数等症状。

【治法】清热解毒，行瘀活血。

【方剂】仙方活命饮加减。

（2）热盛肉腐证

【主症】红热明显，肿势高突，疼痛剧烈，痛如鸡啄，溃后脓出则肿痛消退。舌红，苔黄，脉数。

【治法】**和营清热，透脓托毒**。

【方剂】**仙方活命饮合五味消毒饮加减**。

（3）气血两虚证

【主症】脓水稀薄，疮面新肉不生，色淡红而不鲜或暗红，愈合缓慢。伴面色无华，神疲乏力，纳少。舌质淡胖，苔少，脉沉细无力。

【治法】益气养血，托毒生肌。

【方剂】托里消毒散加减。

4. 外治法

（1）初起用金黄膏，或金黄散以冷开水调成糊状外敷。热盛者，可用玉露膏或玉露散外敷，或太乙膏外敷，掺药均可用红灵丹或阳毒内消散。

（2）成脓宜切开排脓，以得脓为度。

（3）溃后先用药线蘸八二丹插入疮口，3~5日后改用九一丹，外盖金黄膏或玉露膏。待肿势消退十之八九时，改用红油膏盖贴。脓腐已尽，见出透明浅色黏液时，改用生肌散、太乙膏或生肌白玉膏或生肌玉红膏盖贴。

（4）有袋脓者，可先用垫棉法加压包扎，如无效可扩创引流。

5. 颈痈的特点与治疗

（1）特点：颈痈是发生在颈部两侧的急性化脓性疾病。俗名“痰毒”，又称“时毒”。其特点是多见于儿童，冬春易发，初起时局部肿胀、灼热、疼痛而皮色不变，结块边界清楚，具有明显的风温外感症状。相当于西医的颈部急性化脓性淋巴结炎。

（2）内治法：以散风清热，化痰消肿为主，用**牛蒡解肌汤或银翘散加减**。

6. 预防与调护

（1）经常保持局部皮肤清洁。

（2）平素少食辛辣炙煿助火之物及肥甘厚腻之品，患病时忌食烟酒及辛辣、鱼腥发物。

（3）有全身症状者宜静卧休息，并减少患部活动。

## 四、有头疽

1. 特点与病因病机

（1）特点：有头疽是发生于肌肤间的急性化脓性疾病。相当于西医的痈。其特点是初起皮肤上即有**粟粒样脓头，焮热红肿胀痛，迅速向深部及周围扩散，脓头相继增多，溃烂之后状如莲蓬、蜂窝，范围常超过 9cm，大者可在 30cm 以上**。好发于**项后、背部**等，多见于中老年人及消渴病患者，**易发内陷**。

◆ **提醒**：红丝疔邪毒重者可内攻脏腑，发生走黄；有头疽多见于中老年人及消渴病患者，易发内陷。

（2）病因病机：**外感风温、湿热**，内有脏腑蕴毒，内外邪毒互相搏结，致营卫不和，气血凝滞，经络阻隔。

2. 临床表现　以项、背部为多见。好发于成年人，以中老年人居多。

| 分期 | 临床表现 |
|---|---|
| 初期 | **局部红肿结块，肿块上有粟粒样脓头，作痒作痛，渐向周围和深部扩大，脓头增多，色红、灼热、疼痛**。伴有恶寒、发热、头痛、食欲不振、舌苔白腻或黄腻、脉滑数或洪数等明显的全身症状 |
| 溃脓期 | **疮面腐烂形似蜂窝，肿势范围大小不一，常超 10cm**。伴高热口渴、便秘溲赤。如脓液畅泄，腐肉逐渐脱落，红肿热痛随之减轻，全身症状也渐减或消失。此为二、三候，病变范围大者往往需 3~4 周 |
| 收口期 | 脓腐渐尽，新肉生长，肉色红活，逐渐收口而愈。少数病例，亦有腐肉虽脱，但新肉生长迟缓者。此为四候，常需 1~3 周 |

3. 内治法和外治法

（1）内治

1）火毒凝结证

【主症】多见于壮年正实邪盛者。局部红肿高突，灼热疼痛，根脚收束，迅速化脓脱腐，脓出黄稠。伴发热，口渴，尿赤。舌苔黄，脉数有力。

【治法】**清热泻火，和营托毒**。

【方剂】**黄连解毒汤合仙方活命饮加减**。

2）湿热壅滞证

【主症】局部症状与火毒凝结相同。伴全身壮热，朝轻暮重，胸闷呕恶。舌苔白腻或黄腻，脉濡数。

【治法】清热化湿，和营托毒。

【方剂】**仙方活命饮加减**。

3）阴虚火炽证

【主症】多见于消渴患者。肿势平塌，根脚散漫，皮色紫滞，脓腐难化，脓水稀少或带血水，疼痛剧烈。伴发热烦躁，口干唇燥，饮食少思，大便燥结，小便短赤。舌质红，苔黄燥，脉细弦数。

【治法】滋阴生津，清热托毒。

【方剂】**竹叶黄芪汤加减**。

4）气虚毒滞证

【主症】多见于年迈体虚、气血不足患者。肿势平塌，根脚散漫，皮色灰暗不泽，化脓迟缓，腐肉难脱，脓液稀少，色带灰绿，闷肿胀痛，容易形成空腔。伴高热，或身热不扬，小便频数，口渴喜热饮，精神萎靡，面色少华。舌质淡红，苔白或微黄，脉数无力。

【治法】扶正托毒。

【方剂】**八珍汤合仙方活命饮加减**。

（2）外治法

| 分期 | 治　法 |
|---|---|
| 初起未溃 | 火毒凝结证或湿热壅滞证，用金黄膏或千捶膏外敷；阴虚火炽证或气虚毒滞证，用冲和膏外敷 |
| 溃脓期 | 八二丹掺疮口，如脓水稀薄而带灰绿色者改用七三丹，外敷金黄膏。待脓腐大部脱落，改掺九一丹，外敷红油膏。若疮肿有明显波动，可采用手术扩创排毒，做"+"或"++"形切开，务求脓泄畅达。如大块坏死组织一时难脱，可分次去除，以不出血为度。切开时应注意尽量保留皮肤，以减少愈合后瘢痕形成 |
| 收口期 | 疮面脓腐已净，新肉渐生，以生肌散掺疮口，外敷白玉膏。若疮口有空腔，皮肤与新肉一时不能粘合者，可用垫棉法加压包扎 |

4. 预防与调护

（1）注意个人卫生。患病后经常保持疮周皮肤清洁，可用2%～10%黄柏溶液或生理盐水洗涤拭净，以免脓水浸淫。

（2）切忌挤压，患在项部者可用四头带包扎；若患在背部者，睡时宜侧卧；患在上肢者宜用三角巾悬吊；在下肢者宜抬高患肢，减少活动。

（3）初起时饮食宜清淡，忌食辛辣、鱼腥等发物；伴消渴者予消渴患者饮食；高热时应卧床休息，并多饮开水。

## 五、丹毒

1. 临床特点及不同部位丹毒的病名

（1）临床特点：丹毒是患部皮肤突然发红成片、色如涂丹的急性感染性疾病。病起突然，恶寒发热，局部皮肤忽然变赤，色如丹涂脂染，焮热肿胀，边界清楚，迅速扩大，数日内可逐渐痊愈，但容易复发。

（2）不同部位丹毒的病名：**生于躯干部者，称"内发丹毒"；发于头面部者，称"抱头火丹"；发于小腿足部者，称"流火"；新生儿多生于臀部，称"赤游丹毒"**。本病西医也称"丹毒"。

◆ **提醒**：不同部位丹毒为重点内容，考生须重点掌握。

2. 病因病机　总由**血热火毒**为患。凡发于头面部者，多夹风热；发于胸腹腰胯部者，多夹肝脾郁火；发于下肢者，多夹湿热；发于新生儿者，多由胎热火毒所致。

3. 内治法和外治法

（1）内治法

1）风热毒蕴证

【主症】发于头面部，皮肤焮红灼热，肿胀疼痛，甚则发生水疱，眼胞肿胀难睁，伴恶寒，发热，头痛。舌质红，苔薄黄，脉浮数。

【治法】**疏风清热解毒**。

【方剂】**普济消毒饮加减**。

2）肝脾湿火证

【主症】发于胸腹腰胯部，皮肤红肿蔓延，摸之灼手，肿胀疼痛，伴口干且苦。舌红，苔黄腻，脉弦滑数。

【治法】清肝泻火利湿。

【方剂】柴胡清肝汤、龙胆泻肝汤或化斑解毒汤加减。

3）湿热毒蕴证

【主症】发于下肢，局部红赤肿胀、灼热疼痛，或见水疱、紫斑，甚至结毒化脓或皮肤坏死。或反复发作，可形成大脚风。伴发热，胃纳不香。舌红，苔黄腻，脉滑数。

【治法】**利湿清热解毒**。

【方剂】**五神汤合萆薢渗湿汤加减**。

4）胎火蕴毒证

【主症】发生于新生儿，多见臀部，局部红肿灼热，常呈游走性。或伴壮热烦躁，甚则神昏谵语、恶心呕吐。

【治法】凉血清热解毒。

【方剂】犀角地黄汤合黄连解毒汤加减。

（2）外治法

1）外敷法：用**金黄散或玉露散**用冷开水或金银花露调敷。或鲜荷花叶、鲜蒲公英、鲜地丁全草、鲜马齿苋、鲜冬青树叶等捣烂湿敷。

2）砭镰法：患处消毒后，用七星针或三棱针叩刺患部皮肤，放血泄毒。此法只适用于下肢复发性丹毒，禁用于赤游丹毒、抱头火丹患者。

3）若流火结毒成脓者，可在坏死部分做小切口引流，掺九一丹，外敷红油膏。

4. 预防与调护

（1）患者应卧床休息，多饮水，床边隔离。

（2）流火患者应抬高患肢30°~40°。

（3）有肌肤破损者，应及时治疗，以免感染毒邪而发病。因脚湿气导致下肢复发性丹毒患者，应彻底治愈脚湿气，可减少复发。

## 六、瘰疬

1. 特点与病因病机

（1）特点：瘰疬是一种发生于颈部的慢性化脓性疾病。因其结核成串，累累如贯珠状，故名“瘰疬”。相当于西医的颈部淋巴结结核。其特点是多见于体弱儿童或青年，好发于**颈部两侧**。**结核成串，累累如贯珠状，成脓时皮色转为暗红，溃后脓水清稀，夹败絮状物质，此愈彼溃，经久难敛，易成窦道，愈合后形成凹陷性疤痕**。

（2）病因病机：忧思恚怒，肝气郁结，气郁伤脾，脾失健运，痰湿内生，结于颈项而成；也可因素体肺肾阴亏，以致阴虚火旺，灼津为痰，痰火凝结而成。

2. 诊断与鉴别诊断

（1）诊断：多见于儿童或青年，好发于颈部的一侧或两侧，亦可延及颌下、缺盆、腋部，病程进展缓慢。发病前常有痨病史。

| 分期 | 临床表现 |
|---|---|
| 初期 | 颈部一侧或双侧结块肿大如豆粒，一个或数个不等，皮色不变，按之坚实，推之能动，不热不痛。多无全身症状 |
| 中期 | 结核增大，皮核粘连，有时相邻的结核可互相融合成块，推之不动，渐感疼痛。如皮色渐转暗红，按之微热及微有波动感，为内脓已成。可伴轻微发热，食欲不振，全身乏力等 |
| 后期 | 切开或自溃后，脓水清稀，夹有败絮样物，疮口呈潜行性空腔，疮面肉色灰白，四周皮肤紫暗，可形成窦道。如脓水转厚，肉芽转成鲜红色，则即将愈合。常伴潮热、咳嗽、盗汗等肺肾阴亏之证，或出现面色少华、精神倦怠、头晕、失眠、经闭等气血两亏之证，或出现腹胀便溏、形瘦纳呆等脾虚不运之证 |

（2）鉴别诊断：需与颈痈、臖核、失荣等鉴别。

1）颈痈：虽亦生于颈之两侧，但发病较快，初起即寒热交作，结块形如鸡卵，漫肿坚硬，焮热疼痛，易消，易溃，易敛。

2）臖核：可由头面、口腔或四肢等部皮肤破碎或生疮引起，一般单个，在颏颌、颈部、腋部、胯腹部结核如豆，边界清楚，起发迅速，压之疼痛明显，很少化脓破溃，一般无全身症状。

3）失荣：多见于中老年人。生于耳前后及项间，初起结核形如堆栗，按之坚硬，推之不移，生长迅速，溃破后疮面如石榴样或菜花样，血水淋漓。常由口腔、喉部、鼻部或脏腑的岩转移而来。

3. 内治法和外治法

（1）内治

1）气滞痰凝证

【主症】多见于瘰疬初期，肿块坚实，无明显全身症状。苔黄腻，脉弦滑。

【治法】疏肝理气，化痰散结。

【方剂】开郁散加减。

2）阴虚火旺证

【主症】核块逐渐增大，皮核相连，皮色转暗红，午后潮热，夜间盗汗。舌红，少苔，脉细数。

【治法】滋阴降火。

【方剂】**六味地黄丸合清骨散加减**。

3）气血两虚证

【主症】疮口脓出清稀，夹有败絮样物，形体消瘦，精神倦怠，面色无华。舌淡质嫩，苔薄，脉细。

【治法】益气养血。

【方剂】香贝养营汤加减。

（2）外治

| 分期 | 治法 |
|---|---|
| 初期 | 局部肿块处可敷冲和膏或用阳和解凝膏掺黑退消 |
| 中期 | 外敷**冲和膏**，如脓成未熟，改用千捶膏。脓熟宜切开排脓，创口宜大，或做“十”字切口以充分引流 |
| 后期 | 已溃者先用五五丹或七三丹，次用八二丹药线引流，或用药棉嵌入疮口，外敷红油膏或冲和膏。肉芽鲜红，脓腐已尽时，改用生肌散、白玉膏 |

4. 预防与调护

（1）保持心情舒畅，情绪稳定。

（2）节制房事，以免耗损肾阴。避免过度体力活动，注意劳逸结合。

（3）增加营养食物，忌食鱼腥发物、辛辣刺激之品。

（4）积极治疗其他部位的痨病。

## 七、窦道

1. 临床表现　窦道是一种只有外口而无内孔相通的病理性盲管。属中医漏管的范畴。其特点是**管道由深部组织通向体表，有一个或多个外口，管道或长或短，或直或弯，一般不与内脏相通。常有脓性分泌物流出。疮周皮肤可呈潮红、丘疹、糜烂等表现，瘙痒不适**。一般无全身症状。

2. 外治法

（1）腐蚀法：先用五五丹或千金散蚀管拔毒，红油膏或太乙膏盖贴。如有异物，应及时取出。

（2）冲洗法：适用于管道狭长，药线无法引流到位，又不宜做扩创者。

（3）灌注法：经引流、冲洗等治疗，窦道内脓尽、无异物时，可注入生肌收口药油，促进窦道愈合。

（4）扩创法：适用于脓液引流不畅时，用其他方法无效，窦道所在部位也允许做扩创手术者。有助于清除异物和坏死组织，缩短疗程。

（5）垫棉法：用于生肌收口阶段，促进窦道愈合，尤其是腋部、腘窝部、乳房部等。

# 第三单元　乳房疾病

## 知识点概要

## 一、概述

1. 乳房与脏腑经络的关系　乳房与肝、胃、肾经及冲、任两脉有密切联系。**男子乳头属肝，乳房属肾；**

**女子乳头属肝，乳房属胃**。

2. 乳房肿块的检查 体位和采用坐位或仰卧位。

（1）望诊：让患者坐正，将两侧乳房完全显露，以做详细比较。注意乳房的形状，大小是否对称；乳房表面有无块状突起或凹陷；乳头的位置有无内缩或抬高；乳房皮肤有无发红、水肿或橘皮样、湿疹样改变等。

（2）触诊：坐位与卧位相结合，根据需要选择。先检查健侧乳房，再检查患侧，以便对比。正确的检查方法：四指并拢，用指腹平放乳房上轻柔触摸。切勿用手指去抓捏，否则会将捏起的腺体组织错误地认为是乳腺肿块。其顺序是**先触按整个乳房，然后按内上、外上、外下、内下象限触摸，继而触摸乳晕部分，注意有无血液从乳头溢出**。**最后触摸腋窝、锁骨下及锁骨上区域**。

（3）触诊时应注意的问题

1）发现乳房内肿块时，应注意肿块的位置、形状、数目、大小、质地、边界、表面情况、活动度及有无压痛。

2）肿物是否与皮肤粘连，可用手指轻轻提起肿物附近的皮肤，以确定有无粘连。

3）检查乳房时间选择，最好在**月经来潮的第7~10天**，这是乳房生理最平稳时期，有病变容易发现。

4）确定肿块的性质，还需结合年龄、病史及其他辅助检查方法。

## 二、乳痈

1. 病因病机 **乳汁淤积（最常见）、肝郁胃热、感受外邪**。

2. 临床表现 多见于产后3~4周的哺乳期妇女。

| 分期 | 临床表现 |
|---|---|
| 初起 | **常有乳头皲裂，哺乳时感乳头刺痛，伴乳汁淤积或结块，乳房局部肿胀疼痛，皮色不红或微红，皮肤不热或微热**。或伴有全身感觉不适，恶寒发热，食欲不振，脉滑数 |
| 成脓 | 患乳肿块渐增大，局部疼痛加重，皮色焮红，皮肤灼热，同侧腋窝淋巴结肿大压痛。至红肿热痛第10天左右，肿块中央渐软，按之应指有波动感，穿刺抽吸有脓液，有时脓液可从乳窍中流出，全身症状加剧，壮热不退，口渴思饮，小便短赤，舌红苔黄腻，脉洪数 |
| 溃后 | 脓肿成熟，可破溃出脓，或手术切开排脓。若脓出通畅，则肿消痛减，寒热渐退，疮口逐渐愈合。若溃后脓出不畅，肿势不消，疼痛不减，身热不退，可能形成袋脓，或脓液波及其他乳络形成传囊乳痈。亦有溃后乳汁从疮口溢出，久治不愈，形成乳漏者 |

3. 辨证论治及成脓期切开术的要求

（1）内治

1）气滞热壅证

【主症】乳汁淤积结块，皮色不变或微红，肿胀疼痛。伴有恶寒发热，周身酸楚，口渴，便秘，苔薄，脉数。

【治法】疏肝清胃，通乳消肿。

【方剂】**瓜蒌牛蒡汤加减**。

2）热毒炽盛证

【主症】乳房肿痛，皮肤焮红灼热，肿块变软，有应指感，或切开排脓后引流不畅，红肿热痛不消，有传囊现象，壮热，舌红，苔黄腻，脉洪数。

【治法】清热解毒，托里透脓。

【方剂】**透脓散加味**。

3）正虚毒恋证

【主症】溃脓后乳房肿痛虽轻，但疮口脓水不断，脓汁清稀，愈合缓慢或形成乳漏。全身乏力，面色少华，或低热不退，饮食减少。舌淡，苔薄，脉弱无力。

【治法】益气和营托毒。

【方剂】**托里消毒散加减**。

（2）外治

| 分期 | 治　法 |
|---|---|
| 初起 | 热敷加乳房按摩，以疏通乳络。**金黄散或玉露散**外敷，或用鲜菊花叶、鲜蒲公英、仙人掌去刺捣烂外敷 |
| 成脓 | 脓肿形成时，应在波动感及压痛最明显处及时切开排脓。**切口按乳络方向并与脓腔基底大小一致**，切口位置应选脓肿稍低的部位，使引流通畅而不致袋脓，应避免手术损伤乳络形成乳漏 |
| 溃后 | 切开排脓后，用八二丹或九一丹提脓拔毒，并用药线插入切口内引流，切口周围外敷金黄膏。待脓净仅有黄稠滋水时，改用生肌散收口。若有袋脓现象，可在脓腔下方用垫棉法加压 |

4. 预防与调护

（1）妊娠5个月后，经常用温开水或肥皂水洗净乳头。乳头内陷者，可常提拉矫正。

（2）乳母宜性情舒畅，情绪稳定。忌食辛辣炙煿、不过食肥甘厚腻之品。

（3）保持乳头清洁，不使婴儿含乳而睡，注意乳儿口腔清洁。要定时哺乳，每次哺乳应将乳汁吸空，如有积滞，可用按摩法或吸奶器帮助排出乳汁。

（4）若乳头擦伤、皲裂，可外涂麻油或蛋黄油。身体其他部位有化脓性感染时，应及时治疗。

（5）断乳时应先逐步减少哺乳时间和次数，再行断乳。断乳前可用生麦芽60g，生山楂60g，煎汤代茶，并用芒硝60g装入纱布袋中外敷。

（6）以胸罩或三角巾托起患乳，脓未成者可减少活动牵痛，破溃后可防袋脓，有助于加速窗口愈合。

## 三、乳漏

1. 病因病机　乳房部漏管，多因乳痈、乳发失治，脓出不畅；或切开不当，损伤乳络，乳汁从疮口溢出，以致长期流脓、溢乳而成；或因乳痨溃后，身体虚弱，日久不愈所致。乳晕部漏管，多因乳头内缩凹陷感染毒邪，或脂瘤染毒溃脓，疮口久不愈合而成。

2. 外治法

（1）腐蚀法：先用提脓去腐药，如**八二丹或七三丹**药捻，外敷红油膏。脓尽后改用生肌散、生肌玉红膏，必须使创面从基底部长起。

（2）垫棉法：适用于疮口漏乳不止和乳房部乳漏脓腐脱尽后，以促进疮口愈合。

（3）切开疗法：适用于浅层漏管及腐蚀法失败者。乳晕部乳漏手术的关键是切开通向乳头孔的漏管或扩张的乳腺导管。切开后创面用药同腐蚀法。

（4）挂线疗法：适用于深层漏管，常配合切开疗法。

## 四、乳癖

1. 概念与特点

（1）概念：乳癖是乳腺组织的既非炎症也非肿瘤的良性增生性疾病。相当于西医的乳腺增生病。

（2）特点：单侧或双侧乳房疼痛并出现肿块，乳痛和肿块与月经周期及情志变化相关。**乳房肿块大小不等，边界不清，质地不硬，活动度好**。好发于25~45岁的中青年妇女，其发病率占乳房疾病的75%，是临床上最常见的乳房疾病。

2. 病因病机

（1）由于情志不遂忧郁不解，久郁伤肝，或受精神刺激，急躁易怒，可导致肝郁气滞，气机阻滞，蕴结于乳房胃络，乳络经脉阻塞不通，不通则痛，而引起乳房疼痛；肝气郁久化热，热灼津液为痰，气滞痰凝血瘀即可形成乳房肿块。

（2）因冲任失调，气血瘀滞，或阳虚痰湿内结，经脉阻塞，而致乳房结块、疼痛、月经不调。

3. 临床表现

（1）好发于25~45岁。乳房以胀痛为主，也有刺痛或牵拉痛者。疼痛常在月经前加剧，经后疼痛减轻，或随情绪波动而变化。乳痛主要以乳房肿块处为甚，常涉及胸胁部或肩背部。乳房肿块可发于单侧或双侧，大多位于乳房的外上象限，也可见于其他象限。肿块的质地中等或质硬不坚，表面光滑或呈颗粒状，活动度好，多伴压痛。肿块大小不一，一般直径在 1~2cm，大者可超过 3cm。

（2）乳房肿块可于经前期增大变硬，经后稍见缩小变软。个别患者还可伴有乳头溢液，呈白色或黄绿色，或呈浆液状。

（3）乳房疼痛和乳房肿块可同时出现，也可先后出现，或以乳痛为主，或以乳房肿块为主。患者还常伴有月经失调、心烦易怒等症状。

4. 内治法

（1）肝郁痰凝证

【主症】多见于青壮年妇女。乳房肿块随喜怒消长，伴有胸闷胁胀，善郁易怒，失眠多梦，心烦口苦。苔薄黄，脉弦滑。

【治法】**疏肝解郁，化痰散结。**

【方剂】**逍遥蒌贝散加减。**

（2）冲任失调证

【主症】多见于中年妇女。乳房肿块月经前加重，经后缓减。伴有腰酸乏力，神疲倦息，月经失调，量少色淡，或闭经。舌淡，苔白，脉沉细。

【治法】调摄冲任。

【方剂】**二仙汤合四物汤加减。**

5. 其他疗法

（1）外治法：阳和解凝膏掺黑退消或桂麝散盖贴；或以生白附子或鲜蟾蜍皮外敷，或用大黄粉以醋调敷。若对外用药过敏者，应忌用。

（2）针灸疗法：常用穴位有乳根、膺窗、膻中、期门、内关等，以开郁结、调气血、止疼痛等。

（3）按摩疗法：按揉行间至太冲，或自乳头向下直按推至七八肋间的期门穴 36 次，并于期门穴上轻揉 72 次。

6. 预防与调摄

（1）应保持心情舒畅，情绪稳定。

（2）应适当控制脂肪类食物的摄入。

（3）及时治疗月经失调等妇科疾患和其他内分泌疾病。

（4）对发病高危人群要重视定期检查。

## 五、乳核

1. 特点与临床表现　乳核是发生在乳房部最常见的良性肿瘤。相当于西医的乳腺纤维腺瘤。其特点是好发于 20~25 岁青年妇女，**乳中结核，形如丸卵，质地坚实，边界清楚，表面光滑，推之活动**。

2. 辨证论治

（1）肝气郁结证

【主症】肿块较小发展缓慢，不红不热，不觉疼痛，推之可移，伴胸闷叹息。舌质正常，苔薄白，脉弦。

【治法】疏肝解郁，化痰散结。

【方剂】**逍遥散加减**。

（2）血瘀痰凝证

【主症】肿块较大，坚硬木实，重坠不适，伴胸闷牵痛，烦闷急躁，或月经不调、痛经等。舌质暗红，苔薄腻，脉弦滑或弦细。

【治法】疏肝活血，化痰散结。

【方剂】**逍遥散合桃红四物汤加山慈菇、海藻**。

3. 其他疗法

（1）外治法：阳和解凝膏掺黑退消外贴，7 天换药 1 次。

（2）手术疗法：一般应做手术切除，尤其是绝经后或妊娠前发现肿块者，或服药治疗期间肿块继续增大者。术后均需作病理检查，有条件应及时作冰冻切片检查。

4. 预防与调护

（1）调摄情志，避免郁怒。

（2）定期检查，发现肿块及时诊治。

（3）适当控制厚味炙煿食物。

## 六、乳岩

1. 发病情况与特点

（1）发病情况：乳岩是指乳房部的恶性肿瘤。相当于西医的乳腺癌。无生育史或无哺乳史的妇女，月经过早来潮或绝经期晚的妇女，有乳腺癌家族史的妇女，乳腺癌的发病率相对较高。

（2）特点：**乳房部出现无痛、无热、皮色不变而质地坚硬的肿块，推之不移，表面不光滑，凹凸不平，或乳头溢血，晚期溃烂，凹如泛莲**。是女性最常见的恶性肿瘤之一。

2. 临床表现

（1）发病年龄一般在40~60岁，绝经期妇女发病率相对较高。常为乳房内无痛肿块，边界不清，质地坚硬，表面不光滑，不易推动，常与皮肤粘连，出现病灶中心酒窝征，个别可伴乳头溢液。

（2）后期随着癌肿逐渐增大，产生不同程度疼痛，皮肤可呈**橘皮样水肿、变色**；病变周围可出现散在的小肿块，状如堆栗；乳头内缩或抬高，偶可见到皮肤溃疡。

（3）晚期，乳房肿块溃烂，疮口边缘不整齐，中央凹陷似岩穴，有时外翻似菜花，时渗紫红血水，恶臭难闻。癌肿转移至腋下及锁骨上时，可触及散在、数目少、质硬无痛的肿物，以后渐大，互相粘连，融合成团，继而出现形体消瘦、面色苍白、憔悴等恶病质貌。

3. 乳岩与乳癖、乳核的鉴别

（1）乳癖：好发于25~45岁女性。月经期乳房疼痛、胀大，有大小不等的结节状或片块状肿块，边界不清，质地柔韧，常为双侧性。肿块和皮肤不粘连。

（2）乳核：多见于20~25岁的女性，肿块多发生于一侧，形如丸卵，表面坚实光滑，边界清楚，活动度好，可推移。病程进展缓慢。

◆ **提醒**：乳岩与乳癖、乳核极易混淆，考生须重点掌握。

4. 辨证论治

（1）肝郁痰凝证

【主症】情志抑郁，或性情急躁，胸闷胁胀，或伴经前乳房作胀或少腹作胀。乳房部肿块皮色不变，质硬而边界不清。苔薄，脉弦。

【治法】疏肝解郁，化痰散结。

【方剂】**神效瓜蒌散合开郁散加减**。

（2）冲任失调证

【主症】经事紊乱，素有经前期乳房胀痛。或婚后从未生育，或有多次流产史。乳房结块坚硬。舌淡，苔薄，脉弦细。

【治法】调摄冲任，理气散结。

【方剂】**二仙汤合开郁散加减**。

（3）正虚毒识证

【主症】乳房肿块扩大，溃后愈坚，渗流血水，不痛或剧痛。精神萎靡，面色晦暗或苍白，饮食少进，心悸失眠。舌紫或有瘀斑，苔黄，脉弱无力。

【治法】调补气血，清热解毒。

【方剂】八珍汤加减。酌加半枝莲、白花蛇舌草、石见穿、露蜂房等清热解毒之品。

（4）气血两亏证

【主症】多见于癌肿晚期或手术、放化疗后。患者形体消瘦，面色萎黄或晄白，头晕目眩，神倦乏力，少气懒言，术后切口皮瓣坏死糜烂，时流渗液，皮肤灰白，腐肉色暗不鲜。舌质淡，苔薄白，脉沉细。

【治法】补益气血，宁心安神。

【方剂】**人参养荣汤加味**。

（5）脾虚胃弱证

【主症】手术或放化疗后，食欲不振，神疲肢软，恶心欲呕，肢肿倦怠。

【治法】健脾和胃。

【方剂】参苓白术散或理中汤加减。

5. 其他疗法

（1）手术疗法：**手术仍是乳腺癌治疗的首选方法**，近年手术范围渐趋缩小。辅助采用化疗、放疗可进一步提高疗效，但正确掌握适应证、合理治疗依然十分重要。

（2）外治法：适用于有手术禁忌证，或已远处广泛转移，不适宜手术者。初起用阿魏消痞膏外贴；溃后用海浮散或红油膏外敷；坏死组织脱落后，改用生肌玉红膏、生肌散外敷。

6. 预防与调护

（1）普及防癌知识宣传，推广和普及乳房自我检查。

（2）重视乳腺癌高危人群的定期检查。

（3）积极治疗乳腺良性疾病。

# 第四单元　瘿　　病

## 知识点概要

### 一、概论

病因病机：气滞、血瘀、痰凝、痰火郁结、冲任失调。

### 二、气瘿

1. 病因病机　一为忧恚，二为水土。外因平素饮水或食物中含碘不足；内因情志不畅，忧怒无节，气化失调，升降障碍，营运阻塞。此外，产后肾气亏虚，外邪乘虚侵入，亦能引起。

2. 临床表现　女性发病率较男性略高，一般多发生在青春期，在流行地区常见于学龄儿童。初起无明显不适，**甲状腺呈弥漫性肿大，腺体表面较平坦，质软不痛，皮色如常，腺体随吞咽动作而上下移动**。如肿块进行性增大，可呈下垂状，自觉沉重感，可压迫气管、食管、血管、神经等而引起各种症状。

（1）压迫气管，比较常见自一侧压迫，可使气管向他侧移位或变弯曲；自两侧压迫，气管变为扁平，由于气管内腔变窄，呼吸发生困难。

（2）压迫食管，可引起吞咽不适感，但不会引起梗阻症状。

（3）压迫颈深部大静脉，可引起头颈部的血液回流受阻，出现颈部和胸前表浅静脉的明显扩张。

（4）压迫喉返神经，可引起声带麻痹，患者声音嘶哑。

3. 内治法及预防

（1）内治法

肝郁气滞证

【主症】颈部弥漫性肿大，边缘不清，随喜怒消长，皮色如常，质软无压痛，肿块随吞咽动作上下移动。伴急躁易怒，善太息。舌质淡红，苔薄，脉沉弦。

【治法】**疏肝解郁，化痰软坚**。

【方剂】**四海舒郁丸加减**。

◆ **提醒**：气瘿一般采取疏肝解郁，化痰软坚的内治疗法。

（2）预防

1）在流行地区内，除改善水源外，应以**食用碘化食盐**做集体性预防。

2）经常用海带或其他海产植物佐餐，尤其在怀孕期和哺乳期。

3）保持心情舒畅，勿郁怒动气。

## 三、肉瘿

1. 概念、特点及病因病机

（1）概念、特点：肉瘿是瘿病中较常见的一种，其临床特点是**颈前喉结一侧或两侧结块，柔韧而圆，如肉之团，随吞咽动作而上下移动，发展缓慢**。好发于青年女性及中年人。相当于西医的甲状腺腺瘤或囊肿，属甲状腺的良性肿瘤。

（2）病因病机：忧思郁怒，气滞、痰浊、瘀血凝结而成。情志抑郁，肝失条达，气滞血瘀；或忧思郁怒，肝旺侮土，脾失运化，痰湿内蕴。气滞、湿痰、瘀血随经络而行，留注于结喉，聚而成形，乃成肉瘿。

2. 辨证论治

（1）气滞痰凝证

【主症】颈部一侧或两侧肿块呈圆形或卵圆形，不红不热，随吞咽动作上下移动。一般无明显全身症状，如肿块过大可有呼吸不畅或吞咽不利。苔薄腻，脉弦滑。

【治法】**理气解郁，化痰软坚**。

【方剂】**逍遥散合海藻玉壶汤加减**。

（2）气阴两虚证

【主症】颈部肿块柔韧，随吞咽动作上下移动。常伴有急躁易怒，汗出心悸，失眠多梦，消谷善饥，形体消瘦，月经不调，手部震颤等。舌红，苔薄，脉弦。

【治法】益气养阴，软坚散结。

【方剂】生脉散合海藻玉壶汤加减。

◆ **提醒**：肉瘿一般多采用内治法，以理气解郁、化痰软坚为主。

3. 其他疗法

（1）外治法：阳和解凝膏掺黑退消或桂麝散外敷。

（2）手术疗法：多发结节的肉瘿，内服药治疗3个月而症状无改善者，或伴有甲状腺功能亢进，或近期肿块增大较快，有恶变倾向者，应及时考虑手术治疗。

4. 预防与调护 保持心情舒畅、避免忧思郁怒最为重要。

## 四、石瘿

1. 含义与特点

（1）含义：瘿病坚硬如石不可移动者，称为“石瘿”。相当于西医的甲状腺癌。

（2）特点：**结喉两侧结块，坚硬如石，高低不平，推之不移**。好发于40岁以上中年人。

2. 病因病机与诊断

（1）病因病机：情志内伤，肝脾气逆，痰湿内生，气滞则血瘀，瘀血与痰湿凝结，上逆于颈部而成。亦有由肉瘿日久转化而来。

（2）诊断

1）临床表现：①多见于40岁以上患者，女多于男，或既往有肉瘿。颈前多年存在的肿块，生长迅速，质地坚硬如石，表面凹凸不平，推之不移，并可出现吞咽时移动受限。可伴有疼痛，若颈丛神经浅支受侵，则耳、枕、肩部剧痛。若肿块压迫，引起喉头移位或侵犯喉部神经时，可引起呼吸或吞咽困难，甚或发生声音嘶哑。若侵蚀气管造成溃疡时，可有咳血。颈部静脉受压时，可发生颈部静脉怒张与面部浮肿。②石瘿的淋巴结转移较为常见，有时颈部出现的淋巴结肿大，往往是一些微小而不易触及的乳头状腺癌的最初体征。血行转移多出现在肺和骨。

2）辅助检查：甲状腺同位素$^{131}$碘扫描，多显示为凉结节（或冷结节），进行B型超声、CT检查，以明确诊断。

3. 治疗原则 石瘿为恶性肿瘤，**一旦确诊，宜早期手术切除**。

# 第五单元 瘤 和 岩

## 知识点概要

### 一、概论

1. 中医学认识

（1）瘤：**瘀血、痰滞、浊气停留于机体组织间而产生的结块**。其特点是：局限性肿块，多生于体表，发展缓慢，一般无自觉症状。相当于西医的部分体表良性肿瘤。

（2）岩：发生于体表的恶性肿物的统称，为外科疾病中最凶险者。因其质地坚硬，表面凹凸不平，形如岩石而得名。其特点是：多发于中老年人，局部肿块坚硬，高低不平，皮色不变，推之不移，溃烂后如翻花石榴，色紫恶臭，疼痛剧烈，难于治愈，预后不良，故有绝症之称。

2. 病因病机 本虚而标实，正气亏虚为本，气滞、血瘀、痰凝、湿热或阴毒结聚为标。

3. 辨证论治和常用药物

（1）气郁痰凝证

【主症】局部肿块硬韧，尚可活动，患部皮色不变，无痛。伴有胸闷、胁胀、纳差、精神抑郁等症状。舌质淡红，苔薄白或微黄腻，脉细弦。

【治法】理气解郁，化痰散结。

【方剂】开郁散、通气散坚丸加减。

（2）寒痰凝聚证

【主症】局部肿块质硬，表面光滑有弹性，肿块活动度较差，患部皮肤色白，无痛，肤温不高。伴周身倦怠、胸闷不舒、畏寒怕冷。舌质淡，苔白或白腻，脉沉而滑。

【治法】温经散寒，化痰散结。

【方剂】阳和汤、万灵丹加减。

（3）毒热蕴结证

【主症】肿块增大，压痛，患处皮肤色红，肤温较高，或肿块溃烂，状如翻花，时流血水，痛如火燎，分泌物有恶臭味。伴发热、心烦、口渴、尿黄、大便干结。舌质红，少苔或苔黄，脉弦滑或滑数。

【治法】清热解毒，软坚散结。

【方剂】五味消毒饮合当归芦荟丸加减。

（4）气血瘀滞证

【主症】肿块坚硬，表面高低不平，推之不动，自觉疼痛或刺痛及胀痛，局部青筋显露。伴胁胀不适、易烦躁。舌质暗红或有瘀斑，苔薄黄，脉弦或涩。

【治法】活血化瘀，软坚散结。

【方剂】活血散瘀汤或散肿溃坚汤加减。

（5）正虚邪实证

【主症】多见于岩的晚期。肿块增大，增多，有邻近或远处转移，或岩肿溃烂，渗流血水，疮面灰暗，高低不平，易出血，久不收口。伴全身消瘦、发热、面色㿠白、身体倦怠、不思饮食等。舌质淡红，苔薄而微黄或少苔、无苔，脉细数。

【治法】益气养血，解毒散结。

【方剂】保元汤或生脉饮合散肿溃坚汤加减。

4. 预防与调护

（1）保持心情舒畅，切忌七情过度。

（2）保护与改善环境，有效防止污染，避免接触放射与化学毒性物质。

(3) 对于肿块及溃疡等要及时检查，以便早期发现，早期治疗。

(4) 对癌瘤患者重视精神护理，解除患者的紧张情绪和精神负担。

(5) 戒烟限酒，加强营养，适当锻炼，有益于抗病能力的提高。

## 二、血瘤

1. 概念　血瘤是指体表血络扩张，纵横丛集而形成的肿瘤。可发生于身体任何部位，大多数为先天性，其特点是**病变局部色泽鲜红或暗紫，或呈局限性柔软肿块，边界不清，触之如海绵状**。相当于西医的血管瘤。常见的有毛细血管瘤和海绵状血管瘤。

2. 诊断

| 病　名 | 临床表现 |
|---|---|
| 毛细血管瘤 | 生后1~2个月内出现，部分在5岁左右自行消失，多发生在颜面、颈部，可单发，也可多发。多数表现为在皮肤上有红色丘疹或小的红斑，逐渐长大，界限清楚，大小不等，质软可压缩，色泽为鲜红色或紫红色，压之可褪色，抬手复原 |
| 海绵状血管瘤 | 质地柔软似海绵，常呈局限性半球形、扁平状或高出皮面的隆起物，肿物有很大压缩性，可因体位下垂而充盈，或随患肢抬高而缩小，在瘤内有时可扪及颗粒状的静脉石硬结，外伤后可引起出血、继发感染，可形成慢性出血性溃疡 |

3. 治疗

(1) 辨证论治

1) 心肾火毒证

【主症】多见于初生婴儿。肿块大小不一，色泽鲜红，边界不清，不痛不痒。伴五心烦热，面赤口渴，尿黄便干，易口舌生疮。舌质红，苔薄黄，脉细数。

【治法】清心泻火，凉血解毒。

【方剂】芩连二母丸合凉血地黄汤加减。

2) 肝经火旺证

【主症】多发于头面或大腿部，肿块呈丘疹或结节状，表面呈红色，易出血，常因情志不遂或郁怒而发生胀痛。可伴心烦易怒、咽干口苦等症。舌质红，苔微黄，脉弦细数。

【治法】清肝泻火，祛瘀解毒。

【方剂】丹栀逍遥散合清肝芦荟丸加减。

3) 脾统失司证

【主症】肿瘤体积不大，边界不清，表面色红，好发于下肢，质地柔软易出血，无疼痛。伴肢软乏力、面色萎黄、纳食不佳等。舌质淡，苔白或白腻，脉细。

【治法】健脾益气，化湿解毒。

【方剂】顺气归脾丸加减。

(2) 其他疗法

1) 外治法

a. 对小面积毛细血管瘤及海绵状血管瘤可用**五妙水仙膏**外搽。

b. 清凉膏合藤黄膏外敷，包扎固定，每日换药1次，以促其消散。

c. 若肿瘤出血，可用云南白药掺敷伤口，既可止血，又具消散作用。

2) 注射疗法：消痔灵注射液加1%普鲁卡因按1∶1混合后注入瘤体，缓慢注入，至整个瘤体稍高起为止。每次用药3~6ml。隔1周可再注射1次。若瘤体尚未发硬萎缩，可用消痔灵2份，普鲁卡因1份，如上法进行注射。

3) 手术疗法：孤立病变可行手术切除。对病在头面部者要注意美容，以防术后瘢痕过大。

4) 冷冻疗法：对于浅表较小的血瘤可采用冷冻方法治疗。

5) 放射疗法：对于范围较大的血瘤也可应用放射治疗。

◆ **提醒：**瘤体局限者可行手术切除，中医科辨证论治，或配合外治和其他疗法。

## 三、肉瘤

1. 概念　肉瘤是发于皮里膜外、由脂肪组织过度增生而形成的良性肿瘤。其特点是**软似绵，肿似馒，皮色不变，不紧不宽，如肉之隆起**。相当于西医的脂肪瘤。

2. 病因病机　思虑过度或饮食劳倦伤脾，脾失运化，痰湿内生，脾气不行，津液凝聚为痰，痰气郁结，发为肉瘤。或郁怒伤肝，肝失疏泄，肝克脾土，肝脾不和，气机不畅，瘀血阻滞，逆于肉理，乃生肉瘤。

3. 临床表现　多见于成年女性，可发于身体各部，好发于肩、背、腹、臀及前臂皮下。**大小不一，边界清楚，皮色不变，生长缓慢，触之柔软，呈扁平团块状或分叶状，推之可移动，基底较广阔，一般无疼痛**。多发者常见于四肢、胸或腹部，呈多个较小的圆形或卵圆形结节，质地较一般肉瘤略硬，压之有轻度疼痛。

4. 辨证论治

气郁痰凝证

【主症】肿块多为单个，少数为多发，大小不一，瘤体柔软如绵，推之可移动，皮色不变，生长缓慢，舌淡，苔白，脉滑。

【治法】**理气健脾，化痰散结**。

【方剂】**化坚二陈丸合十全流气饮加减**。

5. 其他疗法

（1）外治法：用**阳和解凝膏掺黑退消外贴**。

（2）手术疗法：小的肉瘤可不处理，瘤体较大者，或有明显增大趋势，或伴有疼痛，或瘤体较大者，宜行手术切除。

6. 预防与调护

（1）注意合理饮食，勿过食辛辣炙煿、肥甘厚味之品。

（2）调畅情志，节制恼怒。

## 四、失荣

1. 概念　发于颈部及耳之前后的岩肿，因**其晚期气血亏乏，面容憔悴，形体消瘦，状如树木枝叶发枯，失去荣华而命名**。相当于西医的颈部淋巴结转移癌和原发性恶性肿瘤。多见于40岁以上男性。

2. 病因病机　失荣的发生与肝胆关系密切。如七情内伤，肝失条达，气滞血瘀，阻于胆经颈络，则结为肿块；或脾虚运化失司，水湿津液凝聚为痰，痰瘀脏毒凝结于少阳、阳明之络，可发为本病。

3. 临床表现　颈部淋巴结肿大，生长较快，质地坚硬。病变开始时多为单发结节，可活动；后期肿块体积增大，数量增多，融合成团块或联结成串，表面不平，固定不移。一般无疼痛，但合并染毒时，可有压痛。日久癌肿溃破，疮面渗流血水，高低不平，形似翻花状。其肿痛波及范围可向面部、胸部、肩背部扩展。

4. 辨证论治

（1）气郁痰结证

【主症】颈部或耳前、耳后有坚硬之肿块，肿块较大聚结成团，与周围组织粘连而固定，有轻度刺痛或胀痛，颈项牵扯感，活动转侧不利，患部皮色暗红微热，伴胸闷胁痛，心烦口苦等症，舌质红，苔微黄腻，脉弦滑。

【治法】**理气解郁，化痰散结**。

【方剂】**化痰开郁方**。

（2）阴毒结聚证

【主症】颈部肿块坚硬，不痛不胀，尚可推动，患部初起皮色如常，以后可呈橘皮样变，伴畏寒肢冷，纳呆便溏，舌质淡，苔白腻，脉沉细或弦细。

【治法】温阳散寒，化痰散结。

【方剂】阳和汤加减。

（3）瘀毒化热证

【主症】颈部岩肿迁延日久，肿块迅速增大，中央变软，周围坚硬，溃破后渗流血水，状如翻花，并向四周漫肿，范围可波及面部、胸部、肩背等处，伴疼痛，发热，消瘦，头颈活动受限，舌质红，苔黄，脉数。

【治法】清热解毒，化瘀散瘀。

【方剂】五味消毒饮合化坚二陈丸加减。

（4）气血两亏证

【主症】颈部肿块溃破以后，长期渗流脓血，不能愈合，疮面苍白水肿，肉芽高低不平，胬肉翻花，伴低热，乏力，消瘦等，舌质淡，苔白或无苔，脉沉细。

【治法】补益气血，解毒化瘀。

【方剂】**八珍汤合四妙勇安汤加减。**

5. 其他疗法

（1）外治法

1）早期颈部硬肿为气郁痰结证者，可外贴太乙膏；或外敷天仙子膏，取天仙子 50g，用醋、蜜各半调敷，每日换 1 次。

2）早期颈部硬肿若为阴毒结聚者，可外贴阳和解凝膏或冲和膏。

3）岩肿溃破胬肉翻花者，可用白降丹掺于疮面，其上敷太乙膏。若溃久气血衰败，疮面不鲜，可用神灯照法，疮面掺阴毒内消散，外敷阳和解凝膏。

（2）手术及放化疗法：局部病变可用放射治疗或配合全身化疗、手术治疗等。

6. 预防与调护

（1）加强营养，提高机体抗病能力。

（2）保持心情舒畅，避免精神刺激。

（3）加强疮面护理，做到及时换药。

## 五、肾岩

1. 含义　阴茎属肾，岩肿生于阴茎，故名“肾岩”。由于肾岩日久疮面溃破，形如去皮之石榴，如花瓣翻开，故又称“肾岩翻花”。相当于西医的阴茎癌。

2. 病因病机　湿浊瘀结、火毒炽盛、阴虚火旺。

3. 诊断

（1）临床表现

1）本病多发于中老年人。初起时在包皮系带附近、阴茎头部、冠状沟部或尿道口处，可见丘疹、红斑、结节、疣状增生等，逐渐增大，刺痒，甚至破溃，状如翻花石榴子样，并有恶臭分泌物，疼痛加重，严重者阴茎溃烂脱落。

2）患者约有 30% 以上发生淋巴结转移，以腹股沟淋巴结最多见，但也可波及髂外及直肠周围淋巴结等。本病早期一般无明显全身症状，晚期可出现发热、消瘦、贫血等。

（2）辅助检查：行病理切片检查可以明确诊断。

4. 治疗原则　以**手术治疗**为主，可配合中医辨证论治或其他疗法。

5. 辨证论治

（1）湿浊瘀结证

【主症】阴茎龟头或冠状沟出现丘疹或菜花状结节，逐渐增大，痒痛不休，溃后渗流血水，有的可发生腹股沟淋巴结肿大；伴畏寒，乏力，小便不畅，尿道涩痛；舌质淡红，苔白微腻，脉沉弦。

【治法】**利湿化浊，解毒化瘀。**

【方剂】**三妙丸合散肿溃坚汤加减。**

（2）火毒炽盛证

【主症】阴茎赘生结节，红肿胀痛，溃烂后状如翻花，渗出物腐臭难闻；伴发热，口渴，大便秘结，小便短赤；舌质红，苔黄腻，脉弦数或滑数。

【治法】清热泻火，解毒消肿。

【方剂】**龙胆泻肝汤合四妙勇安汤加减**。

（3）阴虚火旺证

【主症】多见于肾岩手术、放化疗后，或病变晚期，阴茎溃烂脱落；伴口渴咽干，疲乏无力，五心烦热，身体消瘦；舌红，少苔，脉细数。

【治法】滋阴降火，清热解毒。

【方剂】知柏地黄丸合大补阴丸加减。

6. 其他疗法

（1）外治法

1）岩肿溃烂不洁，用五五丹或千金散撒于疮面，或用红灵丹油膏外敷，每日 1~2 次更换，腐蚀至癌肿平复后，改用九一丹。如创面渗血可掺海浮散，外敷生肌玉红膏。创面清洁后，改用红油膏或白玉膏。

2）皮癌净外敷，每日 1 次或隔日 1 次。

（2）手术疗法：根据病变范围和浸润程度，可选择肿物局部切除、阴茎部分切除或阴茎全切除术等。

7. 预防与调护

（1）保持包皮内清洁卫生，避免积垢。

（2）包茎、包皮过长者宜尽早实行包皮环切术。

（3）及时处理癌前期病变，如乳头状瘤、尖锐湿疣、黏膜白斑、阴茎皮角等，对可疑癌变者，应作病理学检查。

# 第六单元　皮肤及性传播疾病

## 知识点概要

### 一、概论

1. 皮肤病的病因病机

（1）病因：外因主要是风、湿、热、虫、毒；内因主要是七情内伤、饮食劳倦和肝肾亏损。

（2）病机：因气血不和、脏腑失调、邪毒结聚而致生风、生湿、化燥、致虚、致瘀、化热、伤阴等。

2. 皮肤病的原发性及继发性皮损

（1）原发性皮损：皮肤病在其病变过程中，直接发生及初次出现的皮损，有斑疹、丘疹、风团、结节、疱疹、脓疱等。

（2）继发性皮损：是原发性皮损经过搔抓、感染、治疗处理和在损害修复过程中演变而成，有鳞屑、糜烂、溃疡、痂、抓痕、皲裂、苔藓样变、瘢痕、色素沉着、皮肤萎缩等。

3. 外用药剂型及使用原则

（1）外用药物的剂型：溶液、粉剂（又名散剂）、洗剂（又名混悬剂、悬垂剂）、酊剂、油剂、软膏。

（2）外用药物使用原则

1）要根据病情阶段用药：皮肤炎症在急性阶段，若仅有红斑、丘疹、水疱而无渗液，宜用洗剂、粉剂、乳剂；若有大量渗液或明显红肿，则用溶液湿敷为宜。皮肤炎症在亚急性阶段，渗液与糜烂很少，红肿减轻，有鳞屑和结痂，则用油剂为宜。皮肤炎症在慢性阶段，有浸润肥厚，角化过度时，则用软膏为主。

2）注意控制感染。

3）用药宜先温和后强烈。

4）用药浓度宜先低后高。

5）随时注意药敏反应。

6）外用软膏时需注意：外涂软膏在第2次涂药时，需用棉花蘸上各种植物油或液状石蜡轻轻揩去第1次所涂的药膏，然后再涂药膏，切不可用汽油或肥皂、热水擦洗。

## 二、热疮

1. 概念与特点　热疮是发热后或高热过程中在皮肤黏膜交界处所发生的急性疱疹性皮肤病。相当于西医的单纯疱疹。好发于口唇、鼻孔周围、面颊、外阴等皮肤黏膜交界处。特点：皮损为成群的水疱，有的互相融合，多在1周后痊愈，易于复发。

2. 病因病机　外感风温热毒，阻于肺胃二经，蕴蒸皮肤而生；或由肝经湿热下注，阻于阴部而成；或因反复发作，热邪伤津，阴虚内热所致。

3. 辨证论治

（1）肺胃热盛证

【主症】群集小疱，灼热刺痒，轻度周身不适，心烦郁闷，大便干，小便黄，舌红，苔黄，脉弦数。

【治法】疏风清热。

【方剂】**辛夷清肺饮合竹叶石膏汤加减**。

（2）湿热下注证

【主症】疱疹发于外阴，灼热痛痒，水疱易破糜烂，可伴有发热，尿赤，尿频，尿痛；苔黄，脉数。

【治法】清热利湿。

【方剂】**龙胆泻肝汤加板蓝根、紫草、延胡索等**。

（3）阴虚内热证

【主症】间歇发作，发复不愈，口干唇燥，午后微热，舌红，苔薄，脉细数。

【治法】养阴清热。

【方剂】增液汤加板蓝根、马齿苋、紫草、石斛、生薏苡仁。

4. 外治法

（1）初起者局部酒精消毒，用三棱针或一次性5号注射针头浅刺放出疱液。

（2）局部外用药以清热、解毒、燥湿、收敛为主。可用紫金锭磨水外搽，或金黄散蜂蜜调敷，或青吹口散油膏、黄连膏外涂，每天2~3次。

5. 预防与调护

（1）饮食宜清淡，忌辛辣炙煿、肥甘厚味之品。

（2）多饮水，多吃蔬菜、水果，保持大便通畅。

（3）保持局部清洁，促使干燥结痂，防止继发感染。结痂后宜涂软膏，防其痂壳裂开。

（4）对反复发作者，应避免诱发因素。

## 三、蛇串疮

1. 概念与特点

（1）概念：蛇串疮是一种皮肤上出现成簇水疱，呈身体单侧带状分布，痛如火燎的急性疱疹性皮肤病。相当于西医的带状疱疹。

（2）特点：**皮肤上出现红斑、水疱或丘疱疹，累累如串珠，排列成带状，沿一侧周围神经分布区出现，局部刺痛或伴臀核肿大**。好发春秋季节，四季皆有。好发胸胁部，又名“缠腰火丹”，亦称“火带疮”“蛇丹”“蜘蛛疮”等。

2. 辨证论治

（1）肝经郁热证

【主症】皮损鲜红，灼热刺痛，疱壁紧张，口苦咽干，心烦易怒，大便干燥或小便黄，舌质红，苔薄黄或黄厚，脉弦滑数。

【治法】清泄肝火，解毒止痛。

【方剂】龙胆泻肝汤加紫草、板蓝根、延胡索等。

【加减】发于头面者，加牛蒡子、野菊花；有血疱者，加水牛角粉、牡丹皮；疼痛明显者，加制乳香、制没药。

（2）脾虚湿蕴证

【主症】皮损色淡，疼痛不显，疱壁松弛，口不渴，食少腹胀，大便时溏，舌淡或正常，苔白或白腻，脉沉缓或滑。

【治法】健脾利湿，解毒消肿。

【方剂】除湿胃苓汤加减。

【加减】发于下肢者，加牛膝、黄柏；水疱大而多者，加土茯苓、萆薢、车前草。

（3）气滞血瘀证

【主症】皮疹减轻或消退后局部疼痛不止，放射到附近部位，痛不可忍，坐卧不安，重者可持续数月或更长时间，舌暗，苔白，脉弦细。

【治法】理气活血，通络止痛。

【方剂】**柴胡疏肝散合桃红四物汤加减**。

【加减】心烦眠差者，加珍珠母、牡蛎、栀子、酸枣仁；疼痛剧烈者，加延胡索、制乳香、制没药、蜈蚣等。

3. 其他疗法

（1）外治法

1）初起用**二味拔毒散**调浓茶水外涂；或外敷**玉露膏**；或外搽双柏散、三黄洗剂、清凉乳剂，每天 3 次；或鲜马齿苋、野菊花叶、玉簪花叶捣烂外敷。

2）水疱破后，用**黄连膏**、**四黄膏或青黛膏**外涂；有坏死者，用九一丹或海浮散换药。

3）若水疱不破或水疱较大者，可用三棱针或消毒空针刺破，吸尽疱液或使疱液流出，以减轻胀痛不适。

（2）针刺疗法：内关、阳陵泉、足三里直刺，局部周围卧针平刺，留针 30 分钟，每日 1 次。疼痛日久者加支沟，或加耳针刺肝区，埋针 3 天。或阿是穴强刺激。

4. 预防与调护

（1）发病期间应保持心情舒畅，以免肝郁气滞化火加重病情。

（2）生病期间忌食肥甘厚味和鱼腥海味之物，饮食宜清淡，多吃蔬菜、水果。

（3）忌用热水烫洗患处，内衣宜柔软宽松，以减少磨擦。

（4）皮损局部保持干燥、清洁，忌用刺激性强的软膏涂敷，以防皮损范围扩大或加重病情。

## 四、疣

1. 不同疣的特点与好发部位

（1）特点：疣是一种发生皮肤浅表的良性赘生物。因其皮损形态及发病部位不同而名称各异。本病西医亦称“疣”，一般分为寻常疣、扁平疣、传染性软疣、掌跖疣和丝状疣等。

（2）好发部位：发于手背、手指、头皮等处者，称“千日疮”“疣目”“枯筋箭”或“瘊子”；**发于颜面、手背、前臂等处者，称“扁瘊”；发于胸背部有脐窝的赘疣，称“鼠乳”**；发于足跖部者，称“跖疣”；发于颈周围及眼睑部位，呈细软丝状突起者，称“丝状疣”或“线瘊”。

2. 寻常疣、扁平疣、传染性软疣的治疗

（1）寻常疣

1）推疣法：用于治疗头大蒂小，明显高出皮面的疣。在疣的根部用棉棒与皮肤平行或成 30°角度，向前推进，用力不宜猛。有的疣体仅用此法即可推除，推除后创面压迫止血，或掺上桃花散少许，并用纱布盖贴，胶布固定。

2）鸦胆子散敷贴法：先用热水浸洗患部，用刀刮去表面的角质层，然后将鸦胆子仁 5 粒捣烂敷贴，用玻璃纸及胶布固定，3 天换药 1 次。

3）荸荠或菱蒂摩擦法：荸荠削去皮，用白色果肉摩擦疣体，每天 3~4 次，每次摩擦至疣体角质层软化、脱掉、微有痛感及点状出血为止，一般数天可愈。或取菱蒂长约 3cm，洗去污垢，在患部不断摩擦，每次 2~3 分钟，每天 6~8 次。

（2）扁平疣

1）洗涤法：用内服方的第二煎汁外洗，以海螵蛸蘸药汁轻轻擦洗疣体使之微红为度。每天2~3次。

◆ **提醒：** 扁平疣的内服方：风热蕴结证的首选方为马齿苋合剂去桃仁、红花加木贼草、郁金、浙贝母、板蓝根；热瘀互结证的首选方为桃红四物汤加生黄芪、板蓝根、紫草、马齿苋、浙贝母、薏苡仁。

2）涂法：用鸦胆子仁油外涂患处，每天1次。用于治疗散在扁瘊，防止正常皮肤受损。

（3）传染性软疣：用消毒针头挑破患处，挤尽白色乳酪样物，再用碘酒或浓石炭酸溶液点患处。若损害较多，应分批治疗，注意保护周围皮肤。

## 五、癣

1. 头癣、手足癣、体癣和花斑癣的临床特点和诊断

| 癣 | | 临床表现 |
|---|---|---|
| 头癣 | 白秃疮 | 相当于西医的白癣。多见于学龄儿童，男性多于女性。**头皮有圆形或不规则的覆盖灰白鳞屑的斑片。**病损区**毛发干枯无泽，常在距头皮0.3~0.8cm处折断而参差不齐。头发易拔落且不疼痛，病发根部包绕有白色鳞屑形成的菌鞘。自觉瘙痒。**发病部位以头顶、枕部居多，但发缘处一般不被累及。青春期可自愈，秃发也能再生，不遗留瘢痕 |
| | 肥疮 | 相当于西医的黄癣。俗称"黄癞"，好发于儿童。皮损多从头顶部开始，渐及四周，可累及头部。初起红色丘疹，或有脓疱，干后结痂蜡黄色。特征是有**黄癣痂堆积**。癣痂呈蜡黄色，肥厚，富黏性，边缘翘起，中央微凹，上有毛发贯穿，质脆易粉碎，有**特殊的鼠尿臭**。除去黄癣痂，其下为鲜红湿润的糜烂面，病变部位可相互融合，形成大片黄痂。病变区头发干燥，失去光泽。久之毛囊被破坏而成永久性脱发。当病变痊愈后，则在头皮留下广泛、光滑的萎缩性瘢痕。头皮四周约1cm不易受损 |
| 体癣（圆癣、铜钱癣） | | 皮损多呈钱币状、圆形，故名圆癣，亦称"铜钱癣"。发于股胯、外阴等处者，称"阴癣"（股癣）。以青壮年男性多见，多发于夏季，好发于面部、颈部、躯干及四肢近端。初起为丘疹或水疱，逐渐形成边界清楚的钱币形红斑，其上覆盖细薄鳞屑。病灶中央皮疹消退呈自愈倾向，而向四周蔓延，有丘疹、水疱、脓疱、结痂等损害。皮损特征为环形、多环形，边界清楚，中心消退，外围扩张的斑块 |
| 花斑癣（紫白癜风、汗斑） | | **中医称"紫白癜风"，常发于多汗体质的青壮年，可在家庭中相互传染。**皮损好发于颈项、躯干，尤其是**多汗部位及四肢近心端，为大小不一、边界清楚的圆形或不规则的无炎症性斑块**，色淡褐，灰褐至深褐色，或轻度色素减退，或附少许糠秕状细鳞屑，常融合成片。有轻微痒感，常夏发冬愈，复发率高 |

2. 癣的治疗方法　以**杀虫止痒**为主要治法，以外治为主，必须彻底治疗。抗真菌西药治疗有一定优势，可中西药合用。白秃疮、肥疮可采用**拔发疗法**。

3. 预防与调护

（1）加强癣病基本知识的宣传，对预防和治疗要有正确的认识。

（2）注意个人、家庭及集体卫生。对幼儿园、学校、理发室、浴室、旅店等公共场所要加强卫生管理。

（3）对已有患者要早发现，早治疗，坚持治疗，巩固疗效。对患癣病的动物也要及时处理，以消除传染源。

（4）要针对不同癣病传染途径做好消毒灭菌工作。白秃疮、肥疮患者要注意理发工具及患者梳、帽、枕巾等的灭菌；脚湿气患者要注意保持足部干燥，勿与他人共用洗脚盆、浴巾、鞋袜等，鞋袜宜干爽透风，并经常洗涤、暴晒；圆癣、阴癣、紫白癜风患者的内衣、裤、床单等要常洗换、暴晒，并宜煮沸消毒。

## 六、疥疮

1. 病因病机　疥疮是由人型疥虫通过密切接触而传染。

2. 临床特点

（1）本病传染性极强，冬春季多见。易在集体生活的人群中和家庭内流行。皮损好发于**皮肤薄嫩和皱褶处**，如手指侧、指缝、腕肘关节屈侧、腋窝前缘、女性乳房下、少腹、外阴、腹股沟、大腿内侧等处。

（2）皮疹主要为**红色小丘疹、丘疱疹、小水疱、隧道、结节和结痂**。水疱常见于指缝。结节常见于阴囊、少腹等处。隧道为疥疮的特异性皮疹，长约0.5mm，弯曲，微隆起，呈淡灰色或皮色，在隧道末端有一个针头大的灰白色或微红的小点，为疥虫隐藏的地方。

（3）病久者男性皮损主要在阴茎、阴囊有结节；女性皮损主要在小腹、会阴部。患者常有奇痒，遇热或夜间尤甚，常影响睡眠。

3. 治疗方法　临床常用5%~20%的**硫黄软膏**外搽。

◆ **提醒**：疥疮以杀虫止痒为主要治法。必须隔离治疗，以外治为主。

4. 预防

（1）加强卫生宣传及监督管理，对公共浴室、旅馆、车船上的衣被应定期严格消毒。

（2）注意个人卫生，勤洗澡，勤换衣服，被褥常洗晒。

（3）接触疥疮患者后，用肥皂水洗手。患者所用衣服、被褥、毛巾等均需煮沸消毒，或在阳光下充分暴晒，以便杀灭疥虫及虫卵。

（4）彻底消灭传染源，注意消毒隔离。家庭和集体宿舍患者应分居，并积极治疗，以杜绝传染。

（5）发病期间忌食辛燥鱼腥发物。

## 七、湿疮

1. 临床特点

（1）湿疮是一种过敏性炎症性皮肤病。相当于西医的湿疹。

（2）特点：**对称分布，多形损害，剧烈瘙痒，倾向湿润，反复发作，易成慢性**等。根据病程，可分为急性、亚急性、慢性三类。急性以丘疱疹为主，有渗出倾向；慢性以苔藓样变为主，易反复发作。

（3）本病男女老幼皆可发病，但以先天禀赋不耐者为多，无明显季节性，但冬季常复发。根据皮损形态不同，名称各异。如浸淫全身，滋水较多者，称为“浸淫疮”；以丘疹为主者，称为“血风疮”或“粟疮”。

（4）根据发病部位的不同，其名称也不同。如发于耳部者，称为“旋耳疮”；发于手部者，称为“病疮”；发于阴囊部者，称为“肾囊风”；发于脐部者，称为“脐疮”；发于肘、膝弯曲部者，称为“四弯风”；发于乳头者，称为“乳头风”。

2. 病因病机　由于禀赋不耐，饮食失节，或过食辛辣刺激荤腥动风之物，脾胃受损，失其健运，湿热内生，又兼外受风邪，内外两邪相搏，**风湿热邪浸淫肌肤**所致。急性者以湿热为主；亚急性者多与脾虚湿恋有关；慢性者则多病久耗伤阴血，血虚风燥，乃致肌肤甲错。

3. 辨证论治

（1）内治

1）湿热蕴肤证

【主症】**发病快，病程短，皮损有潮红、丘疱疹，灼热瘙痒无休，抓破渗液流脂水，伴心烦口渴，身热不扬，大便干，小便短赤，舌红，苔薄白或黄，脉滑或数。**

【治法】**清热利湿止痒。**

【方剂】**龙胆泻肝汤合萆薢渗湿汤加减。**

【加减】水疱多，破后流滋多者，加土茯苓、鱼腥草；瘙痒重者，加紫荆皮、地肤子、白鲜皮。

2）湿热浸淫证

【主症】发病时间短，皮损面积大，色红灼热，丘疱疹密集，瘙痒剧烈，抓破脂水淋漓，浸淫成片，伴胸闷纳呆，身热不扬，腹胀便溏，小便黄，舌红，苔黄腻，脉滑数。

【治法】**清热利湿，解毒止痒。**

【方剂】**龙胆泻肝汤合五味消毒饮加减。**

3）脾虚湿蕴证

【主症】发病较缓，皮损潮红，丘疹，或丘疱疹少，瘙痒，抓后糜烂渗出，可见鳞屑，伴纳少，腹胀便溏，易疲乏，舌淡胖，苔白腻，脉弦缓。

【治法】健脾利湿止痒。

【方剂】**除湿胃苓汤或参苓白术散加紫荆皮、地肤子、白鲜皮**。

4）血虚风燥证

【主症】病程久，反复发作，皮损色暗或色素沉着，或皮损粗糙肥厚，剧痒难忍，遇热或肥皂水后瘙痒加重，伴有口干不欲饮，纳差，腹胀，舌淡，苔白，脉弦细。

【治法】**养血润肤，祛风止痒**。

【方剂】**当归饮子或四物消风饮加丹参、鸡血藤、乌梢蛇**。

◆ **提醒**：本病以清热利湿止痒为主要治法。急性者以清热利湿为主，慢性者以养血润肤为主。

（2）外治

| 湿疹 | 治法 |
|---|---|
| 急性湿疮 | 初起仅有潮红、丘疹，或少数水疱而无渗液时，外治宜清热安抚，避免刺激，可选用清热止痒的中药**苦参、黄柏、地肤子、荆芥等煎汤温洗，或10%黄柏溶液、炉甘石洗剂外搽**。若水疱糜烂、渗出明显时，外治宜收敛、消炎，促进表皮恢复，可用黄柏、生地榆、马齿苋、野菊花等煎汤，或10%黄柏溶液、三黄洗剂等湿敷，或2%～3%硼酸水冷敷 |
| 亚急性湿疮 | 外治原则为消炎、止痒、干燥、收敛，选用三黄洗剂、3%黑豆馏油、10%生地榆氧化锌油、5%黑豆馏油泥膏外搽 |
| 慢性湿疮 | 外治原则以止痒、抑制表皮细胞增生、促进真皮炎症浸润吸收为主。可选用各种软膏剂、乳剂，根据瘙痒及皮肤肥厚程度加入不同浓度的止痒剂、角质促成和溶解剂，一般可外搽青黛膏、5%硫黄软膏、5%～10%复方松馏油软膏、10%～20%黑豆馏油软膏 |

4. 预防与调护

（1）急性湿疮忌用热水烫洗，忌用肥皂等刺激物洗患处。

（2）湿疮患者应避免搔抓，以防感染。

（3）应忌食辛辣、鱼虾、鸡、鹅、牛、羊肉等发物，亦应忌食香菜、韭菜、芹菜、姜、葱、蒜等辛香之品。

（4）急性湿疮或慢性湿疮急性发作期间，应暂缓预防注射各种疫苗和接种牛痘。

5. 婴儿湿疮的病因、辨证论治

（1）病因：婴儿湿疮是由于禀性不耐，脾胃运行失职，内有胎火湿热，外受风湿热邪，两者蕴阻肌肤而成；或因消化不良、食物过敏、衣服摩擦、肥皂水洗等刺激而诱发。

（2）辨证论治

1）胎火湿热证

【主症】皮肤潮红，红斑水疱，抓痒流滋，甚则黄水淋漓、糜烂，结黄色痂皮，大便干，小便黄赤，苔黄腻，脉滑数。

【治法】凉血清火，利湿止痒。

【方剂】消风导赤汤加减。

2）脾虚湿蕴证

【主症】初起皮肤暗淡，继而出现成片水疱，瘙痒，抓破后结薄痂，患儿多有消化不良，大便稀溏，或完谷不化，舌淡，苔白或白腻，脉缓。

【治法】健脾利湿。

【方剂】小儿化湿汤加土茯苓、鱼腥草。

## 八、接触性皮炎

1. 概念　接触性皮炎是指因皮肤或黏膜接触某些外界致病物质所引起的皮肤急性或慢性炎症反应。

2. 诊断要点

（1）本病发生前有明显的接触史，一般急性发病，常见于暴露部位，如面颈、四肢。皮损的形态、范围、严重程度取决于接触物质种类、性质、浓度、接触时间的久暂、接触部位和面积大小，以及机体对刺激物的反应程度。

（2）皮损边界清楚，多局限于接触部位，形状与接触物大抵一致。皮疹一般为红斑、肿胀、丘疹、水疱或大疱、糜烂、渗出等，一个时期内以某一种皮损为主。自觉瘙痒，有烧灼感，重者疼痛。

3. 治疗

（1）风热蕴肤证

【主症】起病较急，好发头面部，皮损色红，肿胀轻，其上为红斑或丘疹，自觉瘙痒，灼热，心烦，口干，小便微黄，舌红，苔薄白或薄黄，脉浮数。

【治法】疏风清热止痒。

【方剂】消风散加紫荆皮（花）、僵蚕。

（2）湿热毒蕴证

【主症】起病急骤，皮损面积较广泛，其色鲜红肿胀，上有水疱或大疱，水疱破后则糜烂渗液，自觉灼热瘙痒，伴发热，口渴，大便干，小便短黄，舌红，苔黄，脉弦滑数。

【治法】清热祛湿，凉血解毒。

【方剂】**龙胆泻肝汤合化斑解毒汤加减**。

【加减】黄水多者，加土茯苓、紫荆皮、马齿苋；红肿面积广泛者，加酒军、紫荆皮、桑白皮。

（3）血虚风燥证

【主症】病程长，病情反复发作，皮损肥厚干燥有鳞屑，或呈苔藓样变，瘙痒剧烈，有抓痕及结痂，舌淡红，苔薄，脉弦细。

【治法】养血润燥，祛风止痒。

【方剂】当归饮子合消风散加减。

4. 接触性皮炎与急性湿疮、颜面丹毒的鉴别

| | 接触性皮炎 | 急性湿疮 | 颜面丹毒 |
|---|---|---|---|
| 病史 | 接触史明确 | 不明确 | 发病前多有皮肤或黏膜破损史 |
| 发病 | 常突然急性发作 | 发作不突然 | 急 |
| 皮疹 | 红斑、肿胀或丘疹、糜烂，一个时期内以某一种为主 | 多形性 | 皮疹以水肿性红斑为主，形如云片，色若涂丹 |
| 症状 | 瘙痒为主，偶有疼痛 | 瘙痒，无疼痛 | 疼痛，灼热，无瘙痒，全身症状严重，常有寒战、高热 |
| 部位 | 接触部位 | 不定，常对称分布 | 颜面部 |
| 边界 | 清楚 | 不清楚 | 不清楚 |
| 复发 | 不再接触过敏物即不复发 | 有复发倾向 | 可以复发 |

5. 外治法

（1）皮损以红斑、丘疹为主者，选用三黄洗剂或炉甘石洗剂外搽，或选用青黛散冷开水调涂，每天5~6次。若有大量渗出、糜烂，选用绿茶、马齿苋、黄柏、羊蹄草、石韦、蒲公英、桑叶等组方煎水湿敷，或用10%黄柏溶液湿敷。漆疮可用鬼箭羽、冬桑叶、杉木屑煎水湿敷或洗涤。

（2）糜烂、结痂者，选用青黛膏、清凉油乳剂等外搽。

（3）皮损肥厚粗糙，有鳞屑，或呈苔藓样者，选用软膏或霜剂，如3%黑豆馏油、糠馏油等。

6. 预防与调护

（1）不宜用热水或肥皂水洗澡，避免磨擦搔抓，禁用刺激性强的外用药物。

（2）多饮水，并给以易消化的饮食，忌食辛辣、油腻、鱼腥等发物。

（3）明确病因，避免继续接触过敏物质。

（4）与职业有关者，应加强防护措施。

## 九、药毒

1. 病因病机　总由禀赋不耐，邪毒侵犯所致。风热之邪侵袭腠理，入里化热，热入营血，血热妄行，溢

于肌肤；或禀血热之体，受药毒侵扰，火毒炽盛，燔灼营血，外发皮肤，内攻脏腑；或禀湿热之体，受药毒侵扰，体内湿热蕴蒸，郁于肌肤；病久药毒灼伤津液，气阴两伤，肌肤失养。久病阴液耗竭，阳无所附，浮越于外，病重而危殆。

2. 诊断

（1）临床表现

1）发病前有用药史。

2）有一定的潜伏期，第一次发病多在用药后5~20天内，**重复用药常在24小时内发生，短者甚至在用药后瞬间或数分钟内发生**。

3）突然发病，自觉灼热瘙痒，重者伴有发热、倦怠、纳差、大便干燥、小便黄赤等全身症状。

4）皮损形态多样，颜色鲜艳，分布为全身性，对称性，可泛发或仅限于局部。

（2）常见类型

| 常见类型 | 临床表现 |
|---|---|
| 荨麻疹样型 | 皮损同荨麻疹，但较一般荨麻疹色泽更红艳，持续不退，剧痒刺痛，重者出现口唇、包皮等皮肤黏膜疏松部位的血管神经性水肿 |
| 麻疹样或猩红热样型 | 皮疹为针头至米粒大小的丘疹或斑丘疹，稀疏或密集分布，有自上而下的发疹顺序，以躯干为主，也可扩展到四肢。皮损焮红灼热，常有不同程度的瘙痒 |
| 多形红斑样型 | 皮疹为豌豆至蚕豆大圆形或椭圆形水肿性红斑或丘疹，中央常有水疱，边缘带紫色，对称性发生于全身，以四肢为多，常伴有发热、关节痛、腹痛等全身症状。严重者，口腔、外阴黏膜也出现水疱，糜烂，疼痛剧烈 |
| 固定红斑型 | 皮疹为限局性圆形或椭圆形水肿性红斑，颜色鲜红或紫红。重者，中央有水疱，愈后留色素沉着，发作愈频则色素越深，再次服用同种药物后则在同一部位发生，也可同时增加新的损害，数目可单个或多个，皮疹可发生于全身任何部位，但以口唇及口周、龟头、肛门等皮肤黏膜为最常见 |
| 剥脱性皮炎型 | 此型较为严重。起病较急，呈进行性加重。初期多为麻疹、猩红热样表现，继而全身皮肤潮红、肿胀，呈鲜红色或棕红色，大量脱屑，手足部可出现袜套样剥脱，脱屑持续1个月左右，重者毛发、指甲都可以脱落。可伴有恶寒、高热（39℃以上）、烦躁口渴，甚至有肝肾损害而出现昏迷、衰竭。部分可出现糜烂、渗出、结痂。病程常超过1个月，甚至更长 |
| 大疱性表皮松解型 | 此型为本病中最严重的一种，死亡率高。其发病重，常伴有高热、烦躁，严重者可出现神昏谵语甚至昏迷。皮疹为大片鲜红色或紫红色斑片，自觉灼痛，迅速出现松弛性水疱及大疱，形似烫伤，尼氏征阳性，大疱易擦破，创面为牛肉样红色。口腔、支气管、食管、眼结膜等黏膜以及心、肝、肾等内脏均可同时受累 |
| 湿疹皮炎样型 | 此型特殊，部分患者可因外用药物过敏引发接触性皮炎后，再经内服、注射或外用相同或类似药物后，导致发生泛发性或对称性湿疹样损害的皮疹，自觉剧烈瘙痒，或有发热不适等全身症状 |

3. 治疗

（1）内治

1）湿毒蕴肤证

【主症】皮疹为红斑、丘疹、风团、水疱甚则糜烂渗液，表皮剥脱，伴灼热剧痒，口干，大便燥结，小便黄赤，或有发热，舌红，苔薄白或黄，脉滑或数。

【治法】清热利湿，解毒止痒。

【方剂】萆薢渗湿汤加减。

【加减】伴发热，加生石膏；肿胀糜烂者，加白茅根、茵陈；剧烈瘙痒者，加白鲜皮；大便燥结者，加生大黄。

2）热毒入营证

【主症】皮疹鲜红或紫红，甚则紫斑、血疱，灼热痒痛，伴高热，神志不清，口唇焦燥，口渴不欲饮，大便干结，小便短赤，舌红绛苔少，或呈镜面舌，脉洪数。

【治法】**清热凉血，解毒护阴**。

【方剂】**清营汤加减**。

【加减】神昏谵语者，加服紫雪丹或安宫牛黄丸；尿血者，加大小蓟、侧柏叶；热盛者，加生石膏、牡丹皮。中成药可用清开灵注射液 40ml，加入 5%葡萄糖注射液 500ml 中，静脉滴入，每日 1 次，用药 7 天左右。

3）气阴两虚证

【主症】严重药疹后期大片脱屑，伴低热，神疲乏力，气短，口干欲饮，舌红，少苔，脉细数。

【治法】益气养阴清热。

【方剂】增液汤合益胃汤加减。

【加减】脾胃虚弱者，加茯苓、白术、山药、黄芪。

（2）外治

1）预防本病发生的关键是合理用药。用药前必须询问患者有否药物过敏史。对青霉素及抗毒血清制剂，用药前要做过敏试验。

2）用药过程中要注意观察用药后的反应，遇到全身出疹、瘙痒，要考虑药疹的可能，及时诊断，及时处理。

3）多饮开水，忌食腥辣发物。

4）皮损忌用热水烫洗或搔抓。

5）重症药疹，应按危重患者进行护理。

4. 预防与调护

（1）预防本病发生的关键是合理用药。用药前必须询问患者有否药物过敏史。对青霉素及抗毒血清制剂，用药前要做过敏试验。

（2）用药过程中要注意观察用药后的反应，遇到全身出疹、瘙痒，要考虑药疹的可能，及时诊断，及时处理。

（3）多饮开水，忌食腥辣发物。

（4）皮损忌用热水烫洗或搔抓。

（5）重症药疹，应按危重患者进行护理。

## 十、瘾疹

1. 病因病机

（1）先天禀赋不足，卫外不固，风邪乘虚侵袭所致；或表虚不固，风寒、风热外袭，客于肌表，致使营卫失调而发；或饮食不节，过食辛辣肥厚，或肠道寄生虫，使肠胃积热，复感风邪，内不得疏泄，外不得透达，郁于皮毛腠理之间而发。

（2）情志内伤，冲任不调，肝肾不足，血虚生风生燥，阻于肌肤也可生成。

（3）食物、生物制品、肠道寄生虫亦可引发。

2. 临床表现

（1）本病可以发生于任何年龄、季节。

（2）发病突然，皮损可发生于任何部位，出现**形态不一、大小不等的红色或白色风团，边缘清楚，一般迅速消退，不留痕迹，以后不断成批出现，时隐时现。如单纯发生在眼睑、口唇、阴部等组织疏松处，出现浮肿，边缘不清，而无其他皮疹者，称为“游风”，其局部不痒或轻微痒感，或麻木胀感，水肿经 2~3 天消退，也有持续更长时间者，消退后不留痕迹。**

（3）**自觉灼热，瘙痒剧烈**；部分患者可有怕冷、发热等症状。如侵犯消化道黏膜，可伴有恶心、呕吐、腹痛、腹泻等症状；喉头和支气管受累时可导致喉头水肿及呼吸困难，有明显气闷窒息感，甚至发生晕厥。

（4）根据病程长短，可分为急性和慢性两种。急性者发作数天至 1~2 周；慢性者，反复发作，迁延数月，经年不断。

（5）皮肤划痕试验阳性。

3. 辨证论治

（1）风寒束表证

【主症】风团色白，遇寒加重，得暖则减，恶寒怕冷，口不渴，舌淡红，苔薄白，脉浮紧。

【治法】**疏风散寒止痒**。

【方剂】**麻黄桂枝各半汤加减**。

（2）风热犯表证

【主症】风团鲜红，灼热剧痒，遇热加重，得冷则减，伴有发热，恶寒，咽喉肿痛，舌质红，苔薄白或薄黄，脉浮数。

【治法】疏风清热止痒。

【方剂】消风散加减。

（3）胃肠湿热证

【主症】风团片大色红，瘙痒剧烈，发疹的同时伴脘腹疼痛，恶心呕吐，神疲纳呆，大便秘结或泄泻，舌质红，苔黄腻，脉弦滑数。

【治法】疏风解表，通腑泻热。

【方剂】防风通圣散加减。

（4）血虚风燥证

【主症】反复发作，迁延日久，午后或夜间加剧，伴心烦易怒，口干，手足心热，舌红，少津，脉沉细。

【治法】**养血祛风，润燥止痒**。

【方剂】**当归饮子加减**。

4. 其他疗法

（1）外治法：香樟木或晚蚕砂30~60g，煎汤熏洗。

（2）体针疗法：皮疹发于上半身者，取穴曲池、内关；发于下半身者，取穴血海、足三里、三阴交；发于全身者，配风市、风池、大椎、大肠俞等。

（3）耳针疗法：取穴肝区、脾区、肾上腺、皮质下、神门等。

（4）拔罐疗法：神阙穴拔罐，每日1次，每次10~15分钟。

5. 预防与调护

（1）禁用或禁食某些对机体过敏的药物或食物，避免接触致敏物品，积极防治某些肠道寄生虫病。

（2）忌食鱼腥虾蟹、辛辣之品等，禁饮酒。

（3）注意气温变化，自我调摄寒温，加强体育锻炼。

## 十一、白疕

1. 病因病机　多因素体营血亏损，血热内蕴，化燥生风，肌肤失养而成。

2. 白疕（寻常型）的皮损特点　皮损初起为针头大小的丘疹，逐渐扩大为绿豆、黄豆大小的淡红色或鲜红色丘疹或斑丘疹，可融合成形态不同的斑片，边界清楚，表面覆盖多层干燥银白色鳞屑，刮除鳞屑则露出发亮的半透明的薄膜，再刮除薄膜，出现多个筛状出血点。

3. 辨证论治

（1）血热内蕴证

【主症】皮疹多呈点滴状，发展迅速，颜色鲜红，层层银屑，瘙痒剧烈，抓之血露，伴口干舌燥，咽喉疼痛，心烦易怒，大便干燥，小便黄赤，舌质红，苔薄黄，脉弦滑或数。

【治法】清热凉血，解毒消斑。

【方剂】犀角地黄汤加减。

（2）血虚风燥证

【主症】病程较久，皮疹多呈斑片状，颜色淡红，鳞屑减少，干燥皲裂，自觉瘙痒，伴口咽干燥，舌质淡红，苔少，脉沉细。

【治法】**养血滋阴，润肤息风**。

【方剂】**当归饮子加减**。

（3）气血瘀滞证

【主症】皮损反复不愈，皮疹多呈斑块状，鳞屑较厚，颜色暗红，舌质紫暗，或有瘀点、瘀斑，脉涩或细缓。

【治法】活血化瘀，解毒通络。

【方剂】桃红四物汤加减。

（4）湿毒蕴阻证

【主症】皮损多发生在腋窝、腹股沟等皱褶部位，红斑糜烂，痂屑黏厚，瘙痒剧烈，或掌跖红斑、脓疱、脱皮，或伴关节酸痛、肿胀，下肢沉重，舌质红，苔黄腻，脉滑。

【治法】清利湿热，解毒通络。

【方剂】萆薢渗湿汤加减。

（5）火毒炽盛证

【主症】全身皮肤潮红、肿胀、灼热痒痛，大量脱皮，或有密集小脓疱，伴壮热口渴，头痛畏寒，大便干燥，小便黄赤，舌红绛，苔黄腻，脉弦滑数。

【治法】清热泻火，凉血解毒。

【方剂】清瘟败毒饮加减。

4. 其他疗法

（1）外治法：进行期皮损宜用温和之剂，可用黄连膏，每日 1 次。静止期、退行期皮损可用药渣煎水，放温，洗浴浸泡患处，再外涂黄连膏。

（2）体针疗法：取穴大椎、肺俞、曲池、合谷、血海、三阴交。头面部加风池、迎香；在下肢加足三里、丰隆。手法中等强度，留针半小时，每日 1 次，10 次为一疗程，症状好转后改为隔日 1 次。

（3）耳针疗法：取穴肺、神门、内分泌、心、大肠穴等，耳穴埋针或压豆。

（4）刺络拔罐法：取大椎、陶道、肝俞、脾俞，每日选 1~2 个穴，用三棱针点刺，然后在穴位上拔罐，留罐 5~10 分钟，隔日 1 次，10 次为一疗程。

5. 预防与调护

（1）预防感染和外伤，在秋冬及冬春季节交替之时，要特别注意预防感冒、咽炎、扁桃体炎。对反复发作的扁桃体炎合并扁桃体肿大者，可考虑手术摘除。

（2）忌食辛辣腥膻发物，戒烟酒，多食新鲜蔬菜和水果。

（3）避免过度紧张劳累，生活要有规律，保持情绪稳定。

（4）急性期或红皮病型不宜用刺激性强的药物，忌热水洗浴。

## 十二、粉刺

1. 病因病机　素体阳热偏盛，肺经蕴热，复受风邪，熏蒸面部而发；过食辛辣肥甘厚味，助湿化热，湿热互结，上蒸颜面而致；脾气不足，运化失常，湿浊内停，郁久化热，热灼津液，煎炼成痰，湿热瘀痰，凝滞肌肤而成。

2. 诊断

（1）好发于颜面、颈、胸背部或臀部。多发于青春发育期，皮疹易反复发生，常在饮食不节、月经前后加重。

（2）皮损初起为针头大小的毛囊性丘疹，或为白头粉刺，或为黑头粉刺，可挤出白色或淡黄色脂栓，因感染而成红色小丘疹，顶端可出现小脓疱。愈后可留暂时性色素沉着或轻度凹陷性瘢痕。

3. 辨证论治

（1）肺经风热证

【主症】丘疹色红，或有痒痛，或有脓疱，伴口渴喜饮，大便秘结，小便短赤，舌质红，苔薄黄，脉弦滑。

【治法】疏风清肺。

【方剂】枇杷清肺饮加减。

（2）肠胃湿热证

【主症】颜面、胸背部皮肤油腻，皮疹红肿疼痛，或有脓疱，伴口臭，便秘，溲黄，舌红，苔黄腻，脉滑数。

【治法】清热除湿解毒。

【方剂】茵陈蒿汤加减。

(3) 痰湿瘀滞证

【主症】皮疹颜色暗红，以结节、脓肿、囊肿、瘢痕为主，或见窦道，经久难愈，伴纳呆腹胀，舌质暗红，苔黄腻，脉弦滑。

【治法】除湿化痰，活血散结。

【方剂】二陈汤合桃红四物汤加减。

4. 其他疗法

(1) 外治法

1) 皮疹较多，可用颠倒散以茶调涂患处，每日2次，或每晚涂1次，次晨洗去。

2) 脓肿、囊肿、结节较甚者，可外敷金黄膏，每日2次。

(2) 体针疗法：取**大椎**、**合谷**、**四白**、**太阳**、**下关**、**颊车穴**。肺经风热证加曲池、肺俞；肠胃湿热证加大肠俞、足三里、丰隆；月经不调加膈俞、三阴交。中等刺激，留针30分钟，每日1次，10次为一疗程。

(3) 耳针疗法：取耳穴肺、内分泌、交感、脑点、面颊、额区压豆。皮脂溢出加脾，便秘加大肠，月经不调加子宫、肝。每次取穴4个，2~3天换豆1次，5次为一疗程。

5. 预防与调护

(1) 经常用温水、硫黄皂洗脸，皮脂较多时，可每日洗2~4次。

(2) 忌食辛辣刺激性食物，如辣椒、酒类；少食油腻、甜食；多食新鲜蔬菜、水果，保持大便通畅。

(3) 不要滥用化妆品，有些粉质化妆品会堵塞毛孔，造成皮脂淤积而成粉刺。

(4) 禁止用手挤压粉刺，以免炎症扩散，愈后遗留凹陷性瘢痕。

## 十三、酒渣鼻

1. 临床表现　皮损以红斑为主，好发于鼻尖、鼻翼、两颊、前额等部位，少数鼻部正常，而只发于两颊和额部。依据临床症状，可分为3型。

| 分　型 | 临床表现 |
|---|---|
| 红斑型 | 颜面中部特别是鼻尖部出现红斑，开始为暂时性，时起时消，寒冷、饮酒、进食辛辣刺激性食物及精神兴奋时红斑明显，以后红斑持久不退，伴毛细血管扩张，呈细丝状，分布如树枝 |
| 丘疹脓疱型 | 病情继续发展时，在红斑基础上出现痤疮样丘疹或小脓疱，但无明显的黑头粉刺形成。毛细血管扩张更为明显，如红丝缠绕，纵横交错，皮色由鲜红变为紫褐，自觉轻度瘙痒 |
| 鼻赘型 | 多见于病期长久者。鼻部结缔组织增殖，皮脂腺异常增大，致鼻尖部肥大，形成大小不等的结节状隆起，称为“鼻赘” |

2. 辨证论治

(1) 肺胃热盛证

【主症】多见于红斑型。红斑多发于鼻尖或两翼，压之褪色，常嗜酒，口干，便秘，舌红，苔薄黄，脉弦滑。

【治法】清泄肺胃积热。

【方剂】枇杷清肺饮加减。

(2) 热毒蕴肤证

【主症】多见于丘疹脓疱型。在红斑上出现痤疮样丘疹、脓疱，毛细血管扩张明显，局部灼热，伴口干，便秘，舌红苔黄，脉数。

【治法】清热解毒凉血。

【方剂】黄连解毒汤合凉血四物汤加减。

(3) 气滞血瘀证

【主症】多见于鼻赘型。鼻部组织增生，呈结节状，毛孔扩大，舌略红，脉沉缓。

【治法】活血化瘀散结。

【方剂】通窍活血汤加减。

3. 外治

（1）鼻部有红斑、丘疹者，可选用一扫光或颠倒散洗剂外搽，每天3次。

（2）鼻部有脓疱者，可选用四黄膏外涂，每天2~3次。

（3）鼻赘形成者，可先用三棱针刺破放血，颠倒散外敷。

4. 预防与调护

（1）避免过冷、过热、不洁物等刺激及精神紧张。

（2）忌食辛辣酒类等刺激性食物和肥甘厚腻之品。

（3）保持大便通畅。

## 十四、红蝴蝶疮

1. 病因病机　总由先天禀赋不足，肝肾亏虚而成。因肝主藏血，肾主藏精，精血不足，虚火上炎，兼因腠理不密，日光暴晒，外热入侵，热毒入里，二热相搏，瘀阻脉络，内伤于脏腑，外伤于肌肤而发病。

2. 盘状红斑狼疮的皮损及临床表现

（1）多见于20~40岁的女性，男女之比约1∶3，家族中可有相同患者。

（2）皮损好发于面部，尤以两颊、鼻部为著，其次为头项、两耳、眼睑、额角，亦可发于手背、指侧、唇红部、肩胛部等处。

（3）**初为针尖至黄豆大小或更大微高起的鲜红或桃红色斑，呈圆形或不规则形，境界清楚，边缘略高起，中央轻度萎缩，形如盘状，表面覆有灰褐色的黏着性鳞屑，鳞屑下有角质栓，嵌入毛囊口内，毛囊口多开放，犹如筛孔，皮损周围有色素沉着，伴毛细血管扩张**。

（4）两颊部和鼻部的皮损可相互融合，呈蝶形外观。黏膜亦可累及，主要发生在唇部，表现除鳞屑红斑外，甚至可发生糜烂、溃疡。一般无自觉症状。

3. 系统性红斑狼疮的皮损和全身症状　多见于青年及中年女性，男女之比约为1∶10。

（1）皮肤、黏膜损害

1）约80%的患者出现**对称性的皮损**，典型者在开始时与盘状红斑狼疮皮损相似，在两颊和鼻部出现蝶形水肿性红斑，为不规则形，色鲜红或紫红，边界清楚或模糊，有时可见鳞屑，病情缓解时红斑消退，留有棕色色素沉着，较少出现萎缩现象。

2）皮损发生在指甲周围皮肤及甲下者，常为出血性紫红色斑片，高热时红肿光亮，时隐时现；发生在口唇者，则为下唇部红斑性唇炎的表现。

3）皮损严重者，可有全身泛发性多形性红斑、紫红斑、水疱等，口腔、外阴黏膜有糜烂，头发可逐渐稀疏或脱落。

4）手部遇冷时有**雷诺现象**，常为本病的早期表现。

（2）全身症状

1）发热：一般都有不规则发热，多数呈低热，急性活动期出现高热，甚至可达41℃。

2）关节、肌肉疼痛：约90%的患者有关节及肌肉疼痛，关节疼痛可侵犯四肢大小关节，多为游走性，软组织可有肿胀，但很少发生积液和潮红。

3）肾脏损害：几乎所有的系统性红斑狼疮皆累及肾脏，但有临床表现的约占75%，肾脏损害为较早的、常见的、重要的内脏损害，可见到各种肾炎的表现，早期尿中有蛋白、管型和红白细胞，后期肾功能损害可出现尿毒症、肾病综合征表现。

4）心血管系统病变：约有1/3的患者有心血管系统的病变，以心包炎、心肌炎、心包积液较为常见。有时伴发血栓性静脉炎、血栓闭塞性脉管炎。

5）呼吸系统病变：主要表现为胸膜炎和间质性肺炎，出现呼吸功能障碍。

6）消化系统病变：约有40%患者有恶心呕吐、腹痛腹泻、便血等消化道症状。约30%的患者有肝脏损害，呈慢性肝炎样表现。

7）神经系统病变：神经系统症状多见于后期，可表现为各种精神、神经症状，如抑郁、失眠、精神分裂症样改变，严重者可出现抽搐、症状性癫痫。

4. 辨证论治

（1）热毒炽盛证

【主症】相当于系统性红斑狼疮急性活动期。面部蝶形红斑，色鲜艳，皮肤紫斑，关节肌肉疼痛，伴高热，烦躁口渴，抽搐，大便干结，小便短赤，舌红绛，苔黄腻，脉洪数或细数。

【治法】清热凉血，化斑解毒。

【方剂】**犀角地黄汤合黄连解毒汤加减。**

【加减】高热神昏者，加安宫牛黄丸，或紫雪丹、至宝丹。

（2）阴虚火旺证

【主症】斑疹暗红，关节痛，足跟痛，伴有不规则发热或持续性低热，手足心热，心烦失眠，疲乏无力，自汗盗汗，面浮红，月经量少或闭经，舌红，苔薄，脉细数。

【治法】滋阴降火。

【方剂】六味地黄丸合大补阴丸、清骨散加减。

（3）脾肾阳虚证

【主症】眼睑、下肢浮肿，胸胁胀满，尿少或尿闭，面色无华，腰膝酸软，面热肢冷，口干不渴，舌淡胖，苔少，脉沉细。

【治法】温肾助阳，健脾利水。

【方剂】附桂八味丸合真武汤加减。

（4）脾虚肝旺证

【主症】皮肤紫斑，胸胁胀满，腹胀纳呆，头昏头痛，耳鸣失眠，月经不调或闭经，舌紫暗或有瘀斑，脉细弦。

【治法】健脾清肝。

【方剂】四君子汤合丹栀逍遥散加减。

（5）气滞血瘀证

【主症】多见于盘状局限型及亚急性皮肤型红斑狼疮。红斑暗滞，有角质栓形成，皮肤萎缩，伴倦怠乏力，舌暗红，苔白或光面舌，脉沉细涩。

【治法】疏肝理气，活血化瘀。

【方剂】逍遥散合血府逐瘀汤加减。

5. 预防与调护

（1）避免日光暴晒，夏日应特别注意避免阳光直接照射，外出时应戴遮阳帽或撑遮阳伞，也可外搽避光药物。

（2）避免感冒、受凉，严冬季节对暴露部位应适当予以保护，如戴手套、穿厚袜及戴口罩等。

（3）避免各种诱发因素，对易于诱发本病的药物如青霉素、链霉素、磺胺类、普鲁卡因酰胺、肼苯哒嗪及避孕药等应避免使用，皮损处忌涂有刺激性的外用药。

（4）忌食酒类等刺激性食品；有水肿者应限制钠盐的摄取；注意加强饮食营养，多食富含维生素的蔬菜、水果。

（5）注意劳逸结合，适量活动，避免劳累，病情严重者应卧床休息。

（6）肾脏受损害者，应忌食豆类及含植物蛋白高的食品，以免加重肾脏负担。

## 十五、尖锐湿疣

1. 病因病机　主要为性滥交或房事不洁，感受秽浊之毒，毒邪蕴聚，酿生湿热，湿热下注皮肤黏膜而产生赘生物。

2. 诊断

（1）有与尖锐湿疣患者不洁性交或生活接触史。潜伏期 1~12 个月，平均 3 个月。

（2）皮损男性多在阴茎龟头、冠状沟、系带；女性多在阴唇、阴蒂、宫颈、阴道和肛门；同性恋者常见肛门和直肠，亦有乳头、口唇、腋下、脐窝等处的报道。

（3）基本损害为淡红色或污秽色、柔软的表皮赘生物。赘生物大小不一，单个或群集分布，表面分叶或呈棘刺状，湿润，基底较窄或有蒂，但在阴茎体部可出现基底较宽的“无蒂疣”。由于皮损排列分布不同，外观上常表现为点状、线状、重叠状、乳头瘤状、鸡冠状、菜花状、蕈状等不同形态。

（4）本病常无自觉症状，部分患者可出现局部疼痛或瘙痒。疣体易擦烂出血，若继发感染，分泌物增多，可伴恶臭。

（5）巨大的尖锐湿疣，多见于男性，且好发于阴茎和肛门附近，女性则见于外阴部。偶尔可转化为鳞状细胞癌。

（6）醋酸白试验：用3%~5%的醋酸液涂擦或湿敷3~10分钟，阳性者局部变白，病灶稍隆起，在放大镜下观察更明显。

3. 鉴别诊断

（1）假性湿疣：多发生于20~30岁的女性外阴，特别是小阴唇内侧和阴道前庭；皮损为1~2mm大小的白色或淡红色小丘疹，表面光滑如鱼子状，群集分布；无自觉症状。

（2）扁平湿疣：为梅毒常见皮肤损害，皮损为扁平而湿润的丘疹，表面光滑，成片或成簇分布；损害内可找到梅毒螺旋体；梅毒血清反应强阳性。

（3）阴茎珍珠状丘疹：多见于青壮年；皮损为冠状沟部珍珠样半透明小丘疹，呈半球状、圆锥状或不规则状，色白或淡黄、淡红，沿冠状沟排列成一行或数行，或包绕一周；无自觉症状。

4. 辨证论治

（1）湿毒下注证

【主症】外生殖器或肛门等处出现疣状赘生物，色灰或褐或淡红，质软，表现秽浊潮湿，触之易出血，有恶臭，伴小便黄或不畅，苔黄腻，脉滑或弦数。

【治法】**利湿化浊，清热解毒。**

【方剂】**萆薢化毒汤加黄柏、土茯苓、大青叶等。**

（2）湿热毒蕴证

【主症】外生殖器或肛门等处出现疣状赘生物，色淡红，易出血，表面有大量秽浊分泌物，色淡黄，有恶臭，瘙痒，疼痛，伴小便色黄少，口渴欲饮，大便干燥，舌红，苔黄腻，脉滑数。

【治法】**清热解毒，化浊利湿。**

【方剂】**黄连解毒汤加苦参、萆薢、土茯苓、大青叶、马齿苋等。**

◆ **提醒：**本病以清热解毒，燥湿除疣为主要治法。

5. 其他疗法

（1）外治法

1）熏洗法：板蓝根、山豆根、木贼草、香附各30g；或白矾、皂矾各120g，侧柏叶250g，生薏苡仁50g，孩儿茶15g。煎水先熏后洗，每天1~2次。

2）点涂法：五妙水仙膏点涂疣体，或鸦胆子仁捣烂涂敷，或鸦胆子油点涂患处，包扎，3~5天换药1次。应注意保护周围正常皮肤。适用于疣体小而少者。

（2）冷冻与烧灼方法：可使用激光、冷冻、电灼疗法，但注意不要过度治疗，避免损害正常皮肤黏膜和瘢痕形成，预防感染。

（3）手术疗法：疣体较大者可手术切除。

6. 预防与调护

（1）禁止不洁性交。

（2）注意阴部卫生。

（3）积极治疗性伴侣，避免交叉感染。

## 十六、艾滋病

1. 病因病机

（1）病因

1）邪毒外袭：邪毒为疫疠之气，**具有强烈的传染性**。

2）正气不足：肾不藏精，肾亏体弱。

（2）病机：邪盛与正虚共存、夹杂，但最终导致正气衰竭，五脏受损，阴阳离决。

2. 诊断

（1）潜伏期长短不一，可由6个月至5年或更久。

（2）感染艾滋病毒后，由于细胞免疫缺陷的程度不同，临床可分为艾滋病毒感染、艾滋病相关综合征、艾滋病3个阶段。

（3）艾滋病毒抗体检测是确定有无艾滋病毒感染的最简便方法，但高危人群若为阴性应在2个月后复查。

3. 辨证论治

（1）肺卫受邪证

【主症】见于急性感染期。症见发热，微畏寒，微咳，身痛，乏力，咽痛，舌质淡红，苔薄白或薄黄，脉浮。

【治法】宣肺祛风，清热解毒。

【方剂】**银翘散加减**。

（2）肺肾阴虚证

【主症】多见于以呼吸系统症状为主的艾滋病早、中期患者，尤以肺孢子菌肺炎、肺结核较多见。症见发热，咳嗽，无痰或少量黏痰，或痰中带血，气短胸痛，动则气喘，全身乏力，消瘦，口干咽痛，盗汗，周身可见淡红色皮疹，伴轻度瘙痒，舌红，少苔，脉沉细数。

【治法】滋补肺肾，解毒化痰。

【方剂】**百合固金汤合瓜蒌贝母汤加减**。

（3）脾胃虚弱证

【主症】多见于以消化系统症状为主者。症见腹泻久治不愈，呈稀水状便，少数夹有脓血和黏液，里急后重不明显，可有腹痛，兼见发热，消瘦，全身乏力，食欲不振，恶心呕吐，吞咽困难，或腹胀肠鸣，口腔内鹅口疮，舌质淡，有齿痕，苔白腻，脉濡细。

【治法】扶正祛邪，培补脾胃。

【方剂】补中益气汤合参苓白术散加减。

（4）脾肾亏虚证

【主症】多见于晚期患者，预后较差。症见发热或低热，形体极度消瘦，神情倦怠，心悸气短，头晕目眩，腰膝酸痛，四肢厥逆，食欲不振，恶心，呃逆频作，腹泻剧烈，五更泄泻，毛发枯槁，面色苍白，舌质淡或胖，苔白，脉细无力。

【治法】温补脾肾，益气回阳。

【方剂】肾气丸合四神丸加减。

（5）气虚血瘀证

【主症】以卡波济肉瘤多见，可见于其他恶性肿瘤。症见周身乏力，气短懒言，面色苍白，饮食不香，四肢、躯干部出现多发性肿瘤，瘤色紫暗，易于出血，淋巴结肿大，舌质暗，脉沉细无力。

【治法】补气化瘀，活血清热。

【方剂】**补阳还五汤、犀角地黄汤合消瘰丸加减**。

（6）窍闭痰蒙证

【主症】多见于出现中枢神经症状的晚期患者。症见发热，头痛，恶心呕吐，神志不清，或神昏谵语，项强惊厥，四肢抽搐，或伴癫痫或痴呆，舌质暗或胖，或干枯，苔黄腻，脉细数或滑。

【治法】清热化痰，开窍通闭。

【方剂】安宫牛黄丸，或紫雪丹，或至宝丹。

4. 预防与调护

（1）加强对艾滋病防治知识的宣传普及。

（2）加强性道德观念的教育，杜绝不洁性行为，避免与HIV感染者、艾滋病患者及高危人群发生性接触。

（3）禁止静脉吸毒者共用注射器，严格加强普通人群注射消毒管理，提倡使用一次性用品。

（4）使用进口血液、血液成分制品时一定要进行HIV检测。

（5）严格选择供血者，HIV检测应作为供血者的常规检查项目，防止血源传染。

（6）艾滋病患者或 HIV 阳性者应避孕，已出生婴儿不用母乳喂养。

# 第七单元　肛门直肠疾病

## 知识点概要

### 一、概论

1. 病因病机　常见的主要有风、湿、燥、热、气虚、血虚等。

2. 辨证

（1）辨症状：便血、肿痛、脱垂、流脓、便秘、分泌物。

（2）辨部位

1）肛门病的部位常用膀胱截石位表示，以时钟面的十二等分标记法，将肛门分成十二个部位。会阴部正中称 12 点，骶尾部正中称 6 点，左面中央称 3 点，右面中央称 9 点，其余依次类推。

2）内痔好发于肛门齿线以上 **3、7、11 点处**；赘皮外痔多发生于 6、12 点处；环形的结缔组织性外痔多见于经产妇；血栓外痔好发于肛缘 3、9 点处；肛裂好发于 6、12 点处。

### 二、痔

1. 概念与分类

（1）概念：直肠末端黏膜下和肛管皮下的静脉丛发生扩大曲张所形成的柔软静脉团。

（2）分类：根据发病部位的不同，分为内痔、外痔和混合痔。

2. 内痔的病因病机　先天性静脉壁薄弱，兼因饮食不节，过食辛辣醇酒厚味，燥热内生，下迫大肠，以及久坐久蹲，负重远行，便秘努责，妇女生育过多，腹腔癥瘕，致血行不畅，血液瘀积，热与血相搏，则气血纵横，筋脉交错，结滞不散而成。

3. 诊断

（1）内痔

1）症状：初期常以**无痛性便血**为主要症状，血液与大便不相混合，多在排便时出现手纸带血、滴血或射血。出血严重者可继发贫血。随着痔核增大，可出现脱出症状，脱出后不及时回纳可形成内痔嵌顿。

2）检查：指诊可触及柔软、表面光滑、无压痛的黏膜隆起。肛门镜下见齿线上黏膜呈半球状隆起，色暗紫或深红，表面可有糜烂或出血点。

3）分期

| 分期 | 临床表现 |
| --- | --- |
| Ⅰ期 | 痔核较小，不脱出，以便血为主 |
| Ⅱ期 | 痔核较大，大便时可脱出肛外，便后自行回纳，便血或多或少 |
| Ⅲ期 | 痔核更大，大便时痔核脱出肛外，甚者行走、咳嗽、喷嚏、站立时痔核脱出，不能自行回纳，须用手推或平卧、热敷后才能回纳，便血不多或不出血 |
| Ⅳ期 | 痔核脱出，不能及时回纳，嵌顿于外，因充血、水肿和血栓形成，以致肿痛、糜烂和坏死，即嵌顿性内痔 |

（2）外痔：发生于齿状线以下，是由痔外静脉丛扩大曲张或痔外静脉丛破裂或反复发炎纤维增生而成的疾病。其表面被皮肤覆盖，不易出血。其特点是**自觉肛门坠胀、疼痛，有异物感**。可分为静脉曲张性外痔、血栓性外痔、结缔组织外痔和炎性外痔 4 种。

◆ **提醒**：内痔以无痛性便血为主要症状，外痔以自觉肛门坠胀、疼痛，有异物感为主要症状。

（3）混合痔：指同一方位的内外痔静脉丛曲张，相互沟通吻合，使内痔部分和外痔部分形成一整体者。多发于截石位 3、7、11 点处，以 11 点处最为多见。兼有内痔、外痔的双重症状。

4. 辨证论治

(1) 风热肠燥证

【主症】**大便带血，滴血或喷射状出血，血色鲜红，大便秘结或有肛门瘙痒，舌质红，苔薄黄，脉数。**

【治法】**清热凉血祛风。**

【方剂】**凉血地黄汤加减。**

(2) 湿热下注证

【主症】便血色鲜，量较多，肛内肿物外脱，可自行回纳，肛门灼热，重坠不适，苔黄腻，脉弦数。

【治法】清热利湿止血。

【方剂】脏连丸加减。

(3) 气滞血瘀证

【主症】肛内肿物脱出，甚或嵌顿，肛管紧缩，坠胀疼痛，甚则内有血栓形成，肛缘水肿，触痛明显，舌质红，苔白，脉弦细涩。

【治法】清热利湿，行气活血。

【方剂】止痛如神汤加减。

(4) 脾虚气陷证

【主症】肛门松弛，内痔脱出不能自行回纳，需用手法还纳，便血色鲜或淡，伴头晕气短，面色少华，神疲自汗，纳少，便溏，舌淡，苔薄白，脉细弱。

【治法】补中益气，升阳举陷。

【方剂】补中益气汤加减。

5. 其他疗法

(1) 外治法

1) 熏洗法：以药物加水煮沸，先熏后洗，或用毛巾蘸药液作湿热敷，具有活血止痛、收敛消肿等作用，常用五倍子汤、苦参汤等。

2) 外敷法：将药物敷于患处，具有消肿止痛、收敛止血、祛腐生肌等作用。应根据不同症状选用油膏、散剂，如消痔膏、五倍子散等。

3) 塞药法：将药物制成栓剂，塞入肛内，具有消肿、止痛、止血等作用，如痔疮栓。

(2) 手术疗法：如插药疗法、注射疗法、结扎疗法等。

6. 预防与调护

(1) 养成每天定时排便的良好习惯，防止便秘，蹲厕时间不宜过长，以免肛门部瘀血。

(2) 注意饮食调和，多喝开水，多食蔬菜，少食辛辣食物。

(3) 避免久坐久立，进行适当的活动或定时作肛门括约肌运动。

(4) 发生内痔应及时治疗，防止进一步发展。

## 三、息肉痔

1. 概念　息肉痔是指直肠内黏膜上的赘生物，是一种常见的直肠良性肿瘤。分为单发性和多发性两种，前者多见于儿童，后者多见于青壮年。息肉多数是腺瘤性。很多息肉积聚在一段或全段大肠称“息肉病”。

2. 病因病机　**湿热下迫大肠**，以致肠道气机不利，经络阻滞，瘀血浊气凝聚而成。

3. 临床表现　位置较高的小息肉一般无症状；如息肉发炎，表面糜烂，大便时往往有鲜血及黏液随粪便排出；直肠低位带蒂息肉，大便时可脱出肛门外，小的能自行回纳，大的便后需用手推回。常伴有排便不畅、下坠感等。多发性息肉以黏液血便、腹泻为主要症状。若息肉并发溃疡及感染，则症状加重，大便次数增多，稀便内常见泡沫，秽臭，有时带脓血黏液，里急后重。久之则出现体重减轻、消瘦无力、贫血等。

4. 辨证论治

(1) 大肠湿热证

【主症】大便不爽，小腹胀痛，便内有鲜血或黏液，气味臭秽，舌红苔黄，脉滑数。

【治法】清热利湿，解毒散结。

【方剂】**萆薢渗湿汤加减**。

（2）脾胃虚弱证

【主症】腹痛绵绵，大便稀薄，常伴有泡沫和黏液，息肉脱出不易还纳；面色萎黄，纳差，消瘦，舌淡，苔薄白，脉弱。

【治法】补益脾胃。

【方剂】参苓白术散加减。

5. 其他治法

（1）外治疗法：息肉病可用具有收敛、软坚散结作用之药液保留灌肠，灌肠方如下：①6%明矾液 50ml，保留灌肠，每日 1 次。②乌梅 12g，五倍子 6g，五味子 6g，牡蛎 30g，夏枯草 30g，海浮石 12g，紫草 15g，贯众 15g。浓煎为 150~200ml，每次 50ml，保留灌肠，每日 1 次。

（2）手术疗法：如注射疗法、结扎疗法、电灼疗法及手术切除等。

6. 预防与调护

（1）及时治疗内外痔、肛窦炎、肛裂、慢性肠炎等疾病。

（2）防止便秘，注意保持肛门部清洁卫生。

## 四、肛隐窝炎

1. 概念　肛隐窝炎是肛隐窝、肛门瓣发生的急慢性炎症性疾病，又称"肛窦炎"，常并发**肛乳头炎、肛乳头肥大**。肛隐窝炎是肛周化脓性疾病的重要诱因。

2. 病因病机、主要症状

（1）病因病机：多因饮食不节，过食醇酒厚味，辛辣炙煿；或虫积骚扰，湿热内生，下注肛部；或因肠燥便秘，破损染毒而成。

（2）主要症状：**肛门部不适和肛门潮湿有分泌物**。

3. 辨证论治

**湿热下注证**

【主症】常见肛门坠胀不适，或可出现灼热刺痛，便时加剧，粪便夹有黏液，肛门湿痒，伴口干、便秘；苔黄腻，脉滑数。

【治法】清热利湿。

【方剂】止痛如神汤或凉血地黄汤加减。

4. 其他疗法

（1）外治法

1）熏洗法：用**苦参汤**等煎水熏洗坐浴，每天 2 次。

2）塞药法：用痔疮栓，每天坐浴后塞入肛内，每天 2 次。或用红油膏、九华膏等搽入肛门。

（2）手术疗法：肛隐窝内已成脓者，或伴有肛乳头肥大、隐性瘘管者，宜手术治疗。

5. 预防与调护

（1）保持排便通畅及肛门清洁，及时治疗慢性肠道炎症、便秘及腹泻等。

（2）肛门有痔、漏病变时应及时就医。

（3）积极治疗本病，对预防肛痈、肛漏有重要意义

## 五、肛痈

1. 定义及病因病机

（1）定义：肛痈是指肛管直肠周围间隙发生急慢性感染而形成的脓肿。相当于现代医学的肛门直肠周围脓肿。

（2）病因病机：多因过食肥甘、辛辣、醇酒等物，湿热内生，下注大肠，蕴阻肛门；或肛门破损染毒，致经络阻塞，气血凝滞而成。也有因肺、脾、肾亏损，湿热乘虚下注而成者。

2. 诊断

（1）发病男性多于女性，尤以青壮年为多，主要表现为肛门周围疼痛、肿胀、有结块，伴有不同程度发

热、倦怠等全身症状。

（2）由于脓肿的部位和深浅不同，症状也有差异。如肛提肌以上的间隙脓肿，位置深隐，全身症状重，而局部症状轻；肛提肌以下的间隙脓肿，部位浅，局部红、肿、热、痛明显，而全身症状较轻。

3. 辨证论治

（1）热毒蕴结证

【主症】肛门周围突然肿痛，持续加剧，伴有恶寒，发热，便秘，溲赤，肛周红肿，触痛明显，质硬，皮肤焮热，舌红，苔薄黄，脉数。

【治法】清热解毒。

【方剂】**仙方活命饮、黄连解毒汤加减**。

（2）火毒炽盛证

【主症】肛周肿痛剧烈，持续数日，痛如鸡啄，难以入寐，伴恶寒发热，口干便秘，小便困难。肛周红肿，按之有波动感或穿刺有脓，舌红，苔黄，脉弦滑。

【治法】清热解毒透脓。

【方剂】**透脓散加减**。

（3）阴虚毒恋证

【主症】肛周肿痛，皮色暗红，成脓时间长，溃后脓出稀薄，疮口难敛，伴有午后潮热，心烦口干，盗汗，舌红，苔少，脉细数。

【治法】养阴清热、祛湿解毒。

【方剂】**青蒿鳖甲汤合三妙丸加减**。

4. 其他疗法

（1）外治

1）初起：实证用**金黄膏**、**黄连膏**外敷，位置深隐者，可用金黄散调糊灌肠；虚证用冲和膏或阳和解凝膏外敷。

2）成脓：宜早期切开引流，并根据脓肿部位深浅和病情缓急选择手术方法。

3）溃后：用九一丹纱条引流，脓尽改用生肌散纱条。日久成漏者，按肛漏处理。

（2）手术疗法：如切开疗法、挂线疗法等。

5. 预防与调护

（1）保持大便通畅，注意肛门清洁。

（2）积极防治肛门病变，如肛隐窝炎、肛腺炎、肛乳头炎、直肠炎、内外痔等。

（3）患病后应及早治疗，防止炎症范围扩大。

## 六、肛漏

1. 病因病机　肛痈溃脓后，余毒未尽，蕴结不散，气血不畅，创口不合，日久成漏；亦有虚痨久嗽，肺、脾、肾亏损，邪乘于下，郁久肉腐成脓，溃后成漏。

2. 诊断与分类

（1）诊断

1）主要症状：**流脓**、**疼痛**、**瘙痒**。

2）查体：肛门视诊可见外口，外口凸起、较小者多为化脓性；外口较大、凹陷，周围皮肤暗紫，皮下有穿凿性者，应考虑复杂性或结核性肛漏。低位肛漏可在肛周皮下触及硬索，高位或结核性者一般不易触及。以探针探查，常可找到内口。

（2）分类

| 分　类 | 临床表现 |
| --- | --- |
| **单纯性肛漏** | 指肛门旁皮肤仅有一个外口，直通入齿线上肛隐窝之内口者，称为“完全漏”，又叫“内外漏”；若只有外口下连漏管，而无内口者，称为“单口外漏”，又叫“外盲漏”；若只有内口与漏管相通，而无外口的，称为“单口内漏”，又叫“内盲漏” |

续　表

| 分　类 | 临床表现 |
|---|---|
| **复杂性肛漏** | 指在肛门内、外有3个以上的开口；或管道穿通2个以上间隙；或管道多而支管横生；或管道绕肛门而生，形如马蹄者，称为“马蹄形肛漏” |

1975年全国首届肛肠学术会议制定了肛漏的统一分类标准，以外括约肌深部画线为标志，漏管经过此线以上者为高位，在此线以下者为低位，其分类如下。

| 分　类 | 临床表现 |
|---|---|
| 低位单纯性肛漏 | 只有1个漏管，并通过外括约肌深层以下，内口在肛窦附近 |
| 低位复杂性肛漏 | 漏管在外括约肌深层以下，有2个以上外口，或2条以上管道，内口在肛窦部位 |
| 高位单纯性肛漏 | 仅有1条漏管，漏管穿过外括约肌深层以上，内口位于肛窦部位 |
| 高位复杂性肛漏 | 有2个以上外口及管道有分支窦道，其主管道通过外括约肌深层以上，有1个或2个以上内口 |

（3）肛漏的发展规律：将肛门两侧的坐骨结节画一条横线，当漏管外口在横线之前距离肛缘4cm以内，内口在齿线处与外口位置相对，其管道多为直行；如外口在距离肛缘4cm以外，或外口在横线之后，内口多在后正中齿线处，其漏管多弯曲或为马蹄形。

## 七、肛裂

1. 概念　肛管的皮肤全层纵行裂开并形成感染性溃疡者称“肛裂”。本病好发于青壮年，女性多于男性。肛裂的部位一般在肛门前后正中位，尤以后位多见，位于前正中线的肛裂多见于女性。

2. 病因病机　阴虚津乏或热结肠燥而致大便秘结，排便努责，可使肛门皮肤裂伤，然后染毒而逐渐形成慢性溃疡。

3. 主要症状与分类

（1）症状：**疼痛、出血、便秘**。

（2）分类

| 分　类 | 临床表现 |
|---|---|
| 早期肛裂 | 发病时间较短，仅在肛管皮肤见一个小的溃疡，创面浅而色鲜红，边缘整齐而有弹性 |
| 陈旧性肛裂 | 早期肛裂未经适当治疗，继续感染，引流不畅，边缘变硬变厚，形成赘皮性外痔。在裂口上端齿线附近并发肛窦炎、肛乳头炎，形成单口内瘘及肛乳头肥大。溃疡基底因炎症刺激结缔组织增生，栉膜增厚变硬形成栉膜带，妨碍括约肌松弛，致使裂口边缘不整齐，缺乏弹性，形成较深大溃疡而不易愈合。**裂口、栉膜带、赘皮性外痔、单口内瘘、肛窦炎、肛乳头炎或肛乳头肥大**的6种病理改变，成为陈旧性肛裂的特征 |

◆ **提醒**：早期肛裂与陈旧性肛裂的诊断对肛裂的辨证论治非常重要，应重点掌握。

4. 辨证论治

（1）血热肠燥证

【主症】大便二三日一行，质干硬，便时肛门疼痛，便时滴血或手纸染血，裂口色红，腹部胀满，溲黄，舌偏红，脉弦数。

【治法】**清热润肠通便**。

【方剂】**凉血地黄汤合脾约麻仁丸加减**。

（2）阴虚津亏证

【主症】大便干结，数日一行，便时疼痛点滴下血，裂口深红，口干咽燥，五心烦热，舌红，苔少或无苔，脉细数。

【治法】**养阴清热润肠**。

【方剂】**润肠汤加减**。

（3）气滞血瘀证

【主症】肛门刺痛明显，便时便后尤甚，肛门紧缩，裂口色紫暗，舌紫暗，脉弦或涩。

【治法】理气活血，润肠通便。

【方剂】六磨汤加红花、桃仁、赤芍等。

5. 外治疗法

| 肛裂 | 操作方法 |
| --- | --- |
| 早期肛裂 | 生肌玉红膏蘸生肌散涂于裂口，每天1~2次。每天便后以1：5000高锰酸钾液坐浴，也可用苦参汤或花椒食盐水坐浴 |
| 陈旧性肛裂 | 七三丹或枯痔散等搽于裂口，2~3天腐脱后，改用生肌白玉膏、生肌散收口 |

## 八、脱肛

1. 定义及病因病机

（1）定义：脱肛是直肠黏膜、肛管、直肠全层和部分乙状结肠向下移位，脱出肛门外的一种疾病。相当于西医的直肠脱垂。

（2）病因病机：小儿气血未旺，老年人气血衰退，中气不足，或妇女分娩用力耗气，气血亏损，以及慢性泻痢、习惯性便秘、长期咳嗽等，均易导致气虚下陷，固摄失司，以致肛管直肠向外脱出。

2. 症状与分类

（1）症状：起病缓慢，无明显全身症状，早期便后有黏膜肛门脱出，便后能自行还纳，以后渐渐不能自然回复，须手托或平卧方能复位。日久失治，致使直肠各层组织向下移位，直肠或部分乙状结肠脱出，甚至咳嗽、蹲下或行走时也可脱出。因直肠黏膜反复脱出暴露在外，常发生充血、水肿、糜烂、出血，故肛门可流出黏液，刺激肛周皮肤，可引起瘙痒。

（2）分类　直肠脱垂可分为3度。

| 分度 | 临床表现 |
| --- | --- |
| 一度 | 直肠黏膜脱出，脱出物淡红色，长3~5cm，触之柔软，无弹性，不易出血，便后可自行还纳 |
| 二度 | 直肠全层脱出，长5~10cm，呈**圆锥状**，淡红色，表面为环状而有层次的黏膜皱襞，触之较厚有弹性，肛门松弛，便后有时需用手回复 |
| 三度 | 直肠及部分乙状结肠脱出，长达10cm以上，呈**圆柱形**，触之很厚，肛门松弛无力 |

3. 一度直肠黏膜脱垂与内痔脱出的鉴别　内痔脱出时痔核分颗脱出，无环状黏膜皱襞，暗红色或青紫色，容易出血。

4. 辨证论治

（1）脾虚气陷证

【主症】便时肛内肿物脱出，轻重不一，色淡红，伴有肛门坠胀，大便带血，神疲乏力，食欲不振，甚则头昏耳鸣，腰膝酸软，舌淡，苔薄白，脉细弱。

【治法】**补气升提，收敛固涩**。

【方剂】**补中益气汤加减**。

（2）湿热下注证

【主症】肛内肿物脱出，色紫暗或深红，甚则表面溃破、糜烂，肛门坠痛，肛内指检有灼热感，舌红，苔黄腻，脉弦数。

【治法】清热利湿。

【方剂】萆薢渗湿汤加减。

5. 其他疗法

（1）外治疗法

1）熏洗：以苦参汤加石榴皮、枯矾、五倍子煎水熏洗，每天2次。

2）外敷：以五倍子散或马勃散外敷。

（2）针灸疗法

1）体针及电针：取穴长强、百会、足三里、承山、八髎、提肛穴。

2）梅花针：在肛门周围外括约肌部位点刺。

（3）手术疗法：如注射疗法、直肠瘢痕支持固定术、肛门紧缩术和直肠悬吊术等手术方法。

6. 预防与调护

（1）患脱肛后应及时治疗，防止发展到严重程度。

（2）避免负重远行，积极治疗慢性腹泻、便秘、慢性咳嗽等，防止腹压过度增高。

（3）局部可采用丁字形托带垫棉固定，或每天进行提肛运动锻炼。

## 九、锁肛痔

1. 主要症状　初期表现为直肠黏膜或肛门皮肤一突起小硬结，无明显症状，病情进一步发展，可出现一系列改变。

（1）**便血：最常见的早期症状**。大便带血，血为鲜红或暗红，量不多，伴黏液，呈持续性。进一步发展，可出现大便次数增多，有里急后重，排便不尽感，粪便中有血、脓、黏液，并有特殊的臭味。

（2）**排便习惯改变**：常见的早期症状。排便次数增多，便意频繁，便不尽感等。有时为便秘，同时肛门内有不适或下坠感。

（3）**大便变形**：大便形状变细、变扁，并出现腹胀、腹痛、肠鸣音亢进等肠梗阻征象。

（4）转移征象

1）首先是直接蔓延，后期穿过肠壁，侵入膀胱、阴道壁、前列腺等邻近组织。

2）侵及膀胱、尿道：排尿不畅及尿痛、尿频。

3）侵及骶前神经丛：在直肠内或骶骨部可有剧烈持续性疼痛，并向下腹部、腰部或下肢放射。

4）可经淋巴向上转移至沿直肠上静脉走行的淋巴结。10%~15%的患者在确诊时癌症已经过门静脉血行转移至肝脏，出现肝大、腹水和黄疸等。

5）晚期患者可出现食欲不振，全身衰弱无力、贫血、极度消瘦等恶病质表现。

2. 锁肛痔的治疗原则

（1）湿热蕴结证

【主症】肛门坠胀，便次增多，大便带血，色泽暗红，或夹黏液，或下痢赤白，里急后重。舌红，苔黄腻，脉滑数。

【治法】清热利湿。

【方剂】槐角地榆丸加减。

（2）气滞血瘀证

【主症】肛周肿物隆起，触之坚硬如石，疼痛拒按，或大便带血，色紫暗，里急后重，排便困难，舌紫暗，脉涩。

【治法】理气活血化瘀。

【方剂】桃红四物汤合失笑散加减。

（3）气阴两虚证

【主症】面色无华，消瘦乏力，便溏，或排便困难，便中带血，色泽紫暗，肛门坠胀，或伴心烦口干，夜间盗汗，舌红或绛，苔少，脉细弱或细数。

【治法】益气养阴，清热解毒。

【方剂】四君子汤合增液汤加减。

# 第八单元　泌尿男性疾病

## 知识点概要

### 一、概论

男性前阴各部与脏腑的关系：泌尿系统功能的外在表现，中医学称为“溺窍”；男生殖系统功能的外在表现，中医学称为“精窍”。精、溺二窍由肾所主，但与其他脏器的生理功能亦密切相关。玉茎（阴茎）属肝；马口（尿道）属小肠；阴囊属肝；肾子（附睾、睾丸）属肾；子系（精索）属肝。

### 二、子痈

1. 含义　子痈是指睾丸及附睾的化脓性疾病。相当于西医的急慢性附睾炎或睾丸炎。

2. 病因病机及诊断

（1）病因病机：湿热下注、气滞痰凝。

（2）诊断

| 分　类 | 诊断要点 |
| --- | --- |
| 急性子痈 | **附睾或睾丸肿痛**，突然发作，疼痛程度不一，行动或站立时加重。疼痛可沿输精管放射至腹股沟及下腹部。伴恶寒发热、口渴欲饮、尿黄便秘等症。附睾可触及肿块，触痛明显。化脓后阴囊红肿，可有波动感，溃破或切开引流后，脓出毒泄，症状消退迅速，疮口容易愈合。血白细胞总数增多，尿中可有白细胞 |
| 慢性子痈 | 临床较多见。阴囊部隐痛、发胀、下坠感，疼痛可放射至下腹部及同侧大腿根部，可有急性子痈发作史。检查可触及附睾增大、变硬，伴轻度压痛，同侧输精管增粗 |

3. 辨证论治

（1）湿热下注证

【主症】多见于成年人。睾丸或附睾肿大疼痛，阴囊皮肤红肿，焮热疼痛，少腹抽痛，局部触痛明显，脓肿形成时，按之应指，伴恶寒发热，苔黄腻，脉滑数。

【治法】**清热利湿，解毒消肿**。

【方剂】**枸橘汤或龙胆泻肝汤加减**。

（2）气滞痰凝证

【主症】附睾结节，子系粗肿，轻微触痛，或牵引少腹不适，多无全身症状，舌淡或有瘀斑，苔薄白或腻，脉弦滑。

【治法】**疏肝理气，化痰散结**。

【方剂】**橘核丸加减**。

4. 外治法

（1）急性子痈：未成脓者，可用金黄散或玉露散水调匀，冷敷。病灶有波动感，穿刺有脓者，应及时切开引流。脓稠、腐肉较多时，可选用九一丹或八二丹药线引流，脓液已净，外用生肌白玉膏。

（2）慢性子痈：葱归溻肿汤坐浴，或冲和膏外敷。

5. 预防与调护

（1）外生殖器有包茎、龟头炎、尿道狭窄等应及时治疗。

（2）急性子痈患者应卧床休息并兜起阴囊。切开排脓者要注意引流通畅。

（3）饮食清淡，忌烟禁酒。

## 三、尿石症

1. 病因病机　多由**肾虚和下焦湿热**引起，病位在肾、膀胱和溺窍，肾虚为本，湿热为标。

2. 诊断

（1）临床表现

| 结石部位 | 临床表现 |
|---|---|
| 上尿路结石 | 包括肾和输尿管结石。**突然发作的肾或输尿管绞痛和血尿**（典型症状）。结石合并感染时，可有尿频、尿急、尿痛，伴发急性肾盂肾炎或肾积脓时，可有发热、畏寒、寒战等全身症状。双侧上尿路结石或孤肾伴输尿管结石引起完全梗阻时，可导致无尿 |
| 膀胱结石 | **排尿中断**（典型症状），**并引起疼痛，放射至阴茎头和远端尿道**，多数患者平时有排尿不畅、尿频、尿急、尿痛和终末血尿。前列腺增生继发膀胱结石时，排尿困难加重，结石位于膀胱憩室内时，多有尿路感染的表现 |
| 尿道结石 | 主要表现为**排尿困难，排尿费力，呈点滴状，或出现尿流中断及急性尿潴留**。排尿时疼痛明显，可放射至阴茎头部。后尿道结石可伴有会阴和阴囊部疼痛 |

（2）辅助检查：腹部X线平片多能发现结石的大小、形态和位置。排泄性尿路造影、B型超声、膀胱镜、CT等检查有助于临床诊断。

3. 辨证论治

（1）湿热蕴结证

【主症】腰痛或小腹痛，或尿流突然中断，尿频，尿急，尿痛，小便浑赤，或为血尿，口干欲饮，舌红，苔黄腻，脉弦数。

【治法】**清热利湿，通淋排石。**

【方剂】**三金排石汤加减。**

（2）气血瘀滞证

【主症】发病急骤，腰腹胀痛或绞痛，疼痛向外阴部放射，尿频，尿急，尿黄或赤，舌暗红或有瘀斑，脉弦或弦数。

【治法】理气活血，通淋排石。

【方剂】**金铃子散合石韦散加减。**

（3）肾气不足证

【主症】结石日久，留滞不去，腰部胀痛，时发时止，遇劳加重，疲乏无力，尿少或频数不爽，或面部轻度浮肿，舌淡苔薄，脉细无力。

【治法】补肾益气，通淋排石。

【方剂】**济生肾气丸加减。**

4. 预防与调护

（1）每天饮水量宜2 000~3 000ml。若能饮用磁化水则更为理想，饮水宜分多次进行。

（2）应调节饮食，合理进蛋白质饮食，有助于上尿路结石的预防。痛风患者应少食动物内脏、肥甘之品。菠菜、豆腐、竹笋、苋菜之类不宜进食太多。

（3）及时治疗尿路感染，解除尿路梗阻。

## 四、男性不育症

1. 病因病机　不育症与肾、心、肝、脾等脏有关，而与肾脏关系最为密切。肾气虚弱、肝郁气滞、湿热下注、气血两虚等导致精少、精弱、死精、无精、精稠、阳痿及不射精等引起不育。

2. 诊断方法

（1）了解病史。

（2）体格检查：检查的重点是全身情况和外生殖器。

（3）实验室检查及其他检查

1）主要包括精液常规分析、精液生化测定、精子穿透宫颈黏液试验、精子凝集试验、睾丸活组织检查、输精管道的 X 线检查、生殖内分泌测定、遗传学检查等。

2）精液常规分析正常标准（WHO）为：2ml<精液量<7ml，液化时间<60 分钟，黏液丝长度<2cm，pH 7.2~7.8，精子密度≥$20\times10^6$/ml，精子总计数≥$40\times10^6$，成活率≥70%，A 级精子（快速直线前进）≥25%，或 A 级精子+B 级精子（缓慢直线前进）>50%，正常形态精子≥50%，白细胞<$1\times10^6$/ml。

3. 辨证论治

（1）肾阳虚衰证

【主症】性欲减退，阳痿早泄，精子数少，成活率低，活动力弱，或射精无力，伴腰酸腿软，疲乏无力，小便清长，舌质淡，苔薄白，脉沉细。

【治法】温补肾阳，益肾填精。

【方剂】**金匮肾气丸合五子衍宗丸加减。**

（2）肾阴不足证

【主症】遗精滑泄，精液量少，精子数少，精子活动力弱，或精液黏稠不化，畸形精子较多，头晕耳鸣，手足心热，舌质红，少苔，脉沉细。

【治法】滋补肾阴，益精养血。

【方剂】**左归丸合五子衍宗丸加减。**

【加减】若阴虚火旺者，宜滋阴降火，用知柏地黄汤加减。

（3）肝郁气滞证

【主症】性欲低下，阳痿不举，或性交时不能射精，精子稀少，活力下降，精神抑郁，两胁胀痛，嗳气泛酸，舌质暗，苔薄，脉弦细。

【治法】疏肝解郁，温肾益精。

【方剂】柴胡疏肝散合五子衍宗丸加减。

（4）湿热下注证

【主症】阳事不兴或勃起不坚，精子数少或死精子较多，小腹急满，小便短赤，舌苔薄黄，脉弦滑。

【治法】清热利湿。

【方剂】程氏萆薢分清饮加减。

（5）气血两虚证

【主症】性欲减退，阳事不兴，或精子数少，成活率低，活动力弱，神疲力倦，面色无华，舌质淡，苔薄白，脉沉细无力。

【治法】补益气血。

【方剂】十全大补汤加减。

4. 预防与调护

（1）提倡进行婚前教育，宣传生殖生理方面的有关知识，科学地指导青年男女正确认识两性关系，夫妻和睦，性生活和谐。

（2）勿过量饮酒及大量吸烟，不食棉籽油。

（3）消除有害因素的影响，对接触放射线、有毒物品或高温环境而致不育者，可适当调动工作。

（4）性生活适度。性交次数不要过频，也不宜相隔时间太长，否则，可影响精子质量。如果能利用女方排卵的时间进行性交，往往可以提高受孕的机会。

## 五、慢性前列腺炎

1. 病因病机　相火妄动，所愿不遂，或忍精不泄，肾火郁而不散，离位之精，化成白浊；或房事不洁，精室空虚，湿热从精道内侵，湿热壅滞，气血瘀阻；病久伤阴，肾阴暗耗，可出现阴虚火旺证候；亦有体质偏阳虚者，久则火势衰微，易见肾阳不足之象。

2. 诊断

（1）临床表现

1）患者可出现**轻微的尿频、尿急、尿痛、尿道内灼热不适或排尿不净之感**；有的在排尿终末或大便用力时，自尿道滴出少量**乳白色的前列腺液**。多数患者可伴有**腰骶、腹股沟、下腹及会阴部等处坠胀隐痛**，有时可牵扯到耻骨上、阴茎、睾丸及股内侧。部分患者因病程较长可出现阳痿、早泄、遗精或射精痛等，或头晕、耳鸣、失眠多梦、腰酸乏力等神经衰弱症状。

2）直肠指检：前列腺多为正常大小，或稍大或稍小，触诊可有**轻度压痛**。有的前列腺可表现为软硬不均或缩小变硬等异常现象。

（2）实验室及其他检查：前列腺分泌物涂片检查，白细胞每高倍视野在10个以上（正常为10个以下）或成堆聚集，而卵磷脂小体减少。尿三杯试验可作为参考。

3. 辨证论治

（1）湿热蕴结证

【主症】尿频，尿急，尿痛，尿道有灼热感，排尿终末或大便时偶有白浊，会阴、腰骶、睾丸、少腹坠胀疼痛，苔黄腻，脉滑数。

【治法】清热利湿。

【方剂】**八正散或龙胆泻肝汤加减**。

（2）气滞血瘀证

【主症】病程较长，少腹、会阴、睾丸、腰骶部坠胀不适、疼痛，有排尿不净之感，舌暗或有瘀斑，苔白或薄黄，脉沉涩。

【治法】活血祛瘀，行气止痛。

【方剂】**前列腺汤加减**。

（3）阴虚火旺证

【主症】排尿或大便时偶有白浊，尿道不适，遗精或血精，腰膝酸软，五心烦热，失眠多梦，舌红少苔，脉细数。

【治法】滋阴降火。

【方剂】**知柏地黄汤加减**。

（4）肾阳虚损证

【主症】多见于中年人，排尿淋沥，腰膝酸痛，阳痿早泄，形寒肢冷，舌淡胖，苔白，脉沉细。

【治法】补肾助阳。

【方剂】**济生肾气丸加减**。

> ◆ **提醒**：本病以辨证论治为主，抓住肾虚（本）、湿热（标）、瘀滞（变）3个基本病理环节，分清主次，权衡用药。

4. 预防与调护

（1）避免频繁的性冲动，戒除手淫。

（2）禁酒，忌过食肥甘及辛辣炙煿食物。

（3）生活规律，劳逸结合，不要久坐或骑车时间过长。

（4）调节情志，保持乐观情绪，树立战胜疾病的信心。

## 六、前列腺增生症

1. 主要临床表现　多见于**55岁以上的老年患者**。**逐渐出现进行性尿频，以夜间为明显，并伴排尿困难，尿线变细**。部分患者由于尿液长期不能排尽，致膀胱残余尿增多，而出现假性尿失禁。在发病过程中，常因受寒、劳累、憋尿、便秘等，而发生急性尿潴留。严重者可引起肾功能损伤，而出现肾功能不全的一系列症状。有些患者可并发尿路感染、膀胱结石、疝气或脱肛等。

2. 辨证论治

（1）湿热下注证

【主症】小便频数黄赤，尿道灼热或涩痛，排尿不畅，甚或点滴不通，小腹胀满，或大便干燥，口苦口黏，舌暗红，苔黄腻，脉滑数或弦数。

【治法】清热利湿，消癃通闭。

【方剂】八正散加减。

（2）脾肾气虚证

【主症】尿频，滴沥不畅，尿线细甚，或夜间遗尿，或尿闭不通，神疲乏力，纳谷不香，面色无华，便溏脱肛，舌淡，苔白，脉细无力。

【治法】补脾益气，温肾利尿。

【方剂】**补中益气汤加菟丝子、肉苁蓉、补骨脂、车前子等。**

（3）气滞血瘀证

【主症】小便不畅，尿线变细或点滴而下，或尿道涩痛，闭塞不通，或小腹胀满隐痛，偶有血尿，舌质暗或有瘀点、瘀斑，苔白或薄黄，脉弦或涩。

【治法】行气活血，通窍利尿。

【方剂】**沉香散加减。**

【加减】伴血尿者，酌加大蓟、小蓟、三七；瘀甚者，可加穿山甲、蜣螂虫。

（4）肾阴亏虚证

【主症】小便频数不爽，尿少热赤，或闭塞不通，头晕耳鸣，腰膝酸软，五心烦热，大便秘结，舌红少津，苔少或黄，脉细数。

【治法】滋补肾阴，通窍利尿。

【方剂】**知柏地黄丸加丹参、琥珀、王不留行、地龙等。**

（5）肾阳不足证

【主症】小便频数，夜间尤甚，尿线变细，余沥不尽，尿程缩短，或点滴不爽，甚则尿闭不通，精神萎靡，面色无华，畏寒肢冷，舌质淡润，苔薄白，脉沉细。

【治法】温补肾阳，通窍利尿。

【方剂】**济生肾气丸加减。**

3. 其他疗法

（1）脐疗法：取独头蒜1个、生栀子3枚、盐少许，捣烂如泥敷脐部；或以葱白适量捣烂如泥加少许麝香和匀敷脐部，外用胶布固定；或以食盐250g炒热，布包熨脐腹部，冷后再炒再熨。

（2）灌肠法：大黄15g，泽兰、白芷各10g，肉桂6g，煎汤150ml，每日保留灌肠1次。

（3）针灸疗法：主要用于尿潴留患者，可针刺中极、归来、三阴交、膀胱俞、足三里等穴，强刺激，反复捻转提插；体虚者灸气海、关元、水道等穴。

4. 预防与调护

（1）注意不要憋尿，保持大便通畅。

（2）慎起居，避风寒，忌饮酒及少食辛辣刺激性食物。

# 第九单元　周围血管疾病

## 知识点概要

### 一、概论

周围血管疾病的常见症状与体征：疼痛、皮肤温度异常、皮肤颜色异常、感觉异常、肢体增粗或萎缩、溃疡和坏疽。

### 二、股肿

1. 含义与特点

（1）含义：股肿是指血液在深静脉血管内发生异常凝固，而引起静脉阻塞、血液回流障碍的疾病。相当于西医的下肢深静脉血栓形成。

（2）特点：**肢体肿胀、疼痛、局部皮温升高和浅静脉怒张**。好发于下肢髂股静脉和股腘静脉，脉络滞塞不通，营血回流受阻，水津外溢，聚而为湿，而发本病。

2. 病因病机　因创伤或产后长期卧床，以致肢体气血运行不畅，气滞血瘀，瘀血阻于脉络，营血回流受阻，水津外溢，聚而为湿，而发本病。

3. 诊断　绝大多数的股肿发生在下肢。多见于肢体外伤、长期卧床、产后、肿瘤和其他血管疾病及各种手术、血管内导管术后。发病较急，主要表现为单侧下肢突发性广泛性粗肿、胀痛，行走不利，可伴低热。后期可出现浅静脉扩张、曲张，肢体轻度浮肿，小腿色素沉着、皮炎、臁疮等。由于阻塞的静脉部位不同，临床表现不一。

| 病　名 | 临床表现 |
| --- | --- |
| 小腿深静脉血栓形成 | **肢体疼痛**是最主要的临床症状之一。肢体肿胀一般较局限，以踝及小腿部为主，行走时加重，休息或平卧后减轻，腓肠肌压痛，一般无全身表现。下肢伸直并略抬高，检查者用手握住患者的足背部用力使踝关节背屈，使跟腱拉紧腓肠肌，患者感到小腿部后方出现似绳索样拉痛，即为霍曼征阳性 |
| 髂股静脉血栓形成 | **突然性、广泛性、单侧下肢粗肿**是本病的临床特征。一般患肢的周径可较健侧增粗5~8cm。疼痛性质为胀痛，部位可为全下肢，以患肢的髂窝、股三角区疼痛明显，甚至可连及同侧腰背部或会阴部。平卧时减轻，站立时加重。深静脉血栓形成的全身反应并不十分严重，体温多在37~38℃。疾病初期主要是表浅静脉的网状扩张，后期可在患肢侧的下腹部、髋部、会阴部都见到曲张的静脉 |
| 混合性深静脉血栓形成 | 是指血栓起源于小腿肌肉内的腓肠静脉丛，顺行性生长、蔓延扩展至整个下肢静脉主干，或由原发性髂股静脉血栓形成逆行扩展到整个下肢静脉，临床表现**兼具小腿深静脉和髂股静脉血栓形成的特点** |
| 深静脉血栓形成后遗症 | 是指深静脉血栓形成后期，由于血液回流障碍或血栓机化再通后，静脉瓣膜被破坏，血液倒流，回流不畅，引起的**肢体远端静脉高压、淤血而产生的肢体肿胀、浅静脉曲张、色素沉着、溃疡形成**等临床表现 |

4. 辨证论治

（1）湿热下注证

【主症】发病较急，表现为下肢粗肿，局部发热、发红，疼痛，活动受限，舌质红，苔黄腻，脉弦滑。

【治法】清热利湿，活血化瘀。

【方剂】**四妙勇安汤加味**。

（2）血脉瘀阻证

【主症】下肢肿胀，皮色紫暗，固定性压痛，肢体青筋怒张，舌质暗或有瘀斑，苔白，脉弦。

【治法】活血化瘀，通络止痛。

【方剂】活血通脉汤加减。

（3）气虚湿阻证

【主症】表现为下肢肿胀日久，朝轻暮重，活动后加重，休息抬高下肢后减轻，皮色略暗，青筋迂曲，倦怠乏力，舌淡，边有齿痕，苔薄白，脉沉。

【治法】益气健脾，祛湿通络。

【方剂】参苓白术散加味。

5. 外治法

（1）急性期可用**芒硝加冰片外敷**。用芒硝500g、冰片5g共研成粉状，混合后装入纱布袋中，敷于患肢小腿肚及小腿内侧，待布袋湿透后重新更换。

（2）慢性期可用中药煎汤趁热外洗患肢，可用活血止痛散每日1次，每次30~60分钟。

6. 预防与调护

（1）高血脂患者饮食宜清淡，多食富含维生素及低脂食物，忌食油腻、肥甘、辛辣之品。严格戒烟，积极锻炼，肥胖者减轻体重。

（2）高危患者适当服用活血化瘀中药或抗凝药物。

（3）术后患者慎用止血药物，可适当垫高下肢或对小腿进行按摩，或尽量早期下床活动。

（4）患深静脉血栓形成后应卧床休息，**略抬高患肢**，发病1个月内不宜进行剧烈活动。长期卧床的患者应鼓励患者作足背屈活动，防止静脉血栓形成。

（5）发病后期可使用弹力绷带，促进静脉血液回流。

## 三、血栓性浅静脉炎

1. 病因病机 多由湿热蕴结、寒湿凝滞、痰浊瘀阻、脾虚失运、外伤血脉等因素致使气血运行不畅，留滞脉中而发病。

2. 临床表现与常见类型

（1）临床表现

1）多见于筋瘤后期，部位则以四肢多见（尤其多见于下肢），其次为胸腹壁等处。

2）初期（急性期）：在浅层脉络（静脉）径路上出现条索状物，患处疼痛，皮肤发红，触之较硬，扪之发热，压痛明显，肢体沉重。一般无全身症状。

3）后期（慢性期）：患处遗有一条索状物，其色黄褐，按之如弓弦，可有压痛，或结节破溃形成臁疮。

（2）常见类型

| 类　型 | 临床表现 |
| --- | --- |
| **肢体血栓性浅静脉炎** | 临床为最常见，下肢多于上肢。主要累及一条浅静脉，沿着发病的静脉出现疼痛、红肿、灼热感，常可扪及结节或硬索状物，有明显压痛。当浅静脉炎累及周围组织时，可出现片状区域性炎块结节，则为浅静脉周围炎 |
| 胸腹壁浅静脉炎 | 多为单侧胸腹壁出现一条索状硬物，长10~20cm，皮肤发红，轻度刺痛。肢体活动时，局部可有牵掣痛，用手按压条索两端，皮肤上可出现一条凹陷的浅沟，炎症消退后遗留皮肤色素沉着。一般无全身表现 |
| 游走性血栓性浅静脉炎 | 多发于四肢，即浅静脉血栓性炎症呈游走性发作，当一处炎性硬结消失后，其他部位的浅静脉又出现病变，具有游走、间歇、反复发作的特点 |

3. 辨证论治

（1）湿热证

【主症】患肢肿胀、发热，皮肤发红，胀痛，喜冷恶热，或有条索状物，或微恶寒发热，苔黄腻或厚腻，脉滑数。

【治法】**清热利湿，解毒通络。**

【方剂】**二妙散合茵陈赤豆汤加减。**

（2）血瘀证

【主症】患肢疼痛、肿胀，皮色红紫，活动后则甚，小腿部挤压时刺痛，或见条索状物，按之柔韧或似弓弦，舌有瘀点、瘀斑，脉沉细或沉涩。

【治法】活血化瘀，行气散结。

【方剂】**活血通脉汤加鸡血藤、桃仁、忍冬藤。**

（3）肝郁证

【主症】胸腹壁有条索状物，固定不移，刺痛或胀痛，或牵掣痛，伴胸闷，嗳气等，舌质淡红，或有瘀点、瘀斑，苔薄，脉弦或弦涩。

【治法】疏肝解郁，活血解毒。

【方剂】**柴胡清肝汤或复元活血汤加减。**

◆ **提醒：**血栓性浅静脉炎的辨证论治中，应注重血瘀证的治疗。

4. 外治法

（1）初期可用消炎软膏或金黄膏外敷，每日换药1次。局部红肿渐消，可选用拔毒膏贴敷。

（2）后期可用熏洗疗法，方用当归尾12g，白芷9g，羌活9g，独活9g，桃仁9g，红花12g，海桐皮9g，威灵仙12g，生艾叶15g，生姜60g，水煎后熏洗。

5. 预防与调护

（1）急性期患者应卧床休息，以减轻疼痛，促使消退。适当抬高患肢，如下床则可穿弹力袜，以减轻下肢水肿。

（2）病变早期不宜久站、久坐。

（3）忌食辛辣鱼腥之品，戒烟。

## 四、筋瘤

1. 定义与特点　筋瘤是以**筋脉色紫、盘曲突起如蚯蚓状或形成团块**为主要表现的浅表静脉病变。筋瘤好发于下肢，相当于西医下肢静脉曲张交错所形成的静脉团块。

2. 辨证论治

（1）劳倦伤气证

【主症】久站久行或劳累时瘤体增大，下坠不适感加重，常伴气短乏力，脘腹坠胀，腰酸，舌淡，苔薄白，脉细缓无力。

【治法】补中益气，活血舒筋。

【方剂】**补中益气汤加减**。

（2）寒湿凝筋证

【主症】瘤色紫暗，喜暖，下肢轻度肿胀，伴形寒肢冷，口淡不渴，小便清长，舌淡暗，苔白腻，脉弦细。

【治法】暖肝散寒，益气通脉。

【方剂】暖肝煎合当归四逆汤加减。

（3）外伤瘀滞证

【主症】青筋盘曲，状如蚯蚓，表面色青紫，患肢肿胀疼痛，舌有瘀点，脉细涩。

【治法】活血化瘀，和营消肿。

【方剂】活血散瘀汤加减。

3. 外治法　患肢用弹力绷带包扎，长期使用有时能使瘤体缩小或停止发展。

4. 预防与调护

（1）长期站立工作或分娩后，适当加强下肢锻炼，配合按摩等以促进气血流通，改善症状。

（2）患筋瘤者经常用弹力护套或绷带外裹，防止外伤；并发湿疮者，积极治疗，避免搔抓感染。

## 五、臁疮

1. 病因病机　多由久站或过度负重，而致小腿筋脉横解，青筋显露，瘀停脉络，久而化热，或小腿皮肤破损染毒，湿热下注而成，疮口经久不愈。

2. 局部辨证

（1）初起：小腿肿胀，色素沉着，有沉重感，局部青筋怒胀，朝轻暮重，逐年加重，或出现浅静脉炎、淤积性皮炎、湿疹等一系列静脉功能不全表现，继而在小腿下 1/3 处（足靴区）内臁或外臁持续漫肿、苔藓样变的皮肤出现裂缝，自行破溃或抓破，糜烂，滋水淋漓，溃疡形成，当溃疡扩大到一定程度时，边缘趋于稳定，周围红肿，或日久不愈，或经常复发。

（2）后期：疮口下陷，边缘高起形如缸口，疮面肉色灰白或晦暗，滋水秽浊，疮面周围皮色暗红或紫黑，或四周起湿疹而痒，日久不愈。继发感染则溃疡化脓，或并发出血。严重时溃疡可扩大，上至膝，下到足背，深达骨膜。少数患者可因缠绵多年不愈、蕴毒深沉而导致癌变。

3. 辨证论治

（1）湿热下注证

【主症】小腿青筋怒张，局部发痒，红肿疼痛，继则破溃，滋水淋漓，疮面腐暗，伴口渴便秘，小便黄赤，苔黄腻，脉滑数。

【治法】**清热利湿，和营解毒**。

【方剂】**二妙丸合五神汤加减**。

（2）气虚血瘀证

【主症】病程日久，疮面苍白，肉芽色淡，周围皮色黑暗、板硬，肢体沉重，倦怠乏力，舌淡紫或有瘀斑，苔白，脉细涩无力。

【治法】益气活血，祛瘀生新。

【方剂】**补阳还五汤合四妙汤加减**。

4. 外治法

（1）初期：局部红肿，溃破渗液较多者，宜用洗药。可用马齿苋60g，黄柏20g，大青叶30g，煎水温湿敷，每日3~4次。局部红肿，渗液量少者，宜金黄膏薄敷，每日1次。

（2）后期：久不收口，皮肤乌黑，疮口凹陷，疮面腐肉不脱，时流污水，用七层丹麻油调，摊贴疮面，并用绷带缠缚。腐肉已脱，露新肉者，用生肌散外盖生肌玉红膏。周围有湿疹者，用青黛散调麻油盖贴。

5. 预防与调护

（1）改善肢体瘀血状态患足宜抬高，不宜久立久行。

（2）疮口愈合后，宜常用弹性护套保护。

## 六、脱疽

1. 定义、特点与病因病机

（1）定义：脱疽是指发于四肢末端，严重时趾（指）节坏疽脱落的一种慢性周围血管疾病，又称“脱骨疽”。

（2）特点：好发于四肢末端，以下肢多见，初起患肢末端发凉、怕冷、苍白、麻木，可伴间歇性跛行，继则疼痛剧烈，日久患趾（指）坏死变黑，甚至趾（指）节脱落。好发于青壮年男子、老年人或糖尿病患者。相当于西医学的血栓闭塞性脉管炎、动脉硬化性闭塞症和糖尿病足。

（3）病因病机：由于脾气不健，肾阳不足，又加外受寒冻，寒湿之邪入侵而发病。本病的发生以**脾肾亏虚**为本，寒湿外伤为标，而**气血凝滞**、**经脉阻塞**为其主要病机。

2. 诊断与鉴别诊断

（1）诊断

1）临床表现：血栓闭塞性脉管炎多发于寒冷季节，以20~40岁男性多见；常先一侧下肢发病，继而累及对侧，少数患者可累及上肢；患者多有受冷、潮湿、嗜烟、外伤等病史。动脉硬化性闭塞症多发于老年人，常伴有高脂血症、高血压和动脉硬化病史，常累及大、中动脉。糖尿病足多伴有糖尿病病史，尿糖、血糖增高，可累及大动脉和微小动脉。根据疾病的发展过程，临床一般可分为3期。

| 分　期 | 临床表现 |
|---|---|
| 一期（局部缺血期） | 患肢末端发凉、怕冷、麻木、酸痛，间歇性跛行。随着病情的加重，行走的距离越来越短。患足可出现轻度肌肉萎缩，皮肤干燥，皮色变灰，皮温稍低于健侧，足背动脉搏动减弱，部分患者小腿出现游走性红硬条索（游走性血栓性浅静脉炎） |
| 二期（营养障碍期） | 患肢发凉、怕冷、麻木、酸胀疼痛，间歇性跛行加重，出现静息痛，夜间痛甚，难以入寐，患者常抱膝而坐。患足肌肉明显萎缩，皮肤干燥，汗毛脱落，趾甲增厚，且生长缓慢，皮肤苍白或潮红或紫红，患侧足背动脉搏动消失 |
| 三期（坏死期或坏疽期） | **二期表现进一步加重，足趾紫红肿胀，溃烂坏死，或足趾发黑干瘪，呈干性坏疽。坏疽可先为一趾或数趾，逐渐向上发展，合并感染时，则红肿明显，患足剧烈疼痛，全身发热** |

根据肢体坏死的范围，将坏疽分为3级：一级坏疽局限于足趾或手指部位，二级坏疽局限于足跖部位，三级坏疽发展至踝关节及其上方。

2）辅助检查：肢体超声多普勒、血流图、甲皱微循环、动脉造影及血脂、血糖等检查，可以明确诊断，有助于鉴别诊断，了解病情严重程度。

（2）鉴别诊断

| 项 目 | 血栓闭塞性脉管炎 | 动脉硬化性闭塞症 | 糖尿病足 |
|---|---|---|---|
| 发病年龄 | 20~40 | 40岁以上 | 40岁以上 |
| 浅静脉炎 | 游走性 | 无 | 无 |
| 高血压 | 极少 | 大部分有 | 大部分有 |
| 冠心病 | 无 | 有 | 可有可无 |
| 血脂 | 基本正常 | 升高 | 多数升高 |
| 血糖、尿糖 | 正常 | 正常 | 血糖高、尿糖阳性 |
| 受累血管 | 中、小动脉 | 大、中动脉 | 大、微血管 |

3. 辨证论治

(1) 寒湿阻络证

【主症】患趾（指）喜暖怕冷，麻木，酸胀疼痛，多走疼痛加剧，稍歇痛减，皮肤苍白，触之发凉，趺阳脉搏动减弱，舌淡，苔白腻，脉沉细。

【治法】温阳散寒，活血通络。

【方剂】阳和汤加减。

(2) 血脉瘀阻证

【主症】患趾（指）酸胀疼痛加重，夜难入寐，步履艰难，患趾（指）皮色暗红或紫暗，下垂更甚，皮肤发凉干燥，肌肉萎缩，趺阳脉搏动消失，舌暗红或有瘀斑，苔薄白，脉弦涩。

【治法】活血化瘀，通络止痛。

【方剂】桃红四物汤加炮山甲、地龙、乳香、没药等。

(3) 湿热毒盛证

【主症】患肢剧痛，日轻夜重，局部肿胀，皮肤紫暗，浸淫蔓延，溃破腐烂，肉色不鲜，身热口干，便秘溲赤，舌红，苔黄腻，脉弦数。

【治法】清热利湿，活血化瘀。

【方剂】四妙勇安汤加连翘、黄柏、丹参、川芎、赤芍、牛膝等。

(4) 热毒伤阴证

【主症】皮肤干燥，毫毛脱落，趾（指）甲增厚变形，肌肉萎缩，趾（指）呈干性坏疽，口干欲饮，便秘溲赤，舌红，苔黄，脉弦细数。

【治法】清热解毒，养阴活血。

【方剂】**顾步汤加减**。

(5) 气阴两虚证

【主症】病程日久，坏组织脱落后疮面久不愈合，肉芽暗红或淡而不鲜，倦怠乏力，口渴不欲饮，面色无华，形体消瘦，五心烦热，舌淡尖红，少苔，脉细无力。

【治法】益气养阴。

【方剂】黄芪鳖甲煎加减。

4. 外治法

(1) 未溃者：可用**冲和膏**、**红灵丹油膏**外敷；亦可用当归15g，独活30g，桑枝30g，威灵仙30g，煎水熏洗，每日1次；或用附子、干姜、吴茱萸各等分研末，蜜调，敷于患足涌泉穴，每日换药1次，如发生药疹即停用；或用红灵酒少许揉擦患肢足背、小腿，每次20分钟，每日2次。

(2) 已溃者：溃疡面积较小者，可用上述中药熏洗后，外敷生肌玉红膏；溃疡面积较大者可施行手术治疗。

5. 预防与调护

(1) 禁止吸烟，少食辛辣炙煿及醇酒之品。

(2) 冬季户外工作时，注意保暖，鞋袜宜宽大舒适，每天用温水泡洗双足。

（3）避免外伤。

（4）患侧肢体运动锻炼可促进患肢侧支循环形成。方法：患者仰卧，抬高下肢45°~60° 20~30分钟，然后两足下垂床沿4~5分钟，同时两足及足趾向下、上、内、外等方向运动10次，再将下肢平放4~5分钟，每日运动3次。坏疽感染时禁用。

# 第十单元　其他外科疾病

## 知识点概要

### 一、烧伤

1. 烧伤面积的计算方法及烧伤深度的分类

（1）烧伤面积的计算

| 方　法 | 计算方式 |
|---|---|
| 手掌法 | 伤员本人五指并拢时，一只手掌的面积占体表面积的1%。此法常用于小面积或散在烧伤的计算 |
| 中国九分法 | 将全身体表面积分为11个9等分：①成人头、面、颈部为9%。②双上肢为2×9%。③躯干前后包括外阴部为3×9%。④双下肢包括臀部为5×9%+1%=46% |
| 儿童烧伤面积计算法 | 小儿的躯干和双上肢的体表面积所占百分比与成人相似。特点是头大下肢小，随着年龄的增长，其比例也不同。计算公式：头颈面部百分比=9+（12−年龄）双下肢百分比=46−（12−年龄） |

（2）烧伤深度的分类：一般采用三度四分法，即Ⅰ度、Ⅱ度（又分浅Ⅱ度、深Ⅱ度）和Ⅲ度烧伤。

| 分　度 | | 深　度 | 创面表现 | 创面无感染时的愈合过程 |
|---|---|---|---|---|
| Ⅰ度（红斑） | | **达表皮角质层** | 红肿热痛，感觉过敏，表面干燥 | 2~3天后脱屑痊愈，无瘢痕 |
| Ⅱ度（水疱） | 浅Ⅱ度 | **达真皮浅层**，部分生发层健在 | **剧痛，感觉过敏，有水疱，基底部呈均匀红色、潮湿，局部肿胀** | 1~2周愈合，无瘢痕，有色素沉着 |
| | 深Ⅱ度 | **达真皮深层**，有皮肤附件残留 | **痛觉消失，有水疱，基底苍白，间有红色斑点、潮湿** | 3~4周愈合，可有瘢痕 |
| Ⅲ度（焦痂） | | **达皮肤全层，甚至伤及皮下组织、肌肉和骨骼** | 痛觉消失，无弹力，坚硬如皮革样，蜡白焦黄或炭化，干燥。干后皮下静脉阻塞如树枝状 | 2~4周焦痂脱落，形成肉芽创面，除小面积外，一般均需植皮才能愈合，可形成瘢痕和瘢痕挛缩 |

◆ **提醒**：掌握烧伤的分度。

2. 重度烧伤后辨证分型、治疗原则

（1）火毒伤津证

【主症】壮热烦躁，口干喜饮，便秘尿赤，舌红绛而干，苔黄或黄糙，或舌光无苔，脉洪数或弦细数。

【治法】清热解毒，益气养阴。

【方剂】黄连解毒汤、银花甘草汤、犀角地黄汤或清营汤加减。

（2）阴伤阳脱证

【主症】神疲倦卧，面色苍白，呼吸气微，表情淡漠，嗜睡，自汗肢冷，体温不升反低，尿少，全身或局部水肿，创面大量液体渗出，舌淡暗，苔灰黑，或舌淡嫩无苔，脉微欲绝或虚大无力。

【治法】回阳救逆，益气护阴。

【方剂】四逆汤、参附汤合生脉散加味。

（3）火毒内陷证

【主症】壮热不退，口干唇燥，躁动不安，大便秘结，小便短赤，舌红绛而干，苔黄或黄糙，或焦干起刺，脉弦数等。若火毒传心，可见烦躁不安，神昏谵语；若火毒传肺，可见呼吸气粗，鼻翼煽动，咳嗽痰鸣，痰中带血；若火毒传肝，可见黄疸，双目上视，痉挛抽搐；若火毒传脾，可见腹胀便结，便溏黏臭，恶心呕吐，不思饮食，或有呕血、便血；若火毒传肾，可见浮肿，尿血或尿闭。

【治法】清营凉血解毒。

【方剂】清营汤或黄连解毒汤合犀角地黄汤加减。

（4）气血两虚证

【主症】疾病后期，火毒渐退，低热或不发热，精神疲倦，气短懒言，形体消瘦，面色无华，食欲不振，自汗，盗汗，创面肉芽色淡，愈合迟缓，舌淡，苔薄白或薄黄，脉细弱。

【治法】补气养血，兼清余毒。

【方剂】托里消毒散或八珍汤加金银花、黄芪。

（5）脾虚阴伤证

【主症】疾病后期，面色萎黄，纳呆食少，腹胀便溏，口干少津，或口舌生糜，舌暗红而干，苔花剥或光滑无苔，脉细数。

【治法】补气健脾，益胃养阴。

【方剂】益胃汤合参苓白术散加减。

3. 中小面积烧伤创面的正确处理

（1）一般肢体部位中小面积烧伤创面多采用包扎疗法，头面、颈部、会阴部和大面积创面多采用暴露疗法。

（2）小面积Ⅰ度、Ⅱ度烧伤可外涂京万红烫伤药膏、清凉膏、紫草膏、万花油等，暴露或包扎；或用地榆粉、大黄粉各等分，麻油调敷后包扎，隔日换药1次。

（3）较大面积的Ⅱ度烧伤，皮肤无破损者，抽出疱内液体后，用虎地酊喷洒创面，每日数次；水疱完整或水疱已破者，剪去破损外皮，外用湿润烧伤膏。

## 二、毒蛇咬伤

1. 毒蛇的种类、有毒蛇与无毒蛇的区别

（1）毒蛇的种类：**神经毒者有银环蛇、金环蛇、海蛇，血循毒者有蝰蛇、尖吻蝮蛇、竹叶青蛇和烙铁头蛇，混合毒者有眼镜蛇、眼镜王蛇和蝮蛇。**

（2）有毒蛇和无毒蛇的区别：**被毒蛇咬伤后，患部一般有较大而深的毒牙痕**，往往是判断何种蛇咬伤的重要依据。**无毒蛇伤的牙痕小而排列整齐。**

2. 病因病机　蛇毒系风、火二毒。风火相扇，邪毒鸱张，客于营血或内陷厥阴，形成严重的全身性中毒症状。

3. 治疗措施

（1）局部常规处理：包括早期结扎、扩创排毒、烧灼、针刺、火罐排毒、封闭疗法、局部用药等。

（2）辨证论治：根据毒蛇咬伤的毒理、病理和症状，将毒蛇咬伤分为风毒证、火毒证、风火毒证、蛇毒内陷证4个证型进行辨证施治。

（3）血清疗法：采用抗蛇毒血清治疗。

（4）其他：危重症抢救。

## 三、肠痈

1. 病因病机　饮食不节、饱食后急剧奔走或跌仆损伤、寒温不适、情志所伤。

2. 诊断

（1）临床表现

| 分期 | 临床表现 |
| --- | --- |
| 初期 | ①**腹痛：多起于脐周或上腹部，数小时后，腹痛转移并固定在右下腹部，疼痛呈持续性、进行性加重**。70%~80%的患者有**转移性右下腹痛**，但也有一部分病例发病开始即出现右下腹痛。②**右下腹压痛**：常见的重要体征，压痛点通常在麦氏点，两侧足三里、上巨虚穴附近（阑尾穴）也可有压痛点。③一般可伴有轻度发热，恶心纳减，舌苔白腻，脉弦滑或弦紧等 |
| 酿脓期 | 若病情发展，渐至化脓，则腹痛加剧，右下腹明显压痛、反跳痛，局限性腹皮挛急，或右下腹可触及包块。伴见壮热不退，恶心呕吐，纳呆，口渴，便秘或腹泻，舌红，苔黄腻，脉弦数或滑数 |
| 溃脓期 | 腹痛扩展至全腹，腹皮挛急，全腹压痛、反跳痛，恶心呕吐，大便秘结，或似痢不爽，壮热自汗，口干唇燥，舌质红或绛，苔黄糙，脉洪数或细数 |
| 变证 | 慢性肠痈、腹部包块、湿热黄疸、内外瘘形成 |

（2）实验室检查：血常规检查，在初期多数患者白细胞计数增多及中性粒细胞比例升高，在酿脓期和溃脓期，白细胞计数常升至 $18\times10^9$/L 以上。

3．辨证论治

（1）瘀滞证

【主症】**转移性右下腹痛，呈持续性、进行性加剧，右下腹局限性压痛或拒按，伴恶心纳差，可有轻度发热，苔白腻，脉弦滑或弦紧。**

【治法】**行气活血，通腑泻热。**

【方剂】**大黄牡丹汤合红藤煎剂加减。**

（2）湿热证

【主症】腹痛加剧，右下腹或全腹有压痛、反跳痛，腹皮挛急，右下腹可摸及包块，壮热，纳呆，恶心呕吐，便秘或腹泻，舌红，苔黄腻，脉弦数或滑数。

【治法】**通腑泻热，解毒利湿透脓。**

【方剂】**复方大柴胡汤加减，或大黄牡丹汤合红藤煎剂加败酱草、白花蛇舌草、蒲公英。**

（3）热毒证

【主症】腹痛剧烈，全腹有压痛、反跳痛，腹皮挛急，高热不退，或恶寒发热，时时汗出，烦渴，恶心呕吐，腹胀，便秘，或似痢不爽，舌红绛而干，苔黄厚干燥或黄糙，脉洪数或细数。

【治法】通腑排脓，养阴清热。

【方剂】**大黄牡丹汤合透脓散加减。**

4．外治法

（1）无论脓已成或未成，均可选用金黄散、玉露散或双柏散，用水或蜜调成糊状，外敷右下腹；或用消炎散加黄酒或加醋调敷。如阑尾周围脓肿形成后，可先行脓肿穿刺抽脓，注入抗生素（2~3 天抽脓 1 次），用金黄膏或玉露膏外敷。

（2）采用通里攻下、清热解毒等中药，如大黄牡丹汤、复方大柴胡汤等煎剂 150~200ml，直肠内缓慢滴入（滴入管插入肛门内 15cm 以上，药液 30 分钟左右滴完），使药液直达下段肠腔，加速吸收，可达到通腑泻热排毒的目的。

# 第十章　中医妇科学

## 第一单元　女性的生理特点

### 知识点概要

#### 一、月经

1. 月经的生理表现

（1）月经初潮：多在13~14岁，可早至11~12岁，迟至16岁。

（2）月经周期：一般21~35天，平均28天。

（3）经期：正常经期为3~7天，多数为3~5天。

（4）月经的量、色、质：月经量一般30~50ml为适中，>80ml为月经过多。经色暗红，经质是不稀不稠，不凝固，无血块，无特殊臭气。

（5）月经期表现：行经前，可出现胸乳略胀，小腹略坠，腰微酸，情绪易波动等表现。

（6）绝经

1）年龄一般为45~55岁。

2）身体无病而月经定期2个月来潮一次者，称为**并月**；3个月一潮者，称为“**居经**”或“**季经**”；一年一行者称为“**避年**”；还有终生不潮而却能受孕者，称为“**暗经**”；受孕初期仍能按月经周期有少量出血而无损于胎儿者，称为“**激经**”，又称“**盛胎**”或“**垢胎**”。

2. 月经产生的机理　月经的产生，是女子发育成熟后，脏腑、天癸、气血、经络协调作用于胞宫的生理现象。

#### 二、妊娠与产育

1. 妊娠机理　男女肾气充盛，天癸成熟，任通冲盛，精壮经调，适时和合，便成胎孕。

2. 妊娠期生理现象

（1）月经停闭。

（2）早孕反应：胃纳不香，或不思饮食，或恶心欲呕，或择食。

（3）妊娠滑脉。

（4）乳房变化：乳房增大、发胀，乳头增大变黑易勃起，乳晕加大变黑。

（5）子宫增大：早孕40多天，可扪及子宫增大变软，子宫颈呈紫蓝色而质软。**妊娠8周时，子宫增大如非孕时的2倍。妊娠12周，子宫增大如非孕时的3倍，可在耻骨联合上方触及。**

（6）下腹膨隆：妊娠3个月以后，宫底随妊娠进展逐渐增高。

（7）胎动、胎心：一般在妊娠4个月开始自觉有胎动，有时在腹诊时可以触到或看见胎动。孕5个月后，可用一般听诊器在孕妇腹壁听到胎心。

（8）胎体：20周后可触及。

3. 预产期的计算方法　**从末次月经第1天算起，月份数加9（或减3），日数加7（阴历加14）。**

> ◆ **提醒**：掌握预产期的计算方法。

4. 恶露的概念及持续时间　恶露是产后自子宫排出的余血浊液，先是暗红色的血性恶露，也称“红恶露”，持续3~4天；后渐变淡红，量由多渐少，称为“浆液性恶露”，持续7~10天；继后渐为不含血色的“白恶露”，2~3周干净。

5. 哺乳期的最佳断乳时间　断乳以产后10~12个月为宜。

# 第二单元　妇科疾病的病因病机

## 知识点概要

### 一、病因

1. 寒邪

(1) 外寒：**经行发热、经行身痛、痛经、月经后期、月经过少、闭经、产后身痛、不孕症等病证。**

(2) 内寒：闭经、多囊卵巢综合征、月经后期、痛经、带下病、子肿、宫寒不孕。

2. 热邪

| 病　机 | 疾　病 |
|---|---|
| 热极生风 | 抽搐 |
| 热破血行 | 出血 |
| 外热 | 经行发热、经行头痛、妊娠小便淋痛、产后发热、产褥热、盆腔炎或盆腔脓肿、阴疮、乳痈 |
| 内热 | 月经先期、月经过多、崩漏、经行吐衄、胎漏、产后恶露不绝、阴疮 |

3. 湿邪

(1) 外湿：**带下、阴痒或盆腔炎。**

(2) 内湿：经行浮肿、经行泄泻、闭经、多囊卵巢综合征、带下病、子肿、子满、产后身痛、不孕症。

4. 七情内伤

(1) 怒：**抑郁忿怒，使气郁气逆，可致月经后期、闭经、痛经、不孕、癥瘕。**

(2) 思：忧思不解，每使气结，发为闭经、月经不调、痛经。

(3) 恐：惊恐伤肾，每使气下，可致月经过多、闭经、崩漏、胎动不安、不孕。

5. 生活失度

(1) 房事所伤：**房事不洁，虫邪或邪毒入侵外阴、阴道、胞宫**，易发生经、带、胎、产、杂病，尤其是房事不洁，多性伴侣，更容易发生性传播疾病，危害健康及社会。

(2) 饮食失宜：**若饮食失宜，易发生月经过少、闭经、痛经、崩漏、胎萎不长、妊娠贫血、绝经妇女骨质疏松症等**。节食太过，亦可致月经过少、月经后期、闭经。

(3) 劳逸失常：劳力、劳神过度，足以伤气，损伤心、脾、肾的功能，导致月经过多、经期延长、崩漏；孕期过劳可致流产、早产；产后过劳可导致恶露不绝、缺乳和子宫脱垂。过于安逸又影响气血的运行，“逸则气滞”，发生月经不调或难产。

(4) 跌扑损伤：**妇女在孕期生活不慎跌仆损伤，如撞伤腰腹部，可致堕胎、小产或胎盘早期剥离**；若撞伤头部，可引起经行头痛、闭经或崩漏；若跌仆损伤阴户，可致外阴血肿或撕裂。多次手术、术后创伤、感染，可直接损伤子宫、胞脉、胞络，发生经、带、胎、产诸病。

(5) 此外，嗜烟酗酒或经常夜生活均影响生物钟的调节，导致月经失调、闭经、流产、不孕。不健康、不科学的生活方式和环境因素所造成的疾病，被现代人称为“生活方式病”。因此，养成良好的生活习惯，对防治妇科病有重要意义。

6. 体质因素

(1) **妇女先天肾气不足，在青春期常发生肾虚为主的子宫发育不良、月经后期、闭经、崩漏、痛经、月经过少、多囊卵巢综合征**；在生育期容易发生月经后期、闭经、崩漏、胎动不安、滑胎、不孕症；更年期易出现早发绝经现象。

（2）素性忧郁，性格内向者，易发生以肝郁为主的月经先后不定期、月经前后诸证、痛经、经断前后诸证、子晕、子痫、不孕、阴痛等。

（3）**素体脾虚气弱，又常导致脾虚为主的月经先期、月经过多、崩漏、带下病、子肿等病证。**

## 二、病机

1. 脏腑功能失常

（1）肾的病机

1）肾气虚：**冲任之本在肾，若先天肾气不足或后天损伤肾气，致精不化血，冲任血海匮乏，可发生闭经、月经后期、月经过少、不孕等**；肾气虚，封藏失职，冲任不固，可致月经先期、月经过多、崩漏、产后恶露不绝；肾气虚，胎失所系，冲任不固，可致胎漏、胎动不安、滑胎；肾气虚，摄纳或系胞无力，则致胎动不安、子宫脱垂。

2）肾阳虚

| 病　机 | 疾　病 |
|---|---|
| 冲任失于温煦，下不能暖宫，胞宫虚寒 | 妊娠腹痛、产后腹痛、宫寒不孕 |
| 上不能暖土，水湿下注 | 经行浮肿、经行泄泻、子肿、子满 |
| **气化失司，水液代谢失常，湿聚成痰，痰浊阻滞冲任、胞宫** | 月经后期、闭经、不孕 |
| 气化失常，水湿下注任、带，使任脉不固，带脉失约 | 带下病 |
| 兴奋施泄功能减退 | 性冷淡、闭经、排卵障碍性不孕症 |
| **肾虚血瘀** | 子宫内膜异位症、多囊卵巢综合征 |

3）肾阴虚

| 病　机 | 疾　病 |
|---|---|
| **肾阴虚精血不足，冲任血虚，血海不能按时由满而溢** | 月经后期、月经过少、闭经 |
| 肾阴虚，冲任、胞宫胞脉失养 | 痛经、妊娠腹痛或不孕症 |
| 阴虚生内热，热伏冲任，迫血妄行 | 崩漏、经间期出血、胎漏、胎动不安 |
| 孕后阴血下聚冲任以养胎元，致令阴虚益甚，肝失所养，肝阳上亢 | 妊娠眩晕，甚或子痫 |

（2）肝的病机

1）肝气郁结

| 病　机 | 疾　病 |
|---|---|
| 血为气滞，瘀阻冲任 | 痛经、经行乳房胀痛、闭经、妊娠腹痛、缺乳、不孕症、盆腔炎 |
| **疏泄失司，冲任失调，血海蓄溢失常** | 月经先后无定期 |
| 肝郁化热化火，热扰冲任血海，迫血妄行 | 月经先期、月经过多、崩漏、胎漏、产后恶露不绝 |
| 气火上炎 | 经行头痛、经行吐衄、经行情志异常、乳汁自出 |
| **肝郁犯胃，胃失和降** | 妊娠恶阻 |

2）肝经湿热

| 病　机 | 疾　病 |
|---|---|
| 湿郁化热，湿热之邪下注任、带，使任脉不固，带脉失约 | 带下病、阴痒 |
| **湿热蕴结胞中，或湿热瘀结，瘀阻冲任，冲任不畅** | 盆腔炎、癥瘕、不孕症 |

3）肝阴不足：**冲任亏虚，血海不盈，可致月经过少、闭经、不孕症等**；血虚生风化燥，发生经行风疹块、妊娠身痒。

4）肝阳上亢：**阴血益亏，肝阳偏亢，出现经前头痛、经行眩晕、子晕**；阴虚阳亢，阳化风动，肝火愈炽，风火相扇，发为子痫。

（3）脾的病机

1）脾失健运：**脾虚血少，冲任亏虚，血海不盈，可出现月经后期、月经过少、闭经、胎萎不长、产后缺乳**；脾阳不振，运化失职，水湿流注下焦，湿聚成痰，痰湿壅滞冲任、胞宫，可出现月经过少、闭经、不孕症、癥瘕、多囊卵巢综合征等；脾失健运，湿邪内生，损伤任、带，任脉不固，带脉失约，发生带下病。

2）脾失统摄：脾气虚弱，中气不足，统摄无权，冲任亏虚而不固，可出现月经过多、经期延长、崩漏、胎漏、产后恶露不绝、乳汁自出。

3）脾虚下陷：**脾气虚而下陷，则可见月经过多、崩漏、阴挺**。脾与胃互为表里，如脾胃虚弱，孕后经血不泻，冲气偏盛，循经上逆犯胃，胃失和降，发为恶阻。

（4）心的病机：**若忧愁思虑，积郁在心，心气不得下通于肾，胞脉闭阻，可出现闭经、月经不调、不孕**；心火偏亢，肾水不足，则水火失济，出现脏躁、产后抑郁等。**孕后血聚养胎，阴血愈虚，阴不济阳，心火偏亢，扰动心神，可致妊娠心烦，心火偏亢，移入小肠，传入膀胱，发为子淋**。

（5）肺的病机：肺主气，主肃降，朝百脉而输精微，通调水道。若阴虚火旺，经行阴血下注冲任，肺阴益虚，虚火灼伤肺络，则出现经行吐衄；若肺失宣降、不能通调水道，可引起子嗽或妊娠小便异常、产后小便异常。

2. 气血失调

（1）气分病机

1）气虚：**肺气虚，卫外不固，易出现经行感冒、产后自汗、产后发热；中气虚或肾气虚，均可导致冲任不固，发生月经先期、月经过多、崩漏、胎漏、乳汁自出。**

2）气陷：可发生子宫脱垂、崩漏。

3）气滞：如肝气郁结，疏泄失调，则冲任血海阻滞，可发生痛经、闭经、月经先后无定期、不孕症等；气行不畅，津液停滞，可致水湿不化，痰湿内生，发生经行浮肿、子肿、闭经、不孕症；气郁化火，火热之邪上扰神明，下迫冲任血海，可发生经行情志异常、产后抑郁、脏躁、月经先期、月经过多、崩漏、胎漏等。

4）气逆：**肺主气主肃降，肺气上逆，可发生子嗽。胃气宜降，若胃气上逆，可致经行呕吐、恶阻。**

◆ **提醒**：掌握妇科疾病的脏腑功能失常导致的病证。

（2）血分病机

| 血分病机 | 疾　病 |
|---|---|
| 血虚 | 月经后期、月经过少、闭经、痛经、妊娠腹痛、胎动不安、滑胎、胎萎不长、产后缺乳、产后身痛、产后血劳、不孕症 |
| 血瘀 | 痛经、闭经、崩漏、月经过多、经期延长、胎动不安、异位妊娠、产后腹痛、恶露不绝、产后发热、不孕症、癥瘕 |
| 血热 | 月经过多、月经先期、崩漏、经行吐衄、胎漏、产后发热、胎动不安、产后恶露不绝 |
| 血寒 | **痛经、月经后期、月经过少、闭经、妊娠腹痛、产后腹痛、产后身痛、宫寒不孕症** |

3. 冲、任、督、带损伤

（1）冲任损伤

| 冲任损伤 | 疾　病 |
|---|---|
| 冲任亏虚 | 月经后期、月经过少、闭经、胎漏、胎动不安、胎萎不长、不孕症 |
| 冲任血热 | 月经先期、月经过多、崩漏、胎漏、产后恶露不绝 |
| 冲任寒凝 | 月经后期、痛经、妊娠腹痛、不孕症 |

续　表

| 冲任损伤 | 疾　病 |
|---|---|
| 冲任阻滞 | 痛经、月经后期、闭经、癥瘕、不孕症 |
| 冲任失调 | 月经先后无定期 |

（2）督脉虚损：**可导致闭经、崩漏、经断前后诸证、绝经妇女骨质疏松症。**

（3）带脉失约：带下病、胎动不安、滑胎、子宫脱垂。

# 第三单元　月　经　病

## 知识点概要

### 一、概述

1. 月经病的定义　月经病是以月经的周期、经期、经量异常为主症，或伴随月经周期，或于经断前后出现明显症状为特征的疾病。

2. 月经病的范围　常见的月经病有月经先期、月经后期、月经先后无定期、月经过多、月经过少、经期延长、经间期出血、崩漏、闭经、痛经、月经前后诸证、绝经前后诸证、经断复来、绝经妇女骨质疏松症等。

3. 月经病的治疗原则　①重在治本以调经。②“急则治其标，缓则治其本”。

4. 月经病施治中应注意的问题　治疗月经病要顺应和掌握规律：①顺应月经周期中阴阳转化和气血盈亏的变化规律。②顺应不同年龄阶段论治的规律。③掌握虚实补泻规律。

### 二、月经先期

1. 定义　**月经周期提前7天以上，甚至十余日一行，连续2个周期以上者**，称为“月经先期”，亦称“经期超前”“经行先期”“经早”“经水不及期”等。

> ◆ **提醒**：月经先期的时间必须是连续2个周期以上，否则不属于本病范畴。

2. 病因病机

（1）气虚：脾气虚、肾气虚。

（2）血热：阳盛血热、阴虚血热、肝郁血热。

3. 辨证论治

（1）气虚证

1）脾气虚证

【主症】月经周期提前，或经量多，色淡红，质清稀，神疲肢倦，气短懒言，小腹空坠，纳少便溏，舌淡红，苔薄白，脉细弱。

【治法】补脾益气，摄血调经。

【方剂】补中益气汤。

【加减】若心脾两虚，症见月经提前，心悸怔忡，失眠多梦，舌淡苔白，脉细弱，治宜补益心脾，固冲调经，方选归脾汤。

2）肾气虚证

【主症】周期提前，经量或多或少，色淡暗，质清稀，腰膝酸软，头晕耳鸣，面色晦暗或有暗斑，舌淡暗，苔白润，脉沉细。

【治法】补益肾气，固冲调经。

【方剂】**固阴煎**。

（2）血热证

1）阳盛血热证

【主症】**经来先期，量多，色深红或紫红，质黏稠，或伴心烦，面红口干，小便短黄，大便燥结，舌质红，苔黄，脉数或滑数**。

【治法】清热凉血调经。

【方剂】**清经散**。

2）阴虚血热证

【主症】经来先期，量少或量多，色红，质稠，或伴两颧潮红，手足心热，咽干口燥，舌质红，苔少，脉细数。

【治法】养阴清热调经。

【方剂】两地汤。

3）肝郁血热证

【主症】**月经提前，量或多或少，经色深红或紫红，质稠，经行不畅，或有块，或少腹胀痛，或胸闷胁胀，或乳房胀痛，或烦躁易怒，口苦咽干，舌红，苔薄黄，脉弦数**。

【治法】**疏肝清热，凉血调经**。

【方剂】丹栀逍遥散。

4. 其他疗法

（1）体针疗法

治法：和血调经。以任脉及足太阴经穴为主。

主穴：关元、血海、三阴交。

配穴：实热配太冲或行间、期门。虚热配太溪。气虚配足三里、脾俞。月经量多配隐白。心烦者配神门。腰骶疼痛配肾俞、次髎。

操作：毫针刺，关元、三阴交用平补平泻法，血海用泻法。配穴按虚补实泻法操作。气虚者针后加灸或用温针灸。

方义：关元属任脉，为调理冲任的要穴，血海清泻血分之热，三阴交调理肝脾肾，为调经之要穴，诸穴相配，冲任调和，经血按时而行。

（2）推拿疗法

1）基本治法：①腹部操作：a. 取穴及部位：关元、气海、中极。b. 主要手法：一指禅推法、摩法、揉法。c. 操作方法：患者仰卧位，医生坐于右侧。先用一指禅推法或揉法于气海、关元、中极等穴，每穴约1分钟，以得气为度；然后用摩法顺时针方向摩小腹治疗，时间6~8分钟。②腰背部操作：a. 取穴及部位：脾俞、肝俞、肾俞。b. 主要手法：按法、揉法、一指禅推法。c. 操作方法：患者俯卧位。医生用一指禅推法施术于背部两侧膀胱经，重点在脾俞、肝俞、肾俞等处，时间约3~5分钟；然后用按揉法于脾俞、肝俞、肾俞等穴，每穴约1分钟，以得气酸胀为度。③下肢部操作：a. 取穴及部位：三阴交、太冲、太溪。b. 主要手法：按法、揉法。c. 操作方法：患者仰卧位。医生用双拇指按揉三阴交、太冲、太溪等穴，每穴约1分钟，以酸胀为度。

2）辨证治疗：①血热：a. 用拇指按揉法施术于大敦、行间、隐白、三阴交、解溪、血海等穴，每穴操作约1分钟，以得气为度。b. 用拇指或食指、中指按揉肝俞、胃俞、大肠俞，操作3~5分钟。②脾虚：a. 在患者腹部用掌按法，施术于患者中脘、气海，每穴持续按压3分钟，使腹部出现发热感。b. 用拇指按揉足三里、三阴交，每穴约1分钟，以得气为度。c. 用拇指按揉法施术于脾俞、胃俞，每穴操作1分钟。d. 用掌擦法施术于背部脾俞、胃俞处，以透热为度。③肾虚：a. 用掌按法施术于关元穴，操作3分钟，以热深透下腹为度。b. 用拇指按揉双侧涌泉穴，持续施术1分钟，然后沿足底纵轴用掌擦法，反复摩擦，以透热为度。c. 用擦法施术于背部督脉和足太阳膀胱经两侧，反复摩擦5~7遍，然后擦肾俞、命门、白环俞，以透热为度。

（3）耳针疗法：选皮质下、内生殖器、内分泌、肾、肝、脾，毫针刺，捻转法中等刺激，每日1次，每次留针15~20分钟。也可揿针埋藏或压丸法，每3~5日更换1次。

（4）皮肤针疗法：选背部第2腰椎以下夹脊穴或背俞穴，下腹部任脉、肾经、脾胃经，膝以下足三阴经。用皮肤针轻叩，至局部皮肤潮红，隔日1次。

（5）穴位注射疗法：取脾俞、肾俞、肝俞、三阴交、血海、足三里、关元。每次选用2~3穴，选当归注射液或丹参注射液，每穴注射 0.5~2ml。

5. 转归与预后　本病治疗得当，多易痊愈，若伴经量过多、经期延长者，可发展为崩漏，使病情反复难愈，故应积极治疗。

6. 预防与调摄

（1）节饮食：不宜过食肥甘滋腻、生冷寒凉、辛烈香燥之品，以免损伤脾胃，或生热灼血。

（2）调情志：保持心情舒畅，避免忧思郁怒，损伤肝脾，或七情过极，五志化火，冲任蕴热，而引起月经先期。

（3）适劳逸：经期不宜过度劳累和剧烈运动，以免损伤脾气，致统摄无权而引起本病。

（4）节制房事和节制生育：避免生育（含人工流产）过多、过频，以及经期、产褥期交合，否则易损伤冲任，耗损精血，导致月经疾患。

## 三、月经后期

1. 定义　**月经周期延后7天以上，甚至错后3~5个月一行者**，称为“月经后期”。亦称“经行后期”“月经延后”“月经落后”“经迟”等。一般认为需连续出现2个周期以上。若每次仅延后三五天，或偶然延后一次，下次仍如期来潮者，均不作月经后期论。

2. 月经后期与早孕的鉴别　早孕者，有早孕反应，妇科检查宫颈着色，子宫体增大、变软，妊娠试验阳性，B超检查可见子宫腔内有孕囊。月经后期者则无以上表现，且以往多有月经失调病史。

3. 病因病机　虚者多因肾虚、血虚、虚寒导致精血不足，冲任不充，血海不能按时满溢而经迟；实者多因血寒、气滞等导致血行不畅，冲任受阻，血海不能如期满盈，致使月经后期而来。

4. 辨证论治

（1）肾虚证

【主症】经期延后，量少，色暗淡，质清稀，或带下清稀，腰膝酸软，头晕耳鸣，面色晦暗，或面部暗斑，舌淡，苔薄白，脉沉细。

【治法】补肾养血调经。

【方剂】当归地黄饮。

（2）血虚证

【主症】周期延后，量少，色淡红，质清稀，或小腹绵绵作痛，或头晕眼花，心悸少寐，面色苍白或萎黄，舌质淡红，脉细弱。

【治法】补血益气调经。

【方剂】**大补元煎**。

（3）血寒证

1）虚寒证

【主症】月经延后，量少，色淡红，质清稀，小腹隐痛，喜暖喜按，腰酸无力，小便清长，大便稀溏，面色㿠白，舌淡，苔白，脉沉迟或细弱。

【治法】**扶阳祛寒调经**。

【方剂】**温经汤（《金匮要略》）或艾附暖宫丸**。

2）实寒证

【主症】月经周期延后，量少，色暗有块，小腹冷痛拒按，得热痛减，畏寒肢冷，或面色青白，舌质淡暗，苔白，脉沉紧。

【治法】温经散寒调经。

【方剂】**温经汤（《妇人大全良方》）**。

（4）气滞证

【主症】月经周期延后，量少或正常，色暗红，或有血块，小腹胀痛，或精神抑郁，经前胸胁乳房胀痛，舌象正常或红，苔薄白或微黄，脉弦或弦数。

【治法】理气行滞调经。

【方剂】乌药汤。

5. 其他疗法

（1）体针疗法

治法：温经散寒，行血调经。以任脉及足太阴经穴为主。

主穴：气海、三阴交。

配穴：寒实证配子宫、天枢、地机。虚寒证配命门、关元、归来。

操作：毫针刺，气海、三阴交用补法，可用灸法。配穴按虚补实泻法操作，可用灸法或温针灸。

方义：气海为任脉经穴，可益气温阳，调一身之阳气，温灸更可温经散寒。三阴交为肝、脾、肾三经交会穴，可调补三阴经经气，和血调经。

（2）推拿疗法

1）基本治法：①腹部操作：a. 取穴及部位：关元、气海、中极。b. 主要手法：一指禅推法、摩法、揉法。c. 操作方法：患者仰卧位，医生坐于右侧。先用一指禅推法或揉法于气海、关元、中极等穴，每穴约 1 分钟，以得气为度；然后用摩法顺时针方向摩小腹治疗，时间约 6~8 分钟。②腰背部操作：a. 取穴及部位：脾俞、肝俞、肾俞。b. 主要手法：按法、揉法、一指禅推法。c. 操作方法：患者俯卧位。医生用一指禅推法施术于背部两侧膀胱经，重点在脾俞、肝俞、肾俞等处，时间约 3~5 分钟；然后用按揉法于脾俞、肝俞、肾俞等穴，每穴约 1 分钟，以得气酸胀为度。③下肢部操作：a. 取穴及部位：三阴交、太冲、太溪。b. 主要手法：按法、揉法。c. 操作方法：患者仰卧位。医生用双拇指按揉三阴交、太冲、太溪等穴，每穴约 1 分钟，以酸胀为度。

2）辨证治疗：①肾虚：a. 用掌按法施术于关元穴，操作 3~5 分钟，以热深透下腹为度。b. 用拇指按揉双侧涌泉穴，持续施术 1 分钟，然后沿足底纵轴用掌擦法，反复摩擦，以透热为度。c. 用擦法施术于背部督脉和足太阳膀胱经两侧，反复摩擦 5~7 遍，然后擦肾俞、命门、白环俞，以透热为度。②血虚：a. 在患者腹部用掌按法，施术于患者中脘、气海，每穴持续按压 3 分钟，使腹部出现发热感。b. 用拇指按揉足三里、三阴交，每穴约 1 分钟，以得气为度。c. 用拇指按揉法施术于脾俞、胃俞，每穴操作 1 分钟。d. 用掌擦法施术于背部脾俞、胃俞处，以透热为度。③血寒：a. 用掌按法施术于神阙穴，持续按压 3~5 分钟，使患者下腹部出现发热感。b. 用掌擦法施术于背部督脉和肾俞、命门部位，反复摩擦 1~2 分钟，以皮肤透热为度。④气滞：a. 用拇指按揉法施术于章门、期门，每穴约 2 分钟。b. 用拇指按揉膈俞、肝俞，操作 3~5 分钟。

（3）耳针疗法：选皮质下、内生殖器、内分泌、肾、肝、脾，毫针刺，捻转法中等刺激，每日 1 次，每次留针 15~20 分钟。也可揿针埋藏或压丸法，每 3~5 日更换 1 次。

（4）皮肤针疗法：选背部第 2 腰椎以下夹脊穴或背俞穴，下腹部任脉、肾经、脾胃经，膝以下足三阴经。用皮肤针轻叩，至局部皮肤潮红，隔日 1 次。

（5）穴位注射疗法：取脾俞、肾俞、肝俞、三阴交、血海、足三里、关元。每次选用 2~3 穴，选当归注射液或丹参注射液，每穴注射 0.5~2ml。

6. 转归与预后　本病常与月经量少同时出现，治疗及时得当，一般预后较好，否则常可发展为闭经。生育年龄，若月经后期、量少，常可导致不孕。

7. 预防与调摄

（1）适寒温：经前及经期注意调摄寒温，经期身体卫外能力差，应尽量避免受寒、冒雨、涉水等，以防血为寒湿所凝，导致月经病的发生。

（2）节饮食：经期不宜过食寒凉冰冷之物，以免经脉壅涩，血行受阻。

（3）调情志：经期要情绪稳定，心境安和，避免七情过度。

（4）做好计划生育：选择切实可行的避孕措施，以防产乳过多，或行人工流产手术过多，导致耗伤精血，损伤冲任。

## 四、月经先后无定期

1. 定义　月经周期时或提前时或延后 7 天以上，连续 3 个周期以上者，称为“月经先后无定期”。又称“经水先后无定期”“月经愆期”“经乱”等。

2. 病因病机　**肝肾功能失常，冲任失调，血海蓄溢失常。**

3. 辨证论治

（1）肝郁证

【主症】**经来先后不定，经量或多或少，色暗红或紫红，或有血块，或经行不畅，胸胁、乳房、少腹胀痛，脘闷不舒，时叹息，嗳气食少，苔薄白或薄黄，脉弦。**

【治法】疏肝理气调经。

【方剂】**逍遥散**。

（2）肾虚证

【主症】**经行或先或后，量少，色淡暗，质清，或腰骶酸痛，或头晕耳鸣，舌淡苔白，脉细弱。**

【治法】补肾调经。

【方剂】**固阴煎**。

【加减】若肝郁肾虚，症见月经先后无定期，经量或多或少，色暗红或暗淡，或有块，经前或经行乳房胀痛，腰膝酸软，或精神疲惫，舌淡苔白，脉弦细，治宜补肾疏肝调经，方用定经汤。

4. 其他疗法

（1）体针疗法

治法：调补肝肾，调理冲任。以任脉及足太阴经穴为主。

主穴：关元、三阴交、肝俞。

配穴：肝郁配期门、太冲。肾虚配肾俞、太溪。胸胁胀痛配膻中、内关。

操作：毫针刺，肝俞用泻法，其余主穴用补法。配穴按虚补实泻法操作。

方义：关元补肾培元，通调冲任。三阴交为足太阴脾经之穴，又是足三阴经之交会穴，能补脾胃、益肝肾、调气血。肝俞乃肝之背俞穴，有疏肝理气之作用。三穴共用可调理经血。

（2）推拿疗法

1）基本治法：①腹部操作：a. 取穴及部位：关元、气海、中极。b. 主要手法：一指禅推法、摩法、揉法。c. 操作方法：患者仰卧位，医生坐于右侧。先用一指禅推法或揉法于气海、关元、中极等穴，每穴约1分钟，以得气为度；然后用摩法顺时针方向摩小腹治疗，时间6~8分钟。②腰背部操作：a. 取穴及部位：脾俞、肝俞、肾俞。b. 主要手法：按法、揉法、一指禅推法。c. 操作方法：患者俯卧位。医生用一指禅推法施术于背部两侧膀胱经，重点在脾俞、肝俞、肾俞等处，时间3~5分钟；然后用按揉法于脾俞、肝俞、肾俞等穴，每穴约1分钟，以得气酸胀为度。③下肢部操作：a. 取穴及部位：三阴交、太冲、太溪。b. 主要手法：按法、揉法。c. 操作方法：患者仰卧位。医生用双拇指按揉三阴交、太冲、太溪等穴，每穴约1分钟，以酸胀为度。

2）辨证治疗：①肝郁：a. 用拇指按揉法施术于章门、期门，每穴约2分钟。b. 用拇指按揉膈俞、肝俞，操作3~5分钟。②肾虚：a. 用掌按法施术于关元穴，操作3~5分钟，以热深透下腹为度。b. 用拇指按揉双侧涌泉穴，持续施术1分钟，然后沿足底纵轴用掌擦法，反复摩擦，以透热为度。c. 用擦法施术于背部督脉和足太阳膀胱经两侧，反复摩擦5~7遍，然后擦肾俞、命门、白环俞，以透热为度。

（3）耳针疗法：选皮质下、内生殖器、内分泌、肾、肝、脾，毫针刺，捻转法中等刺激，每日1次，每次留针15~20分钟。也可揿针埋藏或压丸法，每3~5日更换1次。

（4）皮肤针疗法：选背部第2腰椎以下夹脊穴或背俞穴，下腹部任脉、肾经、脾胃经，膝以下足三阴经。用皮肤针轻叩，至局部皮肤潮红，隔日1次。

（5）穴位注射疗法：取脾俞、肾俞、肝俞、三阴交、血海、足三里、关元。每次选用2~3穴，选当归注射液或丹参注射液，每穴注射0.5~2ml。

5. 转归与预后　本病如及时治疗，又能重视调护，可望治愈，若治疗不及时，或调护不当，则可转化为崩漏或闭经，治疗比较困难，故应及早积极治疗。

6. 预防与调摄

（1）调情志：避免强烈的精神刺激，保持心情舒畅，以利气血畅达，肝之疏泄功能正常。

（2）实行计划生育：避免房劳多产，以免伤肾，以利肾之封藏施泄功能正常。

## 五、月经过多

1. 定义　月经量较正常明显增多，而周期基本正常者，称为“月经过多”，亦有称“经水过多”。一般认为月经量以30~50ml为适宜，超过80ml为月经过多。

2. 病因病机　主要病机是冲任不固，经血失于制约。常见的病因有气虚、血热、血瘀。

3. 辨证论治

(1) 气虚证

【主症】**经行量多，色淡红，质清稀，神疲体倦，气短懒言，小腹空坠，面色白，舌淡，苔薄，脉细弱。**

【治法】**补气摄血固冲。**

【方剂】举元煎。

(2) 血热证

【主症】**经行量多，色鲜红或深红，质黏稠，或有小血块，伴口渴心烦，尿黄便结，舌红，苔黄，脉滑数。**

【治法】清热凉血，固冲止血。

【方剂】保阴煎加地榆、茜草、马齿苋。

(3) 血瘀证

【主症】经行量多，色紫暗，有血块，经行腹痛，或平时小腹胀痛，舌紫暗或有瘀点，脉涩。

【治法】**活血化瘀止血。**

【方剂】失笑散汤加益母草、**三七、茜草。**

4. 转归与预后　本病常因失血过多引起气血俱虚，严重影响身体健康，故应针对病因，积极治疗。如病程过长，可发展为崩漏，反复难愈。

5. 预防与调摄

(1) 调情志，避免精神刺激。

(2) 注意饮食调理，少食辛辣温燥之品，饮食要富有营养，易于消化。

(3) 经期要注意休息，避免过度劳累。

## 六、月经过少

1. 定义　月经周期正常，月经量明显减少，或行经时间不足 2 天，甚或点滴即净者，称“月经过少”。一般认为月经量少于 20ml 为月经过少。

2. 病因病机

(1) 虚：**精亏血少，冲任气血不足，经血乏源。**

(2) 实：**瘀血内停，或痰湿阻滞，冲任壅滞，**血行不畅而月经过少。

3. 月经过少与激经的鉴别　激经是受孕早期，月经仍按月来潮，血量少，无损胎儿发育，可伴有早孕反应，妊娠试验阳性，B 超检查可见子宫腔内有孕囊、胚芽或胎心搏动等。

4. 辨证论治

(1) 肾虚证

【主症】经量素少或渐少，色暗淡，质稀，腰膝酸软，头晕耳鸣，足跟痛，或小腹冷，或夜尿多，舌淡，脉沉弱或沉迟。

【治法】**补肾益精，养血调经。**

【方剂】归肾丸。

(2) 血虚证

【主症】经来血量渐少，或点滴即净，色淡，质稀，或伴小腹隐痛，头晕眼花，心悸怔忡，面色萎黄，舌淡红，脉细。

【治法】养血益气调经。

【方剂】滋血汤。

(3) 血瘀证

【主症】经行涩少，色紫暗，有血块，小腹胀痛，血块排出后胀痛减轻，舌紫暗，或有瘀斑、瘀点，脉沉弦或沉涩。

【治法】**活血化瘀调经。**

【方剂】桃红四物汤。

(4) 痰湿证

【主症】**经行量少，色淡红，质黏腻如痰，形体肥胖，胸闷呕恶，或带多黏腻，舌淡，苔白腻，脉滑。**

【治法】化痰燥湿调经。

【方剂】**苍附导痰丸。**

5. 转归与预后　本病常与月经后期同时并见，如不及时调治，可发展为闭经、不孕。

6. 预防与调摄

(1) 经期应注意保暖，不宜冒雨涉水，不宜过食生冷寒凉，以免因寒而滞血。

(2) 保持心情舒畅，避免情志刺激。

(3) 节制房事，节制生育，避免手术损伤。

(4) 及早积极治疗原发病，如子宫发育不良、子宫内膜结核等。

## 七、经间期出血

1. 定义　2次月经中间，即氤氲之时，发生周期性少量阴道出血者，称为“经间期出血”。

2. 应与经间期出血鉴别的疾病

(1) 月经先期：月经先期，经量正常或时多时少，基础体温由高温下降至低温时开始出血；而经间期出血月经量较少，出血时间规律地发生于基础体温低高温转变时。

(2) 月经过少：月经过少周期尚正常，仅量少，甚或点滴而下；经间期出血，常发生在2次月经的中间时期。

(3) 赤带：赤带排出无周期性，持续时间较长，或反复发作，可有接触性出血史，妇科检查常见宫颈柱状上皮异位、赘生物或子宫、附件区压痛明显；经间期出血有明显的周期性，一般2~3天可自行停止。

3. 病因病机　肾阴不足，或湿热内蕴，或瘀阻胞络，当阳气内动之时，阴阳转化不协调，阴络易伤，损及冲任，血海固藏失职，血溢于外，酿成经间期出血。

4. 辨证论治

(1) 肾阴虚证

【主症】2次月经中间，阴道少量出血或稍多，色鲜红，质稍稠，头晕腰酸，夜寐不宁，五心烦热，便艰尿黄，舌体偏小，舌质红，脉细数。

【治法】滋肾养阴，固冲止血。

【方剂】**两地汤合二至丸。**

【加减】阴虚及阳或阴阳两虚，症见经间期出血量稍多，色淡红，无血块，头昏腰酸，神疲乏力，大便溏薄，尿频，舌质淡红，苔白，脉细，治宜益肾助阳，固摄止血，方用大补元煎加减。

(2) 湿热证

【主症】2次月经中间，阴道出血量稍多，色深红，质黏腻，无血块，平时带下量多色黄，小腹时痛，神疲乏力，骨节酸楚，胸闷烦躁，口苦咽干，纳呆腹胀，小便短赤，舌质红，苔黄腻，脉细弦或滑数。

【治法】**清利湿热，固冲止血。**

【方剂】清肝止淋汤去阿胶、红枣，加小蓟、茯苓。

(3) 血瘀证

【主症】经间期出血量少或多少不一，色紫黑或有血块，少腹两侧或一侧胀痛或刺痛，情志抑郁，胸闷烦躁，舌质紫或有紫斑，脉细弦。

【治法】化瘀止血。

【方剂】**逐瘀止血汤。**

5. 转归与预后　经间期出血，由于阴精的不足，难以达到充盛，氤氲之时，重阴转阳，转化不顺利，影响子宫、冲任固藏，若阳气不能恢复则出血可延续到经前期；反复出血，病情缠绵者，治疗不及时可引起月经周期紊乱，月经淋沥不尽，甚或崩漏、不孕症等。

6. 预防与调摄

(1) 出血期间应适当休息，避免过度劳累。

(2) 保持外阴局部清洁，严禁性生活，防止感染。

(3) 饮食宜清淡富有营养之品，忌滋腻辛燥食物。

（4）注意调节情绪，保持心情舒畅，加强体质锻炼。

## 八、崩漏

1. 定义　崩漏是月经的周期、经期、经量发生严重失常的病证，是指**经血非时暴下不止或淋沥不尽**，前者谓之“崩中”，后者谓之“漏下”。

2. 病因病机　主要病机为**冲任损伤，不能制约经血**，使子宫藏泄失常。常见的病因病机概括为虚、热、瘀。

3. 治崩大法　本着**“急则治其标，缓则治其本”**的原则，掌握和运用**塞流**、**澄源**、**复旧**的治崩三法。

> ◆ **提醒：**塞流即止血，用于暴崩之际；澄源即正本清源，亦是求因治本，是治疗崩漏的重要阶段；复旧即固本善后，是巩固崩漏治疗的重要阶段。

4. 辨证论治

（1）出血期

1）脾虚证

【主症】经血非时暴下不止，或淋沥日久不尽，血色淡，质清稀，面色白，神疲气短，或面浮肢肿，小腹空坠，四肢不温，纳呆便溏，舌质淡胖，边有齿印，苔白，脉沉弱。

【治法】补气摄血，固冲止崩。

【方剂】固本止崩汤。

【加减】气虚运血无力易于停留成瘀，常加**三七、益母草或失笑散化瘀止血。若暴崩如注，肢冷汗出，昏厥不省人事，脉微欲绝者，为气随血脱之危急证候，按急症方法补气回阳固脱。必要时输液、输血迅速补充血容量以抗休克。**

2）肾虚证

a. 肾气虚证

【主症】多见于青春期少女或经断前后妇女，经乱无期，出血量多势急如崩，或淋沥日久不净，或由崩而漏，反复发作，色淡红或淡暗，质清稀，面色晦暗，眼眶暗，小腹空坠，腰脊酸软，舌淡暗，苔白润，脉沉弱。

【治法】补肾益气，固冲止血。

【方剂】**加减苁蓉菟丝子丸加党参、黄芪、阿胶。**

b. 肾阳虚证

【主症】经乱无期，出血量多或淋沥不尽，或停经数月后又暴下不止，血色淡红或淡暗质稀，面色晦暗，肢冷畏寒，腰膝酸软，小便清长，夜尿多，眼眶暗，舌淡暗，苔白润，脉沉细无力。

【治法】**温肾益气，固冲止血。**

【方剂】右归丸加党参、黄芪、三七。

c. 肾阴虚证

【主症】**经乱无期，出血量少淋沥累月不止，或停闭数月后又突然暴崩下血，经色鲜红，质稍稠，头晕耳鸣，腰膝酸软，五心烦热，夜寐不宁，舌红，少苔或有裂纹，脉细数。**

【治法】滋肾益阴，固冲止血。

【方剂】**左归丸合二至丸或滋阴固气汤。**

【加减】肾阴虚不能上济心火，或阴虚火旺，烦躁失眠，心悸怔忡，加生脉散，加强益气养阴，宁心止血之功。

3）血热证

a. 虚热证

【主症】经来无期，量少淋沥不尽或量多势急，血色鲜红，面颊潮红，烦热少寐，咽干口燥，便结，舌红少苔，脉细数。

【治法】**养阴清热，固冲止血。**

【方剂】**上下相资汤**。

【加减】出血淋沥不止，久漏必有瘀，选加失笑散、**三七、益母草之类化瘀止血；若阴虚阳亢，烘热汗出，加白芍柔肝，龟甲、珍珠母、三七育阴潜阳，化瘀止血**。

b. 实热证

【主症】经来无期，经血突然暴崩如注，或淋沥日久难止，血色深红，质稠，口渴烦热，便秘溺黄，舌红，苔黄，脉滑数。

【治法】**清热凉血，固冲止血**。

【方剂】**清热固经汤**。

【加减】若兼见心烦易怒，胸胁胀痛，口干苦，脉弦数，为肝郁化热或肝经火炽之证，治宜清肝泻热止血，上方加柴胡疏肝，夏枯草、龙胆草清泻肝热；若兼见少腹或小腹疼痛，或灼热不适，苔黄腻者，为湿热阻滞冲任，上方加黄柏、银花藤、连翘、茵陈清热利湿，去阿胶之滋腻。

4）血瘀证

【主症】经血非时而下，量时多时少，时出时止，或淋沥不断，或停闭数月又突然崩中，继之漏下，经色暗有血块，舌质紫暗或边尖有瘀点，脉弦细或涩。

【治法】活血化瘀，固冲止血。

【方剂】逐瘀止血汤或将军斩关汤。

（2）止血后：以复旧为主，结合澄源。

5. 其他疗法

（1）体针疗法

1）实证

治法：清热利湿，理气行瘀。以任脉及足太阴经穴为主。

主穴：关元、三阴交、隐白。

配穴：血热配血海。湿热配阴陵泉。气郁配太冲。血瘀配地机。

操作：毫针刺，关元用平补平泻法，按虚补实泻法进行操作。每日 1 次，每次留针 20~30 分钟，10 次为一疗程。

方义：关元为任脉与冲脉、足三阴经交会穴，三阴交为足三阴经交会穴，可清泻三经之湿、热、瘀等病邪，又可疏肝理气，邪除则脾可统血。隐白为脾经的井穴，是治疗崩漏的经验穴。

2）虚证

治法：调补冲任，益气调经。以任脉及足太阴经穴为主。

主穴：气海、足三里、三阴交。

配穴：脾虚配百会、脾俞。肾阳虚配腰阳关、命门。肾阴虚配然谷、太溪。

操作：毫针刺，按虚补实泻法进行操作。每日 1 次，每次留针 20~30 分钟，10 次为一疗程。

方义：气海可固本益气，调补冲任。足三里补益气血，使经血生化有源。三阴交为足三阴经交会穴，可健脾益气，促进脾之统血作用。

（2）耳针疗法：选内生殖器、皮质下、内分泌、肾、肝、脾、卵巢，毫针刺用中等刺激，每次留针 20~30 分钟。或用揿针埋藏或王不留行籽贴压，每 3~5 日更换 1 次。

（3）皮肤针疗法：取腰骶部督脉、足太阳经，下腹部任脉、足少阴经、足阳明经、足太阴经，下肢部足三阴经。由上向下反复叩刺 3 遍至局部微出血。

（4）三棱针疗法：取腰骶部督脉或足太阳经上反应点。每次选用 2~4 个点，挑断皮下白色纤维数根。每月 1 次，连续挑刺 3 次。

（5）头针疗法：取额旁 3 线，头针常规刺法。

6. 转归与预后

（1）崩漏转归，常多脏受累，气血同病，因果转化。暴崩下血，气随血耗，阴随血伤，不论病发何因，最易出现气阴（血）两虚夹瘀的结果，气阴两虚又可阴损及阳，血崩日久化寒。正如《血证论》曰："阳不摄阴，阴血因而走溢"，形成新的病因。崩漏日久，离经之血为瘀，故出血期必有瘀阻冲任、子宫的转归，止血治疗务必兼顾病机转归灵活处理。

（2）崩漏的预后与发育和治疗相关。青春期崩漏随发育渐成熟，肾-天癸-冲任-胞宫生殖轴协调，最终可建立正常排卵的月经周期；少数发育不良或治疗不规范者，易因某些诱因而复发。

1）生育期崩漏，正值排卵旺盛期，有部分患者有自愈趋势，大多可恢复或建立正常排卵周期，达到经调而后子嗣。

2）有少数患者，子宫内膜长期增生过长伴发不孕症，有转变为子宫内膜腺癌的危险。更年期崩漏疗程相对较短，止血后健脾补血消除虚弱症状，少数须手术治疗或促使其绝经以防复发。并注意排除恶性病变。

7. 预防与调摄

（1）崩漏是可以预防的，重视经期卫生，尽量避免或减少宫腔手术。

（2）早期治疗月经过多、经期延长、月经先期等出血倾向的月经病，以防发展成崩漏。

（3）崩漏一旦发生，必须及早治愈，并加强锻炼，以防复发。

（4）崩漏调摄首重个人卫生防感染，次调饮食增营养，再适劳逸、畅情怀。

## 九、闭经

1. 定义　女子年逾16周岁，月经尚未来潮，或月经周期已建立后又中断6个月以上或月经停闭超过了3个月经周期者，称为“闭经”。前者称“原发性闭经”，后者称“继发性闭经”。中医学将闭经称之“经闭”“不月”“月事不来”“经水不通”等。

2. 闭经与妊娠的鉴别　妊娠伴有厌食、择食、恶心呕吐等早孕反应，乳头着色、乳房增大等妊娠体征，妇科检查宫颈着色、软，子宫增大，质软，B超检查提示子宫增大，宫腔内见胚芽，甚至胚胎或胎儿。闭经者停经前大部分有月经紊乱，继而闭经，无妊娠反应和其他妊娠变化。

3. 病因病机

（1）虚：多因肾气不足，冲任亏虚，或肝肾亏损，精血不足，或脾胃虚弱，气血乏源，或阴虚血燥精亏血少，导致冲任血海空虚，源断其流，无血可下而致闭经。

（2）实：多为气血阻滞，或痰湿流注下焦，使血流不畅，冲任阻滞，血海阻隔，经血不得下行，而成闭经。

4. 治疗原则　根据病证，虚者补而通之，实者泻而通之，虚实夹杂者当补中有通，攻中有养。

5. 辨证论治

（1）气血虚弱证

【主症】月经周期延迟、量少、色淡红、质薄，渐至经闭不行，神疲肢倦，头晕眼花，心悸气短，面色萎黄，舌淡，苔薄，脉沉缓或细弱。

【治法】益气养血调经。

【方剂】**人参养荣汤。**

【加减】若见营阴暗耗，心火偏亢，兼见心悸失眠，多梦，宜养心阴和血脉，方用柏子仁丸。

（2）肾气亏损证

【主症】年逾16岁尚未行经，或月经初潮偏迟，时有月经停闭，或月经周期建立后，由月经周期延后、经量减少渐至月经停闭；或体质虚弱，全身发育欠佳，第二性征发育不良，或腰腿酸软，头晕耳鸣，倦怠乏力，夜尿频多。舌淡暗，苔薄白，脉沉细。

【治法】补肾益气，调理冲任。

【方剂】加减苁蓉菟丝子丸加淫羊藿、紫河车。

【加减】若见面色萎黄，带下量少，头晕目眩，或阴道干涩，毛发脱落，或手足心热，舌红，苔少，脉细数无力或细涩，为肝肾不足，治宜补肾养肝调经，方用归肾丸加何首乌、川牛膝、鸡血藤。

（3）阴虚血燥证

【主症】**月经周期延后，经量少，色红质稠，渐至月经停闭不行，五心烦热，颧红唇干，盗汗甚至骨蒸劳热，干咳或咳嗽唾血，舌红苔少，脉细数。**

【治法】养阴清热调经。

【方剂】**加减一阴煎加丹参、黄精、女贞子、制香附。**

（4）气滞血瘀证

【主症】月经停闭不行，胸胁、乳房胀痛，精神抑郁，少腹胀痛拒按，烦躁易怒，舌紫暗，有瘀点，脉沉弦而涩。

【治法】理气活血，祛瘀通络。

【方剂】血府逐瘀汤。

（5）痰湿阻滞证

【主症】月经延后，经量少，色淡质黏腻，渐至月经停闭，伴形体肥胖，胸闷泛恶，神疲倦怠，纳少痰多，或带下量多色白，苔腻，脉滑。

【治法】**健脾燥湿化痰，活血通经。**

【方剂】**四君子汤合苍附导痰丸加当归、川芎。**

6. 其他疗法

（1）体针疗法

1）血枯经闭

治法：养血调经。以任脉及足阳明经穴为主。

主穴：关元、归来、足三里。

配穴：肝肾不足配肝俞、肾俞、太冲、太溪。气血亏虚配气海、脾俞、胃俞等。五心烦热，潮热盗汗配太溪。心悸配内关、膻中。纳呆者，配中脘。

操作：毫针刺，按虚补实泻法进行操作，可施灸。

方义：关元为任脉与足三阴经交会穴，可补下焦真元而化生精血。归来、足三里为胃经穴，可健脾胃而化生气血，血海充盈，则经自通，月事自能按时而下。

2）血滞经闭

治法：活血调经。以任脉及足阳明经穴为主。

主穴：中极、合谷、三阴交。

配穴：气滞血瘀配太冲、血海。痰湿阻滞配丰隆、阴陵泉。寒邪凝滞配腰阳关、命门。胸胁胀满加膻中、内关。

操作：毫针刺，按虚补实泻法进行操作，可施灸。

方义：中极为任脉穴，可理下焦，调冲任。合谷行气以通经。气调血行，冲任调达，则月事自能按时而下。三阴交为足三阴经交会穴，可调肝、脾、肾三经而调冲任、通胞脉。

（2）耳针疗法：选内分泌、内生殖器、肝、肾、卵巢、神门、皮质下，每次选 2~4 穴，毫针中等刺激，每次留针 15~20 分钟；或用揿针埋藏或用王不留行籽贴压，每 3~5 日更换 1 次。

（3）电针疗法：选中极、归来，或三阴交、血海，或地机、大赫。可选任意 1 组或各组交替使用，用疏密波，强度以患者能够耐受为度，每日 1 次或隔日 1 次，每次治疗 15~20 分钟。

（4）穴位注射疗法：选肝俞、肾俞、脾俞、气海、关元、归来、足三里、三阴交，每次选穴 2~3 穴。用黄芪、当归、红花等注射液，或用维生素 $B_{12}$注射液等，每穴每次注入药液 1~2ml，隔日 1 次。

（5）皮肤针疗法：选腰骶部相应背俞穴及夹脊穴，下腹部任脉、肾经、胃经、脾经、带脉等。用皮肤针从上而下，用轻刺激或中等刺激，循经每隔 lcm 叩打一处，反复叩刺 3 遍，隔日 1 次。

7. 转归与预后　闭经的预后与转归取决于病因、病位、病性、体质、环境、精神状态、饮食等诸多环节。若病因简单，病损脏腑单一，病程短者，一般预后稍好，月经可行，但对建立和恢复排卵有一定难度。若病因复杂，或多脏腑损伤则难于调治，疗效难尽如人意。而且闭经的多种证候之间有一定联系，各证也可相兼或转化，使治疗更趋复杂。同时本病治疗过程中易出现反复，如情志、环境或其他诸多因素均可导致反复。若闭经久治不愈，可导致不孕症、性功能障碍、代谢障碍、心血管病等其他疾病。

8. 预防与调摄

（1）正确处理产程，防止产后大出血。

（2）注意精神调摄，保持精神乐观，情绪稳定，避免暴怒、过度紧张和压力过大。

（3）采取避孕措施，避免多次人工流产或刮宫。

（4）饮食适宜，少食辛辣、油炸、油腻之品，以保养脾胃，增强体质。

（5）经行之际，避免冒雨涉水，忌食生冷。

（6）适当参加体育活动，但需避免剧烈运动，注意营养。

（7）不宜长期服用某些药物，如避孕药、减肥药等。

（8）及时治疗某些慢性疾病，消除闭经因素。

## 十、痛经

1. 定义　妇女正值经期或经行前后，出现周期性小腹疼痛，或痛引腰骶，甚至剧痛晕厥者，称为“痛经”，又称“经行腹痛”。

2. 病因病机　以“不通则痛”或“不荣则痛”为主要病机。

（1）实：**气滞血瘀、寒凝血瘀、湿热瘀阻导致子宫的气血运行不畅，“不通则痛”**。

（2）虚：**气血虚弱、肾气亏损致子宫失于濡养，“不荣而痛”**。

3. 辨证论治

（1）气滞血瘀证

【主症】经前或经期小腹胀痛拒按，经血量少，经行不畅，经色紫暗有块，块下痛暂减，乳房胀痛，胸闷不舒，舌质紫暗或有瘀点，脉弦。

【治法】理气行滞，化瘀止痛。

【方剂】**膈下逐瘀汤**。

（2）寒凝血瘀证

【主症】**经前或经期小腹冷痛拒按，得热痛减，月经或见推后，量少，经色暗而有瘀块，面色青白，畏寒肢冷，舌暗苔白，脉沉紧**。

【治法】**温经散寒，祛瘀止痛**。

【方剂】**少腹逐瘀汤或温经散寒汤**。

（3）湿热瘀阻证

【主症】经前或经期小腹疼痛或胀痛不适，有灼热感，或痛连腰骶，或平时小腹疼痛，经前加剧，经血量多或经期长，色暗红，质稠或夹较多黏液，平素带下量多，色黄质稠有臭味，或伴有低热起伏，小便黄赤，舌质红，苔黄腻，脉滑数或弦数。

【治法】**清热除湿，化瘀止痛**。

【方剂】**清热调血汤加车前子、薏苡仁、败酱草**。

（4）气血虚弱证

【主症】经期或经后小腹隐隐作痛，喜按，或小腹及阴部空坠不适，月经量少，色淡，质清稀，面色无华，头晕心悸，神疲乏力，舌质淡，脉细无力。

【治法】**补气养血，调经止痛**。

【方剂】**圣愈汤**。

（5）肾气亏损证

【主症】经期或经后1~2天内小腹绵绵作痛，伴腰骶酸痛，经色暗淡，量少质稀薄，头晕耳鸣，面色晦暗，健忘失眠，舌质淡红，苔薄，脉沉细。

【治法】补肾益精，养血止痛。

【方剂】益肾调经汤或调肝汤。

4. 其他疗法

（1）体针疗法

1）实证

治法：散寒行气，通经止痛。以足太阴经及任脉穴为主。

主穴：三阴交、中极、次髎。

配穴：气滞血瘀配太冲、阳陵泉。寒邪凝滞配归来、地机。腹胀配天枢、足三里。胁痛配支沟、阳陵泉。胸闷配膻中、内关。

操作：毫针刺，用泻法。寒邪甚者可用艾灸。

方义：三阴交为足三阴经之交会穴，可通经而止痛。中极为任脉穴位，可通调冲任之气，散寒行气。次髎为治疗痛经的经验穴。四穴合用，共奏行气活血、温经止痛之功。

2）虚证

治法：调补气血，温养冲任。以足太阴、足阳明经穴为主。

主穴：气海、三阴交、足三里。

配穴：气血亏虚配脾俞、胃俞。肝肾不足配太溪、肝俞、肾俞。头晕耳鸣加百会、悬钟。

操作：毫针刺，用补法。可配合灸法。

方义：气海为任脉穴，可温养冲任暖下焦。三阴交为肝、脾、肾三经之交会穴，可调理气血。足三里补益气血。

（2）推拿疗法：治疗上以调理气血为主。气滞血瘀者，宜行气活血，祛瘀止痛；寒凝血瘀者，宜温经散寒，祛瘀止痛；湿热蕴结者，宜清热除湿，化瘀止痛；肝肾亏损者，宜补肾填精，养血止痛；气血虚弱者，宜补气养血，和中止痛。

1）基本治法：①腹部操作：患者取仰卧位。医生坐在患者的侧方，用掌摩法作用于患者的小腹部。操作时，应稍用力，带动腹腔深层组织环旋运动，摩至小腹部有温热感为度。然后用一指禅推法作用于气海、关元、归来等穴。②背部操作：患者取俯卧位。医生站在患者侧方，在腰骶部广泛地按揉，使局部温热舒适。然后点揉命门、肾俞、关元俞、次髎等穴，以酸胀为度。最后在腰骶部做擦法，可上下擦，也可左右横擦，以温暖下元，擦时用力要均匀，以透热为度。③点穴止痛：也可配合点按足三里、阴陵泉、三阴交，以达通经活络止痛的目的。④扳法复位：部分痛经患者在腰4或骶髂关节的部位有压痛，个别患者可有腰4棘突偏歪，对于这种情况可采用腰部侧扳法调整腰椎及骶髂关节。⑤拍法祛瘀：对于经血色暗有瘀块者，可在其腰骶部轻拍20~30次以活血祛瘀止痛。

2）辨证治疗：①气滞血瘀：配合按揉章门、期门、肝俞、膈俞。②寒凝血瘀：延长直擦背部督脉，横擦腰部肾俞、命门的时间，按揉气海、三阴交。③湿热蕴结：配合按揉中极、阴陵泉、三阴交、太白。④肝肾亏损：延长直擦背部督脉、横擦左侧背部的时间，配合按揉太溪。⑤气血虚弱：延长直擦背部督脉、横擦左侧背部的时间，摩腹时加揉中脘，按揉脾俞、胃俞、足三里。

实证痛经的特殊治疗方法：实证痛经，腰1椎或腰4椎（大部分在腰4椎）有棘突偏歪及轻度压痛者，对偏歪棘突用旋转复位或斜扳的方法纠正棘突偏歪。直擦背部督脉及横擦腰骶部八髎穴，以透热为度。在月经来潮前1周，治疗2次，以后每月在月经前1周治疗2次，连续3个月，治疗6次为一疗程。

在治疗痛经时应注意：腹部与腰骶部并重、活血与止痛并举。手法治疗常在痛经出现前1~2天开始，持续至痛经缓解后1日止；连续治疗数个月经周期，行经无疼痛后再治疗2个月经周期。

（3）耳针疗法：选子宫、内生殖器、交感、皮质下、内分泌、神门、肝、肾，每次选2~4穴，在所选的穴位处寻找敏感点，毫针刺，中等强度捻转数分钟，每次留针20~30分钟，每日或隔日1次。也可用揿针埋藏或王不留行籽贴压，每3~5日更换1次。

（4）皮肤针疗法：选下腹部任脉、肾经、脾经，腰骶部督脉、膀胱经、夹脊穴。消毒后，腹部从肚脐向下叩刺到耻骨联合，腰骶部从腰椎到骶椎，先上后下，先中央后两旁，以所叩部位出现潮红为度，每次叩刺10~15分钟，以痛止、腹部舒适为度。

（5）穴位注射疗法：选三阴交、地机、足三里、归来。每次选用1~2穴，选黄芪或当归、丹参等注射液，每穴注入药液0.5~1ml。

（6）皮内针疗法：选气海、阿是穴、地机、三阴交，穴位消毒后，取揿钉形或麦粒形皮内针刺入，外用胶布固定，埋入2天后取出。

5. 转归与预后　中医药治疗痛经，有良好临床疗效。功能性痛经，经及时、有效治疗，常能痊愈；属器质性病变所引起者，虽病程缠绵，难获速效，辨证施治，也可取得较好的消减疼痛的作用，坚持治疗亦有治愈之机。

6. 预防与调摄

（1）注重经期、产后卫生，以减少痛经发生。

（2）患者经期保暖，避免受寒。

（3）保持精神愉快，气机畅达，经血流畅。

（4）注意调摄，慎勿为外邪所伤。

（5）不可过用寒凉或滋腻的药物，服食生冷之品。

## 十一、经行泄泻

1. 定义　每值行经前后或经期，大便溏薄，甚或水泻，日解数次，经净自止者，称为“经行泄泻”。

2. 病因病机　主要病机是脾肾阳气不足，运化失司，值经期血气下注冲任，脾肾愈虚而发生泄泻。

3. 辨证论治

（1）脾虚证

【主症】月经前后，或正值经期，大便溏泄，经行量多，色淡质薄，脘腹胀满，神疲肢软，或面浮肢肿，舌淡红，苔白，脉濡缓。

【治法】健脾利湿，理气调经。

【方剂】**参苓白术散**。

【加减】若脾虚肝木乘之，则经行腹痛即泻，泻后痛止，兼胸胁痞闷，嗳气不舒，治宜补土泻木，用痛泻要方。

（2）肾虚证

【主症】经行或经后，大便泄泻，或五更泄泻，经色淡，质清稀，腰膝酸软，头晕耳鸣，畏寒肢冷，舌淡，苔白，脉沉迟。

【治法】温阳补肾，健脾止泻。

【方剂】**健固汤**。

4. 预防与调摄

（1）饮食宜清淡，经期慎食生冷瓜果之类，以防食滞食凉更伤脾胃。

（2）忌劳累过度。

## 十二、经行浮肿

1. 定义　每逢经行前后，或正值经期，头面四肢浮肿者，称为“经行浮肿”。

2. 病因病机　脾肾阳虚、气滞血瘀。

3. 辨证论治

（1）脾肾阳虚证

【主症】经行面浮肢肿，按之没指，晨起头面肿甚，月经推迟，经行量多，色淡质薄，腹胀纳减，腰膝酸软，大便溏薄，舌淡，苔白腻，脉沉缓，或濡细。

【治法】温肾化气，健脾利水。

【方剂】**肾气丸合苓桂术甘汤**。

（2）气滞血瘀证

【主症】经行肢体肿胀，按之随手而起，色暗有块，脘闷胁胀，善叹息，舌紫暗，苔薄白，脉弦涩。

【治法】理气行滞，养血调经。

【方剂】**八物汤加泽泻、益母草**。

4. 预防与调摄

（1）注意保持心情舒畅，避免精神过度紧张及过度劳累。

（2）经前适当控制水盐摄入量，经期慎食生冷瓜果之物，以防感寒湿滞，重伤脾阳。

（3）可采用食疗方法，帮助利水消肿。

（4）虚者要注意经前调理，以补脾肾为本。

## 十三、经行吐衄

1. 定义　每逢经行前后，或正值经期，出现周期性的吐血或衄血者，称为“经行吐衄”。常伴经量减少，好像是月经倒行逆上，亦有“倒经”“逆经”之称。

2. 病因病机　血热而冲气上逆，破血妄行。

3. 辨证论治

（1）肝经郁火证

【主症】经前或经期吐血、衄血，量较多，色鲜红，月经可提前、量少甚或不行，心烦易怒，或两胁胀痛，口苦咽干，头晕耳鸣，尿黄便结，舌红苔黄，脉弦数。

【治法】**清肝调经**。

【方剂】**清肝引经汤**。

（2）肺肾阴虚证

【主症】经前或经期吐血、衄血，量少，色暗红，月经每先期、量少，平素可有头晕耳鸣，手足心热，两颧潮红，潮热咳嗽，咽干口渴，舌红或绛，苔花剥或无苔，脉细数。

【治法】滋阴养肺。

【方剂】**顺经汤或加牛膝**。

4. 预防及调摄

（1）保持心情舒畅，忌恼怒。

（2）饮食宜清淡，忌食辛辣，如椒、姜、葱之类，有利于减少或控制吐衄。

（3）保持大便通畅。

## 十四、绝经前后诸证

1. 定义　妇女在绝经期前后，围绕月经紊乱或绝经出现明显不适证候，如烘热汗出、烦躁易怒、潮热面红、眩晕耳鸣、心悸失眠、腰背酸楚、面浮肢肿、情志不宁等，称为“绝经前后诸证”，亦称“经断前后诸证”。

2. 病因病机

（1）病因：体质因素、产育、疾病、营养、劳逸、社会环境、精神因素等。

（2）病机：以肾虚为本，肾的阴阳平衡失调，影响心、肝、脾脏，从而发生一系列的病理变化。

3. 辨证论治

（1）肾阴虚证

【主症】绝经前后，月经紊乱，月经提前量少或量多，或崩或漏，经色鲜红，头晕目眩，耳鸣，头部面颊阵发性烘热汗出，五心烦热，腰膝酸痛，足跟疼痛，或皮肤干燥、瘙痒，口干便结，尿少色黄，舌红少苔，脉细数。

【治法】滋养肾阴，佐以潜阳。

【方剂】**左归丸合二至丸加制首乌、龟甲**。

【加减】若出现双目干涩等肝肾阴虚证时，宜滋肾养肝，平肝潜阳，加枸杞子、杭菊花、沙苑子；若头痛、眩晕较甚者，加天麻、钩藤、珍珠母以增平肝息风镇潜之效；若心肾不交，并见心烦不宁，失眠多梦，甚至情志异常，舌红少苔或薄苔，脉细数，治宜滋肾宁心安神，方用百合地黄汤、甘麦大枣汤合黄连阿胶汤加减。

（2）肾阳虚证

【主症】经断前后，经行量多，经色淡暗，或崩中漏下，精神萎靡，面色晦暗，腰背冷痛，小便清长，夜尿频数，或面浮肢肿，舌淡，或胖嫩边有齿印，苔薄白，脉沉细弱。

【治法】温肾扶阳。

【方剂】**右归丸加减**。

（3）肾阴阳俱虚证

【主症】经断前后，月经紊乱，量少或多，乍寒乍热，烘热汗出，头晕耳鸣，健忘，腰背冷痛，舌淡，苔薄，脉沉弱。

【治法】阴阳双补。

【方剂】二仙汤合二至丸加菟丝子、何首乌、龙骨、牡蛎。

4. 其他疗法

（1）体针疗法

治法：益肾宁心，调理冲任。取任脉、足太阴经穴及相应背俞穴为主。

主穴：关元、气海、三阴交、肝俞、脾俞、肾俞。

配穴：肝阳上亢配百会、风池、太冲。脾肾阳虚配足三里、命门。心肾不交配心俞、神门、内关。

操作：主穴用毫针平补平泻法，配穴按虚补实泻法操作。

方义：关元、气海属任脉，可补益元气，调和冲任。三阴交为肝、脾、肾三经交会穴，健脾、疏肝、益肾。肝俞、脾俞、肾俞调补肝、脾、肾三脏。

（2）耳针疗法：选内生殖器、皮质下、内分泌、肾、肝、脾，毫针刺，每次留针20~30分钟。或用王不留行籽贴压，每3~5日更换1次。

（3）电针疗法：选三阴交、太溪。针刺得气后接电针仪，用疏密波弱刺激，20~30分钟，每日1次。

5. 转归与预后　本病持续时间长短不一，短则几个月或2~3年，严重者可长达5~10年，该阶段若对肾气衰退，天癸渐竭，未能引起足够的重视并施以必要的改善措施，或因长期失治或误治等，易发生情志异常、心悸、心痛、贫血、骨质疏松症等疾患。

6. 预防与调摄

（1）定期进行体格检查、妇科检查、防癌检查、内分泌学检查。

（2）若因癥瘕行开腹手术，应尽量保留或不损伤无病变的卵巢组织。

（3）维持适度的性生活，调畅情志，防止心理早衰。

（4）适当散步、参加各项体育锻炼，增强体质，调节阴阳气血。

（5）注意劳逸结合，生活规律，睡眠充足，避免过度疲劳和紧张。

（6）饮食应适当限制高脂、高糖类物质的摄入，注意补充新鲜水果蔬菜及钙钾等矿物质。

（7）进入绝经前后期，注重参加社会保健，每年接受一次妇女病普查，并全面体检一次，完善各项目的检验，有一个系统的肿瘤筛查医疗保健措施。

## 十五、经断复来

1. 定义　绝经期妇女月经停止1年及1年以上，又再次出现子宫出血，称为“经断复来”。亦称为“年老经水复行”，或称为“妇人经断复来”。

2. 病因病机　经断复来见于老年妇女，其一生经历了经、孕、产、乳等数伤阴血的阶段，年届七七，肾气虚，天癸竭，太冲脉衰少，地道不通，经水断绝。当进入老年期后，肾阴虚逐渐影响他脏，或脾虚肝郁、冲任失固，或湿热下注，或血热，或湿毒瘀结损伤冲任以致经断复行。

3. 辨证论治

（1）脾虚肝郁证

【主症】**经断后阴道出血，量少，色淡，质稀，气短懒言，神疲肢倦，食少腹胀，胁肋胀满，舌苔薄白，脉弦无力。**

【治法】健脾调肝，安冲止血。

【方剂】**安老汤。**

（2）肾阴虚证

【主症】经断后阴道出血，量少，色鲜红，质稠，腰膝酸软，潮热盗汗，头晕耳鸣，口咽干燥；舌质偏红，少苔，脉细数。

【治法】滋阴清热，安冲止血。

【方剂】知柏地黄丸加阿胶、龟甲。

（3）湿热下注证

【主症】绝经后阴道出血，色红或紫红，量较多，平时带下色黄有臭气，外阴及阴道瘙痒，口苦咽干，疲惫无力，纳谷不馨，大便不爽，小便短赤，舌质偏红，苔黄腻，脉弦细数。

【治法】**清热利湿，凉血止血。**

【方剂】易黄汤加黄芩、茯苓、泽泻、侧柏叶、大小蓟。

（4）湿毒瘀结证

【主症】绝经后复见阴道出血，量少，淋沥不断，夹有杂色带下，恶臭，小腹疼痛，低热起伏，神疲，形体消瘦。舌质暗，或有瘀斑，苔白腻，脉细弱。

【治法】**利湿解毒，化瘀散结。**

【方剂】萆薢渗湿汤合桂枝茯苓丸去滑石，加黄芪、三七。

4. 转归与预后 绝经后再度出血，一定要认真进行有关检查，如诊断性刮宫、宫腔镜、阴道镜检查，以及宫颈活组织和子宫内膜病理检查，或行卵巢及垂体有关的内分泌检查，辨明是真的经断复来还是隐藏了其他病变，尤应排除恶性病变。如经检查未发现异常时，仍要定期动态进行追踪观察，防止变生凶险之症。

5. 预防与调摄

（1）注意绝经期卫生的保健，保持心情舒畅，克服紧张情绪。

（2）应定期行妇科检查，并在专科医师指导下拟定治疗方案，如确实需要者，可进行激素替代疗法，中医药治疗本病有一定优势。

（3）绝经后应取出宫内节育器。

（4）慎起居，节饮食，忌房事过度，不妄作劳。

（5）若发现带下量多，下腹部包块，或阴道出血，应及时就诊。

# 第四单元 带 下 病

## 知识点概要

### 一、概述

带下病是指带下量明显增多或减少，色、质、气味发生异常，或伴有全身或局部症状者。带下明显增多者称为“带下过多”，带下明显减少者称为“带下过少”。

### 二、带下过多

1. 病因病机 主要病机是湿邪伤及任带二脉，使任脉不固，带脉失约。湿邪是主要病因，有内外之别。

2. 治疗原则 以**除湿**为主。一般治脾宜运、宜升、宜燥，治肾宜补、宜固、宜涩，湿热和热毒宜清、宜利。阴虚夹湿则补清兼施。虚实夹杂证及实证治疗还需配合外治法。

> ◆ **提醒：**带下多由湿邪引起，故治疗原则以除湿为主，并根据不同情况配合其他治法。

3. 辨证论治

（1）脾虚证

【主症】带下量多，色白或淡黄，质稀薄，或如涕如唾，绵绵不断，无臭，面色白或萎黄，四肢倦怠，脘胁不舒，纳少便溏，或四肢浮肿，舌淡胖，苔白或腻，脉细缓。

【治法】**健脾益气，升阳除湿。**

【方剂】**完带汤。**

【加减】若脾虚湿蕴化热，症见带下量多，色黄，黏稠，有臭味者，治宜健脾祛湿，清热止带，方用易黄汤。

（2）肾阳虚证

【主症】带下量多，绵绵不断，质清稀如水，腰酸如折，畏寒肢冷，小腹冷感，面色晦暗，小便清长，或夜尿多，大便溏薄，舌质淡，苔白润，脉沉迟。

【治法】温肾培元，固涩止带。

【方剂】**内补丸。**

（3）阴虚夹湿证

【主症】带下量多，色黄或赤白相兼，质稠，有气味，阴部灼热感，或阴部瘙痒，腰酸腿软，头晕耳鸣，五心烦热，咽干口燥，或烘热汗出，失眠多梦，舌质红，苔少或黄腻，脉细数。

【治法】**滋肾益阴，清热利湿。**

【方剂】知柏地黄汤。

（4）湿热下注证

【主症】**带下量多，色黄或呈脓性，质黏稠，有臭气，或带下色白质黏，呈豆渣样，外阴瘙痒，小腹作痛，口苦口腻，胸闷纳呆，小便短赤，舌红，苔黄腻，脉滑数。**

【治法】**清利湿热，佐以解毒杀虫。**

【方剂】**止带方。**

【加减】若肝经湿热下注，症见带下量多色黄或黄绿，质黏稠，或呈泡沫状，有臭气，阴痒，烦躁易怒，口苦咽干，头晕头痛，舌边红，苔黄腻，脉弦滑，治宜清肝利湿止带，方用龙胆泻肝汤。若湿浊偏甚，症见带下量多，色白，如豆渣状或凝乳状，阴部瘙痒，脘闷纳差，舌红，苔黄腻，脉滑数，治宜清热利湿，疏风化浊，方用萆薢渗湿汤加苍术、藿香。

（5）热毒蕴结证

【主症】**带下量多，黄绿如脓，或赤白相兼，或五色杂下，质黏腻，臭秽难闻，小腹疼痛，腰骶酸痛，烦热头晕，口苦咽干，小便短赤，大便干结，舌红，苔黄或黄腻，脉滑数。**

【治法】**清热解毒。**

【方剂】五味消毒饮加土茯苓、败酱草、鱼腥草、薏苡仁。

4. 其他疗法

（1）体针疗法

治法：补肾健脾，清热利湿，固摄止带。以足少阳经、任脉及足太阴经穴为主。

主穴：带脉、中极、白环俞、三阴交。

配穴：湿热下注配次髎、行间、阴陵泉。肾虚配关元、肾俞。脾虚配足三里、脾俞。阴痒配蠡沟、太冲。带下色红配血海、三阴交。腰部酸痛配腰眼、小肠俞。纳少便溏配中脘、天枢。

操作：毫针刺，用平补平泻法。配穴按虚补实泻法进行操作。

方义：带脉穴固摄带脉，调理经气。中极可利湿化浊，清理下焦。白环俞助膀胱之气化以化湿邪。三阴交健脾利湿，调理肝肾以止带。阴陵泉健脾利湿以止带。

（2）耳针疗法：选内生殖器、内分泌、膀胱、三焦、脾、肾、肝。每次选2~4穴，毫针用中等强度刺激，每次留针20~30分钟。亦可用揿针埋藏法或王不留行籽贴压法，每3~5日更换1次。

（3）穴位注射疗法：参照体针疗法选穴。每次选2~3穴，用当归注射液、鱼腥草注射液等，每穴注入药液0.5~1ml，隔日1次。

（4）刺络拔罐疗法：取十七椎、腰眼、八髎周围之络脉。三棱针点刺出血后拔罐。每3~5日治疗1次。用于湿热下注所致带下。

5. 转归与预后　带下过多经过及时治疗多可痊愈，故预后良好。若治不及时或治不彻底，或病程迁延日久，致使邪毒上客胞宫、胞脉，可导致月经异常、癥瘕和不孕症等病证。若带下病日久不愈，且五色带下秽臭伴癥瘕或形瘦者，要注意排除恶性变，预后差。

6. 预防与调摄

（1）保持外阴清洁干爽，勤换内裤。注意经期、产后卫生，禁止盆浴。

（2）经期勿冒雨涉水和久居阴湿之地，以免感受湿邪。不宜过食肥甘或辛辣之品，以免滋生湿热。

（3）对具有交叉感染的带下病，在治疗期间需禁止性生活，性伴侣应同时接受治疗，并禁止游泳和使用公共洁具。

（4）做好计划生育工作，避免早婚多产，避免多次人工流产。

（5）定期进行妇科普查，发现病变及时治疗。

（6）进行妇科检查或手术操作时，应严格执行无菌操作，防止交叉感染。

# 第五单元 妊 娠 病

## 知识点概要

### 一、概述

1. 定义 妊娠期间，发生与妊娠有关的疾病，称为“妊娠病”，又称“胎前病”。

2. 范围 常见的妊娠病有恶阻、妊娠腹痛、异位妊娠、胎漏、胎动不安、堕胎、小产、滑胎、胎萎不长、胎死不下、子满、子肿、子晕、子痫、子嗽、妊娠小便淋痛、妊娠小便不通、妊娠身痒症、妊娠贫血、难产等。

3. 病因病机 ①阴血虚。②脾肾虚。③冲气上逆。④气滞。

4. 治疗原则 胎元正常者，宜**治病与安胎并举**。若因胎不安而致母病者，重在安胎，胎安则病自愈。安胎之法，以补肾健脾、调理气血为主。补肾为固胎之本，健脾为益血之源，理气以通调气机，理血以养血为主或佐以清热。

5. 妊娠用药禁忌 妊娠期用药原则：**凡峻下、滑利、祛瘀、破血、耗气、散气及一切有毒药品，都应慎用或禁用**。

◆ **提醒**：妊娠期用药对胎儿影响较大，应掌握妊娠期用药禁忌。

### 二、妊娠恶阻

1. 定义 妊娠早期出现恶心呕吐，头晕倦怠，甚至食入即吐者，称为“恶阻”。亦称之为“子病”“病儿”“阻病”。

2. 病因病机 恶阻的发生，主要是**冲气上逆，胃失和降**。常见的病因病机为脾胃虚弱、肝胃不和。

3. 治疗原则 **调气和中、降逆止呕**。

4. 辨证论治

（1）脾胃虚弱证

【主症】**妊娠早期，恶心呕吐不食，甚则食入即吐，口淡，呕吐清涎，头晕体倦，脘痞腹胀，舌淡苔白，脉缓滑无力**。

【治法】健脾和胃，降逆止呕。

【方剂】**香砂六君子汤**。

（2）肝胃不和证

【主症】**妊娠早期，恶心，呕吐酸水或苦水，恶闻油腻，烦渴，口干口苦，头胀而晕，胸满胁痛，嗳气叹息，舌淡红，苔微黄，脉弦滑**。

【治法】**清肝和胃，降逆止呕**。

【方剂】**橘皮竹茹汤加法半夏、白芍、枇杷叶、柿蒂、乌梅**。

5. 转归与预后 恶阻经及时治疗，大多可治愈。若出现体温升高达 38℃以上，心率每分钟超过 120 次，出现持续黄疸或持续蛋白尿，精神萎靡不振等，应及时考虑终止妊娠。

6. 预防与调摄

（1）本病发生往往与精神因素有关，患者应保持乐观愉快的情绪，解除顾虑，避免精神刺激。

（2）生活上须调配饮食，宜清淡、易消化，忌肥甘厚味及辛辣之品，鼓励进食，少量多餐。

（3）服药应采取少量缓缓呷服之法，以获药力。

### 三、妊娠腹痛

1. 定义 妊娠期，因胞脉阻滞或失养，发生小腹疼痛者，称为“妊娠腹痛”，亦名“胞阻”。也有称“痛胎”“胎痛”“妊娠小腹痛”。

2. 病因病机　气郁、血瘀、血虚、虚寒，以致**胞脉、胞络阻滞或失养，气血运行失畅**，“不通则痛”或“不荣则痛”。

3. 治疗原则　本病辨证主要根据腹痛的性质，结合兼证及舌脉等，辨其虚实。治疗应本着“虚则补之，实则泻之”的原则，以调理气血为主，佐以补肾安胎。

4. 辨证论治

（1）血虚证

【主症】妊娠之后，小腹绵绵作痛，按之痛减，面色萎黄，头晕目眩，或心悸少寐，舌淡，苔薄白，脉细滑弱。

【治法】养血安胎止痛。

【方剂】当归芍药散（《金匮要略》）加减。

（2）气滞证

【主症】妊娠之后，小腹胸胁胀痛，或少腹胀痛，情志抑郁，嗳气吐酸，或烦躁易怒，苔薄黄，脉弦滑。

【治法】疏肝解郁，养血安胎。

【方剂】逍遥散（《太平惠民和剂局方》）加减。

（3）虚寒证

【主症】妊娠之后，小腹冷痛，绵绵不休，喜温喜按，面色苍白，形寒肢冷，纳少便溏，舌淡，苔白滑，脉沉细滑。

【治法】暖宫止痛，养血安胎。

【方剂】胶艾汤（《金匮要略》）加减。

（4）血瘀证

【主症】妊娠之后，小腹常感隐痛不适，或刺痛，痛处不移，或宿有腹部癥瘕，舌暗有瘀点，脉弦滑。

【治法】养血活血，补肾安胎。

【方剂】桂枝茯苓丸（《金匮要略》）合寿胎丸（《医学衷中参西录》）加减。

5. 转归与预后

（1）妊娠腹痛，病位在胞脉，尚未损及胎元，病势亦多较轻，经及时有效治疗，多能渐愈而预后良好。

（2）若痛久不止，病势日进损动胎元，变生胎漏、胎动不安，则可导致胎元离胞，发展为堕胎、小产。

6. 预防与调摄

（1）孕期应注意避免过劳、持重、登高、剧烈运动，禁房事，保持心情舒畅。

（2）既病之后注意适当休息，积极治疗。

## 四、胎漏、胎动不安

1. 定义　**妊娠期间阴道有少量出血，时出时止，或淋沥不断，而无腰酸、腹痛、小腹下坠者，称为“胎漏”，亦称“胞漏”或“漏胎”。妊娠期间出现腰酸、腹痛、小腹下坠，或伴有少量阴道出血者，称为“胎动不安”**。胎漏、胎动不安是堕胎、小产的先兆，多发生在妊娠早期，少数在妊娠中期。西医称之为“先兆流产”。

◆ **提醒**：胎漏与胎动不安为高频考点，考生须掌握其临床特点，不可混淆。

2. 堕胎、小产、暗产的定义　凡妊娠12周内，胚胎自然殒堕者，称为“堕胎”；妊娠12~28周内，胎儿已成形而自然殒堕者，称为“小产”，亦称“半产”。还有怀孕1个月不知其已受孕而殒堕者，称为“暗产”。

3. 病因病机　主要病机是冲任损伤，胎元不固。引起冲任损伤、胎元不固的常见病因病机有肾虚、血热、气血虚弱和血瘀。

4. 治疗原则　补肾安胎。

5. 辨证论治

（1）肾虚证

【主症】妊娠期阴道少量出血，色淡暗，腰酸，腹痛，下坠，或曾屡孕屡堕，头晕耳鸣，夜尿多，眼眶暗黑或有面部暗斑，舌淡暗，苔白，脉沉细滑，尺脉弱。

【治法】补肾健脾，益气安胎。

【方剂】**寿胎丸加党参、白术，或滋肾育胎丸**。

【加减】若腰痛明显，小便频数或夜尿多，加杜仲、覆盆子、益智仁；若小腹下坠明显，加黄芪、升麻，或用高丽参另炖服；若阴道出血不止，加山萸肉、地榆；若大便秘结，选加肉苁蓉、熟地黄、桑椹。临证时结合肾之阴阳的偏虚，选加温肾（如杜仲、补骨脂、鹿角霜）或滋阴（如山萸肉、二至丸、怀山药）安胎之品。

（2）血热证

【主症】妊娠期阴道少量出血，色鲜红或深红，质稠，或腰酸，口苦咽干，心烦不安，便结溺黄，舌质红，苔黄，脉滑数。

【治法】**清热凉血，养血安胎**。

【方剂】保阴煎或当归散。

（3）气血虚弱证

【主症】妊娠期少量阴道出血，色淡红，质清稀，或小腹空坠而痛，腰酸，面色白，心悸气短，神疲肢倦，舌质淡，苔薄白，脉细弱略滑。

【治法】补气养血，固肾安胎。

【方剂】**胎元饮**。

【加减】若气虚明显，小腹下坠，加黄芪、升麻，或高丽参。若腰酸明显，或有堕胎史，亦可与寿胎丸合用，加强补肾安胎之功。

（4）血瘀证

【主症】宿有癥积，孕后常有腰酸腹痛下坠，阴道不时出血，色暗红，或妊娠期跌仆闪挫，继之腹痛或少量阴道出血，舌暗红，或有瘀斑，脉弦滑或沉弦。

【治法】**活血化瘀，补肾安胎**。

【方剂】**桂枝茯苓丸合寿胎丸加减**。

【加减】若妊娠期不慎跌仆伤胎，是气血失和或瘀滞，为新病，治宜调气和血安胎，选圣愈汤。

6. 转归与预后　胎漏、胎动不安，经积极稳妥治疗后，大多可继续正常妊娠，分娩健康的婴儿。若安胎失败，原因复杂，或为父母遗传基因的缺陷或子宫畸形等，是非药物所能奏效的。故流产后必须检查夫妇双方的原因，预防滑胎发生。

7. 预防与调摄　流产大多是可以预防的。应提倡婚前、孕前检查，在夫妇双方身体最佳状态下妊娠，未病先防。孕后首忌交合，以静养胎。调畅情怀，生活有节。已病防变，及早安胎。围产保健，以确保母子平安。

## 五、子肿

1. 定义　妊娠中晚期，孕妇出现肢体面目肿胀者，称为“子肿”亦称“妊娠肿胀”。

2. 病因病机　脾肾阳虚，水湿不化，或气滞湿停。

3. 治疗用药的注意点　妊娠肿胀的治疗应本着治病与安胎并举的原则，以运化水湿为主，适当加入养血安胎之品，慎用温燥、寒凉、峻下、滑利之品，择用皮类利水药，以免伤胎。

4. 辨证论治

（1）脾虚证

【主症】妊娠数月，面目四肢浮肿，或遍及全身，皮薄光亮，按之凹陷不起，面色白无华，神疲气短懒言，口淡而腻，脘腹胀满，食欲不振，小便短少，大便溏薄，舌淡体胖，边有齿痕，舌苔白润或腻，脉缓滑。

【治法】**健脾利水**。

【方剂】**白术散加砂仁**。

（2）肾虚证

【主症】**妊娠数月，面浮肢肿，下肢尤甚，按之如泥，腰酸乏力，下肢逆冷，小便不利，舌淡，苔白润，脉沉迟**。

【治法】补肾温阳，化气行水。

【方剂】真武汤。

（3）气滞证

【主症】妊娠三四月后，肢体肿胀，始于两足，渐延于腿，皮色不变，随按随起，胸闷胁胀，头晕胀痛，苔薄腻，脉弦滑。

【治法】理气行滞，除湿消肿。

【方剂】**天仙藤散**。

5. 转归与预后　子肿往往是子痫早期症状之一，早期发现，早期治疗，对控制病情发展、防止向子痫转化有重要意义。

6. 预防与调摄

（1）重视孕期保健，定期产前检查，注意体重、水肿、蛋白尿、血压的变化情况。

（2）发病后予低盐饮食，控制饮水量，禁生冷油腻之品。

（3）浮肿严重者应休息，抬高双下肢，注意保暖。

## 六、妊娠小便淋痛

1. 定义　妊娠期间出现尿频、尿急，淋沥涩痛等症，称为“妊娠小便淋痛”，或“妊娠小便难”，俗称“子淋”，类似于现代医学的妊娠合并泌尿系感染。

2. 病因病机　热灼膀胱，气化失司，水道不利。

3. 辨证论治

（1）阴虚津亏证

【主症】妊娠期间，小便频数，淋沥涩痛，量少色淡黄，午后潮热，手足心热，大便干结，颧赤唇红，舌红少苔，脉细滑数。

【治法】**滋阴清热，润燥通淋**。

【方剂】**知柏地黄丸加麦冬、五味子、车前子**。

（2）心火偏亢证

【主症】妊娠期间，小便频数，尿短赤，艰涩刺痛，面赤心烦，渴喜冷饮，甚至口舌生疮，舌红欠润，少苔或无苔，脉细数。

【治法】清心泻火，润燥通淋。

【方剂】**导赤散加玄参、麦冬**。

（3）湿热下注证

【主症】妊娠期间，突感尿频尿急尿痛，尿意不尽，欲解不能，小便短赤，小腹坠胀，胸闷纳少，带下黄稠量多，舌红苔黄腻，脉弦滑数。

【治法】**清热利湿，润燥通淋**。

【方剂】**加味五苓散**。

4. 转归与预后　子淋是常见的妊娠并发症，如能及时正确治疗则预后良好。严重者可出现寒战、高热，体温升高可达39~40℃，甚至可由高热引起流产、早产，如反复发作，可发展成慢性肾盂肾炎，必要时可中西医结合治疗。

5. 预防与调摄

（1）妊娠期间注意阴部卫生，节制性生活，以防湿热秽浊之邪上犯膀胱。

（2）饮食禁温燥、辛辣及油腻之品。

（3）一旦患子淋，应多饮开水，左侧卧位或左右轮换，以减少子宫对输尿管的压迫，使尿液通畅。

（4）因泌尿系感染而引起者，治疗应及时彻底，3次尿液培养均无细菌生长才能停药，对抗生素的选用要慎重，尤其在孕早期3个月以内，不能用伤胎之药。

# 第六单元　产　后　病

## 知识点概要

### 一、概述

1. 定义　产妇在产褥期内发生与分娩或产褥有关的疾病，称为“产后病”。

2. 产后常见病机危症

（1）常见病：产后血晕、产后痉病、产后发热、产后小便不通、产后小便淋痛、产后腹痛、产后身痛、产后恶露不绝、产后汗证、缺乳、产后乳汁自出、产后抑郁、产后血劳等。

（2）危重症

1）三病：**病痉、病郁冒、大便难**。

2）三冲：**冲心、冲胃、冲肺**。

3）三急：**呕吐、盗汗、泄泻**。

3. 病因病机　①亡血伤津。②元气受损。③瘀血内阻。④外感六淫或饮食房劳所伤。

4. 产后“三审”　**先审小腹痛与不痛，以辨有无恶露停滞；次审大便通与不通，以验津液的盛衰；再审乳汁的行与不行和饮食多少，以察胃气的强弱**。

◆ **提醒**：掌握产后“三病”“三冲”“三急”和“三审”的概念。

5. 治疗原则　本着“勿拘于产后，亦勿忘于产后”的原则，常用的具体治法有补虚化瘀、清热解毒、益气固表、调理肾肝脾等。

6. 用药宜忌　选方用药，须照顾气血，行气勿过于耗散，化瘀勿过于攻逐，时时顾护胃气，消导必兼扶脾，寒证不宜过用温燥，热证不宜过用寒凉，解表不过于发汗，攻里不过于削伐。

### 二、产后血晕

1. 定义　产妇分娩后突然头晕眼花，不能起坐，或心胸满闷，恶心呕吐，痰涌气急，心烦不安，甚则神昏口噤，不省人事，称为“产后血晕”。可与现代医学“产后出血”和“羊水栓塞”互参。

2. 与产后血晕相鉴别的疾病

（1）产后郁冒

| 病　名 | 共同点 | 不　同　点 |
|---|---|---|
| 产后血晕 | 眩晕 | 由产后阴血暴亡，心神失养，或瘀血停滞，气逆攻心所致，晕来势急，病情严重，以不省人事、口噤甚则昏迷不醒为特点 |
| 产后郁冒 | | 因产后亡血复汗感受寒邪所致，症见头眩目瞀，郁闷不舒，呕不能食，大便反坚，但头汗出 |

（2）产后痉病

| 病　名 | 相同点 | 不　同　点 |
|---|---|---|
| 产后血晕 | 口噤不开 | 由产后阴血暴亡，心神失养，或瘀血停滞，气逆攻心所致，晕来势急，病情严重，以不省人事、口噤甚则昏迷不醒为特点 |
| 产后痉病 | | 由产时创伤，感染邪毒，或产后亡血伤津，筋脉失养所致，其发病时间较产后血晕缓慢，其症状以四肢抽搐、项背强直、角弓反张为主 |

（3）产后子痫

| 病 名 | 相同点 | 不 同 点 |
|---|---|---|
| 产后血晕 | 神志不清 | 晕来势急，病情严重，以不省人事、口噤甚则昏迷不醒为特点 |
| 产后子痫 | | 除产前有头晕目眩、头面及四肢浮肿、高血压、蛋白尿等病史以外，尚有典型的抽搐症状 |

3. 病因病机

（1）虚证：**阴血暴亡，心神失守**。

（2）实证：**瘀血上攻，扰乱心神**。

4. 辨证论治

（1）血虚气脱证

【主症】产时或产后失血过多，突然晕眩，面色苍白，心悸愦闷，甚则昏不知人，眼闭口开，手撒肢冷，冷汗淋漓，舌淡无苔，脉微欲绝或浮大而虚。

【治法】益气固脱。

【方剂】参附汤。

【加减】若阴道下血不止加姜炭、黑芥穗。若患者神志昏迷，难以口服药物时，可行鼻饲。待患者神志清醒之后，则应大补气血，方用当归补血汤加减。

（2）瘀阻气闭证

【主症】产后恶露不下或量少，少腹阵痛拒按，突然头晕眼花，不能起坐，甚则心下急满，气粗喘促，神昏口噤，不省人事，两手握拳，牙关紧闭，面色青紫，唇舌紫暗，脉涩。

【治法】行血逐瘀。

【方剂】夺命散加当归、川芎。

## 三、产后发热

1. 定义　产褥期内，出现发热持续不退，或突然高热寒战，并伴有其他症状者，称为“产后发热”。

2. 病因病机　**产后胞脉空虚，邪毒乘虚直犯胞宫，正邪交争；正气亏虚，易感外邪；败血停滞，营卫不通；阴血亏虚，阳气浮散**，均可致发热。

3. 辨证论治

（1）感染邪毒证

【主症】产后高热寒战，热势不退，小腹疼痛拒按，恶露量或多或少，色紫暗如败酱，气臭秽，心烦口渴，尿少色黄，大便燥结，舌红苔黄，脉数有力。

【治法】**清热解毒，凉血化瘀**。

【方剂】**五味消毒饮合失笑散加丹皮、赤芍、鱼腥草、益母草**。

【加减】若高热不退，大汗出，烦渴引饮，脉虚大而数者，属热盛伤津之候，治宜清热除烦，益气生津，方用白虎加人参汤。

（2）外感证

【主症】产后恶寒发热，鼻流清涕，头痛，肢体酸痛，无汗，舌苔薄白，脉浮紧。

【治法】养血祛风，疏解表邪。

【方剂】**荆穗四物汤加防风、苏叶**。

【加减】若症见发热，微恶风寒，头痛身痛，咳嗽痰黄，口干咽痛，微汗或无汗，舌红，苔薄黄，脉浮数，此为外感风热之邪。治宜辛凉解表，疏风清热，方用银翘散。若邪入少阳，症见寒热往来，口苦咽干，目眩，默默不欲食，脉弦，治宜和解少阳，方选小柴胡汤加味。

（3）血瘀证

【主症】产后寒热时作，恶露不下，或下亦甚少，色紫暗有块，小腹疼痛拒按，舌质紫暗或有瘀点，脉弦涩。

【治法】活血化瘀，和营退热。

【方剂】**生化汤加丹参、丹皮、益母草**。

(4) 血虚证

【主症】产后低热不退，腹痛绵绵，喜按，恶露量或多或少，色淡质稀，自汗，头晕心悸，舌质淡，苔薄白，脉细数。

【治法】**补血益气，和营退热**。

【方剂】补中益气汤加地骨皮。

【加减】若阴虚火旺，症见午后潮热，颧红口渴，大便干燥，舌红苔少，脉细数者，治宜滋阴养血，和营清热，方选加减一阴煎加白薇、青蒿、鳖甲。

4. 感染邪毒型发热临证时的注意点

(1) 若持续高热，小腹疼痛剧烈，拒按，恶露不畅，秽臭如脓，烦渴引饮，大便燥结，舌紫暗，苔黄而燥，脉弦数者，此乃热毒与瘀血互结胞中。治宜清热逐瘀，排脓通腑，方用大黄牡丹皮汤加败酱草、红藤、益母草。如有盆腔脓肿，则要切开引流。胎盘残留宫腔者，在抗感染下行清宫术。

(2) 若产后1~2周寒战、高热反复发作，抗菌治疗无效，或见下肢肿胀发硬，皮肤发白，小腿腓肠肌与足底疼痛与压痛，甚者痛不可着地，舌暗脉弦，此为盆腔血栓性静脉炎，是产褥感染的一种特殊形式，属严重并发症。中医可按“脉痹”论治，热毒、瘀阻与湿邪留滞经脉肌肤是其主要病机，治疗以清热解毒、活血化瘀、祛湿通络为主，可选抵当汤合四妙勇安汤随症加减。

5. 转归与预后 产后发热的预后由于病因不同而各异。若属血虚、血瘀、外感发热者，病情较缓，经积极合理有效治疗，很快即可痊愈。中暑发热，病势较急，若治不及时，可致阴阳离决，危及生命。感染邪毒发热是产后发热中的危急重症，及时治疗抢救，可痊愈。若失治、误治，以致邪毒内传，热入营血，逆传心包，甚则热深厥脱，可危及生命，预后不良，即使抢救成功，亦可造成多器官功能损伤而成产后虚损。

6. 预防与调摄

(1) 加强孕期保健，注意均衡营养，增强体质，孕晚期应禁房事。

(2) 正确处理分娩，产程中严格无菌操作，尽量避免产道损伤和产后出血，有损伤者应及时仔细缝合。

(3) 产褥期应避风寒，慎起居，保持外阴清洁，严禁房事，以防外邪入侵。

(4) 产后取半卧位，有利于恶露排出。

(5) 防患于未然，凡有产道污染、产道手术、胎膜早破、产后出血等感染可能者，可给予抗生素或清热解毒之品，预防病邪入侵。

## 四、产后腹痛

1. 定义 产妇在产褥期内，发生与分娩或产褥有关的小腹疼痛，称为“产后腹痛”。其中因瘀血引起者，称“儿枕痛”。

2. 病因病机 气血运行不畅，不荣则痛或不通则痛。

3. 辨证论治

(1) 气血两虚证

【主症】产后小腹隐隐作痛数日不止，喜按喜揉，恶露量少，色淡红，质稀无块，面色苍白，头晕眼花，心悸怔忡，大便干结，舌质淡，苔薄白，脉细弱。

【治法】**补血益气，缓急止痛**。

【方剂】肠宁汤或当归生姜羊肉汤。

【加减】若血虚津亏便秘较重者，去肉桂，加肉苁蓉、火麻仁。若腹痛兼有下坠感，为血虚兼气不足，加黄芪、白术。若腹痛喜热熨者，加吴茱萸、艾叶、小茴香、炮姜。

(2) 瘀滞子宫证

【主症】**产后小腹疼痛，拒按，得热痛缓，恶露量少，涩滞不畅，色紫暗有块，块下痛减，面色青白，四肢不温，或伴胸胁胀痛，舌质紫暗，脉沉紧或弦涩。**

【治法】活血化瘀，温经止痛。

【方剂】生化汤。

【加减】对于瘀阻子宫所致产后腹痛，可借助B超观察是否有胎盘、胎衣残留，若有胎盘、胎衣残留，伴血性恶露延长，或出血量多，或量少而腹痛剧烈，服上方未效者，可行清宫术。刮出物送病检，以明确诊断，术后给予生化汤加减补虚化瘀，预防感染。

◆ **提醒：** *产后腹痛瘀滞子宫证为产后腹痛的常见病证，不及时治疗可以引起大出血，有生命危险，应及时治疗。*

4. 转归与预后　产后腹痛为产后常见病，经积极治疗后大多能痊愈。若失治误治，瘀血日久而成瘀热，或感染邪毒致产后发热，或瘀血不去，新血不生，血不归经致产后恶露淋沥不尽，应引起重视。

5. 预防与调摄

(1) 产后腹痛多见于经产妇，故应做好计划生育工作。

(2) 产妇在产后应消除恐惧与精神紧张，注意保暖，切忌饮冷受寒，同时密切观察子宫缩复情况，注意子宫底高度及恶露变化。

(3) 如疑有胎盘、胎衣残留，应及时检查处理。

## 五、产后恶露不绝

1. 定义　产后血性恶露持续10天以上，仍淋沥不尽者，称为“产后恶露不绝”。又称“恶露不尽”“恶露不止”。

2. 病因病机　冲任为病，气血运行失常。

3. 辨证论治

(1) 气虚证

【主症】恶露过期不尽，量多，色淡，质稀，无臭气，面色白，神疲懒言，四肢无力，小腹空坠，舌淡苔薄白，脉细弱。

【治法】补气摄血固冲。

【方剂】**补中益气汤加艾叶、阿胶、益母草。**

(2) 血瘀证

【主症】恶露过期不尽，量时少或时多，色暗有块，小腹疼痛拒按，舌紫暗或边有瘀点，脉沉涩。

【治法】活血化瘀止血。

【方剂】生化汤加益母草、炒蒲黄。

【加减】若气虚明显，伴小腹空坠者，加党参、黄芪；若瘀久化热，恶露臭秽，兼口干咽燥，加紫草、马齿苋、蒲公英。如B超提示宫内有胎盘、胎膜残留，一般应做清宫术，或先服上方加三棱、莪术。

(3) 血热证

【主症】产后恶露过期不止，量较多，色紫红，质黏稠，有臭秽气，面色潮红，口燥咽干，舌质红，脉细数。

【治法】**养阴清热止血。**

【方剂】**保阴煎加益母草、七叶一枝花、贯众。**

【加减】若肝郁化热，症见恶露量多或少，色深红有块，两胁胀痛，心烦，口苦咽干，舌红苔黄，脉弦数者，治宜疏肝解郁，清热凉血，方用丹栀逍遥散加生地黄、旱莲草、茜草。

4. 转归与预后　本病若能及时治疗，大多可愈。反之，出血日久可导致贫血，如有胎盘胎膜残留，可继发感染，严重者可因出血过多而昏厥，应积极抢救。对于产后出血淋沥不止，达2~3个月者，应高度警惕绒毛膜上皮癌，宜进行相关检查。

5. 预防与调摄

(1) 加强早期妊娠检查及孕期营养调护，提倡住院分娩。

(2) 胎盘娩出后，必须仔细检查胎盘胎膜是否完整，有无副叶胎盘。如发现有宫腔残留，应立即清宫。

(3) 产后注意适当休息，注意产褥卫生，避免感受风寒。增加营养，不宜过食辛燥之品。提倡做产后保健操。

# 第七单元　妇科杂病

## 知识点概要

### 一、概述

1. 定义　凡不属于经、带、胎、产疾病范畴，而又与妇女解剖、生理、病因病机特点密切相关的各种妇科疾病，统称为妇科杂病。

2. 范围　常见妇科杂病有癥瘕、盆腔炎、不孕症、阴冷、阴痒、阴疮、阴挺、妇人脏躁。

3. 治法概要　常用治法有补肾、疏肝、健脾、益气、祛瘀、化痰、消癥、清热解毒、甘润滋养及外用杀虫止痒等。

### 二、癥瘕

1. 定义　**妇人下腹结块，伴有或胀或痛或满或异常出血者**，称为“癥瘕”。癥者有形可征，固定不移，痛有定处；瘕者假聚成形，聚散无常，推之可移，痛无定处。一般癥属血病，瘕属气病，但临床常难以划分，故并称癥瘕。

2. 病因病机　由于机体正气不足，风寒湿热之邪内侵，或情志因素、房事所伤、饮食失宜，导致脏腑功能失常，气机阻滞，瘀血、痰饮、湿浊等有形之邪凝结不散，停聚下腹胞宫，日月相积，逐渐而成。

3. 癥瘕辨证与施治的注意点　临证新病多实，宜攻宜破；久病不愈，或术后，以补益气血为主，恢复机体的正气。若正气已复，肿块未除，复以攻破为主。术后若有瘀滞，可于补益气血之时，辅以行气活血之品，并注重调其饮食，增进食欲，改善脾胃功能。

4. 辨证论治

（1）气滞血瘀证

【主症】下腹部结块，触之有形，按之痛或无痛，小腹胀满，月经先后不定，经血量多有块，经行难净，经色暗，精神抑郁，胸闷不舒，面色晦暗，肌肤甲错。舌质紫暗，或有瘀斑，脉沉弦涩。

【治法】**行气活血，化瘀消癥**。

【方剂】**香棱丸加桃仁、瞿麦、八月札、海藻，或大黄䗪虫丸**。

（2）痰湿瘀结证

【主症】下腹结块，触之不坚，固定难移，经行量多，淋沥难净，经间带下增多，胸脘痞闷，腰腹疼痛。舌体胖大，紫暗，有瘀斑、瘀点，苔白厚腻，脉弦滑或沉涩。

【治法】**化痰除湿，活血消癥**。

【方剂】**苍附导痰丸合桂枝茯苓丸**。

（3）湿热瘀阻证

【主症】下腹部肿块，热痛起伏，触之痛剧，痛连腰骶，经行量多，经期延长，带下量多，色黄如脓，或赤白兼杂，兼见身热口渴，心烦不宁，大便秘结，小便黄赤。舌暗红，有瘀斑，苔黄，脉弦滑数。

【治法】清热利湿，化瘀消癥。

【方剂】**大黄牡丹汤加木通、茯苓**。

（4）肾虚血瘀证

【主症】下腹部结块，触痛，月经量多或少，经行腹痛较剧，经色紫暗有块，婚久不孕或曾反复流产，腰酸膝软，头晕耳鸣，舌暗，脉弦细。

【治法】补肾活血，消癥散结。

【方剂】补肾祛瘀方或益肾调经汤。

◆ **提醒**：*癥瘕肾虚血瘀证应选用补肾祛瘀方或益肾调经汤治疗。*

5. 转归与预后　中医药治疗良性肿瘤，大多有效。湿热瘀阻者，迁延日久，常遗留腰腹部疼痛，难以在短期内康复。盆腔炎症包块、陈旧血肿、卵巢非赘生性囊肿大都可通过中医药治疗而加速康复。子宫肌瘤则要分清瘤体生长的部位、大小，以及患者年龄、对生育的要求等区别对待。中医药着重整体调治，对改善症状、缩小瘤体、调经助孕、安胎有确切疗效，无明显毒副作用。

6. 预防与调摄

（1）坚持做好妇女卫生保健工作，定期开展以防癌为主的妇女病普查。40 岁以上者，最好每年普查 1 次，以期早发现，早治疗。

（2）患病后，及时采取有效的综合治疗措施，在治疗中定期复查，排除恶性病变。一经明确诊断为恶性肿瘤，按恶性肿瘤及早论治。

## 三、盆腔炎

1. 定义　女性盆腔生殖器官及其周围结缔组织、盆腔腹膜发生的急性炎症，称为“急性盆腔炎”。女性盆腔生殖器官及其周围结缔组织、盆腔腹膜发生的慢性炎症性病变，称为“慢性盆腔炎”。

2. 病因病机

（1）急性盆腔炎：多发生产后、流产后、宫腔内手术处置后，或经期卫生保健不当，邪毒乘虚侵袭，稽留于冲任及胞宫脉络，与气血相搏结，邪正交争，而发热疼痛，邪毒炽盛则腐肉酿脓，甚至泛发为急性腹膜炎、感染性休克。

（2）慢性盆腔炎：多由于经行产后，胞门未闭，正气未复，风寒湿热，或虫毒之邪乘虚内侵，与冲任气血相搏结，蕴积于胞宫，反复进退而致。

3. 辨证论治

（1）急性盆腔炎

1）热毒炽盛证

【主症】高热腹痛，恶寒或寒战，下腹部疼痛拒按，咽干口苦，大便秘结，小便短赤，带下量多，色黄，或赤白夹杂，质黏稠，如脓血，气臭秽，月经量多或淋沥不净。舌红，苔黄厚，脉滑数。

【治法】清热解毒，利湿排脓。

【方剂】**五味消毒饮合大黄牡丹汤。**

【加减】带下臭秽，加椿根皮、黄柏、茵陈。腹胀满，加厚朴、枳实。盆腔形成脓肿者，加红藤、皂角刺、白芷，或配合切开排脓等。病在阳明，身热面红，恶热汗出，口渴，脉洪数，可选白虎汤加清热解毒之品。热毒已入营血，高热神昏，烦躁谵语，下腹痛不减，斑疹隐隐，舌红绛，苔黄燥，脉弦细数，宜选清营汤加减。

2）湿热瘀结证

【主症】下腹部疼痛拒按，或胀痛，热势起伏，寒热往来，带下量多色黄，质稠，气味臭秽，经量增多，经期延长，淋沥不止，大便溏或燥结，小便短赤，舌红有瘀点，苔黄厚，脉弦滑。

【治法】**清热利湿，化瘀止痛。**

【方剂】**仙方活命饮加薏苡仁、冬瓜仁。**

（2）慢性盆腔炎

1）湿热瘀结证

【主症】少腹部隐痛，或疼痛拒按，痛连腰骶，低热起伏，经行或劳累时加重，带下量多，色黄，质黏稠；胸闷纳呆、口干不欲饮，大便溏，或秘结，小便黄赤，舌体胖大，色红，苔黄腻，脉弦数或滑数。

【治法】**清热利湿，化瘀止痛。**

【方剂】**银甲丸。**

2）气滞血瘀证

【主症】少腹部胀痛或刺痛，经行腰腹疼痛加重，经血量多有块，瘀块排出则痛减，带下量多，婚久不孕，经行情志抑郁，乳房胀痛，舌体紫暗，有瘀斑、瘀点，苔薄，脉弦涩。

【治法】**活血化瘀，理气止痛。**

【方剂】膈下逐瘀汤。

3）寒湿凝滞证

【主症】小腹冷痛，或坠胀疼痛，经行腹痛加重，喜热恶寒，得热痛缓，经行延后，经血量少，色暗，带下淋沥，神疲乏力，腰骶冷痛，小便频数，婚久不孕，舌暗红，苔白腻，脉沉迟。

【治法】祛寒除湿，活血化瘀。

【方剂】**慢盆汤**。

4）气虚血瘀证

【主症】下腹部疼痛或结块，缠绵日久，痛连腰骶，经行加重，经血量多有块，带下量多，精神不振，疲乏无力，食少纳呆，舌质暗红，有瘀点，苔白，脉弦涩无力。

【治法】益气健脾，化瘀散结。

【方剂】**理冲汤**。

【加减】若久病及肾则肾虚血瘀，症见少腹疼痛，绵绵不休，腰脊酸痛，膝软乏力，白带量多，质稀，神疲，头晕目眩，性欲淡漠，舌暗苔白，脉细弱，治宜补肾活血，壮腰宽带，方用宽带汤。

4. 转归与预后

（1）急性盆腔炎经及时有效的治疗，多可在短期内治愈。失治误治，病势加重，可发展为全腹膜炎、败血症、休克，甚至死亡；迁延治疗，多转为慢性盆腔炎，长期腰腹部疼痛，带下量多，常常影响生育。

（2）慢性盆腔炎经积极有效的治疗，大多可好转或治愈，因本病常反复缠绵，故治疗周期较长。未愈者常伴有失眠、疲劳、周身不适等症状，对患者生活质量有一定影响，亦可转为急性盆腔炎。

5. 预防与调摄

（1）坚持经期、产后及流产后的卫生保健。

（2）严格掌握妇产科手术指征，术前认真消毒，无菌操作，术后做好护理，预防感染。

（3）急性期要卧床休息，半卧位，饮食应加强营养，选择易于消化的食品。

（4）对急性盆腔炎要彻底治愈，防止转为慢性而反复发作。

（5）积极锻炼身体，增强体质。

（6）解除思想顾虑，正确认识疾病，增强治疗的信心。

## 四、不孕症

1. 定义　凡**婚后未避孕、有正常性生活、同居1年而未受孕者**，称为“不孕症”。从未妊娠者古称“全不产”，西医称“原发性不孕”；有过妊娠而后不孕者，古称“断绪”，西医称“继发性不孕”。

2. 病因病机　或先天肾气不足，或房事不节、久病大病、反复流产损伤肾气，或高龄肾气渐虚，肾气虚，则冲任虚衰，不能摄精成孕；或素体肾阳虚或寒湿伤肾，肾阳亏虚，命门火衰，阳虚气弱，则生化失期，有碍子宫发育或不能触发氤氲乐育之气，致令不能摄精成孕；或素体肾阴亏虚，或房劳多产，久病失血，耗损真阴，天癸乏源，冲任血海空虚；或阴虚生内热，热扰冲任血海，均不能摄精成孕，发为不孕症。

3. 辨证论治

（1）肾虚证

1）肾气虚证

【主症】婚久不孕，月经不调或停闭，经量或多或少，头晕耳鸣，腰酸腿软，精神疲倦，小便清长，舌淡苔薄，脉沉细，两尺脉弱。

【治法】补肾益气，温养冲任。

【方剂】**毓麟珠**。

2）肾阳虚证

【主症】**婚久不孕，月经迟发，或月经后推，或停闭不行，经色淡暗，性欲淡漠，小腹冷，带下量多，清稀如水，或子宫发育不良，头晕耳鸣，腰酸膝软，夜尿多，眼眶暗，面部暗斑，或环唇暗，舌质淡暗，苔白，脉沉细尺弱。**

【治法】温肾暖宫，调补冲任。

【方剂】**温胞饮或右归丸**。

3）肾阴虚证

【主症】婚久不孕，月经常提前，经量少或月经停闭，经色较鲜红，或行经时间延长，甚则崩中或漏下不止，形体消瘦，头晕耳鸣，腰酸膝软，五心烦热，失眠多梦，眼花心悸，肌肤失润，阴中干涩，舌质稍红略干，苔少，脉细或细数。

【治法】滋肾养血，调补冲任。

【方剂】**养精种玉汤**。

【加减】临证时加龟甲、知母、紫河车、首乌、肉苁蓉、菟丝子、丹皮，可加强滋肾益精之功，稍佐制火，疗效更佳。亦可选用左归丸或育阴汤。若肾虚肝郁，则宜配以柴胡、郁金、合欢皮。

（2）肝气郁结证

【主症】婚久不孕，月经或先或后，经量多少不一，或经来腹痛，或经前烦躁易怒，胸胁乳房胀痛，精神抑郁，善太息，舌暗红或舌边有瘀斑，脉弦细。

【治法】疏肝解郁，理血调经。

【方剂】开郁种玉汤。

（3）瘀滞胞宫证

【主症】婚久不孕，月经多推后或周期正常，经来腹痛，甚或呈进行性加剧，经量多少不一，经色紫暗，有血块，块下痛减，有时经行不畅，淋沥难净，或经间出血，或肛门坠胀不适，性交痛，舌质紫暗或舌边有瘀点，苔薄白，脉弦或弦细涩。

【治法】逐瘀荡胎，调经助孕。

【方剂】少腹逐瘀汤。

（4）痰湿内阻证

【主症】**婚久不孕，多自青春期始即形体肥胖，月经常推后、稀发，甚则停闭不行；带下量多，色白质黏无臭；头晕心悸，胸闷泛恶，面目虚浮或白，舌淡胖，苔白腻，脉滑**。

【治法】**燥湿化痰，行滞调经**。

【方剂】**苍附导痰丸**。

4. 其他疗法

（1）体针疗法

1）实证

【治法】理气化痰，行瘀通络。以相应背俞穴及足阳明、足太阴经穴为主。

主穴：肝俞、归来、子宫、丰隆、三阴交。

配穴：肝气郁结配曲泉、太冲。痰瘀互结配阴陵泉、膈俞。胸胁胀痛配内关、膻中。经行涩滞配血海、合谷。白带量多配次髎、水分。纳差脘闷配中脘、足三里。

操作：毫针泻法。

方义：肝俞疏肝理气。归来、子宫可化瘀而通胞络。丰隆化痰祛浊。三阴交健脾疏肝，理气化痰。

2）虚证

【治法】补益肝肾，温通胞脉。以任脉穴及相应背俞穴、足阳明经穴为主。

主穴：关元、气海、归来、子宫、肾俞、三阴交。

配穴：肾虚配太溪、命门。头晕、耳鸣配百会、然谷。腰膝酸软配腰眼、阴谷。

操作：归来、子宫用平补平泻法，余穴用毫针补法。可用艾灸，或隔附子饼灸。

方义：肾藏精，主生殖，肾气旺盛，精血充足，冲任调和，乃能摄精成子。关元、肾俞、气海，可益肾固本，调补冲任。归来、子宫可化瘀而通胞络。三阴交可补益肝脾肾。

（2）耳针疗法：内生殖器、皮质下、肾、肝、内分泌，每次2~3穴，毫针刺法在月经周期第12天开始，每日1次，连续3天，中等刺激。亦可用揿针埋藏或用王不留行籽贴压。

（3）穴位注射疗法：关元、气海、肾俞、肝俞、足三里、大赫，每次选2~3穴，用胎盘注射液或5%当归注射液等，每穴注射药液1~2ml。治疗从月经周期第12天开始，每天1次，连续5次。

（4）艾灸疗法：选用熟附子、肉桂、白芷、川椒、桃仁、乌药、大青盐、冰片等温肾助阳、化瘀行气类中药，共研细末，用黄酒调和制成药饼，置于神阙穴，上置大艾炷灸之，每日3壮，隔日1次。

5. 转归与预后　不孕症的预后与患者的年龄、发育、不孕原因、病程长短等密切相关。一般而言，年龄较轻、发育正常、功能性不孕、病程短者，预后较好；反之，年龄大、发育欠佳、器质性病变不孕症、病程长者，疗效较差。

## 五、阴痒

1. 定义 妇女外阴瘙痒，甚则痒痛难忍，坐卧不宁，或伴带下增多等，称为“阴痒”。亦称“阴门瘙痒”“阴䘌”等。

2. 病因病机

（1）内因：脏腑虚损，肝肾功能失常。

（2）外因：湿热或湿热生虫，虫毒侵蚀。

3. 辨证论治

（1）肝经湿热证

【主症】阴部瘙痒难忍，坐卧不安，外阴皮肤粗糙增厚，有抓痕，黏膜充血破溃，或带下量多，色黄如脓，或呈泡沫米泔样，或灰白如凝乳，味腥臭，伴心烦易怒，胸胁满痛，口苦口腻，食欲不振，小便黄赤，舌体胖大，色红，苔黄腻，脉弦数。

【治法】清热利湿，杀虫止痒。

【方剂】内服**龙胆泻肝汤或萆薢渗湿汤**，外用**蛇床子散**，水煎，趁热先熏后坐浴。

（2）肝肾阴虚证

【主症】**阴部瘙痒难忍，干涩灼热，夜间加重，或会阴部肤色变浅白，皮肤粗糙，皲裂破溃，眩晕耳鸣，五心烦热，烘热汗出，腰酸腿软，口干不欲饮，舌红苔少，脉细数无力。**

【治法】**滋阴补肾，清肝止痒。**

【方剂】**知柏地黄汤加当归、栀子、白鲜皮。**

4. 阴痒的外治法

（1）熏洗盆浴：蛇床子30g，百部30g，苦参30g，徐长卿15g，黄柏20g，荆芥（或薄荷）20g（后下）。亦可选用市售洁尔阴、洁身纯等中药制剂。

（2）阴道纳药：根据白带检查结果，针对病源选药纳入阴中。

5. 转归与预后 阴痒者，经积极治疗，保持外阴部清洁卫生，多可治愈。部分患者因治疗不当，可发展成阴疮。因全身性疾病所致者，随原发病的进退，或愈或反复迁延日久。也有少数患者阴痒日久不愈，病情迁延日久，致使阴部长期失于滋养而转为恶证。

6. 预防与调摄 保持会阴部的清洁卫生，及时更换内衣裤，瘙痒者避免肥皂水烫洗及搔抓等强刺激损伤。

## 六、子宫脱垂

1. 定义 妇女子宫下脱，甚则脱出阴户之外，或阴道壁膨出，统称为“阴挺”，又称“阴脱”“阴菌”“阴痔”“产肠不收”“葫芦癞”等。

2. 病因病机 阴挺与分娩损伤有关，产伤未复，中气不足，或肾气不固，带脉失约，日渐下垂脱出。亦见于长期慢性咳嗽、便秘、年老体衰之体，冲任不固，带脉提摄无力而子宫脱出。

3. 辨证论治

（1）气虚证

【主症】子宫下移或脱出于阴道口外，阴道壁松弛膨出，劳则加重，小腹下坠，身倦懒言，面色不华，四肢乏力，小便频数，带下量多，质稀色淡，舌淡苔薄，脉缓弱。

【治法】补中益气，升阳举陷。

【方剂】**补中益气汤加金樱子、杜仲、续断。**

（2）肾虚证

【主症】子宫下脱，日久不愈，头晕耳鸣，腰膝酸软冷痛，小腹下坠，小便频数，入夜尤甚，带下清稀，舌淡红，脉沉弱。

【治法】补肾固脱，益气升提。

【方剂】**大补元煎加黄芪。**

◆ **提醒**：掌握子宫脱垂的辨证论治。

4. 其他疗法

（1）外洗疗法

1）鲜马齿苋100g，蒲公英50g，枯矾10g，水煎，温洗，适用于黄水淋漓者。

2）蛇床子50g，乌梅30g，水煎熏洗，然后用猪油调藜芦末敷之。适用于子宫脱出破溃者。

（2）子宫托：适用于Ⅰ度、Ⅱ度子宫脱出，且符合子宫托适应证者。常用的为塑料制的环状及喇叭形子宫托，放入阴道内将子宫上托，早放晚取，月经期、妊娠期停放。

（3）体针疗法

治法：补脾益肾，固摄胞宫。以督脉、任脉及足少阳经穴为主。

主穴：百会、气海、维道、子宫。

配穴：脾气虚陷配足三里、气海。肾虚配关元、肾俞。湿热下注配阴陵泉、蠡沟。膀胱膨出配曲骨、横骨。直肠膨出配会阳、承山。

操作：毫针刺，用补法，可灸。湿热下注配穴阴陵泉、蠡沟可用泻法。

方义：百会位于巅顶，为督脉穴位，可振奋阳气，升阳举陷。气海为任脉穴，能益气固胞。维道为足少阳与带脉之会，可加强维系带脉，固摄胞宫之功。子宫乃经外奇穴，是治疗阴挺的经验穴。

（4）耳针疗法：选肾、脾、内生殖器、外生殖器、皮质下、交感，每次选2~3穴，毫针中度刺激，留针30分钟，10次一疗程，也可用耳穴压丸或埋针。

（5）穴位注射疗法：选穴参考基本治疗穴位。每次选2~3穴，用黄芪注射液、当归注射液等注入药液2ml。每日1次，7日为一疗程。

（6）电针疗法：选足三里、子宫。子宫穴向胞宫方向斜刺，足三里用补法，得气后接电针仪，用疏密波或断续波，每次治疗15~20分钟，每日或隔日1次，10次为一疗程。

（7）芒针疗法：选提托、气海、带脉。每次选用1个穴，以3.5寸长毫针，针尖朝向会阴方向，横刺，反复提插，以会阴和小腹有抽动感为度，隔日1次。

（8）手术治疗：保守治疗效果不理想者，可手术。按患者子宫脱垂的程度、年龄、对生育的要求等选用相应的术式。

5. 转归与预后　轻度子宫脱垂者，坚持卫生保健、中医药治疗，病情可好转或治愈。较重者，尤其是合并阴道前后壁膨出者，药物治疗效果欠佳。随着年龄的增长，子宫脱出常加重，易伴有小便失禁，影响身心健康。

# 第十一章　中医儿科学

## 第一单元　小儿生长发育

### 知识点概要

#### 一、年龄分期

1. 胎儿期　从男女生殖之精相合而受孕，直至分娩断脐，属于胎儿期。目前国内将**胎龄满 28 周至出生后 7 足天，定为围生期**。

2. 新生儿期　从出生后脐带结扎开始，至生后满 28 天，称为新生儿期。

3. 婴儿期　出生 28 天后至 1 周岁为婴儿期。

4. 幼儿期　1~3 周岁为幼儿期。

5. 学龄前期　3 周岁为学龄前期，也称幼童期。

6. 学龄期　7 周岁后至青春期来临（一般为女 12 岁，男 13 岁）称学龄期。

7. 青春期　一般女孩自 11~12 岁到 17~18 岁、男孩自 13~14 岁到 18~20 岁称为青春期。

#### 二、生理常数

1. 体重正常值及临床意义

（1）正常值：出生时体重约为 3kg，出生后的前半年平均每月增长约 0.7kg，后半年平均每月增长约 0.5kg，1 周岁以后平均每年增长约 2kg。临床可用以下公式推算小儿体重：

**<6 个月体重（kg）= 3+0.7×月龄**

**7~12 个月体重（kg）= 7+0.5×（月龄-6）**

**1 岁以上体重（kg）= 8+2×年龄**

（2）临床意义：体重增长过快常见于肥胖症，体重低于正常均值的 85%者为营养不良。

2. 身长测定方法及正常值

（1）出生时身长约为 50cm。生后第一年身长增长最快，约 25cm，其中前 3 个月约增长 12cm。

（2）第二年身长增长速度减慢，约 10cm。2 周岁后至青春期身高（长）增长平稳，每年约 7cm。

（3）进入青春期，身高增长出现第二个高峰，其增长速率约为学龄期的 2 倍，持续 2~3 年。

（4）临床可用公式推算 2 岁后至 12 岁儿童的身高：**身高（cm）= 70+7×年龄**。

◆ **提醒**：小儿体重或身高的计算为高频考点，考生须重点掌握。

3. 囟门闭合时间及病理意义

（1）闭合时间：前囟应在小儿出生后的 **12~18 个月**闭合。后囟在部分小儿出生时就已闭合，未闭合者应在生后 2~4 个月内闭合。

（2）病理意义：囟门早闭且头围明显小于正常者，为头小畸形；囟门迟闭及头围大于正常者，常见于解颅（脑积水）、佝偻病等。囟门凹陷多见于阴伤液竭之失水；囟门凸出多见于热炽气营之脑炎、脑膜炎等。

4. 乳牙萌出正常值

（1）出生后 4~10 个月乳牙开始萌出，出牙顺序是先下颌后上颌，自前向后依次萌出，惟尖牙例外。乳牙在 2~2.5 岁出齐。6 岁左右开始萌出第一颗恒牙，自 7~8 岁开始，乳牙按萌出先后逐个脱落，代之以恒牙，最后一颗恒牙（第三磨牙）一般在 20~30 岁时出齐，也有终生不出者。

（2）2岁以内乳牙颗数可用公式推算：**乳牙数=月龄-4（或6）**。

5. 呼吸、脉搏、血压与年龄增长的关系

（1）呼吸、脉搏

| 年龄 | 呼吸（次） | 脉搏（次） | 呼吸：脉搏 |
|---|---|---|---|
| 新生儿 | 45~40 | 140~120 | 1：3 |
| ≤1岁 | 40~30 | 130~110 | 1：3~1：4 |
| $1^+$~3岁 | 30~25 | 120~100 | 1：3~1：4 |
| $3^+$~7岁 | 25~20 | 100~80 | 1：4 |
| $7^+$~14岁 | 20~18 | 90~70 | 1：4 |

（2）血压：不同年龄小儿血压正常值可用公式推算：**收缩压（mmHg）=80+2×年龄，舒张压=收缩压×2/3**。

6. 动作发育、语言发育要点

（1）小儿粗细运动发育的进程：2个月扶坐或侧卧时能勉强抬头；4个月扶着两手或髋骨时能坐，能握持玩具；7个月能独坐片刻，能将玩具从一手换至另一手；8个月扶栏能站立片刻，会爬，会拍手；10~11个月扶栏能独脚站，搀扶或扶推车可走几步，能拇、食指对捏取物；12个月能独走，弯腰拾东西；18个月走得较稳，能倒退几步，能有目标地扔皮球；2岁能双足跳，能用杯子饮水，用勺子吃饭；3岁能跑，并能一脚跳过低的障碍，会骑小三轮车，会洗手；4岁能奔跑，会爬梯子，基本会穿衣；5岁能单脚跳，会系鞋带。

（2）小儿语言发育的进程：1个月能哭；2个月会笑，始发喉音；3个月能咿呀发音；4个月能发出笑声；7个月能发出"妈妈""爸爸"等复音，但无叫喊亲人之意；10个月"妈妈""爸爸"成为呼唤亲人之意，能开始用单词；12个月能叫出简单的物品名，如"灯"，能以"汪汪""咪咪"等代表狗、猫，能指出鼻子、耳朵；15个月能说出几个词及自己的名字；18个月能指出身体各部分；2岁能用2~3个字组成的名词表达意思；3岁能说儿歌，能数几个数字；4岁能认识3种以上颜色；5岁能唱歌，并能认识简单的汉字；6~7岁能讲故事，学习写字，准备上学。

# 第二单元　小儿生理、病因、病理特点

## 知识点概要

### 一、生理特点

1. 脏腑娇嫩，形气未充　清代医家吴鞠通运用阴阳理论，将小儿的生理特点概括为"**稚阳未充，稚阴未长**"。

2. 生机蓬勃，发育迅速　《颅囟经·脉法》将小儿这种蓬勃生机、迅速发育的生理特点概括为"**纯阳**"。

### 二、病因特点

特点　①外感因素。②乳食因素。③先天因素。④情志因素。⑤意外因素。⑥其他因素。

### 三、病理特点

1. 发病容易，传变迅速。
2. 脏器清灵，易趋康复。

# 第三单元　四诊概要

## 知识点概要

### 一、概述

历代儿科医家对于小儿诊法，既主张四诊合参，又特别重视**望诊**。

### 二、望诊

1. 望诊的主要内容　分为总体望诊（望神色、望形态）和分部望诊（审苗窍、辨斑疹、察二便、察指纹）两个方面。

2. 望神态的要点与临床意义

（1）五色主病

1）**面呈白色，多为寒证、虚证**。若面白浮肿，为阳虚水泛，常见于阴水；面色惨白，四肢厥冷，多为滑泄吐利，阳气暴脱，可见于脱证；面白少华，唇色淡白，多为血虚。

2）**面呈红色，多为热证**。若面红耳赤，咽痛，脉浮，为风热外感；午后颧红潮热，口唇红赤，为阴虚内热，虚火上炎；若两颧艳红如妆，面白肢厥，冷汗淋漓，为虚阳上越，是阳气欲脱的危重证候。新生儿面色嫩红，或小儿面色白里透红，为正常肤色。

3）**面呈黄色，多为脾虚证或有湿浊**。若面色萎黄，形体消瘦，为脾胃功能失调，常见于疳证；面黄无华，脐周阵痛，夜间磨牙，多为肠寄生虫；面目色黄而鲜明，为湿热内蕴之阳黄；面目黄而晦暗，为寒湿阻滞之阴黄；出生后不久出现的黄疸为胎黄，有生理性与病理性之分。

4）**面呈青色，多为寒证、痛证、瘀证、惊痫**。若面色白中带青，表情愁苦皱眉，多为里寒腹痛；面青而晦暗，神昏抽搐，常见于惊风和癫痫发作之时；面青唇紫，呼吸急促，为肺气闭塞，气血瘀阻。大凡小儿面呈青色，病情一般较重，应多加观察。

5）**面呈黑色，多为寒证、痛证、瘀证、水饮证**。若面色青黑，手足逆冷，多为阴寒里证；面色黑而晦暗，兼有腹痛呕吐，多为药物或食物中毒；面色青黑晦暗为肾气衰竭，不论新病久病，皆属危重。若小儿肤色黑红润泽，体壮无病，是先天肾气充沛的表现。

（2）五部配五脏：左腮为肝，右腮为肺，额上为心，鼻为脾，颏为肾。

3. 望苗窍的要点与临床意义

（1）察舌

1）舌体：**舌体胖嫩，舌边齿痕显著，为脾肾阳虚或水饮痰湿内停**；舌体肿大，色泽青紫，可见于气血瘀滞；**舌体强硬，多为热盛伤津**；急性热病中出现舌体短缩、舌干绛者，则为热盛伤津，筋脉失养而挛缩；舌体肿大，舌板硬麻木，转动不灵，甚者肿塞满口，称为“木舌”，由心脾积热，火热循经上行所致；舌下红肿突出，形如小舌，称为“重舌”，属心脾火炽，上冲舌本所致；舌体不能伸出唇外，转动伸缩不灵，语言不清，称为“连舌”，因舌系带过短所致；舌出唇外，来回掉动，称为“弄舌”，为心气不足，或惊风先兆；舌吐唇外，缓缓收回，称“吐舌”，常为心经有热所致；吐舌不收，心气将绝；时时用舌舔口唇，以致口唇四周色红，或有脱屑、作痒，称“舔舌”，多因脾经伏热所致。

2）舌质：正常舌质淡红。若舌质淡白色为气血虚亏；舌质绛红，舌有红刺，为温热并邪入营血；**舌质红少苔，甚者无苔而干，为阴虚火旺**；舌质紫暗或紫红为气血瘀滞；**舌起粗大红刺，状如草莓者，常见于猩红热**。

3）舌苔：苔白为寒，苔黄为热。舌苔白腻为寒湿内滞，或有寒痰积食；**苔黄腻为湿热内蕴，或乳食内停**；热性病见剥苔，多为阴伤津亏所致；舌苔花剥，状如地图，时隐时现，经久不愈，多为胃之气阴不足所致；若舌苔厚腻垢浊不化，状如霉酱，伴便秘腹胀者，为宿食内积，中焦气机阻滞。当出现异常苔色时，要询问是否吃过某种食物或药品，注意是否系染苔。

（2）察目：黑睛等圆，目珠灵活，目光有神，眼睑开阖自如，是肝肾气血充沛。眼睑浮肿，为水肿；眼睑开阖无力，为元气虚惫；寐时眼睑张开，为脾虚气弱之露睛；上眼睑下垂不能提起，是气血两虚之睑废。两目呆滞，转动迟钝，是肾精不足，或为惊风之先兆；两目直视，瞪目不活，是肝风内动。白睛黄染，多为黄疸。目赤肿痛，是风热上攻。目眶凹陷，啼哭无泪，是阴津大伤。瞳孔缩小或不等或散大，对光无反应，病情危殆。

（3）察鼻：鼻塞流清涕，为风寒感冒；鼻流黄浊涕，为风热客肺；长期鼻流浊涕，气味腥臭，为肺经郁热；鼻孔干燥，为肺经燥热伤阴；鼻衄鲜红，为肺热迫血妄行；鼻翼煽动，伴气急喘促，为肺气郁闭。

（4）察口

1）口唇：唇色淡白，为气血不足；唇色淡青，为风寒束表；唇色红赤，为热；唇色红紫，为瘀热互结；唇色樱红，为暴泻伤阴；唇白而肿，是为唇风；面颊潮红，惟口唇周围苍白，是猩红热征象。

2）口腔：口腔黏膜色淡白为虚为寒，色红为实为热。口腔破溃糜烂，为心脾积热之口疮；口内白屑成片，为鹅口疮。两颊黏膜有针尖大小的白色小点，周围红晕，为麻疹黏膜斑。上下臼齿间腮腺管口红肿如粟粒，按摩肿胀腮部无脓水流出者为痄腮（流行性腮腺炎），有脓水流出者为发颐（化脓性腮腺炎）。

3）齿龈：齿为骨之余，龈为胃之络。牙齿萌出延迟，为肾气不足；齿衄龈痛，为胃火上炎；牙龈红肿，为胃热熏蒸。新生儿牙龈上有白色斑块斑点，称为“马牙”。

4）咽喉：咽喉为肺胃之门户，是呼吸与饮食通道。咽红，恶寒，发热，是外感之象；咽红，乳蛾肿痛，为外感风热或肺胃之火上炎；乳蛾溢脓，是热壅肉腐；乳蛾大而不红，是为肥大，多为瘀热未尽，或气虚不敛。咽痛微红，有灰白色假膜，不易拭去，为白喉之症。

（5）察耳：小儿耳壳丰厚，颜色红润为先天肾气充沛；耳壳薄软，耳舟不清为先天肾气未充。耳内疼痛流脓为肝胆火盛。以耳垂为中心的腮部漫肿疼痛为痄腮。

（6）察二阴：男孩阴囊不紧不松是肾气充沛的表现。若阴囊松弛为体虚或发热；阴囊中睾丸肿大透亮不红，为水疝；阴囊中有物下坠，时大时小，上下可移，为小肠下坠之狐疝；阴囊水肿，常见于阳虚阴水。女孩前阴部潮红灼热，常见于湿热下注，亦须注意是否有蛲虫病。小儿肛门潮湿红痛，多属尿布皮炎；肛门脱出为中气下陷之脱肛；肛门裂开出血，多因大便秘结，热迫大肠，肛门撑裂所致。

4. 斑、疹的辨别与临床意义

| 分类 | 临床表现 |
|---|---|
| 斑 | 形态大小不一，不高出皮面，压之不褪色 |
| 疹 | 高出皮面，抚之碍手，压之褪色 |
| 麻疹 | 疹细小状如麻粒，潮热3~4天出疹，口腔颊黏膜出现麻疹黏膜斑者 |
| 风疹 | 皮疹细小，呈浅红色，身热不甚 |
| 猩红热 | 肤红如锦，稠布疹点，身热，舌绛如草莓 |
| 水痘 | 丘疹、疱疹、结痂并见，疱疹内有水液色清 |
| 荨麻疹 | 斑丘疹大小不一，如云出没，痛痒难忍 |

5. 大便的望诊诊断及临床意义

（1）望诊诊断：新生儿出生后3~4天内，大便呈黏稠糊状，褐色，无臭气，日行2~3次，是为胎粪。单纯母乳喂养之婴儿大便呈卵黄色，稠而不成形，稍有酸臭气，日行3次左右。牛乳、羊乳为主喂养者，大便色淡黄，质较干硬，有臭气，日行1~2次。当小儿饮食过渡到与成人接近时，大便亦与成人相似。

（2）临床意义：大便燥结为内有实热或阴虚内热；大便稀薄，夹有白色乳块为内伤乳食；大便稀薄，色黄秽臭，为肠腑湿热；下利清谷，洞泄不止，为脾肾阳虚；大便赤白黏冻，为湿热积滞；**婴幼儿大便呈果酱色，伴阵发性哭闹，常为肠套叠**；大便色泽灰白不黄，多系胆道阻滞。

6. 指纹诊察的方法及临床意义

（1）诊察的方法：自虎口向指端，第一节为风关，第二节为气关，第三节为命关。看指纹时要将小儿抱于光亮处，医生用左手食指、拇指固定患儿食指，用右手拇指在小儿食指桡侧命关向风关轻轻推几次，使指纹显露。

（2）临床意义：**浮沉分表里，红紫辨寒热，淡滞定虚实，三关测轻重**。

1）纹色鲜红浮露，多为外感风寒；纹色紫红，多为邪热郁滞；纹色淡红，多为内有虚寒；纹色青紫，多为瘀热内结；纹色深紫，多为瘀滞络闭，病情深重。指纹色淡，推之流畅，主气血亏虚；指纹色紫，推之滞涩，复盈缓慢，主实邪内滞，如瘀热、痰湿、积滞等。

2）纹在风关，示病邪初入，病情轻浅；纹达气关，示病邪入里，病情较重；纹进命关，示病邪深入，病情加重；纹达指尖，称“透关射甲”，若非一向如此，则示病情重危。

## 三、闻诊

1. 啼哭声　正常小儿哭声洪亮而常有泪液。因饥饿引起的啼哭多绵长无力，口作吮乳状。腹痛引起的啼哭声音尖锐，忽缓忽急，时作时止；肠套叠引起的啼哭声音尖锐阵作，伴呕吐及果酱样或血样大便；夜卧啼哭，睡眠不安，白天如常者为夜啼。啼哭以洪亮为实证，哭声微细而弱为虚证；哭声清亮和顺为正常或病轻，哭声尖锐或细弱无力为病重。

2. 咳嗽声　干咳无痰或痰少黏稠，多为燥邪犯肺，或肺阴受损；咳声清高，鼻塞声重，多为外感；咳嗽频频，痰稠难咯，喉中痰鸣，多为肺蕴痰热，或肺气闭塞。咳声嘶哑如犬吠状者，常见于白喉、急喉风。连声咳嗽，夜咳为主，咳而呕吐，伴鸡鸣样回声者为顿咳（百日咳）。

3. 大小便的闻诊　**大便酸腐，多因伤食**；臭味不著，完谷不化，多为脾肾虚寒。**小便气味臊臭，多因湿热下注**；小便清长如水，多属脾肾阳虚。

## 四、问诊

1. 个人史　包括胎产史、喂养史、生长发育史、预防接种史等。

2. 问病情的要点　包括询问疾病的症状及持续时间、病程中的病情变化、发病的原因等。着重询问寒热、出汗、头身、二便、饮食、睡眠情况。

3. 大便的问诊　若大便溏薄不化，或先干后溏，次数较多，或食后欲便者，多为脾虚运化失职；若便泻日久，形瘦脱肛者，多为中气下陷；若便时哭闹不安，多为腹痛。

4. 饮食的问诊　不思饮食，或所食不多，兼见面白神疲，为脾胃虚弱；若腹部胀满，纳呆恶食，或兼呕恶，为乳食积滞；能食而消瘦，或嗜食异物，多为疳证、虫证。热病时渴饮，为津伤；渴而不欲饮，或饮而不多，多为湿热内蕴。

## 五、切诊

1. 儿科脉诊的方法　一指定三关。即医者用食指或拇指同时按压寸、关、尺三部，再根据指力轻、中、重的不同，取浮、中、沉，来体会小儿脉象的变化。

2. 儿科基本脉象　**小儿脉象较成人软而稍数，年龄越小，脉搏越快**。主要分浮、沉、迟、数、有力、无力等6种。同时，应注意结、代、细、弦、滑、不整脉等病脉。

3. 囟门按诊的临床意义　囟门隆凸，按之紧张，为囟填，多为风火痰热上攻，肝火上亢，热盛生风；囟门凹陷，为囟陷，常因阴津大伤，若兼头颅骨软者为气阴虚弱，精亏骨弱；颅骨按之不坚而有弹性感，多为维生素D缺乏性佝偻病。颅骨开解，头缝增宽，头大颈缩，囟门宽大者，为解颅，多为先天肾气不足，或后天髓热壅遏。

◆ **提醒**：小儿多不能自述其感受，故小儿诊法中望诊、闻诊和切诊尤为重要。

# 第四单元　儿科治法概要

## 知识点概要

## 一、中药内治疗法

1. 用药原则　治疗要及时、正确和谨慎；处方轻巧灵活；注意顾护脾胃；重视先证而治；不可乱投补益。

2. 中药用量 **新生儿用成人量的1/6，乳婴儿用成人量的1/3，幼儿用成人量的1/2，学龄期儿童用成人量的2/3或接近成人量。**

◆ **提醒：**掌握小儿各个时期的药量计算方法。

3. 给药方法 口服给药法、鼻饲给药法、蒸气及气雾吸入法、吹鼻法、直肠给药法、注射给药法。

4. 常用内治法

| 治法 | 适应证 |
|---|---|
| 疏风解表法 | 适用于外邪侵袭肌表所致的表证 |
| 止咳平喘法 | 适用于邪郁肺经、痰阻肺络所致的咳喘 |
| 清热解毒法 | 适用于邪热炽盛的实热证，如温热病、湿热病、斑疹、痢疾、疮疡等 |
| 凉血止血法 | 适用于诸种出血的证候，如鼻衄、齿衄、尿血、便血、紫癜等 |
| 安蛔驱虫法 | 适用于小儿肠道虫证，如蛔虫、蛲虫等 |
| 消食导滞法 | 适用于小儿饮食不节，乳食内滞之证，如积滞、伤食泻、疳证等 |
| 镇惊开窍法 | 适用于小儿惊风、癫痫等病证 |
| 利水消肿法 | 适用于水湿停聚，小便短少而水肿的患儿 |
| 健脾益气法 | 适用于脾胃虚弱，气血不足的小儿，如泄泻、疳证及病后体虚等 |
| 培元补肾法 | 适用于小儿胎禀不足、肾气虚弱及肾不纳气之证，如解颅、五迟、五软、遗尿、哮喘等 |
| 活血化瘀法 | 适用于各种血瘀之证 |
| 回阳救逆法 | 适用于小儿元阳虚衰欲脱之危重证候 |

## 二、中药外治疗法

| 治法 | 适应证 |
|---|---|
| 熏洗法 | **夏日高热无汗、麻疹发疹初期等** |
| 涂敷法 | 流行性腮腺炎、滞颐等 |
| 罨包法 | **汗证、积滞等** |
| 热熨法 | 腹痛、尿闭等 |
| 敷贴法 | **寒证泄泻、哮喘等** |
| 擦拭法 | 鹅口疮、口疮等 |
| 药袋疗法 | — |

## 三、其他疗法

| 治法 | 适应证 |
|---|---|
| 推拿疗法 | 5岁以下小儿泄泻、腹痛、厌食、痿证、斜颈等 |
| 刺四缝疗法 | 疳证、厌食 |

# 第五单元 喂养与保健

## 知识点概要

### 一、新生儿期保健

新生儿保健的主要措施 ①拭口洁眼。②断脐护脐。③祛除胎毒。④洗浴衣着。⑤生后开乳。

### 二、婴儿期保健

1. 喂养方式及选择原则 婴儿喂养方法分为母乳喂养、人工喂养和混合喂养3种。

(1) 母乳喂养：生后6个月之内以母乳为主要食品者。优点：①母乳营养丰富，最适合婴儿的生理需要。②母乳易为婴儿消化吸收。③母乳含优质蛋白质、必需氨基酸及乳糖较多，有利于婴儿脑的发育。④母乳具有增进婴儿免疫力的作用。⑤母乳喂哺最为简便而又经济。⑥母乳喂养利于增进母子感情，又便于观察小儿变化，随时照料护理。⑦产后哺乳可刺激子宫收缩早日恢复，推迟月经来潮不易怀孕，哺乳的妇女也较少发生乳腺癌、卵巢癌等。

(2) 人工喂养：母亲因各种原因不能哺婴儿时，可选牛、羊乳或其他兽乳，或别的代乳品喂养婴儿。

(3) 混合喂养：因母乳不足而且无法改善，需喂牛、羊乳或其他代乳品时，称为“混合喂养”，或称“部分母乳喂养”。有补授法与代授法2种。

2. 母乳喂养的基本方法 以**按需喂给**为原则。

3. 添加辅食的原则 **由少到多，由稀到稠，由细到粗，由一种到多种，在婴儿健康、消化功能正常时逐步添加**。添加辅食的顺序可参照下表。

| 月 龄 | 添加的辅食 |
|---|---|
| 1~3个月 | 鲜果汁，青菜水，鱼肝油制剂 |
| 4~6个月 | 米糊、乳儿糕、烂粥，蛋黄、鱼泥、豆腐、动物血，菜泥、水果泥 |
| 7~9个月 | 烂面、烤馒头片、饼干，碎菜，鱼、蛋、肝泥、肉末 |
| 10~12个月 | 稠粥、软饭、挂面、馒头、面包，碎菜，碎肉、油、豆制品等 |

4. 断奶的时间及注意点 一般可在小儿**10~12个月**时断奶，若母乳量多也可适当延期。断奶应逐渐减少以至停止哺乳，不可骤断。**若正值夏季或小儿患病之时，应推迟断奶**。

◆ **提醒**：掌握辅食的添加原则和断奶时间。

# 第六单元 胎 怯

## 知识点概要

### 一、概述

胎怯是指**新生儿体重低下，身材矮小，脏腑形气均未充实**的一种病证。又称“胎弱”。多因先天不足，肾脾两虚而致，新生儿一时难以适应出生后的变化，并发新生儿窒息、黄疸、硬肿症、败血症等疾病的比例高，死亡率也较高，成为目前围生期死亡的主要原因之一。

## 二、病因

多种原因所致的先天禀赋不足，小儿五脏皆虚，病变的部位主要在**肾**、**脾**两脏。

## 三、病机

**化源未充，涵养不足，肾脾两虚**。

> ◆ **提醒**：掌握胎怯的病因及病机。

## 四、辨证论治

1. 肾精薄弱证

【主症】体短形瘦，头大囟张，头发稀黄，耳壳软，哭声低微，肌肤不温，指甲软短，骨弱肢柔，或有先天性缺损畸形，指纹淡。

【治法】益精充髓，补肾温阳。

【方剂】**补肾地黄丸加减**。

2. 脾肾两虚证

【主症】啼哭无力，多卧少动，皮肤干皱，肌肉瘠薄，四肢不温，吮乳乏力，呛乳溢乳，嗳气多哕，腹胀腹泻，甚而水肿，指纹淡。

【治法】**健脾益肾，温运脾阳**。

【方剂】**保元汤加减**。

## 五、预防与调护

1. 预防

（1）孕妇年龄不宜过大或过小。有慢性心、肝、肾等疾病的妇女不可妊娠。

（2）孕妇必须注意营养，不可吸烟及饮酒。若有严重的妊娠呕吐症，应服用中药调理。

（3）孕期要保持心情愉悦，注意休息，妊娠后期不宜作重体力劳动。

（4）孕期应注意预防及积极治疗各种急性传染病和妊娠期高血压疾病等。

（5）胎儿期发现胎萎不长者，可由孕母服用中药补肾培元，促进胎儿宫内发育。

2. 调护

（1）胎怯儿阳气不足，应注意保暖，根据不同情况及条件采用各种保温措施。

（2）按体重、日龄计算热量，尽量母乳喂养，喂足奶量。吞咽功能差者需静脉补充营养液，也可采用胃管喂养。

（3）保持居室空气新鲜，一切用品均应消毒后使用，接触患儿者应戴口罩、帽子，防止患儿继发感染。

（4）密切观察患儿临床表现，及时发现合并症并加以处理。

# 第七单元　胎　黄

## 知识点概要

## 一、概述

1. 胎黄的概念　胎黄是婴儿出生后以皮肤面目出现黄疸为特征的病证，因与胎禀因素有关，故称“胎黄”或“胎疸”。现代医学称胎黄为“新生儿黄疸”，包括新生儿生理性黄疸和血清胆红素增高的一系列疾病，如溶血性黄疸、胆道畸形、肝细胞性黄疸等。

2. 生理性黄疸和病理性黄疸

| | 生理性黄疸 | 病理性黄疸 |
|---|---|---|
| 出现与消退时间 | **生后2~3天出现，4~6天达高峰，7~10天消退，早产儿持续时间较长** | **生后24小时内即出现黄疸，或黄疸持续加深，或消退后复现，3周后仍不消退** |
| 轻重 | 较轻 | 较深 |
| 是否伴临床症状 | 除轻微食欲不振外，一般无其他临床症状 | 足月儿血清总胆红素超过221μmol/L，早产儿超过257μmol/L。常伴不欲吮乳，口渴便秘，发热，或精神萎靡，肢凉纳呆，便溏，甚或右胁下痞块质硬，肚腹膨胀，青筋显露等 |

◆ **提醒：生后2~3天出现的是生理性黄疸，生后24小时内出现的病理性黄疸。**

## 二、病因病机

1. 病因　主要为胎禀湿蕴，如湿热郁蒸、寒湿阻滞，久则气滞血瘀。

2. 病机　**脾胃湿热或寒湿内蕴，肝失疏泄，胆汁外溢，而致发黄，日久则气滞血瘀。**

## 三、辨证论治

（1）湿热郁蒸证

【主症】**面目皮肤发黄，色泽鲜明如橘，哭声响亮，不欲吮乳，口渴唇干，或有发热，大便秘结，小便深黄，舌质红，苔黄腻。**

【治法】**清热利湿退黄。**

【方剂】**茵陈蒿汤。**

【加减】热重加虎杖、龙胆草；湿重加猪苓、茯苓、滑石；呕吐加半夏、竹茹；腹胀加厚朴、枳实。

（2）寒湿阻滞证

【主症】面目皮肤发黄，色泽晦暗，持久不退，精神萎靡，四肢欠温，纳呆，大便溏薄，色灰白，小便短少，舌质淡，苔白腻。

【治法】温中化湿。

【方剂】**茵陈理中汤加减。**

（3）气滞血瘀证

【主症】面目皮肤发黄，颜色逐渐加深，晦暗无华，右胁下痞块质硬，肚腹膨胀，青筋显露，或见瘀斑、衄血，唇色暗红，舌见瘀点，苔黄。

【治法】化瘀消积。

【方剂】**血府逐瘀汤加减。**

## 四、其他疗法

1. 外洗疗法

（1）黄柏30g。煎水去渣，水温适宜时，让患儿浸浴，反复擦洗10分钟，每日1~2次。

（2）茵陈蒿20g，栀子10g，大黄2g，生甘草3g。煎汤20ml，保留灌肠。每日或隔日1次。

2. 推拿疗法

（1）胆红素脑病后遗症见肢体瘫痪、肌肉萎缩者，可用推拿疗法，每日或隔日1次。

（2）方法：在瘫痪肢体上以滚法来回滚5~10分钟，按揉松弛关节3~5分钟，局部可用搓法搓热，并在相应的脊柱部位搓5~10分钟。

3. 针灸疗法　胆红素脑病后遗症患儿可配合针刺疗法，每日1次，补法为主，捻转提插后不留针。3个月为一疗程。

取穴：

（1）百会、风池、四神聪、通里。用于智力低下。

(2) 哑门、廉泉、涌泉、神门。用于语言障碍。

(3) 肩、曲池、外关、合谷。用于上肢瘫痪。

(4) 环跳、足三里、解溪、昆仑。用于下肢瘫痪。

(5) 手三里、支正。用于肘关节拘急。

(6) 合谷透后溪。用于指关节屈伸不利。

(7) 大椎、间使、手三里、阳陵泉。用于手足抽动。

### 五、预防与调护

1. 预防

(1) 妊娠期注意饮食卫生，忌酒和辛热之品。不可滥用药物。如孕母有肝炎病史，或曾产育病理性黄疸婴儿者，产前应测定血中抗体及其动态变化，并采取相应预防性服药措施。

(2) 注意保护新生儿脐部、臀部和皮肤，避免损伤，防止感染。

2. 调护

(1) 婴儿出生后密切观察皮肤颜色的变化，及时了解黄疸的出现时间及消退时间。

(2) 新生儿注意保暖，早期开奶。

(3) 注意观察胎黄患儿的全身证候，有无精神萎靡、嗜睡、吸吮困难、惊惕不安、两目直视、四肢强直或抽搐，以便对重症患儿及早发现和治疗。

# 第八单元　感　　冒

## 知识点概要

### 一、概述

(1) 感冒是小儿时期常见的外感性疾病之一，临床以**发热恶寒**、**头痛鼻塞**、**流涕咳嗽**、**喷嚏**为特征。感冒又称“伤风”。感冒可分为 2 种。

1) 普通感冒：冒受风邪所致，一般病邪轻浅，以肺系症状为主，不造成流行。

2) 时行感冒：感受时邪病毒所致，病邪较重，具有流行特征。

(2) 本病发病率占儿科疾病首位。发病以冬春多见。小儿感冒因其生理病理特点，易于出现**夹痰**、**夹滞**、**夹惊**等兼夹证。

(3) 现代医学将感冒分为普通感冒和流行性感冒，后者即相当于中医学时行感冒。

### 二、病因病机

主要病因为感受外邪，以风邪为主，常兼杂寒、热、暑、湿、燥等，亦有感受时行疫毒所致者。病变脏腑在肺，随病情变化，可累及肝脾。

1. 夹痰　小儿肺脏娇嫩，感邪之后，失于宣肃，气机不利，津液不得敷布而内生痰液，痰壅气道，则咳嗽加剧，喉间痰鸣。

2. 夹滞　小儿脾常不足，感邪之后，脾运失司，稍有饮食不节，致乳食停积，阻滞中焦，则脘腹胀满，不思乳食，或伴呕吐、泄泻。

3. 夹惊　小儿神气怯弱，肝气未盛，感邪之后，热扰心肝，易致心神不安，睡卧不实，惊惕抽风。

◆ **提醒：**小儿感冒多夹痰、夹滞、夹惊。

### 三、辨证论治

1. 主证

（1）风寒感冒证

【主症】**发热，恶寒，无汗，头痛，鼻流清涕，喷嚏，咳嗽，咽部不红肿，舌淡红，苔薄白，脉浮紧或指纹浮红。**

【加减】**辛温解表。**

【方剂】**荆防败毒散、葱豉汤加减。**

（2）风热感冒证

【主症】发热重，恶风，有汗或少汗，头痛，鼻塞，鼻流浊涕，喷嚏，咳嗽，痰稠色白或黄，咽红肿痛，口干渴，舌质红，苔薄黄，脉浮数或指纹浮紫。

【治法】辛凉解表。

【方剂】**银翘散。**

（3）暑邪感冒证

【主症】发热，无汗或汗出热不解，头晕头痛，鼻塞，身重困倦，胸闷泛恶，口渴心烦，食欲不振，或有呕吐泄泻，小便短黄，舌质红，苔黄腻，脉数或指纹紫滞。

【加减】清暑解表。

【方剂】**新加香薷饮加减。**

2. 兼证

（1）夹痰

【主症】感冒兼见咳嗽较剧，痰多，喉中痰鸣。

【加减】辛温解表，宣肺化痰；辛凉解表，清肺化痰。

【方剂】在疏风解表的基础上，风寒夹痰证加用三拗汤、二陈汤；风热夹痰证加用桑菊饮加减。

（2）夹滞

【主症】**兼见脘腹胀满，不思饮食，呕吐酸腐，口气秽浊，大便酸臭，或腹痛泄泻，或大便秘结，小便短赤，舌苔厚腻，脉滑。**

【加减】解表兼以消食导滞。

【方剂】疏风解表的基础上，加用保和丸加减。

（3）夹惊

【主症】**感冒兼见惊惕哭闹，睡卧不宁，甚至骤然抽风，舌质红，脉浮弦。**

【治法】解表兼以清热镇惊。

【方剂】疏风解表的基础上，加用镇惊丸加减。

## 四、其他疗法

1. 推拿疗法　疏风解表退热。

（1）风寒感冒

处方：推攒竹、推坎宫、推太阳、清天河水、掐揉二扇门、揉风门、推三关、拿风池。

方义：推攒竹、推坎宫、推太阳疏风解表，发散外邪；清天河水、掐揉二扇门驱散风寒；揉风门、推三关宣通肺气；拿风池发汗解表。

（2）风热感冒

处方：推攒竹、推坎宫、推太阳、退六腑、清肺经、推脊。

方义：推攒竹、推坎宫、推太阳疏风解表，发散外邪；退六腑、清肺经宣肺清热；推脊清热解表。

2. 外治疗法　香薷 30g，柴胡 30g，扁豆花 30g，防风 30g，金银花 50g，连翘 50g，淡豆豉 50g，鸡苏散（包）50g，石膏 50g，板蓝根 50g。煎水 3 000ml，候温沐浴。每日 1~2 次。用于暑邪感冒。

3. 针灸疗法

（1）针法：取大椎、曲池、外关、合谷。头痛加太阳，咽喉痛加少商。用泻法，每日 1~2 次。用于风热感冒。

（2）灸法：取大椎、风门、肺俞。用艾炷 1~2 壮，依次灸治，每穴 5~10 分钟，以表面皮肤温热为宜，每日 1~2 次。用于风寒感冒。

### 五、预防与调护

1. 预防

（1）经常户外活动，呼吸新鲜空气，多晒太阳，加强锻炼。

（2）随气候变化，及时增减衣服。

（3）避免与感冒患者接触，感冒流行期间少去公共场所。

（4）按时接种流感疫苗。

2. 调护

（1）居室保持空气流通、新鲜，每天可用食醋50ml，加水熏蒸20~30分钟，进行空气消毒。

（2）发热期间多饮热水，汤药应热服。饮食易消化、清淡，如米粥、新鲜蔬菜、水果等，忌食辛辣、冷饮、油腻食物。

（3）注意观察病情变化。

# 第九单元　咳　　嗽

## 知识点概要

### 一、病因病机

1. 病因　主要为**感受外邪**，其中又以**感受风邪**为主，**肺脾虚弱**则是本病的主要内因。

2. 主要病机　病位在肺，常涉及脾，病理机制为**肺失宣肃**。病理因素为**痰**。

### 二、辨证论治

1. 风寒咳嗽证

【主症】咳嗽频作、声重，咽痒，痰白清稀，鼻塞流涕，恶寒无汗，发热头痛，全身酸痛，舌苔薄白，脉浮紧或指纹浮红。

【治法】**疏风散寒，宣肺止咳**。

【方剂】**金沸草散加减**。常用金沸草顺气止咳，前胡、荆芥解散风寒，细辛温经发散，半夏燥湿化痰，茯苓利水除痰。

2. 风热咳嗽证

【主症】咳嗽不爽，痰黄黏稠，不易咯出，口渴咽痛，鼻流浊涕，伴有发热恶风，头痛，微汗出，舌质红，苔薄黄，脉浮数或指纹浮紫。

【治法】疏风解热，宣肺止咳。

【方剂】**桑菊饮加减**。常用桑叶、菊花疏散风热，薄荷、连翘辛凉透邪、清热解表，杏仁、桔梗宣肺止咳，芦根清热生津，甘草和中。

3. 痰热咳嗽证

【主症】咳嗽痰多，色黄黏稠，难以咯出，甚则喉间痰鸣，发热口渴，烦躁不宁，尿少色黄，大便干结，舌质红，苔黄腻，脉滑数或指纹紫。

【治法】清肺化痰止咳。

【方剂】**清金化痰汤加减**。

【加减】稠痰难咯，加瓜蒌皮、胆南星、葶苈子；咳重，胸胁疼痛，加郁金、青皮；心烦口渴，加石膏、竹叶；大便秘结，加瓜蒌仁、制大黄。

4. 阴虚咳嗽证

【主症】干咳无痰，或痰少而黏，或痰中带血，不易咯出，口渴咽干，喉痒，声音嘶哑，午后潮热或手足心热，舌红，少苔，脉细数。

【治法】**养阴润肺，兼清余热。**

【方剂】**沙参麦冬汤加减。**

【加减】阴虚重，加地骨皮、石斛、阿胶；咳嗽重，加炙紫菀、川贝母；痰带血，加仙鹤草、白茅根、藕节炭。

## 三、其他疗法

推拿疗法：风寒咳嗽，宜疏风散寒，宣肺止咳。风热咳嗽，宜疏风清热，宣肺止咳。痰湿咳嗽，宜健脾除湿，化痰止咳。肺虚咳嗽，宜补肺养阴，化痰止咳。

1. 风寒咳嗽

处方：**推攒竹、推坎宫、运太阳、揉耳后高骨、推三关、掐揉二扇门、运内八卦、清肺经、推揉膻中、揉乳根、揉乳旁、揉肺俞。**

方义：推攒竹、推坎宫、运太阳解表清热，揉耳后高骨疏风解表；推三关温散寒邪；掐揉二扇门发汗；清肺经可清肺热；运内八卦、推揉膻中、揉乳根、揉乳旁、揉肺俞可宽胸理气止咳嗽。

加减：风寒无汗、流清涕甚时加拿风池、揉迎香；若痰多喘咳加揉丰隆；发热者，加清天河水、退六腑。

2. 风热咳嗽

处方：**开天门、推坎宫、运太阳、清肺经、清天河水、推脊柱、运内八卦、推揉膻中、揉肺俞、揉乳根、揉乳旁。**

方义：开天门、推坎宫、运太阳解表清热；清肺经、清天河水、推脊柱可清热；推揉膻中、运内八卦、揉肺俞、揉乳根、揉乳旁可宽胸理气止咳嗽。

加减：高热者，加推脊；痰多喘咳者，加揉丰隆；肺部有干、湿性啰音者，分别加推小横纹、揉掌小横纹。

3. 痰湿咳嗽

处方：补脾经、补肺经、揉脾俞、揉肺俞、摩中脘、按揉足三里、推揉膻中、揉乳根、揉乳旁、运内八卦、分推肩胛骨。

方义：补脾经、揉脾俞、摩中脘、按揉足三里，以健脾和胃，除湿化痰；补肺经、揉肺俞，以补益肺气，化痰止咳；推揉膻中、揉乳旁、揉乳根、运内八卦、分推肩胛骨，以宽胸理气，化痰止咳。

加减：腹泻者，加补大肠、推上七节骨、揉龟尾；痰多者，加揉丰隆。

4. 肺虚咳嗽

处方：**补肺经、补肾经、补脾经、推揉膻中、揉乳旁、揉乳根、按揉肺俞、分推肩胛骨、运内八卦。**

方义：补肺经、补肾经，以补益肺肾，润肺止咳；补脾经，以培土生金；推揉膻中、揉乳旁、揉乳根，以宽胸理气，化痰止咳；按揉肺俞、分推肩胛骨、运内八卦，以宣肺化痰止咳。

加减：阴虚甚者，加揉二马；气虚甚者，加揉气海；久咳体虚者，加补肾经、推三关、捏脊；虚热者，加清天河水、推涌泉；痰涎壅盛者，加揉丰隆、揉天突、按弦走搓摩。

◆ **提醒：**小儿服药依从性差，故应注重其他疗法。

## 四、预防与调护

1. 预防

（1）经常到户外活动，加强锻炼，增加小儿抗病能力。

（2）避免感受风邪，积极预防感冒。

（3）避免与煤气、烟尘等接触，减少不良刺激。

2. 调护

（1）保持室内空气新鲜、流通，室温以18~20℃为宜，相对湿度约60%。

（2）注意休息，咳嗽重的患儿可影响睡眠，应保持室内安静，保证充足的睡眠。

（3）经常变换体位及拍打背部，以促进痰液的排出。

(4) 饮食应给予易消化、富含营养之食品。婴幼儿尽量不改变原有的喂养方法，咳嗽时应停止喂哺或进食，以防食物呛入气管。年长儿饮食宜清淡，不食辛辣、炒香、油腻食物，少食生冷、过甜、过咸之品。

# 第十单元　肺炎喘嗽

## 知识点概要

### 一、概述

肺炎喘嗽是小儿时期常见的肺系疾病之一，临床以**发热**、**咳嗽**、**痰壅**、**气急**、**鼻煽**为主症。本病全年皆有，冬春两季为多，好发于婴幼儿，一般发病较急，若能早期及时治疗，预后良好。

### 二、病因病机

1. 病因　外因是由于感受风邪，或由其他疾病传变而来；内因多是小儿形气未充，肺脏娇嫩，卫外不固。

2. 病位及主要病机　病位在肺，病机为**肺气闭郁**。

3. 心阳虚衰变证的病机　正不胜邪，气滞血瘀加重，可致心失所养，心气不足，甚而心阳虚衰，并使肝脏藏血失调。

### 三、辨证论治

1. 风寒郁肺证

【主症】恶寒发热，无汗，呛咳不爽，呼吸气急，痰白而稀，口不渴，咽不红，舌质不红，舌苔薄白或白腻，脉浮紧，指纹浮红。

【治法】**辛温宣肺，化痰止咳。**

【方剂】华盖散加减。

2. 风热郁肺证

【主症】初起证候稍轻，见发热恶风，咳嗽气急，痰稠黏或黄，口渴咽红，舌红，苔薄白或黄，脉浮数。重证则见高热烦躁，咳嗽微喘，气急鼻煽，喉中痰鸣，面色赤红，便干尿黄，舌红苔黄，脉滑数，指纹紫滞。

【治法】辛凉宣肺，清热化痰。

【方剂】**银翘散合麻杏石甘汤加减。**

3. 毒热闭肺证

【主症】高热持续，咳嗽剧烈，气急鼻煽，甚至喘憋，涕泪俱无，鼻孔干燥如烟煤，面赤唇红，烦躁口渴，溲赤便秘，舌红而干，舌苔黄腻，脉滑数。

【治法】**清热解毒，泻肺开闭。**

【方剂】黄连解毒汤合三拗汤加减。

4. 痰热闭肺证

【主症】发热烦躁，咳嗽喘促，呼吸困难，气急鼻煽，喉间痰鸣，口唇发绀，面赤口渴，胸闷热胀满，泛吐痰涎，舌质红，舌苔黄，脉弦滑。

【治法】**清热涤痰，开肺定喘。**

【方剂】**五虎汤合葶苈大枣泻肺汤加减。**

【加减】热甚者加栀子、虎杖；热盛便秘，痰壅喘急，加生大黄，或用牛黄夺命散；痰盛者，加浙贝母、天竺黄、鲜竹沥；喘促而面唇青紫者，加丹参、赤芍。

5. 阴虚肺热证

【主症】病程较长，低热盗汗，干咳无痰，面色潮红，舌质红乏津，舌苔花剥、苔少或无苔，脉细数。

【治法】**养阴清肺，润肺止咳。**

【方剂】沙参麦冬汤加减。

6. 肺脾气虚证

【主症】低热起伏不定，面白少华，动则汗出，咳嗽无力，纳差便溏，神疲乏力，舌质偏淡，舌苔薄白，脉细无力。

【治法】补肺健脾，益气化痰。

【方剂】**人参五味子汤加减**。

◆ **提醒**：肺炎喘嗽不及时治疗可导致心阳虚衰的辨证，故发病后应及时治疗。

## 四、其他疗法

1. 外治疗法

（1）天花粉、黄柏、乳香、没药、樟脑、大黄、生天南星、白芷各等分，共研细末，以温食醋调和成膏状，置于纱布上，贴在胸部两侧中府、屋翳穴，1日1~2次。用于支气管肺炎。

（2）肉桂12g，丁香16g，制川乌15g，制草乌15g，乳香15g，没药15g，当归30g，红花30g，赤芍30g，川芎30g，透骨草30g，制成10%油膏。敷背部湿啰音显著处，每日1次，5~7日为一疗程。用于肺部湿啰音持续不消者。

2. 针灸疗法

主穴：尺泽、孔最、列缺、合谷、肺俞、足三里。

配穴：配少商、丰隆、曲池、中脘，用于痰热闭肺证；配气海、关元、百会，用于阳气虚脱证。

3. 拔罐疗法　取穴肩胛双侧下部，拔火罐。每次5~10分钟，每日1次，5日为一疗程。用于肺炎后期湿啰音久不消失者。

## 五、预防与调护

1. 预防

（1）搞好卫生，保持室内空气新鲜。冬春季节带儿童外出，防止着凉。

（2）加强体育锻炼，增强体质。

（3）气候冷暖不调时，随时增减衣服，感冒流行期间勿去公共场所，防止感受外邪。

2. 调护

（1）饮食宜清淡富有营养，多喂开水。

（2）保持安静，居室空气新鲜。

（3）呼吸急促时，应保持气道通畅，随时吸痰。

（4）对于重症肺炎患儿要加强巡视，密切观察病情变化。

# 第十一单元　哮　　喘

## 知识点概要

## 一、病因病机

1. 病因　内因责之于肺、脾、肾三脏功能不足，导致痰饮留伏，隐伏于肺窍，成为哮喘之夙根。外因责之于感受外邪，接触异物、异味及嗜食咸酸等。

2. 发作期的病机　**内有壅塞之气，外有非时之感，膈有胶固之痰，三者相合，闭拒气道，搏击有声，发为哮喘。**

3. 缓解期的病机　肺、脾、肾三脏不足之身体素质，反复发作，又常导致肺之气阴耗伤；脾之气阳受损、肾之阴阳亏虚，因而形成缓解期虽然痰饮留伏未动，但出现肺脾气虚、脾肾阳虚、肺肾阴虚的不同证候。

## 二、诊断标准

1. 常突然发作，发作之前，多有喷嚏、咳嗽等先兆症状。发作时喘促，气急，喉间痰鸣，咳嗽阵作，甚者不能平卧，烦躁不安，口唇青紫。

2. 有反复发作的病史。发作多与某些诱发因素有关，如气候骤变、受凉受热、进食或接触某些过敏物质等。

3. 多有婴儿期湿疹史，家族哮喘史。

4. 肺部听诊　发作时两肺闻及哮鸣音，以呼气时明显，呼气时限延长。支气管哮喘如有继发感染，可闻及湿啰音。

5. 血象检查　一般情况下支气管哮喘的白细胞总数正常，嗜酸性粒细胞可增多；伴肺菌感染时，白细胞总数及中性粒细胞均可增多。

> ◆ **提醒：**肺炎喘嗽与哮喘的鉴别：肺炎喘嗽以发热、咳嗽、痰壅、气急、鼻煽为主症，肺部听诊可闻及细湿啰音，以脊柱两旁及肺底部为多，胸部X线可见斑点状或片状阴影。哮喘呈反复发作的喘息、气促、胸闷或咳嗽，发作时双肺可闻及呼气相为主的哮鸣音，呼气相延长，支气管舒张剂有显著疗效。

## 三、辨证论治

1. 热性哮喘证

【主症】咳嗽喘息，声高息涌，喉间哮吼痰鸣，咯痰稠黄，胸膈满闷，身热面赤，口干，咽红，尿黄便秘，舌质红，苔黄，脉滑数。

【治法】清肺涤痰，止咳平喘。

【方剂】麻杏石甘汤合苏葶丸加减。

2. 寒性哮喘证

【主症】咳嗽气喘，喉间哮鸣，痰多白沫，形寒肢冷，鼻流清涕，面色淡白，恶寒无汗，舌淡红，苔白滑，脉浮滑。

【治法】温肺散寒，化痰定喘。

【方剂】**小青龙汤合三子养亲汤加减。**

3. 外寒内热证

【主症】喘促气急，咳嗽痰鸣，鼻塞喷嚏，流清涕，或恶寒发热，咯痰黏稠色黄，口渴，大便干结，尿黄，舌红，苔白，脉滑数或浮紧。

【治法】解表清里，定喘止咳。

【方剂】**大青龙汤加减。**

4. 肺脾气虚证

【主症】多反复感冒，气短自汗，神疲懒言，形瘦纳差，面白少华，便溏，舌质淡，苔薄白，脉细软。

【治法】**健脾益气，补肺固表。**

【方剂】**人参五味子汤合玉屏风散加减。**

5. 脾肾阳虚证

【主症】动则喘促咳嗽，气短心悸，面色苍白，形寒肢冷，脚软无力，腹胀纳差，大便溏泄，舌质淡，苔薄白，脉细弱。

【治法】**健脾温肾，固摄纳气。**

【方剂】金匮肾气丸加减。

6. 肺肾阴虚证

【主症】咳嗽时作，喘促乏力，咳痰不爽，面色潮红，夜间盗汗，消瘦气短，手足心热，夜尿多，舌质红，苔花剥，脉细数。

【治法】养阴清热，补益肺肾。

【方剂】麦味地黄丸加减。

### 四、其他疗法

1. 推拿疗法　发作期以治标为主，降气平喘化痰，缓解期以治本为主，治宜补肾健脾，养肺化痰。

（1）寒性哮喘

处方：清肺经、揉天突、按弦走搓摩、推三关、揉外劳、运内八卦。

方义：清肺经宽胸宣肺；揉天突、按弦走搓摩降气引痰；推三关、揉外劳、运内八卦温阳散寒，止咳平喘。

（2）热性哮喘

处方：清肺经、揉天突、掐总筋、分阴阳、清大肠、退六腑、分推膻中、推天柱、推脊、揉丰隆。

方义：清肺经宽胸宣肺；揉天突、掐总筋、分阴阳、清大肠、退六腑清热平喘；分推膻中、推天柱、推脊降气平喘；揉丰隆化痰。

（3）阳虚哮喘

处方：补脾经、补肾经、补肺经、推小肠、推三关、摩腹、摩中脘、揉丹田、揉肾俞。

方义：补脾经、补肾经、补肺经、推小肠、推三关补肾健脾，养肺化痰；推三关、摩腹、摩中脘、揉丹田、揉肾俞调中理气，补气血，提高免疫力。

2. 外治疗法　白芥子21g，延胡索21g，甘遂12g，细辛12g。共研细末，分成3份，每隔10天使用1份。用时取药末1份，加生姜汁调，捏成小饼如1分硬币大，分别贴在肺俞、心俞、膈俞、膻中穴，贴2~4小时揭去。若贴后皮肤发红，局部出现小疱疹，可提前揭去。贴药时间为每年夏天的初伏、中伏、末伏3次，连用3年。

3. 针灸疗法　发作期，取定喘、天突、内关。咳嗽痰多者，加膻中、丰隆。缓解期，取大椎、肺俞、足三里、肾俞、关元、脾俞。每次取3~4穴，轻刺加灸，隔日1次。在好发季节前作预防性治疗。

### 五、预防与调护

1. 预防

（1）重视预防，积极治疗和清除感染病灶，避免各种诱发因素，如烟雾、油漆气味、冰冷饮料、气候突变等。

（2）注意气候影响，做好防寒保暖工作，冬季外出防止受寒。尤其气候转变或换季时，要预防外感诱发哮喘。

（3）发病季节，避免活动过度和情绪激动，以防诱发哮喘。

（4）加强自我管理教育，将防治知识教给患儿及家属，调动他们的抗病积极性，鼓励患儿参加日常活动和体育锻炼以增强体质。

2. 调护

（1）居室宜空气流通，阳光充足。冬季要保暖，夏季要凉爽通风。避免接触特殊气味。

（2）饮食宜清淡而富有营养，忌进生冷油腻、辛辣酸甜及海鲜鱼虾等可能引起过敏的食物。

（3）注意心率、脉象变化，防止哮喘大发作产生。

## 第十二单元　鹅　口　疮

## 知识点概要

### 一、概述

1. 概念　鹅口疮是以**口腔、舌上满布白屑**为主要临床特征的一种口腔疾病。因其状如鹅口，故称“鹅口疮”。因其色白如雪片，故又名“雪口”。

2. 发病特点　本病一年四季均可发生。多见于新生儿，久病体弱者，或长期使用抗生素及激素的患者。轻者治疗得当，预后良好；若体虚邪盛者，鹅口疮白屑蔓延，阻碍气道，也可影响呼吸，甚至危及生命。

## 二、辨证论治

1. 心脾积热证

【症状】**口腔满布白屑，周围焮红较甚，面赤唇红，或伴发热，烦躁多啼，口干或渴，大便干结，小便黄赤，舌红，苔薄白，脉滑或指纹紫滞。**

【治法】清心泻脾。

【方剂】**清热泻脾散加减。**

2. 虚火上浮证

【症状】口腔内白屑散在，周围红晕不著，形体瘦弱，颧红，手足心热，口干不渴，舌红，苔少，脉细或指纹淡紫。

【治法】**滋阴降火。**

【方剂】知柏地黄丸加减。

## 三、其他疗法

1. 外治疗法

(1) 生石膏 2.5g，青黛 1g，黄连 1g，乳香 1g，没药 1g，冰片 0.3g。共研细末，瓶装贮存。每次少许涂患处，每日 4~5 次。用于心脾积热证。

(2) 选用冰硼散，或青黛散，或珠黄散，每次适量，涂敷患处，每日 3 次。用于心脾积热证。

(3) 吴茱萸 15g，胡黄连 6g，大黄 6g，生南星 3g。共研细末。1 岁以内每次用 3g，1 岁以上可增至 5~10g，用醋调成糊状，晚上涂于患儿两足心，外加包扎，晨起除去。用于各种证型。

2. 推拿疗法

(1) 心脾积热

治法：清热解毒，通腑泻火。

处方：清胃经、清肺经、清补脾经、退六腑、揉板门、推四横纹、揉总筋、打马过天河。

方义：清胃经、揉板门、推四横纹可清泻胃热，治其根源；清肺经、退六腑调气行滞，又可通便泻热；清补脾经可运脾健胃以消积滞；揉总筋清热散结治口疮；打马过天河清热通络，行气活血以消心脾积热。

(2) 虚火上炎

治法：滋补脾肾，引火归原。

处方：清胃经、清天河水、揉二马、揉总筋、运内八卦、揉涌泉。

方义：清胃经、揉总筋可清胃热，散郁结，治口疮；清天河水清热泻火以除烦，具有清热而不伤阴之功效；揉二马具有滋补阴液、壮水制火之功效，配清天河水具有养阴清热的作用；运内八卦意在健脾和胃，调和气血阴阳；揉涌泉穴引火下行以退虚热。每日治疗 1 次，6 次为一疗程。

## 四、预防与调护

1. 预防

(1) **孕妇注意个人卫生，患阴道霉菌病者要及时治愈。**

(2) 注意口腔清洁，婴儿奶具要消毒。

(3) 避免过烫、过硬或刺激性食物，防止损伤口腔黏膜。

(4) 注意小儿营养，积极治疗原发病。长期用抗生素或肾上腺皮质激素者，尽可能暂停使用。

2. 调护

(1) **母乳喂养时，应用冷开水清洗奶头，喂奶后给服少量温开水，清洁婴儿口腔。**

(2) **用银花甘草水轻轻搽洗患儿口腔，每日 3 次。**

(3) 保持大便通畅，大便干结者，适当食用水果及蜜糖。

(4) 注意观察口腔黏膜白屑变化，如发现患儿吞咽或呼吸困难，应立即处理。

◆ **提醒：**鹅口疮为小儿常见疾病，故平时应加强对小儿的预防和调护。

# 第十三单元　口　疮

## 知识点概要

### 一、概述

小儿口疮，以齿龈、舌体、两颊、上腭等处出现白色溃疡，疼痛流涎，或伴发热为特征。若满口糜烂，色红作痛者，称为“口糜”；溃疡只发生在口唇两侧，称为“燕口疮”。

### 二、辨证论治

1. 风热乘脾证

【主症】以口颊、上腭、齿龈、口角溃烂为主，甚则满口糜烂，周围焮红，疼痛拒食，烦躁不安，口臭涎多，小便短赤，大便秘结，或伴发热，舌红，苔薄黄，指纹紫，脉浮数。

【治法】**疏风散火，清热解毒**。

【方剂】**凉膈散加减**。

2. 心火上炎证

【主症】**舌上、舌边溃烂，色赤疼痛，饮食困难，心烦不安，口干欲饮，小便短黄，舌尖红，苔薄黄，指纹紫，脉细数**。

【治法】清心凉血，泻火解毒。

【方剂】**泻心导赤散加减**。

3. 虚火上浮证

【主症】口腔溃烂，周围色不红或微红，疼痛不甚，反复发作或迁延不愈，神疲颧红，口干不渴，舌红，苔少或花剥，指纹淡紫，脉细数。

【治法】滋阴降火，引火归原。

【方剂】知柏地黄丸。

◆ **提醒：**口疮多为体内有热，但须区分实火和虚火。

### 三、其他治疗

外治疗法

（1）冰硼散少许，涂敷患处，每日3次。用于风热乘脾证、心火上炎证。

（2）锡类散少许，涂敷患处，每日3次。用于心火上炎证、虚火上浮证。

（3）吴茱萸适量，捣碎，醋调敷涌泉穴，临睡前固定，翌晨去除。用于虚火上浮证。

### 四、预防与调护

1. 预防

（1）保持口腔清洁，注意饮食卫生，餐具应经常消毒。

（2）食物宜新鲜、清洁，多食新鲜蔬菜和水果，不宜过食肥甘厚腻之食物。

（3）给初生儿、小婴儿清洁口腔时，动作宜轻，避免损伤口腔黏膜。

2. 调护

（1）选用金银花、野菊花、板蓝根、大青叶、甘草煎汤，频频漱口。

（2）注意口腔外周皮肤卫生，颈项处可围上清洁毛巾，口中涎水流出及时擦干。

（3）饮食宜清淡，忌辛辣刺激、粗硬及过咸食品，忌饮食过烫。

（4）补充水分，保持大便通畅。

# 第十四单元 泄 泻

## 知识点概要

### 一、概述

1. 发病情况　本病一年四季均可发生，以夏秋季节发病率为高，不同季节发生的泄泻，临床表现有所不同。2岁以下小儿发病率高。

2. 转化与预后　轻者治疗得当，预后良好；重者泻下过度，易见气阴两伤，甚至阴竭阳脱；久泻迁延不愈者，则易转为疳证。

### 二、病因病机

1. 病因　感受外邪、伤于饮食、脾胃虚弱。

2. 主要病机　**饮食入胃之后，水谷不化，精微不布，清浊不分，合污而下，致成泄泻。**

### 三、辨证论治

1. 伤食泻证

【主症】大便稀溏，夹有乳凝块或食物残渣，气味酸臭，或如败卵，脘腹胀满，便前腹痛，泻后痛减，腹痛拒按，嗳气酸馊，或有呕吐，不思乳食，夜卧不安，舌苔厚腻，或微黄，脉滑实，指纹滞。

【治法】运脾和胃，消食化滞。

【方剂】**保和丸加减。**

2. 风寒泻证

【主症】大便清稀，夹有泡沫，臭气不甚，肠鸣腹痛，或伴恶寒发热，鼻流清涕，咳嗽，舌质淡，苔薄白，脉浮紧，指纹淡红。

【治法】疏风散寒，化湿和中。

【方剂】**藿香正气散加减。**

3. 湿热泻证

【主症】**大便水样，或如蛋花汤样，泻下急迫，量多次频，气味秽臭，或见少许黏液，腹痛时作，食欲不振，或伴呕恶，神疲乏力，或发热烦闹，口渴，小便短黄，舌质红，苔黄腻，脉滑数，指纹紫。**

【治法】清肠解热，化湿止泻。

【方剂】**葛根黄芩黄连汤加减。**

4. 脾虚泻证

【主症】**大便稀溏，色淡不臭，多于食后作泻，时轻时重，面色萎黄，形体消瘦，神疲倦怠，舌淡苔白，脉缓弱，指纹淡。**

【治法】健脾益气，助运止泻。

【方剂】**参苓白术散加减。**

5. 脾肾阳虚泻证

【主症】久泻不止，大便清稀，澄澈清冷，完谷不化，或见脱肛，形寒肢冷，面色㿠白，精神萎靡，睡时露睛，舌淡苔白，脉细弱，指纹色淡。

【治法】温补脾肾，固涩止泻。

【方剂】**附子理中汤合四神丸加减。**

6. 气阴两伤证

【主症】泻下过度，质稀如水，精神委顿，或心烦不安，目眶及囟门凹陷，皮肤干燥或枯瘪，啼哭无泪，口渴引饮，小便短小，甚至无尿，唇红而干，舌红少津，苔少或无苔，脉细数。

【治法】**健脾益气，酸甘敛阴**。

【方剂】人参乌梅汤加减。

7. 阴竭阳脱证

【主症】泻下不止，次频量多，精神萎靡，表情淡漠，面色青灰或苍白，哭声微弱，啼哭无泪，尿少或无，四肢厥冷，舌淡无津，脉沉细欲绝。

【治法】挽阴回阳，救逆固脱。

【方剂】生脉散合参附龙牡救逆汤加减。

## 四、其他疗法

1. 推拿疗法　寒湿泻，宜温中散寒，化湿止泻。湿热泻，宜清利湿热，调中止泻。伤食泻，宜消食导滞，和中助运。脾虚泻，宜健脾益气，温阳止泻。

（1）寒湿泻

处方：**补脾经、补大肠、揉外劳、推三关、摩腹、推上七节骨、揉龟尾、按揉足三里。**

方义：推三关、揉外劳温阳散寒，配补脾经、摩腹与按揉足三里能健脾化湿，温中散寒；补大肠、推上七节骨、揉龟尾温中止泻。

加减：腹痛、肠鸣重者，加拿肚角、揉一窝风；体虚者，加捏脊；惊惕不安者，加清肝经、掐揉五指节。

（2）湿热泻

处方：**清脾胃、清大肠、清小肠、退六腑、揉天枢、揉龟尾。**

方义：清脾胃以清中焦湿热，清大肠、揉天枢清利肠腑湿热积滞；退六腑、清小肠清热利尿除湿；揉龟尾以理肠止泻。

加减：烦躁不安者，加清肝经、掐揉小天心。

（3）伤食泻

处方：**补脾经、运内八卦、揉板门、清大肠、摩腹、揉中脘、揉天枢、揉龟尾。**

方义：补脾经、揉中脘、运内八卦、揉板门、摩腹健脾和胃，行滞消食；清大肠、揉天枢疏调肠腑积滞；揉龟尾以理肠止泻。

加减：呕吐者，加推天柱骨、横纹推向板门。

（4）脾虚泻

处方：**补脾经、补大肠、推三关、揉外劳、摩腹、揉脐、推上七节骨、揉龟尾、捏脊、按揉足三里。**

方义：补脾经、补大肠，健脾益气，固肠实便；推三关、揉外劳、摩腹、揉脐、捏脊、按揉足三里温阳补中；推上七节骨、揉龟尾以温阳止泻。

加减：肾阳虚者，补肾经、揉肾顶；腹胀者，运内八卦；久泻不止者，加按揉百会。

◆ **提醒**：泄泻为小儿常发疾病，且小儿服药依从性差，故应重点掌握泄泻的推拿疗法。

2. 外治疗法

（1）丁香 2g，吴茱萸 30g，胡椒 30 粒，共研细末。每次 1~3g，醋调成糊状，敷贴脐部，每日 1 次。用于风寒泻、脾虚泻。

（2）鬼针草 30g，加水适量。煎煮后倒入盆内，先熏蒸后浸泡双足，每日 2~4 次，连用 3~5 日。用于小儿各种泄泻。

3. 针灸疗法

（1）针法：取足三里、中脘、天枢、脾俞。发热加曲池，呕吐加内关、上脘，腹胀加下脘，伤食加刺四缝，水样便多加水分。实证用泻法，虚证用补法，每日 1~2 次。

（2）灸法：取足三里、中脘、神阙。隔姜灸或艾条温和灸，每日 1~2 次。用于脾虚泻、脾肾阳虚泻。

### 五、预防与调护

1. 预防

（1）注意饮食卫生，食品应新鲜、清洁，不吃变质食品，不要暴饮暴食。饭前便后要洗手，餐具要卫生。

（2）提倡母乳喂养，不宜在夏季及小儿有病时断奶，遵守添加辅食的原则，注意科学喂养。

（3）加强户外活动，注意气候变化，防止感受外邪，避免腹部受凉。

2. 调护

（1）适当控制饮食，减轻脾胃负担。对吐泻严重及伤食泄泻患儿暂时禁食，以后随着病情好转，逐渐增加饮食量。忌食油腻、生冷及不易消化的食物。

（2）保持皮肤清洁、干燥，勤换尿布。每次大便后，要用温水清洗臀部，并扑上爽身粉，防止发生红臀。

（3）密切观察病情变化，及早发现泄泻变证。

# 第十五单元　厌　　食

## 知识点概要

### 一、概述

厌食是小儿时期的一种常见病证，临床以较长时期厌恶进食、食量减少为特征。

### 二、病因病机

喂养不当、他病伤脾、先天不足、情志失调导致脾胃不和，纳化失职，造成厌食。

### 三、辨证论治

1. 脾失健运证

【主症】食欲不振，厌恶进食，食而乏味，或伴胸脘痞闷，嗳气泛恶，大便不调，偶尔多食后则脘腹饱胀，形体尚可，精神正常，舌淡红，苔薄白或薄腻，脉尚有力。

【治法】**调和脾胃，运脾开胃。**

【方剂】不换金正气散加减。

2. 脾胃气虚证

【主症】不思进食，食而不化，大便偏稀，夹有不消化食物，面色少华，形体偏瘦，肢倦乏，舌质淡，苔薄白，脉缓无力。

【治法】**健脾益气，佐以助运。**

【方剂】**异功散加味。**

3. 脾胃阴虚证

【主症】不思进食，食少饮多，皮肤失润，大便偏干，小便短黄，甚或烦躁少寐，手足心热，舌红少津，苔少或花剥，脉细数。

【治法】**滋脾养胃，佐以助运。**

【方剂】**养胃增液汤加减。**

### 四、其他疗法

1. 推拿疗法　脾胃虚弱者，健脾益气。脾胃不和者，和胃运脾。脾胃阴虚者，滋养脾胃。

（1）脾胃虚弱

处方：**补脾经、按揉脾俞、按揉胃俞、摩腹、摩中脘、按揉足三里、运内八卦、捏脊、推三关、揉外劳宫、摩脐。**

方义：补脾经、按揉脾俞、按揉胃俞、摩中脘、按揉足三里，以健脾益气，和胃消食；摩腹、运内八卦、捏脊，以理气和中，补益气血；推三关、揉外劳宫，以温阳益气；摩脐，以补中益气，消食助运。

加减：大便不实者，加补大肠。

（2）脾胃不和

处方：**补脾经、补胃经、揉中脘、按揉足三里、摩腹、揉板门、推四横纹、运内八卦。**

方义：补脾经、补胃经、按揉足三里，以和胃运脾；揉中脘，以消食助运；摩腹、揉板门，以健脾和胃，理气消食；运内八卦、推四横纹，以调中和胃。

加减：手足心热者，加清天河水、运内劳宫。

（3）脾胃阴虚

处方：**补胃经、补脾经、揉二马、揉板门、运内八卦、揉脾俞、揉胃俞、运内劳宫、清天河水。**

方义：补胃经、补脾经、揉胃俞、揉脾俞，以开胃运脾；揉二马，以养阴清热；揉板门，以健脾和胃，消食导滞；运内八卦，以理气和中；运内劳宫、清天河水，以滋阴退热。

加减：大便秘结者，加清大肠、摩腹、推下七节骨、揉龟尾。

◆ **提醒：**厌食为小儿的常发疾病，且小儿服药依从性差，故应掌握厌食的推拿疗法。

2. 体针疗法

（1）取脾俞、足三里、阴陵泉、三阴交，用平补平泻法。用于脾失健运证。

（2）取脾俞、胃俞、足三里、三阴交，用补法。用于脾胃气虚证。

（3）取足三里、三阴交、阴陵泉、中脘、内关，用补法。用于脾胃阴虚证。

以上各型均用中等刺激不留针，每日1次，10次为一疗程。

3. 耳针疗法　取脾、胃、肾、神门、皮质下。用胶布粘王不留行籽贴按于穴位上，隔日1次，双耳轮换，10次为一疗程。每日按压3~5次，每次3~5分钟，以稍感疼痛为度。用于各证型。

### 五、预防与调护

1. 预防

（1）掌握正确的喂养方法，饮食起居按时、有度，饭前勿食糖果饮料，夏季勿贪凉饮冷。根据不同年龄给予富含营养，易于消化，品种多样的食品。母乳喂养的婴儿4个月后应逐步添加辅食。

（2）出现食欲不振症状时，要及时查明原因，采取针对性治疗措施。对病后胃气刚刚恢复者，要逐渐增加饮食，切勿暴饮暴食而致脾胃复伤。

（3）注意精神调护，培养良好的性格，教育孩子要循循善诱，切勿训斥打骂，变换生活环境要逐步适应，防止惊恐恼怒损伤。

2. 调护

（1）纠正不良饮食习惯，做到“乳贵有时，食贵有节”，不偏食、挑食，不强迫进食，饮食定时适量，荤素搭配，少食肥甘厚味、生冷坚硬等不易消化食物，鼓励多食蔬菜及粗粮。

（2）遵照“胃以喜为补”的原则，先从小儿喜欢的食物着手，来诱导开胃，暂时不要考虑营养价值，待其食欲增进后，再按营养的需要供给食物。

（3）注意生活起居，加强精神调护，保持良好情绪，饭菜多样化，讲究色香味，以促进食欲。

# 第十六单元　积　滞

## 知识点概要

### 一、概述

积滞是指小儿内伤乳食，停聚中焦，积而不化，气滞不行所形成的一种胃肠疾患。以不思乳食，食而不化，脘腹胀满，嗳气酸腐，大便溏薄或秘结酸臭为特征。

## 二、病因病机

乳食不节，伤及脾胃，致脾胃运化功能失调，或脾胃虚弱，腐熟运化不及，乳食停滞不化。病位在脾胃，基本病理改变为乳食停聚中脘，积而不化，气滞不行。

## 三、辨证论治

1. 乳食内积证

【主症】不思乳食，嗳腐酸馊，或呕吐食物、乳片，脘腹胀满疼痛，大便酸臭，烦躁啼哭，夜眠不安，手足心热，舌质红，苔白厚或黄厚腻，脉弦滑，指纹紫滞。

【治法】**消乳化食，和中导滞**。

【方剂】乳积者，选消乳丸加减。食积者，选保和丸加减。

2. 脾虚夹积证

【主症】面色萎黄，形体消瘦，神疲肢倦，不思乳食，食则饱胀，腹满喜按，大便稀溏酸腥，夹有乳片或不消化食物残渣，舌质淡，苔白腻，脉细滑，指纹淡滞。

【治法】**健脾助运，消食化滞**。

【方剂】**健脾丸加减**。

> ◆ **提醒**：小儿积滞乳食内积证选消乳丸或保和丸加减，脾虚夹积证选健脾丸加减。

## 四、其他疗法

1. 推拿疗法　积滞伤脾，宜消积导滞，调理脾胃。气血两亏，宜温中健脾，补益气血。

（1）积滞伤脾

处方：揉板门、推四横纹、运内八卦、补脾经、分推腹阴阳、揉中脘、揉天枢、按揉足三里。

方义：揉板门、揉中脘、分推腹阴阳、揉天枢消食导滞，疏调肠胃积滞；推四横纹、运内八卦加强以上作用，并能理气调中；补脾经、按揉足三里以健脾开胃，消食和中。

加减：便溏者，加补大肠、揉龟尾；便秘者，加清大肠、按揉膊阳池、推下七节骨。

（2）气血两亏

处方：补脾经、运内八卦、掐揉四横纹、推三关、揉外劳、揉中脘、按揉足三里、捏脊。

方义：补脾经、推三关、揉中脘、捏脊温中健脾，补益气血，增进饮食；运内八卦、揉外劳温阳助运，理气和血，并加强前四法的作用；掐揉四横纹主治疳积，配按揉足三里调和气血，消导积滞。

加减：五心烦热，盗汗，舌红光剥，阴液不足者，宜去推三关、揉外劳，加清肝经、补肾经、揉二马、推涌泉、运内劳宫；烦躁不安，目赤多泪加清肝经、掐五指节；若有咳嗽痰喘，加推肺经、推揉膻中、分推肩胛骨、按揉肺俞。另外可单用捏脊配合针刺四横纹治疗。板门割治的效果也十分明显。

2. 外治疗法

（1）玄明粉3g，胡椒粉0.5g。研细粉拌匀，置于脐中，外盖纱布，胶布固定。每日换1次。用于乳食内积证。

（2）焦神曲30g，麦芽30g，焦山楂30g，槟榔10g，生大黄10g，芒硝20g。共研细末。以麻油调上药，敷于中脘、神阙穴，热敷5分钟后继续保留24小时。隔日1次，3次为一疗程。用于食积腹胀痛者。

（3）酒糟100g，入锅内炒热，分2次装袋，交替放腹部热熨。每次2~3小时，每日1次。用于脾虚夹积证。

3. 体针疗法

治法：健脾和胃，化积消滞。以足阳明经穴为主。

主穴：下脘、腹结、天枢、足三里。

配穴：乳食内积配中脘、胃俞。脾胃虚弱配脾俞、胃俞。腹胀痛配气海、太冲。呕吐配内关。烦躁不安配神门、三阴交。

操作：天枢用毫针平补平泻法或泻法，腹结用泻法，足三里用补法。配穴按虚补实泻法操作。

方义：天枢为大肠募穴，调理肠腑，荡积去滞。足三里为胃之合穴，配腹部下脘穴能通调肠腑，健脾和胃，以消积滞。腹结为消滞化积之效穴。

4. 皮肤针疗法　取脾俞、胃俞、夹脊穴（第7~12腰椎），从上到下轻轻叩刺，至局部潮红为度。

5. 耳针疗法　取胃、大肠、神门、交感、脾。每次选3~4穴，用王不留行籽贴压，左右交替，每日按压3~4次。

### 五、预防与调护

1. 预防

（1）调节饮食，合理喂养，乳食宜定时定量，富含营养，易于消化，忌暴饮暴食、过食肥甘炙、生冷瓜果、偏食零食及妄加滋补。

（2）应根据小儿生长发育需求，逐渐给婴儿添加辅食，按由少到多、由稀到稠、由一种到多种，循序渐进的原则进行。辅食既不可骤然添加过多，造成脾胃不能适应而积滞不化；亦不可到期不给添加，使婴儿脾胃运化功能不能逐渐增强而饮食难化。

2. 调护

（1）伤食积滞患儿应暂时控制饮食，给予药物调理，积滞消除后，逐渐恢复正常饮食。

（2）注意病情变化，给予适当处理。呕吐者，可暂停进饮食，并给予生姜汁数滴加少许糖水饮服；腹胀者，可揉摩腹部；便秘者，可予蜂蜜10~20ml冲服，严重者可予开塞露外导；脾胃虚弱者，常灸足三里穴。

# 第十七单元　疳　　证

## 知识点概要

### 一、概述

1. 概念　疳证是由喂养不当或多种疾病影响，导致脾胃受损，气液耗伤而形成的一种慢性疾病。临床以**形体消瘦、面色无华、毛发干枯、精神萎靡或烦躁、饮食异常**为特征。

2. 疳的含义

（1）“疳者甘也”：指小儿恣食肥甘厚腻，损伤脾胃，形成疳证。

（2）“疳者干也”：指气液干涸，形体羸瘦。前者言其病因，后者述其病机及主症。

### 二、病因病机

1. 病因　临床以饮食不节、喂养不当、营养失调、疾病影响及先天禀赋不足为常见。

2. 主要病机　主要病变部位在脾胃。基本病理改变为**脾胃受损，津液消亡**。

（1）干疳及疳积重症阶段：因脾胃虚衰，生化乏源，气血亏耗，诸脏失养，必累及其他脏腑，因而易于出现各种兼证。

（2）“眼疳”：**脾病及肝，肝失所养，肝阴不足，不能上承于目，而见视物不清，夜盲目翳者**。

（3）“口疳”：脾病及心，心开窍于舌，心火上炎，而见口舌生疮者。

（4）“肺疳”：脾病及肺，土不生金，肺气受损，卫外不固，易于外感，而见咳嗽、潮热者。

（5）“骨疳”：**脾病及肾，肾精不足，骨失所养，久致骨骼畸形者**。

（6）“疳肿胀”：脾虚不运，气不化水，水湿泛滥。

### 三、辨证论治

1. 厌食、积滞、疳证的鉴别

（1）厌食：本病由喂养不当，脾胃运化功能失调所致，以长期食欲不振、厌恶进食为主症，无明显消瘦，精神尚好，病在脾胃，不涉及他脏，一般预后良好。

（2）积滞：本病以不思乳食、食而不化、脘腹胀满、大便酸臭为特征，与疳证以形体消瘦为特征有明显区别。但两者也有密切联系，若积久不消，影响水谷精微化生，致形体日渐消瘦，可转化为疳证。

（3）疳证：临床必有形体消瘦，伴见面色无华、毛发干枯、精神萎靡或烦躁。饮食异常可见食欲不振，或食欲亢进，或嗜食异物。疳积证在形体消瘦的同时有脘腹胀满，疳气证和干疳证则一般没有脘腹胀满。厌食、积滞均以脾胃病变为主，一般不涉及他脏，而疳证则常涉及五脏。

◆ **提醒：**掌握厌食、积滞、疳证的鉴别。

2. 主证

（1）疳气证

【主症】形体略瘦，面色少华，毛发稀疏，不思饮食，精神欠佳，性急易怒，大便干稀不调，舌质略淡，苔薄微腻，脉细有力。

【治法】**调脾健运。**

【方剂】资生健脾丸加减。

（2）干疳证

【主症】**形体极度消瘦，皮肤干瘪起皱，大肉已脱，皮包骨头，貌似老人，毛发干枯，面色㿠白，精神萎靡，啼哭无力，腹凹如舟，杳不思食，大便稀溏或便秘，舌淡嫩，苔少，脉细弱。**

【治法】**补益气血。**

【方剂】八珍汤加减。

（3）疳积证

【主症】形体明显消瘦，面色萎黄，肚腹膨胀，甚则青筋暴露，毛发稀疏结穗，精神烦躁，夜卧不宁，或见揉眉挖鼻，吮指磨牙，动作异常，食欲不振，或善食易饥，或嗜食异物，舌淡苔腻，脉沉细而滑。

【治法】消积理脾。

【方剂】**肥儿丸加减。**

3. 兼证

（1）疳肿胀

【主症】足踝浮肿，甚或颜面及全身浮肿，面色无华，神疲乏力，四肢欠温，小便不得，舌淡嫩，苔薄白，脉沉迟无力。

【治法】**健脾温阳，利水消肿。**

【方剂】防己黄芪汤合五苓散加减。

（2）眼疳

【主症】两目干涩，畏光羞明，眼角赤烂，甚则黑睛混浊，白翳遮睛或夜盲。

【治法】养血柔肝，滋阴明目。

【方剂】**石斛夜光丸加减。**

（3）口疳

【主症】口舌生疮，甚或满口糜烂，秽臭难闻，面赤心烦，夜卧不宁，小便短黄，或吐舌、弄舌，舌质红，苔薄黄，脉细数。

【治法】清心泻火，滋阴生津。

【方剂】**泻心导赤散加减。**

## 四、其他治疗

1. 外治疗法

（1）莱菔子适量研末，阿魏调和，敷于伤湿止痛膏上，外贴于神阙穴。每日1次，连用7日为一疗程。用于疳积证腹部气胀者。

（2）大黄6g，芒硝6g，栀子6g，杏仁6g，桃仁6g，共研细末。加面粉适量，用鸡蛋清、葱白汁、醋、白酒少许，调成糊状，敷于脐部。每日1次，连用3~5日。用于疳积证腹部胀实者。

2. 推拿疗法

（1）补脾经，补肾经，运八卦，揉板门、足三里，捏脊。用于疳气证。

（2）补脾经，清胃经、心经、肝经，捣小天心，分手阴阳、腹阴阳。用于疳积证。

（3）补脾经、肾经，运八卦，揉二马、足三里。用于干疳证。

3. 捏脊疗法　可用于疳气证、疳积证。极度消瘦，皮包骨头者不可应用此法。

4. 针灸疗法

（1）体针：用于疳气证、疳积轻证。

主穴：合谷、曲池、中脘、气海、足三里、三阴交。

配穴：脾俞、胃俞、痞根（奇穴，第1腰椎旁开3.5寸）。烦躁不安，夜眠不宁加神门、内关；脾虚夹积，脘腹胀满加刺四缝；气血亏虚重加关元；大便稀溏加天枢、上巨虚。

操作：中等刺激，不留针。每日1次，7日为一疗程。

（2）四缝点刺：取穴四缝，常规消毒后，用三棱针在穴位上快速点刺，挤压出黄色黏液或血少许，每周2次，为一疗程。用于疳积证。

### 五、预防与调护

1. 预防

（1）提倡母乳喂养，乳食定时定量，按时按序添加辅食，供给多种营养物质，以满足小儿生长发育的需要。

（2）合理安排小儿生活起居，保证充足的睡眠时间，经常户外活动，呼吸新鲜空气，多晒太阳，增强体质。

（3）纠正饮食偏嗜、过食肥甘滋补、贪吃零食、饥饱无常等不良饮食习惯。

（4）发现体重不增或减轻，食欲减退时，要尽快查明原因，及时加以治疗。

2. 调护

（1）加强饮食调护，饮食物要富含营养，易于消化，婴儿添加辅食不可过急过快，应由少及多，由稀至稠，由单一到多种，循序渐进地进行。

（2）保证病室温度适宜，光线充足，空气新鲜，患儿衣着要柔软，注意保暖，防止交叉感染。

（3）病情较重的患儿要加强全身护理，防止压疮、眼疳、口疳等并发症的发生。

（4）定期测量患儿的体重、身高，以及时了解和分析病情，检验治疗效果。

# 第十八单元　汗　　证

## 知识点概要

### 一、概述

1. 汗证是指小儿在安静状态下，正常环境中，全身或局部出汗过多甚则大汗淋漓的一种病证。多见于5岁以内的小儿。

2. 睡中汗出，醒时汗止者，称为“盗汗”；不分寤寐，无故出汗者，称“自汗”。盗汗多属阴虚，自汗多属阳虚。小儿汗证往往自汗、盗汗并见。

### 二、病因病机

1. 小儿脏腑娇嫩，元气未充，腠理不密，若先天禀赋不足，或后天脾胃失调，肺气虚弱，均可自汗或盗汗。肺主皮毛，脾主肌肉，肺脾气虚，表虚不固，故汗出不止。

2. 小儿营卫之气生成不足，或受疾病影响，或病后护理不当，营卫不和，致营气不能内守而敛藏，卫气不能卫外而固密，则津液从皮毛外泄，发为汗证。

3. 小儿血气嫩弱，大病久病之后，多气血亏损；或先天不足，后天失养的体弱小儿，气阴虚亏。气虚不能敛阴，阴亏虚火内炽，迫津外泄而为汗。

4. 小儿脾常不足，若平素饮食肥甘厚味，可致积滞内生，郁而生热。甘能助湿，肥能生热，蕴阻脾胃，湿热郁蒸，外泄肌表而致汗出。

5. 小儿汗证有虚实之分，虚证有肺卫不固、营养失调、气阴亏损，实证多因湿热迫蒸所致。

## 三、辨证论治

1. 肺卫不固证

【主症】**以自汗为主，或伴盗汗，以头部、肩背部汗出明显，活动尤甚，神疲乏力，面色少华，平时易患感冒，舌质淡，苔薄白，脉细弱。**

【治法】**益气固表。**

【方剂】**玉屏风散合牡蛎散加减。**

2. 营卫失调证

【主症】**以自汗为主，或伴盗汗，汗出遍身而不温，畏寒恶风，不发热或伴低热，精神疲倦，胃纳不振，舌质淡红，苔薄白，脉缓。**

【治法】调和营卫。

【方剂】**黄芪桂枝五物汤加减。**

3. 气阴亏虚证

【主症】以盗汗为主，也常伴自汗，形体消瘦，汗出较多，神萎不振，心烦少寐，寐后汗多，或伴低热，口干，手足心灼热，哭声无力，口唇淡红，舌质淡，苔少或见剥苔，脉细弱或细数。

【治法】益气养阴。

【方剂】**生脉散加减。**

◆ **提醒：**小儿汗证肺卫不固证常用玉屏风散合牡蛎散加减。

## 四、其他疗法

1. 五倍子粉适量，温水或醋调成糊状，每晚临睡前敷脐中，用橡皮膏固定。用于盗汗。

2. 煅龙骨、煅牡蛎粉各适量，每晚睡前外扑肌肤。用于自汗、盗汗。

## 五、预防与调护

1. 预防

（1）进行适当的户外活动和体育锻炼，增强小儿体质。

（2）注意病后调理，避免直接吹风。

（3）做好预防接种工作，积极治疗各种急慢性疾病。

2. 调护

（1）注意个人卫生，勤换衣被，保持皮肤清洁和干燥，拭汗用柔软干毛巾或纱布擦干，勿用湿冷毛巾，以免受凉。

（2）汗出过多致津伤气耗者，应补充水分及容易消化而营养丰富的食物。勿食辛辣、煎炒、炙煿、肥甘厚味。

（3）室内温度、湿度要调节适宜。

# 第十九单元　惊　风

## 知识点概要

### 一、概述

1. 惊风是小儿时期常见的急重病证，临床以抽搐、昏迷为主要症状。一般以1~5岁儿童发病率最高，具有年龄越小发病率越高的特点。一年四季都可发生。

2. 主要病位在心肝两经。临床抽搐时的主要表现，可归纳为八种，即**搐、搦、掣、颤、反、引、窜、视**，古人称之为“惊风八候”。

3. 一般分为急惊风与慢惊风两大类。凡起病急暴，属阳属实者，称为“急惊风”；病久中虚，属阴属虚者，称为“慢惊风”。

### 二、病因病机

1. 急惊风

（1）病因：外感时邪、内蕴湿热、暴受惊恐。

（2）病机

1）外感时邪：小儿肌肤薄弱，卫外不固，若冬春之季，寒温不调，气候骤变，感受风寒风热之邪，邪袭肌表或从口鼻而入，易于传变，郁而化热，热极生风；小儿元气薄弱，真阴不足，易受暑邪，化火最速，传变急骤，内陷厥阴，引动肝风；暑多夹湿，湿蕴热蒸，化为痰浊，蒙蔽心包，痰动则风生；若感受疫疠之邪，则起病急骤，化热化火，逆传心包，火极动风。

2）内蕴湿热：饮食不洁，误食污秽或毒物，湿热疫毒蕴结肠腑，内陷心肝，扰乱神明，而致痢下臭秽，高热昏厥，抽风不止，甚至肢冷脉伏，口鼻气凉，皮肤花斑。

3）暴受惊恐：小儿元气未充，神气怯弱，若乍见异物，偶闻怪声，或不慎跌仆，暴受惊恐，惊则气乱，恐则气下，致使心失守舍，神无所依，轻者神志不宁，惊惕不安，重者心神失主，痰涎上壅，引动肝风，发为惊厥。

2. 慢惊风

（1）病因：脾胃虚弱、脾肾阳虚、阴虚风动。

（2）病机

1）脾胃虚弱：由于暴吐暴泻，或他病妄用汗、下之法，导致中焦受损，脾胃虚弱。脾土既虚，则脾虚肝旺，肝亢化风，致成慢惊之证。

2）脾肾阳虚：胎禀不足，脾胃素虚，复因吐泻日久或误服寒凉，伐伤阳气，以致脾阳式微，阴寒内盛，不能温煦筋脉，而致时时搐动之慢脾风证。

3）阴虚风动：急惊风迁延失治，或温病后期，阴液亏耗，肝肾精血不足，阴虚内热，灼烁筋脉，致虚风内动而成慢惊。

### 三、辨证论治

1. 急惊风四证

（1）热证：有表热、里热。昏迷、抽搐为一过性，热退后抽搐自止为表热；高热持续，反复抽搐、昏迷为里热。

（2）痰证：有痰热、痰火、痰浊。神志昏迷，高热痰鸣，为痰热上蒙清窍；妄言谵语，狂躁不宁，为痰火上扰清空；深度昏迷，嗜睡不动，为痰浊内陷心包，蒙蔽心神。

（3）风证：有外风、内风。外风邪在肌表，如高热惊厥，为一过性证候，热退惊风可止；内风病在心肝，热、痰、风三证俱全，反复抽搐，神志不清，病情严重。

(4) 惊证：小儿神气怯弱，元气未充，不耐意外刺激，若目触异物，耳闻巨声，或不慎跌仆，暴受惊恐，使神明受扰，肝风内动，出现惊叫惊跳，抽搐神昏。

六淫所致的外风，春季以春温为主，兼加火热证，症见高热，抽风，昏迷，发斑；夏季以暑热为主，暑必夹湿，暑喜归心，症以高热，昏迷为主，兼见抽风，常热、痰、风三证俱全；如夏季高热、抽风、昏迷，伴下痢脓血，则为湿热疫毒，内陷厥阴。

◆ **提醒**：惊风八候为搐、搦、掣、颤、反、引、窜、视，急惊风四证为热、痰、惊、风。

2. 治疗原则　急惊风的主证是热、痰、惊、风，治疗以**清热**、**豁痰**、**镇惊**、**息风**为基本法则。热甚者应先清热，痰壅者宜先豁痰，惊重者治以镇惊，风盛者急施息风。

## 四、其他疗法

1. 体针疗法

(1) 急惊风

治法：醒脑开窍，镇惊息风。以督脉及足厥阴经穴为主。

主穴：水沟、印堂、合谷、太冲。

配穴：外感惊风配风池、外关、曲池。痰热惊风配大椎、丰隆、十宣。惊恐惊风配神门、四神聪。口噤者配颊车。痰多配丰隆。热盛配大椎、十宣放血。

操作：毫针刺，用泻法。大椎、十宣点刺出血。

方义：水沟、印堂位居督脉，有醒脑开窍、醒神镇惊之功。合谷、太冲相配，谓开“四关”，息风镇惊，擅长治惊厥。

(2) 慢惊风

治法：健脾益肾，息风镇惊。以督脉、任脉及足阳明经穴为主。

主穴：印堂、筋缩、气海、肾俞、足三里、太冲。

配穴：脾肾阳虚配神阙、脾俞、肾俞。肝肾阴虚配肾俞、肝俞、太溪。

操作：印堂、太冲、筋缩用毫针泻法，气海、肾俞、足三里用补法。配穴用补法；脾肾阳虚者，可施以温和灸或隔盐灸或隔附子饼灸。小儿不合作者也可不留针。

方义：印堂可醒脑调神。气海能益气培元。足三里补脾健胃。肾俞补益肾气。太冲平肝息风，筋缩舒筋止搐，二穴均为治标。

2. 推拿疗法　急惊风急则治其标，先以开窍镇惊，然后予以清热、导痰、消食以治其本；慢惊风培补元气，息风止搐，急性发作时可按急惊风处理。

(1) 急惊风

处方：掐人中、掐老龙、掐十宣、掐威灵、拿肩井、拿仆参、拿合谷、拿曲池、拿百虫、拿承山、拿委中(以上穴位可选择应用)。

方义：掐人中、掐老龙、掐十宣、掐威灵、拿肩井、拿仆参开窍醒神；拿合谷、拿曲池、拿百虫、拿承山、拿委中止抽搐。

加减：肝风内动加拿风池、推天柱骨、推脊以息风止痉；痰湿内阻加清肺经，推揉膻中、揉天突、揉中脘、揉肺俞清热导痰；乳食积滞加补脾经、清大肠、揉板门、揉天枢、推下七节骨以消积理气。

(2) 慢惊风

处方：补脾经、补肾经、清肝经、按揉百会、拿曲池、揉中脘、摩腹、揉足三里、捏脊。

方义：补脾经、补肾经、揉中脘、摩腹、揉足三里、捏脊健脾和胃，培补元气；清肝经、按揉百会、拿曲池平肝息风，止抽搐。

3. 耳针疗法　选交感、神门、皮质下、心、肝，急惊风毫针刺用强刺激，慢惊风毫针刺用中等刺激，间隔5~10分钟捻针1次，留针30分钟，每日1次。或用王不留行籽等在穴位上进行贴压。

4. 灯火灸法　取印堂、承浆，用灯火灸，用于急惊风。

### 五、预防与调护

1. 预防

（1）加强体育锻炼，增强体质，减少疾病。

（2）避免时邪感染；注意饮食卫生，不吃腐败变质食物；避免跌仆惊骇。

（3）按时免疫接种，预防传染病。

（4）有高热惊厥史的患儿，在发热初期，及时给予解热降温药物，必要时加服抗惊厥药物。

（5）对于暑温、疫毒痢的患儿，要积极治疗原发病，防止惊厥反复发作。

2. 调护

（1）抽搐发作时，切勿强制按压，以防骨折。应将患儿平放，头侧位，并用纱布包裹压舌板，放于上下牙齿之间，以防咬伤舌体。

（2）保持呼吸道通畅。痰涎壅盛者，随时吸痰，同时注意给氧。

（3）保持室内安静，避免过度刺激。

（4）随时观察患儿面色、呼吸及脉搏变化，防止突然变化。

## 第二十单元　水　　肿

## 知识点概要

### 一、概述

1. 本单元水肿指急性肾小球肾炎所致的水肿。急性肾小球肾炎简称“急性肾炎”，是儿科常见的免疫反应性肾小球疾病，临床以急性起病、浮肿、少尿、血尿、蛋白尿及高血压为主要特征。

2. 本病多见于感染之后，尤其是溶血性链球菌感染之后。

### 二、病因病机

1. 病因

（1）外因：感受风邪、水湿或疮毒入侵。

（2）内因：肺、脾、肾三脏功能失调。

2. 病机　由于小儿感受风热、风寒，或患乳蛾、丹痧、疮疡病后，加之禀赋不足或素体差异，内外因相合导致水液代谢异常，水湿潴留，发为水肿。

> ◆ **提醒：**水肿的外因为风邪、水湿或疮毒入侵，内因为肺、脾、肾三脏功能失调。

### 三、辨证论治

1. 风水相搏证

【主症】**水肿自眼睑开始迅速波及全身，以头面肿势为甚，皮色光亮，按之凹陷，随手而起，尿少色赤，微恶风寒或伴发热，咽红咽痛，肢体酸痛，鼻塞，咳嗽，舌质淡，舌苔薄白或薄黄，脉浮。**

【治法】疏风宣肺，利水消肿。

【方剂】**麻黄连翘赤小豆汤合五苓散加减。**

2. 湿热内侵证

【主症】头面肢体浮肿或轻或重，小便黄赤而少，尿血，烦热口渴，头身困重，常有近期疮毒史，舌苔黄腻，脉滑数。

【治法】清热利湿，凉血止血。

【方剂】**五味消毒饮合小蓟饮子加减。**

## 四、预防与调护

1. 预防

(1) 平时加强锻炼，增强体质，以增加抵抗力。

(2) 积极预防各种感染。已患感染性疾病者及时治疗。

2. 调护

(1) 彻底治疗呼吸道、皮肤、口腔、中耳等各部位感染。

(2) 病初应注意休息，尤其水肿、尿少、高血压明显者应卧床休息。待血压恢复，水肿消退，尿量正常后逐渐增加活动。

(3) 水肿期及血压增高者，应限制盐和水摄入。每日准确记录尿量、入水量和体重，监测血压。

(4) 急性期应限制蛋白质摄入。

# 第二十一单元　尿　频

## 知识点概要

## 一、概述

1. 特点　尿频以小便频数为特征。多发于学龄儿童，尤以婴幼儿发病率较高，女孩发病率高于男孩。

2. 预后及转归　急性发病者，若治疗及时，预后良好；慢性发病，或反复发作者，常迁延不愈，影响小儿身心健康。

## 二、辨证论治

1. 湿热下注

【主症】起病较急，小便频数短赤，尿道灼热疼痛，尿液淋沥混浊，小腹坠胀，腰部酸痛，婴儿则时时啼哭不安，常伴有发热、烦躁口渴、头痛身痛、恶心呕吐，舌质红，苔薄腻微黄或黄腻，脉数有力。

【治法】清热利湿，通利膀胱。

【方剂】八正散加减。

2. 脾肾气虚证

【主症】病程日久，小便频数，滴沥不尽，尿液不清，面色萎黄，精神倦怠，食欲不振，甚则畏寒怕冷，手足不温，大便稀薄，眼睑浮肿，舌质淡，或有齿痕，舌苔薄腻，脉细弱。

【治法】温补脾肾，升提固摄。

【方剂】**缩泉丸加味**。

> ◆ **提醒**：小儿尿频的证型中，应重点掌握脾肾气虚证的主症和方剂。

3. 阴虚内热

【主症】病程日久，小便频数或短赤，低热，盗汗，颧红，五心烦热，咽干口渴，唇干舌红，舌苔少，脉细数。

【治法】滋阴补肾，清热降火。

【方剂】知柏地黄丸加减。

## 四、其他疗法

1. 外治疗法　金银花30g，蒲公英30g，地肤子30g，艾叶30g，赤芍15g，生姜15g，通草6g。水煎坐浴。每日1~2次，每次30分钟。用于治疗尿频、尿急、尿痛。

2. 推拿疗法　每日下午揉丹田200次，摩腹20分钟，揉龟尾30次。较大儿童可用擦法，横擦肾俞、八髎，以热为度。用于脾肾气虚证。

3. 针灸疗法

（1）急性期

主穴：委中、下髎、阴陵泉、束骨。

配穴：热重加曲池，尿血加血海、三阴交，少腹胀痛加曲泉，寒热往来加内关，腰痛取耳穴肾、腰骶区。

（2）慢性期

主穴：委中、阴谷、复溜、照海、太溪。

配穴：腰背酸痛加关元、肾俞，多汗补复溜、泻合谷，尿频、尿急、尿痛加中极、阴陵泉，气阴两虚加中脘、照海，肾阳不足加关元、肾俞。

### 五、预防与调护

1. 预防

（1）注意卫生，常洗会阴与臀部，防止外阴部感染。

（2）勤换尿布和内裤，不穿开裆裤，不坐地玩耍。

2. 调护

（1）注意外阴部清洁，每天晚间及大便后清洗阴部。

（2）湿热下注证多饮水。虚证患儿要增加饮食营养，加强锻炼，增强体质。

# 第二十二单元　遗　　尿

## 知识点概要

### 一、概述

1. 遗尿又称"尿床"，是指**3周岁以上**的小儿睡中小便自遗，醒后方觉的一种病证。年龄超过3岁，特别是5岁以上的儿童，睡中经常遗尿，轻者数日一次，重者可一夜数次，则为病态，方称"遗尿症"。

2. 本病发病男孩高于女孩，部分有明显的家族史。

### 二、病因病机

肾气不固、脾肺气虚。

### 三、辨证论治

1. 肾气不足证

【主症】每夜尿床1次以上，醒后方觉，神疲乏力，面色苍白，肢凉怕冷，小便清长，智力较同龄儿稍差，舌质淡，苔白滑，脉沉无力。

【治法】**温补肾阳，固涩小便**。

【方剂】菟丝子散加减。

2. 肺脾气虚证

【主症】夜间遗尿，日间尿频量多，经常感冒，面色少华，神疲乏力，纳呆，便溏，舌淡红，苔薄白，脉沉无力。

【治法】**补肺益脾，固涩膀胱**。

【方剂】**补中益气汤合缩泉丸加减**。

3. 心肾失交证

【主症】梦中遗尿，寐不安宁，烦躁叫扰，多动少静，或五心烦热，舌红，苔薄少津，脉沉细而数。

【治法】**清心滋肾，安神固脬。**

【方剂】**导赤散合交泰丸加减。**

## 四、其他疗法

1. 体针疗法

治法：健脾益肺，温肾固摄。以足太阴经、任脉及相应背俞穴为主。

主穴：关元、中极、膀胱俞、三阴交。

配穴：肾气不足配肾俞、命门、太溪。肺脾气虚配气海、肺俞、脾俞、足三里。心肾失交配通里、大钟。肝经郁热配蠡沟、太冲。夜梦多配百会、神门。小便频数配灸列缺、百会。

操作：毫针刺，用补法，可配合灸法。

方义：关元为任脉与足三阴经交会穴，培补元气，益肾固本。中极为膀胱之募穴，配背俞穴膀胱俞，俞募相配，可促进膀胱气化功能。三阴交为足三阴经交会穴，通调肝、脾、肾三经经气，可健脾益气，益肾固本而止遗尿。

2. 推拿疗法　遗尿的治疗原则以固涩下元为主。虚者，治以温补脾肾；肝经郁热者，治以平肝清热。

基本治法

1）肺脾肾虚

处方：补脾经、补肺经、补肾经、推三关、揉外劳、揉丹田、按揉百会、按揉肾俞、擦腰骶部、按揉三阴交、灸关元、灸百会、揉小天心。

方义：推三关、揉丹田、补肾经、按揉肾俞、擦腰骶部以温补肾气；补肺经、补脾经，补肺脾气虚；按揉百会、揉外劳宫温阳升提；按揉三阴交以通调水道。

加减：食少便溏加揉板门、捏脊、按揉足三里、补大肠。

2）肝经郁热

处方：清肝经、清心经、分手阴阳、清小肠、捣小天心、推箕门、补肾经、揉二马、揉三阴交、揉涌泉。

方义：清肝经、清心经、清小肠、清心火以平肝；补肾经、揉上马、推箕门，养阴清热；捣小天心，清热镇惊安神。

加减：小便色黄，尿频加清补肾经。

3. 耳针疗法　肾、膀胱、皮质下、尿道、神门，每次选 2~3 穴，毫针刺用轻刺激，每日 1 次，每次留针 20 分钟。亦可用揿针埋藏或王不留行籽贴压，于睡前按压以加强刺激。

4. 皮肤针疗法　选夹脊穴、气海、关元、中极、膀胱俞、八髎、肾俞、脾俞。每日睡前用皮肤针轻叩或中等强度叩刺，每次 20 分钟，使皮肤微微潮红，也可叩刺后加拔火罐，隔日 1 次。

5. 穴位注射疗法　中极、肾俞、膀胱俞、次髎、三阴交等穴。每次选 2 穴，用 5% 当归注射液或维生素 $B_{12}$ 注射液等，每次每穴注入药液 1~2ml，隔日 1 次。

## 五、预防与调护

1. 预防

（1）勿使患儿白天玩耍过度，睡前饮水太多。

（2）幼儿每晚按时唤醒排尿，逐渐养成自控的排尿习惯。

2. 调护

（1）夜间尿湿后要及时更换裤褥，保持干燥及外阴部清洁。

（2）白天可饮水，晚餐不进稀饭、汤水，睡前尽量不喝水，中药汤剂也不要在晚间服。

（3）既要严格要求，又不能打骂体罚，消除紧张心理，积极配合治疗。

◆ **提醒：**父母对患儿的护理影响本病的预后，故应重点掌握小儿遗尿的预防与调护。

# 第二十三单元　五迟、五软

## 知识点概要

### 一、概述

1. 概念　五迟指**立迟、行迟、发迟、齿迟、语迟**；五软，是指**头项软、口软、手软、足软、肌肉软**。

2. 区别

（1）五迟：小儿 2~3 岁还不能站立、行走，为立迟、行迟；初生无发或少发，随年龄增长，仍稀疏难长为发迟；12 个月时尚未出牙及此后牙齿萌出过慢为齿迟；1~2 岁还不会说话为语迟。

（2）五软：小儿周岁前后头项软弱下垂为头项软；咀嚼无力、时流清涎为口软；手臂不能握举为手软；2~3 岁还不能站立、行走为足软；皮宽肌肉松软无力为肌肉软。

### 二、病因病机

1. 病因　多为先天禀赋不足，亦有后天失于调养者。

2. 病机　可概括为正虚和邪实两个方面。正虚是五脏不足，气血虚弱，精髓不充；邪实为痰瘀阻滞心经脑络，心脑神明失主。

### 三、辨证论治

1. 肝肾亏损证

【主症】**筋骨痩弱，发育迟缓，坐起、站立、行走、生齿等明显迟于正常同年龄小儿，头项痿弱，天柱骨倒，头形方大，目无神采，反应迟钝，囟门宽大，易惊，夜卧不安，舌质淡，舌苔少，脉沉细无力，指纹淡。**

【治法】**补肾填髓，养肝强筋。**

【方剂】加味六味地黄丸加减。

2. 心脾两虚证

【主症】语言发育迟滞，精神呆滞，智力低下，头发生长迟缓，发稀萎黄，四肢痿软，肌肉松弛，口角流涎，吮吸咀嚼无力，或见弄舌，纳食欠佳，大便秘结，舌质胖，苔少，脉细缓，指纹色淡。

【治法】健脾养心，补益气血。

【方剂】**调元散加减。**

3. 痰瘀阻滞证

【主症】失聪失语，反应迟钝，意识不清，动作不自主，或有吞咽困难，口流痰涎，喉间痰鸣，或关节强硬，肌肉软弱，或有癫痫发作，舌体胖，有瘀斑、瘀点，苔腻，脉沉涩或滑，指纹暗滞。

【治法】**涤痰开窍，活血通络。**

【方剂】**通窍活血汤合二陈汤加减。**

### 四、其他疗法

1. 推拿疗法　取额、脊、腰部穴。上肢部取大椎、肩井、肩髃、曲池、阳池、合谷；下肢部取肾俞、命门、腰阳关、居髎、环跳、殷门、委中、承山、解溪、昆仑、足三里、阳陵泉等。用推、拿、按、揉、搓、插等手法。每日 1 次，连做 6 日休息 1 日，3 个月为一疗程。用于运动功能发育迟缓者。

2. 体针疗法　取大椎、百会、足三里、肾俞、脾俞、关元。智力低下加四神聪、印堂；下肢瘫痪加环跳、秩边、阳陵泉；腕下垂加外关、阳池；足内翻加绝骨、昆仑；足外翻加三阴交、太溪。每次选主穴 2~3 个，配穴 4~5 个，予补法或平补平泻法，不留针。每日 1 次，3 个月为一疗程。

3. 艾灸疗法　灸足踝 3 壮，或灸心俞、脾俞各 3 壮，每日 1 次。用于心脾两虚证。

4. 耳针疗法　取心、肾、肝、脾、皮质下、脑干，隔日 1 次。用于各证。

5. 功能训练疗法　脑性瘫痪功能训练包括躯体、技能、语言训练，运用矫形器。

### 五、预防与调护

1. 预防

(1) 大力宣传优生优育知识，禁止近亲结婚，婚前进行健康检查，以避免发生遗传性疾病。

(2) 孕妇注意养胎、护胎，加强营养，不乱服药物。

(3) 婴儿应合理喂养，注意防治各种急慢性疾病。

2. 调护

(1) 重视功能锻炼，加强智力训练教育。

(2) 加强营养，科学调养。

(3) 用推拿疗法按摩痿软肢体，防止肌肉萎缩。

◆ **提醒：**五迟、五软多属于虚证，以补为其治疗大法。

# 第二十四单元　麻　　疹

## 知识点概要

### 一、概述

1. 概念　麻疹是由外感**麻毒时邪（麻疹病毒）**引起的急性出疹性传染病。临床以发热，咳嗽，鼻塞流涕，泪水汪汪，周身皮肤按序布发麻粒样大小的红色斑丘疹，皮疹消退时皮肤有糠麸样脱屑和色素沉着斑等为特征。因疹点如麻粒大，故称"麻疹"。

2. 好发季节及年龄　一年四季都有发生，但好发于冬春季节，且常可引起流行。好发年龄为6个月至5岁。

### 二、病因病机

1. 主要病因　外感麻毒时邪。病变部位主要在肺脾二经。

2. 顺证病机

(1) 初热期：麻毒时邪经口鼻而入，首先犯肺，邪侵肺卫，表卫失和，肺气失宣，而见发热、咳嗽、喷嚏、流涕、眼泪汪汪等。

(2) 出疹期：继之邪毒由肺及脾，肺胃热盛，与气血相搏，正气抗邪，托毒外达，从肌肤透发，而见高热、出疹。

(3) 收没期：疹随热出，毒随疹泄，疹点透齐后，热退疹回。但麻为阳毒，易伤阴液，热去津伤，而见皮肤脱屑，舌红少津等。

3. 逆证病机

(1) 若麻毒炽盛，正气不支，无力托毒于外，或复感新邪，化火内陷入里，便产生逆证。

(2) 脏腑之伤，惟肺尤甚，邪毒闭肺，肺气郁闭，可见咳喘痰鸣，形成邪毒闭肺证。

(3) 肺胃邪毒炽盛，化热化火，循经上攻咽喉，而见喉肿声嘶，形成热毒攻喉证。

(4) 邪毒不能外达，内陷心肝，蒙闭清窍，引动肝风，而见神昏抽搐，形成邪陷心肝证。

### 三、辨证论治

1. 辨顺逆

(1) 顺证：起病时患儿身热不甚，常有微汗，神气清爽，咳嗽而气不促。**3~4天后热势上扬，精神尚可，开始出疹，先见于耳后发际，渐次延及头面、颈部，而后急速蔓延至胸背、腹部、四肢，最后鼻准部及手心、**

**足心均可见疹点**。疹点色泽红活，分布均匀，无其他合并症。疹点约在3天内透发完毕，嗣后依次隐退，热退咳减，精神转佳，胃纳渐增，渐趋康复。

（2）逆证：出疹期疹出不畅或疹出即没，或疹色紫暗，并见壮热咳剧，痰鸣辘辘，呼吸气急，甚则鼻煽胸高，口唇青紫，乃热毒闭肺，并发肺炎喘嗽的证候；若伴见咽红肿痛，呛咳气急，声音嘶哑，咳如犬吠，是为邪毒攻喉；若神昏谵语，惊厥抽风，是热毒内陷心肝。

> ◆ **提醒**：治疗麻疹首先要判断证候的顺逆。

2. 分型论治

（1）顺证

1）邪犯肺卫证（初热期）

【主症】发热，微恶风寒，鼻塞流涕，喷嚏，咳嗽，眼睑红赤，泪水汪汪，倦怠思睡。发热2~3天，口腔两颊黏膜红赤，贴近臼齿处可见麻疹黏膜斑（细小白色疹点，周围红晕，累累如麻，由少增多），小便短黄，或大便稀溏，舌苔薄白或微黄，脉浮数。本期从开始发热至疹点出现，为期约3天。

【治法】**辛凉透表，清宣肺卫**。

【方剂】**宣毒发表汤加减**。

2）邪入肺胃证（见形期）

【主症】壮热持续，起伏如潮，谓之"潮热"，每潮一次，疹随外出，口渴引饮，目赤眵多，咳嗽加剧，烦躁或嗜睡。疹点先从耳后发际开始，继而头面、颈部、胸腹、四肢，最后手心、足底、鼻准部都见疹点即为出齐。疹点初期细小而稀少，渐次加密，疹色先红后暗，稍见凸起，触之碍手，压之褪色。大便干结，小便短少，舌质红赤，舌苔黄腻，脉数有力。本期从疹点开始出现至疹点透齐，为期约3天。

【治法】**清凉解毒，透疹达邪**。

【方剂】清解透表汤加减。

3）阴津耗伤证（收没期）

【主症】疹点出齐后，发热渐退，咳嗽渐减，疹点依次渐回，皮肤呈糠麸状脱屑，并有色素沉着，胃纳增加，精神好转，质红少津，舌苔薄净，脉细无力或细数。

【治法】**养阴益气，清解余邪**。

【方剂】沙参麦冬汤加减。

（2）逆证

1）邪毒闭肺证

【主症】高热不退，面色青灰，烦躁不安，咳嗽气促，鼻翼煽动，喉间痰鸣，口唇发绀，大便秘结，小便短赤，皮疹稠密，疹点紫暗，舌质红赤，舌苔黄腻，脉数有力。

【治法】宣肺开闭，清热解毒。

【方剂】麻杏石甘汤加减。

2）热毒攻喉证

【主症】咽喉肿痛，声音嘶哑，或咳声重浊，声如犬吠，甚则吸气困难，胸高胁陷，烦躁不安，舌质红，苔黄腻，脉滑数。

【治法】清热解毒，得咽消肿。

【方剂】**清咽下痰汤加减**。

3）邪陷心肝证

【主症】高热不退，烦躁谵语，皮肤疹点密集成片，遍及周身，色泽紫暗，甚则神昏、抽搐，舌红绛，苔黄起刺，脉数有力。

【治法】平肝息火，清心开窍。

【方剂】羚角钩藤加减。

## 四、其他治疗

1. 推拿疗法

（1）初热期：推攒竹，分推坎宫，推太阳，擦迎香，按风池，清脾胃，清肺经，推上三关。

（2）出疹期：拿风池，清脾胃，清肺金，水中捞月，清天河水，按揉二扇门，推天柱。

（3）收没期：补脾胃，补肺金，揉中脘，揉脾俞、胃俞，揉足三里。

2. 外治疗法

（1）芫荽子（或新鲜茎叶）适量，加鲜葱、黄酒同煎取汁，乘热置于罩内熏蒸，然后擦洗全身，再覆被保暖，以取微汗。用于麻疹初热期或出疹期，皮疹透发不畅者。

（2）麻黄15g，芫荽15g，浮萍15g，黄酒60ml，加水适量，煮沸，让水蒸气满布室内，再用毛巾蘸取温药液，包敷、擦洗额部、胸背、四肢。用于麻疹初热期或出疹期，皮疹透发不畅者。

（3）西河柳30g，荆芥穗15g，樱桃叶15g，煎汤熏洗。用于麻疹初热期或出疹期，皮疹透发不畅者。

### 五、预防与护理

1. 预防

（1）按计划接种麻疹减毒活疫苗。

（2）麻疹流行期间，未患过麻疹的小儿尽量不去公共场所或流行区域，减少感染机会。

（3）易感儿接触传染源后，应隔离观察21天。

（4）一旦与麻疹患者接触，应立即隔离观察，一般对接触者隔离观察14天，已经免疫接种者观察4周。

2. 护理

（1）卧室空气要流通，但须避免直接吹风受寒和过强阳光刺激。

（2）口腔、鼻孔、眼睛、皮肤要保持清洁。

（3）注意补足水分，多吃清淡、容易消化的食物，饮食以流质或半流质为宜，忌食油腻、辛辣厚味食物。

# 第二十五单元　风　　疹

## 知识点概要

### 一、概述

1. 概念　风疹是由外感风疹时邪（风疹病毒）引起的一种急性出疹性传染病。临床以轻度发热，咳嗽，全身皮肤出现细沙样玫瑰色斑丘疹，耳后、枕部臖核（淋巴结）肿大为主要特征。

2. 好发季节及年龄　一年四季均可发生，但好发于冬春季节。多见于1~5岁以下的小儿。

3. 孕妇预防风疹的重要性　孕妇在妊娠3个月内患本病，容易影响胚胎正常发育，引发先天性心脏病、白内障、脑发育障碍等疾病，因此，须特别重视，防止孕期感染。

### 二、病因病机

风疹的病因为外感风疹时邪。风疹的病变脏腑主要在肺卫。

◆ **提醒**：风疹多为外感风疹时邪所致，其病位在肺卫。

### 三、辨证论治

1. 邪犯肺卫证

【主症】发热恶风，喷嚏流涕，轻微咳嗽，精神倦怠，胃纳欠佳，疹色浅红，先起于头面、躯干，随即遍及四肢，分布均匀，稀疏细小，2~3天消退，有瘙痒感，耳后及枕部臖核肿大有压痛，舌质偏红，舌苔薄白或薄黄，脉浮数。

【治法】疏风解表清热。

【方剂】**银翘散加减**。

2. 邪入气营证

【主症】高热口渴，心烦哭闹，疹色鲜红或紫暗，疹点稠密，甚至可见皮疹融合成片，皮肤猩红，小便黄少，大便秘结，舌质红赤，舌苔黄糙，脉洪数。

【治法】**清气凉营解毒**。

【方剂】**透疹凉解汤加减**。

### 四、预防与调护

1. 预防

（1）风疹流行期间，不要带易感儿去公共场所。

（2）小儿有与风疹患者密切接触史者，可口服板蓝根颗粒预防发病。

（3）保护孕妇，尤其在妊娠早期（妊娠3个月内），应避免与风疹患者接触。

（4）对儿童及婚前女子进行风疹疫苗接种，具有预防风疹的效果。

2. 调护

（1）一般可不必采取隔离措施，但在易感儿群集的地方，则须适当隔离，可隔离至出疹后5天。

（2）患儿在出疹期间不宜外出，防止交叉感染。

（3）注意休息与保暖，多饮开水，对体温较高者可物理降温。

（4）皮肤瘙痒者，不要用手挠抓，防止损伤皮肤导致感染。衣服宜柔软宽松。

（5）饮食需清淡而易于消化，不宜吃辛辣、煎炸炙煿等食物。

# 第二十六单元　猩　红　热

## 知识点概要

### 一、概述

1. 概念　猩红热是感受猩红热时邪（A族乙型溶血性链球菌）引起的急性传染病。临床以**发热，咽喉肿痛或伴糜烂，全身布发弥漫性猩红色皮疹，疹后脱屑蜕皮**为特征。

2. 好发季节及年龄　多发于冬春季节。各年龄均可发病，以2~8岁儿童发病率较高。

### 二、病因病机

1. 病因　感受猩红热时邪。

2. 病机

（1）猩红热时邪，乘时令不正，寒暖失常，机体脆弱之时，从口鼻而入，蕴于肺胃，邪正相搏，卫阳被遏，则见恶寒发热、头痛咽痛等证候。

（2）邪毒化火，上攻咽喉，则咽喉红肿疼痛，或起白腐糜烂。

（3）火热上熏舌本，则舌色红赤，灼津伤液，则舌生芒刺，状如草莓。

（4）肺主皮毛，胃主肌肉，热毒外泄，则皮疹发于肌腠之间。

（5）热毒炽盛，由气分窜于营分，则表现出气营两燔的证候，故见壮热，烦渴，皮疹如丹或紫红，融合成片。

（6）严重者邪毒炽盛，热闭心包，引动肝风，则出现抽搐、昏迷等危重证候。

3. 并发症的病机

（1）因邪毒炽盛，伤于心络，耗损气阴，心失所养，心阳失主，则可导致心悸、脉结代等证候。

（2）余邪热毒流窜经络筋肉，关节不利，导致关节红肿热痛的痹证。

（3）余邪内归，损伤肺、脾、肾，导致三焦水液输化通调失职，水湿内停，外溢肌肤，则可见水肿、小便不利等证候。

## 三、辨证论治

1. 麻疹、幼儿急疹、风疹、猩红热的鉴别诊断

| | 麻疹 | 幼儿急疹 | 风疹 | 猩红热 |
|---|---|---|---|---|
| 潜伏期 | 6~21 天 | 7~17 天 | 5~25 天 | 1~7 天 |
| 初期症状 | 发热，咳嗽，流涕，泪水汪汪 | 突然高热，一般情况良好 | 发热，咳嗽，流涕，枕部淋巴结肿大 | 发热，咽喉红肿疼痛 |
| 出疹与发热的关系 | **发热 3~4 天出疹，出疹时发热更高** | **发热 3~4 天出疹，热退疹出** | **发热 1/2~1 天出疹** | **发热数小时至 1 天出疹，出疹时高热** |
| 特殊体征 | **麻疹黏膜斑** | 无 | 无 | **环口苍白圈，草莓舌，帕氏线** |
| 皮疹特点 | 玫瑰色斑丘疹自耳后发际→额面、颈部→躯干→四肢，3 天左右出齐。疹退后遗留棕色色素斑、糠麸样脱屑 | 玫瑰色斑疹或斑丘疹，较麻疹细小，发疹无一定顺序，疹出后 1~2 天消退。疹退后无色素沉着，无脱屑 | 玫瑰色细小斑丘疹自头面→躯干→四肢，24 小时布满全身。疹退后无色素沉着，无脱屑 | 细小红色丘疹，皮肤猩红，自颈、腋下、腹股沟处开始，2~3 天遍布全身。疹退后无色素沉着，有大片脱皮 |
| 血常规检查 | 白细胞总数↓，淋巴细胞↑ | 白细胞总数↓，淋巴细胞↑ | 白细胞总数↓，淋巴细胞↑ | 白细胞总数↑，中性粒细胞↑ |

◆ **提醒：**麻疹、幼儿急疹、风疹、猩红热的鉴别诊断为高频考点，尤其是出疹与发热的关系为重中之重，考生须重点掌握。

2. 分型论治

(1) 邪侵肺卫证

【主症】发热骤起，头痛畏寒，肌肤无汗，咽喉红肿疼痛，常影响吞咽，皮肤潮红，痧疹隐隐，舌质红，苔薄白或黄，脉浮数有力。

【治法】辛凉宣透，清热利咽。

【方剂】**解肌透痧汤加减**。

(2) 毒炽气营证

【主症】壮热不解，烦躁口渴，咽喉肿痛，伴有糜烂白腐，皮疹密布，色红如丹，甚则色紫如瘀点。疹由颈、胸开始，继而弥漫全身，压之褪色，见疹后的 1~2 天舌苔黄糙，舌质起红刺，3~4 天后舌苔剥落，舌面光红起刺，状如草莓，脉数有力。

【治法】清气凉营，泻火解毒。

【方剂】**凉营清气汤加减**。

【加减】丹痧布而不透，壮热无汗者，加淡豆豉、浮萍；苔糙便秘，咽喉糜烂者，加生大黄、元明粉。

(3) 疹后阴伤证

【主症】丹痧布齐后 1~2 天，身热渐退，咽部糜烂疼痛亦渐减轻，或见低热，唇干口燥，或伴有干咳，食欲不振，舌红少津，苔剥落，脉细数。约 2 周后可见皮肤脱屑蜕皮。

【治法】养阴生津，清热润喉。

【方剂】**沙参麦冬汤加减**。

## 四、预防与调护

1. 预防

(1) 控制传染源：发现猩红热患者应及时隔离，隔离至临床症状消失，咽拭子培养链球菌阴性时解除隔离。对密切接触的易感人员应隔离 7~12 天。

(2) 切断传播途径：对患者的分泌物和污染物及时消毒处理，接触患者应戴口罩。流行期间，小儿勿去公

共场所。

(3) 保护易感儿童：对密切接触患者的易感儿童，可服用板蓝根等清热解毒中药煎剂或成药。

2. 调护

(1) 急性期卧床休息，注意居室空气流通，防止继发感染。

(2) 供给充足的营养和水分，饮食宜以清淡易消化流质或半流质为主。

(3) 注意皮肤与口腔的清洁卫生，可用淡盐水或一枝黄花煎汤含漱。皮肤瘙痒者不可抓挠，脱皮时不可撕扯。

# 第二十七单元 水痘

## 知识点概要

### 一、概述

1. 概念 水痘是由水痘时邪（水痘-带状疱疹病毒）引起的一种传染性出疹性疾病。以发热，皮肤黏膜分批出现瘙痒性皮疹，丘疹、疱疹、结痂同时存在为主要特征。

2. 好发季节、年龄 一年四季均可发生，以冬春二季发病率高。任何年龄皆可发病，但以6~9岁儿童最多见。

◆ **提醒：** 水痘起病2~3周前有水痘接触史。

### 二、病因病机

1. 病因 外感水痘时邪，部位主要在肺脾两经。

2. 病机 水痘时邪由口鼻而入，蕴郁于肺脾。

### 三、辨证论治

1. 邪伤肺卫证

【主症】发热轻微，或无热，鼻塞流涕，喷嚏，咳嗽，起病后1~2天出疹，疹色红润，疱浆清亮，根盘红晕，皮疹瘙痒，分布稀疏，此起彼伏，以躯干为多，舌苔薄白，脉浮数。

【治法】**疏风清热，利湿解毒。**

【方剂】**银翘散加减。**

2. 邪炽气营证

【主症】壮热不退，烦躁不安，口渴欲饮，面红目赤，皮疹分布较密，疹色紫暗，疱浆混浊，甚至可见出血性皮疹、紫癜，大便干结，小便短黄，舌质红或绛，苔黄糙而干，脉数有力。

【治法】清热凉营，解毒化湿。

【方剂】**清胃解毒汤加减。**

### 四、其他疗法

1. 苦参30g，芒硝30g，浮萍15g，煎水外洗，每日2次。用于水痘皮疹较密，瘙痒明显者。

2. 青黛30g，煅石膏50g，滑石50g，黄柏15g，冰片10g，黄连10g，共研细末，和匀，拌油适量，调搽患处，每日1次。用于水痘疱浆混浊或疱疹破溃者。

### 五、预防与调护

1. 预防

(1) 本病流行期间，少去公共场所。

（2）易感孕妇在妊娠早期接触水痘，应给予水痘-带状疱疹免疫球蛋白被动免疫。如患水痘，则应终止妊娠。

（3）控制传染源，隔离水痘患儿至疱疹结痂为止。学校、托幼机构中已接触水痘的易感儿，应检疫3周，并立即给予水痘减毒活疫苗预防发病。

（4）已被水痘患儿污染的被服及用具，应采用暴晒、煮沸、紫外线灯照射等措施，进行消毒。

（5）对使用大剂量肾上腺皮质激素、免疫抑制剂患儿，以及免疫功能受损、恶性肿瘤患儿，在接触水痘72小时内可肌内注射水痘-带状疱疹免疫球蛋白，以预防感染本病。

2. 调护

（1）保持室内空气流通、新鲜，注意避风寒，防止复感外邪。

（2）饮食宜清淡、易消化，多饮温开水。

（3）保持皮肤清洁，勤换内衣，剪短手指甲，或带连指手套，以防抓破疱疹，减少继发感染。

（4）正在使用肾上腺皮质激素治疗期间的患儿，若发生水痘，应立即减量或停用。

（5）对水痘伴发热的患儿，不可使用水杨酸制剂，以免发生瑞氏综合征。

# 第二十八单元　流行性腮腺炎

## 知识点概要

### 一、概述

1. 概念　流行性腮腺炎是由腮腺炎时邪（腮腺炎病毒）引起的一种急性传染病，以**发热、耳下腮部漫肿疼痛**为主要临床特征。中医学称本病为“痄腮”“蛤蟆瘟”等。

2. 好发季节及年龄　一年四季都有发生，冬春两季易于流行。好发于3岁以上儿童，2岁以下婴幼儿少见。

◆ **提醒：** 流行性腮腺炎为急性传染病，冬春两季易于流行，好发于3岁以上儿童。

### 二、病因病机

1. 主要病因病机　病因为感受腮腺炎时邪，主要病机为**邪毒壅阻足少阳经脉，与气血相搏，凝滞于耳下腮部**。

2. 变证的病机

（1）邪陷心肝变证：足少阳胆经与足厥阴肝经互为表里，热毒炽盛，邪盛正衰，邪陷厥阴，扰动肝风，蒙蔽心包，可出现高热、昏迷、抽搐等症。

（2）毒窜睾腹之变证：足厥阴之脉循少腹、络阴器，若邪毒内传，引睾窜腹，可见睾丸肿胀、疼痛，或少腹疼痛等症。

### 三、辨证论治

1. 邪犯少阳证

【主症】轻微发热恶寒，一侧或两侧耳下腮部漫肿疼痛，咀嚼不便，或有头痛，咽红，纳少，舌质红，舌苔薄白或淡黄，脉浮数。

【治法】**疏风清热，散结消肿。**

【方剂】**柴胡葛根汤加减。**

2. 热毒壅盛证

【主症】高热不退，耳下腮部肿痛，坚硬拒按，神昏嗜睡，头痛项强，呕吐，四肢抽搐，舌红，苔黄，脉弦数。

【治法】**清热解毒，息风开窍**。
【方剂】**普济消毒饮加减**。
3. 毒窜睾腹证
【主症】腮部肿胀消退后，一侧或双侧睾丸肿胀疼痛，或少腹疼痛，痛时拒按，舌红，苔黄，脉数。
【治法】清肝泻火，活血止痛。
【方剂】**龙胆泻肝汤加减**。
4. 外治法
（1）如意金黄散：适量，以醋或茶水调，外敷患处，每日1~2次。用于腮部肿痛。
（2）玉枢丹：每次0.5~1.5g，以醋或水调匀，外敷患处，每日2次。用于腮部肿痛。
（3）鲜仙人掌：每次取一块，去刺，洗净后捣泥或切成薄片，贴敷患处，每日2次。用于腮部肿痛。

## 四、其他疗法

1. 外治疗法
（1）如意金黄散：适量，以醋或茶水调，外敷患处，每日1~2次。用于腮部肿痛。
（2）玉枢丹：每次0.5~1.5g，以醋或水调匀，外敷患处，每日2次。用于腮部肿痛。
（3）鲜仙人掌：每次取一块，去刺，洗净后捣泥或切成薄片，贴敷患处，每日2次。用于腮部肿痛。
2. 体针疗法
治法：清热解毒，消肿散结。手少阳、手足阳明经穴为主。
主穴：翳风、角孙、颊车、外关、合谷。
配穴：温毒在表配风池、少商。热毒蕴结配商阳、曲池、大椎。温毒内陷配劳宫、曲泉、大敦。睾丸肿痛配太冲、曲泉。高热配大椎、商阳。睾丸肿痛配蠡沟、太冲。神昏抽搐配水沟、十宣或十二井。
操作：毫针刺，用泻法。角孙穴可用灯火灸法。
方义：取翳风、角孙为手少阳之穴，均属局部临近取穴，以宣散患部气血的蕴结。颊车可宣散局部气血。远取手少阳经络穴外关及手阳明经原穴合谷，以清泻少阳阳明两经之郁热温毒，且外关通阳维脉，“阳维为病苦寒热”，与擅治头面之疾的合谷同用，更有疏风解表、清热消肿之功。
3. 灯火灸法　选取角孙穴，单侧病者取患侧，双侧病者取双侧。先剪短穴区头发，穴位常规消毒，取灯心草蘸植物油点燃，迅速触点穴位，并立即提起，可闻及“叭”的一声。一般灸治1次即可，若肿势不退，次日再灸1次。
4. 耳针疗法　取面颊、肾上腺、耳尖、对屏尖。毫针刺法，中强度刺激，耳尖可用点刺出血。

# 第二十九单元　流行性乙型脑炎

## 知识点概要

## 一、概述

1. 概述　流行性乙型脑炎（简称乙脑、乙型脑炎）是感受流行性乙型脑炎时邪（流行性乙型脑炎病毒）引起，以**高热**、**昏迷**、**抽搐**为主要特征的一种小儿急性传染性疾病。属于中医学暑温范畴。
2. 好发季节、病情及预后　多发生在7~9月的盛夏时节。10岁以下小儿容易发生，以2~6岁儿童发病率高。本病发病急骤，传变迅速，在病程中容易出现内闭外脱、呼吸障碍危象，急需抢救。重症病例常留下后遗症。

## 二、病因病机

1. 急性期病机
（1）暑温时邪由皮毛而入，病在卫分，首先犯肺，表热蒸盛，肌表不宣，见发热恶寒，头痛颈强。

（2）邪正相争，正不压邪，暑邪由表入里，传入气分，肺热燔炽、胃气上逆、肝火上炎，症见壮热，无汗或少汗，头痛剧烈，呕吐频繁，嗜睡或烦躁不宁，四肢抽搐。

（3）邪势盛则暑邪进一步侵入营分，心肝俱病，暮热早凉，神识昏迷，四肢抽掣、厥逆。

（4）邪毒深入血分，营血热炽，伤津劫液，耗血动血，昏不知人，舌质绛干，吐衄出血，甚至出现呼吸不整，内闭外脱。

2. 恢复期、后遗症期病机

（1）本病后期，由于长期高热、抽风、昏迷，导致伤气耗阴，正气耗伤，余邪留恋，热、痰、风不尽，诸证丛生。

（2）病久则气血营卫失调，筋脉失养，或余邪未清，风痰留阻络道，而产生不规则的发热、肢体震颤、神识不慧、痴呆、失语、吞咽困难、四肢强直性瘫痪等症状。

（3）若日久不愈，脏腑、经络难以恢复功能，延至终身病残的后遗症。

## 三、辨证论治

1. 急性期

（1）邪犯卫气证

【主症】突然发热，微恶风寒，或但热不寒，头痛不舒，颈项强硬，无汗或少汗，口渴引饮，常伴恶心呕吐，或见抽搐，神烦不安或嗜睡，舌质偏红，舌苔薄白或黄，脉浮数或洪数。

【治法】辛凉解表，清暑化湿。

【方剂】**偏卫分证用新加香薷饮加减；偏气分证用白虎汤加减。**

（2）邪炽气营证

【主症】壮热不退，头痛剧烈，呕吐频繁，口渴引饮，颈项强直，烦躁不安，或神昏谵语，四肢抽搐，喉间痰鸣，呼吸不利，大便干结，小便短赤，舌质红绛，舌苔黄腻，脉数有力。

【治法】清气凉营，泻火涤痰。

【方剂】**清瘟败毒饮加减。**

（3）邪入营血证

【主症】热势起伏不退，朝轻暮重，神识昏迷，两目上视，口噤项强，反复抽搐，四肢厥冷，胸腹灼热，二便失禁，或见吐衄、皮肤斑疹，舌质紫绛少津，舌苔薄，脉沉细数。

【治法】凉血清心，增液潜阳。

【方剂】**犀角地黄汤合增液汤加减。**

2. 恢复期

（1）余热未尽证

【主症】低热或不规则发热，面赤颧红，心烦不宁，口干喜饮，小便短少，偶有惊惕，舌红，苔光净，脉细数。或汗出不温，面色皖白，精神萎靡，小便清长，大便稀溏，舌淡嫩，苔薄，脉细而数。

【治法】养阴清热，调和营卫。

【方剂】青蒿鳖甲汤或黄芪桂枝五物汤加减。

（2）痰蒙清窍证

【主症】意识不清，或痴呆，失语，失聪，吞咽困难，喉间痰鸣，或狂躁不宁，嚎叫哭闹，舌苔黄或无苔，舌质红绛。

【治法】豁痰开窍。

【方剂】涤痰汤或龙胆泻肝汤加减。

（3）内风扰动证

【主症】肢体震颤，不自主动作，或强直性瘫痪，或癫痫样发作，舌红，苔薄白，脉细弦。

【治法】搜风通络，养阴息风。

【方剂】止痉散或大定风珠加减。

> ◆ **提醒**：注意流行性乙型脑炎急性期、恢复期的分期和治疗。

## 四、其他治疗

1. 外治疗法　安宫牛黄丸1粒，大黄苏打片10片，加入温水100ml溶化，保留灌肠。用于急性期腑实高热，神昏抽搐。

2. 推拿疗法

（1）掐天庭，掐人中，掐老龙，掐端正，掐二人上马，掐精宁，掐威灵，捣小天心，拿曲池，拿肩井，拿委中，拿昆仑。每日1~2次，连续1~2天。镇惊息风。用于急性期高热抽搐。

（2）清心经，清肺经，清肝经，推上三关，退六腑，清天河水，按天突，推天柱，推脊，按丰隆。清热豁痰，清心开窍。用于急性期神识昏迷。

3. 体针疗法

（1）急性期取百会、风府、风池、大陵、后溪、涌泉、气海。用泻法，据症情可留针20分钟至4小时不等。

（2）高热加曲池、大椎、委中，委中以三棱针点刺出血，余穴用凉泻法，留针20分钟；昏迷加十宣、印堂，均刺血，气海以艾条雀啄灸，直至神志清醒；抽搐加水沟、身柱、合谷、太冲，用泻法，持续运针至搐止，并留针2~4小时以防复发；呼吸衰竭可深刺会阴、涌泉两穴，并大幅度捻转提插，持续运针15~20分钟；循环衰竭以艾条灸百会、气海两穴，使局部皮肤灸起小疱，内关穴取平补平泻法，持续运针15~20分钟；尿潴留加关元、曲骨、三阴交，其中关元可透曲骨穴，反复施以泻法，亦可应用震颤法，取三阴交穴，平补平泻法，须针至有尿感后出针。治疗间隔视病情而定，轻者每日2~3次，重者6小时一次。原则上在第一次针刺体温下降后，再施第二次针灸治疗。

（3）恢复期、后遗症期取大椎、曲池、足三里、四神聪、风池。针刺平补平泻法。舒筋活络，行气化滞。用于肢体不用。

4. 头针疗法　头针取运动区、舞蹈震颤区、语言区、感觉区。配合体针：失语加哑门、廉泉、通里；角弓反张加神门、筋缩、内关、大陵、肾俞；肌肉拘挛，肢体瘫痪，针刺曲池透少海，阳陵泉透阴陵泉；阴虚内热加三阴交、大钟、水泉。实证用泻法，虚证用补法。每日1次，7日为一疗程，间隔2~3日，再进行第二个疗程。

## 五、预防与护理

1. 预防

（1）搞好环境卫生，做好防蚊灭蚊工作，切断传播途径。

（2）控制传染源，做好疫情报告工作。对患儿应早期发现，及时治疗，早期隔离（一般需隔离至体温正常）。

（3）及时进行乙型脑炎灭活疫苗的预防接种。

2. 护理

（1）患儿居室应保持凉爽通风，室温宜保持在30℃以下，病室保持安静。

（2）密切观察患儿的体温、呼吸、脉搏、血压、面色及瞳孔大小、神识变化等，及时发现危重症，以便抢救。

（3）注意患儿五官和皮肤的清洁，可用生理盐水或1∶5000呋喃西林液清洁眼、鼻、口腔等。

（4）昏迷患儿需经常翻身，拍背，更换体位，防止呼吸道梗阻及压疮发生。

（5）急性期宜流质饮食，供给充足水分，必要时进行鼻饲。恢复期应注意逐渐增加营养。

（6）恢复期要早期进行被动性功能锻炼，使患儿肢体运动功能尽早恢复。

# 第三十单元　寄生虫病

## 知识点概要

## 一、蛔虫病

1. 肠虫证

【主症】轻者可无症状，或时有**绕脐腹痛**，食欲不振，日渐消瘦，大便不调；重者，面色萎黄，形体消瘦，腹部疼痛，时作时止，可见面部白斑，白睛蓝斑，唇内栗状白点，**夜寐龂齿，大便下虫，或粪便镜检有蛔虫卵**，舌苔薄腻或花剥，脉滑数。

【治法】驱蛔杀虫，调理脾胃。

【方剂】**使君子散加减**。

2. 蛔厥证

【主症】腹痛时发时止。**突然发生剧烈腹痛，以右胁下及胃脘部疼痛为主**，弯腰曲背，辗转不安，肢冷汗出，恶心呕吐，常吐蛔虫，发作间歇时，痛止如常人。重者，腹痛持续不止，时轻时剧，畏寒发热，甚则出现黄疸。舌质红，舌苔厚腻，脉弦数或滑数。

【治法】安蛔定痛，继之驱虫。

【方剂】**乌梅丸加减**。

◆ **提醒：**蛔厥证用乌梅丸加减，与前面乌梅治疗蛔厥证对应。

3. 驱蛔单方

（1）使君子仁，文火炒黄嚼服，每岁 1~2 粒，最大剂量不超过 20 粒，晨起空腹时服用，连服 2~3 天。

（2）驱虫粉：使君子肉 8 份，生大黄粉 1 份，和匀，每次剂量为（年龄+0.6）g，饭前 1 小时吞服，每日 3 次，连服 3 天。

4. 其他疗法

（1）推拿疗法

1）按压上腹部剑突下 3~4cm 处，手法先轻后重，一压一推一松，连续操作 7 次，待腹肌放松时，突然重力推压一次，若患儿腹痛消失或减轻，表明蛔虫已退出胆道，可停止推拿。如使用 1~2 遍见效，不宜再用此法。用于蛔厥证。

2）用掌心以旋摩法顺时针方向按摩患儿脐部，手法由轻到重。如虫团松动，但解开较慢，可配合捏法帮助松解。一般经过 30~40 分钟按摩后，虫团即可开解，腹痛明显减轻，梗阻缓解。若推拿前 1 小时口服植物油 50~100ml，则效果更好。用于虫瘕证。

（2）针灸疗法

1）迎香透四白、胆囊穴、内关、足三里、中脘、人中，强刺激，用泻法，用于蛔厥证。

2）天枢、中脘、足三里、内关、合谷，强刺激，用泻法。用于虫瘕证。

5. 预防与调护

（1）预防

1）注意个人卫生，饭前便后洗手，不吃生菜及未洗净的瓜果，不饮用生水，以减少虫卵入口的机会。

2）不随地大便，妥善处理好粪便，切断传染途径，保持水源及食物不受污染，减少感染机会。

（2）护理

1）饮食宜清淡，少食辛辣、炙煿及肥腻之品，以免助热生湿。

2）服驱虫药宜空腹，服药后要注意休息和饮食，保持大便通畅，注意服药后反应及排便情况。

3）蛔厥时，口服食醋 60~100ml，有安蛔止痛作用。

## 二、蛲虫病

**1. 主要临床表现　蛲虫病也是小儿一种常见的肠道寄生虫病。蛲虫体小色白，形细小如线头，故俗称“线虫”。临床表现以夜间肛门及会阴部奇痒、大便或肛周可见白色线状蛲虫为特征。可见尿频、遗尿、腹痛等症。**

**2. 外治疗法**

（1）百部 150g，苦楝皮 60g，乌梅 9g。加水适量，煎煮取汁 20~30ml，保留灌肠，连续 3 天为一疗程。用于驱杀蛲虫。

（2）百部 50g，苦参 25g。共研细末，加凡士林调成膏状，每晚睡前用温水洗肛门后涂药膏，连用 7 天。

用于杀虫止痒。

（3）蛲虫栓：百部4g，南鹤虱294g，苦参294g，大黄147g，白矾9g，樟脑2g。将前4味药用水煎煮3次，干燥成干浸膏后，加入白矾粉、樟脑、可可豆脂、蜂蜜，制成1000粒，每粒1.34g，含提取物0.776g。每次1粒，夜间纳入肛门2cm处，连用3天。用于杀虫止痒。

3. 预防与护理

（1）加强卫生宣传，切断传播途径。

（2）教育小儿养成良好的卫生习惯，饭前便后洗手，勤剪指甲，纠正吮手的不良习惯。

（3）床上被单及患儿衣裤应勤洗换，并用开水洗烫、煮沸以杀死虫卵。

（4）每日早晚用温水洗会阴部及肛门周围，不穿开裆裤，防止小儿用手搔抓肛门。

（5）积极治疗患儿，减少传播机会。

# 第三十一单元　夏　季　热

## 知识点概要

### 一、概述

1. 概念　夏季热是幼儿在暑天发生的特有的季节性疾病。临床以**长期发热、口渴多饮、多尿、少汗或汗闭**为特征。

2. 发病季节及年龄　多见于6个月至3岁的婴幼儿，5岁以上者少见。有严格的发病季节，多集中在**6、7、8三个月**，与气候有密切关系，**气温愈高，体温就愈高**。

### 二、病因病机

1. 病因　先天禀赋薄弱、肾气不足，或病后失调、气阴不足，入夏后，暑热亢盛，不能耐受暑气熏蒸。

2. 病机

（1）小儿感受暑气，肌腠受灼，内侵肺脾胃。暑性炎热，易耗气伤津。暑热内蕴，灼伤肺胃之津，故发热，口渴多饮。

（2）肺主宣肃，外合皮毛腠理，司开阖，通调水道，暑气伤于肺胃，腠理开阖失司，肌肤闭而失宣，又肺津为暑热所伤，津气两亏，水源不足，水液无以输布，故见少汗或汗闭。

（3）小儿脾胃薄弱，加之暑伤脾气，中阳不振，气虚下陷，气不化水，使水液下趋膀胱而尿多。汗、尿同属阴津，同源而异物，故汗闭而尿多。尿过多则津伤，津伤则饮水自救，因而形成少汗或汗闭、口渴多饮、多尿同时出现的现象。

### 三、辨证论治

1. 暑伤肺胃证

【主症】入夏后体温逐渐增高，发热持续，气温越高，体温越高，皮肤灼热，少汗或无汗，口渴引饮，小便频数，甚则饮一溲一，精神烦躁，口唇干燥，舌质稍红，苔薄黄，脉数。

【治法】清暑益气，养阴生津。

【方剂】**王氏清暑益气汤加减**。

2. 上盛下虚证

【主症】精神萎靡，或虚烦不安，面色苍白，下肢清冷，小便清长，频繁无度，大便稀溏，身热不退，朝盛暮衰，口渴多饮，舌质淡，舌苔薄黄，脉细数无力。

【治法】温补肾阳，清心护阴。

【方剂】**温下清上汤加减**。

◆ **提醒：**上盛下虚，故须温下清上。

## 四、其他疗法

1. 推拿疗法　推三关，退六腑，分阴阳，推脾土，清天河水，揉内庭、解溪、足三里、阴陵泉，摩气海、关元。每日1次，7日为一疗程。用于暑伤肺胃证。

2. 针灸疗法　取足三里、中脘、大椎、风池、合谷等穴，视病情行补泻手法。如下元不足者加用肾俞，针后加艾条灸。每穴2~3分钟，每日1次，7次为一疗程，一般治疗1~2个疗程。

## 五、预防与调护

1. 预防

（1）改善居住条件，注意通风，保持凉爽。有条件者室内安装空调或易地避暑。

（2）加强体格锻炼，防治各种疾病如泄泻、疳证、肺炎、麻疹等，已病者病后要注意调理，及时恢复健康。

2. 调护

（1）采用空调、冰块等降低病室温度，使之保持在26~29℃为宜。

（2）饮食宜清淡，注意营养物质的补充，少喝白开水，可用西瓜汁、金银花露等代茶，或以蚕茧、红枣、乌梅煎汤代茶饮。

（3）高热时可适当采用物理降温。常温水沐浴，帮助发汗降温。注意皮肤清洁，防止合并症。

# 第三十二单元　紫　　癜

## 知识点概要

### 一、病因病机

1. 小儿为稚阴稚阳之体，气血未充，卫外不固，外感时令之邪，六淫皆易从火化，蕴郁于皮毛肌肉之间。风热之邪与气血相搏，迫血妄行，溢于脉外，渗于皮下，发为紫癜。

2. 邪重者，还可伤及阴络，出现便血、尿血等。若邪热损伤肠络，血溢络外，碍滞气机，可致剧烈腹痛；夹湿流注关节，则见局部肿痛，屈伸不利。

3. 若小儿先天禀赋不足，或疾病迁延日久，耗气伤阴，均可致气虚，或素体亏虚为主者，则多见虚证，或虚实并见。

### 二、辨证论治

1. 风热伤络证

【主症】起病较急，全身皮肤紫癜散发，尤以下肢及臀部居多，呈对称分布，色泽鲜红，大小不一，或伴痒感，可伴有发热、腹痛、关节肿痛、尿血等，舌质红，苔薄黄，脉浮数。

【治法】**疏风散邪，清热凉血。**

【方剂】**连翘败毒散加减。**

2. 血热妄行证

【主症】起病较急，皮肤出现瘀点、瘀斑，色泽鲜红，或伴鼻衄、齿衄、尿血、便血，血色鲜红或紫红，同时见心烦、口渴、便秘，或伴腹痛，或有发热，舌红，脉数有力。

【治法】清热解毒，凉血止血。

【方剂】**犀角地黄汤加减。**

3. 气不摄血证

【主症】起病缓慢，病程迁延，紫癜反复出现，瘀点、瘀斑颜色淡紫，常有鼻衄、齿衄，面色苍黄，神疲乏力，食欲不振，头晕心慌，舌质淡胖，舌苔薄，脉细无力。

【治法】**健脾养心，益气摄血。**

【方剂】**归脾汤加减。**

4. 阴虚火旺证

【主症】紫癜时发时止，鼻衄，血色鲜红，低热盗汗，心烦少寐，大便干燥，小便黄赤，舌光红，苔少，脉细数。

【治法】**滋阴降火，凉血止血。**

【方剂】**大补阴丸加减。**

## 三、其他疗法

1. 艾灸疗法　**取穴八髎、腰阳关，艾炷隔姜灸**，每穴灸45分钟，每日1次，半个月为一疗程。用于气不摄血证、阴虚火旺证。

2. 体针疗法　**主穴取曲池、足三里，配穴取合谷、血海**。先刺主穴，效果不好加刺配穴。有腹痛加刺三阴交、太冲、内关。用于过敏性紫癜。

## 四、预防与调护

1. 预防

（1）积极参加体育活动，增强体质，提高抗病能力。

（2）过敏性紫癜要尽可能找出引发的各种原因。**积极防治上呼吸道感染，控制扁桃体炎、龋齿、鼻窦炎，驱除体内各种寄生虫**，不吃容易引起过敏的饮食及药物。

（3）对血小板减少性紫癜，要注意预防呼吸道感染、麻疹、水痘、风疹及肝炎等疾病，否则易于诱发或加重病情。

2. 调护

（1）急性期或出血量多时，要卧床休息，限制患儿活动，消除其恐惧紧张心理。

（2）**避免外伤跌仆碰撞，以免引起出血。**

（3）血小板计数低于$20\times10^9/L$时，要密切观察病情变化，防治各种创伤与颅内出血。

（4）饮食宜清淡，富于营养，易于消化。**呕血、便血者应进半流质饮食**，忌硬食及粗纤维食物。忌辛辣刺激食物。血小板减少性紫癜患儿平素可多吃带衣花生仁、红枣等食物。

◆ **提醒：**紫癜的预防与调护比较重要，须重点掌握。

# 第十二章 中医眼科学

## 第一单元 眼科概论

### 知识点概要

#### 一、眼与脏腑的关系

1. 眼与五脏的关系

| | |
|---|---|
| 肝 | **肝气可直接通达于目，肝气的调和可直接影响眼的视觉功能**。同时肝有贮藏血液和调节血液的生理功能，肝藏之血含有眼目所需的各种精微物质 |
| 肾 | 肾为水脏，主津液，津液在肾的调节下不断输送至目，为目外润泽之水及充养目内之液提供了物质保障 |
| 心 | 血液濡养眼目运行有序，是目视睛明的重要条件 |
| 脾 | 脾为后天之本，主运化水谷精微，目得精气营血之养则目光锐敏。目在头面部，为清阳之窍，唯清阳之气易达之 |
| 肺 | **肺主气，司呼吸，主宣发肃降。肺气旺盛，全身气机调畅，五脏六腑精气顺达于目，目得其养则明视万物** |

◆ **提醒**：肝开窍于目，在眼与五脏的关系中尤为重要。

2. 眼与六腑的关系

| | |
|---|---|
| 胃 | 对眼有温煦濡养作用的清阳之气来源于胃气 |
| 小肠 | 小肠主受盛和化物，分清泌浊，其清者由脾输送到全身，从而使目得到滋养 |
| 大肠 | 大肠主司传导之责，与肺脏相合。若肺失肃降，大肠传导之令不行，热结于下，熏蒸于上而发为眼病 |
| 膀胱 | **膀胱与肾相表里，当水液聚集膀胱之后，在肾的蒸化作用下，将其中清澈者气化升腾为津液，以濡润包括目窍在内的脏腑官窍** |

#### 二、眼与经络的关系

1. 起止、交接及循行于眼内眦的经脉　足太阳膀胱经、足阳明胃经、手太阳小肠经、手阳明大肠经。

2. 起止、交接及循行于眼外眦的经脉　足少阳胆经、手少阳三焦经、手太阳小肠经。

3. 与目系有联系的经脉　足厥阴肝经、手少阴心经、足太阳膀胱经。

#### 三、眼部常用外治法

1. 点眼药法

（1）点眼药水法

1）适应证：**外障眼病、瞳神紧小、绿风内障、圆翳内障、眼外伤。**

2）使用方法：**滴药时病人取卧位或坐位，头略后仰，眼向上看**，操作者用手指或棉签牵拉病人下睑，将眼药水滴入结膜囊内，并将上睑稍提起使药水充盈于整个结膜囊内。嘱病人轻闭眼 2~3 分钟。

3）注意事项：①**将眼药直接滴在角膜上，因角膜感觉敏感易引起反射性闭眼，将眼药水挤出**。②滴用某种特殊眼药水，如阿托品眼液时，务必用棉球压迫泪囊区 3~5 分钟，以免药物经泪道流入泪囊和鼻腔被吸收而引起中毒反应。③**同时用 2 种以上眼药水者，滴药后须间隔 15 分钟左右再滴另一种眼药水**。④滴药时其滴管勿接触病人眼部及睫毛等，同时药物要定期更换、消毒，以免眼药水污染。

（2）涂眼药膏法

1）适应证：与滴眼药水法基本相同。

2）使用方法：**药用玻璃小棒挑适量眼膏涂于眼内下穹隆结膜或眼睑患处**，若是管装眼药膏，可直接将眼膏涂于眼部，轻提上睑然后闭合，使眼药膏在结膜囊内分布均匀。每日3次或临睡前用1次。

3）注意事项：涂眼药膏时注意勿使眼膏污染，如用于散瞳验光，则验光当日勿用眼药膏。

2. 熏洗法

（1）适应证：胞睑红肿、羞明涩痛、眵泪较多的外障眼病。

（2）使用方法

1）熏法：**是将中药煎制后乘热气蒸腾熏眼部以治疗眼病。**

2）洗法：是将中药煎液滤渣，取清液冲洗眼的一种方法。

（3）注意事项

1）注意温度的高低，温度过低则不起作用，应重新加温。

2）注意药液必须过滤，以免药渣进入眼部，引起不适，甚至刺伤眼睛。

3）**眼部有新鲜出血或患有恶疮者，忌用本法。**

3. 敷法

（1）药物敷

1）适应证：外眼炎症，尤其是化脓性炎症。

2）使用方法：用药物捣烂或中成药外敷患眼，还可以研细末后加入赋形剂等调成糊状，先涂眼药膏于眼内，然后将外敷药置于消毒纱布上敷眼。

3）注意事项：①用干药粉调成糊状敷眼时，注意保持局部湿润。②**药物必须做到清洁无变质，无刺激性，无毒性**。③注意药物切勿进入眼内，以免损伤眼珠。

（2）热敷法

1）分类：湿热敷、干热敷。

2）适应证：眼睑疖肿、黑睛生翳、火疳、瞳神紧小、眼外伤48小时后的胞睑及白睛瘀血等。

3）使用方法：①湿热敷：**用药液或热水浸湿纱布趁热敷眼，亦可用湿毛巾包热水袋外敷**。②干热敷：以毛巾裹热水袋外敷即可，亦可用生盐、葱白、生姜、艾叶、吴茱萸等温寒散邪之药炒热，布包趁热敷患眼。

4）注意事项：热敷时温度不宜过高。

（3）冷敷法

1）适应证：**挫伤性眼部出血之早期出血（24小时内）**。

2）使用方法：将冰块等冷物置于患眼局部。

3）注意事项：有凝滞气血之弊，只可暂用，不宜久施。

4. 异物取出法

（1）结膜异物伤

1）病因：**飞扬的砂石、动物的虫毛、谷物壳及金属或玻璃碎屑等引起。**

2）临床表现：①位于睑板下沟者，瞬目动作时，可以擦伤角膜而引起严重的刺激症状。②位于穹隆部或半月皱襞及结膜下的异物，由于不接触角膜，可不出现明显的症状而被忽视，有的可直接引起感染化脓。③植物性异物位于结膜处，不仅可引起刺激性炎症反应，局部水肿，分泌物增多，而且可产生异物性肉芽肿，形成一个鸡冠状肿块。

3）处置：①大多数异物可在局麻下用生理盐水冲洗或用湿棉签或镊子摘出，局部敷抗生素药膏以预防感染。②**对位于结膜内的金属异物，因日久逐渐被氧化而引起组织刺激症状，应及时摘出**，在滴用1%地卡因表面麻醉后，在异物存留处，用剪刀将球结膜剪一小口，再用镊子将异物夹出。如其周围有增生组织或结膜下组织粘连难以分离时，可一同剪除。③对于火药爆炸所致的结膜多发细小异物，除将突出表面的异物摘出外，对无明显刺激症状的异物无需全部摘出，以免多发异物的摘出对结膜造成广泛的瘢痕形成。

（2）角膜异物伤

1）病因：**最常见的为机床、飞转的砂轮或敲击溅出的金属细屑，爆炸伤时金属或火药微粒，煤屑、石屑、玻璃屑及沙尘、谷壳、细刺等，偶有动物的虫毛和羽翼引起。**

2）临床表现：①有明显的异物感，畏光，流泪，酸痛，眼睑痉挛等刺激症状。②铁质异物存留超过24小时，可在角膜内产生铁质沉着，形成一个棕色铁锈环，异物周围组织浸润。部分进入前房的铁异物，可形成铁质沉着症，呈现瞳孔散大，晶状体前囊下棕褐色颗粒沉着，有时在瞳孔缘下呈环形白内障形成。③对于铜异物，若含铜量高者局部可产生无菌性炎症改变，异物多自动排出，含铜量低者可产生铜质沉着，裂隙灯可见异物周围金黄色颗粒堆积，部分进入前房的铜异物，可出现间接铜质沉着症，晶状体呈向日葵样白内障。④**化学性质稳定的异物如玻璃、煤屑、碎石、塑料等不产生化学反应**。⑤植物性角膜异物不仅可引起刺激性炎性反应，还往往形成角膜溃疡。

3）处置：①位于角膜表层的异物无论性质如何都应尽快除去，可用冲洗法除去，这种方法对角膜损伤最小。②如异物未露出角膜表面，或虽露出但嵌顿牢固，应在表麻下以细针头或异物针将其剔除。剔异物时，针尖应朝向头顶方向或针尖应指向角膜周边，以防病人为躲避或突然闭睑时眼球上转而将针头刺入更深。③**位于角膜深层的异物，如为磁性可以用电磁针或恒磁针将其吸出**。若不能吸出者，将异物处的浅层角膜切开，直达异物后再吸除。若为非磁性异物，则应先做较小的角膜瓣进行层间分离，掀起此瓣，露出异物，小心除去。④为数众多的细屑或粉尘状异物，可将露出表面的异物剔除，以后随异物的前移，再将露出者陆续剔除。如碎屑极多，刺激症状较重，严重影响视力，可做板层角膜移植术。

## 四、五轮学说的内容及辨证

1. 五轮学说的内容

（1）五轮学说：根据眼与脏腑密切相关的理论，将眼局部由外至内分为眼睑、两眦、白睛、黑睛和瞳神五个部分，分属于五脏，分别命名为肉轮、血轮、气轮、风轮、水轮，借以说明眼的解剖、生理和病理及其与脏腑的关系，并用于指导临床。

（2）五轮的部位及脏腑分属

| 五　轮 | 解剖位置 | 脏腑分属 | 功　能 |
| --- | --- | --- | --- |
| **肉轮** | 胞睑 | 脾、胃 | 司开合 |
| 血轮 | 两眦 | 心、小肠 | 涵养瞳神 |
| 气轮 | 白睛 | 肺、大肠 | 保护风水二轮 |
| 风轮 | 黑睛 | 肝、胆 | 涵养瞳神 |
| **水轮** | 瞳神及瞳神内各组织 | 五脏、六腑 | 司视觉 |

（3）五轮学说的临床意义

1）轮为脏腑之表，脏为五轮之本，脏为本，轮为标，表明五轮学说实质上是轮脏相关学说，是辨证施治的根本法则之一。

2）五轮学说是中医眼科的独特理论，它概括了眼的解剖、生理、病理，轮之有病，多由脏腑功能失调所致。通过观察各轮外显症状，推断相应脏腑内蕴的病变。

3）**五轮学说将眼的局部与全身各器官之间形成一个整体，作为指导临床实践的基本法则**。

◆ **提醒**：五轮学说是指导临床实践的基本法则。

2. 五轮的临床辨证

（1）肉轮

1）辨胞睑肿胀：**胞睑肿胀，按之虚软，肤色光亮，不红不痛，为脾肾阳虚，水气上犯**；胞睑红肿，触之灼热，压痛明显，为外感风热，热毒壅盛；胞睑局限性红赤肿胀，如涂丹砂，触之质硬，表皮光亮紧张，为火毒郁于肌肤；胞睑边缘局限性红肿，触之有硬结、压痛，为邪毒外袭所致；**胞睑局限性肿胀，不红不痛，触之有硬核，为痰湿结聚而成**；胞睑青紫肿胀，有外伤史，为络破血溢，瘀血内停。

2）辨睑肤糜烂：**出现水疱、脓疱、糜烂渗水，为脾胃湿热上蒸**；边缘红赤糜烂，痛痒并作，为风、湿、热三邪互结所致；睑缘皮肤时时作痒，附有鳞屑样物，为血虚风燥。

3）辨睑位异常：**上睑下垂，无力提举，为虚证，常由脾胃气虚所致**；胞睑内翻，睫毛倒入，多为椒疮后遗症；胞睑外翻，多为局部瘢痕牵拉。

4）辨胞睑瞤动：胞睑频频掣动，多为血虚有风；上下胞睑频频眨动，多为津液不足；若是小儿患者，多为脾虚肝旺；频频眨目或骤然紧闭不开，数小时后自然缓解，多为情志不舒，肝失条达引起。

5）辨睑内颗粒：睑内颗粒累累，形小色红而坚，多为热重于湿兼有气滞血瘀；形大色黄，多为湿重于热；**睑内红色颗粒，排列如铺卵石样，奇痒难忍，为风、湿、热三邪互结**；睑内黄白色结石，为津液受灼，痰湿凝聚。

（2）血轮

1）内眦红肿，触之有硬结，疼痛拒按，为心火上炎或热毒结聚所致；内眦不红不肿，指压泪窍出脓，为心经积热。

2）眦角皮肤红赤糜烂，为心火兼夹湿邪；若干裂出血，则为心阴不足。

3）**两眦赤脉粗大刺痛，为心经实火；赤脉细小、淡红、稀疏、干涩不舒，为心经虚火上炎。**

4）眦部胬肉红赤壅肿，发展迅速，头尖体厚，为心肺风热；胬肉淡红菲薄，时轻时重，涩痒间作，发展缓慢或静止不生长，为心经虚火上炎。

（3）气轮

1）辨颜色红赤：**白睛表层红赤，颜色鲜红，为外感风热或肺经实火；赤脉粗大迂曲而暗红，为热郁血滞**；抱轮红赤，颜色紫暗，眼疼痛拒按，为肝火上炎兼有瘀滞；抱轮淡赤，按压眼珠疼痛轻微，为阴虚火旺；白睛表层赤脉纵横，时轻时重，为热郁脉络或阴虚火旺所致；白睛表层下呈现片状出血，色如胭脂，为肺热伤络或肝肾阴亏所致，亦有外伤引起。

2）辨白睛肿胀：表层红赤浮肿，眵泪俱多，骤然发生，多为外感风热；紫暗浮肿，眵少泪多，舌淡苔薄白，为外感风寒所致；表层水肿，透明发亮，伴眼睑水肿，多为脾肾阳虚，水湿上泛；表层红赤肿胀，甚至脱于睑裂之外，眼珠突出，为热毒壅滞。

3）辨白睛结节：白睛表层有疱性结节，周围赤脉环绕，涩疼畏光，多为肺经燥热所致；结节周围脉络淡红，且病久不愈，反复发作，则为肺阴不足，虚火上炎所致；白睛里层有紫红色结节，周围发红，触痛明显，为肺热炽盛所致。

4）辨白睛变青：**白睛局限性青蓝，呈隆起状，高低不平，多为肺肝热毒**；白睛青蓝一片，不红不痛，表面光滑，为先天而成。

（4）风轮

1）辨黑睛翳障：**黑睛初生星翳，多为外感风邪；翳大浮嫩或有溃陷，为肝火炽盛**；黑睛混浊，翳漫黑睛，或兼有血丝伸入，为肝胆湿热，兼有瘀滞；黑睛翳久不敛，时隐时现，为肝阴不足，或气血不足。

2）辨黑睛赤脉：黑睛浅层赤脉，排列密集如赤膜状，逐渐包满整个黑睛，甚至表面堆积如肉状，多为肺肝热盛，热郁脉络，瘀热互结所致；**黑睛深层出现赤脉，排列如梳，深层呈现舌形混浊，多为肝胆热毒蕴结，气血瘀滞所致**；黑睛出现灰白色颗粒，赤脉成束追随，直达黑睛浅层，多为肝经积热或虚中有实。

（5）水轮

1）辨瞳神大小：瞳神散大，色呈淡绿，眼胀欲脱，眼硬如石，头痛呕吐，为肝胆风火上扰所致；瞳神散大，眼胀眼痛，时有呕吐，病势缓和，多为阴虚阳亢或气滞血瘀引起；瞳神散大不收，或瞳神歪斜不正，有明显外伤史，为黄仁受伤所致；**瞳神紧小，甚至小如针孔，神水混浊，黑睛后壁沉着物多，或黄液上冲，抱轮红赤，为肝胆实热**；瞳神紧小，干缺不圆，抱轮红赤，反复发作，经久不愈，为阴虚火旺所致。

2）辨瞳神气色改变：瞳神内色呈淡黄，瞳神散大，不辨明暗，为绿风内障后期；瞳神展缩不开，内结黄白色翳障，如金花之状，为瞳神干缺后遗而成；**瞳神展缩自如，内结白色圆翳，不红不痛，视力渐降，为年老肝肾不足，晶珠失养所致**；瞳神变红，视力骤减，红光满目（视网膜、玻璃体出血），为血热妄行，或肝阳上亢所致；反复出血者，多为阴虚火旺所致；瞳神内变黄，白睛混赤，眼珠变软，为火毒之邪困于睛中；若瞳神内变黄，状如猫眼，眼珠变硬，多系眼内有恶瘤。

# 第二单元 暴风客热

## 知识点概要

### 一、概述

暴风客热是指外感风热之邪而突然发生白睛红赤，胞睑红肿，痒痛交作，灼热流泪，眵多黏稠为主要特征的眼病，本病类似于西医学的急性卡他性结膜炎，属急性细菌性结膜炎，俗称“红眼病”。

### 二、临床特点

1. 临床表现 **患眼磣涩痒痛，灼热流泪，眵多黏稠**。全身可见恶寒发热、鼻塞头痛、溲赤便秘等症。胞睑红肿，白睛红赤、浮肿，胞睑内面红赤，眵多黏稠。严重者可见附有灰白色假膜，易于擦去，但又复生。

2. 实验室及特殊检查 **发病早期和高峰期，眼分泌物涂片及细菌分离培养可见肺炎双球菌、流感嗜血杆菌、Koch-Weeks杆菌、金黄色葡萄球菌等**。结膜刮片可见中性粒细胞增多和细菌。

### 三、鉴别诊断

1. 天行赤眼

| 病 证 | 不 同 点 |
|---|---|
| 暴风客热 | 泪多黏稠 |
| 天行赤眼 | 白睛暴发红赤，点片溢血，泪多眵稀，有传染性 |

2. 天行赤眼暴翳

| 病 证 | 不 同 点 |
|---|---|
| 暴风客热 | 无黑睛生翳 |
| 天行赤眼暴翳 | 急发白睛红赤，继之黑睛生翳 |

### 四、治疗

1. 辨证论治

(1) 风重于热

【主症】**痒涩刺痛，羞明流泪，眵多黏稠，白睛红赤，胞睑微肿；可兼见头痛，鼻塞，恶风，舌质红，苔薄白或微黄，脉浮数。**

【治法】疏风清热。

【方剂】**银翘散加减**。常用连翘、银花、苦桔梗、薄荷、竹叶、生甘草、荆芥穗、淡豆豉、牛蒡子。

(2) 热重于风

【主症】目痛较甚，怕热畏光，眵多黄稠，热泪如汤，胞睑红肿，白睛红赤浮肿；可兼见口渴，尿黄，便秘，舌红，苔黄，脉数。

【治法】清热疏风。

【方剂】**泻肺饮加减**。常用石膏、赤芍、黄芩、桑白皮、枳壳、木通、连翘、荆芥、防风、栀子、白芷、羌活、甘草。

(3) 风热并重

【主症】患眼焮热疼痛，刺痒交作，怕热畏光，泪热眵结，白睛赤肿；兼见头痛，鼻塞，恶寒发热，口渴思饮，便秘溲赤，舌红，苔黄，脉数。

【治法】疏风清热，表里双解。

【方药】**防风通圣散加减**。

◆ **提醒**：风热并重，须表里双解，用防风通圣散加减。

2. 其他治疗

（1）滴眼药水：0.5%熊胆眼药水，每日6次，亦可选用抗生素眼药水。

（2）涂眼膏：可选用抗生素类眼膏涂眼。

（3）洗眼：桑叶15g，野菊花10g，玄明粉30g；或蒲公英15g，银花20g，薄荷10g，加水1 000ml，煎10分钟后纱布过滤洗患眼，每日2次。

（4）冷敷。

（5）验方：黄连、黄柏、菊花、连翘、赤芍、蔓荆子、甘草各9g，银花、蒲公英、玄参、决明子各12g。水煎日服3次。

（6）针灸治疗

1）以针刺为主：**取合谷、曲池、攒竹、丝竹空、睛明、瞳子髎、风池、太阳、外关、少商，每次选3～4穴，每日针1次。**

2）放血疗法：点刺眉弓、眉尖、太阳穴、耳尖，放血2～3滴以泻热消肿，每日1次。

### 五、预防保健

1. 保证睡眠充足，早睡早起，勿恋床。
2. 应多吃营养丰富、气味清淡之品，忌食油腻、煎炸及热性的食物。
3. 应补充充足的水分。
4. 在红眼病流行期间，可用板蓝根、大青叶泡水代茶饮，以预防发病。

## 第三单元　圆翳内障

### 知识点概要

### 一、概述

圆翳内障是指随年龄增长而晶珠逐渐混浊，视力缓慢下降，终至失明的眼病。眼科检查可见双眼晶状体皮质或核性及后囊膜下混浊。本病类似于西医学的年龄相关性白内障。

### 二、临床特点

自觉视物模糊，或视近尚清而视远模糊，或眼前可见固定不动的黑影，或视一为二，或可有虹视等。

### 三、鉴别诊断

1. 视瞻昏渺

| 病　证 | 不　同　点 |
|---|---|
| 圆翳内障 | 随着年龄的增长晶珠逐渐混浊，视力缓降 |
| 视瞻昏渺 | 眼外观无异常，视物昏朦，随年龄增长而视力减退日渐加重，终致失明 |

2. 青盲

| 病　证 | 不　同　点 |
|---|---|
| 圆翳内障 | 晶珠混浊 |
| 青盲 | 视盘色淡，视野窄小 |

## 四、辨证论治

1. 辨证要点　**本病多因年老体弱、气血不足，肝肾亏虚、晶珠失养所致，故以虚证为主。**

2. 治疗原则　初患圆翳内障者，可用药物治疗，尚能控制和减缓晶珠混浊的发展。晶珠混浊程度较甚或完全混浊时，应行手术治疗。

3. 辨证论治

(1) 肝肾不足

【主症】**视物昏花，视力缓降，晶珠混浊，头昏耳鸣，少寐健忘，腰酸腿软，口干，舌红少苔，脉细。**

【治法】补益肝肾，清热明目。

【方剂】**杞菊地黄丸加减。**

(2) 脾气虚弱

【主症】视物模糊，视力缓降，晶珠混浊，或见晶珠混浊，视近尚明而视远模糊等，伴面色萎黄，少气懒言，肢体倦怠，舌淡苔白，脉缓弱。

【治法】益气健脾，利水渗湿。

【方剂】**四君子汤加减。**

(3) 肝热上扰

【主症】视物不清，视力缓降，晶珠混浊，或有眵泪，目涩胀；时有头昏痛，口苦咽干，便结，舌红苔薄黄，脉弦或弦数。

【治法】清热平肝，明目退障。

【方剂】**石决明散加减。**

4. 其他治疗

(1) 滴眼药水：初期时可用白内停、卡林-U、法可林。

(2) 手术治疗：白内障囊外摘除术、白内障囊外摘除加人工晶体植入术。

(3) 针灸治疗

1) 肝热上扰：多用泻法，**取穴太冲、蠡沟、风池、阳白、攒竹、太阳。**

2) 肝肾不足：多用补法，取穴睛明、肝俞、肾俞、太溪、太冲等。

3) 脾气虚弱：用补法，取穴三阴交、血海、承泣、脾俞、胃俞。

(4) 穴位按摩：采取坐式或仰卧均可，两眼自然闭合，按摩风池、承泣、太阳、睛明穴。要求取穴准确、手法轻缓，每穴大约按摩3~5分钟，每日1~2次。

## 五、预防与调护

1. 可多食用含β胡萝卜素、维生素C丰富的蔬菜、水果等。

2. 击穴法　用食指对丝竹空，中指对鱼腰穴，无名指对攒竹穴，轻轻叩击几次，早晚各1次。

3. 锻炼睫状肌　**紧闭双眼，几秒钟后尽量睁开双眼，尽力望远，看远处目标（树或山峰）几秒后，再看自己的脚尖，重复5~7次。**

4. 发现本病应积极治疗，以控制或缓解晶珠混浊的发展。

5. 若患有糖尿病、高血压等全身疾病，应积极治疗原发病，对控制或缓解晶珠混浊有一定的意义，同时也有利于日后手术治疗。

6. 注意饮食调养，慎用辛燥煎炸食品。若为阴亏精血虚少者，可选用沙参、黄精等食疗调理。

◆ **提醒：**本病为慢性病，故预防与调护尤为重要。

# 第四单元　视瞻昏渺

## 知识点概要

### 一、概述

视瞻昏渺是指患眼外观正常，视物昏朦，并可伴有视物变性，随年龄增长而视力减退日渐加重，终至失明的眼病。本病类似于西医学的年龄相关性黄斑变性。

### 二、临床特点

1. 临床表现　**初起视物昏朦，随年龄增长，病情发展，视物模糊逐渐加重，眼前出现固定暗影，视物变形**。或可一眼视力骤降，眼前暗影遮挡，甚至仅辨明暗。

2. 眼底检查　**干性者后极部视网膜散在玻璃膜疣，可见黄斑区色素紊乱，后期呈地图状色素上皮萎缩区**；湿性者可见深、浅层出血或伴有新生血管膜或黄斑区盘状瘢痕。

### 三、鉴别诊断

1. 视瞻有色

| 病　证 | 不　同　点 |
| --- | --- |
| 视瞻昏渺 | 多发于50岁以上的中老年，初期视力轻度下降，后期视力下降不能矫正，眼底可出现新生血管 |
| 视瞻有色 | **视力呈中度下降，用凸透镜部分可矫正，同时荧光造影可协助临床诊断** |

2. 圆翳内障

| 病　证 | 不　同　点 |
| --- | --- |
| 圆翳内障 | 随着年龄的增长晶珠逐渐混浊，导致视力缓降 |
| 视瞻昏渺 | 眼外观无异常，是眼底改变 |

### 四、治疗

1. 辨证要点　本病多因年老体弱、饮食不节，致肝肾亏虚，气血不足，目失所养而引起视力下降，故本病以虚证居多。

2. 治疗原则　本病以虚证居多，**治疗时采取虚者补之的原则**。气血不足者，补益气血；肝肾亏虚者滋补肝肾。

3. 辨证论治

（1）痰湿蕴结

【主症】视物昏朦，视物变形，黄斑区色素紊乱，散在玻璃膜疣，或黄斑区浆液样脱离；全身可伴有胸膈胀满，眩晕心悸，肢体乏力，舌苔白腻或黄腻，脉沉滑或弦滑。

【治法】**燥湿化痰，软坚散结**。

【方剂】**二陈汤加减**。

（2）瘀血阻络

【主症】视力下降，视物变形，眼底可见黄斑区色素紊乱，视网膜下血肿，视网膜、玻璃体出血；可伴有头痛，失眠，舌质暗红，有瘀斑，苔薄，脉沉涩或弦涩。

【治法】活血化瘀，行气消滞。

【方剂】**血府逐瘀汤加减**。

（3）肝肾阴虚

【主症】视物模糊，视物变形，眼前有黑影遮挡，甚至视力骤降，视物不见，眼底可见黄斑部出血，呈片状或圆点状，或视网膜前大量出血，甚至进入玻璃体，常伴有心烦失眠，手足心热，面赤颧红，舌红少苔，脉弦数或细数。

【治法】滋养肝肾。

【方剂】**杞菊地黄丸加减**。

（4）气血亏虚

【主症】眼底可见黄斑区色素紊乱，金箔样变，或晚期色素上皮萎缩及瘢痕形成；可伴神疲乏力，食少纳呆。舌淡苔白，脉细无力。

【治法】益气补血。

【方剂】**人参养荣汤加减**。

4. 其他治疗

（1）针灸治疗：常用穴位有**睛明**、**承泣**、**风池**、**球后**、**丝竹空**、**攒竹**、**四白**、**阳白**、**百会**、**合谷**、**足三里**、**光明**、**三阴交**等。一般每次取眼周穴位 1~2 个，肢体穴位 1~2 个，分组交替应用，每日或隔日 1 次，10 次为一个疗程。

（2）激光治疗

1）适用于本病湿性者，视网膜下新生血管膜位于黄斑中心凹 200μm 以外，封闭新生血管膜。

2）光动力疗法及经瞳孔温热疗法，适用于封闭黄斑脉络膜新生血管膜的治疗。

### 五、预防与调护

1. **中老年人多吃鱼有助于预防老年性眼底黄斑退化和视网膜病变**。
2. 要注意巧用目力，让眼睛得到调养休息。在阳光强烈的地方最好戴太阳镜，防止光辐射、光污染。
3. 中药中的枸杞子、菊花等，可每日泡水代茶饮，对眼睛也有裨益。

◆ **提醒**：本病可导致失明，应引起足够重视，重视本病的预防与调护。

## 第五单元 针 眼

### 知识点概要

### 一、概述

针眼是指胞睑边缘生疖，形如麦粒，以胞睑局部肿胀、疼痛、痒为主，易成脓溃破的眼病。又名“土疳”“土疡”“偷针”。针眼相当于西医学的睑腺炎，又称“麦粒肿”。睫毛毛囊或附属的皮脂腺感染称“外麦粒肿”；睑板腺感染称“内麦粒肿”。

### 二、临床特点

一般初发多肿痒明显，中期以肿痛为主，脓成溃破后诸症减轻，红肿渐消。病情严重时可伴发热、恶寒、头痛等症。

## 三、鉴别诊断

胞生痰核：发病部位位于胞睑深部，可见硬核凸起，压之不痛，与皮肤不粘连，睑皮肤正常，睑内面呈局限性灰紫色或紫红色隆起，病势较缓，病程长，一般不影响白睛。

## 四、治疗

1. 治疗原则　**脓未成者内外兼治，促其消散；已成脓者切开排脓。**

◆ **提醒：**治疗时注意本病的分期，根据分期选择不同的治则治法。

2. 辨证论治

（1）风热客睑

【主症】初起胞睑局限性肿胀，痒甚，微红，可扪及硬结，压痛，舌苔薄黄，脉浮数。

【治法】疏风清热，消肿散结。

【方剂】**银翘散加减**。

（2）热毒壅盛

【主症】胞睑局部红肿灼热，硬结渐大，疼痛拒按，或白睛红赤肿胀嵌于睑裂，或口渴喜饮，便秘溲赤，舌红苔黄，脉数。

【治法】清热解毒，消肿止痛。

【方剂】**仙方活命饮加减**。

【加减】大便秘结者，可加大黄以泻火通腑；若发热，恶寒，头痛者，为热重毒深或热入营血，可与犀角地黄汤（水牛角、地黄、赤芍、丹皮）配合应用，以助清热解毒，并凉血散瘀滞。

（3）脾虚夹实

【主症】**针眼反复发作，诸症不重，或见面色无华，神倦乏力，舌淡，苔薄白**。

【治法】健脾益气，扶正祛邪。

【方剂】**四君子汤加减**。

【加减】若硬结小且将溃者，加薏苡仁、桔梗、漏芦、紫花地丁以清热排脓。

3. 其他治疗

（1）滴眼药水：患眼滴 0.5%熊胆眼药水或抗生素滴眼液，每日 4~6 次。

（2）涂眼膏：晚上睡前可涂抗生素眼膏。

（3）湿热敷：适用于本病初期，局部湿热敷可促进血液循环，以助炎症消散。

（4）手术：脓已成者，应行麦粒肿切开引流排脓术。外麦粒肿在眼睑皮肤面切开，切口与睑缘平行，必要时可放置引流条，每日换药至愈；内麦粒肿则在睑结膜面切开，切口与睑缘垂直。

（5）针灸治疗

1）针刺法：以泻法为主。取穴太阳、风池、合谷、丝竹空，以疏风清热，消肿止痛。脾虚者可加足三里、脾俞、胃俞。每日 1 次。

2）放血法：耳尖或合谷、太阳穴用三棱针点刺放血，有较好的清热止痛消肿效果。每日 1 次。

3）针挑法：适用于针眼反复发作者。在背部肺俞、膏肓俞及肩胛区附近寻找皮肤上的红点或粟粒样小点 1 个或数个，皮肤常规消毒后以三棱针挑破，挤出少许血水或黏液。隔日 1 次，10 次为一疗程。

## 五、预防与调护

1. 注意眼睑局部卫生，眼弦红赤者应及时治疗，不用脏手或不洁手帕揉眼。
2. 病变初期可用连翘 12g，银花 15g，蒲公英 15g，煎水热敷或药渣湿敷。
3. 有屈光不正者，应及时适当矫正。
4. 已成脓者，切忌挤压排脓，否则可造成脓毒扩散，出现危重症。

# 第六单元 白睛溢血

## 知识点概要

### 一、概述

**白睛溢血是指白睛表层下出现片状出血斑，甚至遍及整个白睛的眼病，初期色鲜红，逐渐变成棕黄色，最后吸收消退。**

### 二、临床特点

本病自觉症状不甚明显，多为他人发现。多发于50岁以上的中老年人，大抵数日即能自行消退，一般预后良好。本病相当于西医学之结膜下出血。

### 三、鉴别诊断

| 病 证 | 不 同 点 |
|---|---|
| 白睛溢血 | 自觉症状不甚明显，白睛浅层下出现点、片状出血斑，边界清楚，甚者遍及整个白睛，初期色鲜红，逐渐变成棕黄色，出血一般在7~12天内吸收消退 |
| 暴风客热 | 白睛红赤，灼热流泪，眵多黏稠，胞睑内面红赤，严重者可见附有灰白色假膜，可双眼先后发病，有一定的传染性 |

### 四、治疗

1. 辨证论治

(1) 热客肺经

【主症】**白睛表层血斑鲜红，或见咳嗽气逆，痰稠色黄，咽痛口渴**，便秘尿黄，舌质红，苔黄少津，脉数。

【治法】清肺凉血散血。

【方剂】**退赤散加减**。

(2) 阴虚火旺

【主症】白睛溢血，血色鲜红，反复发作，或见头晕耳鸣，颧红口干，心烦少寐，舌红少苔，脉细数。

【治法】**滋阴降火**。

【方剂】知柏地黄丸加减。

> ◆ **提醒**：阴虚火旺，须滋阴降火，用知柏地黄丸加减，此为固定搭配，不只适用于白睛溢血，可上下联系记忆。

(3) 血热逆行

【主症】妇女每于月经之际，白睛溢血，全身可见头晕面红，心烦易怒，经行不畅，舌质红苔薄黄，脉弦数。

【治法】清热凉血，引血归经。

【方剂】**调经散加减**。

(4) 震伤眼络

【主症】白睛溢血，因眼部外伤、胸部压伤震伤眼络所致。白睛大片出血，色鲜红，并伴有眼周及胸部压痛，二便正常，舌脉无异常。

【治法】**理气活血，化瘀通脉**。

【方剂】桃红四物汤加减。

2. 其他治疗

（1）敷法：本病初起宜冷敷以止血；48 小时后无继续出血，则改为热敷。

（2）0.5%熊胆眼药水滴眼，每日 3~4 次。

（3）针对病因治疗：由外伤引起者，如有结膜裂伤，需及时缝合。如为高血压、动脉硬化引起结膜下出血，给予降血压、抗动脉硬化治疗。若为凝血机制障碍，如血液病等引起结膜下出血，可用止血剂加支持疗法。

### 五、预防与调护

1. 注意劳动保护，避免用力过猛或眼外伤。
2. 老年人高血压、动脉硬化及感冒剧烈咳嗽等应积极治疗，防止本病的发生。
3. 年轻人或不明原因的反复球结膜下出血，应进一步查找原因。

# 第七单元　近　　视

## 知识点概要

### 一、概述

**近视是眼在调节松弛状态下，平行光线经眼的屈光系统的折射后焦点落在视网膜之前。古代医籍称为“目不能远视”，又名“能近怯远症”，相当于西医学之近视眼。**

| 程　度 | 屈光度数 |
|---|---|
| 轻度近视眼 | <-3.00D |
| 中度近视眼 | -3.00~-6.00D |
| 高度近视眼 | >6.00D |

### 二、临床特点

**远距离视物模糊，近距离视物清晰。近视度数较高者，除远视力差外，常伴有夜间视力差，飞蚊症、闪亮感等症状。**

### 三、鉴别诊断

| 病　名 | 不　同　点 |
|---|---|
| 近视 | 近视力良好，远视力减退。高度近视者眼前常有黑影飘动，眼球突出多伴有并发症。需配戴凹透镜矫正视力 |
| 远视 | 远视力尚好，近视力减退。远视程度高者，视远近目标皆模糊 |
| 散光 | 散光除有视力减退之外，还具有视疲劳，往往利用改变调节、眯眼、斜颈等方法进行自我矫正。需配戴柱镜矫正视力 |
| 老视 | **视远如常，视近则模糊不清，将目标移远即感清楚，故常不自主将近物远移。**并可伴有眼胀、干涩、头痛等症状。发作年龄多在 40~50 岁以上 |

### 四、治疗

1. 辨证要点　本病多因久视伤血，血伤气损，心阳衰弱，肝肾两虚，禀赋不足，以致目中神光不能发越于远处。故本病以虚证为多。

2. 治疗原则　本病以虚证居多，故治疗时遵循虚者补之的原则。气血不足者，补心益气、安神定志；肝肾两虚，禀赋不足者，滋补肝肾。

3. 辨证论治

（1）心阳不足

【主症】**视近清楚，视远模糊，全身明显不适，或面色㿠白，心悸神疲，舌淡脉弱。**

【治法】补心益气，安神定志。

【方剂】定志丸加减。

（2）气血不足

【主症】**视近清楚，视远模糊，眼底或可见视网膜呈豹纹状改变**，或兼见面色㿠白，体疲乏力，舌质淡，苔薄白，脉细弱。

【治法】补血益气。

【方剂】**当归补血汤加减。**

（3）肝肾两虚

【主症】能近怯远，可有眼前黑花飘动，眼底可见玻璃体液化混浊，视网膜呈豹纹状改变，或有头晕耳鸣，腰膝酸软，寐差多梦，舌质淡，脉细弱或弦细。

【治法】滋补肝肾。

【方剂】**驻景丸加减。**

4. 其他治疗

（1）体针：**取穴承泣、翳明，或四白、肩中俞，或球后、头维，或睛明、光明，每天针刺1组，轮换取穴，10次为一疗程。**

（2）耳针：采用王不留行籽埋穴，取耳穴眼、目1、目2、肝、脾、肾、心、内分泌等处。

（3）推拿：主穴取攒竹下三分，配穴取攒竹、鱼腰、丝竹空、四白、睛明。

## 五、预防与调护

1. 按摩保健　**采取坐式或仰卧均可，两眼自然闭合，然后依次按摩眼睛周围的穴位。要求取穴准确，手法轻缓，以局部有酸胀感为度。**

（1）用双手大拇指轻轻揉按眉头下面、眼眶外上角处。

（2）挤按睛明穴：用一只手的大拇指轻轻揉按睛明穴（鼻根部紧挨两眼内眦处）先下按，然后又向上挤。

（3）揉按四白穴：用双手食指揉按面颊的四白穴（眼眶下缘正中直下一横指处）。

（4）按压太阳穴，轮刮眼眶：用双手拇指按压太阳穴（眉梢和外眼角的中间向后一横指处），然后用弯曲的食指第2节内侧面轻刮眼眶一圈，由内上—外上—外下—内下，使眼眶周围的攒竹鱼腰、丝竹空、瞳子髎、球后、承泣等穴位得到按摩。对于治疗假性近视，或预防近视眼度数的增加都有好处。

2. 食疗　**常吃鱼类、粮食、柑橘类水果及红色果实，对防止视力衰退有很好的效果。**近视者还应尽量少吃甜食和全脂奶酪，这些食物如果吃得太多，会使近视度数加重。多吃素食和富含维生素及含钙量高的食品，如猪肝、牛奶、鸡蛋等。

◆ **提醒：**应重视近视患者的预防与调护。

# 第八单元　椒　疮

## 知识点概要

## 一、临床特点

1. 概述　椒疮是指胞睑内面颗粒累累，色红而坚，状若花椒的眼病。椒疮相当于西医学的沙眼，由沙眼衣原体引起。

2. 临床表现 本病睑内微痒，稍有干涩及少量眵泪，或无明显异常感觉；病情重者，睑内赤痒灼热，羞明流泪，眼眵黏稠，胞睑肿硬，沙涩难睁，视物模糊。初起可见上睑内面近两眦处红赤，脉络模糊，有少量细小色红而坚的颗粒，或间有色黄而软如粟米样颗粒；重者上睑内红赤尤甚，颗粒满布，白睛红赤，赤脉下垂，黑睛星点翳膜，日久颗粒破溃，在睑内面形成灰白色条状、网状瘢痕，或睑内面完全形成灰白瘢痕，此时常出现并发症与后遗症。

| 分期 | 依据 | 分级 | 活动性病变占上睑结膜面积 |
|---|---|---|---|
| Ⅰ期（进行期） | **上穹隆部和上睑结膜有活动性病变（血管模糊、乳头增生、滤泡形成）** | 轻（+） | <1/3 |
| | | 中（++） | 1/3~2/3 |
| | | 重（+++） | >2/3 |
| Ⅱ期（退行期） | 有活动性病变，同时出现瘢痕 | 轻（+） | <1/3 |
| | | 中（++） | 1/3~2/3 |
| | | 重（+++） | >2/3 |
| Ⅲ期（完全结瘢期） | 仅有瘢痕而无活动性病变 | — | — |

3. 并发症与后遗症

（1）睑弦内翻及倒睫拳毛：**胞睑内颗粒破溃后在睑内结瘢，瘢痕收缩致皮松肉紧**，内急外弛，睑弦内翻，睫毛触刺眼珠。相当于西医学的睑内翻、倒睫。

（2）赤膜下垂：**椒疮较轻者，白睛赤脉从上方下垂于黑睛，呈垂帘状**；严重者，白睛赤脉从黑睛四周侵入，包裹黑睛，称为“血翳包睛”。相当于西医学的沙眼角膜血管翳。

（3）黑睛星翳：多在赤脉尽头出现星点云翳。

（4）脾肉黏轮：胞睑内面与白睛表层黏着，重者眼珠转动不灵。相当于西医学的睑球粘连。

（5）流泪症与漏睛：可见不时泪下，迎风尤甚；或见大眦头常有黏液或脓汁自泪窍外溢。

（6）眼珠干燥：目珠干涩不适。相当于西医学的结角膜干燥症。

（7）上胞下垂：**胞睑肿硬变厚而致上胞重坠下垂。**

◆ **提醒：** 椒疮有可能导致并发症与后遗症，应引起足够重视。

## 二、鉴别诊断

粟疮：相当于西医学的滤泡性结膜炎，自觉症状为有异物感，微感痒涩，可有白睛红赤，眵泪黏稠，睑内血管模糊，分布以下睑为主，颗粒色黄、半透明，大小不均，排列整齐，愈后不留瘢痕，无赤膜下垂。

## 三、治疗

1. 辨证论治

（1）风热客睑

【主症】**眼微痒不适，干涩有眵，胞睑内面脉络模糊，眦部红赤，有少量颗粒**，色红而坚，状如花椒，或有赤脉下垂，舌尖红，苔薄黄，脉浮数。

【治法】疏风清热。

【方剂】银翘散加减。

（2）热毒壅盛

【主症】**眼灼热痒痛，羞明流泪，沙涩难睁，眼眵较多，睑内脉络模糊，红赤明显，颗粒丛生**，并见粟样颗粒，赤脉下垂，舌红苔黄，脉数。

【治法】清热解毒，除风散邪。

【方剂】**除风清脾饮加减。**

(3) 血热瘀滞

【主症】眼内刺痛灼热，沙涩羞明，流泪眵多，胞睑厚硬，重坠难开，睑内红赤，颗粒累累成片或有白色条纹，赤膜下垂或血翳包睛，视物不清，舌质暗红苔黄，脉数。

【治法】清热凉血，活血化瘀。

【方剂】**归芍红花散加减**。

【加减】赤膜下垂、黑睛生星翳者，加石决明、密蒙花、谷精草。

2. 其他治疗

(1) 滴眼药水：**可选用0.5%熊胆眼药水、0.1%利福平眼药水、磺胺类的眼药水滴眼或氧氟沙星、妥布霉素等抗生素眼药水**。

(2) 涂眼膏：常于晚上睡前涂0.5%金霉素眼膏或四环素、磺胺类眼药膏等。

(3) 椒疮颗粒累累者，可用海螵蛸棒摩擦法。海螵蛸棒摩擦法：将海螵蛸磨制成1.5cm×3.5cm左右棒状，棒端呈鸭嘴形。用黄连水煮沸消毒，取出待干备用。术眼清洁结膜囊后表面麻醉，翻开上睑持海螵蛸棒轻轻左右来回多次摩擦睑内颗粒密集处，以引起点状渗血为度，然后生理盐水冲洗，并涂眼膏。

(4) 粟状颗粒多者，可行滤泡压榨术。

3. 并发症治疗

(1) **眼珠干燥者，可点滴人工泪液等眼药水**。

(2) 睑弦内翻及倒睫拳毛严重者，可行睑内翻倒睫矫正术。

### 四、预防与调护

(1) 大力开展卫生宣传教育，把本病的危害性、传染途径、诊断与治疗方法向群众宣传，进行群众性的普查和防治。

(2) 改善环境卫生和个人卫生，提倡一人一巾，水源充足的地方提倡流水洗脸。

# 第九单元 天行赤眼

## 知识点概要

### 一、临床特点

1. 概述 天行赤眼是指外感疫疠之气，能迅速传染并引起广泛流行的眼病，传染方式为接触传染，最主要的传播途径为手、眼接触传染。

2. 流行病学 本病多发于夏、秋季，常见于成年人，婴幼儿较少见。传染性极强，潜伏期短，多于24小时内双眼同时或先后而发，起病急剧，刺激症状重，常呈暴发流行，但预后良好。

3. 本病类似于西医学的流行性出血性结膜炎，属病毒性结膜炎。

4. 临床表现 **为双目痛羞明，磣涩灼热，泪多眵稀。全身可伴有头痛发热、四肢酸痛等症**。

### 二、鉴别诊断

| 病 证 | 病因病机 | 临床表现 |
|---|---|---|
| 暴风客热 | 感受风热之邪 | 眵多黏稠，白睛红赤浮肿，多无黑睛生翳。分泌物涂片，中性粒细胞增多 |
| 天行赤眼暴翳 | 猝感疫疠之气，内兼肺火亢盛，内外合邪，肝肺同病 | 泪多眵稀，白睛红赤浮肿，或抱轮红赤，多有星翳，以发病后1~2周更多，其星翳多位于中央，分泌物涂片同天行赤眼。重者黑睛可留点状翳障，渐可消退 |

### 三、治疗

1. 辨证论治

（1）初感疠气

【主症】**患眼碜涩灼热，羞明流泪，眼眵稀薄，胞睑微红，白睛红赤，点片状溢血；兼有发热头痛，鼻塞，流清涕，耳前颌下可扪及肿核，舌质红，苔薄黄，脉浮数。**

【治法】疏风清热。

【方剂】**祛风散热饮子加减。**

【加减】若无便秘，可去大黄；若白睛红赤甚，溢血广泛者，加丹皮、紫草以清热凉血退赤。

（2）热毒炽盛

【主症】**患眼灼热疼痛，热泪如汤，胞睑红肿，白睛红赤壅肿，弥漫溢血，黑睛星翳；**伴口渴心烦，便秘溲赤，舌红，苔黄，脉数。

【治法】泻火解毒。

【方剂】**普济消毒饮加减。**

【加减】若白睛溢血广泛者，酌加紫草、丹皮、赤芍、生地黄以凉血止血；黑睛生星翳者，酌加石决明、木贼、蝉蜕以散邪退翳；若便秘溲赤明显者，酌加木通、生大黄以利水渗湿，清热通腑。

2. 其他治疗

（1）滴眼药水：**0.2%鱼腥草眼药水，每日6次，症状严重者可1小时2次。亦可选抗病毒眼药水，配合抗生素眼药水滴眼。**

（2）洗眼法：**选用大青叶20g，银花15g，蒲公英30g，菊花15g等清热解毒之品，**煎汤熏洗患眼，每日2~3次。

（3）眼局部超声雾化：鱼腥草注射液或清开灵注射液10ml配等量生理盐水眼局部超声雾化，每日2次，每次10~15分钟。或大青叶、银花、蒲公英、菊花等清热解毒之品，煎汤局部超声雾化，每日2次，每次10~15分钟。

（4）针灸治疗

1）针刺法：**以泻法为主，可取合谷、曲池、攒竹、丝竹空、睛明、瞳子髎、风池、太阳、外关、少商，每次选3~4穴，每日针1次。**

2）放血法：点刺眉弓、眉尖、太阳穴、耳尖，放血2~3滴以泻热消肿，每日1次。

3）耳针：选眼、肝、目2、肺穴，留针20~30分钟，可间歇捻转，每日1次。

## 四、预防与调护

1. 注意个人卫生，不用脏手、脏毛巾揉擦眼部。

2. **患者的手帕、毛巾、脸盆，以及其他生活用品应注意消毒，防止传染。**

3. 如一眼患病，另一眼更需防护，以防患眼分泌物及眼药水流入健眼。

4. 医生为患者治疗操作后，应注意进行消毒处理，以避免交叉感染；医师诊断用的药物（如荧光素等）及检查器械（如眼压计、三面镜等）使用前应认真消毒。

5. 发现有此病时，在家庭和集体生活中应严格进行消毒、隔离工作，防止流行。

6. 禁止包扎患眼。

> ◆ **提醒：**本病为传染病，应引起足够重视，注意本病的预防与调护，避免交叉感染。

# 第十单元　聚　星　障

## 知识点概要

## 一、临床特点

1. 概述　聚星障是指黑睛骤生多个细小星翳，其形或联缀，或团聚。本病多在感冒后发生，常单眼为患，亦可双眼同时或先后发生。

2. 临床表现 轻者眼内沙涩不适，伴轻微疼痛及畏光流泪等症；重者碜涩疼痛，灼热畏光，热泪频流，多无眵。

3. 眼部检查 **胞睑微红肿，抱轮红赤或白睛混赤，黑睛知觉减退**。初期黑睛生翳，状如针尖或秤星大小，色灰白，少则数颗，多则数十颗，或同时而起，或先后逐渐而生；继则相互融合成树枝状；若病情继续发展，病灶扩大加深，则呈现边缘不齐且表面凸凹的地图状；2%荧光素液染色检查呈阳性。也有病变位于黑睛深层，肿胀混浊，其形如圆盘状，黑睛后壁可有皱褶，但其表面光滑，2%荧光素液染色检查呈阴性。

4. 预后 **聚星障（地图状、盘状）严重者多波及黄仁，引起黄仁肿胀，瞳神紧小，神水混浊，甚则黄仁与晶珠粘连，还可发生绿风内障等病**。其病位较深者，愈后黑睛遗留瘢痕翳障，可影响视力，甚或失明。

## 二、鉴别诊断

凝脂翳：多有黑睛损伤史，眵泪呈脓性，黑睛翳初起为单个米粒样混浊，色灰白，边界不清，表面污浊，如覆薄脂，常伴有黄液上冲，易引起黑睛穿孔。黑睛刮片或培养常可找到致病菌。

## 三、治疗

1. 辨证论治

（1）风热客目

【主症】**患眼碜痛，羞泪，抱轮红赤，黑睛浅层点状混浊，或多或少，或疏散或密聚；伴恶风发热，鼻塞，口干咽痛，苔薄黄，脉浮数。**

【治法】疏风清热。

【方剂】**银翘散加减。**

◆ **提醒：**暴风客热风重于热证，针眼风热客睑证与本病风热客目证治法方剂相同。

【加减】抱轮红赤，热邪较重者，酌加赤芍、丹皮、板蓝根、大青叶、菊花、紫草，以助清热散邪、凉血退赤之功；胞睑微红肿，羞明多泪者，可加蔓荆子、防风、桑叶，以清肝明目。

（2）肝胆火炽

【主症】**患眼碜涩疼痛，灼热畏光，热泪频流，白睛混赤，黑睛生翳，扩大加深，呈树枝状或地图状，或兼见胁痛，口苦咽干，溺黄，舌红苔黄，脉弦数。**

【治法】清肝泻火。

【方剂】龙胆泻肝汤加减。

【加减】**小便黄赤者可加车前草、瞿麦、萹蓄，以清利小便。**

（3）湿热犯目

【主症】患眼泪热胶黏，抱轮红赤，黑睛生翳，如地图状，或黑睛深层生翳，呈圆盘状混浊、肿胀，或病情缠绵，反复发作；伴头重胸闷，口黏纳呆，便溏，舌红苔黄腻，脉濡数。

【治法】清热除湿。

【方剂】**三仁汤加减。**

【加减】抱轮红赤显著者，可加黄连，以清热燥湿；黑睛肿胀甚者，加银花、秦皮、乌贼骨，以解毒退翳。

（4）阴虚夹风

【主症】**眼内干涩不适，羞明较轻，抱轮微红，黑睛生翳日久，迁延不愈或时愈时发**；常伴口干咽燥，舌红少津，脉细或细数。

【治法】滋阴祛风。

【方剂】**地黄丸加减。**

【加减】兼气短乏力，眼干涩者，加太子参、麦冬，以益气生津；抱轮红赤较明显者，加知母、黄柏，以滋阴降火。

2. 其他治疗

（1）滴眼药水：①**清热解毒类眼药水，如0.2%鱼腥草眼药水**。②抗病毒药物，如0.15%更昔洛韦眼用凝胶或0.1%阿昔洛韦眼药水等，亦可配合用干扰素滴眼液。③**散瞳药物，可根据病情选用1%阿托品眼药水或眼膏**。④黑睛深层翳呈圆盘状者，在用抗病毒药物治疗的同时，可短期慎重而合理地局部使用糖皮质激素进行治疗，如滴用1%醋酸泼尼松龙眼液。

（2）湿热敷：用银花15g，连翘10g，蒲公英15g，大青叶15g，薄荷6g，紫草15g，柴胡10g，秦皮10g，黄芩10g等水煎后湿热敷，每日2~3次。

（3）针灸治疗：**可选用睛明、四白、丝竹空、攒竹、合谷、足三里、光明、肝俞等穴**，每次局部取两穴，远端取两穴，交替使用，根据病情虚实，酌情使用补泻手法。

## 四、预防与调护

1. 避免感冒发热及过度疲劳等是预防本病及防止反复发作的重要措施之一。感冒发热时如有眼不适，及时到医院就诊。

2. 黑睛呈现点状、树枝状、地图状等病变者，禁用糖皮质激素。

3. 病人饮食宜清淡而富有营养，忌食辛辣等刺激性食品。

# 第十三章 中医耳鼻喉科学

## 第一单元 耳鼻喉科概论

### 知识点概要

#### 一、耳鼻咽喉与脏腑的关系

1. 耳与五脏六腑的关系

| 脏腑 | 所属关系 | 生理关系 | 病理关系 | 治疗关系 |
|---|---|---|---|---|
| 肾 | **肾主耳，耳为肾之窍、为肾之官** | 肾之精气上通于耳，肾气充沛，耳窍得精气的滋养，功能健旺而聪敏 | 肾精亏损，不能上达于耳，耳窍失于濡养，则容易引起耳窍发生病变 | 滋肾填精、滋肾降火、温肾利水 |
| 心 | 心寄窍于耳，耳为心之客窍 | 手少阴心之脉络于耳中，肾之精气上通于耳，心肾相交，心火肾水相互调和，则听觉聪敏 | 心虚血耗，可致耳聋、耳鸣；心肾不交，亦能使听闻扰乱；邪热上犯耳窍，壅闭心包，则致黄耳伤寒 | 滋补心血、滋肾宁心、清心开窍、宁心安神 |
| 肝胆 | 肝肾同源，肾为耳窍，故肝与耳联系密切 | 肝胆之气上通于耳，耳的正常生理功能有赖于肝胆之气通达及肝血的濡养 | 肝胆病变常因气机上逆，闭阻耳窍而导致耳病 | 清肝泻火、疏肝解郁、平肝息风、滋补肝肾；和解少阳、行气通窍、清利肝胆湿热 |
| 脾 | **足太阴脾经之络脉入于耳中** | 脾为后天之本，主输布水谷精微，运化水湿。脾的功能正常，则清气上升，浊阴下降，耳为清窍，得清气濡养而健旺 | 脾虚清阳不升，致湿浊停聚，聚湿成痰，痰湿或痰火上壅，蒙蔽耳窍，可致耳病。脾虚气血不足，清气不能上奉，耳窍失养，易为邪毒所犯 | 补脾益气、健脾利湿、益气升阳 |
| 肺 | 手足三阴经通过经别合于阳经而与耳相通，手太阴肺经别出的络脉亦循行于耳。根据五脏生克关系，肺为肾之母，而肾主耳 | 肺主气，肺气贯于耳；又肺与肾，金水相生 | 风邪犯肺，肺气不得宣肃，可导致耳胀痛、耳堵塞感、耳鸣耳聋、旋耳疮等病；肺气虚弱，不能上贯于耳，亦可导致耳病 | 疏风宣肺、补益肺气 |

◆ **提醒：**在耳与五脏的关系中，肝肾与耳的关系尤为重要。

2. 鼻与脏腑的关系

| 脏腑 | 所属关系 | 生理关系 | 病理关系 | 治疗关系 |
|---|---|---|---|---|
| 肺 | 肺主鼻，鼻为肺之窍，又为肺之官 | 肺上接气道直通于鼻，构成肺系，其主要生理功能是司呼吸，助发音，主嗅觉 | 肺气失常，不能宣发肃降而上逆，则鼻窍壅塞，通气不畅而为病 | **疏风宣肺、益气固表、温补肺脏、养肺润燥** |
| 鼻 | 鼻尖部属脾脏 | 鼻居面中，为一身血脉多聚之处，脾统血，是气血生化之源，脾的盛衰，影响着鼻的生理功能，脾气健旺，则鼻的生理功能正常 | 脾的功能失职，气血生化之源不足，脾不统血，脾胃湿热等，常循经影响鼻 | 补中益气、健脾祛湿、益气摄血、泻脾胃伏火 |

续 表

| 脏腑 | 所属关系 | 生理关系 | 病理关系 | 治疗关系 |
| --- | --- | --- | --- | --- |
| 胆 | 胆之经脉起于目锐眦，曲折布于脑后，通过经络与鼻发生联系；胆之经气上通于脑，脑为精髓之海，下通于頞，頞之下为鼻，胆通过髓海与鼻相互联系 | **胆之经气上通于脑。胆气和平，则脑、頞、鼻俱得安康** | 胆腑有热，可以循经直犯于鼻，亦可循经移热于脑，而下犯鼻窍。或肝胆有热，火热上迫而致鼻衄 | **清泻肝胆湿热、滋养肝肾** |
| 肾 | 督脉循行于鼻柱到鼻头，肾之经脉交会于督脉；肺肾同源，肺为鼻之窍 | 肺为气之主，肾为气之根，肺之气津濡养卫护鼻窍，有赖于肾之精气充养。肺主呼气，肾主纳气，使吸入之气下及于肾，由肾气为之摄纳才能完成 | 肾气虚，肺失温煦，易为风寒之邪所犯而使鼻出现病证 | 温补肾阳、滋补肾阴 |
| 心 | 鼻之山根部属心，鼻为心肺之门户 | 心主宰着人体的一切活动，故有“心主神明”之说。嗅觉的功能亦在心的主宰下 | 心火亢盛或心肺有病可致鼻病 | **清心泻火、补益心脾、活血祛瘀** |

3. 咽喉与脏腑的关系

| 脏腑 | 所属关系 | 生理关系 | 病理关系 | 治疗关系 |
| --- | --- | --- | --- | --- |
| 肺 | 喉下接气道，与肺相通，为肺系之所属 | 肺与喉互相配合，共同完成“行呼吸，发声音”的功能 | 肺失调和，可出现肺脏热盛或肺脏虚弱的病理变化，可以直接由肺系上循，影响咽喉，引起各种咽喉疾病 | **疏风宣肺、补肺敛气、养阴润肺** |
| 脾胃 | **咽下接食道，与胃相通，为胃系之所属。足太阴脾之经脉上循咽喉夹舌本，脾与胃互为表里** | 咽为胃系之所属，其生理功能为司饮食吞咽 | 若胃腑蕴热，可引致咽喉发生病证 | 清胃泻火、利膈通便、补中益气、养胃生津 |
| 肾 | 足少阴肾经之脉入肺中，循喉咙 | 精气亏耗，咽喉失于濡养，则生理功能失常而易为病 | **肾阴虚，虚火上炎；肾阳虚，虚阳上越，均循经上炎于咽喉而为病** | **滋养肾阴、温补肾阳、引火归原** |
| 肝 | 《灵枢·经脉》说：“肝足厥阴之脉……上贯膈，布胁肋，循喉咙之后，上入颃颡。”肝之经气上达咽喉 | 肝主疏泄，而肝之经气上达咽喉，故肝的疏泄功能正常，气机调畅，则咽喉通利 | 肝气郁结，疏泄升降失常，影响咽喉正常生理功能，肝郁化火可致气血凝滞于咽喉而发病 | 清肝泻火、疏肝解郁、行气化痰 |

## 二、耳鼻咽喉与经络的关系

1. 耳与经络的关系　耳为宗脉之所聚。其中直接循行于耳的经脉多属阳经，计有：

（1）**足少阳胆经、手少阳三焦经，均从耳后入耳中，走耳前。**

（2）足阳明胃经，从大迎，循颊车，上耳前。手太阳小肠经，其分支从缺盆沿颈上颊，至目锐眦，入耳中。足太阳膀胱经，从巅向两侧下行，至耳上角。

2. 鼻与经络的关系　鼻位居阳中之阳，是血脉多聚之处，又是清阳交会之处。循行鼻部和鼻旁（包括鼻窦）的经脉多属阳经，而阴阳经脉相互交接，故阴经亦有相络于鼻窍的。十二经脉和经筋中，循行鼻及从鼻旁经过的有：

（1）**手阳明大肠经，起于食指桡侧尖端之商阳穴，上行，通过颊部，入下龈中，循出夹口，绕上唇，左右**

**交叉于人中，分布在鼻孔两侧**。

(2) 足阳明胃经，起于鼻两旁，上行交合于鼻根部，旁纳足太阳经脉，向下沿鼻外侧，入上齿中。

(3) 手太阳小肠经，起于小指外侧尖端之少泽穴，从颊抵鼻旁到内眦。

(4) 足太阳膀胱经，起于目内眦，上额，交会于巅顶。

(5) 足少阳胆经，始于目外眦，下行至大迎，会合于手少阳经到达目眶下。

(6) 督脉，由巅顶沿前额下行鼻柱，至鼻尖。

(7) **任脉，环绕口唇，上至龈交，分左右循鼻旁，至二目下**。

(8) 阴跷脉，从颈外侧上夹口角，循鼻外侧到达目内眦。

3. 咽喉与经络的关系　咽喉是人体的要冲，是经脉循行交会之处，在十二经脉中，除手厥阴心包经和足太阳膀胱经间接通于咽喉外，其余经脉皆直接通达。

(1) **手太阴肺经，入肺脏，上循咽喉，横出腋下**。

(2) 手阳明大肠经，从缺盆上走颈部，夹口入下齿中。

(3) 足阳明胃经，其支者，从大迎前下人迎，循喉咙入缺盆。

(4) **足太阴脾经，从脾脏上络于胃，横过膈，上行夹于食道两旁，循经咽喉，连舌本散舌下**。

(5) 手少阴心经，其支者从心系，夹食道上循咽喉，连于目系。

(6) 手太阳小肠经，其支者从缺盆循颈，经咽喉上颊。

(7) 足少阴肾经，其直者，从肾上贯肝膈，入肺中，循喉咙，夹舌本。

(8) 手少阳三焦经，从肩上走颈，过咽喉，经耳上角到颊部。

(9) 足少阳胆经，从耳后，循颈过咽，下肩至缺盆；其支者，从颊车下走颈，经咽喉至缺盆。

(10) **足厥阴肝经，属肝络胆，上贯膈，分布于胁肋，循喉咙之后，上入颃颡**。

(11) 任脉，沿着腹内，向上经过关元等穴，到达咽喉部，上行，循目，入目。

(12) 冲脉，会于喉旁，别而络唇口。

(13) 阳跷脉，从肩部循经颈过咽上夹口角。

(14) 阴维脉，从胁部上行至咽喉。

# 第二单元　脓　　耳

## 知识点概要

### 一、概述

以鼓膜穿孔、耳内流脓、听力下降为主要特点。西医学的急、慢性化脓性中耳炎及乳突炎可参考本病进行辨证施治。

### 二、诊断

1. 病史　初发病者大多有外感病史，病久者有耳内反复流脓史。

2. 临床症状　**急发者，以耳痛逐渐加重，听力下降，耳内流脓为主要症状**。全身可有发热、恶风寒、头痛等症状。小儿急性发作者，症状较重，可见高热并伴有呕吐、泄泻或惊厥。鼓膜穿孔流脓后，全身症状逐渐缓解。病久者，以耳内反复流脓或持续流脓、听力下降为主要症状。

◆ **提醒**：脓耳可导致听力下降，不及时治疗可反复发作，应引起重视。

3. 检查　**发病初期，从鼓膜松弛部开始充血，逐渐发展到锤骨柄至紧张部，继而整个鼓膜红赤、肿胀，向外膨出，正常鼓膜标志难以辨识**。鼓膜穿孔前，局部可见小黄亮点，初始穿孔甚小，或可见脓液从小孔闪动而出。病程迁延日久者，鼓膜穿孔较大，多位于紧张部，也可在松弛部，常反复流脓。

## 三、鉴别诊断

1. 外耳道炎　外耳道皮肤及皮下组织的弥漫性炎症，分急、慢性两种。**急性外耳道炎耳胀、痒、疼痛、可伴听力减退，轻者外耳道皮肤弥漫性充血，重者耳道充血及肿胀，表皮溃烂，有黏脓性分泌物**。临床应保持耳道清洁、干燥，避免机械性摩擦损伤耳道皮肤，可选用氯霉素甘油滴耳剂滴耳，肿胀明显者全身抗炎治疗。

2. 耳疖　是指发生于外耳道软骨部皮肤毛囊或皮脂腺化脓性细菌感染性疾病，以耳痛、张口咀嚼疼痛加重，外耳道局限性红肿为症状表现，4~5天后，疖肿表面可见黄白色脓头，破溃后可有脓性分泌物。

## 四、治疗

1. 辨证论治

（1）辨证要点：一般来说，早期多为实证、热证；流脓日久，多属虚证或虚中夹实。按其脓色，黄脓多为湿热，红脓多为肝胆火盛，白脓多为脾虚，流脓臭秽黑腐者，多为肾虚。

（2）治疗原则：**实证宜祛邪为主，根据病因分别采用疏风清热、清肝泻火等法**；虚证宜扶正为主，采用健脾渗湿、补肾培元等法。在辨证用药的基础上，应注意排脓法的运用。

> ◆ **提醒**：脓耳的治疗首先应分清虚实，根据虚实选择不同的治法。

（3）证治分类

1）风热外侵

【主症】**发病急，耳痛逐渐加重，听力下降，或有耳内流脓、耳鸣**。伴发热、恶寒或鼻塞流涕，舌质偏红，苔薄白或薄黄，脉弦数。检查见鼓膜红赤或饱满，或见鼓膜小穿孔及搏动性溢脓，听力检查呈传导性聋。

【治法】**疏风清热，解毒消肿**。

【方剂】**蔓荆子散**。

【加减】病初起风热偏盛者，可去生地黄、麦冬，加柴胡、薄荷；若鼓膜红肿、耳痛剧烈者，为火热壅盛，可加野菊花、蒲公英、地丁、板蓝根等，以清热解毒、消肿止痛。

2）肝胆火盛

【主症】**耳痛剧烈，痛引腮脑，耳鸣耳聋，流脓多黄稠或带红色**。全身可见发热，口苦咽干，小便黄赤，大便干结，舌质红，苔黄，脉弦数有力。小儿症状较成人为重，可有高热、烦躁不安、惊厥等症。检查见鼓膜红赤饱满，或鼓膜紧张部穿孔，耳道有较多黄稠脓液。听力检查为传导性聋。

【治法】清肝泻火，解毒排脓。

【方剂】**龙胆泻肝汤**。

【加减】若火毒炽盛，流脓不畅者，可选用仙方活命饮加减，以达到清热解毒、消肿排脓的疗效。小儿热盛易引动肝风，可加入平肝息风药，如钩藤、蝉蜕。

3）脾虚湿困

【主症】**耳内流脓多呈间歇性发作，脓液清稀，量较多，无臭味，听力下降或有耳鸣**。全身可见头晕，面色少华，纳差，大便溏薄等。舌质淡，苔白腻，脉缓弱。检查见鼓膜混浊、增厚或有白斑，多见中央性大穿孔，通过穿孔可见肉芽、息肉。听力检查多呈传导性聋。

【治法】健脾渗湿，补托排脓。

【方剂】**托里消毒散**。

【加减】有纳差、便溏等症者，加薏苡仁、砂仁扶脾健脾；脓液黄浊者，加黄芩、蒲公英、野菊花之类清热解毒；脓水夹血者加生地、丹皮、石菖蒲；痛如锥刺者加生牡蛎、珍珠母、夏枯草等；小儿热盛易引动肝风，可加入平肝息风药，如钩藤、蝉蜕。小儿脏腑娇嫩，用药过于苦寒会损伤正气，临床用药应加以注意。

4）肾元亏损

【主症】**耳内流脓日久不愈，反复发作，量不多，脓液秽浊或呈豆腐渣样，并有臭味，听力减退明显**。全身可见头晕，神疲，腰膝酸软，舌淡红，苔薄白或少苔，脉细弱。检查见鼓膜穿孔多在边缘部或松弛部，脓液为灰白色或豆腐渣样，听力检查呈传导性聋或混合性聋。

【治法】**补肾培元，化湿祛腐**。

【方剂】肾气丸。

【加减】肾阴虚者，若湿热郁久，化腐成脓，气味臭秽，可在前方基础上选用穿山甲、皂角刺、板蓝根、金银花、桃仁、红花、乳香、没药等，以活血祛腐。若伴见虚烦失眠、耳鸣、腰膝酸软等症，则可用知柏地黄丸加减。

2. 其他治疗

（1）外治法

1）清除脓液：**用3%双氧水清洁外耳道。也可用负压吸引的方法清除脓液**。

2）滴耳：急性期鼓膜未穿孔者可用2%酚甘油滴耳剂滴耳，消炎镇痛。鼓膜穿孔后，黏脓性分泌物存留于外耳道时，选用3%过氧化氢清洗耳道脓液并拭净，也可用负压吸引的方法清除脓液，再与抗生素水溶液如氧氟沙星滴耳液等滴耳，若鼓膜穿孔小，可采取加压滴药方法，至炎症基本消退。

3）滴鼻：**急性期鼻塞患者，可用芳香通窍的滴鼻剂或1%麻黄素滴鼻液滴鼻**。

4）吹耳：慢性期鼓膜穿孔较大、脓液较少者，用可溶性药粉（如氯硼粉）吹布患处。注意：鼓膜穿孔较小或引流不畅时，应慎用药粉吹耳。

5）涂敷：脓耳并发耳前后红肿疼痛者，可用金黄膏、黄连膏、鱼石脂软膏或紫金锭磨水涂敷以清热解毒，消肿止痛。

（2）针灸疗法

1）体针：主穴选耳门、听会、翳风，配穴选外关、曲池、合谷、足三里、阳陵泉、侠溪、丘墟等。

2）灸法：虚寒者选用翳风穴悬灸，亦可配合足三里艾灸。

# 第三单元　耳鸣、耳聋

## 知识点概要

### 一、概述

1. 耳鸣　**外界无声源而患者自觉耳中鸣响。它可发生于单侧，也可发生于双侧**。

2. 耳聋　患者有不同程度的听力减退。

### 二、诊断

1. 病史　如耳外伤史、爆震史、噪声接触史、耳毒性药物用药史、耳流脓史、其他全身疾病及治疗史等。

2. 临床症状

（1）耳鸣：可急性起病，或缓慢起病；可为单侧亦可为双侧；可呈持续性，也可呈间歇性；耳鸣的音调可呈高音调，亦可呈低音调；一般在夜间或安静时加重，严重时可影响睡眠，甚至影响日常生活和工作；多数耳鸣患者伴有听力下降。

（2）耳聋：**突发耳聋单侧多见，多伴有耳鸣及眩晕，少数亦有双侧同时发生者；渐进性耳聋多为双侧。部分耳聋可呈波动性**。

> ◆ **提醒：**耳鸣耳聋多相伴发生。

3. 检查

（1）外耳道及鼓膜检查。

（2）听力学检查：纯音测听、耳鸣音调与响度测试、声导抗测试、电反应测听等。

（3）影像学检查：颞骨及颅脑X线、CT、MRI等。

## 三、治疗

1. 辨证论治

（1）辨证要点：**实证发病急，病程短，耳鸣声大，高调或低调，听力下降迅速，可伴耳堵闷、眩晕及实证表现，脉实有力**。虚证发病缓慢，病程较长，听力减退逐渐加重，耳鸣声音尖细，多呈高调，伴虚证表现，脉弱。

（2）治疗原则：实证宜祛邪为主，根据病因分别采用祛风、清肝、化痰、活血等法；虚证宜扶正为主，采用补肾填精、益气养血等法。

（3）证治分类

1）风热侵袭

【主症】**突起耳鸣，昼夜不停，听力下降，或伴耳胀闷感。全身可伴有鼻塞、流涕、咳嗽、头痛、发热恶寒等。舌红，苔薄黄，脉浮数**。

【治法】疏风清热。

【方剂】**银翘散加减**。

【加减】若无咽痛、口渴，可去牛蒡子、竹叶；伴鼻塞、流涕者，可加苍耳子、白芷；头痛者，可加蔓荆子；伴咳嗽者，可加前胡、陈皮。

2）肝火上扰

【主症】突发耳鸣高调且持续，听力下降，多在情志抑郁或恼怒之后加重，伴口苦，面红急躁，夜寐不宁，头痛或眩晕。舌红苔黄，脉弦数有力。

【治法】**清肝泻热，解郁通窍**。

【方剂】**龙胆泻肝丸**。

【加减】若头痛眩晕者，加生龙骨、生牡蛎、白芍以平肝潜阳；目红面赤者，加夏枯草、菊花、槐花之类清肝散火。

3）痰火郁结

【主症】**耳鸣耳聋，耳中胀闷，头重头昏，或头晕目眩，痰盛呕恶，口苦，二便不畅。舌红，苔黄腻，脉滑数**。

【治法】化痰清热通窍。

【方剂】**清气化痰丸**。

4）气滞血瘀

【主症】耳鸣耳聋，病程可长可短，伴耳周麻木、堵塞感，或有爆震史。舌质暗或有瘀点，脉细涩。

【治法】活血化瘀，行气通窍。

【方剂】**通窍活血汤加减**。

【加减】气虚加黄芪、党参益气；血虚加当归、何首乌养血；阴虚者可配合耳聋左慈丸；阳虚者可配合补骨脂丸。

5）肾精亏损

【主症】**耳气血亏，虚鸣如蝉，听力逐渐下降，或见头昏，腰膝酸软，虚烦失眠，记忆减退。舌红少苔，脉细弱或细数**。

【治法】补肾填精，滋阴潜阳。

【方剂】**耳聋左慈丸**。

【加减】若阴损及阳，出现形寒肢冷等肾阳虚表现者可酌加附子、肉桂、补骨脂或用附桂八味丸。

6）气血亏虚

【主症】**耳鸣耳聋，疲劳后加重。倦怠乏力，面色无华，食欲不振，脘腹胀满，大便溏薄，心悸失眠。舌质淡红，苔薄白，脉细弱**。

【治法】健脾益气，养血通窍。

【方剂】**归脾汤**。

2. 其他治疗

（1）针灸：局部取穴与辨证全身取穴相结合，局部可取耳门、听宫、听会、翳风为主，风热侵袭者，可加外关、合谷、曲池、大椎；肝火上扰可加太冲、丘墟、中渚；痰火郁结可加丰隆、大椎；气滞血瘀可加膈俞、血海；肾精亏损加肾俞、关元；气血亏虚加足三里、气海、脾俞。实证用泻法，虚证用补法，或不论虚实，一律用平补平泻法，每日针刺1次。

（2）耳针法：内耳、肾、肝、神门、皮质下等；亦可用王不留行籽贴压这些穴位，反复按压刺激。

（3）穴位注射法：选穴参照针刺穴位选用听宫、翳风、完骨、耳门等穴，药物可选用当归注射液、丹参注射液、维生素$B_{12}$注射液等，每次每穴注入0.5~1ml。隔日1次，各穴交替应用。

# 第四单元　鼻　　窒

## 知识点概要

### 一、特点

鼻窒以经常性鼻塞为主要特点。本病的发生无年龄及性别上的差异。

### 二、诊断

1. 病史　可有反复发作的伤风鼻塞病史。

2. 临床症状　**以鼻塞为主要症状，鼻塞可呈间歇性或左右鼻腔交替性**。病情较重者，可呈持续性鼻塞。鼻流黏涕不易擤出，久病可伴有嗅觉减退。

3. 检查　**早期鼻内肌膜肿胀，以下鼻甲为著**。若日久则见下鼻甲肥厚、硬实、表面凹凸不平。

### 三、鉴别诊断

1. 鼻窦炎

（1）鼻窦炎多为患侧持续性鼻塞，如双侧同时患病，则为双侧持续性鼻塞，多因鼻腔黏膜黏性肿胀和分泌物积蓄所致，鼻塞还可致嗅觉减退或消失，同时鼻腔大量脓性或黏性脓涕难以擤尽，可伴少量血涕，分泌物可流至咽部。

（2）部分病人可伴有明显的头痛，头痛的部位常局限于前额、鼻根部或颌面部、头顶或枕部等，并有一定的规律性。鼻窦X线或CT检查常显示鼻窦腔模糊、密度增高及混浊，或可见液平面。

2. 鼻息肉　进行性鼻塞可发生于单侧或双侧鼻息肉，检查可见鼻腔单个或多个灰白或淡红色半透明样肿物，常有嗅觉减退或消失；伴有鼻窦炎者常有头胀痛、流脓涕等症状；伴有变应性鼻炎者常见阵发性鼻痒、喷嚏、鼻流清涕等。

### 四、治疗

1. 辨证论治

（1）辨证要点

1）实证：**鼻塞时轻时重，或呈交替性，或持续不减，鼻涕黏黄或黏白，鼻甲肿大或肥大质硬，伴实证表现**。

2）虚证：鼻塞或重或轻，或呈交替性，或持续不减，稍遇风冷则鼻塞加重，伴虚证表现，脉缓弱。

（2）治疗原则：**实证以祛邪为主，根据病因分别采用清热通窍、化瘀通窍等法**；虚证以扶正为主，采用补益肺脾、散邪通窍等法。

> ◆ **提醒：** 鼻窒首先应分清虚实，根据虚实不同采取不同的治法。

（3）证治分类

1）肺经蕴热，壅塞鼻窍

【主症】**鼻塞时轻时重，或交替性鼻塞，鼻涕色黄量少，鼻气灼热，舌尖红，苔薄黄，脉数**。检查见鼻黏膜充血，下鼻甲肿胀，表面光滑、柔软有弹性。

【治法】清热散邪，宣肺通窍。

【方剂】**黄芩汤**。

【加减】若鼻塞，咳嗽痰多者，可酌加杏仁、紫菀、冬花等；若鼻塞，涕多者，可酌加半夏、陈皮、苍耳子、辛夷等；若鼻涕脓稠，带血者，可酌加白茅根、仙鹤草、茜草等。

2）肺脾气虚，邪滞鼻窍

【主症】**鼻塞时轻时重，或呈交替性，涕白而黏，遇寒冷时症状加重**。恶风自汗，易患感冒，舌淡苔白，脉缓弱。检查见鼻黏膜及鼻甲淡红肿胀。

【治法】**补益肺脾，散邪通窍**。

【方剂】**温肺止流丹**。

【加减】易患感冒或遇风冷则鼻塞加重者，可合用玉屏风散以益气固表。

3）邪毒久留，血瘀鼻窍

【主症】**鼻塞较甚或持续不减，鼻涕黏黄或黏白，语声重浊或有头胀头痛，耳闭重听，嗅觉减退**。舌质暗红，脉弦涩。检查见鼻黏膜暗红肥厚，鼻甲肥大质硬，表面凹凸不平，呈桑葚状。

【治法】行气活血，化瘀通窍。

【方剂】**通窍活血汤合苍耳子散加减**。

【加减】头胀痛、耳堵者，加柴胡、升麻、菊花以理气散邪。

2. 其他治疗

（1）针灸

1）耳针：取鼻、内鼻、肺、脾、内分泌、皮质下等穴，用耳针针刺或用王不留行籽贴压耳穴。

2）体针：主穴：**迎香、鼻通、印堂**。配穴：百会、风池、太阳、合谷、足三里。每次取主穴加配穴 2~3 个，针刺，辨证施用补泻手法。

3）艾灸：对于肺脾气虚、气血瘀阻证，取迎香、人中、印堂、百会、肺俞、脾俞、足三里等穴，温灸。

（2）滴鼻法：用芳香通窍的药物滴剂滴入鼻内，以疏通鼻窍，利于引流。如滴通鼻炎水、1%麻黄素滴鼻液等。

（3）药液熏洗法：用芳香通窍、行气活血的药物，如苍耳子散、辛夷散、川芎茶调散等，放砂锅中，加水 2 000ml，煎至 1 000ml，倒入合适的容器中，先令患者用鼻吸入热气，从口中吐出，反复多次，待药液温度降至不烫手时，热敷印堂、阳白等穴位，每日早晚各 1 次，每天 1 次，7 天为一疗程。

# 第五单元　鼻　　鼽

## 知识点概要

### 一、概述

鼻鼽是以突然和反复发作性鼻塞、鼻痒、喷嚏、鼻流清涕为特点。西医学的过敏性鼻炎、血管运动性鼻炎、酸性粒细胞增多性非变应性鼻炎等可参考本病辨证论治。

### 二、诊断

1. 病史　部分患者有过敏史及家族史。

2. 临床症状

（1）**喷嚏**：每天常有阵发性喷嚏发作，每次多为连续性，少则三五个，多则十几个或数十个。

（2）鼻涕：大量清水样鼻涕，重者常如水自流。

（3）**鼻塞**：程度轻重不一，季节性鼻炎由于鼻黏膜水肿明显，鼻塞常很重。

（4）鼻痒：多数患者有鼻痒症状，季节性鼻炎尚有眼痒和结膜充血。

（5）嗅觉减退：由于鼻黏膜水肿明显，部分患者尚有嗅觉减退。

3. 检查 **发作时可见鼻黏膜淡红、苍白或暗灰色、肿胀湿润，以下鼻甲为甚**。鼻窍内可见清稀鼻涕，间歇期以上症状不明显。

## 三、鉴别诊断

| | 鼻鼽 | 伤风鼻塞 |
|---|---|---|
| 病史 | 过敏史及家族史 | 受凉或疲劳史 |
| 发病特点 | 发病快，消失快，常数小时缓解，症状消失后如常态 | 发病渐起，消失亦慢，需数天而愈 |
| 全身症状 | 无 | 发热、恶寒、头痛 |
| 检查 | 鼻黏膜肿胀、色淡、湿润，清水样涕 | 鼻黏膜充血、红肿，鼻涕水性变为黏性 |

## 四、治疗

1. 辨证论治

（1）辨证要点：本病发作期多为虚实夹杂证，缓解期多以脏腑亏虚为主，肺、脾、肾三脏虚损是本病之根本。

（2）治疗原则：补益肺、脾、肾是本病的主要治疗原则，或可辅以清降肺经郁热之品。

（3）证治分类

1）肺气虚寒，卫表不固

【主症】鼻痒打喷嚏，鼻塞流清涕，嗅觉减退，恶风怕冷。全身见面色苍白，气短，自汗。舌质淡，苔薄白，脉虚弱。检查见鼻腔黏膜苍白水肿，双下鼻甲尤甚，鼻内清稀分泌物。

【治法】**温肺散寒，益气固表**。

【方剂】**温肺止流丹加减**。

◆ **提醒**：本证与鼻窒肺脾气虚，邪滞鼻窍证所选方剂相同，可共同记忆。

【加减】若鼻痒甚，可酌加僵蚕、蝉蜕；若畏风怕冷，清涕如水者，可酌加桂枝、干姜、大枣等。临床上亦可用玉屏风散合苍耳子散加减，以玉屏风散益气固表，苍耳子散辛散风邪以通窍。

2）脾气虚弱，清阳不升

【主症】打喷嚏、流清涕，鼻塞重，鼻痒，面色萎黄无华，消瘦，倦怠，神疲气短，怯寒，腹胀，纳呆便溏，舌胖淡边有齿印，苔白腻，脉弱无力。检查见鼻腔黏膜水肿淡白，或鼻甲息肉样变，有水样分泌物。

【治法】**健脾补气，升阳通窍**。

【方剂】**补中益气汤加减**。

【加减】病发时，加泽泻、辛夷花、白芷、细辛，以助散寒除湿通窍之力。若腹胀便溏、清涕如水、点滴而下者，可酌加淮山药、干姜、砂仁等；若畏风怕冷，遇寒则喷嚏频频者，可酌加防风、桂枝等。亦可选用参苓白术散加减。若脾阳虚甚，可用理中汤加减。

3）肾阳不足，温煦失职

【主症】**鼻塞鼻痒喷嚏，清涕长流，形寒怕冷，面色苍白，手足不温，或阳痿早泄**。舌质淡红，苔白润，脉细弱。检查可见双下鼻甲肿胀，黏膜淡白，分泌物清稀如水。

【治法】**温肾壮阳，补肺止涕**。

【方剂】**金匮肾气丸加减**。

【加减】若鼻塞甚，清涕多，可加半夏、陈皮、薏苡仁；若喷嚏兼有腹胀、便溏，加干姜、人参、吴茱萸；若鼻塞、鼻痒、怕风，则加黄芪、防风。

4）肺经伏热，上犯鼻窍

【主症】**鼻塞鼻痒，流清涕，喷嚏频作**。常在闷热环境下发作。可伴咳嗽，咽痒，口干，舌质红，苔黄，脉数。检查见鼻黏膜充血，鼻甲肿胀。

【治法】清宣肺气，通利鼻窍。

【方剂】**辛夷清肺饮加减**。

【加减】在缓解期，可以于本方中酌加黄芪、山药等以固肺御邪。

2. 其他疗法

（1）滴鼻法：可选用芳香通窍的中药滴鼻剂滴鼻。

（2）吹鼻法：用碧云散吹鼻，或用皂角研极细末吹鼻。

（3）塞鼻法：用棉裹细辛膏塞鼻。

（4）嗅法：可用白芷、川芎、细辛、辛夷共研细末，置瓶内，时时嗅之。

# 第六单元　鼻　衄

## 知识点概要

### 一、诊断

1. 病史　应注意询问有无鼻部外伤、肿瘤或全身各系统疾病等病史，有无其他诱发因素。

2. 临床症状　鼻中出血多为单侧出血，亦可双侧。**可表现为间歇反复出血，亦可持续出血**。出血量多少不一，轻者仅鼻涕中带血；较重者，渗渗而出或点滴而下；严重者，大量出血或反复出血者，可导致贫血甚至休克。

3. 检查　一般情况下，首先应找出血点，在前鼻镜或鼻内镜下做鼻腔检查，出血多位于中隔前下方的易出血区，以儿童及青年患者居多，中老年患者出血多位于鼻腔后段或中段。待采取有效止血措施后，进行必要的全身检查和实验室检查。

### 二、治疗

1. 滴鼻法　**用1%盐酸麻黄素液、1%呋麻滴鼻液等滴鼻，或用1%呋麻滴鼻液浸湿的棉卷放置出血的一侧鼻腔，有止血作用**。

2. 冷敷法　取坐位，以冷水浸湿的毛巾或冰袋敷于患者的前额或颈部，以达凉血止血的目的，适用于实热证鼻衄。

3. 压迫法　用手指掐压患者入前发际正中线1～2寸处，或患者用手指向鼻腔内后方压迫出血侧鼻翼10～15分钟，以达止血目的。

4. 简易填塞法　**适用于小量出血者，用胶原蛋白止血海绵塞入鼻腔，压迫止血**。

5. 前鼻孔填塞止血法　适用于鼻中隔、鼻腔出血者，采用凡士林纱条自后向前从上至下填塞鼻腔，或直接放入膨胀止血海绵并注入生理盐水，以持续加压达到止血目的。

> ◆ **提醒**：鼻出血若偶尔发生不必紧张，反复发作应引起重视。

# 第七单元　喉　痹

## 知识点概要

### 一、特点

**喉痹以咽部红肿疼痛、灼热、干痒作咳或异物感不适为主要特点**。西医学的急、慢性咽炎及某些全身性疾病在咽部的表现可参考本病进行辨证施治。

## 二、诊断

1. 病史　多有外感病史，或咽痛反复发作史。

2. 临床症状　**急性者，以咽痛为主，吞咽时咽痛加重**；慢性者，可出现咽部不适、咽干、咽痒、微痛、灼热感、异物感、哽哽不利等种种症状。

3. 检查　**咽黏膜充血、肿胀；或见咽黏膜肥厚增生，咽后壁颗粒状隆起；或见咽黏膜干燥。**

## 三、治疗

1. 辨证论治

（1）辨证要点

1）实证：起病急，多表现为咽部疼痛为主，吞咽时咽痛加重，局部红肿明显，伴实证表现。

2）虚证：病程较长，出现咽干、咽痒、咽部微痛及灼热感、咽喉异物阻塞感及哽哽不利，劳累后加重等种种咽喉不适的症状，伴虚证或虚热证表现，脉细。

（2）治疗原则：实证宜祛邪清热为主，根据病因分别采用清热宣肺、解毒、化痰散结利咽等法；虚证要兼顾气阴，根据病因分别采用滋阴、益气、温阳利咽等法。

◆ **提醒：** 本病治疗时首先应分清虚实，根据虚实不同采取不同的治法。

（3）证治分类

1）**外邪侵袭，上犯咽喉**

【主症】咽部疼痛，吞咽不利。偏于风热者，咽痛较剧，吞咽痛增，伴发热，头痛，咳嗽，痰黄稠。舌苔薄黄，脉浮数。检查可见咽部黏膜充血、肿胀，颌下淋巴结肿大压痛。偏于风寒者，咽痛较轻，伴恶寒发热，身痛，咳嗽痰稀。舌质淡红，脉浮紧。

【治法】**疏风散邪，宣肺利咽。**

【方剂】银翘散、六味汤。

【加减】可加麻黄、杏仁发汗解表，宣降肺气；加苏叶、桂枝以助疏散风寒；加半夏、天南星、白附子等以燥湿祛风化痰；加蝉衣祛风开音；加茯苓、泽泻健脾祛湿消肿；可加生姜以助疏风散寒之力，或配石菖蒲、蝉蜕通窍利喉。

2）肺胃热盛，上攻咽喉

【主症】**咽部疼痛较剧，吞咽困难，发热，口渴便秘**。舌质红，舌苔黄，脉洪数。检查见咽部黏膜充血肿胀明显，咽后壁淋巴滤泡红肿，颌下淋巴结肿大压痛。

【治法】**清热解毒，利咽消肿。**

【方剂】**清咽利膈汤。**

【加减】若咳嗽痰黄，可加射干、瓜蒌仁、夏枯草；高热者，可加水牛角、大青叶；如有白腐或伪膜，可加蒲公英、马勃等。

3）肺肾阴虚，虚火上炎

【主症】**咽部干燥，灼热疼痛，午后较重，或咽部不利，干咳痰少而稠，或痰中带血，手足心热。舌红少津，脉细数**。检查可见咽部黏膜潮红，咽后壁淋巴滤泡增生，或咽部黏膜干燥少津。

【治法】滋养阴液，降火利咽。

【方剂】**养阴清肺汤合知柏地黄汤加减。**

【加减】若喉底颗粒增多者，可加桔梗、香附、郁金、合欢花等以行气活血、解郁散结。

4）脾胃虚弱，咽喉失养

【主症】**咽喉哽哽不利或痰黏着感，咽燥微痛**，口干而不欲饮或喜热饮，易恶心干呕，或时有呃逆反酸，若受凉、多言则症状加重。平素容易感冒，倦怠乏力，胃纳欠佳。舌质淡红边有齿印，苔薄白，脉细弱。检查见咽黏膜淡红或微肿，淋巴滤泡增生，可呈扁平或融合。

【治法】益气健脾，升清利咽。

【方剂】**补中益气汤**。

【加减】若咽部脉络充血，咽肌膜肥厚者，可加丹参、川芎、郁金以活血行气；痰黏者可加贝母、香附、枳壳以理气化痰、散结利咽；咽干较甚、苔干少津者，可加玄参、麦冬、沙参、百合等以利咽生津；易恶心、呃逆者，可加法半夏、厚朴、佛手等以和胃降逆；若纳差、腹胀便溏、苔腻者，可加砂仁、藿香、茯苓、薏苡仁等以健脾利湿。

5）脾肾阳虚，咽失温煦

【主症】**咽部异物感，哽哽不利，痰涎稀白，面色苍白，形寒肢冷，腰膝冷痛**，腹胀纳呆，下利清谷。舌质淡嫩，舌体胖，苔白，脉沉细弱。检查见咽部黏膜淡红，咽后壁清稀痰涎。

【治法】补益脾肾，温阳利咽。

【方剂】附子理中丸。

【加减】若腰膝酸软冷痛者，可加枸杞子、杜仲、牛膝等；若咽部不适、痰涎清稀量多者，可加半夏、陈皮、茯苓等；若腹胀纳呆者，可加砂仁、木香等。

6）痰凝血瘀，结聚咽喉

【主症】**咽部异物感、痰黏着感、焮热感，或咽微痛，痰黏难咯**，咽干不欲饮，易恶心呕吐，胸闷不适。舌质暗红，或有瘀斑、瘀点，苔白或微黄，脉弦滑。检查见咽黏膜暗淡或暗红，咽后壁滤泡增多或融合成片，咽侧索肥厚。

【治法】化痰散结，祛瘀利咽。

【方剂】**贝母瓜蒌散**。

【加减】可加赤芍、丹皮、桃仁活血祛瘀散结；若咽部不适，咳嗽痰黏者，可加杏仁、紫菀、款冬花、半夏等；若咽部刺痛、异物感、胸胁胀闷者，可加香附、枳壳、郁金等。

2. 其他治疗

（1）针灸

1）体针：可选用**合谷、内庭、曲池、足三里、肺俞、太溪、照海**等为主穴，以尺泽、内关、复溜、列缺等为配穴。每次主穴、配穴可各选 2~3 穴，根据病情可用补法或泻法，每日 1 次，5~10 次为一疗程。

2）灸法：主要用于虚证，可选合谷、足三里、肺俞等穴，悬灸或隔姜灸，每次 2~3 穴，每穴 20 分钟，10 次为一疗程。

3）耳针：可选咽喉、肺、心、肾上腺、神门等埋针或用胶布埋压王不留行籽（六神丸亦可），两耳交替使用埋压法，隔日 1 次，5~10 次为一疗程。

4）穴位注射：可选人迎、扶突、水突等穴，以丹参注射液、川芎注射液或维生素 $B_1$ 等每次一穴（双侧），每穴 0.5~1ml，每隔 3 日 1 次，5~10 次为一疗程。

（2）含漱：以清热利咽之中药煎水漱口，有清热解毒，防止邪毒侵袭和滞留咽喉的作用。常用漱口方如下：①银花、连翘、薄荷、甘草煎汤，漱口。②桔梗、甘草、菊花、岗梅根煎汤，漱口。

（3）吹喉：**将中药制成粉剂，直接吹喷于咽喉患部**，以清热止痛利咽，如西瓜霜、喉风散等。

（4）涂敷：用棉签蘸复方碘甘油或硼酸甘油涂于咽部肌膜。

（5）含服：将中药制成丸或片剂进行含服，使药物直接作用于咽喉以清热生津利咽，如银黄含片、六神丸、草珊瑚含片等，每日 3~4 次，每次 1~2 片。

（6）蒸气或雾化吸入：可用内服之中药煎水装入保温杯中，趁热吸入药物蒸气；亦可用中药液置入超声雾化器中进行雾化吸入，如丹参注射液、川芎注射液或银花、连翘、板蓝根、野菊花、蒲公英等煎水过滤。

（7）按摩：于喉结旁开 1~2 寸，**用食指、中指、无名指沿纵向平行线上下反复，轻轻揉按**，每次 10~20 分钟，10 次为一疗程。亦可沿颈部第 1~7 颈椎棘突旁开 1~3 寸按摩。

# 第八单元 喉 喑

## 知识点概要

### 一、特点

喉喑以声音不扬，甚至嘶哑失音为主要特点。发生于小儿症状多较严重，甚至可发展成急喉风。西医学的急性喉炎、慢性喉炎、声带小结、声带息肉、喉肌弱症等疾病可参考本病进行辨证施治。

### 二、诊断

1. 病史 多有感冒或过度用声史，或声音嘶哑反复发作史。

2. 临床症状 **以声音嘶哑为主**。轻者，仅声音不扬；重者，声音嘶哑，甚至完全失音。可伴有咽喉不适。

3. 检查 喉黏膜及声带鲜红肿胀；或声带淡红、暗红、肥厚、边缘有小结或息肉，声门闭合不全；或喉黏膜及声带干燥、变薄；或声带活动受限、固定；或声带松弛无力。

### 三、鉴别诊断

喉癌：凡是原因不明的声哑或咽喉部异物感，经对症治疗后症状不减，尤其中年以上患者，应密切观察。临床伴有刺激性干咳，痰中带血，严重者会出现喉部疼痛，头痛耳痛，呼吸困难等，体检可发现颈部肿块，从下颌角开始，沿胸锁乳突肌前缘向下有淋巴结肿大，质硬无压痛，活动度减低。借助X线、CT、喉镜检查、喉病灶局部细胞涂片、细胞病理学检查，结合实际检查，一般可明确诊断。

### 四、治疗

1. 辨证论治

（1）辨证要点：本病初期多为实证，临床辨证多属风寒、风热或痰热犯肺，喉窍壅闭；病久则多为虚证。或虚实夹杂证，临床辨证多属肺肾阴虚、肺脾气虚或血瘀痰凝，喉窍失养。

（2）治疗原则：实证初期宜祛邪疏风清肺为主，根据病因分别采用疏风散寒、清热宣肺、解毒、散结开音等法；虚证或久病要兼顾肺肾、肺脾，根据病因分别采用滋阴润喉、益气活血、化痰开音等法。

（3）证治分类

1）风寒袭肺

【主症】**猝然声音不扬，甚则嘶哑，喉微痛微痒，咳嗽声重**，发热，恶寒，头身痛，无汗，鼻塞，流清涕，口不渴。舌苔薄白，脉浮紧。检查见喉黏膜微红肿，声门闭合不全。

【治法】疏风散寒，利喉开音。

【方剂】**三拗汤**。

【加减】可加荆芥、防风、生姜以助三拗汤疏风散寒之力。或配石菖蒲、蝉蜕通窍利喉。

2）风热犯肺

【主症】**声音不扬，甚则嘶哑，喉痛不适，干痒而咳**，发热，微恶寒，头痛。舌边微红，苔薄黄，脉浮数。检查见喉窍黏膜及声带红肿，声门闭合不全。

【治法】疏风清热，利喉开音。

【方剂】**疏风清热汤**。

【加减】可配蝉蜕、罗汉果清肺利喉开音。若痰黏难出者，可酌加瓜蒌皮、竹茹等。

3）痰热壅肺

【主症】声音嘶哑，甚则失音，咽喉痛甚，咳嗽痰黄，壮热口渴，大便秘结。舌质红，苔黄厚，脉洪数。检查见喉窍黏膜及室带、声带充血，深红肿胀，声带上有黄白色分泌物附着，闭合不全。

【治法】泻热涤痰，利喉开音。

【方剂】**清咽利膈汤**。

【加减】可酌加黄芩、竹沥、瓜蒌皮等清热化痰，或配木蝴蝶、蝉蜕利喉开音。

4）肺肾阴虚

【主症】**声音嘶哑日久，咽喉干涩微痛，喉痒干咳，痰少而黏**，时时清嗓，症状以下午明显。可兼有颧红唇赤、头晕耳鸣、虚烦少寐、腰膝酸软、手足心热等症。舌红少津，脉细数。检查见喉窍黏膜及室带、声带微红肿，声带边缘肥厚，或喉窍和声带黏膜干燥、变薄，声门闭合不全。

【治法】滋阴降火，利喉开音。

【方剂】**百合固金汤**。

【加减】可配凤凰衣、西藏青果生津润喉。若头晕耳鸣、五心烦热者，可酌加黄柏、知母、龟板、鳖甲等。

5）肺脾气虚

【主症】声嘶日久，语音低沉，高音费力，不能持久，劳则加重。舌体胖有齿痕，苔白，脉细弱。检查见喉黏膜色淡不红，声带肿胀或不肿胀，松弛无力，声门闭合不全。

【治法】补益肺脾，益气开音。

【方剂】**补中益气汤**。

◆ **提醒**：肺脾气虚证用补中益气汤为固定搭配，可上下联系共同记忆。

【加减】可配诃子、五味子收敛肺气、以助开音。若湿重痰多，声带肿胀甚者，可酌加石菖蒲、半夏、薏苡仁、白扁豆等。

6）血瘀痰凝

【主症】声嘶日久，讲话费力，喉内异物感或有痰黏着感，常需清嗓，胸闷不舒。舌质暗滞或有瘀点，苔薄白或薄黄，脉细涩。检查见喉窍黏膜及室带、声带、杓间暗红肥厚，或声带边缘有小结及息肉状组织突起，常有黏液附其上。

【治法】**活血化痰，利喉开音**。

【方剂】会厌逐瘀汤加减。

【加减】可加贝母、僵蚕、海浮石等化痰散结。或配石菖蒲、诃子通窍利喉。

2. 其他治疗

（1）针灸

1）体针：**可采用局部与远端取穴相结合的方法**。喉周取人迎、水突、廉泉、新廉泉（环甲膜正中点）。远端取穴：病初起者，可取合谷、少商、商阳、尺泽，每次取1~2穴，用泻法；病久者，若肺脾气虚可取足三里，若肺肾阴虚可取三阴交，用平补平泻法或补法。每日1次，留针20分钟。

2）刺血法：用三棱针刺两手少商、商阳、三商（奇穴，别名大指甲根）等穴，每穴放血1~2滴，每日1次，有泻热开窍、利喉开音的作用，适用于喉喑热证。

3）耳针：取咽喉、声带、肺、大肠、神门、内分泌、皮质下、平喘等穴，脾虚者加取脾、胃，肾虚者加取肾，每次3~4穴，针刺20分钟；病初起，每日1次，久病隔日1次。也可用王不留行籽或磁珠贴压，每次选3~4穴，每穴按压1分钟，每日按压3~4次，贴压3~5日。

4）穴位注射：**取喉周穴如人迎、水突、廉泉，每次选2~3穴作穴位注射**，药物可选用复方丹参注射液、当归注射液、鱼腥草注射液、双黄连注射液，每次注射0.5~1ml药液，隔日1次。

（2）穴位磁疗：取喉周穴位，如人迎、水突、廉泉等，每次选2~3穴，贴放磁片，或加用电流，每次20分钟，每日1次。

（3）氦-氖激光穴位照射：取喉周穴位，如人迎、水突、廉泉等，每次选2~3穴，局部直接照射，输出功率为2.5~5W，每次每穴照射5分钟，每日1次。

（4）含服：选用具有清利咽喉作用的中药制剂含服，使咽喉清利，有助于消肿止痛开音。常用药有复方草珊瑚含片、西瓜霜润喉片、玄麦甘桔含片、余甘子喉片等。

（5）蒸气或超声雾化吸入：根据不同证型选用不同的中药水煎，取过滤药液20ml作蒸气吸入或超声雾化吸入，每次15分钟，每日2次。如风寒袭肺者，可用紫苏叶、香薷、蝉蜕等；风热犯肺或痰热壅肺者，可用柴胡、葛根、黄芩、生甘草、桔梗、薄荷等；肺肾阴虚者，可用乌梅、绿茶、甘草、薄荷等。

（6）离子导入疗法：**用红花、橘络、乌梅、绿茶、甘草、薄荷水煎药液**，作喉局部直流电离子导入治疗，每次20分钟，每日1次，有利喉消肿开音的作用，适于各证型喉喑。

（7）嗓音矫治：进行发声训练，缓解发声器官的紧张，有助于发声功能状态恢复正常。

# 第十四章 中医骨伤科学

## 第一单元 骨折概论

### 知识点概要

#### 一、骨折的病因病机

1. 外因

（1）直接暴力和间接暴力

| 暴力类型 | 骨折部位 | 具体内容 | 骨折特点 |
|---|---|---|---|
| 直接暴力 | 暴力直接作用的部位 | 打伤、压伤、枪伤、炸伤及撞击伤 | 横断骨折或粉碎性骨折，骨折处的软组织损伤较严重 |
| 间接暴力 | 远离于外来暴力作用的部位 | 传达暴力、扭转暴力 | 多在骨质较弱处造成斜形骨折或螺旋形骨折，骨折处的软组织损伤较轻 |

（2）筋肉牵拉：**由于筋肉急骤地收缩和牵拉可发生骨折**，如跌倒时股四头肌剧烈收缩可导致髌骨骨折。

（3）疲劳骨折：**骨骼长期反复受到震动或形变，外力的积累，可造成骨折**。多发生于长途跋涉后或行军途中，以第2、3跖骨及腓骨干下1/3疲劳骨折为多见。这种骨折多无移位，但愈合缓慢。

2. 内因

（1）年龄和健康状况：年轻体健，筋骨坚韧，不易受损；年老体弱，平时缺少运动锻炼或长期失用者，其骨质脆弱、疏松，遭受外力作用容易引起骨折。

（2）骨的解剖部位和结构状况：**幼儿骨膜较厚、骨有机质较多，易发生青枝骨折**；18岁以下青少年，骨骺未闭合，易发生骨骺分离；老年人骨质疏松、骨的脆性增大，最易发生骨折。又如肱骨下端扁而宽，前面有冠状突，后面有鹰嘴窝，中间仅一层较薄的骨片，最易发生骨折。在骨质的疏松部位和致密部位交接处也易发生骨折。

（3）骨骼病变：**如先天性脆骨病、营养不良、佝偻病、甲状腺功能亢进症、骨感染和骨肿瘤等，常为导致骨折的内在因素**。外力作用于人体，可由于年龄、健康状况、解剖部位、骨结构、骨骼是否原有病变等内在因素的差异，而产生各种不同类型的损伤，不同致伤暴力又可有相同的受伤机理。因此，骨折是外因和内因综合作用的结果。

3. 骨折的移位

（1）移位方式

| | |
|---|---|
| 成角移位 | 两骨折段之轴线交叉成角，以角顶的方向称为向前、向后、向内或向外成角 |
| 侧方移位 | 两骨折端移向侧方。四肢按骨折远段、脊柱按上段的移位方向称为向前、向后、向内或向外侧方移位 |
| 缩短移位 | 两骨折段互相重叠或嵌插，骨的长度因而缩短 |
| 分离移位 | 两骨折端互相分离，且骨的长度增加 |
| 旋转移位 | 骨折段围绕骨之纵轴而旋转 |

（2）移位程度和方向的因素

1）外在因素：与暴力的大小、作用方向及搬运情况等有关。

2）内在因素：与肢体远侧段的重量、肌肉附着点及其收缩牵拉力等有关。

## 二、骨折的分类

1. 根据骨折处是否与外界相通分类

（1）闭合骨折：骨折断端不与外界相通者。

（2）开放骨折：有皮肤或黏膜破裂，骨折处与外界相通者。

2. 根据骨折的损伤程度分类

| | |
|---|---|
| 单纯骨折 | 无并发神经、重要血管、肌腱或脏器损伤者 |
| 复杂骨折 | 并发神经、重要血管、肌腱或脏器损伤者 |
| 不完全骨折 | 骨小梁的连续性仅有部分中断者。此类骨折多无移位 |
| 完全骨折 | 骨小梁的连续性全部中断者。管状骨骨折后形成远近2个或2个以上的骨折段 |

3. 根据骨折线的形态分类

（1）横断骨折：骨折线与骨干纵轴接近垂直。

（2）斜形骨折：骨折线与骨干纵轴斜交成锐角。

（3）螺旋形骨折：骨折线呈螺旋形。

（4）粉碎骨折：骨碎裂成3块以上，称“粉碎骨折”。骨折线呈“T”形或“Y”形时，又称“T”形或“Y”形骨折。

（5）青枝骨折：**多发生于儿童**。**仅有部分骨质和骨膜被拉长、皱折或破裂，骨折处有成角、弯曲畸形，与青嫩的树枝被折时的情况相似**。

◆ **提醒**：青枝骨折记忆时可联想青嫩的树枝被折的特点来记忆。

（6）嵌插骨折：发生在长管骨干骺端密质骨与松质骨交界处。骨折后，密质骨嵌插入松质骨内，可发生在股骨颈和肱骨外科颈等处。

（7）裂缝骨折：或称“骨裂”，骨折间隙呈裂缝或线状，形似瓷器上的裂纹，常见于颅骨、肩胛骨等处。

（8）骨骺分离：**发生在骨骺板部位，使骨骺与骨干分离，骨骺的断面可带有数量不等的骨组织，故骨骺分离亦属骨折的一种**。见于儿童和青少年。

（9）压缩骨折：松质骨因压缩而变形，如脊椎骨及跟骨等。

4. 根据骨折整复后的稳定程度分类

（1）稳定骨折：骨折复位后，经适当外固定不易发生再移位者，如裂缝骨折、青枝骨折、嵌插骨折、横形骨折等。

（2）不稳定骨折：**骨折复位后，易于发生再移位者，如斜形骨折、螺旋形骨折、粉碎骨折等**。

5. 根据骨折后就诊时间分类

（1）新鲜骨折：伤后2~3周以内就诊者。

（2）陈旧骨折：伤后2~3周以后就诊者。

6. 根据受伤前骨质是否正常分类

（1）外伤骨折：**骨折前骨质结构正常，纯属外力作用而发生骨折者**。

（2）病理骨折：骨质原已有病变（如骨髓炎、骨结核、骨肿瘤等），经轻微外力作用而产生骨折者。

## 三、骨折的诊断

1. 受伤史　应了解暴力的大小、方向、性质和形式（高处跌下、车撞、打击、机器绞轧等），及其作用的部位，打击物的性质、形状，受伤现场情况，受伤姿势状态等，充分地估计伤情。

2. 临床表现

(1) 全身情况：轻微骨折可无全身症状。一般骨折，由于瘀血停聚，积瘀化热，常有发热（体温约38.5℃)，5~7天后体温逐渐降至正常，无恶寒或寒战，兼有口渴、口苦、心烦、尿赤便秘、夜寐不安、脉浮数或弦紧、舌质红、苔黄厚腻。如合并外伤性休克和内脏损伤，则有相应的表现。

(2) 局部情况

1) 一般情况：疼痛、肿胀、活动功能障碍。

2) 特有体征：**畸形、骨擦音（感)、异常活动**。这三种特征只要有其中一种出现，即可在临床上初步诊断为骨折。

3. 影像学检查

(1) X线检查：诊断骨折，借助X线检查对于了解骨折的具体情况有重要参考价值。X线摄片检查能显示临床检查难于发现的损伤和移位，如不完全骨折、体内深部骨折、脱位时伴有小骨片撕脱等。

(2) CT、MRI检查：对于严重粉碎骨折、关节内骨折、复杂或特殊的解剖部位，X线片不能完全显示清楚，需行CT扫描或三维重建、MRI检查，以明确骨折程度、类型、骨折线形态和骨折移位情况，以决定其治疗方案。

## 四、骨折的并发症

1. 早期并发症

(1) 外伤性休克。

(2) 感染：**化脓性感染或厌氧菌感染**。

(3) 内脏损伤

1) 肺损伤：血胸或气胸（闭合性、开放性、张力性)、血气胸。

2) 肝、脾破裂。

3) 膀胱、尿道、直肠损伤。

(4) 重要动脉损伤：**开放性骨折合并动脉破裂则鲜血从伤口喷射流出**；由于骨折压迫或刺伤可发生血管痉挛，使血流不畅或完全不通，导致血栓形成；动脉被骨折端刺破，形成局部血肿，后期可形成假性动脉瘤，若动、静脉同时被刺破，可形成动、静脉瘘。重要动脉损伤后，肢体远侧疼痛麻木、冰冷、苍白或紫绀、脉搏消失或减弱。

(5) 缺血性肌挛缩：**筋膜间隔区综合征产生的严重后果。由于神经麻痹，肌肉坏死，经过机化后形成瘢痕组织，肢体逐渐挛缩而形成特有的爪形手、爪形足畸形，可造成严重的残疾。**

(6) 脊髓损伤：多发生在颈段和胸、腰段脊柱骨折脱位时，形成损伤平面以下截瘫。

(7) 周围神经损伤

| | |
|---|---|
| 桡神经损伤 | “腕下垂”畸形，拇指不能外展和背伸，第1、2掌骨背面皮肤感觉障碍 |
| 尺神经损伤 | “爪形手”畸形，第4、5指屈伸不全，第4、5指不能外展和内收，第4、5指不能夹紧纸片，小指、环指尺侧的感觉障碍 |
| 正中神经损伤 | **第1、2指不能屈曲，第3指屈曲不全，拇指不能对掌、不能侧掌运动，桡侧3个半手指感觉消失** |
| 腓总神经损伤 | “足下垂”畸形，小腿前外侧与足背皮肤感觉障碍 |

(8) 脂肪栓塞

2. 晚期并发症

(1) 坠积性肺炎。

(2) 压疮。

(3) 尿路感染及结石。

(4) 损伤性骨化（骨化性肌炎)。

(5) **创伤性关节炎**。

(6) 关节僵硬。

(7) 缺血性骨坏死。

(8) **迟发性畸形**：肱骨外髁骨折可出现肘外翻，尺神经受牵拉而出现爪形手畸形。

## 五、骨折的愈合

1. 骨折愈合过程　骨折愈合的过程就是瘀去、新生、骨合的过程，整个过程是持续的和渐进的，一般可分为血肿机化期、原始骨痂期和骨痂改造期。

(1) 血肿机化期：**骨折后，因骨折本身及邻近软组织的血管断裂出血，在骨折部形成了血肿，血肿于伤后6~8小时即开始凝结成血块。**

(2) 原始骨痂形成期：**骨内膜和骨外膜的成骨细胞增生，在骨折端内、外形成的骨组织逐渐骨化，形成新骨，称为"膜内化骨"。**随新骨的不断增多，紧贴在骨皮质内、外面逐渐向骨折端生长，彼此会合形成梭形，称为"内骨痂"和"外骨痂"。骨折断端及髓腔内的纤维组织亦逐渐转化为软骨组织，并随软骨细胞的增生、钙化而骨化，称为"软骨内化骨"，而在骨折处形成环状骨痂和髓腔内骨痂。**两部分骨痂会合后，这些原始骨痂不断钙化而逐渐加强，当其达到足以抵抗肌肉的收缩及成角、剪力和旋转力时，则骨折已达临床愈合，一般需4周。**此时，X线片上可见骨折处四周有梭形骨痂阴影，但骨折线仍隐约可见。

(3) 骨痂改造塑形期：**原始骨痂中新生骨小梁逐渐增加，且排列逐渐规则和致密，骨折断端经死骨清除和新骨形成的爬行替代而复活，骨折部位形成骨性连接，这一过程一般约需8~12周。**随着肢体的活动和负重，应力轴线上的骨痂，不断地得到加强，应力轴线以外的骨痂逐渐被清除。并且骨髓腔重新沟通，恢复骨的正常结构，最终骨折的痕迹从组织学和放射学上完全消失。

2. 临床愈合标准和骨性愈合标准

(1) 临床愈合标准

1) **局部无压痛，无纵向叩击痛。**

2) 局部无异常活动。

3) X线摄片显示骨折线模糊，有连续性骨痂通过骨折线。

4) **功能测定：在解除外固定情况下，上肢能平举1kg达1分钟，下肢能连续徒手步行3分钟，并不少于30步。**

5) 连续观察2周骨折处不变形，则观察的第一天即为临床愈合日期。

第2)、4)两项的测定必须慎重，以不发生变形或再骨折为原则。

(2) 骨性愈合标准

1) 具备临床愈合标准的条件。

2) X线摄片显示骨小梁通过骨折线。

◆ **提醒：**注意临床愈合标准和骨性愈合标准的区别。

3. 影响骨折愈合的因素

(1) 全身因素

1) 年龄：小儿的组织再生和塑形能力强，骨折愈合速度较快，老年人则较慢。

2) 健康状况：身体强壮，气血旺盛，对骨折愈合有利；反之，慢性消耗性疾病，气血虚弱，如糖尿病、重度营养不良、钙代谢障碍、骨软化症、恶性肿瘤或骨折后有严重并发症者，则骨折愈合迟缓。

(2) 局部因素

1) 断面的接触：**断面接触大则愈合较易，断面接触小则愈合较难。**

2) 断端的血供：组织的再生，需要足够的血液供给，血供良好的松质骨部骨折愈合较快，而血供不良的部位骨折则愈合速度缓慢，甚至发生延迟连接、不连接或缺血性骨坏死。

3) 损伤的程度：有大块骨缺损的骨折或软组织损伤严重、断端形成巨大血肿者，骨折的愈合速度就较慢。

4) 感染的影响：**感染引起局部长期充血、组织破坏、脓液和代谢产物的堆积，均不利于骨折的修复，迟缓愈合和不愈合率大为增高。**

5) 固定和运动：固定可以维持骨折端整复后的位置，防止软组织再受伤和血肿再扩大，保证修复作用顺利进行。但固定太过使局部血运不佳，骨代谢减退，骨质疏松，肌肉萎缩，对愈合不利。

◆ **提醒**：骨折愈合是一个复杂的过程，受多种因素影响，任何一种因素的不良影响均有可能导致骨折愈合缓慢。

6）成人常见骨折临床愈合时间参考表。

| 骨折名称 | 时间（周） |
|---|---|
| 锁骨骨折 | 4~6 |
| 肱骨外科颈骨折 | 4~6 |
| 肱骨干骨折 | 4~8 |
| 肱骨髁上骨折 | 3~6 |
| 桡、尺骨干双骨折 | 6~8 |
| 桡骨下端骨折 | 3~6 |
| 掌、指骨骨折 | 3~4 |
| 股骨颈骨折 | 12~24 |
| 股骨转子间骨折 | 7~10 |
| 股骨干骨折 | 8~12 |
| 髌骨骨折 | 4~6 |
| 胫腓骨干骨折 | 7~10 |
| 踝部骨折 | 4~6 |
| 跖骨骨折 | 4~6 |

## 六、骨折的治疗

1. 复位治疗

（1）手法复位

1）复位标准：①解剖复位：**骨折之畸形和移位完全纠正，恢复了骨的正常解剖关系，对位（指两骨折端的接触面）和对线（指两骨折段在纵轴上的关系）完全良好时，称为“解剖复位”**。②功能复位：骨折复位虽尽了最大努力，某种移位仍未完全纠正，但骨折在此位置愈合后，对肢体功能无明显妨碍者，称为“功能复位”。

| | |
|---|---|
| 对线 | 骨折部位的旋转移位必须完全矫正；成角移位若与关节活动方向一致，日后可在骨痂改造塑形期有一定的矫正和适应，但成人不宜超过10°，儿童不宜超过15°；成角若与关节活动方向垂直，日后不能矫正和适应，故必须完全复位 |
| 对位 | 长骨干骨折，对位至少应达1/3以上；干骺端骨折对位至少应达3/4左右 |
| 长度 | 儿童处于生长发育时期，下肢骨折缩短2cm以内，若无骨骺损伤，可在生长发育过程中自行矫正；成人则要求缩短移位不超过1cm |

2）复位前准备：①麻醉：骨折复位应采用麻醉止痛，便于复位操作。②摸诊：在麻醉显效后、使用手法复位前，要根据肢体畸形和X线摄片的图像，先用手触摸其骨折部，手法宜先轻后重，从上到下，从近端到远端，了解骨折移位情况，以便进行复位。

3）复位基本手法：常用的基本复位手法有拔伸、旋转、屈伸、提按、端挤、摇摆、触碰、分骨、折顶、回旋等。

（2）切开复位：**切开骨折部的软组织，暴露骨折段，在直视下将骨折复位。**

2. 固定治疗

（1）外固定：夹板、石膏绷带和持续牵引等。

（2）内固定：钢板、螺丝钉、钢丝、克氏针、哈氏棒等。

3. 练功治疗

（1）骨折早期

1）目的：消瘀退肿，加强气血循环。

2）方法：**使患肢肌肉做舒缩活动，但骨折部上下关节则不活动或轻微活动。健肢及身体其他各部关节也应进行练功活动，卧床患者并须加强深呼吸练习并结合自我按摩等。**

3）原则：练功时以健肢带动患肢，次数由少到多，时间由短到长，活动幅度由小到大，以患处不痛为原则，切忌任何粗暴的被动活动。

（2）骨折中期

1）目的：**加强祛瘀生新、和营续骨能力，防止局部筋肉萎缩、关节僵硬，以及全身的并发症。**

2）方法：除继续进行患肢肌肉的舒缩活动外，并在医务人员的帮助下逐步活动骨折部上下关节。动作应缓慢，活动范围应由小到大，至接近临床愈合时应增加活动次数，加大运动幅度和力量。

（3）骨折后期

1）目的：尽快恢复患肢关节功能和肌力，达到筋骨强劲、关节滑利。

2）方法：**常取坐位、立位，以加强伤肢各关节的活动为重点**，如上肢着重各种动作的练习，下肢着重于行走负重训练。部分患者功能恢复有困难时，或已有关节僵硬者可配合按摩推拿手法以协助达到活血舒筋通络之目的。

4. 药物治疗

（1）外用药

| 分期 | 治法 | 用药 |
|---|---|---|
| 骨折初期 | 活血化瘀、消肿止痛 | 消瘀止痛药膏、清营退肿膏、双柏散、定痛膏、紫荆皮散。红肿热痛时可外敷清营退肿膏 |
| 骨折中期 | 接骨续筋 | **接骨续筋药膏、外敷接骨散、驳骨散、碎骨丹** |
| 骨折后期 | 舒筋活络 | 万应膏、损伤风湿膏、坚骨壮筋膏、金不换膏、跌打膏、伸筋散、海桐皮汤、骨科外洗一方、骨科外洗二方、舒筋活血洗方、上肢损伤洗方、下肢损伤洗方、伤筋药水、活血酒 |

（2）内服药

| 分期 | 治法 | 用法 |
|---|---|---|
| 骨折初期 | 活血化瘀、消肿止痛 | **活血止痛汤、和营止痛汤、新伤续断汤、复元活血汤、夺命丹、八厘散、肢伤一方、玉真散、大成汤** |
| 骨折中期 | 接骨续筋 | 新伤续断汤、续骨活血汤，或桃红四物汤、肢伤二方、接骨丹、接骨紫金丹 |
| 骨折后期 | 壮筋骨、养气血、补肝肾 | 壮筋养血汤、生血补髓汤、六味地黄汤、八珍汤、健步虎潜丸、肢伤三方和续断紫金丹 |
| | 补益脾胃 | **健脾养胃汤、补中益气汤、归脾丸** |

## 七、骨折畸形愈合、迟缓愈合、不愈合的处理原则

1. 畸形愈合

**（1）若骨折后仅2~3个月左右，因骨痂尚未坚硬，可在麻醉下，用手法折骨，再行整复，给予正确的局部固定，使骨折在良好的位置中愈合。**

（2）但邻近关节与小儿骨骺附近的畸形愈合，不宜做手法折骨，以免损伤关节周围韧带和骨骺。

（3）畸形愈合如较坚固，手法折骨不能进行时，可手术切开，将骨折处凿断，并清除妨碍复位的骨痂作新鲜骨折处理矫正畸形，选用适当的外、内固定。

（4）对肢体功能无影响的轻度畸形，则不必行手术矫正。

2. 迟缓愈合

（1）**因固定不恰当引起者，骨折断端往往存在剪式伤力和旋转力，或局部血液供应也较差，应作较大范围和较长时间的固定。**

（2）感染引起者，只要保持伤口的引流通畅和良好的制动，经过有效抗菌药物的应用，还是可以愈合的。

（3）如感染伤口中，有死骨形成或其他异物存留，应给予清除。

（4）过度牵引引起者，应立即减轻重量，使骨折断端回缩，鼓励患者进行肌肉舒缩活动。

（5）如骨折断端牵开的距离较大，骨折愈合十分困难者，可考虑植骨手术治疗。

3. 不愈合

（1）**骨折周围要有近乎正常的软组织覆盖，给骨折愈合创造生长条件。**

（2）感染伤口其感染控制 3 个月后方可手术。

（3）术前充分活动关节，便于术后功能恢复。

（4）术中清除骨折断端瘢痕，切除骨硬化端，打通髓腔。

（5）术后要有牢固的内固定或外固定。

# 第二单元　肱骨干骨折

## 知识点概要

### 一、概述

1. 解剖特点　**由肱骨外科颈下 1cm 至内外髁上 2cm 处的一段长管状坚质骨称为“肱骨干”。其上部较粗，自中 1/3 以下逐渐变细，至下 1/3 渐成扁平状，并稍向前倾。**

2. 与桡神经的关系　肱骨干中下 1/3 交界处后外侧有一桡神经沟，有桡神经通过，紧贴骨干，故中下 1/3 交界处骨折易并发神经损伤。

### 二、病因病机

1. 病因

（1）**间接暴力：骨折多发生在肱骨干的下 1/3 部，如投弹、掰手腕等间接暴力所致，常呈斜形、螺旋形骨折。**

（2）直接暴力：骨折多发生在肱骨干的中上部，如棍棒打击等直接暴力所致，多为横断或粉碎骨折。

2. 病机

（1）**上 1/3 骨折：骨折发生在三角肌止点以上。近端因胸大肌、背阔肌和大圆肌的牵拉而向前、向内移位；远端因三角肌、喙肱肌、肱二头肌和肱三头肌的牵拉而向上、向外移位。**

（2）中 1/3 骨折：骨折发生在三角肌止点以下。近端因三角肌和喙肱肌牵拉而向外、向前移位；远端因肱二头肌和肱三头肌的牵拉而向上移位。

（3）下 1/3 骨折：移位可因暴力方向、前臂和肘关节的位置而异，多为成角、内旋移位。

### 三、诊断

1. 临床表现

（1）病史：有明显的外伤史。

（2）症状体征：**伤后局部有明显疼痛、压痛、肿胀和功能障碍。绝大多数为有移位骨折，上臂有短缩或成角畸形，并有异常活动和骨擦音。**

2. 影像学检查　拍摄肱骨干正侧位 X 线片，可明确骨折的部位、类型和移位情况。

3. 合并桡神经损伤的诊断　检查时应注意腕和手指的功能，以便确定桡神经是否有损伤，可做肌电图测定。

◆ **提醒：**肱骨干骨折可合并桡神经损伤，治疗时应注意桡神经损伤的检查，及时发现，及时治疗。

## 四、治疗

1. 整复方法

（1）**肱骨干上1/3骨折：在维持牵引下，术者两拇指抵住骨折远端外侧，其余四指环抱近端内侧，将近端托起向外，使断端微向外成角，继而拇指由外推远端向内，即可复位。**

（2）肱骨干中1/3骨折：在维持牵引下，术者以两拇指抵住骨折近端外侧推向内，其余四指环抱远端内侧向外端提，纠正移位后，术者捏住骨折部，助手徐徐放松牵引，使断端互相接触，微微摇摆骨折远端或从前后内外以两手掌相对挤压骨折处，可感到断端摩擦音逐渐减小，直至消失，骨折处平直，表示基本复位。

（3）肱骨干下1/3骨折：多为螺旋或斜形骨折，仅需轻微力量牵引，矫正成角畸形，将两斜面挤按复正。

2. 夹板固定

（1）**固定方法：前后内外四块夹板，其长度视骨折部位而定。上1/3骨折超肩关节固定，中1/3骨折则不超过上、下关节，下1/3骨折超肘关节固定。**

（2）固定垫应用：若仍有轻度侧方移位时，利用固定垫两点加压；若仍有轻度成角，利用固定垫三点加压，使其逐渐复位。若碎骨片不能满意复位时，也可用固定垫将其逐渐压回，但应注意固定垫厚度宜适中，防止皮肤压迫性坏死。在桡神经沟部位不要放固定垫，以防桡神经受压而麻痹。

（3）定期检查：要定期检查以及时发现在固定期间骨折端是否有分离移位。若发现断端分离，术者可一手按肩，一手按肘部，沿纵轴轻轻挤压，加用弹性绷带上下缠绕肩、肘部，使断端受到纵向挤压而逐渐接近。

（4）固定时间：**成人约6~8周，儿童约3~5周。中1/3处骨折是迟缓愈合和不愈合的好发部位，固定时应适当延长，经X线复查见有足够骨痂生长才能解除固定。**

3. 手术治疗

| | |
|---|---|
| 手术适应证 | 开放性骨折 |
| | 合并血管损伤者 |
| | 多段骨折手法不能达到满意复位者 |
| | 合并同侧肘、肩关节骨折，需早期活动者 |
| | 肱骨远端螺旋形骨折合并桡神经损伤，在固定或手法复位后桡神经麻痹加重，需手术探查者 |
| | 继发于恶性肿瘤的病理性骨折 |

4. 药物治疗

（1）骨折迟缓愈合者，应重用接骨续损药，如土鳖、自然铜、骨碎补之类。

（2）**闭合性骨折合并桡神经损伤，内服药还应加入行气活血、通经活络之品，如黄芪、地龙之类，选用骨科外洗二方、海桐皮汤熏洗。**

5. 练功活动

（1）初期：骨折固定后即可做伸屈指、掌、腕关节活动，有利于气血畅通。

（2）中期：肿胀开始消退后，患肢上臂肌肉应用力做舒缩活动，逐渐进行肩、肘关节活动。

（3）后期：骨折愈合后应加强肩、肘关节活动，并配合药物熏洗，使肩、肘关节活动功能早日恢复。

## 五、预防与调护

1. 加强两骨折端在纵轴上的挤压力，防止断端分离，保持骨折部位相对稳定。

2. 手、前臂肿胀时，可嘱患者每日自行轻柔按摩手和前臂。

3. 若发现断端分离时，术者可一手按肩，一手按肘部，沿纵轴轻轻挤压，或使用触碰手法使骨断端接触，并适当延长木托板悬吊时间，直到分离消失、骨折愈合为止。

# 第三单元　肱骨髁上骨折

## 知识点概要

### 一、概述

1. 解剖特点　肱骨下端较扁薄，髁上部处于疏松骨质和致密骨质交界处，后有鹰嘴窝，前有冠状窝，两窝之间仅为一层极薄的骨片。两髁稍前屈，并与肱骨纵轴形成向前 30°～50°的前倾角。肱动脉和正中神经从肱二头肌腱膜下通过，桡神经通过肘窝前外方并分成深浅两支进入前臂，肱骨髁上骨折时，易被刺伤或受挤压而合并血管、神经损伤。

2. 携带角　**前臂完全旋后时，上臂与前臂纵轴呈 10°～15°外翻的携带角，骨折移位可使此角改变，大于此角称为“肘外翻畸形”，小于此角称为“肘内翻畸形”。**

### 二、病因病机

1. 病因　肱骨髁上骨折多见于儿童，如爬高墙、攀树跌下，或嬉戏追逐跌倒所致。

2. 病机

（1）**伸直型骨折：伸肘位跌仆，地面反作用力经手掌、前臂传达，将肱骨髁推向后上方，由上而下的重力将肱骨干推向前方，容易合并神经、血管损伤。**

（2）屈曲型骨折：屈肘位跌仆，暴力从肘后侧经过尺骨鹰嘴把肱骨髁由后下方推向前上方，此型很少并发神经、血管损伤。

### 三、诊断

1. 临床表现

（1）病史：有明显的外伤史。

（2）症状体征：**无移位骨折肘部可有肿胀、疼痛，肱骨髁上处有压痛，功能障碍。**骨折有移位者，肘部疼痛、肿胀较明显，甚至出现张力性水疱，肘部呈靴形畸形，但肘后肱骨内、外髁和鹰嘴三点关系仍保持正常，这一点可与肘关节后脱位相鉴别。

2. 影像学检查　肘关节正侧位 X 线片，可显示骨折类型和移位方向。伸直型骨折远端向后上移位，骨折线多从前方斜向后上方；屈曲型骨折远端向前上方移位，骨折线从后下方斜向前上方；粉碎性骨折两髁分离，骨折线呈“T”形或“Y”形。

3. 并发症

（1）神经、血管损伤：注意检查桡动脉的搏动、腕和手指的感觉、活动、温度、颜色，以便确定是否合并神经或血管损伤。**神经损伤表现为该神经支配范围的运动和感觉障碍，以桡神经、正中神经损伤为多见。**

（2）缺血性肌挛缩：若肘部严重肿胀，桡动脉搏动消失，患肢剧痛，手部皮肤苍白、发凉、麻木，被动伸指有剧烈疼痛者为肱动脉损伤或受压，处理不当则前臂屈肌发生肌肉坏死，纤维化后形成缺血性肌挛缩。

4. 后遗症

（1）肘内翻畸形：为髁上骨折最常见的后遗症，尺偏型骨折发生率高达 50%。

（2）关节活动障碍：大多数患儿愈后肘关节功能不受影响，或只有轻微屈伸受限。少数患儿由于组织挛缩近期可有 20°～30°屈伸障碍，随着生长发育都会有所改进。

◆ **提醒：**肱骨髁上骨折不及时治疗可引起严重后遗症，应引起重视。

### 四、治疗

1. 整复方法

（1）基本手法：**患者仰卧，两助手分别握住其上臂和前臂，做顺势拔伸牵引，术者两手分别握住远近段，相对挤压，纠正重叠移位**。若远段旋前（或旋后），应首先纠正旋转移位，使前臂旋后（或旋前）。

1）整复伸直型骨折：以两拇指从肘后推远端向前，两手其余四指重叠环抱骨折近段向后提拉，同时用端挤手法矫正侧方移位，并令助手在牵引下徐徐屈曲肘关节，常可感到骨折复位时的骨擦感。

2）整复屈曲型骨折：手法与上述相反，应在牵引后将远端向背侧压下，并徐徐伸直肘关节。

（2）防止发生肘内翻：在整复肱骨髁上骨折时，应特别注意矫正尺偏畸形，以防止发生肘内翻。

（3）开放性骨折：应在清创后进行手法复位，再缝合伤口。

（4）肿胀严重及不稳定骨折：若系粉碎性骨折或软组织肿胀严重，水疱较多而不能手法整复或整复后固定不稳定者，可在屈肘45°~90°位置进行尺骨鹰嘴牵引或皮肤牵引，重量1~2kg，一般在3~7天后再进行复位。初期局部水疱较大者可用针头刺破，或将疱内液体抽吸，并用酒精棉球挤压干净。

2. 固定方法

（1）无移位骨折：**可置患肢于屈肘90°位，用颈腕带悬吊2~3周**。

（2）伸直型骨折：复位后，应固定肘关节于屈曲90°~110°位置3周。夹板长度应上达三角肌中部水平，内外侧夹板下达（或超过）肘关节，前侧板下至肘横纹，后侧板远端呈向前弧形弯曲，并嵌有铝钉，使最下一条布带斜跨肘关节缚扎而不致滑脱。为防止骨折远端后移，可在鹰嘴后方加一梯形垫；为防止内翻，可在骨折近端外侧及远端内侧分别加塔形垫。夹缚后用颈腕带悬吊。

（3）屈曲型骨折：复位后，应固定肘关节于屈曲40°~60°位置3周，以后逐渐屈曲至90°位置1~2周。如外固定后患肢出现血循环障碍，应立即松解全部外固定，置肘关节于屈曲45°位置进行观察。

3. 手术治疗　手术适应证如下。

（1）手法复位失败：经手法整复，不能满意复位。

（2）伴有神经损伤：**肱骨髁上骨折所造成的神经损伤一般多为挫伤，在3个月左右多能自行恢复，除确诊为神经断裂者外，不需过早地进行手术探查**。

（3）伴有血管损伤：肱骨髁上粉碎性骨折并发血循环障碍者，必须紧急处理，首先应在麻醉下整复移位的骨折断端，并行尺骨鹰嘴牵引，以解除骨折端对血管的压迫，如冰冷的手指温度逐渐转暖，手指可主动伸直，则可继续观察。如经上述处理无效，就必须及时探查肱动脉情况。

4. 药物治疗

（1）内服药早期重在活血祛瘀、消肿止痛。肿胀严重、血运障碍者加用**三七、丹参，并重用祛瘀、利水、消肿药物，如茅根、木通之类。中、后期内服药可停用**。

（2）成人骨折按三期辨证用药。解除夹板固定以后，可用中药熏洗，有舒筋活络、通利关节的作用，是预防关节强直的重要措施。

5. 练功活动　固定期间多做握拳、腕关节屈伸等活动，粉碎性骨折应于伤后1周在牵引固定下开始练习肘关节屈伸活动，其他类型骨折应在解除固定后，积极主动锻炼肘关节伸屈活动，严禁暴力被动活动。

### 五、预防与调护

**肱骨髁上骨折多数为伸直型骨折，初期换药、调整夹板松紧度或护送患者拍X线片检查等都不可使患肘伸直**，否则易引起骨折再移位；反之屈曲型骨折，初期就不可随意做屈肘动作。骨折固定后，应密切观察患肢血运情况。

# 第四单元　尺骨上1/3合并桡骨头脱位

## 知识点概要

### 一、概述

尺骨上1/3骨折合并桡骨头脱位，又称Monteggia's骨折（孟氏骨折），是指尺骨半月切迹以下的上1/3骨折，桡骨头同时自肱桡关节、桡尺上关节脱位，而肱尺关节没有脱位。这与肘关节前脱位合并尺骨鹰嘴骨折应有所区别。

## 二、病因病机

1. 病因 **直接暴力和间接暴力均能引起尺骨上 1/3 骨折合并桡骨头脱位，而以间接暴力所致者为多。**

2. 病机

（1）伸直型：比较常见，多见于儿童。**跌倒时手掌先着地，肘关节处于伸直位或过伸位可造成伸直型骨折**。传达暴力由掌心通过尺桡骨传向上前方，先造成尺骨斜形骨折，继而迫使桡骨头冲破或滑出环状韧带，向前外方脱出，骨折断端随之突向掌侧及桡侧成角。在成人，外力直接打击背侧，亦可造成伸直型骨折，为横断或粉碎骨折。

（2）屈曲型：多见于成人。**跌倒时手掌着地，肘关节处于屈曲位可造成屈曲型骨折**。传达暴力由掌心传向上后方，先造成尺骨横断或短斜形骨折，并突向背侧、桡侧成角，桡骨头向后外方滑脱。

（3）内收型：多见于幼儿。**跌倒时手掌着地，肘关节处于内收位可造成内收型骨折**。传达暴力由掌心传向上外方，造成尺骨冠状突下方骨折并突向桡侧成角，桡骨头向外侧脱出。

（4）特殊型：多见于成年人，临床上此型最为少见。从高处跌下或平地跌倒时，肘关节呈伸直或过伸位，手掌先着地，自掌心向上的较大的传达暴力，先造成桡、尺骨中上 1/3 双骨折，并迫使桡骨头向前脱出。

## 三、诊断

1. 临床表现

（1）病史：有明显的外伤史。

（2）症状体征：**伤后肘部及前臂肿胀，移位明显者可见尺骨成角畸形，在肘关节前、外或后方可摸到脱出的桡骨头，骨折和脱位处压痛明显**。对儿童的尺骨上 1/3 骨折，必须仔细检查桡骨头是否同时脱位。

2. 影像学检查 凡有移位的桡尺骨干单骨折的 X 线摄片，须包括肘、腕关节，以免遗漏上、下桡尺关节脱位的诊断。

## 四、治疗

1. 整复方法 原则上先整复桡骨头脱位，后整复尺骨骨折。患者平卧，前臂置中立位，两助手顺势拔伸，矫正重叠移位。

（1）伸直型骨折：术者两拇指放在桡骨头外侧和前侧，向尺侧、背侧按挤，同时肘关节徐徐屈曲 90°，使桡骨头复位，然后术者捏住骨折断端进行分骨，在骨折处向掌侧加大成角，再逐渐向背侧按压，使尺骨复位。

（2）屈曲型骨折：两拇指放在桡骨头的外侧、背侧，向内侧、掌侧挤按，同时肘关节徐徐伸直至 0°位，使桡骨头复位，有时还可听到或感觉到桡骨头复位的滑动声，然后先向背侧加大成角，再逐渐向掌侧挤按，使尺骨复位。

（3）内收型骨折：助手在拔伸牵引的同时，外展患侧的肘关节，术者拇指放在桡骨头外侧，向内侧推按桡骨头，使之还纳，尺骨向桡侧成角亦随之矫正。

（4）特殊型骨折：术者两拇指放在桡骨头外侧和前侧，向尺侧、背侧按挤，同时肘关节徐徐屈曲 90°，使桡骨头复位。然后取前臂旋后位，由两助手做拔伸牵引，矫正尺桡骨的重叠、旋转及成角畸形。

> ◆ **提醒：**尺骨上 1/3 合并桡骨头骨折分型较多，整复时应足以区别。

2. 固定方法

（1）压垫的应用：先以尺骨骨折平面为中心，在前臂的掌侧与背侧各置一分骨垫，在骨折的掌侧（伸直型）或背侧（屈曲型）置一平垫；在桡骨头的前外侧（伸直型）或后外侧（屈曲型）或外侧（内收型）放置葫芦垫；在尺骨内侧的上下端分别放一平垫，用胶布固定。然后在前臂掌、背侧与桡、尺侧分别放上长度适宜的夹板，用四道布带捆绑。

（2）固定的时间：伸直型骨折脱位应固定于屈肘位 4～5 周；屈曲型或内收型宜固定于伸肘位 2～3 周后，

改屈肘位固定2周。

3. 手术治疗　手法整复失败者应早期切开整复内固定。

4. 药物治疗　按骨折三期辨证用药，中后期加强中药熏洗。

5. 练功活动　**在伤后3周内，做手、腕诸关节的屈伸锻炼，以后逐步做肘关节屈伸锻炼**。前臂的旋转活动须在X线照片显示尺骨骨折线模糊并有连续性骨痂生长，才开始锻炼。

### 五、预防与调护

复位固定后，应注意观察患肢血液循环情况，卧床休息时抬高患肢，以利肿胀消退，要经常检查夹板固定的松紧度，注意压垫是否移动，且应防止压疮。定期复查X线片，了解骨折是否移位及其愈合情况。

# 第五单元　尺、桡骨干双骨折

## 知识点概要

### 一、概述

1. 前臂的旋转　**正常的尺骨是前臂的轴心，通过上、下桡尺关节及骨间膜与桡骨相连。桡骨沿尺骨旋转，自旋后位至旋前位，回旋幅度可达150°。**

2. 前臂的肌肉　前臂肌肉较多，有屈肌群、伸肌群、旋前肌和旋后肌等。骨折后可出现重叠、成角、旋转及侧方移位，故整复较难。

3. 前臂的骨间膜　前臂骨间膜是致密的纤维膜，几乎连接桡、尺骨的全长，其松紧度随着前臂的旋转而发生改变。

### 二、病因病机

1. 病因　桡尺骨干双骨折可由直接暴力、传达暴力或扭转暴力所造成。

2. 病机

(1) 直接暴力：**多由于重物打击、机器或车轮压榨、砍伤等，其骨折线往往在同一平面上，以粉碎、横断骨折较多**；多伴有不同程度的软组织损伤，如肌肉肌腱断裂、神经血管损伤等。

(2) 传达暴力：跌倒时手掌着地，暴力通过腕关节向上传达，由于桡骨负重多于尺骨，首先使桡骨在上方发生以横断、短斜形为多的骨折；残余暴力通过骨间膜向下方传导，引起尺骨在下方的斜形骨折。

(3) 扭转暴力：**跌倒时手掌着地，同时前臂发生旋转，导致不同平面的桡、尺骨螺旋形或斜形骨折**。多为尺骨骨折线在上，桡骨骨折线在下，两骨骨折线向一侧倾斜。

### 三、诊断

1. 临床表现

(1) 病史：有明显的外伤史。

(2) 症状体征：**伤后局部肿胀、疼痛，压痛明显，前臂功能丧失。完全骨折时多有成角畸形、骨擦音和异常活动，但儿童青枝骨折仅有成角畸形。**

2. 影像学检查　X线摄片时应包括肘关节和腕关节，除确定骨折类型和移位方向外，还可确定有无上、下桡尺关节的脱位。

### 四、治疗

1. 整复手法

(1) **患者平卧，肩外展90°、肘屈曲90°，中、下1/3骨折取前臂中立位，上1/3骨折取前臂旋后位，由两助手做拔伸牵引，矫正重叠、旋转及成角畸形。**

（2）桡、尺骨干双骨折均为不稳定时，骨折在上 1/3，先整复尺骨；骨折在下 1/3，则先整复桡骨；骨折在中段时，应根据两骨干骨折的相对稳定性来决定。

（3）**若前臂肌肉比较发达，加之骨折后出血肿胀，虽经牵引后重叠未完全纠正者，可用折顶手法加以复位；若斜形骨折或锯齿形骨折有背向侧方移位者，应用回旋手法进行复位**；若桡尺骨骨折断端互相靠拢时，可用挤捏分骨手法，术者用两手拇指和食、中、环三指分置骨折部的掌、背侧，用力将桡、尺骨间隙分到最大限度，使骨间膜恢复其紧张度，向中间靠拢的桡、尺骨断端向桡、尺侧各自分离。

2. 固定方法

（1）若复位前桡尺骨相互靠拢者，可采用分骨垫放置在两骨之间，若骨折原有成角畸形，则采用三点加压法。

（2）各垫放置妥当后，依次放置掌、背、桡、尺侧夹板。掌侧板由肘横纹至腕横纹，背侧板由鹰嘴至腕关节或掌指关节，桡侧板由桡骨头至桡骨茎突，尺侧板自肱骨内上髁下达第 5 掌骨基底部，掌背两侧夹板要比桡尺两侧夹板宽，夹板间距离约 1cm。缚扎后，再用有柄托板固定。

（3）**固定后，屈肘 90°、三角巾悬吊，前臂原则上放置在中立位。固定至临床愈合，成人约 6~8 周，儿童约 3~4 周。**

3. 手术治疗　手法整复失败、受伤时间较短、伤口污染不重的开放性骨折，合并神经、血管、肌腱的损伤，同侧肢体有多发性损伤，可切开整复、钢板或髓内钉内固定。

4. 药物治疗　按骨折三期辨证用药。若尺骨下 1/3 骨折愈合迟缓时，要着重补肝肾、壮筋骨，以促进其愈合；若后期前臂旋转活动仍有障碍者，应加强中药熏洗。

5. 练功活动　初期，鼓励患者做手指、腕关节屈伸活动及上肢肌肉舒缩活动；中期，开始做肩、肘关节活动，如弓步云手，活动范围逐渐增大，但不宜做前臂旋转活动；解除固定后作前臂旋转活动。

### 五、预防与调护

（1）在固定期间，应使前臂维持在中立位，要鼓励和正确指导患者做适当的练功活动。

（2）**在更换外敷伤药、调整夹板松紧度及拍片复查时，应用双手托平患肢小心搬动，切不可用一手端提患肢，同时还应避免伤肢前臂的任何旋转活动。**

◆ **提醒**：应重视尺、桡骨干双骨折的预防与调护。

# 第六单元　尺、桡骨干单骨折

## 知识点概要

### 一、概述

**单独桡骨干骨折，约占前臂骨折总数的 12%，青壮年居多**。单独尺骨干骨折，多系直接打击所引起。

### 二、病因病机

1. 病因　直接暴力与间接暴力均可造成，多发生于青少年。桡、尺骨干单骨折临床较为少见。

2. 病机　桡、尺骨干单骨折，因为有对侧骨的支持，一般无严重移位。由于骨间膜作用，折端易向对侧骨移位，但当有明显移位时，可合并上或下桡尺关节脱位，而出现成角、重叠畸形。幼儿多为青枝骨折。

（1）成人桡骨干上 1/3 骨折：骨折线位于旋前圆肌止点之上时，由于附着于桡骨结节的肱二头肌以及附着于桡骨上 1/3 的旋后肌的牵拉，骨折近段向后旋转移位；因附着于桡骨中部及下部的旋前圆肌和旋前方肌的牵拉，骨折远段向前旋转移位。

（2）桡骨干中 1/3 或中、下 1/3 骨折：骨折线位于旋前圆肌止点以下时，因肱二头肌与旋后肌的旋后倾向，被旋前圆肌的旋前力量相抵消，骨折近段处于中立位，骨折远段因受旋前方肌的牵拉而向前旋转移位。

## 三、诊断

1. 临床表现

(1) 外伤史：有明显的外伤史。

(2) 症状体征：**伤后局部肿胀、疼痛、压痛明显，完全骨折时，可有骨擦音，前臂旋转功能障碍**，但不全骨折时，尚可有旋转功能。较表浅骨段，可触及断端。

2. 影像学检查　拍摄桡、尺骨 X 线正侧位片，应包括上、下关节，注意有无合并脱位。

## 四、治疗

1. 整复手法

(1) **患者平卧、肩外展、肘屈曲，而助手行拔伸牵引。**

(2) **骨折在中或下 1/3 时前臂置中立位牵引 3~5 分钟，待断端重叠拉开后，若两骨靠拢移位，可采用分骨手法纠正**；若掌背侧移位则用提按手法纠正；但在桡骨干上 1/3 骨折时，应逐渐由中立位改成旋后位牵引，桡骨干单骨折则将远段推向桡侧、背侧，术者用拇指挤按近段向尺侧、掌侧。手法复位失败可考虑切开整复内固定。

2. 固定方法

(1) 先放置掌、背侧分骨垫各一个，再放其他固定垫。

(2) 桡骨干上 1/3 骨折，须在近端的桡侧再放一个小固定垫，以防止向桡侧移位。然后放置掌、背侧夹板并用手捏住，再放桡、尺侧板。

(3) 桡骨干下 1/3 骨折，桡侧板下端超腕关节，将腕部固定于尺偏位，借紧张的腕桡侧副韧带限制远端向尺偏移位，尺骨干下 1/3 骨折则尺侧板须超腕关节，使腕部固定于桡偏位。夹缚固定后，一般屈肘 90°、前臂中立位，用三角巾悬吊于胸前。

3. 药物治疗　与桡尺骨干双骨折相同。

4. 练功活动　初期，鼓励患者做手指、腕关节屈伸活动及上肢肌肉舒缩活动；中期，开始做肩、肘关节活动，如弓步云手，但不宜做前臂旋转活动；后期，解除固定后做前臂旋转活动锻炼。

◆ **提醒：** 鼓励患者根据不同时期选择不同的练功活动。

## 五、预防与调护

同尺、桡骨骨干双骨折。

# 第七单元　桡骨下 1/3 骨折合并桡尺远侧关节脱位

## 知识点概要

### 一、概述

桡骨下 1/3 骨折合并下桡尺关节脱位，又称 Galeazzi's 骨折（盖氏骨折），多见于成人，儿童较少见。

### 二、病因病机

1. 病因　**跌倒时手掌着地的间接暴力和前臂被机器轮带卷伤等的直接暴力均可引起此类骨折。**

2. 病机

(1) 跌倒时手掌着地，传达暴力向上传至桡骨下 1/3 处而发生骨折，由于桡骨下端向上移位，同时引起三角纤维软骨破裂与下桡尺关节脱位，有时可合并尺骨茎突骨折。跌倒时，如前臂旋前，则桡骨远侧段可向背侧移位；如前臂旋后，则桡骨远侧段可向掌侧和尺侧移位。

（2）常见骨折端向尺侧与背侧成角。桡骨远侧段向尺侧移位，主要因围绕桡骨远侧段的外展拇长肌、伸拇短肌在前臂旋前时，可将远端压向前臂的掌侧和尺侧，及旋前方肌的牵拉所致。

（3）盖氏骨折的病理变化比较复杂，临床可分为3型。

1）第一型：**桡骨干下1/3骨折（一般为青枝型），合并尺骨下端骨骺分离，皆为儿童。**

2）第二型：桡骨干下1/3横断、螺旋或斜形骨折，骨折移位较多，下桡尺关节明显脱位，多属传达暴力造成。此型最常见。

3）第三型：桡骨干下1/3骨折，下桡尺关节脱位合并尺骨干骨折或弯曲畸形，多为机器绞伤。

## 三、诊断

1. 临床表现

（1）病史：有明显的外伤史。

（2）症状体征：**伤后前臂肿胀、疼痛，桡骨下1/3部向掌侧或背侧成角畸形**。腕部亦有肿胀、压痛，下桡尺关节松弛并有挤压痛。当检查桡骨有明显假关节活动而尺骨尚完整时，即应想到盖氏骨折。盖氏骨折极不稳定，下桡尺关节脱位容易漏诊，造成不良后果。

2. 影像学检查　拍摄X线片时，必须包括腕关节，以观察下桡尺关节的分离程度，是否伴有尺骨茎突骨折。

## 四、治疗

1. 整复方法

（1）第一型骨折：按桡骨下端骨折处理。

（2）第二型骨折

1）**先整复下桡尺关节，然后整复骨折，按前臂骨折处理。**

2）患者平卧，肩外展、肘屈曲、前臂中立位，两助手行拔伸牵引3~5分钟，将重叠移位拉开；然后术者用左手拇指及食、中二指挤平掌侧移位，再用两拇指由桡尺侧向中心扣紧下桡尺关节。关节脱位整复后，将备妥的合骨垫置于腕部背侧，由桡骨茎突掌侧1cm处绕过背侧到尺骨茎突掌侧1cm，做半环状包扎，再用4cm宽绷带缠绕4~5周固定。然后嘱牵引远段的助手，用两手环抱腕部维持固定，持续牵引。

3）桡骨远折段向尺侧、掌侧移位时，一手做分骨，另一手拇指按近折段向掌侧，示、中、环三指提远折段向背侧，使之对位。桡骨远折段向尺侧、背侧移位时，一手做分骨，另一手拇指按远折段向掌侧，示、中、环三指提近折段向背侧，使之对位。骨折整复后，再次扣挤下桡尺关节。如合骨垫松脱，则重新固定。

4）用分骨垫、夹板固定后，经X线透视检查，位置满意，再正式包扎固定。

（3）第三型骨折：**对尺骨仅有弯曲畸形者，须先将尺骨的弯曲畸形矫正，桡骨骨折及下桡尺关节脱位才能一起复位**。尺骨弯曲畸形不能矫正，或整复固定失败者，则切开整复内固定。

> ◆ **提醒：**桡骨下1/3骨折合并桡尺远侧关节脱位分型较多，整复时注意根据不同分型选择不同的整复方法。

2. 固定方法

（1）在维持牵引和分骨下，捏住骨折部，用绷带松松包3~4层。掌、背侧各放一个分骨垫。

（2）桡骨骨折线自内侧上方斜向外侧下方者，分骨垫在骨折线远侧占2/3、近侧占1/3，根据骨折远段移位方向，再加用小平垫。然后再放置掌、背侧和桡、尺侧夹板，桡侧板下端稍超过腕关节，以限制手的桡偏。尺侧板下端不超过腕关节，以利于手的尺偏，借紧张的腕桡侧副韧带牵拉桡骨远折段向桡侧，克服其尺偏倾向。

**（3）桡骨骨折线自外侧上方斜向内侧下方的患者，分骨垫置骨折线近侧，尺侧夹板改用固定桡、尺骨干双骨折的尺侧夹板（即长达第5掌骨颈的尺侧夹板）**。

3. 药物治疗　与桡、尺骨干双骨折大致相同。

4. 练功活动　初期，鼓励患者做手指屈伸活动及上肢肌肉舒缩活动；中期，可行肘关节活动，但不宜做前臂旋转及腕关节活动；后期，解除固定后做前臂旋转及腕关节的屈伸活动。

### 五、预防与调护

1. 要经常检查夹板和分骨垫的位置是否合适，松紧度如何。

2. 早期练习握拳、伸指活动，但要严格限制前臂旋转与手尺偏活动。

# 第八单元　桡骨下端骨折

## 知识点概要

### 一、概述

1. 骨折范围　桡骨下端，包括桡骨远侧端 3cm 以内的骨折，在临床上比较常见。

2. 掌倾角　**桡骨下端与腕骨（舟状骨与月骨）形成关节面，其背侧边缘长于掌侧，故关节面向掌侧倾斜（掌倾角）10°~15°。**

3. 尺倾角　桡骨下端外侧的茎突，较其内侧长 1~1.5cm，故其关节面还向尺侧倾斜（尺倾角）20°~25°。

4. 下尺桡关节　桡骨下端内侧缘切迹与尺骨头形成下尺桡关节，切迹的下缘为三角纤维软骨的基底部附着，三角软骨的尖端起于尺骨茎突基底部。前臂旋转时桡骨沿尺骨头回旋，而以尺骨头为中心。

### 二、病因病机

1. 病因

（1）**多为间接暴力所致，跌倒时，躯干向下的重力与地面向上的反作用力交集于桡骨下端而发生骨折。**

（2）直接暴力造成的骨折为粉碎型。老人、青壮年、儿童均可发生。在 20 岁以前，桡骨下端骨骺尚未融合，可发生骺离骨折。

2. 病机

（1）伸直型骨折：又称科雷斯（Colls's）骨折。**跌倒时，腕关节呈背伸位，手掌先着地，可造成伸直型骨折**。骨折远段向背侧和桡侧移位，桡骨远端关节面改向背侧倾斜，向尺侧倾斜减少或完全消失，甚至形成相反的倾斜，如合并尺骨茎突骨折，下桡尺关节的三角纤维软骨盘随骨折片移向桡侧背侧；如尺骨茎突完整，骨折远端移位明显时，三角纤维软骨盘附着点必然破裂，掌侧屈肌腱及背侧伸肌腱亦发生相应的扭转和移位。

（2）屈曲型骨折：又称史密斯（Smith's）骨折。跌倒时，腕关节呈掌屈位，手背先着地，可造成屈曲型骨折。骨折远段向桡侧和掌侧移位，此类骨折较少见。

（3）巴通骨折：巴通（Barton's）骨折分为掌侧缘、背侧缘骨折 2 种类型。

1）巴通背侧缘骨折：多为间接暴力所致，常见于跌倒时，腕背伸而前臂旋前腕骨冲击桡骨远端关节面之背侧缘，造成骨折。

2）巴通掌侧缘骨折：多为摔倒时手背着地，应力沿腕骨冲击桡骨远端的掌侧缘造成。

### 三、诊断

1. 临床表现

（1）病史：有明显的外伤史。

（2）症状体征：伤后局部肿胀、疼痛、手腕功能部分或完全丧失。**骨折远端向背侧移位时，可见“餐叉样”畸形；向桡侧移位时，呈“枪上刺刀状”畸形**；缩短移位时，可触及上移的桡骨茎突；无移位或不完全骨折时，肿胀多不明显，仅觉得局部疼痛和压痛，可有环状压痛和纵轴压痛，腕和指运动不便，握力减弱，须注意与腕部软组织扭伤鉴别。

> ◆ **提醒：**临床诊断时注意桡骨下端骨折的特征性畸形。

2. 影像学检查　拍摄腕关节正侧位 X 线片，可明确骨折类型和移位方向，可见掌倾角和尺倾角的改变等。

## 四、治疗

1. 整复手法　腕部的解剖关系在骨折时常被破坏，在整复时应尽可能恢复正常解剖。整复时，患者坐位，老年人则平卧为佳，肘部屈曲 90°，前臂中立位。

（1）伸直型骨折

1）骨折线未进入关节、骨折段完整者：一助手把住上臂，术者两拇指并列置于远端背侧，其他四指置于其腕部，扣紧大小鱼际肌，先顺势拔伸 2~3 分钟，待重叠移位完全纠正后，将远段旋前，并利用牵引力骤然猛抖，同时迅速尺偏、掌屈，使之复位；若仍未完全复位，则由两助手维持牵引，术者用两拇指迫使骨折远段尺偏掌屈，即可达到解剖对位。

2）骨折线进入关节或骨折块粉碎者：在助手和术者拔伸牵引纠正重叠移位后，术者双手拇指在背侧按压骨折远端，双手余指置于近端的掌侧端提近端向背侧，以矫正掌背侧移位，同时使腕掌屈、尺偏，以纠正侧方移位。

（2）屈曲型骨折：由两助手拔伸牵引，术者可用两手拇指由掌侧将远段骨折块向背侧推挤，同时用食、中、环三指将近段由背侧向掌侧挤压，然后术者捏住骨折部，牵引手指的助手徐徐将腕关节背伸，使屈肌腱紧张，防止复位的骨折块移位。

（3）巴通骨折

1）**巴通背侧缘骨折：牵引下，将移位的骨折块向掌侧及远端推挤，很易复位**。为防止移位，应避免固定于掌屈位置。

2）巴通掌侧缘骨折：拔伸牵引，术者可用两手拇指由掌侧将远段骨折块向背侧推挤，同时用示、中、环三指将近段由背侧向掌侧挤压，然后术者捏住骨折部，牵引手指的助手徐徐将腕关节背伸，使屈肌腱紧张，防止复位的骨折块移位。

2. 固定方法

（1）无移位骨折：不需要整复，仅用掌、背两侧夹板固定 2~3 周即可。

（2）伸直型骨折：先在骨折远端背侧和近端掌侧分别放一平垫，然后放上夹板，夹板上端达前臂中、上 1/3，桡、背侧夹板下端应超过腕关节，限制手腕的桡偏和背伸活动。

（3）屈曲型骨折：在远端的掌侧和近端的背侧各放一平垫，桡、掌侧夹板下端应超过腕关节，限制桡偏和掌屈活动。扎上 3 条布带后，将前臂悬挂胸前，患肢保持在旋后 15°或中立位，纠正骨折再移位倾向，固定 4~5 周。

3. 手术治疗　对于一些不稳定及粉碎性的骨折，或整复后再次错位的骨折，可考虑行切开复位内固定术。

4. 药物治疗

（1）**儿童骨折初期治则是活血祛瘀、消肿止痛，中后期内服药可减免。**

（2）中年人骨折按三期辨证用药。

（3）老人骨折中后期着重养气血、壮筋骨、补肝肾。解除固定后，均应用中药熏洗以舒筋活络、通利关节。

5. 练功活动　**固定期间积极做指间关节、指掌关节屈伸锻炼及肩肘部活动**。解除固定后，做腕关节屈伸和前臂旋转锻炼。

## 五、预防与调护

**复位固定后应观察手部血液循环，随时调整夹板松紧度**；注意将患肢保持在旋后 15°或中立位，纠正骨折再移位倾向；伸直型骨折固定期间应避免腕关节向桡偏与背伸活动。

# 第九单元　股骨颈骨折

## 知识点概要

## 一、概述

1. 股骨头、颈部的骨性解剖

（1）内倾角：股骨颈和股骨干之间所形成的角度称“内倾角”，又称“颈干角”，正常值在110°~140°之间。颈干角随年龄的增加而减小，儿童平均为151°，而成年男性为132°，女性为127°。颈干角大于正常值为髋外翻，小于正常值为髋内翻。

（2）**前倾角：股骨颈的中轴线与股骨两髁中点间的连线所形成的角度称“前倾角”或“扭转角”，正常值在12°~15°之间。**

2. 股骨头、颈部的血供途径

（1）关节囊的小动脉：来源于旋股内动脉、旋股外动脉、臀下动脉和闭孔动脉的吻合部到关节囊附着部，分为骺外动脉、上干骺端动脉和下干骺端动脉，进入股骨颈，供应股骨颈和大部分股骨头的血运。

（2）股骨干滋养动脉：仅达股骨颈基底部，小部分与关节囊的小动脉有吻合支。

（3）**圆韧带的小动脉：较细，仅供应股骨头内下部分的血运，与关节囊小动脉之间有吻合支。**

## 二、病因病机

1. 股骨颈部细小，处于疏松骨质和致密骨质交界处，负重量大，又因老年人肝肾不足，筋骨衰弱，骨质疏松，即使受轻微的直接外力或间接外力，如平地滑倒，髋关节旋转内收，臀部着地，即可发生骨折。

2. 青壮年、儿童发生股骨颈骨折较少见，且必因遭受强大暴力所致，如车祸、高处跌下等，常合并有其他骨折，甚至内脏损伤。

## 三、诊断

1. 临床表现

（1）病史：有明显的外伤史。老年人跌倒后诉髋部疼痛，不敢站立和行走，应首先考虑到有股骨颈骨折的可能。

（2）症状体征：**有移位的骨折，伤肢外旋、缩短，髋、膝关节轻度屈曲畸形。**囊内骨折足外旋约45°~60°，囊外骨折则外旋角度较大，常达90°，并可扪及大转子上移。伤后髋部除有疼痛外，腹股沟附近有压痛，在患肢足跟部或大转子部有叩击痛。局部可有轻度肿胀，但囊内骨折由于有关节囊包裹，局部血液供应较差，其外为厚层肌肉，故肿胀瘀斑常不明显。患髋功能障碍，不能站立行走，但有部分嵌入骨折仍可短时站立或跛行，对这些患者要特别注意，不要因遗漏诊断而使无移位的稳定骨折变为有移位的不稳定骨折。

2. 影像学检查

（1）X线检查：拍摄髋关节正侧位X线照片，可明确骨折部位、类型和移位情况。

（2）CT检查：对于严重粉碎骨折，X线片不能完全显示清楚，需行CT三维重建。

## 四、治疗

1. 整复方法

（1）屈髋屈膝法：**患者仰卧，助手固定骨盆，术者握其腘窝，并使膝、髋均屈曲90°，向上牵引，纠正短缩畸形**；然后伸髋、内旋、外展以纠正成角畸形，并使折面紧密接触。复位后可做手掌试验，如患肢外旋畸形消失，表示已复位。

（2）牵引复位法：为了减少对软组织的损伤，保护股骨头的血运，目前多采用骨牵引逐步复位法。若经骨牵引1周左右仍未复位，可采用上述手法整复剩余的轻度移位。

2. 固定方法

（1）无移位或嵌插型骨折：可让患者卧床休息，将患肢置于外展、膝关节轻度屈曲、足中立位。为防止患肢外旋，可在患足穿一带有横木板的丁字鞋。亦可用轻重量的皮肤牵引固定6~8周。在固定期间应嘱咐患者做到“三不”，即不盘腿、不侧卧、不下地。

（2）有移位的新鲜股骨颈骨折；**可采用股骨髁上骨牵引复位，患侧足穿丁字鞋，将患肢置于外展、膝关节轻度屈曲、足中立位。**

3. 手术治疗　对于年轻的患者，或移位、粉碎不严重的老年患者，可用多根加压螺钉内固定治疗。

4. 药物治疗

（1）内服药

1）初期：宜活血化瘀、消肿止痛，方选桃红四物汤加减。对年老体衰、气血虚弱者，不宜重用桃仁、红花之类，宜用**三七、丹参等活血止痛之品，使瘀祛而又不伤新血；若有大便秘结、脘腹胀满等症，可酌加枳实、大黄等通腑泻热**。

2）中期：**治宜接骨续筋为主，可选用新伤续断汤、续骨活血汤、接骨紫金丹等，接骨之品有自然铜、血竭、地鳖虫、骨碎补、续断等**。

3）后期：治宜补益气血、补养肝肾、强壮筋骨，方选八珍汤、壮筋养血汤、健步虎潜丸等。

> ◆ **提醒**：注重股骨颈骨折的药物治疗。

（2）外用药：局部瘀肿明显者，可外敷消肿止痛药膏；肿胀消退后，外敷接骨续筋药膏。

5. 练功活动

（1）固定期间：应积极进行患肢股四头肌的收缩活动，以及踝关节和足趾关节的屈伸功能锻炼，以防止肌肉萎缩，关节僵硬及骨质脱钙现象。

（2）解除固定和牵引后：逐渐加强患肢髋、膝关节的屈伸活动，并可扶双拐不负重下床活动。以后每1~2个月拍X线照片复查一次，至骨折坚固愈合，股骨头无缺血性坏死现象时，方可弃拐逐渐负重行走，一般约需半年左右。

### 五、预防与调护

1. 早期护理重点在于预防心力衰竭、脑血管意外、肺栓塞，应及时观察生命体征的变化。

2. 固定期间，应注意预防长期卧床的并发症，加强护理，防止发生压疮，并经常按胸、叩背，鼓励患者咳嗽排痰，以防发生坠积性肺炎；要进行患肢股四头肌的收缩活动及踝关节和足趾关节的屈伸活动练习，患肢保持在外展中立位，防止内收和外旋，防止盘腿和侧卧，骨折坚固愈合，股骨头无缺血性坏死现象时，方可弃拐逐渐负重行走，对于骨质疏松者，大约6个月才能逐渐过渡到负重活动。

## 第十单元 股骨干骨折

### 知识点概要

### 一、概述

1. 骨性解剖

（1）**股骨是人体中最长的管状骨，股骨干是指股骨转子下至股骨髁上的部分。**

（2）股骨干有一个轻度向前外的弧度，有利于股四头肌发挥其伸膝作用。股骨干表面光滑，后面有一条隆起的粗线，称为“股骨嵴”，是肌肉附着处。

（3）股骨干的皮质厚而致密，骨髓腔略呈圆形，上、中1/3的内径大体均匀一致，下1/3的内径较膨大。

2. 周围组织解剖

（1）肌肉：**股骨干周围由三群肌肉包围，其中以股神经支配的前侧伸肌群（股四头肌）为最大，由坐骨神经支配的后侧屈肌群（腘绳肌）次之，由闭孔神经支配的内收肌群最小。**

（2）神经血管：坐骨神经和股动脉、股静脉，在股骨下1/3处紧贴着股骨下行至腘窝部，若此处发生骨折，最易损伤神经和血管。

3. 好发人群 股骨干骨折多见于儿童及青壮年，男性多于女性。

### 二、病因病机

1. 病因

（1）**股骨干骨折多由强大暴力所造成，以股骨干中部骨折最多，骨折后断端移位明显，软组织损伤常较重。**

（2）损伤暴力多为直接暴力，其骨折多为横断或粉碎性；间接暴力所产生的杠杆作用、扭转作用亦能引起骨折，其骨折多为斜形或螺旋形骨折。

（3）股骨干骨折均属不稳定性骨折。青枝型骨折仅见于小儿。骨折移位的方向，除受外力和肢体重力的影响外，主要是受肌肉牵拉所致。

2. 病机

（1）上1/3骨折：**骨折近端因受髂腰肌、臀中肌、臀小肌，以及其他外旋肌群的牵拉而产生屈曲、外展、外旋移位；骨折远端由于内收肌群作用则向后、向上、向内移位。**

（2）中1/3骨折：两骨折段除有重叠畸形外，移位方向依暴力而定，但多数骨折近端呈外展、屈曲倾向，远端因内收肌的作用，其下端向内上方移位。无重叠畸形的骨折，因受内收肌收缩的影响有向外成角的倾向。

（3）下1/3骨折：**因膝后方关节囊及腓肠肌的牵拉，骨折远端往往向后移位。严重者，骨折端有损伤腘动、静脉及坐骨神经的危险。**

## 三、诊断

1. 临床表现

（1）病史：有明显的外伤史。

（2）症状体征：伤后局部肿胀、疼痛、压痛、功能丧失，患肢出现缩短、成角或旋转畸形，有异常活动，可扪及骨擦音。

2. 影像学检查

（1）X线检查：拍摄股骨正侧位X线片，可显示骨折的部位、类型及移位情况。

（2）血管B超、DSA检查：考虑有血管损伤时需做的检查是血管B超或血管造影（数字减影DSA），有确诊意义。

## 四、治疗

1. 整复方法

（1）手法整复：**患者取仰卧位，一助手固定骨盆，另一助手用双手握小腿上段，顺势拔伸，并徐徐将伤肢屈髋屈膝各90°，沿股骨纵轴方向用力牵引**，矫正重叠移位后，再按骨折的不同部位整复。

1）上1/3骨折：将伤肢外展，并略加外旋，然后术者一手握近端向后挤按，另一手握住远端由后向前端提。

2）中1/3骨折：将伤肢外展，术者以手自断端的外侧向内挤按，然后以双手在断端前、后、内、外夹挤。

3）下1/3骨折：在维持牵引下，膝关节徐徐屈曲，并以紧挤在腘窝内的双手作支点将骨折远端向近端推迫。

（2）牵引复位

1）**对于成年人或较大年龄儿童的股骨干骨折，特别是对粉碎骨折、斜形骨折或螺旋形骨折，多采用较大重量的骨骼短期牵引逐渐复位**，只要牵引方向和牵引重量合适，往往能自动得到良好的对位，无须进行手法复位。3~5天后经X线床头透视或摄片，骨折畸形已纠正，可逐步减轻牵引重量。

2）若为横断骨折仍有侧方移位者，可用双手的手指或手掌，甚至十指合扣的两前臂的压力，施行端提和挤按手法以矫正侧方移位。粉碎骨折可用四面挤压手法，使碎片互相接近，斜形骨折如两斜面为背向移位时，可用回旋手法使远端由前或由后绕过对面。粉碎骨折因愈合较慢，牵引时间可适当延长。

2. 固定方法

（1）夹板固定：骨折复位后，在维持牵引下，根据上、中、下不同部位放置压垫，防止骨折的成角和再移位。股骨干上1/3段骨折，应将压垫放在近端的前方和外方；股骨干中1/3骨折，压垫放在骨折线的外方和前方；股骨干下1/3骨折，压垫放在骨折近端的前方。再按照大腿的长度放置四块夹板，后侧夹板上应放置一较长的塔形垫，以保持股骨正常的生理弧度，然后用四条布带捆扎固定。

（2）持续牵引：**按照患者年龄、性别、肌力的强弱，分别采用持续皮肤牵引或骨牵引**，才能维持复位后的良好位置。

3. 手术治疗

（1）严重开放性骨折早期就诊者。

（2）合并有神经血管损伤，需手术探查及修复者。

（3）多发性损伤，为了减少治疗中的矛盾，便于治疗者。

（4）骨折断端间嵌夹有软组织者。

4. 药物治疗　按骨折三期辨证用药，初期可服新伤续断汤，中期服接骨丹，后期服健步虎潜丸。

5. 练功活动

（1）牵引期间：较大儿童、成人患者的功能锻炼应从复位后第 2 天起，开始练习股四头肌收缩及踝关节、跖趾关节屈伸活动，早期功能锻炼，既可预防失用性肌肉萎缩，又可发挥肌泵作用，促进血液循环，预防下肢深静脉血栓形成；从第 3 周开始，直坐床上，用健足蹬床，以两手扶床练习抬臀，使身体离开床面，以达到使髋、膝关节开始活动的目的；从第 5 周开始，两手提吊杆，健足踩在床上支撑，收腹、抬臀，臀部完全离床，使身体、大腿与小腿成一平线以加大髋、膝关节活动范围。经 X 检查，骨折端无变位，可从第 7 周开始扶床架练习站立。

（2）解除牵引后：对上 1/3 骨折加用外展夹板，以防止内收成角，在床上活动 1 周即可扶双拐下地，做患肢不负重的步行锻炼。当骨折端有连续性骨痂时，患肢可循序渐进地增加负重。经观察证实骨折端稳定，可改用单拐，1~2 周后才弃拐行走。此时再拍 X 线照片检查，若骨折没有重新变位，且愈合较好，方可解除夹板固定。

◆ **提醒：**鼓励患者根据不同时期开展不同的练功活动。

### 五、预防与调护

1. 骨折持续牵引时，要注意牵引的重量、牵引力线的方向、夹板及压垫位置、扎带的松紧度的调整。

2. 患肢放置在牵引架上，要注意股四头肌和踝、趾关节的功能锻炼，并防止皮肤发生压疮。

## 第十一单元　踝 部 骨 折

### 知识点概要

### 一、概述

1. 踝关节的解剖特点

（1）**踝关节由胫、腓骨下端和距骨组成。**

（2）胫骨下端内侧向下的骨突称为“内踝”，其后缘向下突出者称为“后踝”，腓骨下端骨突构成外踝。

（3）内、外、后三踝构成踝穴，而距骨居于其中，呈屈戌关节。

（4）距骨分体、颈、头三部，其体前宽后窄，其上面为鞍状关节面。胫腓骨下端之间被坚强而有弹性的下胫腓韧带连接在一起。

（5）外踝比较窄而长，位于内踝后约 1cm，下约 0.5cm；内踝的三角韧带也较外踝的腓距、腓跟韧带坚强，故阻止外翻的力量大，阻止内翻的力量小。

2. 踝关节的活动特点　当做背伸运动时，距骨体之宽部进入踝穴，腓骨外踝稍向外后侧分开，而踝穴较跖屈时能增宽 1.5~2mm，以容纳距骨体，下胫腓韧带紧张，关节面之间紧贴，关节稳定，不易扭伤，但暴力过大仍可造成骨折；而踝关节处于跖屈位（如下楼梯或下坡）时，下胫腓韧带松弛，关节不稳定，容易发生扭伤。

### 二、病因病机

1. 按受伤的姿势　可分为内翻、外翻、外旋、纵向挤压、侧方挤压、跖屈和背伸等多种骨折类型，其中以内翻损伤最多见，外翻损伤次之。

2. 按骨折脱位的程度　可分为：**Ⅰ度为单踝骨折；Ⅱ度为双踝骨折、距骨轻度脱位；Ⅲ度为三踝骨折、距骨脱位。**

## 三、诊断

1. 临床表现

（1）病史：有明显的外伤史。

（2）症状体征：**局部瘀肿、疼痛和压痛，功能障碍，骨折时可有骨擦音。外翻骨折多呈外翻畸形，内翻骨折多呈内翻畸形，距骨脱位时，则畸形更加明显。**

2. 影像学检查

（1）X线检查：拍摄踝关节正侧位X线片，可显示骨折、脱位的程度和损伤的类型。

（2）CT检查：对于远端严重粉碎骨折，X线片不能完全显示清楚，需行CT三维重建。

## 四、治疗

1. 整复方法　**患者平卧屈膝，助手抱住其大腿，术者握其足跟和足背做顺势拔伸，外翻损伤使踝部内翻，内翻损伤使踝部外翻。**如有胫腓联合分离，可在内外两踝部加以挤压；如后踝骨折合并距骨后脱位，可用一手握胫骨下段向后推，另一手握前足向前提，并徐徐将踝关节背伸，利用紧张的关节囊将后踝拉下，或利用长袜套套住整个下肢，下端超过足尖20cm，用绳结扎，做袜套悬吊滑动牵引，使后踝逐渐复位。

2. 固定方法

（1）无移位骨折：仅将踝关节固定在0°中立位3~4周即可。

（2）有移位骨折：**整复后先在内、外踝的上方各放一塔形垫，下方各放一梯形垫，用5块夹板进行固定。**其中内、外、后板上自小腿上1/3，下平足跟，前内侧及前外侧夹板较窄，其长度上起胫骨结节，下至踝关节上。夹板必须塑形，使内翻骨折固定在外翻位，使外翻骨折固定在内翻位。最后可加用踝关节活动夹板（铝制或木制），将踝关节固定于0°中立位4~6周。

3. 手术治疗　若手法整复失败或系开放性骨折脱位，应考虑切开复位内固定术；陈旧性骨折脱位，则考虑切开复位植骨术或关节融合术。

4. 药物治疗　按骨折三期辨证用药。**一般中期以后应注意舒筋活络、通利关节；后期局部肿胀难消，应行气活血、健脾利湿；关节融合术后则须补肾壮骨，促进愈合。**

5. 练功活动　整复固定后，鼓励患者练习足趾和踝关节背伸活动。

## 五、预防与调护

1. 骨折整复固定后，早期应卧床休息并抬高患肢，以促进患处血液回流，减轻瘀肿，同时常规检查外固定的松紧度，如踝关节出现进行性加重的疼痛、肿胀，局部麻木，趾端皮肤苍白，则提示局部压迫过紧，应及时予以松解。

2. 踝部肿胀一般于固定4~6天后逐渐消退，此时应及时缩紧固定，以免扎带松脱，使骨折移位。

◆ **提醒：**应注重踝部骨折的预防与调护。

# 第十二单元　脱位概论

## 知识点概要

## 一、概述

1. 定义

（1）凡使构成关节的骨端关节面脱离正常位置，引起功能障碍者，称为“脱位”。

（2）历代有脱臼、出臼、脱骱、脱髎、骨错等多种称谓。

2. 关节的基本结构

（1）关节面：**构成关节的骨端接触面，即关节面，上面覆盖有光滑的透明软骨和纤维软骨**。

（2）关节囊

| 关节囊 | 作　用 |
|---|---|
| 内层 | 滑膜，能分泌滑液，以润滑关节，减少关节运动时的摩擦，并营养关节面 |
| 外层 | 由坚韧而富于弹性的纤维层构成，既起连接作用，又可稳定骨端，有利于关节的正常运动 |

（3）关节腔：关节腔是关节囊内两骨端间的腔隙。

3. 关节的基本类型

（1）**单轴关节：如车轴关节、滑车关节（屈戌关节）、蜗状关节**。

（2）双轴关节：如椭圆关节、鞍状关节。

（3）多轴关节：如球窝关节、杵臼关节及平面关节。

4. 脱位的好发关节　以肩关节为最多，其次为肘关节、髋关节及颞颌关节。上肢脱位较下肢脱位多见。

5. 脱位的发病机制

（1）不同类型关节的稳定程度，因其关节臼窝深浅及关节周围韧带强弱而有所不同。**杵臼关节较其他形式的关节更为稳定**，例如，髋关节的臼窝较深，可容纳股骨头的大部分，接触面积大，两关节面之间有负压吸引力，而且周围又有强韧的韧带，故甚为稳定，不易脱位；而肩关节的关节盂小而浅，肱骨头主要是由关节唇及关节囊所包绕，周围韧带的稳定作用不强，故不甚稳定，易于脱位。

（2）关节的稳定和平衡主要依靠骨骼、韧带和肌肉维持。骨骼和韧带维持静力平衡，肌肉起动力平衡作用。

1）**当外来暴力超过维持关节稳定因素的生理保护限度，构成关节的骨端即可突破其结构的薄弱点而发生脱位**。

2）韧带参与维持关节在运动状态下的稳定性，使关节的活动保持在正常的生理范围内。

3）四肢大部分肌肉的肌腹或腱性部分通过一个关节或两个关节，但其主要作用是维持关节的动力平衡，即通过肌肉间的拮抗和协同作用来维护关节的稳定。

（3）各关节的结构特点不同，故维持稳定的条件亦不同。某一结构的稳定性不足，可通过其他结构的强化而得到补偿。

## 二、病因病机

1. 外因　**损伤性脱位多由直接或间接暴力作用所致**。不论跌仆、挤压、扭转、冲撞、坠堕等损伤，只要外力达到一定程度，超过关节结构所能承受的应力，就能破坏关节的正常稳定性结构，使组成关节的骨端关节面失去正常位置而引起脱位。

2. 内因

（1）生理特点：主要与年龄、性别、体质、局部解剖结构特点等有关。从生理特点看，男性脱位较女性多。儿童不易脱位（小儿桡骨头半脱位例外）。年老体衰、筋肉松弛者易发生颞颌关节脱位。

（2）病理因素

| 脱　位 | 病理因素 |
|---|---|
| 先天性髋关节脱位 | **先天性关节发育不良，体质虚弱，关节囊和关节周围韧带松弛** |
| 髌骨习惯性脱位 | 过度膝外翻及股骨外髁发育不良 |
| 病理性关节脱位 | 关节内病变，或近关节的病变，可引起骨端或关节面损坏 |
| 习惯性脱位 | **关节囊和关节周围其他装置的损坏未得到修复，而变得薄弱** |

(3) 病理变化：关节脱位后的病理变化，除关节本身失去正常位置外，同时还会伴有软组织的损伤，如关节囊及其周围的筋膜、肌腱、韧带、肌肉的撕裂和不同程度的损伤。

## 三、分类

1. 按产生脱位的病因分类

(1) 外伤性脱位：指正常关节因遭受暴力而引起脱位者。临床上最常见。

(2) 病理性脱位：指关节结构被病变破坏而产生脱位者。**临床上常见的有髋关节结核、化脓性关节炎、骨髓炎等疾病，使关节破坏，继而导致病理性完全脱位或半脱位。**

(3) 习惯性脱位：2次或2次以上反复发生脱位者，称为“习惯性脱位”。

(4) 先天性脱位：因胚胎发育异常，导致先天性骨关节发育不良而发生脱位者。如先天性髋关节脱位、先天性髌骨脱位及先天性膝关节脱位。

2. 按脱位的方向分类　分为前脱位、后脱位、上脱位、下脱位及中心性脱位。

3. 按脱位的时间分类

(1) 新鲜脱位：一般来说，脱位在2周以内者为新鲜脱位。

(2) 陈旧性脱位：脱位发生在2周以上者，称为“陈旧性脱位”。

4. 按脱位程度分类

(1) 完全脱位：组成关节的各骨端关节面完全脱出，互不接触。

(2) 不完全脱位；又称“半脱位”，即组成关节的各骨端关节部分脱出，部分仍互相接触。

(3) 单纯性脱位：系指无并发症的脱位。

(4) **复杂性脱位：脱位合并骨折，或血管、神经、内脏损伤者。**

5. 按关节脱位是否有创口与外界相通分类　可分为开放性脱位和闭合性脱位。

## 四、诊断

1. 一般症状

(1) 疼痛和压痛：脱位后，关节囊及关节周围软组织为撕裂性损伤，局部骨错筋伤，瘀血留内，阻塞经络，因而关节部位出现不同程度的疼痛，活动时疼痛加剧。

(2) 肿胀：**脱位后，关节囊及关节周围的软组织撕裂使血管破裂，关节囊内外出血，周围组织水肿，在关节部位可见肿胀，甚至瘀血、瘀斑。**

(3) 运动障碍。

2. 特有体征

(1) 关节畸形：**肩关节前脱位呈“方肩”畸形；肘关节后脱位呈“靴样”畸形；髋关节后脱位时，呈“黏膝征”，即下肢呈屈曲、内收、内旋和短缩畸形等。**

> ◆ **提醒：**不同部位的脱位形成不同的关节畸形，可有助于脱位的诊断。

(2) 关节盂空虚：肩关节脱位后，肱骨头完全离开关节盂，肩峰下出现凹陷，触摸时有空虚感。

(3) 弹性固定：在对脱位关节做任何被动运动时，虽然有一定活动度，但存在弹性阻力，当去除外力后，脱位的关节又回到原来的特殊位置，这种体征变化称为“弹性固定”。

(4) 脱出骨端：关节脱位后往往可以扪及脱位的骨端，如肩关节前脱位，在喙突下或锁骨下可扪及肱骨头；髋关节后脱位，在臀部可触到股骨头。

3. 影像学检查　对于关节脱位的X线检查是必要的，无论在复位前或复位后都如此。

## 五、并发症

1. 早期并发症　**骨折**、神经损伤、血管损伤、感染。

2. 晚期并发症　关节僵硬、骨化性肌炎、骨的缺血性坏死、创伤性关节炎。

## 六、治疗

1. 麻醉的应用　麻醉可使痉挛的肌肉松弛，便于整复成功，减轻患者痛苦。**根据脱位关节的位置可选择全身麻醉、臂丛神经阻滞、硬膜外麻醉等**。对肌肉不紧张的新鲜脱位，不需任何麻醉亦可复位成功，或仅选用止痛剂、镇痛剂，即可进行复位。

2. 整复方法

（1）脱位手法整复原理

1）**欲合先离：在向远端牵引过程中，应先顺畸形方向牵拉，然后再逐步牵至所需要的位置**。

2）原路返回：根据造成关节脱位的病理改变，使脱出的骨端沿原路返回。

3）杠杆作用：固定近端，牵拉远端，通过拔伸、伸屈、提按、端挤等手法，利用杠杆作用，将脱位的骨端轻巧地回纳，并恢复关节面的正常关系。

4）松弛肌肉：应用阻滞麻醉或肌肉松弛剂，使患肢肌肉松弛，骨端易于还纳。

（2）施用脱位手法整复注意事项

1）施行手法前要全面掌握病情，认真检查，明确诊断，做到心中有数。

2）整复前要充分准备，选好助手并做好分工，备妥复位与固定的用具，采取有效的麻醉止痛措施，摆好复位时所需要的体位，使肌肉能够充分放松。

3）做好患者的思想工作，减少患者的紧张和顾虑，分散患者的注意力，须与患者配合默契，才能取得满意效果。

4）根据病情选择有效的复位方法。

5）操作过程中，精力要集中，手法要熟练、灵活，动作要轻巧，掌握用力大小和方向，同时在复位全过程，密切注意患者的反应及局部变化。

6）**脱位如伴有骨折时，应先整复脱位，后整复骨折**。

（3）脱位手法整复操作及适应证：①**手摸心会**。②拔伸牵引。③屈伸回旋。④端提捺正。⑤**足蹬膝顶法：足蹬法、膝顶法**。⑥杠杆支撑法。

3. 切开复位

（1）**多次手法复位失败者**。

（2）须行血管、神经探查者。

（3）有骨折片嵌入关节腔内无法解脱者。

（4）**合并肌腱、韧带断裂，复位后可能产生关节不稳定者**。

（5）开放性脱位需要手术清创者，可在清创同时切开复位。

4. 固定治疗

（1）将肢体固定在功能位，或关节稳定的位置上，可减少出血，使损伤组织迅速修复，并可预防脱位复发和骨化性肌炎。

（2）**脱位固定的器材有牵引带、胶布、绷带、托板、三角巾、石膏等**。一般上肢采用绷带固定，下肢采用牵引或夹板固定，将肢体固定在能防止造成再脱位的姿势，上肢固定在屈曲位，下肢固定在伸直位，个别需要固定在一种特殊体位。

（3）一般脱位应固定2~3周，不宜过长，否则易发生组织粘连、关节僵硬，影响疗效。

5. 药物治疗

| 分期 | 治　法 | 方　剂 |
|---|---|---|
| 初期 | 活血祛瘀为主，佐以行气止痛 | 活血止痛汤、肢伤一方、云南白药、活血散、消肿止痛膏 |
| 中期 | 和营生新、接骨续筋 | 壮筋养血汤、肢伤二方、接骨续筋药膏、舒筋活络药膏 |
| 后期 | 补气养血、补益肝肾、强筋壮骨 | 补肾壮筋汤、肢伤三方、五加皮汤、海桐皮汤 |

6. 练功活动

（1）**练功可促进血液循环，加快损伤组织的修复，预防肌肉萎缩、骨质疏松及关节僵硬等并发症的发生。**

（2）练功活动范围由小到大，循序渐进，持之以恒，但又要防止活动过猛，尤其要避免粗暴的被动活动。

# 第十三单元　肩关节脱位

## 知识点概要

### 一、概述

1. 解剖特点

（1）骨性结构：**肩关节由肱骨头及肩胛盂构成。肱骨头大，肩胛盂面积小且浅，只占肱骨头关节面的1/4~1/3，骨性结构的稳定性较差**，而肩关节囊松弛薄弱，前方尤为明显。

（2）软组织结构：肩关节的稳定性主要依靠纤维关节囊、盂唇、盂肱上中下韧带、喙肱韧带，以及肩袖肌群和三角肌、胸大肌、喙肱肌、肱二头肌、肱三头肌及背阔肌等跨关节的肌肉结构。

2. 发病率　肩关节脱位亦称肩肱关节脱位，在大关节脱位中为最多。

3. 脱位年龄　好发于20~50岁之间的男性。

4. 脱位类型

| 分类方法 | 分　类 |
| --- | --- |
| 脱位的时间长短和次数多少 | 新鲜性、陈旧性和习惯性脱位 |
| 脱位后肱骨头所在的部位 | 前脱位（喙突下、盂下、锁骨下脱位）、后脱位 |

### 二、病因病机

1. 暴力机制

（1）直接暴力：**向后跌倒时，肩部着地，或因后方来的冲击力，使肱骨头向前脱位（常见）。**

（2）间接暴力：临床最多见。

1）传达暴力：患者侧向跌倒，上肢外展外旋，手掌向下撑地，地面的反作用力由下向上，暴力由掌面经肱骨纵轴向上传达至肱骨头。

2）杠杆作用力：**当上肢过度高举、外旋、外展向下跌倒，肱骨外科颈受到肩峰冲击，成为杠杆支点，使肱骨头向前下部滑脱，造成盂下脱位**，但往往因为胸大肌和肩胛下肌的牵拉，而滑至肩前部形成喙突下脱位。

2. 病理变化

（1）肩关节前脱位：**主要为肩关节囊的破裂和肱骨头的移位，也有关节盂唇处破裂不易愈合，成为习惯性脱位的原因。**

（2）肩关节后脱位：主要为肩关节囊和关节盂后缘撕脱，同时伴有关节盂后缘撕脱骨折及肱骨头前内侧压缩性骨折，肱骨头移位于关节盂后，停留在肩峰下或肩胛冈下。

（3）习惯性肩关节脱位：首次脱位后常常导致关节囊松弛或破坏，盂唇撕脱，盂肱中韧带损伤。关节稳定复合结构的损伤导致了关节稳定装置的破坏，使脱位容易再次发生。

3. 并发症　常见骨折、血管神经损伤等。

### 三、诊断

1. 临床表现

（1）肩关节前脱位

1）症状：**患者常以健手扶持患肢前臂，头倾向患侧以减轻肩部疼痛。上臂处轻度外展、前屈位。**

2）体征：**“方肩”畸形**。肩部软组织肿胀，肩峰至肱骨外上髁距离增长。患肩呈弹性固定状态，位于外展约30°位，试图做任何方向的活动都可引起疼痛加重。触诊肩峰下空虚，常可在喙突下、腋窝处或锁骨下触到脱位的肱骨头。搭肩试验（Duga's 征）阳性。

（2）肩关节后脱位：肩部前方暴力作用的病史，喙突突出明显，肩前部塌陷扁平，可在肩胛冈下触到突出的肱骨头，上臂呈现轻度外展及明显内旋畸形。

（3）习惯性肩关节前脱位：有外伤性肩关节脱位史或反复脱位史，肱骨头推挤试验存在前方不稳定征象，被动活动关节各方向活动度一般不受限，向下牵拉，存在下方不稳定表现。肩盂前方存在局限性压痛，当被动外旋后伸患臂时，患者出现恐惧反应。

2. 影像学检查 X线检查可明确诊断。

（1）前脱位：**肩关节正位和穿胸侧位X线片**，可确定诊断及其类型，并可以明确是否合并有骨折。

（2）后脱位：拍摄肩部上下位（头脚位）X线摄片，可以明确显示肱骨头向后脱位。

（3）习惯性脱位：前后位和肱盂关节轴位X线片可以明确显示肱骨头的前方或前下脱位，肱骨的内旋位摄片能显示肱骨头后上方缺损，轴位X线片可显示肱盂前方骨缺损。

## 四、治疗

1. 整复方法

（1）**牵引推拿法：患者仰卧，用布带绕过胸部，一助手向健侧牵拉，另一助手用布带绕过腋下向上向外牵引，第三助手紧握患肢腕部，向外旋转，向下牵引，并内收患肢**。三助手同时徐缓、持续不断地牵引，可使肱骨头自动复位。若不能复位，术者可用一手拇指或手掌根部由前上向外下，将肱骨头推入关节盂内。第三助手在牵引时，应多做旋转活动，一般均可复位。

（2）**手牵足蹬法：患者取仰卧位，以右肩为例，术者立于患侧，双手握住患肢腕部，右膝伸直用足掌蹬于患者腋下，做顺势用力牵拉伤肢**，持续1~3分钟，先外展、外旋，后内收、内旋，伤肢有滑动感，即表明复位成功。

（3）拔伸托入法：患者取坐位，第一助手立于患者健侧肩后，两手斜形环抱固定患者做反牵引；第二助手一手握肘部，一手握腕上部，外展、外旋患肢，向外下方牵引，用力由轻而重，持续2~3分钟；术者立于患肩外侧，两手拇指压其肩峰，其余手指插入腋窝内，在助手对抗牵引下，术者将肱骨头向外上方钩托，同时第二助手逐渐将患肢向内收、内旋位牵拉，直至肱骨头有回纳感觉，复位即告完成。

（4）牵引回旋法：患者坐位或卧位，（以右肩前脱位为例）术者右手握住患肢肘部，左手握住腕部，患肢屈肘90°位，先沿上臂畸形方向牵引，在维持牵引下，内收、外旋上臂，使肘关节贴近胸壁，至肘接近体中线时，内收上臂使患手搭于对侧肩上，复位即告成功。但年老体弱者慎用此法，以免并发骨折。

（5）**椅背复位法**：让患者坐在靠背椅上，用棉垫置于腋部，保护腋下血管、神经，免受损伤。将患肢放在椅背外侧，腋肋紧靠椅背，一助手扶助患者和椅背，术者握住患肢，先外展、外旋牵引，再逐渐内收，并将患肢下垂，然后内旋屈肘，即可复位成功。此法是应用椅背作为杠杆支点整复肩关节脱位的方法，适应于肌力较弱的肩关节脱位者。

（6）**悬吊复位法**：患者俯卧床上，患肢悬垂于床旁，根据患者肌肉发达程度，在患肢腕部系布带并悬挂2~5kg重物（不要以手提重物），依其自然位牵引持续15分钟左右，多可自动复位。有时术者需内收患肩或以双手自腋窝向外上方轻推肱骨头，或轻旋转上臂，肱骨头即可复位。此方法安全有效，对于老年患者尤为适应。

肩关节脱位复位成功的标志：“方肩”畸形消失，肩部丰满，与对侧外观相似，腋窝下、锁骨下、喙突下等摸不到肱骨头，搭肩试验阴性，直尺试验阴性，肩关节被动活动恢复正常功能。X线片显示肱骨头与关节盂的关系正常。

2. 固定方法 **一般采用胸壁绷带固定，将患侧上臂保持在内收、内旋位，肘关节屈曲60°~90°，前臂依附胸前，用绷带将上臂固定在胸壁2~3周**。前臂用颈腕带或三角巾悬吊于胸前。一般原则是年龄越小，制动时间越倾向于较长。去除制动后，6周内禁止做强力外旋动作。

3. 药物治疗

（1）新鲜脱位：初期宜活血祛瘀、消肿止痛，内服舒筋活血汤、活血止痛汤等，外敷活血散、消肿止痛膏。中期肿痛减轻，宜服舒筋活血、强壮筋骨之剂，可内服壮筋养血汤、补肾壮筋汤等，外敷舒筋活络膏。后期体质虚弱者，可内服八珍汤、补中益气汤等；外洗方可选用苏木煎、上肢损伤洗方等，煎水熏洗患处，促进肩关节功能的恢复。

（2）习惯性脱位：应内服补肝肾、壮筋骨汤剂，如补肾壮筋汤、健步虎潜丸等。

（3）合并骨折：按骨折三期辨证用药。

（4）**合并神经损伤：应加强祛风通络，加用地龙、僵蚕、全蝎等。**

（5）合并血管损伤：应加强活血祛瘀通络，可合用当归四逆汤加减。

### 五、预防与调护

1. 年老体弱者易并发肩周炎，故治疗过程中，应注意"动静结合"的治疗原则。

2. 固定时，在腋下和肘部内侧放置纱布棉垫，将胸壁与上臂内侧皮肤隔开，防止因长期接触而发生皮炎、糜烂。

3. 复位固定后即可开始手指、腕关节的功能锻炼。1周后将固定上臂的绷带去除，并开始练习肩关节屈伸活动。2~3周解除外固定后，逐渐开始主动锻炼肩关节各方向的运动。但应禁止强力被动牵拉患肢，以防损伤软组织及并发骨折等。

4. 在制动期间限制外展、外旋活动，以利于损伤的软组织修复，防止因关节囊修复不良而导致复发性脱位。

◆ **提醒：**注意肩关节脱位的预防与调护，避免形成习惯性脱位。

## 第十四单元　肘关节脱位

### 知识点概要

### 一、概述

1. 解剖特点

（1）骨性结构：**肘关节是屈戌关节，由肱桡关节、肱尺关节及上尺桡关节组成。**

（2）软组织结构：肘关节的关节囊前后壁薄弱而松弛；侧方有坚强的韧带保护，两侧的纤维层增厚形成桡侧副韧带和尺侧副韧带；关节囊纤维层的环行纤维形成一坚强的桡骨环状韧带，包绕桡骨头。

（3）关节结构特点：肘关节结构反映了手在三维空间上的活动要求与在处理重物时的稳定性要求所需的平衡，肱尺关节屈伸改变了手与躯干间距离，上下尺桡关节的旋转保证人类上肢能进行各种复杂动作。

（4）肘后三角：**肘部的三点骨突标志是肱骨内、外上髁及尺骨鹰嘴突。**伸肘时这三点成一直线，屈肘时这三点形成一等边三角形，故又称"肘后三角"。此三角关系可作判断肘关节脱位和肱骨髁上骨折的标志。

◆ **提醒：**肘后三角是判断肘关节脱位和肱骨髁上骨折的标志。

2. 脱位年龄　肘关节脱位多发生于青壮年，儿童与老年人少见。

3. 脱位类型　**根据上尺桡关节与肱骨远端所处的位置，分为后脱位、前脱位、侧方脱位及骨折脱位等；**根据脱位的时间，分为新鲜脱位、陈旧脱位。

### 二、病因病机

1. 肘关节后脱位　多因间接暴力（传达暴力或杠杆作用）所造成。**患者跌倒时，肘关节伸直位、手掌撑地，外力沿前臂传导到肘部，由于肱骨滑车关节面是向外侧倾斜，且手掌撑地时前臂多处于旋后位，所传导的外力使肘关节过度后伸，**以致尺骨鹰嘴尖端急骤撞击肱骨下端的鹰嘴窝，在肱尺关节处形成杠杆作用，半月切迹自肱骨下端滑车部脱出，使止于尺骨粗隆上的肱肌及肘关节囊的前壁被撕裂，在肘关节前方无任何软组织阻挡的情况下，肱骨下端向前移位，使尺骨鹰嘴向后上移位，尺骨冠突和桡骨头同时滑向后方，形成肘关节后脱位。

2. 肘关节前脱位　极少见，是因肘关节屈曲位跌仆，肘尖着地，暴力由后向前，先发生尺骨鹰嘴骨折，暴力继续作用，可将尺桡骨上部推移至肱骨下端的前方，成为肘关节前脱位。不合并尺骨鹰嘴骨折的前脱位是罕见的。

## 三、诊断

1. 临床表现

（1）后脱位体征：**肘关节呈弹性固定于45°左右的半屈曲位，呈靴状畸形，肘窝前饱满，可触到肱骨下端，肘后空虚凹陷，尺骨鹰嘴后突，肘后三点骨性标志的关系发生改变**。与健侧对比，前臂的掌侧明显缩短，肘关节的前后径增宽，左右径正常。

（2）侧后脱位体征：除具有后脱位的症状、体征外，可呈现肘内翻或肘外翻畸形，肘关节出现内收、外展等异常活动，肘部的左右径增宽。肘关节外侧脱位时，注意有无尺神经牵拉伤；肘关节内侧脱位时，注意有无桡神经损伤。

（3）前脱位体征：肘关节过伸，屈曲活动受限，呈弹性固定，肘窝部隆起，可触及脱出的尺桡骨上端，在肘后可触到肱骨下端及游离的尺骨鹰嘴骨折片。与健侧对比，前臂掌侧较健肢明显变长。

2. 影像学检查　肘关节正侧位X线片，可明确脱位的类型，并证实有无并发骨折。

## 四、治疗

1. 非手术治疗

（1）后脱位的整复方法：**伤后时间短者可不用麻醉，伤后超过6小时者应给予臂丛麻醉，以保证复位手法在肌肉松弛及无疼痛感觉下进行。**

1）拔伸屈肘法：患者取坐位，助手立于患者背侧，以双手握其上臂，术者站在患者前面，以双手握住腕部，置前臂于旋后位，与助手相对牵引，3~5分钟后，术者以一手握腕部保持牵引，另一手的拇指抵住肱骨下端向后推按，其余四指置于鹰嘴处，向前端提，并缓慢地将肘关节屈曲，若闻及入臼声，则说明脱位已整复。

2）膝顶复位法：患者取坐位，术者立于患侧前面，一手握其前臂，一手握住腕部，同时一足踏在凳面上，以膝顶在患侧肘窝内，先顺势拔伸，然后逐渐屈肘，有入臼声音，患侧手指可摸到同侧肩部，即为复位成功。

3）**推肘尖复位法：患者取坐位，一助手双手握其上臂，第二助手双手握腕部，术者立于患者患侧**，双拇指置于鹰嘴尖部，其余手指环握前臂上段，先拉前臂向后侧，使冠状突与肱骨下端分离，然后助手在相对牵引下，逐渐屈曲肘关节，同时术者由后向前下用力推鹰嘴，即可还纳鹰嘴窝而复位。

（2）固定方法：**脱位复位后，一般用绷带做肘关节“8”字固定，1周后采用肘屈曲90°前臂中立位，三角巾悬吊或直角夹板固定，将前臂横放胸前，2周后去固定**。合并骨折，可加用夹板固定。亦可采用长臂石膏后托在功能位制动3周。

2. 手术治疗　闭合复位失败、陈旧性脱位及习惯性脱位。

## 五、预防与调护

1. 脱位整复后，应鼓励患者早期进行功能锻炼，固定期间应做肩、腕及掌指关节的功能活动。

2. 解除固定后开始主动屈伸肘关节活动，严禁粗暴的被动活动，以防止骨化性肌炎的发生。一般2~3个月后，肘关节功能可恢复正常。

3. 陈旧性脱位及合并骨折的患者，因局部组织粘连及术后固定时间相对较长，故关节康复较困难。

4. 可在中药外用熏洗药的配合下，加强肘关节功能锻炼，否则肘关节残留功能障碍的可能性大。

# 第十五单元　小儿桡骨头半脱位

## 知识点概要

## 一、概述

1. 发病年龄　小儿桡骨头半脱位多发生于5岁以下幼儿，1~3岁发病率最高。

2. 解剖特点　**因幼儿桡骨头发育不全，环状韧带松弛，故在外力作用下容易发生半脱位。**

3. 中医病名　小儿桡骨头半脱位又称“牵拉肘”，俗称“肘错环”“肘脱环”。

## 二、病因病机

1. 病因　**当穿衣或行走时跌倒，幼儿的前臂在旋前位被成人用力向上提拉**，即可造成桡骨头半脱位。

2. 病机

（1）5 岁以下的儿童桡骨小头和其颈部的直径几乎相等，环状韧带松弛，在肘部被牵拉时，有部分环状韧带被夹在肱桡关节的间隙中所致。

（2）小儿肘关节囊前部及环状韧带松弛，突然牵拉前臂时，肱桡关节间隙加大，关节内负压骤增，肘前关节囊及环状韧带被吸入关节内而发生嵌顿所致。

（3）当肘关节于伸直位受牵拉时，桡骨小头从围绕其周围的环状韧带中向下滑脱，由于肱二头肌的收缩，将桡骨小头拉向前方，形成典型的桡骨小头向前内方半脱位。

## 三、诊断

1. 临床表现

（1）病史：幼儿的患肢有纵向被牵拉损伤史。

（2）症状：患者因疼痛而啼哭，并拒绝使用患肢，亦怕别人触动。

（3）体征：肘关节呈半屈曲位，不肯屈肘、举臂、前臂旋前和旋后。触及伤肢肘部和前臂时，患儿哭叫疼痛，桡骨小头处有压痛，局部无明显肿胀。

2. 影像学检查　**X 线检查不能发现异常病理改变，其目的主要是排除桡骨头颈部骨骺损伤等肘部常见损伤。**

## 四、治疗

1. 嘱家长抱患儿坐位，术者面对患儿而坐，一手握伤肘，以拇指于肘中部向外、向后捏压脱出之桡骨小头，同时用另一手握持伤肢腕部，并向下适当用力牵拉，使前臂旋后，然后屈肘，常可感到或听到轻微的入臼弹响声，使其手触及伤侧肩头。

2. 复位成功后，患儿疼痛立即消失，即能屈伸伤肢，有的患儿疼痛的紧张心理并未消除，患肢仍不敢活动，这时可在家长协助下，用玩具引诱患儿手臂上举，如能上举至头高水平，则证明复位成功。若复位未成，可再次用同样手法整复一次。

## 五、预防与调护

1. 复位后，一般不需要制动，也可用三角巾悬吊前臂 2~3 天。嘱其家长避免用力牵拉伤臂，以及小儿穿衣时多加注意。

2. 对反复多次脱位者，亦不需特殊处理，一般 5 岁后桡骨头发育趋于成熟后，即不会再发生牵拉性半脱位。

◆ **提醒：**注意小儿桡骨头半脱位的预防与调护。

# 第十六单元　筋 伤 概 论

## 知识点概要

## 一、筋伤的病因病机

1. 外因　外因包括直接外力、间接外力和慢性劳损，是筋伤的主要致病因素。

（1）直接外力：**外来暴力直接打击或冲撞肢体局部，如棍棒打击、撞压碾轧等引起直接受损部位处的皮下组织、肌肉、肌腱等的急性损伤。**

（2）间接外力：外来暴力远离作用部位，因传导力而引起筋的损伤，如肌肉急骤、强烈而不协调地收缩和牵拉，引起肌肉、肌腱、韧带的撕裂或断裂。

（3）慢性劳损：长期、单调和反复的动作，作用于人体某一部位引起筋肉积劳成伤。

2. 内因

（1）年龄：**儿童筋骨发育不全，易发生扭伤；青壮年活动和运动多，易造成筋的扭挫伤、撕裂伤等；**中老年易出现劳损性、退行性疾病，如多发生颈椎病、腰椎病、肩周炎等。

（2）体质：体质强壮、气血旺盛、肝肾充实，筋骨则强盛，承受外界的暴力和风寒湿邪侵袭的能力就强，不易发生筋伤；而体弱多病、气血虚弱、肝肾不足，筋骨则痿软，承受外界暴力和风寒湿邪侵袭的能力就弱，则易发生筋伤。

（3）解剖结构

1）**筋伤易发生于解剖结构薄弱的部位。**

2）解剖结构异常常易引起筋伤疾患。

（4）病理因素：人体组织的病变与筋伤的发生亦有密切关系。内分泌代谢功能障碍、骨关节疾病等，均可引起筋的病变。

◆ **提醒：**筋伤的病因病机包括外因、内因、解剖结构等。

## 二、诊断与鉴别诊断

1. 诊断　主要症状是疼痛、瘀肿和功能障碍。

（1）筋伤初期：**局部的剧烈疼痛、麻木感或电灼样放射性剧痛、瘀斑、不同程度的功能障碍。**

（2）筋伤中期：肿胀开始消退，瘀斑转为青紫，皮肤温热，疼痛渐减；至伤后10~14天，筋伤轻者，可获康复；筋伤重者，肿胀消退亦较显著，疼痛明显减轻，功能部分恢复。

（3）筋伤后期：**重症筋伤2周以后，瘀肿大部分消退，瘀斑转为黄褐色，疼痛渐不明显，功能轻度障碍，此种残余症状，约经3~5周，症状全部消失，功能亦可恢复。**

（4）慢性筋伤：必须根据不同部位的特殊症状进行辨证分析。

2. 鉴别诊断

（1）急性筋伤与风湿肿痛、湿热流注等相鉴别

| 病　证 | 不　同　点 |
|---|---|
| 风湿肿痛 | 多无明显的外伤史，局部红肿而无青紫，全身发热等 |
| 湿热流注 | 有较重的全身症状，如发热、汗出而热不解、神疲纳呆等症状 |

（2）慢性筋伤与骨痨、骨肿瘤等骨关节疾病相鉴别：应对全身情况、局部症状及理化检查等全面考虑，争取早期明确诊断。

## 三、并发症

1. **小骨片撕脱　多由间接暴力所造成，由于附着于关节骨突的肌腱骤然强烈的收缩，而发生骨质的撕脱骨折。**

2. 神经损伤。

3. 损伤性骨化　多因关节部严重的扭挫伤，损伤了关节附近的骨膜，软组织内血肿与骨膜下血肿互相沟通。

4. 关节内游离体　关节内的软骨损伤，软骨脱落、钙化而形成游离体，常随关节的屈伸活动而发生位置的改变，亦称“关节鼠”，多发生于膝关节。

5. 骨性关节炎 **关节部位的筋伤，早期处理不当，后期关节软骨面发生退行性改变，承重失衡，出现关节疼痛，功能障碍。**

## 四、筋伤的治疗

1. 外治法

(1) 理筋手法

1) 原理：**术者运用手指、掌、腕、臂的劲力，直接作用于患者的损伤部位，通过各种手法的技巧及其力量以调节机体的生理、病理变化。**

2) 作用：治病疗伤、正复愈伤、强壮身体。归纳起来有活血化瘀、消肿止痛、整复错位、调正骨缝、消除狭窄、舒筋活络、松解粘连、软化瘢痕、温经散寒、滑利关节、调和气血等。

3) 种类

| | |
|---|---|
| 舒筋通络法 | 按摩法、滚法、击打法、拿捏法、点压法、搓抖法 |
| 活络关节法 | 屈伸法、旋转摇晃法、腰部背伸法、拔伸牵引法、踩跷法 |

4) 手法适应证：①急性筋伤、慢性筋伤、劳损性筋伤。②关节错缝、关节半脱位、滑膜嵌顿。③创伤后关节僵硬、粘连及组织挛缩、痿软者。④骨关节炎引起的肢体疼痛、活动不利等。

5) 手法禁忌证：①诊断尚不明确的急性脊柱损伤伴有脊髓症状患者。②**急性筋伤局部肿胀严重的患者**。③有严重心、脑、肺疾患的患者。④有出血倾向的血液病患者。⑤可疑或已明确诊断有骨关节、软组织肿瘤的患者。⑥**骨关节感染性疾病（骨髓炎、骨结核等）的患者**。⑦妊娠期妇女。⑧传染性皮肤病及精神病不能合作的患者等。

6) 手法操作要求：①选用手法要以筋伤的主症为主，同时顾及兼症。②**手法先轻后重，轻时不宜虚浮，重时切忌粗暴；活动范围由小到大，速度先慢后快；手法均匀、柔和、持久、深透有力，自始至终贯彻稳、准、巧的原则**。③每次手法治疗顺序分为准备手法（点穴、按压、镇痛等），治疗手法（展筋、拿筋、利节等），结束手法（舒筋、镇痛、捋顺等）三个阶段进行。

(2) 外用药物

1) 筋伤初、中期：宜消瘀退肿、理气止痛，常用药膏有消瘀止痛药膏、三色敷药、定痛散等。红热较明显者，宜消瘀清热、解毒退肿，可外敷四黄散、清营退肿膏等；症状较轻者，可用跌打万花油、茴香酒等搽擦局部，以舒筋活血。

2) 筋伤后期及慢性伤筋：①**疼痛持续不愈，活动功能欠利者，以活血止痛为主，用宝珍膏、万应膏等**。②患处苍白不温，肌筋肿硬拘挛，可用熏洗方煎汤熏洗患肢，有温经止痛、滑利关节的作用，常用的熏洗方有四肢损伤洗方、八仙逍遥汤、海桐皮汤等。③陈伤隐痛及风寒痹痛，可用蒸熟的药物在患处做腾熨，有温经散寒、祛风止痛作用，常用方如腾药、熨风散等。

(3) 针灸治疗

1) 损伤初期：一般多“以痛为输”取穴与邻近部位取穴相结合，以泻法为主，留针5~10分钟，可收到止痛、消肿、舒筋等功效。

2) 损伤中、后期与慢性劳损：主要是“以痛为输”取穴与循经取穴相结合，对症施治，用平补平泻法，或补法。

3) **对于损伤后期而有风寒湿邪者，可在针刺后加用艾灸、拔火罐。**

(4) 水针疗法

1) 常用的注射药物有复方丹参注射液2~6ml，复方当归注射液2~6ml，隔日1次，10次为一疗程；0.5%~2%盐酸普鲁卡因2~10ml加醋酸泼尼松龙12.5~25mg，每周1次，3次为一疗程。

2) 水针疗法要严格无菌操作，防止感染发生，注射部位要准确，尤其是胸背部要防止损伤内脏。有高血压、溃疡病、活动性肺结核的患者禁用类固醇激素类药物，以防加重病情。

(5) 固定治疗：常用的固定方法有绷带固定法、弹力绷带固定法、胶布固定法、纸板固定法、木夹板固定法和石膏固定法。

2. 内治法

（1）**筋伤初期：气血瘀滞较甚，肿痛明显，治宜活血化瘀，行气止痛。多选桃红四物汤、复元活血汤、血府逐瘀汤、云南白药、七厘散、柴胡疏肝散等**。

（2）筋伤中期：患部肿痛初步消退，但筋脉拘急并未完全消除，治宜舒筋活血，和营止痛。多选舒筋活血汤、和营止痛汤、定痛和血汤、补筋丸等。

（3）筋伤后期及慢性筋伤：治宜养血和络，补益肝肾，强壮筋骨，祛风宣痹为主。多选大活络丹、小活络丹、独活寄生汤、补肾壮筋汤、麻桂温经汤等。

3. 练功法　又称“功能锻炼”，是治疗筋伤不可缺少的重要组成部分，是加速损伤愈合过程，防止肌肉萎缩、关节粘连和骨质疏松，帮助肢体恢复正常功能活动的一项重要步骤。患者应在医生的指导下进行积极的、有效的功能活动锻炼。

# 第十七单元　落　　枕

## 知识点概要

### 一、概述

1. 落枕，古称“失枕”，是颈部软组织常见的损伤之一。

2. 落枕好发于青壮年，以冬春季多见。

3. 本病多由于睡眠时枕头高低或睡眠姿势不当，以致入睡前虽无任何症状，但晨起后即感到项背部酸痛、颈项僵直、活动受限，似身虽起而颈尚留落于枕，故名“落枕”。

### 二、病因病机

1. 颈筋受挫，气滞血瘀　**落枕多因睡枕高低不适或睡眠时姿势不良，使颈部肌肉长时间受到过度牵拉而受损，肌肉气血凝滞而闭阻不通，不通则痛，出现僵凝疼痛而发病**。

2. 风寒浸淫　夜间沉睡，颈肩外露，感受风寒致使颈筋气血凝滞，经络不舒。寒气凝滞，风为百病之长，风寒侵袭，气血闭阻、经络不通则痛，发生落枕。

### 三、诊断

1. 症状

（1）**起病突然，多在晨起后突感颈后部、上背部疼痛不适。疼痛可向肩背放射。颈项部活动受限，头不能自由转动后顾，旋头时常与上身同时转动，以腰部代偿颈部的旋转活动**。

（2）风寒外束者，颈项僵痛的同时，可有淅淅恶风、头痛、微发热等表证。

2. 体征　**颈部肌肉痉挛，尤其以胸锁乳突肌和斜方肌明显，触之如条索状或块状。颈部肌肉压痛阳性，压痛点多在乳突、肩胛骨内上角、冈上窝、冈下窝等处**。椎间孔挤压试验及臂丛神经牵拉试验均为阴性。

3. 中医证候

（1）气滞血瘀证：表现为睡醒后突然颈部刺痛，痛有定处，转头不利，稍有活动即感疼痛加剧，颈项部压痛点固定、肌肉痉挛。舌质紫暗或有瘀斑，苔薄白，脉弦紧。

（2）风寒浸淫证：表现为颈项强痛，痛引肩臂，或颈肩部麻木不仁，可伴有淅淅恶风，微发热，头痛身重，时有汗出，时而无汗。舌质淡，苔薄白，脉浮紧或浮缓。

### 四、治疗

1. 理筋手法

（1）方法：手法种类包括揉捻法、点按法、滚法、弹拨法、捏拿法、牵引法、扳法。患者取端坐位，医者立于其后方，具体操作如下。

**1）先以轻柔的按揉手法在颈项部开始操作约数分钟以放松痉挛的颈项部肌肉，找到明确的压痛点和痉挛的条索状硬块后，以揉捻法施术，轻重交替并配以点按。**

2）在揉捻过程中可配以局部的弹拨、力度适中，以患者能忍受为度。再捏拿颈项部、肩井，以掌根按揉颈肩部。

3）然后以点穴手法，分别点按阿是穴、风池、肩井、风门、大椎、天柱、肩髃、曲池等穴。再以力量稍重的㨰法在颈项及肩背部操作，广泛地松解痉挛的肌肉。最后以颈椎的旋转扳法，扳动颈椎，左右各1次结束手法。

4）端项旋转法：患者坐在低凳上，嘱其尽量放松颈项部肌肉，术者一手托住患者下颌，一手托住枕部，两手同时用力向上端提，此时患者的躯干部重量起了反牵引的作用，在向上端提的同时，边提边摇晃头部，并将头部缓缓向左右、前后摆动与旋转2~3次后，慢慢放松提拉。

（2）注意事项：落枕急性期手法操作宜轻柔，不可用重手法，操作时间不宜过长，以免加重损伤；严重落枕、颈部不敢转动者，行手法治疗前可先按揉患侧天宗穴2~3分钟，并嘱患者轻缓转动颈项，当疼痛稍减后，再用上述手法治疗；手法操作时的扳法不可强求弹响声，以免造成损伤。

2. 药物治疗

（1）内治法

1）**气滞血瘀证：治宜活血化瘀、通络止痛，方选身痛逐瘀汤加减。**

2）风寒浸淫证：治宜祛风散寒，活血止痛，方选防风芎归汤加减；风湿偏盛可去乳香、没药，加藁本、独活。

（2）外治法：外贴狗皮膏、风湿止痛膏等中成药对于落枕急性发病或日久不愈者均可起到辅助治疗作用。

3. 针灸疗法　**临床上针灸常配合推拿疗法共同使用。治疗时选穴宜在督脉和太阳经上。治则以祛风散寒、调和气血、通络止痛为主。**

4. 物理疗法　可选用电疗、磁疗、超声波等，以局部透热，缓解肌肉痉挛。

5. 练功活动　可做头颈的前屈后伸、左右旋转动作，以舒筋活络。

### 五、预防与调护

1. 避免不良的睡眠姿势，枕头不宜过高、过低或过硬。

2. 睡眠时注意颈项部保暖，不要贪凉，以免受风寒侵袭。

3. 落枕后尽量保持头部于正常位置，以松弛颈部的肌肉。

◆ **提醒：**落枕为常发疾病，应注重平时的预防与调护。

# 第十八单元　颈　椎　病

## 知识点概要

### 一、概述

1. 概念　颈椎病是指颈椎间盘退行性变、颈椎骨质增生或颈部受伤等引起脊柱内外平衡失调，刺激或压迫脊神经、椎动脉、脊髓及交感神经而产生的以颈臂疼痛、麻木或眩晕为主要症状的病证。

2. 发病特点　本病常见于长期伏案工作者，如会计、教师、打字员、文秘人员等。

### 二、病因病机

1. 病因　**肝肾不足，颈脊筋骨痿软是本病发生的内因；颈部外伤、劳损及外感风寒湿邪等是引起本病的外因。**

2. 病机

（1）风寒湿阻：风寒湿三邪夹杂侵袭颈部筋肉，使颈筋气血凝滞，经络闭阻，筋脉不舒而发生颈项疼痛，此种情况多在睡眠时、颈肩外露，遭受风寒湿邪侵袭而发病。

（2）气滞血瘀：由于颈部筋肉急性损伤或慢性劳损，而使颈筋损伤撕裂，血不循经，溢于脉外，瘀阻不行，气机受阻，不通则痛，而发为本病。

（3）痰湿阻络：肾阳亏虚，阳虚水停，加之风邪侵入，风痰相搏、阻滞经络，或风痰上扰清窍，或痰湿阻于中焦，而见头痛、眩晕，或脘闷不舒。

（4）气血亏虚：年老体弱或久病劳损以致气血虚弱，不能濡养经筋，营行不利，相搏而痛，肌肉、筋脉失于濡养则可使肩臂麻木不仁，血虚不能上荣，可见头晕，面色不华。

（5）肝肾不足：**素体虚弱或年老体衰，肝肾亏虚，筋骨失健，筋弛骨痿，气血不足，循行不畅，或因疲劳过度，或因复遭风寒侵袭，从而导致经络受阻，气血运行不畅，筋肉僵凝疼痛而发病**。此为本虚标实之证。

## 三、诊断

1. 证候诊断

（1）风寒湿阻：**可见颈、肩、上肢窜痛麻木，以痛为主，头有沉重感，颈部僵硬，活动不利，恶寒畏风，舌淡红，苔薄白，脉弦紧。**

（2）血瘀气滞：可见颈肩部、上肢刺痛，痛处固定，伴有肢体麻木，舌质暗，脉弦。

（3）痰湿阻络：可见头晕目眩，头重如裹，四肢麻木不仁，纳呆，舌暗红，苔厚腻，脉弦滑。

（4）气血亏虚：可见头晕目眩，面色苍白，心悸气短，四肢麻木，倦怠乏力，舌淡苔少，脉细弱。

（5）肝肾不足：可见眩晕头痛，耳鸣耳聋，失眠多梦，肢体麻木，面红目赤，舌红少津，脉弦。

2. 分型诊断

（1）颈型：多见于青壮年，也可见于个别的中老年。

1）症状：**颈部酸、胀、痛不适，自觉有头部不知放在何种位置好的感觉。颈部活动受限或强迫体位，肩背部僵硬发板**。部分患者可反射性地出现短暂上肢感觉异常，咳嗽、喷嚏时疼痛加重，麻木不加重。

2）体征：颈部僵直，颈椎活动受限，椎旁肌、斜方肌、胸锁乳突肌有明显压痛，患椎棘突间亦有明显压痛。

3）影像学检查：X线片显示颈椎生理弧度在病变节段中断，此节段小关节分开，有时称之为半脱位，因肌痉挛头偏歪，侧位X线片上出现椎体后缘一部分有重影，小关节也有重影，称"双边双突"。

（2）神经根型；多见于30岁以上发病，起病缓慢，病程较长，可因劳累、损伤而急性诱发，多见于颈5~6、颈6~7椎间。

1）症状：大多患者逐渐感到颈部单侧局限性痛，颈根部呈电击样向肩、上臂、前臂乃至手指放射，且有麻木感，或以疼痛为主，或以麻木为主。疼痛呈酸痛、灼痛或电击样痛，颈部后伸、咳嗽，或增加腹压时疼痛可加重。上肢沉重，酸软无力，持物易坠落。部分患者可有头晕、耳鸣、耳痛、握力减弱及肌肉萎缩，此类患者的颈部常无疼痛感觉。

2）体征：**颈部活动受限、僵硬，颈椎横突尖前侧有放射性压痛，患侧肩胛骨内上部也常有压痛点，部分患者可摸到条索状硬结**，受压神经根皮肤节段分布区感觉减退，腱反射异常，肌力减弱。颈5~6椎间病变时，刺激颈6神经根引起患侧拇指或拇、食指感觉减退；颈6~7椎间病变时，则刺激颈7神经根而引起食、中指感觉减退。椎间孔挤压试验阳性，臂丛神经牵拉试验阳性。

3）影像学检查：①**颈椎正侧位、斜位或侧位过伸、过屈位X线片**：可显示椎体增生，钩椎关节增生，椎间隙变窄，颈椎生理曲度减小、消失或反角，轻度滑脱，项韧带钙化和椎间孔变小等改变。②CT检查：可清楚地显示颈椎椎管和神经根管狭窄，椎间盘突出及脊神经受压情况。③MRI检查：可以从颈椎的矢状面、横断面及冠状面观察椎管内结构的改变，对脊髓、椎间盘组织显示清晰，但压迫神经根的突出物小，有时不如CT清楚。

4）**神经肌电图检查**：受累的神经根支配肌节可出现低电压、多相运动电位等。正中神经、尺神经的传导速度可有不同程度降低。颈椎退变增生的节段不同，受累的神经根亦有所不同。

（3）脊髓型：好发于40~60岁，常是多节段病变，以慢性进行性四肢瘫痪为特征。

1）症状：早期双侧或单侧下肢发紧、麻木、疼痛、僵硬发抖、无力、打软腿或易绊倒，步态笨拙，步态不稳或有踩棉花感；手部肌肉无力，发抖，活动不灵活，细小动作失灵，如穿针、写小字不能，持物易坠落。重症者可出现四肢瘫痪，小便潴留或失禁，卧床不起。患者常有头颈部疼痛、半边脸发热、面部出汗异常等。

2）体征：**可见颈部活动受限不明显，上肢动作欠灵活**。四肢肌张力可增高，腱反射可亢进，重症时常可引出病理反射，如 Hoffmann 征、Babinski 征等阳性，甚至踝阵挛和髌阵挛。浅反射如腹壁反射、提睾反射多减退或消失，肛门反射常存在。部分患者可出现感觉分离，即同侧触觉、深感觉障碍，对侧痛、温觉消失但触觉正常。此多在脊髓半侧受压而引起的 Brown-Sequard 综合征中出现。

3）影像学检查：①X 线检查：**颈椎正侧及双斜位片可见颈椎曲度变直或向后成角，多节椎间隙狭窄，椎体后缘骨质增生，钩椎关节增生致椎间孔变窄，项韧带钙化**。侧位片上椎管矢状径与椎体矢状径比值小于0.75，可认为有椎管狭窄。椎管正中矢状径数值多在13.0mm 以下。脊髓造影可以了解脊髓受压的部位和性质。②CT 检查：可见椎体后缘骨赘，或后纵韧带骨化、黄韧带肥厚或钙化，颈椎间盘突出。测量椎管正中矢状径，数值小于10.0mm，提示椎管绝对狭窄，脊髓受压。③MRI 检查：MRI 对颈椎间盘退行性变以及脊髓受压迫程度均能较清晰地显示。$T_2$加权像可见间盘髓核信号减低，突入椎管，硬膜囊受压，出现压迹。在 $T_1$下加权矢状和轴状面上，均能清晰地显示脊髓受压程度，硬膜囊变形和蛛网膜下腔狭窄情况。长期脊髓受压，$T_1$加权像上表现为低信号，在 $T_2$加权像上表现为高信号或局限性高信号灶。此外，MRI 亦能显示骨质增生及神经根和椎间孔改变。

（4）椎动脉型：常因头部活动到某一位置时诱发或加重，头颈旋转时引起眩晕发作是本病的最大特点。

1）症状：**患者常有头痛、头晕，颈后伸或侧弯时眩晕加重，甚至猝倒，猝倒后颈部位置改变而立即清醒，可有耳鸣、眼花、记忆力下降**。较少见的症状有声音嘶哑、吞咽困难、视物不清、听力下降、Homer 征，还可有心脏症状，如心动过速或过缓，多汗或少汗，若伴有神经根压迫则症状更复杂。

2）体征：颈肌、斜方肌及胸锁乳突肌紧张、痉挛，病变椎体节段处棘旁可有压痛。颈部不敢活动，否则会使头晕、头痛明显加重。若病变累及脊髓或神经根时则会出现相应的体征。旋转试验可加重患者的头晕、头痛症状。

3）影像学检查：①X 线检查：**侧位片可见椎间关节增生，椎间隙变窄，颈曲变直或反张，椎间节段失稳**；正位片可见椎体棘突偏歪向一侧；斜位片可见钩椎关节增生，椎间孔变窄、变形。注意要常规摄张口位片，观察寰枢椎是否有移位。②椎动脉造影检查：可见椎动脉扭曲、狭窄（骨赘压迫），对诊断有所帮助，但有一定危险性，除个别诊断困难者或拟行手术的病例外，一般不做椎动脉造影检查。

4）经颅多普勒检查：可见椎-基底动脉供血不全或障碍的表现，对本型颈椎病的诊断有重要意义。

5）脑血流图检查：对椎动脉型颈椎病的诊断有参考价值。多在颈椎自然位置和转颈位置分别检查，如出现主波峰角变圆、重搏波峰低或消失，主波上升时间延长、波幅降低，则可提示椎-基底动脉区缺血性改变。

（5）交感型：**一般认为各种结构颈椎病变的刺激可通过脊髓反射或脑、脊髓反射而产生一系列交感神经症状**。

1）症状：**以交感神经兴奋的症状为主**，如头痛或偏头痛，有时伴有恶心、呕吐；颈部疼痛，有支持不住头部重量的感觉；眼部的症状表现为视物模糊，视力下降，眼窝胀痛，流泪，眼睑无力，瞳孔扩大或缩小；常有耳鸣、听力减退或消失；还可有心前区痛、心律不齐、心跳过速和血压升高等心血管症状。如为交感神经抑制症状，主要表现为头晕、眼花、流泪、鼻塞、心动过缓、血压下降及胃肠胀气等。

2）体征：**头颈部转动时颈部和枕部不适与疼痛的症状可明显加重**。压迫患者不稳定椎节的棘突可诱发或加重交感神经症状。

3）影像学检查：①X 线检查：除显示颈椎常见的退行性改变外，颈椎屈、伸位有颈椎节段不稳，其中以颈3~4椎间不稳最常见。②CT、MRI 检查：结果与神经根型颈椎病相似。

（6）混合型：多见于中老年人，体力劳动者多见。

1）症状体征：**同时具有2型或2型以上颈椎病的症状体征**。

2）影像学检查：**可见颈椎广泛骨质增生、椎间隙变窄、钩椎关节增生、椎间孔变窄，或椎体节段失稳、项韧带钙化等**。

## 四、鉴别诊断

1. 神经根型　应与尺神经炎、胸廓出口综合征、腕管综合征等疾病作鉴别。
2. 脊髓型　应与脊髓肿瘤、脊髓空洞症等疾病作鉴别。
3. 椎动脉型　应除外眼源性、耳源性眩晕及脑部肿瘤等疾病。
4. 交感型　应注意与冠状动脉供血不全、神经官能症等疾病作鉴别。

## 五、治疗

治疗颈椎病的方法很多，可根据类型、病情轻重、病程长短及患者的健康状况来进行选择。

1. 药物治疗

（1）证候治疗

| 病　证 | 治　法 | 方　剂 |
|---|---|---|
| 风寒湿阻 | 祛风除湿、温经通络 | 羌活胜湿汤加减 |
| 气滞血瘀 | **行气活血、化瘀通络** | 活血舒筋汤加减 |
| 痰湿阻络 | 除湿化痰、蠲痹通络 | 天麻钩藤饮加减 |
| 肝肾不足 | **补益肝肾、活血通络** | 六味地黄丸加减 |
| 气血亏虚 | 益气养血、活血通络 | 黄芪桂枝五物汤加减 |

（2）外用药物：**选用具有活血化瘀、通络止痛、祛风散寒的中药外贴患处**，对各型颈椎病均可起到较好的辅助治疗作用，可改善局部肌肉痉挛，促进血液循环，缓解局部症状。可用狗皮膏、麝香壮骨膏、风湿止痛膏等外贴颈部病变节段处。

2. 理筋手法　**手法治疗可调整颈椎内外平衡状态，恢复颈椎正常生理曲度，扩大椎间隙，消除神经根炎性水肿，缓解肌肉痉挛，改善局部血液循环状态**。手法治疗应在明确诊断的基础上进行，严格掌握其适应证和禁忌证。操作时手法宜轻柔沉稳，切忌粗暴。治疗时常可配合颈牵、理疗等，可收到较好的疗效。

（1）颈型

1）牵引揉捻法：**患者端坐位，术者立于患者背后，先以㨰法放松颈肩部、上背部约 5 分钟，再按揉捏拿颈项部；然后以牵引揉捻法**，双手拇指分别置于两侧枕骨乳突处，余四指环形相对，托住下颌，双前臂压住患者双肩，双手腕立起，牵引颈椎，保持牵引力约 1 分钟，同时环转摇晃头部及做头部的前屈后伸运动数次；术者改为左手托住下颌部，同时用肩及枕部顶在患者右侧颞枕部以固定头部，保持牵引力下以右手拇指按在痉挛的颈部肌肉处做自上而下的快速揉捻，同时将患者头部缓缓向左侧旋转；最后以颈部的散法和劈法结束治疗。

2）拔伸推按法：患者坐位，术者站于患者侧前方，一手扶住患者头部，另一手握住患者右手 2~5 指，肘后部顶住患者肘窝部；令患者屈肘，然后术者一手推按头部，另一手将患者上肢向相反方向用力；最后以劈法和散法放松软组织结束治疗。对侧施术相同。

（2）神经根型

1）放松手法：**患者取端坐位，医者立于其身后，先以轻柔的按揉手法，或用拇、食指相对揉，或用掌根揉，在颈项肩背部操作约 5~10 分钟**，以充分放松痉挛的肌肉；找到局部的痛点或筋结后，以拇指做轻重交替的按揉顶压和弹拨手法，以局部产生酸、胀感为宜，此手法不宜过重；然后点揉肩中俞，提拿肩井数次，再以拇指点按风池、风府、大杼、大椎、肩髃、肩外俞、曲池、手三里、合谷、内关、外关等穴；拿揉颈项部、三角肌及上臂、前臂肌肉数次，再以㨰法在颈项肩背部大范围操作，松解粘连、镇痉止痛；最后以食、中指搓揉两侧颈肌、斜角肌、胸锁乳突肌、斜方肌、肩胛提肌。

2）颈椎扳法：**待颈部肌肉完全放松后，行扳法。医者以左肘置于患者颌下，右手托扶枕部，在牵引力下轻轻摇晃数次，使颈部肌肉放松**。保持牵引力，使患者头部转向左侧，当达到有固定感时，在牵引下向左侧用力，此时可听到一声或多声弹响。对侧施术相同。最后以劈法和拍法结束操作。

（3）椎动脉型：**患者取端坐位，医者立于患者身后，先以轻柔的㨰、按、揉等手法在颈项肩部施术，放松**

**局部痉挛的肌肉；然后在颈项部痛点明显的硬性筋结处用揉捻法操作，力度宜轻柔**；将筋结揉开后，以中、食指在两侧分别同时搓揉胸锁乳突肌和斜方肌；再以揉拿的手法按揉捏拿颈项及肩井，并以拇指分别点按风池、风府、大椎、天宗等穴；颈项部肌肉已放松后可行颈椎扳法。

（4）交感型：**患者取端坐位，医者立于患者身后，先以掌根揉，拇、食指揉拿等在患者颈项肩背部操作5分钟，放松项肩部肌肉**；然后重点揉捻痉挛的胸锁乳突肌，向上而下往复揉捻、推揉，在胸锁乳突肌找到筋结或痛点后即重点施以揉捻点按等手法；再以点穴手法分别点按百会、风池、风府、大椎、大杼等穴位，以㨰法、揉捏等手法在颈项、肩背等处再重复操作数次；最后以颈椎扳法结束治疗。

（5）脊髓型：**运用舒筋活络的手法，使局部气血通畅，松解局部粘连，以利脊髓表面血液供应，促使脊髓功能的恢复**。患者取端坐位，术者立于其身后，先以轻柔的㨰、按、揉手法在颈部操作，放松颈部肌肉约2~3分钟；触及颈项部的压痛点及痛性筋结后以持续、有力、沉稳的揉捻手法施术，同时配以点按和弹拨手法；拿揉颈项、肩背部的同时做头颈部的前屈、后伸、侧屈及左右旋转活动；点按风池、风府、天柱、大杼、大椎、肩井、肩中俞等穴位致局部产生酸、麻、胀的感觉。脊髓型颈椎病应禁用颈椎扳法，以免发生危险。

3. 牵引疗法　**可行坐位或卧位的颈椎牵引，多采用枕颌带牵引**。颈牵重量宜在5~10kg，以患者忍受程度及不出现不良反应为度，牵引后如症状加重，不宜再用。牵引角度可采用中立位或略屈曲约15°位，每次牵引30~40分钟，每日2次，15日为一疗程。牵引可被动扩大椎间隙、椎间孔，减轻神经根压迫刺激，利于水肿消除，也可松解局部粘连，并调整脊椎的内外平衡。

4. 针灸疗法　**针灸治疗常需与推拿、牵引、药物等疗法相配合，能达到较好的治疗效果**。治疗方法有毫针、梅花针、耳针、电针、灸法等，可舒筋活络，调和气血，改善微循环，提高痛阈，消除炎症，增强机体的免疫功能，促进损伤修复，从而恢复机体功能。

5. 物理治疗

（1）**可采用超短波、磁疗、蜡疗、红外线疗法，以及低、中频脉冲电刺激疗法、水疗等疗法治疗**，可消炎消肿，镇痉止痛，缓解肌肉痉挛，降低纤维结缔组织张力，松解粘连，软化瘢痕，以起到促进神经、肌肉和关节运动功能恢复的作用。

（2）**也可采用中药离子导入疗法，对于颈椎病症状明显时如颈肩臂麻木、疼痛、颈肌痉挛、颈部僵硬者，疗效较好**。可以改善局部的血液循环，促进炎性介质的代谢，消除水肿，改善症状。

6. 局部制动　在颈椎病急性发作期可适当固定颈部，以限制颈椎活动和保护颈椎，减少神经根的炎症刺激，减少椎间关节创伤性反应，有利于组织水肿的消退，巩固疗效，防止复发。常用的颈部固定工具是围领和颈托，一般固定于颈椎中立位，硬纸板围领可连续应用1~2周，如配戴时间较长，可以引起颈部肌肉萎缩，关节僵硬，以及对围领的依赖性，并且在突然解除后往往症状加重。而石膏围领主要用于手术治疗后的患者。

7. 练功疗法

（1）颈椎病患者需要适当休息，但不能绝对化。需积极地进行功能活动，以调整颈椎和周围软组织的关系，缓解脊髓及神经根的病理刺激，改善血液循环，松弛痉挛肌肉，增强肌力和颈椎的稳定性，缓解颈椎病的症状。

（2）**在颈椎病的急性发作期应以静为主，动为辅；在慢性期以动为主，做与项争力、左顾右盼、哪吒探海、回头望月等活动，各做3~5次**。但椎动脉型颈椎病患者不宜做颈部的旋转运动。此外，还可做体操、打太极拳、练八段锦等运动。

8. 手术治疗　颈椎病手术仅适用于极少数经过严格的、正规的非手术治疗无效，且有明显的颈脊髓受压或有严重的神经根受压的症状体征患者。

## 六、预防与调护

**1. 伏案工作者，要经常更换体位，坚持做颈椎保健操，可做颈部的前屈后伸、左右旋转动作，以舒筋活络。**

2. 人到中年，应避免颈椎疲劳，要改变长期睡高枕的习惯。

**3. 防止肩颈部受凉，注意保暖，避免冷刺激而引起的颈部肌肉和血管的痉挛，导致椎管内压增高，加重颈椎病的症状和椎间盘的退变。**

4. 急性发作期应注意休息，以静为主，以动为辅，也可用颈围或颈托固定1~2周；慢性期以锻炼为主。

5. 自我按摩对消除颈部疲劳和减轻颈椎病的症状有效，方法是用自己两拇指的指腹，顶住两侧颈后风池穴，其他手指固定在头顶部，右拇指做顺时针、左拇指做逆时针按摩，每日2次，每次5分钟。

◆ **提醒：**本病常见于伏案工作者，此类人群应注重平时的预防与调护。

# 第十九单元 肩关节周围炎

## 知识点概要

### 一、概述

1. 定义 肩关节周围炎，是一种以肩痛、肩关节活动障碍为主要特征的筋伤，简称“肩周炎”。

2. 病名 **因睡眠时肩部受凉引起的称“漏肩风”或“露肩风”**；因肩部活动明显受限，形同冻结而称“冻结肩”；因该病多发于50岁左右，又称“五十肩”；此外，还称“肩凝风”“肩凝症”等。

3. 特点 肩关节周围炎好发于50岁左右的中老年人，女性多于男性，有自愈的倾向，预后良好。但病程较长，一般在1年以内，长者可达2年左右，痊愈后也可以复发。

### 二、病因病机

1. 病因

（1）内因：五旬之人，肝肾渐衰、肾气不足、气血虚亏、血不荣筋、筋肉失于濡养。

（2）外因

1）**在肩关节周围软组织退行性变的基础上，肩部的外伤劳损、风寒湿邪侵袭等因素的作用后**，未能及时治疗和注意功能锻炼，肩部功能活动减少，以致肩关节粘连，出现肩痛、活动受限。

2）肩部的骨折、脱位，上肢的骨折，因固定时间太长或在固定期间不注意肩关节的功能锻炼亦可诱发肩周炎。

2. 病机

（1）急性疼痛期：病期约1个月，亦可延续2~3个月。**本期患者主要临床表现为肩部疼痛、肩关节活动受限，是由疼痛引起的肌肉痉挛，韧带、关节囊挛缩所致**，但肩关节本身尚有一定范围的活动度。如果此期积极治疗，可直接进入缓解期。

（2）粘连期僵硬：病期约2~3个月，本期患者疼痛症状已明显减轻，其临床表现为肩关节活动严重受限。肩关节因肩周软组织广泛粘连，活动范围极小，外展及前屈运动时肩胛骨随之摆动而出现耸肩现象。

（3）缓解恢复期：病期2~3个月。为本病的恢复期或治愈过程。本期患者随疼痛的消减，在治疗及日常生活劳动中，肩关节的挛缩、粘连逐渐消除而恢复正常功能。

◆ **提醒：**注意肩关节周围炎的分期及临床表现。

### 三、诊断

1. 临床表现

（1）症状：**主要症状为肩周疼痛，肩关节活动受限或僵硬**。疼痛可为钝痛、刀割样痛，夜间加重，甚至痛醒，可放射至前臂或手部、颈背部，亦可因运动加重。

（2）体征：**肩部肿胀不明显，局部压痛点在肩峰下滑囊、肱二头肌长头肌腱、喙突、冈上肌附着点等处，常见肩部广泛压痛而无局限性压痛点**。肩关节各方向活动受限，但以外展、外旋、后伸障碍最显著，如不能梳理头发、穿衣等。肩周软组织间发生广泛性粘连，而使所有活动均受到限制，此时用一手触摸肩胛下角，一手将患肩外展，感到肩胛骨随之向外上转动，说明肩关节已有粘连。病程较长者，可见肩胛带肌萎缩，尤以三角肌萎缩明显。

（3）中医证候

1）风寒湿阻：**肩部窜痛，畏风恶寒，或肩部有沉重感，肩关节活动不利，复感风寒之邪痛增，得温痛减。舌质淡，苔薄白或腻，脉弦滑或弦紧。**

2）气血瘀滞：外伤筋络，瘀血留著，肩部肿胀，疼痛拒按，或按之有硬结，肩关节活动受限，动则痛甚。舌质暗或有瘀斑，苔白或薄黄，脉弦或细涩。

3）气血亏虚：**肩部酸痛日久，肌肉萎缩，关节活动受限，劳累后疼痛加重，伴头晕目眩、气短懒言、心悸失眠、四肢乏力。舌质淡，苔少或白，脉细弱或沉。**

2. 影像学检查　肩周炎是软组织病变，所以X线检查多属阴性，对直接诊断无帮助，但可以排除骨与关节疾病，有时可见骨质疏松、冈上肌肌腱钙化，或大结节处有密度增高的阴影。

## 四、鉴别诊断

1. 本病需与肩部骨、关节、软组织的损伤，及由此而引起的肩关节活动受限的疾患相鉴别。

2. 要注意与颈椎病相区别，颈椎病虽有肩臂放射痛，但在肩部往往无明显压痛点，仅有颈部疼痛和活动障碍，肩部活动尚好。

## 五、治疗

1. 理筋手法

（1）推拿手法：**慢性期可采用推拿手法，主要是通过被动运动，使粘连松解，增进活动范围。**患者正位，术者用右手的拇、食、中三指对握三角肌束，做垂直于肌纤维直行方向拨动5~6次，再拨动痛点附近的冈上肌、胸肌各5~6次，然后按摩肩前、肩后、肩外侧；继之，术者左手扶住肩部，右手握患者手腕部，做牵拉、抖动、旋转活动；最后患肢做外展、上举、内收、前屈、后伸等动作。施行以上手法时，会引起不同程度的疼痛，要注意用力适度，以患者能忍受为宜。隔日治疗1次，10次为一疗程。

（2）扳动手法：**对长期治疗无效，肩关节广泛粘连，肩部僵硬，在疼痛已经消失而运动没有恢复的患者可以运用扳动手法松解肩部粘连。**可在颈丛或全麻下，使肌肉放松，施行手法扳动。方法是患者卧位，术者以一手握住肘关节，另一手握住肩部，同时助手抵住肩胛骨，先使肱骨头慢慢内外旋转，然后再按下列步骤进行。

1）前屈、外旋、上举：患者仰卧，肘关节伸直，牵引的同时使肩前屈、外旋，再使患肢上举过头。

2）外展、外旋、上举：**患者仰卧，屈肘，先将上臂被动外展，当达到90°后，再外旋、外展患肢，最后患肢上举过头，要求手指能触及对侧耳朵。**

3）后伸、内旋、摸背：患者取健侧卧位，术者站在患者背侧，逐渐使肩关节后伸、内旋，缓慢屈肘使手指能触及对侧肩胛骨下角。

4）手法扳动的范围由小到大，在扳动的过程中常能听到粘连组织被撕裂的声音，经过反复多次的运作，直至肩关节能达到正常活动范围。操作中要轻柔，防止暴力活动而造成肩部骨折或脱位。手法完毕后患者卧床休息，肩部外敷消瘀止痛药膏。1~2天局部疼痛和肿胀减轻后，应积极做肩关节的各向活动，尤其是要加强上臂的外展、外旋动作的锻炼。

2. 药物治疗

（1）内服药：治宜补气血、益肝肾、温经络、祛风湿为主。

| 病　证 | 治　法 | 方　剂 |
|---|---|---|
| 风寒湿阻 | 祛风散寒、通经宣痹 | 三痹汤、蠲痹汤加减 |
| 气血瘀滞 | **活血化瘀、行气止痛、舒筋通络** | 身痛逐瘀汤加减 |
| 气血亏虚 | 补气养血、舒筋通络 | 黄芪桂枝五物汤加鸡血藤、当归 |

（2）外用药：**急性期疼痛、触痛敏感、肩关节活动障碍者，可选用海桐皮汤热敷熏洗或寒痛乐热熨，外贴伤湿止痛膏等。**

3. 练功活动

（1）早期：患者肩关节的活动减少，主要是由于疼痛和肌肉痉挛所引起，此时可加强患肢的外展、上举、内旋、外旋等功能活动。

（2）粘连僵硬期：可在早晚反复做外展、上举、内旋、外旋、前屈、后伸、环转等功能活动，如“内外运旋”“叉手托上”“手拉滑车”“手指爬墙”等动作。

4. 其他疗法

（1）封闭疗法：**泼尼松龙局部注射有抑制炎性反应、减少粘连的作用。一般用泼尼松龙 25~50mg 加 1% 利多卡因 10ml，每周 1 次，3 次为一疗程。**

（2）针灸疗法：取穴肩髎、肩髃、肩外俞、巨骨、臑俞、曲池、合谷等，并可“以痛为输”取穴，用泻法，可结合灸法、拔火罐等，每日 1 次。

（3）物理疗法：可采用超短波、磁疗、蜡疗、光疗、热疗等，以减轻疼痛、促进恢复。对老年患者，不可长期电疗，以防软组织弹性更加减低，反而有碍恢复。

### 六、预防与调护

（1）中老年人平时肩部要注意保暖，勿受风寒湿邪侵袭，并经常进行肩关节的自我锻炼活动。急性期以疼痛为主，肩关节被动活动尚有较大范围，应减轻持重，减少肩关节活动；慢性期关节已粘连，关节活动功能严重障碍，肩部肌肉萎缩，要加强功能锻炼。

（2）肩周炎病程长、疗效慢，部分患者虽可自行痊愈，但时间长，痛苦大，功能恢复不全。因此要鼓励患者树立信心，配合治疗，加强自主练功活动，以增进疗效，缩短病程，加速痊愈。

# 第二十单元 踝关节扭挫伤

## 知识点概要

### 一、概述

1. 解剖特点 踝关节周围主要的韧带有内侧副韧带、外侧副韧带和下胫腓韧带。

（1）**内侧副韧带：又称“三角韧带”，起于内踝，向下呈扇形止于足舟状骨、距骨前内侧、下跟舟韧带和跟骨的载距突。内侧副韧带相对坚强，不易损伤。**

（2）外侧副韧带：起自外踝，止于距骨前外侧的为距腓前韧带，止于跟骨外侧的为跟腓韧带，止于距骨后外侧的为距腓后韧带。外侧副韧带相对薄弱，容易损伤。

（3）**下胫腓韧带：又称“胫腓联合韧带”，为胫骨与腓骨下端之间的骨间韧带。下胫腓韧带是保持踝穴间距、稳定踝关节的重要韧带。**

2. 损伤特点 踝关节扭挫伤甚为常见，可发生于任何年龄，但以青壮年较多。多因踝关节突然受到过度的内翻或外翻暴力引起，如行走或跑步时踏在不平的地面上，上下楼梯、走坡路时不慎失足踩空，或骑车、踢球等运动中不慎跌倒，使踝关节突然过度内翻或外翻而产生踝部扭伤。

### 二、病因病机

1. 损伤暴力

（1）扭伤：**多因踝关节突然受到过度的内翻或外翻暴力引起**，如行走或跑步时踏在不平的地面上，上下楼梯、走坡路时不慎失足踩空，或骑车、踢球等运动中不慎跌倒，使踝关节突然过度内翻或外翻而产生踝部扭伤。

（2）挫伤：直接的外力打击，除韧带损伤外，多合并骨折和脱位。

2. 损伤类型

（1）内翻扭伤：以跖屈内翻扭伤多见，**因踝关节处于跖屈位时，距骨可向两侧轻微活动而使踝关节不稳定，容易损伤外侧的距腓前韧带；单纯内翻扭伤时，容易损伤外侧的跟腓韧带。**

（2）外翻扭伤：由于三角韧带比较坚强，较少发生损伤，但可引起下胫腓韧带撕裂。

## 三、诊断

1. 临床表现

（1）病史：有明显的外伤史。

（2）症状：受伤后踝关节骤然出现肿胀、疼痛，不能走路或尚可勉强行走，但疼痛加剧。

（3）体征：局部压痛，韧带牵提试验阳性。伤后 2~3 天局部可出现瘀斑。内翻扭伤时，在外踝前下方肿胀、压痛明显，若将足部做内翻动作时，则外踝前下方发生剧痛；外翻扭伤时，在内踝前下方肿胀、压痛明显，若将足部做外翻动作时，则内踝前下方发生剧痛。

2. 影像学检查　严重扭伤疑有韧带断裂或合并骨折脱位者，应做与受伤姿势相同的内翻或外翻位 X 线摄片检查。**一侧韧带撕裂往往显示患侧关节间隙增宽，下胫腓韧带断裂可显示内外踝间距增宽。**

◆ **提醒：**注意踝关节扭挫伤的症状与体征，必要时做影像学检查。

## 四、治疗

1. 理筋手法

（1）适应证：单纯韧带扭伤或韧带部分撕裂者。

（2）禁忌证：瘀肿严重者。

（3）理筋手法：患者平卧，医者一手托住足跟，一手握住足尖，缓缓做踝关节的背伸、跖屈及内翻、外翻动作，然后用两掌心对握内外踝，轻轻用力按压，有散肿止痛作用。并由下而上理顺筋络，反复进行数遍，再于商丘、解溪、丘墟、昆仑、太溪、足三里等穴按摩。

2. 药物治疗

（1）内服药：**初期治宜活血祛瘀、消肿止痛，内服七厘散及舒筋丸；后期宜舒筋活络、温经止痛，内服小活络丹。**

（2）外用药：初期外敷五黄散或三色敷药；后期用四肢损伤洗方熏洗。

3. 固定方法

（1）损伤严重者，根据其损伤程度可选用绷带、胶布或石膏外固定，保持踝关节于受伤韧带松弛的位置。

（2）内翻扭伤采用外翻位固定，外翻扭伤采用内翻位固定，并抬高患肢，以利消肿，暂时限制行走。一般固定 3 周左右，若韧带完全断裂者，固定 4~6 周。

4. 练功活动　**固定期间做足趾屈伸活动；解除固定后开始锻炼踝关节的屈伸功能，并逐步练习行走。**

## 五、预防与调护

忌穿高跟鞋；避免反复扭伤以免形成习惯性踝关节扭伤；踝部扭挫伤早期，瘀肿严重者可局部冷敷，忌手法按摩；踝关节固定解除后进行适度的动静结合练功。

# 第二十一单元　腰部扭挫伤

## 知识点概要

## 一、概述

1. 定义　腰部扭挫伤指腰部筋膜、肌肉、韧带、椎间小关节、腰骶关节的急性损伤，多因突然遭受间接暴力所致，俗称“闪腰”“岔气”。

2. 特点　多发于青壮年和体力劳动者，若处理不当，或治疗不及时，也可使症状长期延续，变成慢性。

## 二、病因病机

腰部扭挫伤可分为扭伤与挫伤两大类，扭伤者较多见。

1. 扭伤　**腰部扭伤多因突然遭受间接暴力致腰肌筋膜、腰部韧带损伤和小关节错缝。**

2. 挫伤　腰部挫伤多为直接暴力所致，如车辆撞击、高处坠跌、重物压砸等，致使肌肉挫伤，血脉破损，筋膜损伤，引起瘀血肿胀、疼痛、活动受限等，严重者还可合并肾脏损伤。

## 三、诊断

1. 临床表现

（1）病史：有明显的外伤史。

（2）症状：**伤后腰部即出现剧烈疼痛，其疼痛为持续性，深呼吸、咳嗽、喷嚏等用力时均可使疼痛加剧，**常以双手撑住腰部，防止因活动而发生更剧烈的疼痛，休息后减轻但不消除，遇寒冷加重。

（3）体征：脊柱多呈强直位，腰部僵硬，腰肌紧张，生理前凸改变，不能挺直，俯仰转侧均感困难，严重者不能坐立、行走或卧床难起，有时伴下肢牵涉痛。

1）腰肌及筋膜损伤：腰部各方向活动均受限制，在棘突旁骶棘肌处、腰椎横突或髂嵴后部有压痛。

2）棘上、棘间韧带损伤：**在脊柱屈曲受牵拉时疼痛加剧，压痛多在棘突或棘突间。**

3）髂腰韧带损伤：其压痛点在髂嵴部与第5腰椎间三角区，屈曲旋转脊柱时疼痛加剧。

4）椎间小关节损伤：腰部被动旋转活动受限并使疼痛加剧，脊柱可有侧弯，有的棘突可偏歪，棘突两侧较深处有压痛。

5）挫伤合并肾脏损伤：可出现血尿等症状。

2. 影像学检查　X线检查主要显示腰椎生理前凸消失和肌性侧弯，不伴有其他改变。

## 四、鉴别诊断

| 病　证 | 不　同　点 |
|---|---|
| 腰部扭挫伤 | 屈髋时臀大肌痉挛，骨盆有后仰活动，牵动腰部的肌肉、韧带所致。所以，直腿抬高试验阳性，但加强试验为阴性 |
| 腰椎间盘突出症 | 腰痛伴有下肢坐骨神经放射痛 |

## 五、治疗

1. 理筋手法

（1）患者俯卧位，**术者用两手在脊柱两侧的骶棘肌，自上而下进行按揉、拿捏手法，以松解肌肉的紧张、痉挛**；接着按压揉摩阿是穴、腰阳关、命门、肾俞、大肠俞、次髎等穴，以镇静止痛；最后术者用左手压住腰部痛点用右手托住患侧大腿，同时用力做反方向扳动，并加以摇晃拔伸数次。如腰两侧俱痛者，可将两腿同时向背侧扳动；在整个手法过程中，痛点应作为施术重点区。急性期症状严重者可每日推拿1次，轻者隔日1次。

（2）**对椎间小关节错缝或滑膜嵌顿者：用坐位脊柱旋转复位法。**

1）**患者端坐方凳上，两足分开与肩等宽**，以右侧痛为例，助手面对患者，用两腿夹住患者左大腿，双手压住左大腿根部以维持固定患者的正坐姿势。术者坐或立于患者之右后侧，右手自患者右腋下伸向前，绕过颈后，手指夹在对侧肩颈部，左手拇指推按在偏右棘突的后下角。

2）当右手臂使患者身体前屈60°~90°，再向右旋转45°，并加以后仰时，左拇指用力推按棘突向左，此时可感到指下椎体轻微错动，或可闻及复位的响声。最后使患者恢复正坐，术者用拇、食指自上而下理顺棘上韧带及腰肌。

（3）**对患者不能坐位施术者：可用斜扳法。**患者侧卧位，患侧在上，髋、膝关节屈曲，健侧在下，髋、膝关节伸直，腰部尽量放松。术者立于患者前侧或背侧，一手置于肩部，另一手置于臀部，两手相对用力，使上身和臀部做反向旋转，即肩部旋后，臀部旋前，活动到最大限度时，用力做一稳定推扳动作，此时往往可听到清脆的弹响声，腰痛一般可随之缓解。

◆ **提醒**：注意腰部扭挫伤的理筋手法。

2. 药物治疗

（1）内服药：初期治宜活血化瘀、行气活血，挫伤者侧重于活血化瘀，可用桃红四物汤加土鳖虫、血竭等；扭伤者侧重于行气止痛，可用舒筋汤加枳壳、香附、木香等。兼便秘腹胀者，如体质壮实，可通里攻下，加番泻叶 10~15g 代茶饮。后期宜舒筋活络、补益肝肾，内服补肾壮筋汤。

（2）外用药：**初期外贴活血止痛类膏药；后期外贴跌打风湿类膏药，亦可配合中药热熨或熏洗。**

3. 物理疗法　可采用超短波、磁疗、中药离子导入等，以减轻疼痛、促进恢复。

4. 固定方法　损伤初期宜卧硬板床休息，或佩戴腰围固定，以减轻疼痛，缓解肌肉痉挛，防止进一步损伤。

5. 练功活动　损伤后期宜做腰部前屈后伸、左右侧屈、左右回旋等各种功能锻炼，以促进气血循行、防止粘连、增强肌力。

### 六、预防与调护

要经常锻炼腰背肌，弯腰搬物姿势要正确；伤后注意休息与腰部保暖，腰围保护。

# 第二十二单元　腰椎间盘突出症

## 知识点概要

### 一、概述

1. 定义　**腰椎间盘突出症系因腰椎间盘发生退行性变，并在外力的作用下，使纤维环破裂、髓核突出，刺激或压迫神经根而引起以腰痛及下肢坐骨神经放射痛等症状为特征的腰腿痛疾患。**是临床最常见的腰腿痛原因之一。

2. 发病年龄　好发于 20~40 岁青壮年。

3. 发病部位　下腰部是全身应力的集中点，负重及活动度大，损伤的概率高，是腰椎间盘突出的好发部位。其中以腰 4、腰 5 椎间盘发病率最高，腰 5、骶 1 椎间盘次之。

### 二、病因病机

1. 发病原因

（1）内因：随着年龄的增长，以及在日常生活工作中，**椎间盘不断遭受脊柱纵轴的挤压、牵拉和扭转等外力作用**，使椎间盘不断发生退行性变，髓核含水量逐渐减少，而失去弹性，继之使椎间隙变窄，周围韧带松弛，或产生裂隙，形成腰椎间盘突出。

（2）外因：急性或慢性损伤，当腰椎间盘突然或连续受到不平衡外力作用时，如弯腰提取重物时，姿势不当或准备欠充分的情况下搬动或抬举重物，或长时间弯腰后猛然伸腰，使椎间盘后部压力增加，甚至由于腰部的轻微扭动，如弯腰洗脸时、打喷嚏或咳嗽后，发生纤维环破裂、髓核向后侧或后外侧突出。

（3）由于椎间盘退变是发病的重要内在因素，少数患者无明显外伤史，只有受凉史而发病，多为纤维环过于薄弱，肝肾功能失调，风寒湿邪乘虚而入，腰部着凉后，引起腰肌痉挛，促使已有退行性变的椎间盘突出。

2. 引起腰腿痛的原因

（1）**纤维环破裂时，突出的髓核压迫和挤压硬脊膜及神经根，是造成腰腿痛的根本原因。**若未压迫神经根时，只有后纵韧带受刺激，则以腰痛为主；若突破后纵韧带而压迫神经根时，则以腿痛为主。

（2）**坐骨神经由腰4、腰5和骶1、骶2、骶3五条神经根的前支组成**，故腰4、腰5和腰5、骶1的椎间盘突出，引起下肢坐骨神经痛。初起神经根受到激惹，出现该神经支配区的放射痛、感觉过敏、腱反射亢进等现象。日久突出的椎间盘与神经根、硬膜发生粘连，长期压迫神经根，导致部分神经功能障碍，出现支配区放射痛、感觉减退、腱反射减弱甚至消失等现象。

3. 突出的类型

（1）侧突型：**多数髓核向后侧方突出，单侧突出者，出现同侧下肢症状。**

（2）两侧突型：髓核自后纵韧带两侧突出，则出现双下肢症状，多为一先一后，一轻一重，似有交替现象。

（3）中央型：髓核向后中部突出，有的偏左或偏右，压迫马尾甚至同时压迫两侧神经根，出现马鞍区麻痹及双下肢症状。

## 三、诊断

1. 症状

（1）**腰痛和下肢坐骨神经放射痛。腰腿疼痛可在咳嗽、打喷嚏、用力排便等腹腔内压升高时加剧**，步行、弯腰、伸膝起坐等牵拉神经根的动作也使疼痛加剧，腰前屈活动受限，屈髋屈膝、卧床休息可使疼痛减轻。重者卧床不起，翻身极感困难。

（2）病程较长者，其下肢放射痛部位感觉麻木、冷感、无力。中央型突出造成马尾神经压迫症状为会阴部麻木、刺痛、二便功能障碍，阳痿或双下肢不全瘫痪。少数病例的起始症状是腿痛，而腰痛不甚明显。

2. 体征

（1）**腰部畸形**：腰肌紧张、痉挛，腰椎生理前凸减少或消失，甚至出现后凸畸形。有不同程度的脊柱侧弯，突出物压迫神经根内下方时（腋下型），脊柱向患侧弯曲，突出物压迫神经根外上方（肩上型），则脊柱向健侧弯曲。

（2）**腰部压痛和叩痛**：突出的椎间隙棘突旁有压痛和叩击痛，并沿患侧的大腿后侧向下放射至小腿外侧、足跟部或足背外侧。沿坐骨神经走行有压痛。

（3）腰部活动受限：急性发作期腰部活动可完全受限，绝大多数患者腰部伸屈和左右侧弯功能活动呈不对称性受限。

（4）**皮肤感觉障碍**：受累神经根所支配区域的皮肤感觉异常，早期多为皮肤过敏，渐而出现麻木、刺痛及感觉减退。腰4、腰5椎间盘突出，压迫腰5神经根，引起小腿前外侧、足背前内侧和足底皮肤感觉异常；腰5、骶1椎间盘突出，压迫骶1神经根，引起小腿后外侧、足背外侧皮肤感觉异常；中央型突出则表现为马鞍区麻木，膀胱、肛门括约肌功能障碍。

（5）**肌力减退或肌萎缩**：受压神经根所支配的肌肉可出现肌力减退，肌萎缩。腰5神经根受压，引起伸蹬肌力减退；骶1神经根受压，引起踝跖屈和立位单腿翘足跟力减弱，跟腱反射减弱或消失。

（6）腱反射减弱或消失：腰4神经根受压，引起膝腱反射减弱或消失；腰5神经根受压，引起跟腱反射减弱或消失。

（7）**直腿抬高试验、加强试验、屈颈试验、仰卧挺腹试验、颈静脉压迫试验阳性**：屈颈试验阳性，即头颈部被动前屈，使硬脊膜囊向头侧移动，牵张作用使神经根受压加剧，而引起受累的神经痛；颈静脉压迫试验阳性，即压迫患者的颈内静脉，使其脑脊液回流暂时受阻，硬脊膜膨胀，神经根与突出的椎间盘产生挤压，而引起腰腿痛；股神经牵拉试验阳性，为上腰椎间盘突出的体征。

3. 影像学检查

（1）X线检查：**腰椎正位片可显示腰椎侧凸，椎间隙变窄或左右不等，患侧间隙较宽**；侧位片显示腰椎前凸消失，甚至反张后凸，椎间隙前后等宽或前窄后宽，椎体可见休默结节等改变，或还有椎体缘唇样增生等退行性改变。X线平片的显示必须与临床的体征定位相符合才有意义，主要以排除骨病引起的腰骶神经痛，如结核、肿瘤等。

（2）CT、MRI检查：可清晰地显示出椎管形态、髓核突出的解剖位置和硬膜囊神经根受压的情况，必要时可加以造影。CT、MRI的检查临床诊疗意义重大。

## 四、鉴别诊断

1. 骶髂关节劳损　**出现一侧腰臀部及股外侧疼痛或不适，跛行及直腿抬高受限等症状**。但无明显放射痛，无肌力、感觉和反射改变，且压痛部位在骶髂关节处。

2. 腰椎结核　腰痛，少数有神经根激惹症状，也可合并截瘫。多有全身症状，如低热、盗汗、消瘦、血沉加快等。X线片显示有骨质破坏、椎间隙变窄等改变。

3. 椎管肿瘤　**椎管内肿瘤压迫脊髓或马尾神经，出现神经根或马尾神经损害症状**；椎管外肿瘤，如转移性骨瘤、脊椎血管瘤等亦可对马尾神经和脊神经造成压迫损害。神经损害症状严重而广泛，病程发展为进行性，休息不能缓解症状。可疑病例可做腰穿脑脊液检查或行CT及脊髓造影检查。

4. 腰椎管狭窄症　**间歇性跛行为最突出的症状**，骑自行车或卧床时多无症状，检查可无任何异常体征。少数患者可有根性神经痛表现。严重的中央型椎管狭窄可出现大小便功能障碍。CT检查或脊髓造影对诊断有帮助。

## 五、治疗

1. 理筋手法

（1）**按摩法**：患者俯卧，术者用两手拇指或掌部自上而下按摩脊柱两侧膀胱经，至患肢承扶处改用揉捏，下抵殷门、委中、承山。

（2）推压法：术者两手交叉，右手在上，左手在下，手掌向下用力推压脊柱，从胸椎至骶椎。

（3）擦法：从背、腰擦至臀腿部，着重于腰部，缓解、调理腰臀部的肌肉痉挛。

（4）推扳法：推扳法可调理关节间隙，松解神经根粘连，或使突出的椎间盘回纳。推扳手法要有步骤有节奏地缓缓进行，绝对避免使用暴力。中央型椎间盘突出症不适宜用推扳法。

1）俯卧位推髋扳肩法：术者一手掌于对侧推髋固定，另一手自对侧肩外上方缓缓扳起，使腰部后伸旋转到最大限度时，再适当推扳1~3次，对侧相同。

2）俯卧位推腰扳腿法：术者一手掌按住对侧患椎以上腰部，另一手自膝上方外侧将腿缓缓扳起，直到最大限度时，再适当推扳1~3次，对侧相同。

3）侧卧位推髋扳肩法：在上的下肢屈曲，贴床的下肢伸直，术者一手扶患者肩部，另一手同时推髂部向前，两手同时向相反方向用力斜扳，使腰部扭转，可闻及或感觉到“咔塔”响声，换体位做另一侧。

4）**侧卧位推腰扳腿法**：术者一手掌按住患处，另一手自外侧握住踝上，使之屈膝，进行推腰牵腿，做腰髋过伸动作1~3次，换体位做另一侧。

（5）牵抖法：患者俯卧，两手抓住床头。术者双手握住患者两踝，用力牵抖并上下抖动下肢，带动腰部，再行按摩下腰部。

（6）滚摇法：患者仰卧，双髋膝屈曲，术者一手扶两踝，另一手扶双膝，将腰部旋转滚动1~2分钟。以上手法按顺序进行，可隔日1次，1个月为一疗程。急性期应严格卧硬板床3周，手法治疗后亦应卧床休息，使损伤组织修复。

2. 药物治疗　**急性期或初期治宜活血舒筋，可用舒筋活血汤加减**；慢性期或病程久者，体质多虚，治宜补养肝肾、宣痹活络，内服补肾壮筋汤等；兼有风寒湿者，宜温经通络，方用大活络丹等。

3. 牵引疗法　**主要采用骨盆牵引法，适用于初次发作或反复发作的急性期患者**。患者仰卧床上，在腰胯部缚好骨盆牵引带后，每侧各用10~15kg重量做牵引，并抬高床尾增加对抗牵引的力量，每天牵引1次，每次约30分钟，10次为一疗程。目前已有各种机械牵引床、电脑控制牵引床替代传统的牵引方式。

4. 练功活动　**腰腿痛症状减轻后，应积极进行腰背肌的功能锻炼，可采用飞燕式、拱桥式练功，经常后伸、旋转腰部，直腿抬高或压腿等动作**，以增强腰腿部肌力，有利于腰椎的平衡稳定。

5. 手术疗法　巨大突出及中央型突出为手术指征，出现马鞍部麻木应为急诊手术，可行椎板切除及髓核摘除术或经皮穿刺髓核透出术等。

## 六、预防与调护

1. 急性期应严格卧硬板床3周，手法治疗后应卧床休息，使损伤组织修复；疼痛减轻后，应注意加强锻炼腰背肌，以巩固疗效；久坐、久站时可佩戴腰围保护腰部，避免腰部过度屈曲或劳累或受风寒。弯腰搬物姿势要正确，避免腰部扭伤；避免咳嗽、打喷嚏等增加腹压的动作。

2. 手术患者术后卧床 3~4 周，卧床时间稍长术后疗效好，腰腿痛的残存症状及并发症少。如果术中同时植骨融合者，术后卧床时间还会更长，约 3 个月，待植骨块完全融合后才能下床活动。

◆ **提醒：**腰椎间盘突出症为好发疾病，应注意预防调护。

# 第二十三单元　骨性关节炎

## 知识点概要

### 一、概述

1. 定义　骨性关节炎是一种多发于中年以后的最常见的慢性关节疾病，又称“退行性关节炎”“增生性关节炎”“肥大性关节炎”“老年性关节炎”“骨关节炎”等。

2. 常见人群　患者多在 50 岁以上，女性稍多于男性。好发于负重大、活动多的滑膜关节，如脊柱、膝关节、髋关节等处，以膝关节最为常见、痛苦和难治。

### 二、病因病机

中医学认为骨性关节炎是由于肝肾亏损和慢性劳损所致。

1. **肝肾亏损**　中年以后肝肾亏损，肝虚则血不养筋，筋不能维持骨节之张弛，关节失滑利，肾虚而髓减，致使筋骨均失所养。

2. **慢性劳损**　过度劳累，日积月累，筋骨受损，营卫失调，气血受阻，经脉凝滞，筋骨失养，致生本病。

### 三、诊断

1. 临床表现

（1）主要症状：初起关节疼痛为钝性，以后逐渐加重，或为持续性钝痛；**可出现典型的“休息痛”与“晨僵”**。随着病情进展，症状逐渐加重，受累关节僵硬，关节活动度下降，关节部位酸胀肿大，甚则关节变形。颈椎发生本病时，可有颈项疼痛不适，或上肢放射性疼痛；腰椎发生本病时，腰部疼痛不适，常伴有下肢放射性疼痛。

（2）主要体征：检查时可见患病关节肿胀及触压痛，病久者有肌肉萎缩、肌力减弱，关节主动或被动活动时可有软骨摩擦音、碾轧音，有不同程度的关节活动受限和其周围的肌肉痉挛，关节骨性突起和肥大，以及关节畸形、半脱位。

◆ **提醒：**骨性关节炎的主要症状和体征应重点掌握。

2. 中医证候

（1）肝肾亏损：**属肾阳虚者，面色无华，精神疲倦，气短少力，腰膝酸软，手足不温，小便频多，舌淡苔薄，脉沉细而弱**；肝肾阴虚者，心烦失眠，口燥咽干，面色泛红，五心烦热，耳鸣耳聋，小便短赤，舌红苔少，脉细弱而数。

（2）慢性劳损：早期可出现气血虚弱之症，精神萎靡，神情倦怠，面色苍白，少气懒言。后期可出现肝肾不足之证。

3. 影像学检查

（1）X 线检查：X 线平片可见关节间隙变狭窄，软骨下骨质硬化，关节边缘有骨赘形成；关节面不光整，软骨面下可见散在的囊性变透亮区及关节内可有游离体；后期可出现关节半脱位、骨端变形和对线不良。脊椎发生骨性关节炎时，椎间隙变窄，椎体边缘变尖，可见唇形骨质增生。

（2）CT、MRI、关节镜检查。

## 四、鉴别诊断

1. 类风湿关节炎　起病缓慢，偶为急性，常为多关节发病，而且多累及手足小关节，逐渐出现关节僵硬、肿胀、畸形和活动受限，血清类风湿因子阳性。X线检查有其特有征象。

2. 风湿性关节炎　**典型表现为游走性的多关节炎，常呈对称性，关节局部可出现红肿热痛，但不化脓，炎症消退后关节功能恢复，不遗留关节强直畸形，皮肤可有环形红斑和皮下结节**。风湿性心脏炎是最严重的并发症。

3. 骨关节结核　发病年龄较轻，起病缓慢，多为单关节发病，常伴有低热、盗汗、恶心、厌食等全身结核中毒症状，患部可见脓肿，X线可显示骨与关节面破坏。

4. 色素性绒毛结节性滑膜炎　多见于成人，以膝关节最多见，膝关节周围结节状柔韧肿块，甚至侵蚀骨组织而疼痛，活动受限或有弹响声与交锁现象，关节有积液征，穿刺有血性液体；病理检查见滑膜增厚，为棕褐色苔藓状绒毛；X线检查若侵犯骨质时可见关节面毛糙。

5. 痛风性关节炎　**发病时关节红肿热痛，多累及第1跖趾关节，缓解时则诸症消失，恢复正常，不留畸形**；实验室检查血尿酸浓度增高；晚期X线可显示骨端关节面虫蚀样或穿凿样骨质破坏。

## 五、治疗

1. 非手术治疗

（1）中医证候治疗

1）肝肾亏损：治法为滋补肝肾，方用左归丸。

2）**慢性劳损：早期气血虚弱，治以补气补血，方选八珍汤、十全大补汤**；晚期出现肝肾不足者，可用左归丸以滋补肝肾；若肾阳虚者，方用肾气丸以温补肾阳；若肾阴虚者，方用六味地黄丸以滋补肾阴。

（2）中药外治：外用药主要分为中药熏洗法、熏蒸法、中药离子导入法或药膏敷贴法，多选用祛风除湿散寒、活血通络止痛类中药组方。可用桃红四物汤加伸筋草、透骨草煎汤，用毛巾湿热敷，或熏洗局部。

（3）理筋手法：根据病情，可选用点穴拨筋法、捏揉推髌法、活络关节法等手法，以解痉止痛、松解粘连、改善关节功能。

（4）封闭治疗：有局限性压痛者，可局部注射0.5%~1%普鲁卡因2~5ml，加醋酸氢化泼尼松12.5mg，每周1次，3次为一疗程。

（5）针灸治疗：能缓解疼痛、改善症状。可分为毫针刺法、刺络拔罐法、火针温灸拔罐法、水针穴位注射法等。多以局部取穴为主，如常取血海、梁丘、膝眼、委中、阳陵泉等。

（6）练功疗法：直腿抬高运动、髋关节外展运动、屈膝蹬空运动及机械性CPM运动等。

2. 手术治疗　**手术方法包括关节镜下关节清理术、软骨修复手术、关节成形术、截骨术和人工关节置换术等。**

## 六、预防与调护

1. 增强体质，延缓衰老。防止过度劳累及关节受凉，避免超强度劳动和运动造成损伤。适度适量进行体育锻炼，增强体能，以改善关节的稳定性。

2. 对患病的关节应妥善保护，防止再度损伤，病情严重时应注意休息，或患病关节制动、固定，防止畸形。若身体过胖者，应当减轻体重；若发病与职业有关，应调整工种。

3. 积极进行系统规范化、个体选择性治疗，要避免长期或滥用皮质类固醇激素，在防治骨性关节炎的同时还应重视并存疾病，如骨质疏松症的防治。

# 第二十四单元　强直性脊柱炎

## 知识点概要

## 一、概述

1. 强直性脊柱炎是一种原因不明的慢性进行性自身免疫疾病，有明显的家族发病倾向，目前公认的是属结缔组织阳性疾病。男性多见，且一般较女性严重。发病年龄多在10~40岁，以20~30岁为高峰。

2. 强直性脊柱炎的发病隐袭，是以中轴关节慢性炎症为主要表现，**主要侵犯骶髂关节、脊柱骨突、脊柱旁软组织及外周关节**，主要病理改变是肌腱、韧带、关节囊骨附着点炎症，晚期受累关节和关节周围组织钙化、骨化，最终可发生脊柱畸形和关节强直，功能丧失。也可累及内脏及其他组织。临床以逐渐出现骶髂关节、脊柱各关节的纤维化及骨性强直为特征，至晚期骨性强直后，病情即不可逆转。

◆ **提醒**：强直性脊柱炎进入晚期后病情不可逆转，故应注重早期诊断及治疗。

3. 强直性脊柱炎属中医"痹证""腰痛"范畴。

## 二、病因病机

1. 感受外邪 **风、寒、湿邪侵袭致病**。如营卫失调、外感风寒，或冒雨涉水、久居湿地或寒湿之处，或暑热阴雨湿气入内，或夏季汗出当风等，使外邪入内，邪气壅滞，闭塞脉络，筋脉失养而发病。

2. 脏腑失养 **正气不足，脏腑功能失养导致气血亏虚**，容易遭受外邪侵袭；反之，外邪入内加重脏腑损害，气血无源化生，使筋骨络脉失养，或气血不足，阴阳失衡、肝肾阴亏，或脾肾阳虚使经脉关节筋骨失涵养而发病。

3. 跌打损伤、气滞血瘀 **外伤造成关节筋脉瘀血内停，气血不畅，筋脉拘挛，关节失养而发病**。

4. 痰湿内停 肥胖之人或饮食肥甘之品或嗜酒成瘾，入内化热，水谷不化，痰浊内生，痰湿闭塞脉络，壅滞筋脉关节而发病。

5. 先天不足 肾气亏虚，外邪入内。本病多见于男性青年，本应是肾气充盛、精充髓满之时，但患者出现腰腿疼痛、拘挛无力、驼背僵直，说明其先天不足，肾气亏虚，精不能充髓，髓不足以壮骨，而风寒湿热则入内闭阻脉络，使筋骨失濡养而发病；外邪入内，寒凝湿阻，加重肾脏损害，则使病情加重或迁延不愈。

6. 肾精不足、督脉空虚 **肾与督脉关系密切，肾阳虚则督脉空，不能使阳气沿督脉温煦。督脉空虚则腰背不温，隐隐作痛。**

7. 肾督亏虚、痰湿内停 肾阳不足，督脉空虚，不能温化水谷化生气血，阳虚则阴寒盛，水湿内停，湿聚化为痰，痰浊闭塞经脉，血滞气不行，不通则痛。

## 三、诊断

1. 临床表现

（1）主要症状

1）骶髂关节炎及脊柱关节炎：**多数患者初期表现为下腰部、臀部疼痛、僵硬感、行走不适；起病时为间歇性、隐痛或钝痛，逐渐发展成持续性、严重性疼痛**；疼痛常可伴有坐骨神经反射痛，可因咳嗽、深呼吸、弯腰、转身等动作而加剧。胸廓活动受限，尤其是深呼吸明显，亦可刺激肋间神经而产生肋间神经痛。脊柱病变的晚期，诸症基本消失，除外周受累关节外，脊柱、骶髂关节疼痛、僵硬不明显，而以关节畸形和强直为主，形成终末期典型驼背表现，患者常被迫脊柱前屈，导致重心前移，久之则形成驼背畸形。

2）周围关节炎：**大约有50%患者存在周围关节炎的表现，约有20%出现在早期，儿童强直性脊柱炎，外周关节累及较多**。髋关节为强直性脊柱炎最常累及的关节，而且症状严重、致残率较高，发病年龄越小，髋关节越易累及。髋关节受累后主要表现滑膜炎症，髋关节疼痛，活动受限，行走负重出现难以忍受的疼痛，多为双侧受累或一侧重一侧轻，多数髋关节病变最终导致屈曲挛缩及关节强直，尤其当脊柱出现后凸畸形时，常合并发生髋关节屈曲强直。

（2）主要体征

1）脊柱僵硬及姿势改变：早期即可见平腰及腰椎后伸受限，这是临床上容易疏忽的重要体征。即腰椎生理前凸减小及脊柱各方向活动均受到限制，脊柱侧弯很少见。晚期可见腰前凸反向变为后凸，当患者整个脊柱发展成纤维性或骨性强直时，脊柱活动就完全丧失，脊背呈板状固定，严重者呈驼背畸形，前视困难，需由家属引导前行。

2）胸廓呼吸运动减少：**胸廓扩张受限是本病的重要体征**，测量胸廓呼吸运动常用Schober试验和胸廓扩张度测量。Schober试验：患者直立位，于背部正中线髂嵴水平做标记为0，再分别向上、向下10cm和5cm作2个标记，令患者直腿弯腰，测两标记间距离，增加少于4cm者为异常。胸廓扩张度测量：令患者直立，让患者深吸气和深呼气后用带尺通过锁骨中线与第4肋间的交点测量胸廓周径，一般认为胸廓周径扩张度<3cm则扩张受限为阳性，但应考虑年龄、性别和不同体型间的差别。

3）骶髂关节体征：**骶骸关节压痛、骨盆分离试验阳性、“4”字试验阳性、床边试验阳性**。

4）周围关节受累体征：髋关节常出现屈曲挛缩、内收、外展或旋转畸形，骨性强直机会多。

2. 中医证候

（1）寒湿痹阻：**腰背、腰骶酸楚疼痛，痛连颈项，伴僵直和沉重感、转侧不利，肢节游走性疼痛或僵硬弯曲，背冷恶寒、得温痛减，舌质淡，苔薄白腻，脉沉迟**。

（2）肾虚督空：腰背、腰骶冷痛，腰椎强直，屈伸不利，遇寒或劳累加重，或腰腿酸软无力或形体消瘦，肌肉挛缩或便溏，小便清长，舌质淡，苔薄白，脉沉细弱。

（3）肝肾阴虚：腰、骶、颈背或髋、膝酸痛，僵硬，不易屈伸或关节变形，行走不利或四肢痿软无力或双目干涩，可伴消瘦、咽干、口渴，心烦失眠，头晕耳鸣，手足心热，盗汗遗精，舌质红，苔少或薄黄，脉弦细数。

（4）痰瘀阻络：**腰背、腰骶疼痛剧烈，痛点固定，腰骶髋转摇不能、僵硬，夜间明显**，有时需活动后才能入睡，行走腰骶僵直，髋关节活动受限，舌质暗或有瘀斑，苔白厚，脉弦涩或滑。

3. 实验室检查

（1）90%以上患者HLA-B27为阳性，但应注意在正常人中HLA-B27也有阳性者，在强直性脊柱炎中少数人HLA-B27亦有阴性，因此HLA-B27对诊断强直性脊柱炎仅具参考价值。HLA-B27阴性患者只要临床表现和影像学检查符合诊断标准，也不能排除强直性脊柱炎的可能。

（2）类风湿因子（RF）多为阴性，少数人免疫球蛋白IgG、IgA、IgM升高，补体C3升高见于周围关节受累者。

4. 影像学检查

（1）X线检查：**是最简单、经济、可靠的检查强直性脊柱炎的手段**，具有其诊断意义。

（2）CT、MRI检查：CT检查假阳性少，为早期诊断提供了更直观、准确的可靠手段。骶髂关节或髋关节在CT上表现为局限性密度增高和关节间隙的变化。对临床可疑病例，而X线片尚未显示明确的或Ⅱ级以上的双侧骶髂关节炎改变者，可采用CT检查。MRI对了解软骨病变优于CT。

## 四、鉴别诊断

1. 髂骨致密性骨炎　**多发于青壮年女性、经产妇，主要表现为骶髂关节、腰骶部疼痛，一般为双侧性，症状不严重，没有夜间疼痛和晨僵**；实验室检查一般正常，HLA-B27为阴性；X线典型表现为髂骨一侧改变，在髂骨沿骶髂关节之中下2/3部位有明显的骨硬化区，呈三角形，尖端向上，密度均匀，硬化带边缘整齐与正常骨质分界明显，骶骨侧骨质无改变，关节间隙正常，不侵犯骶髂关节面。

2. 类风湿关节炎　在症状上表现疼痛、晨僵、血沉增快易与强直性脊柱炎相混，尤其在早期不易区分。类风湿关节炎主要侵犯四肢关节，中轴关节病变较少，以女性发病多见，关节红肿明显，多次反复，可见类风湿结节；HLA-B27为阴性，类风湿因子阳性；X线以骨质疏松为特征，病变累及骶髂关节时，常为单侧，关节间隙不规则狭窄，但无强直改变。

3. 腰椎间盘突出症　其症状为腰痛和下肢放射痛，多为一侧发病，另一侧正常，下肢放射痛沿坐骨神经走行，腰后伸疼痛加重，患者常有强迫体位；有感觉、运动或括约肌功能障碍等神经根受压体征；血沉正常、HLA-B27阴性；CT或MRI检查常可明确诊断。

4. 脊柱退行性关节炎　患者多为50岁以上老年或重体力劳动者，腰背痛，有时因压缩骨折呈驼背畸形，劳累后疼痛加重，受季节和气候影响，因腰椎退变增生、椎管狭窄出现骶部、下肢放射痛，多为单侧；血正常，HLA-B27阴性；X线椎体前后、左右增生性改变，可出现类似“竹节样脊柱”，常合并脊柱侧凸，但骶髂关节多正常，胸廓活动不受限；CT或MRI检查可见椎间盘病变，后纵韧带钙化及腰椎管侧隐窝狭窄。

### 五、治疗

1. 非手术治疗

（1）中医证候治疗

1）寒湿痹阻：**治以散寒除湿、温经通络，方用蠲痹汤加减**。寒证偏重者，加细辛、川乌、干姜等；湿象明显者，出现关节肿胀可加薏苡仁、茯苓、泽泻、防己、车前子等。

2）肾虚督空：治以温肾补督、壮阳通络，方用青娥丸合右归丸加减。阳虚重者，加桂枝、巴戟天、淫羊藿；督脉空虚、腰骶酸软无力者，加鹿角胶、狗脊、续断、锁阳、菟丝子等；瘀血明显、疼痛剧者，可加桃仁、红花、穿山甲、土鳖虫等。

3）肝肾阴虚：**治以滋补肝肾、通络止痛，方用左归丸合健步虎潜丸加减**。关节肿痛明显、日轻夜重者，加穿山甲、土鳖虫、全蝎；阴虚内热重者，加知母、地骨皮、玄参、牡丹皮等；伴有阳虚表现者，可加狗脊、肉桂、补骨脂、淫羊霍等。

4）痰瘀阻络：治以活血化瘀、通络止痛，方用身痛逐瘀汤合导痰汤加减。

（2）中医外治法

1）**可选用药袋热敷、推拿疗法、针灸疗法、药浴疗法、练功疗法、支具疗法等外治方法**。

2）在脊腰臀部采用按、揉、点压、滚、弹拨等推拿疗法的理筋手法，以放松痉挛的软组织，改善或防止胸腰椎的后凸畸形；在督脉、足太阳膀胱经选择穴位进行针刺、艾灸或隔姜灸、拔火罐等治疗，以疏通经气、镇静止痛；脊柱和髋关节等部位的功能锻炼，或借助器械，适当牵引，有益于改善关节功能。

3）采用恰当的支具治疗，让关节强直在对人基本生活影响最小的关节角度，使患者能获得生活自理的能力，另外截骨术后患者必须使用支具，防止手术获得的矫正角度丢失，待截骨处骨质充分愈合后，方能去除支具。

2. 手术治疗　手术治疗常是晚期强直性脊柱炎患者关节畸形所能获得关节功能改善的唯一治疗方法。手术适应证的选择和术式的选择，对于获得良好的功能改善是非常重要的。

### 六、预防与调护

1. 让患者了解强直性脊柱炎的病程、演变及预后，提高信心与医生合作，避免盲目用药和不规律用药；鼓励患者进行康复锻炼，以维持脊柱、关节较为良好的位置，增强肌力和肺活量；站立时尽量保持挺胸、收腹、两眼平视，坐位时保持胸部直立，睡硬板床，低枕或无枕，避免屈曲体位。

2. 多数患者经过恰当的治疗用药，病变位于脊柱和骶髂关节，病变局限，能缓解症状，预后良好。只有少数患者出现脊柱畸形。出现畸形的患者经手术矫正后，也能获得接近正常人的生活。

3. 只有强直性脊柱炎累及髋关节者，预后较差，多数人髋关节功能明显受限，疼痛不能用药物控制，最终不得不接受人工髋关节置换手术。最严重的后果是颈椎受累后，合并骨折可造成患者死亡。

## 第二十五单元　骨质疏松症

### 知识点概要

### 一、概述

1. 定义　骨质疏松症是以骨量减少、骨的微细结构退化为特征的，致使骨的脆性增加以及易于发生骨折的全身性骨骼疾病。

2. 类型　骨质疏松症分为原发性、继发性和特发性三大类。

（1）原发性骨质疏松症：是随着年龄增长而发生的一种生理性退行性病变，可分为2型：**Ⅰ型为绝经后骨质疏松症，是高转换型骨质疏松症；Ⅱ型是老年骨质疏松症，属低转换型骨质疏松症**。

（2）继发性骨质疏松症：是由其他疾病或药物等因素诱发的骨质疏松症。

（3）特发性骨质疏松症：多见于8~14岁的青少年，多数有家族遗传史，女性多于男性。

3. 中医范畴　根据骨质疏松症的临床表现，该病属中医"痿证"范畴，病变在骨，其本在肾。

## 二、病因病机

1. 肾虚精亏　**肾阳虚衰，不能充骨生髓，致使骨松不健；肾阴亏损，精失所藏，不能养髓**。

2. 正虚邪侵　正虚而卫外不固，外邪乘虚而入，气血痹阻，骨失所养，髓虚骨疏。

3. 先天不足　**肾为先天之本，由于先天禀赋不足，致使肾脏素虚，骨失所养，不能充骨生髓**。

## 三、诊断

1. 临床表现

（1）疼痛：是骨质疏松症的最常见、最主要的症状。以腰背痛最多见。

（2）身长缩短、驼背：除驼背外，有的患者还出现脊柱后侧凸、鸡胸等胸廓畸形。

（3）易骨折：其骨折发生的特点是在扭转身体、持重物等日常活动中，没有较大的外力作用的情况下可发生骨折。骨折发生的部位比较固定，好发部位为胸腰段椎体、桡骨远端、股骨上段、踝关节等。

2. 骨密度测定　骨质疏松症以骨量减少为主要特征，所以骨密度的测定成为诊断的主要手段。

3. X线检查　一般X线阳性征改变出现在骨矿物减少30%~50%及以上，X线检查准确性差，灵敏度不高。**X线平片主要表现为骨密度减低，骨皮质变薄，骨小梁减少、变细、分支消失，脊椎骨小梁以水平方向的吸收较快**，进而纵行骨小梁也被吸收，残留的骨小梁稀疏排列呈栅状，长管状骨骨髓腔变宽。

4. 证候分型

（1）肾虚精亏

1）**肾阳虚：可出现腰背疼痛，腿膝酸软，受轻微外力或未觉明显外力可出现胸、腰椎压缩骨折。驼背弯腰，身高变矮。畏寒喜暖，小便频多且夜尿多**。

2）肾阴虚：除有腰背疼痛，腿膝酸软，易发生骨折等症外，常有手足心热，咽干舌燥。

（2）正虚邪侵：骨痛，腰背疼痛，腿膝酸软，易发生骨折，由其他疾病继发或药物因素诱发本病的，兼有原发疾病症状和诱发本病的药物应用史。

（3）先天不足

1）青少年期：以背部下端、髋部和足部的隐痛开始，逐渐出现行走困难。常见膝关节和踝关节痛和下肢骨折。胸腰段脊柱后凸、后侧凸，鸡胸。头到耻骨与耻骨到足跟的比小于1.0，身高变矮，长骨畸形，跛行。最终胸廓变形可影响心脏和呼吸。

2）**成人期：以腰背疼痛为主，脊椎椎体压缩性骨折，楔形椎、鱼椎样变形，轻者累及1~2个椎体，重者累及整个脊椎椎体**。日久则脊椎缩短。除脊椎椎体外，肋骨、耻骨、坐骨骨折也可发生。

## 四、治疗

1. 肾虚精亏　治以补肾填精。方用左归丸加淫羊藿、鹿衔草；或用中成药仙灵骨葆、骨松宝等。

2. 正虚邪侵　治以扶正固本。方用鹿角胶丸，方中虎骨改用代用品。治疗须考虑原发疾病的病因，审因而治。

3. 先天不足　**治以填精养血、助阳益气。方用龟鹿二仙胶汤**。

## 五、预防与调护

1. 骨质疏松症的预防，要注意饮食营养，加强体育锻炼。体育锻炼对于骨量的积累极其有益，并有利于提高机体素质，以减少发生骨质疏松症的机会。

2. 重视绝经后和随年龄增大而发生的骨量丢失。对已患骨质疏松症的老年人还应加强陪护，预防发生骨折。对绝经后妇女和老年人要注意饮食调养，以保证足量的钙、蛋白质和维生素的摄入。

3. **严重骨质疏松症可并发骨折，常见的有桡骨远端骨折、髋部骨折和椎体压缩性骨折**。其中，髋部骨折和椎体压缩性骨折，可因长期卧床而出现各种并发症，危及生命，应特别注意防护。

◆ **提醒**：骨质疏松症应注意平时的预防与调护。

# 附录　中药学图片

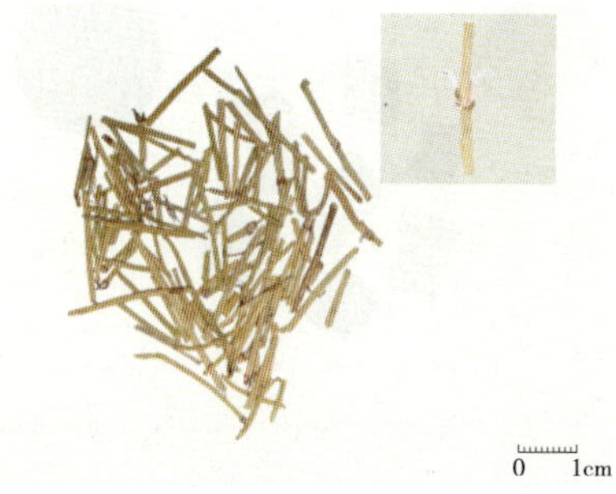

图 3-5-1　麻黄

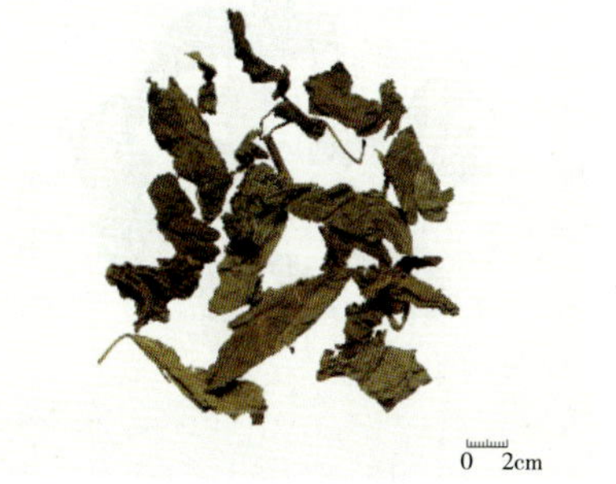

图 3-5-2　紫苏

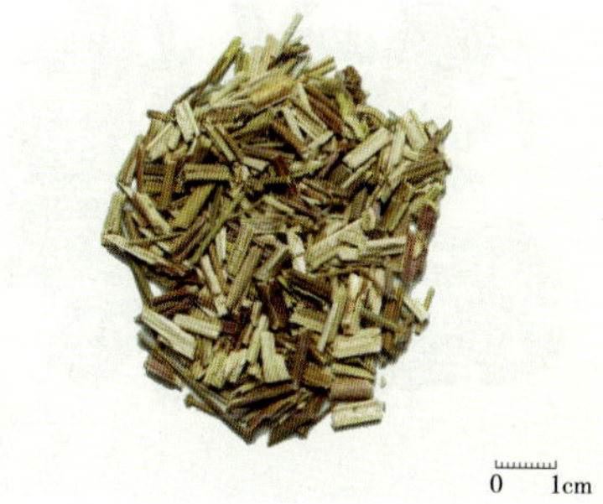

图 3-5-3　荆芥

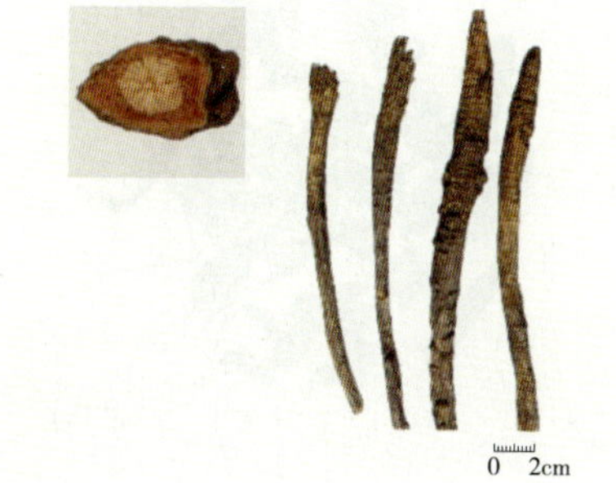

图 3-5-4　防风

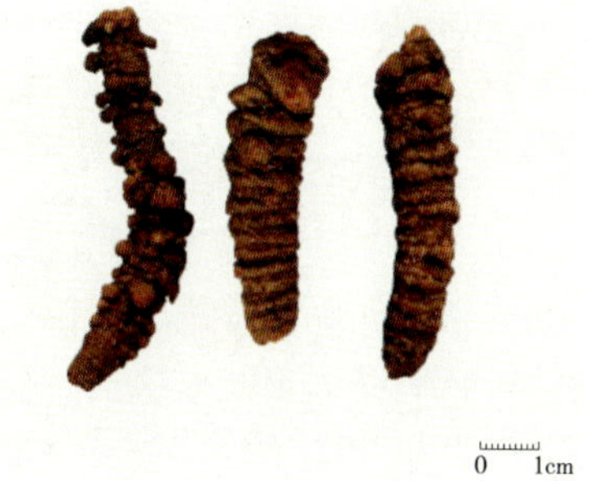

图 3-5-5　羌活

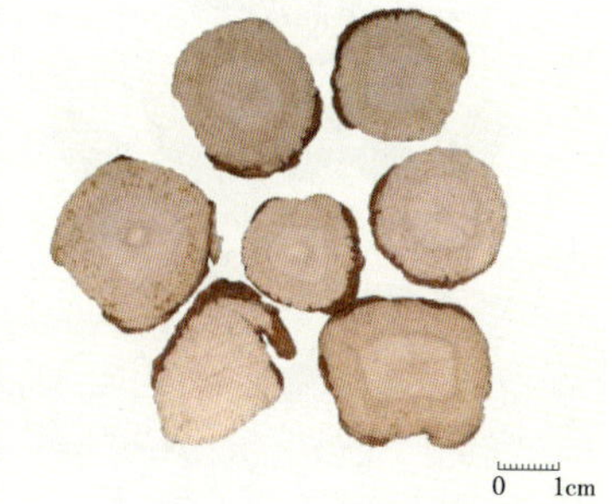

图 3-5-6　白芷

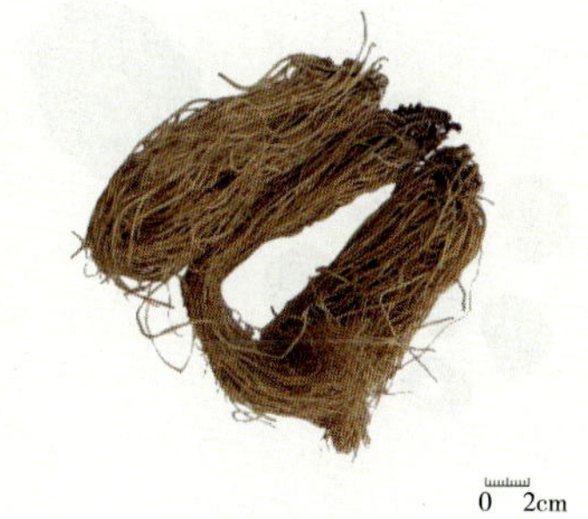

图 3-5-7　细辛

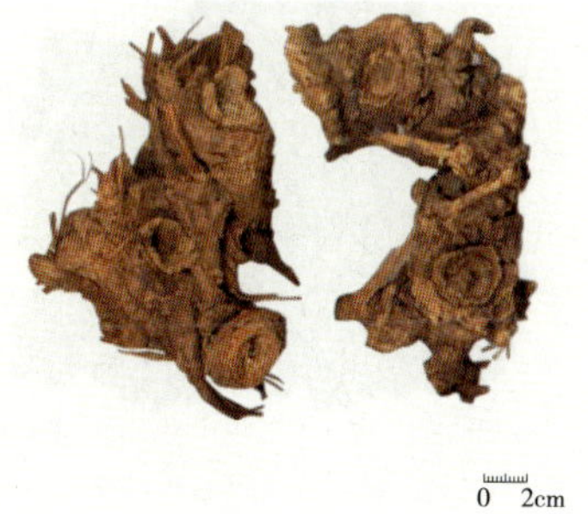

图 3-5-8　藁本

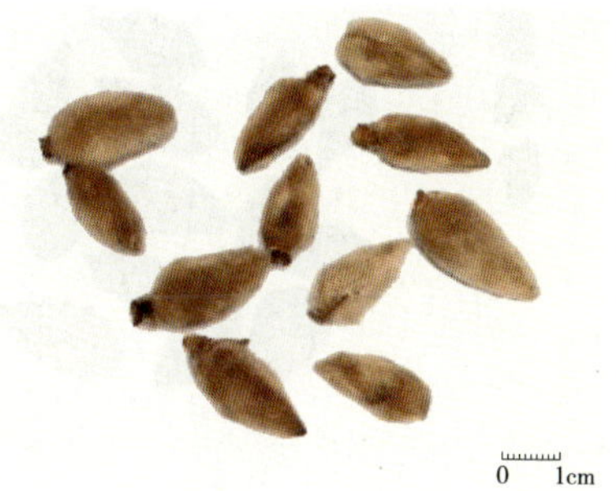

图 3-5-9　辛夷

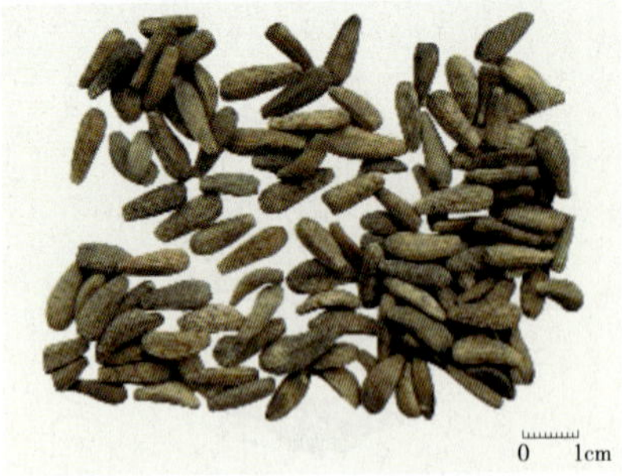


图 3-5-10 牛蒡子

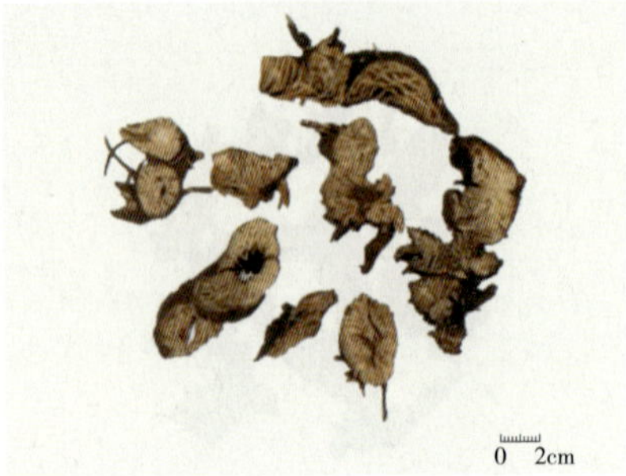


图 3-5-11 升麻

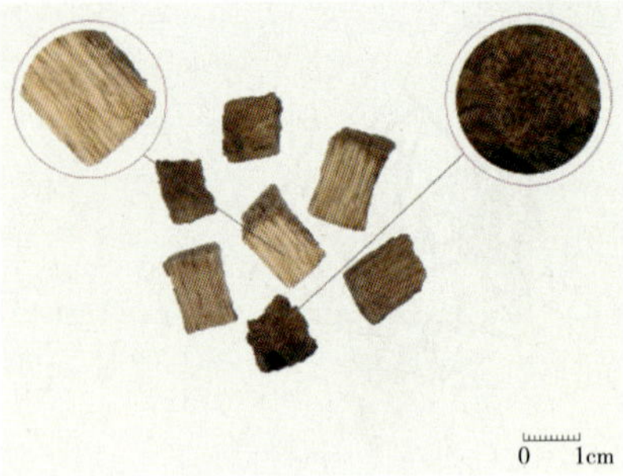


图 3-5-12 葛根

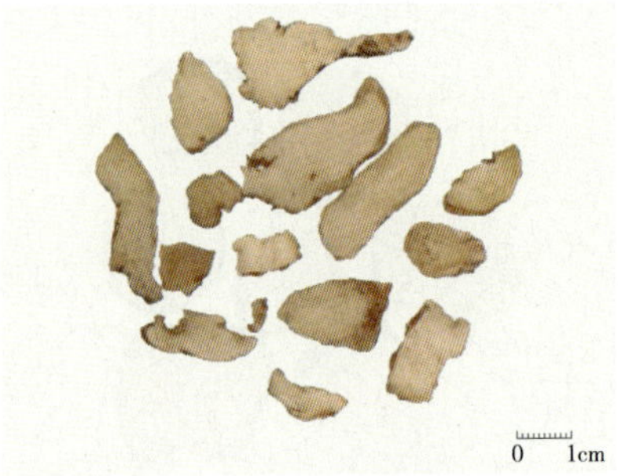


图 3-6-1 知母

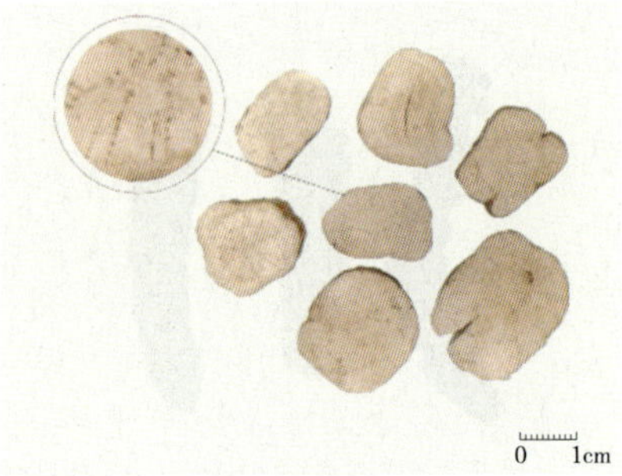


图 3-6-2 天花粉

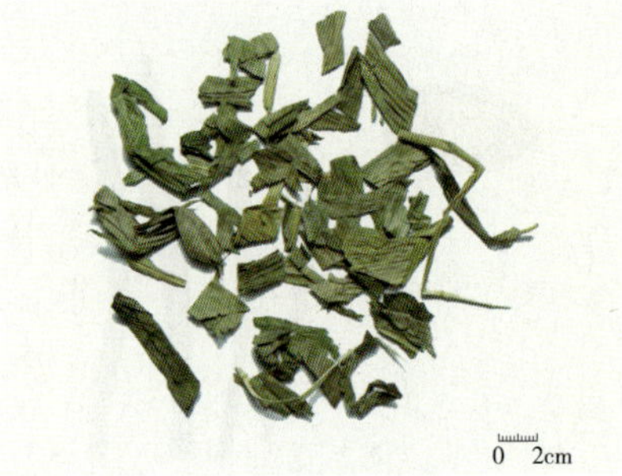


图 3-6-3 淡竹叶

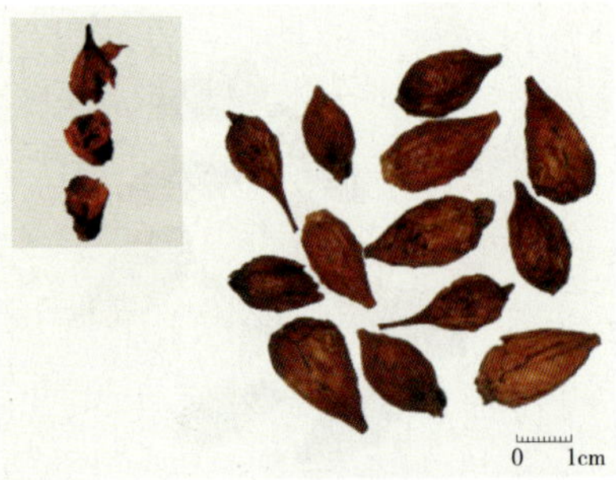


图 3-6-4 栀子

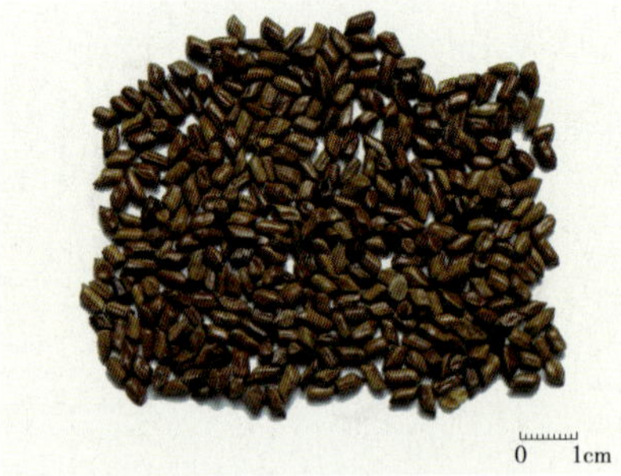


图 3-6-5 决明子

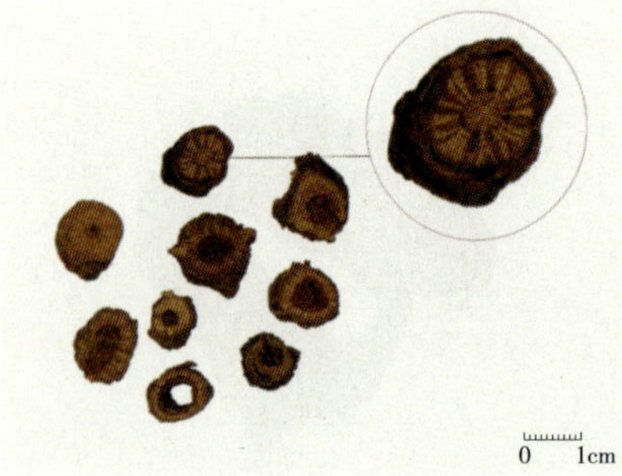


图 3-6-6 黄芩

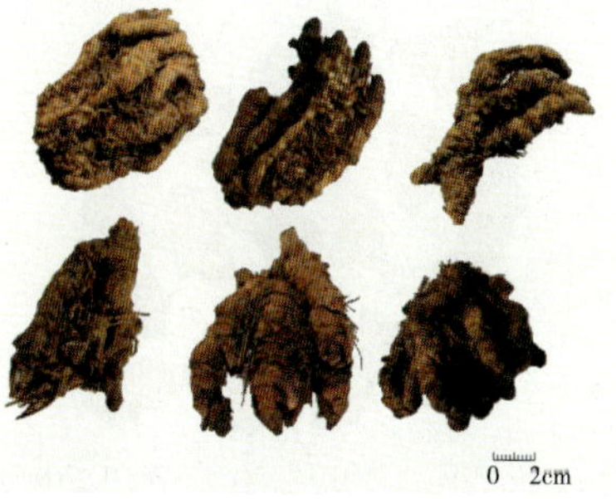


图 3-6-7 黄连

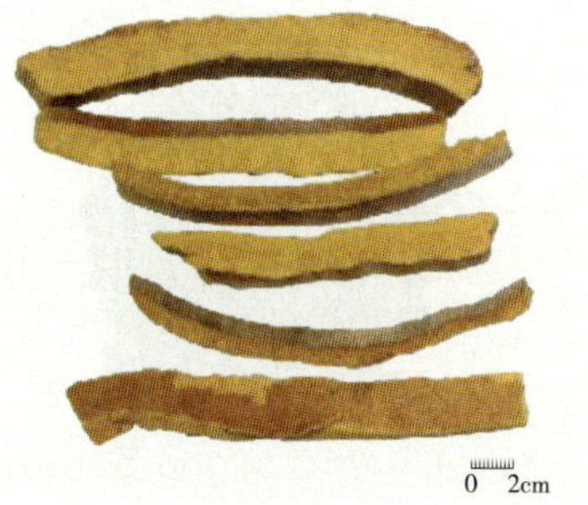


图 3-6-8 黄柏

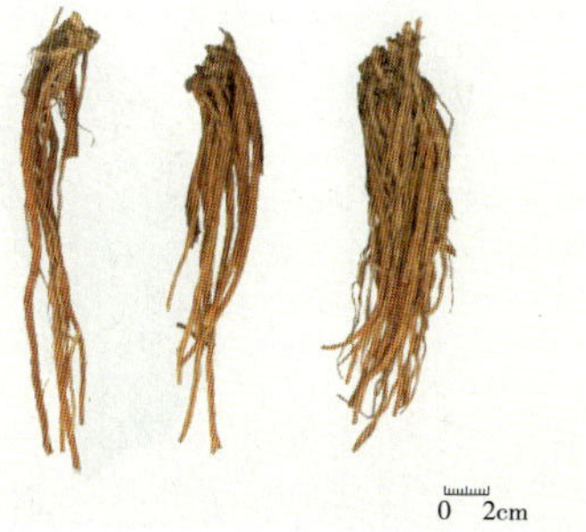


图 3-6-9 龙胆草

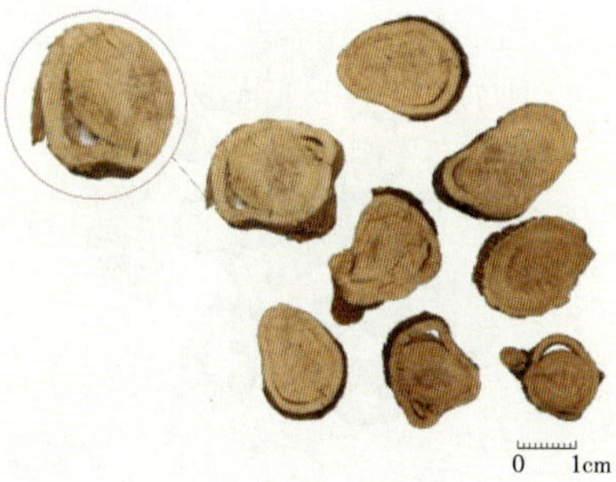


图 3-6-10 苦参

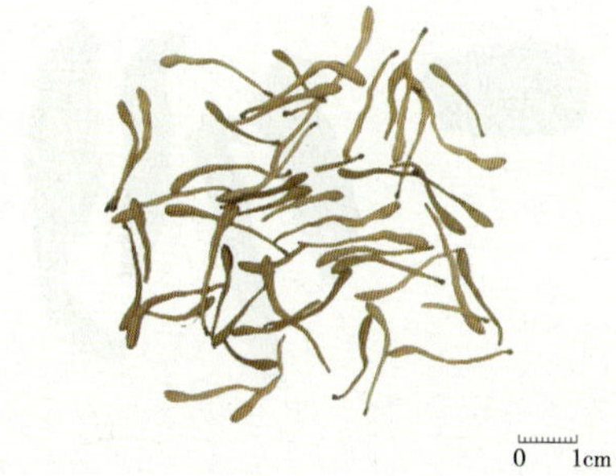


图 3-6-11 金银花

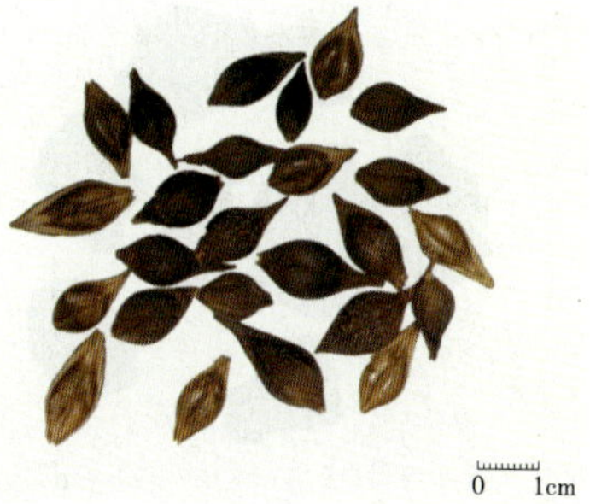


图 3-6-12 连翘

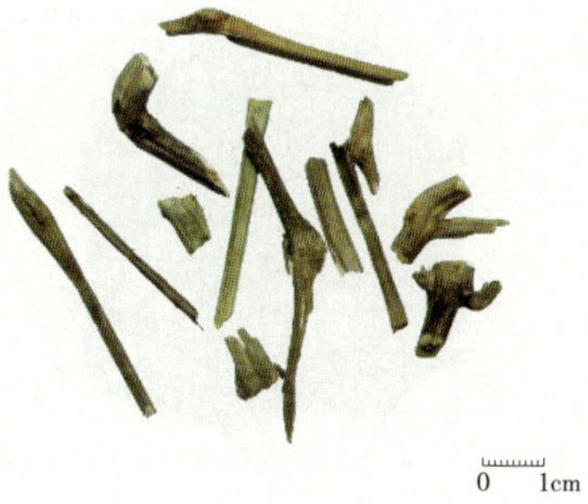


图 3-6-13 穿心莲

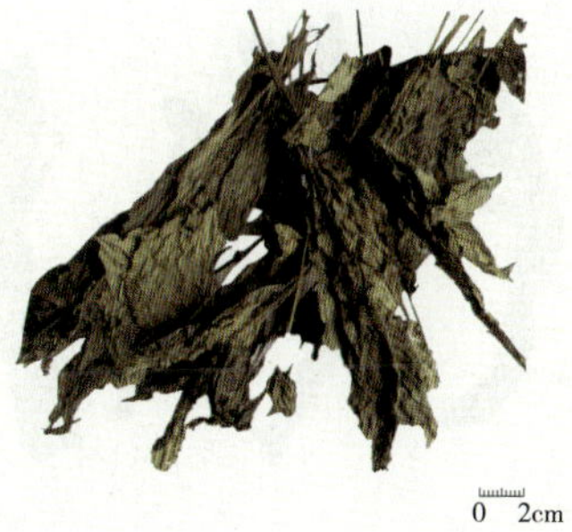


图 3-6-14 大青叶

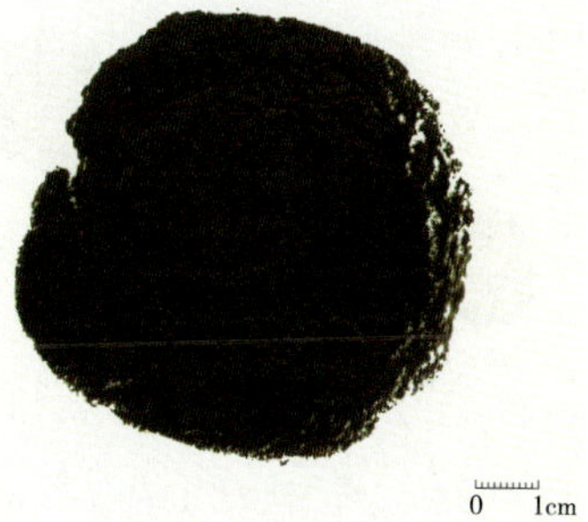


图 3-6-15 青黛

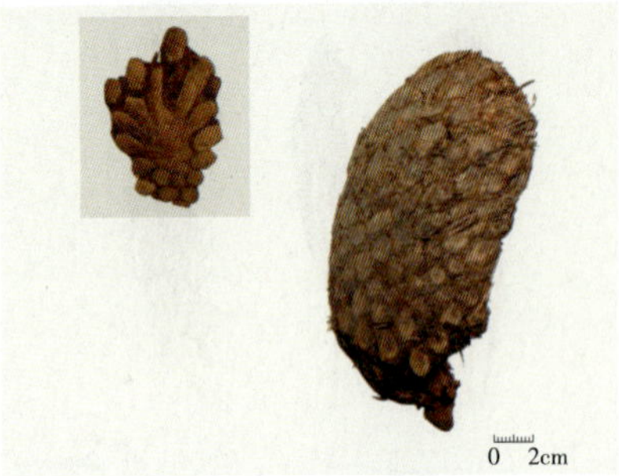


图 3-6-16 贯众

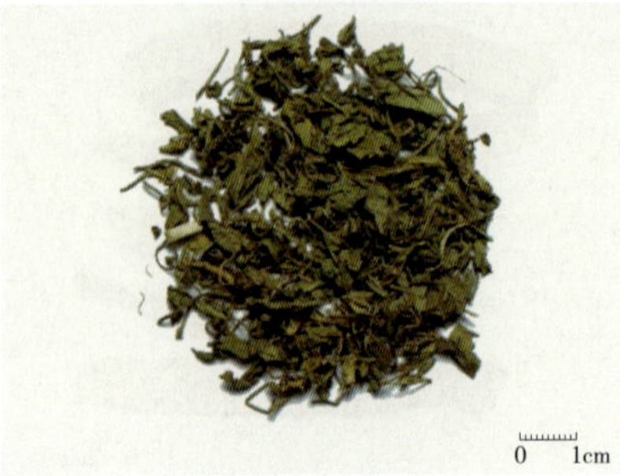


图 3-6-17 紫花地丁

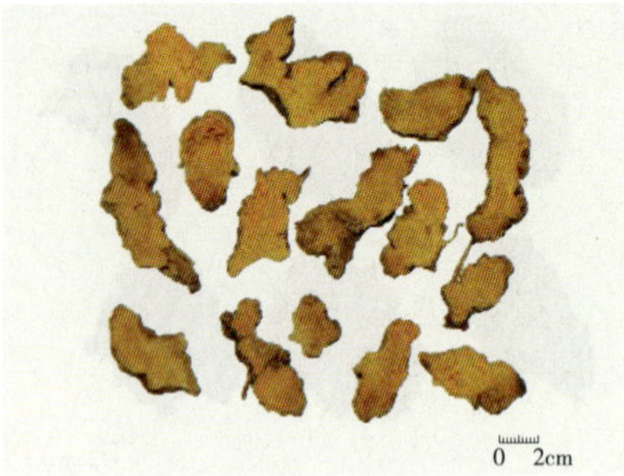


图 3-6-18 射干

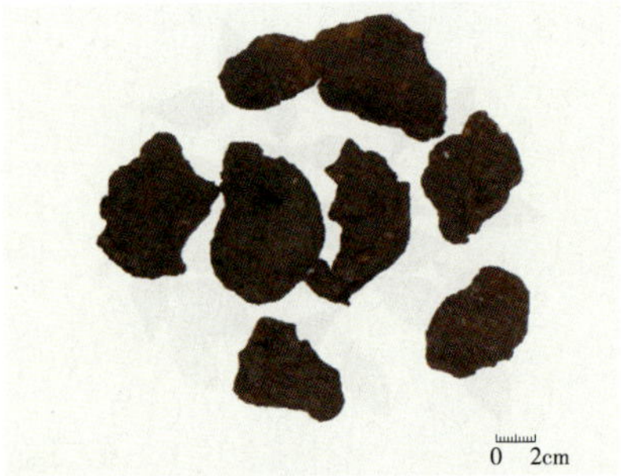


图 3-6-19 生地黄

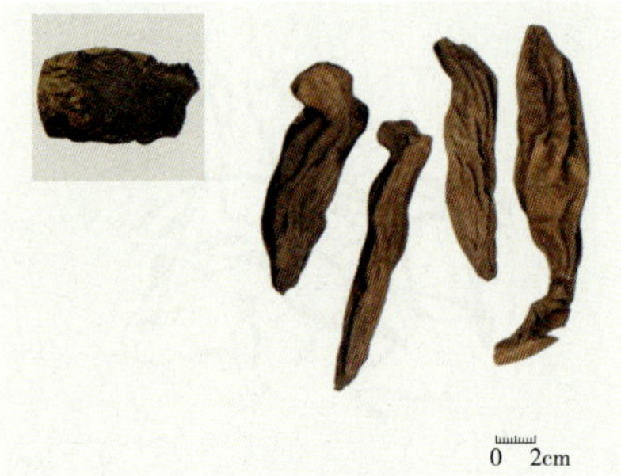


图 3-6-20 玄参

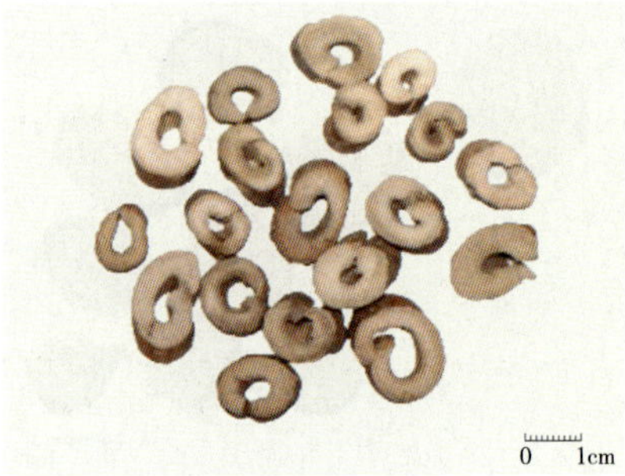


图 3-6-21 牡丹皮

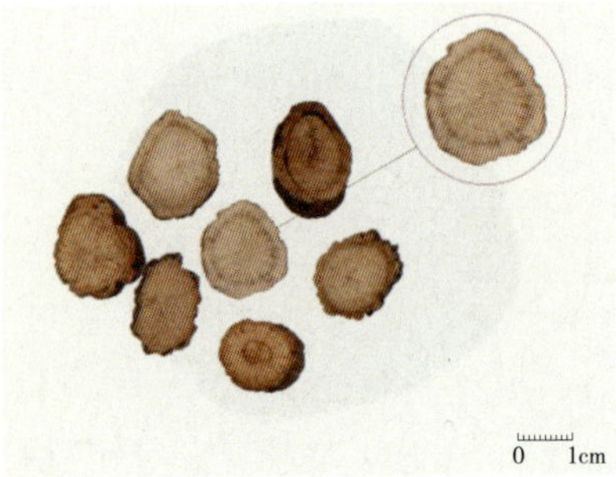


图 3-6-22 赤芍

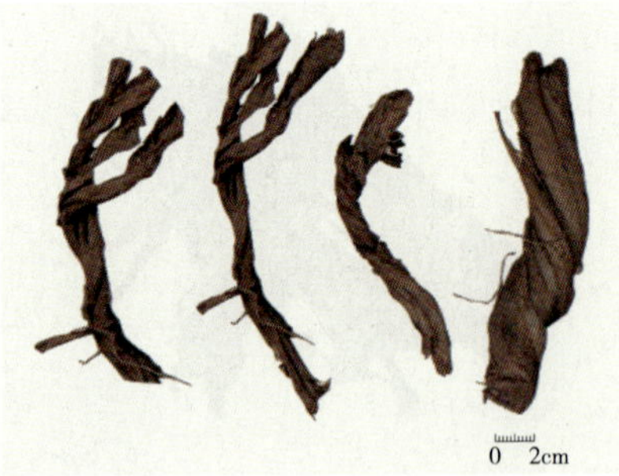


图 3-6-23 紫草

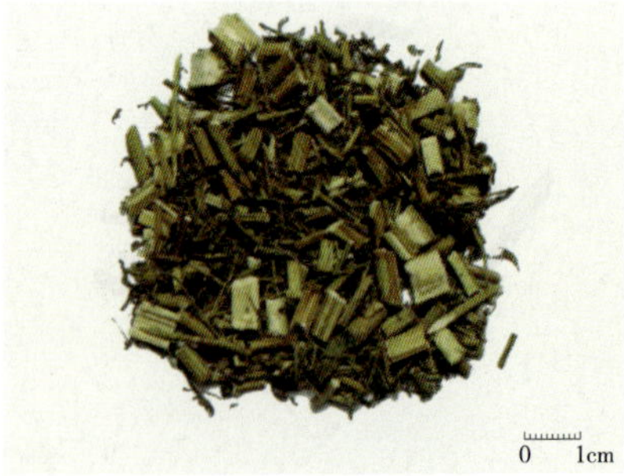


图 3-6-24 青蒿

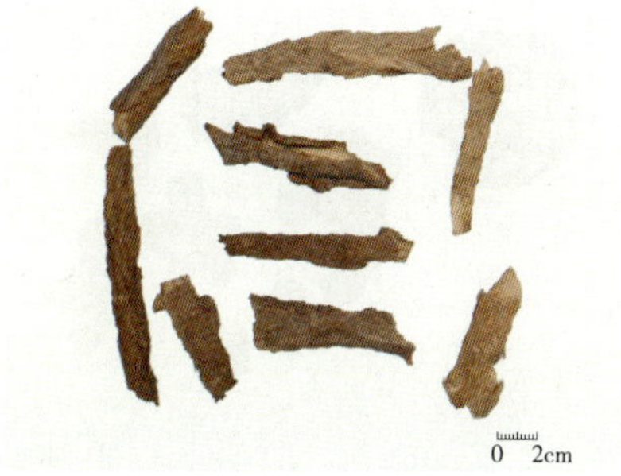


图 3-6-25 地骨皮

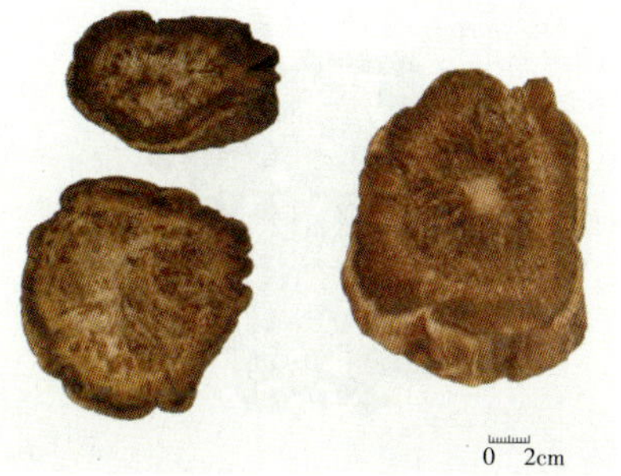


图 3-7-1 大黄

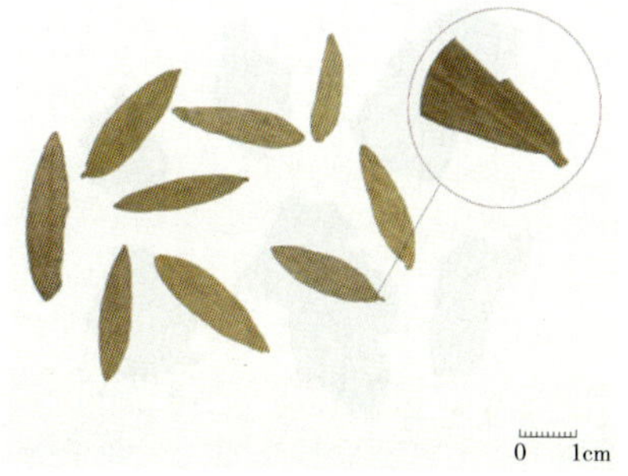


图 3-7-2 番泻叶

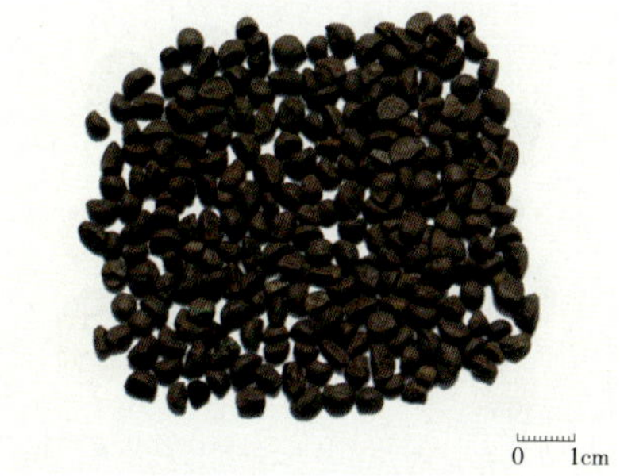


图 3-7-3 牵牛子

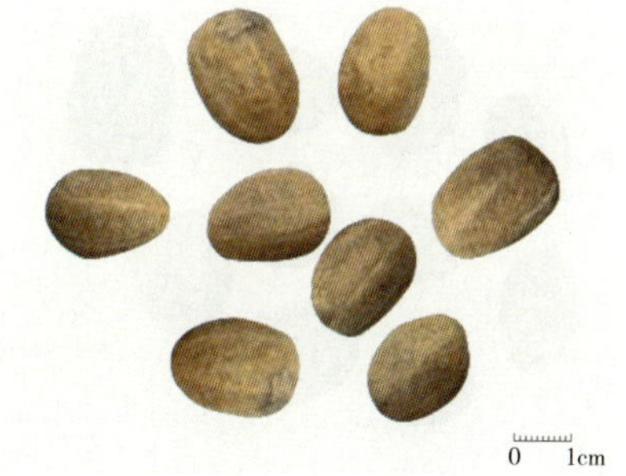


图 3-7-4 巴豆

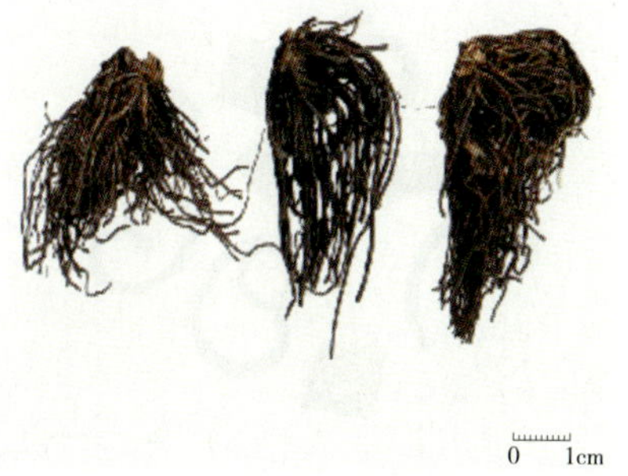


图 3-8-1 威灵仙

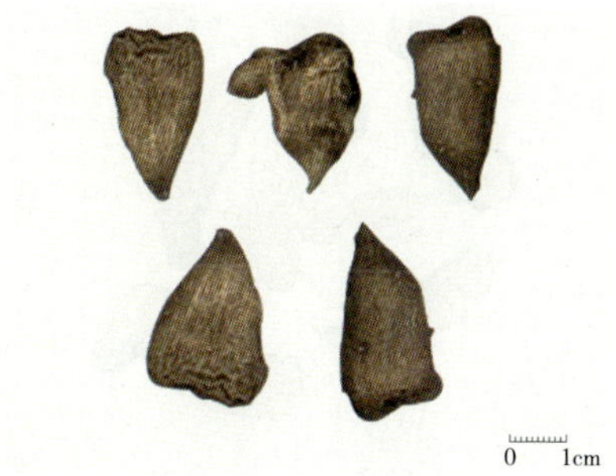


图 3-8-2 川乌

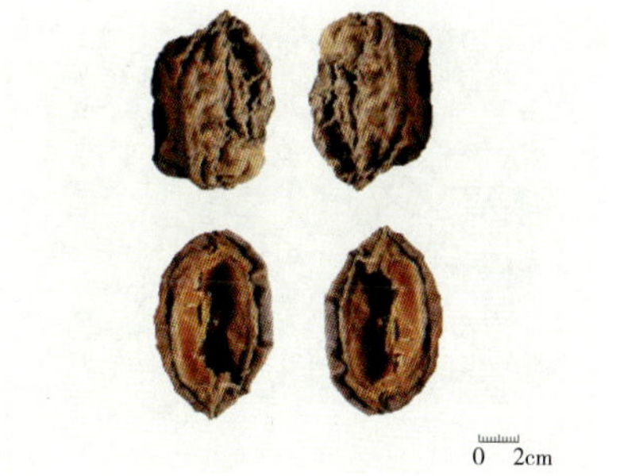


图 3-8-3 木瓜

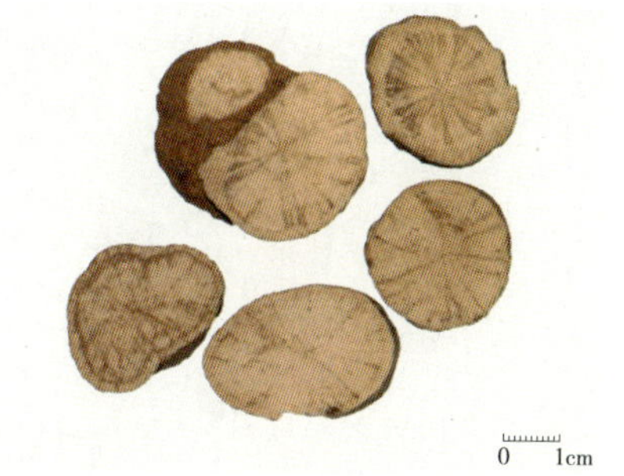


图 3-8-4 防己

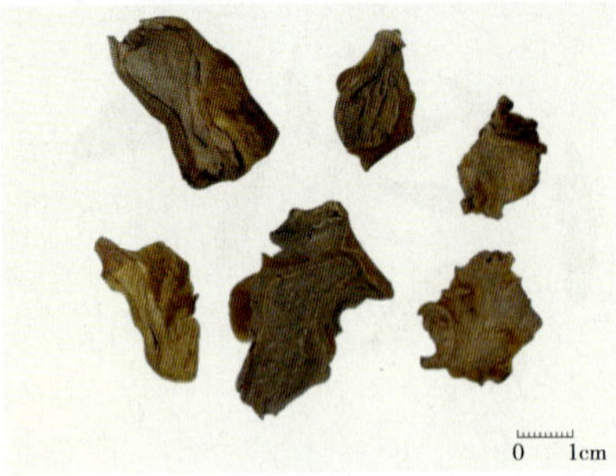


图 3-8-5 狗脊

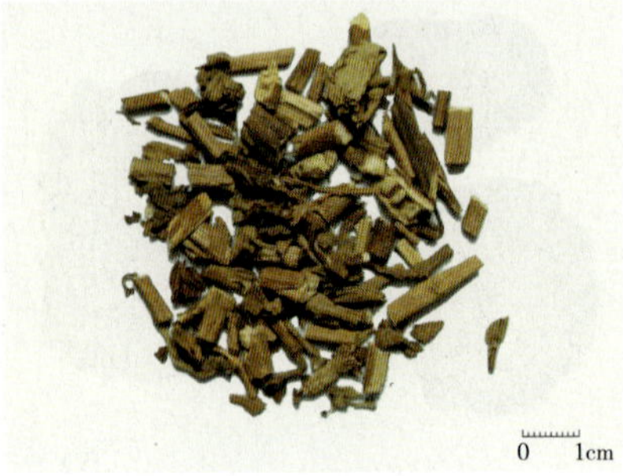


图 3-9-1 藿香

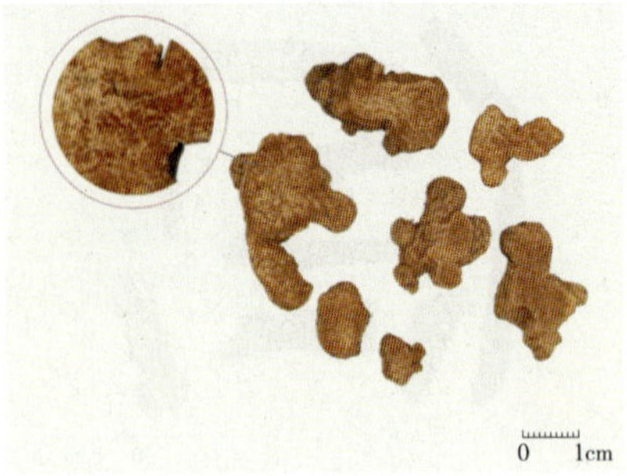


图 3-9-2 茅苍术

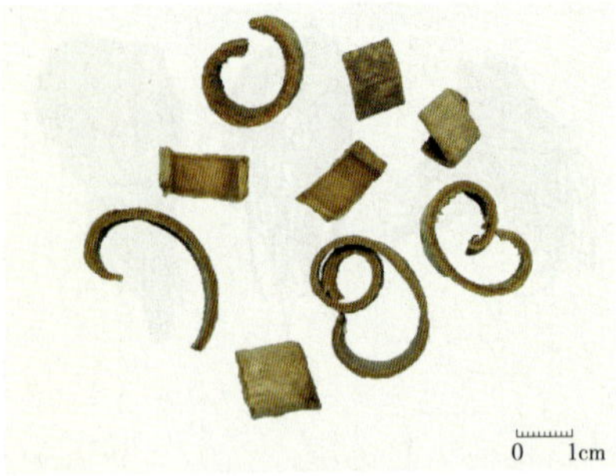


图 3-9-3 厚朴

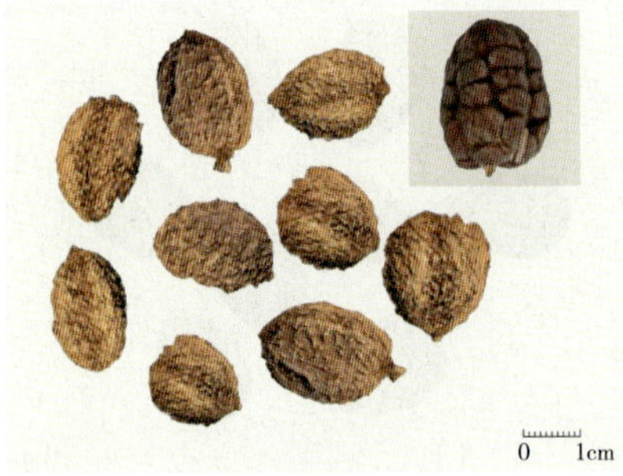


图 3-9-4 砂仁

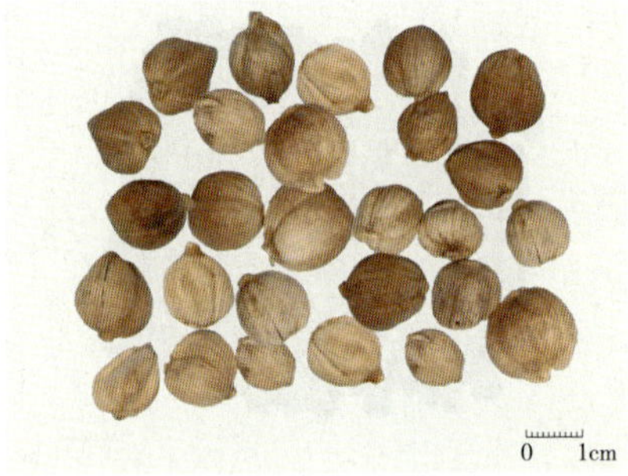


图 3-9-5 白豆蔻

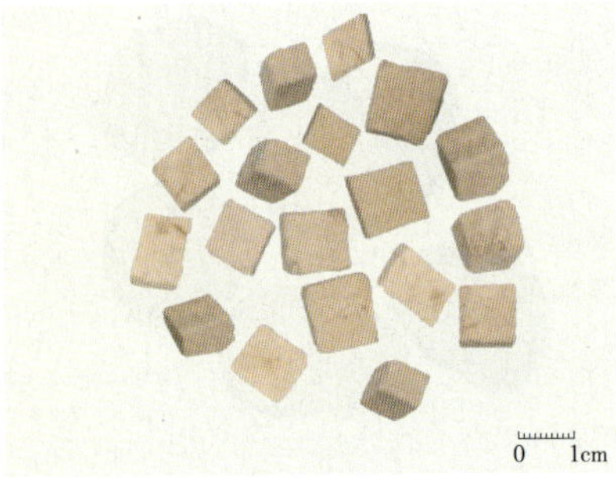


图 3-10-1 茯苓

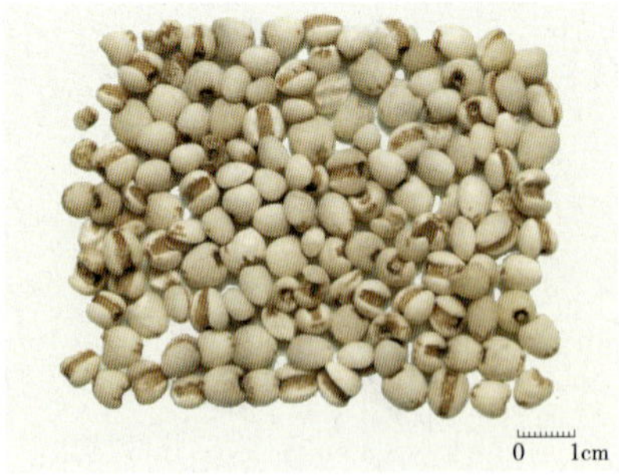


图 3-10-2 薏苡仁

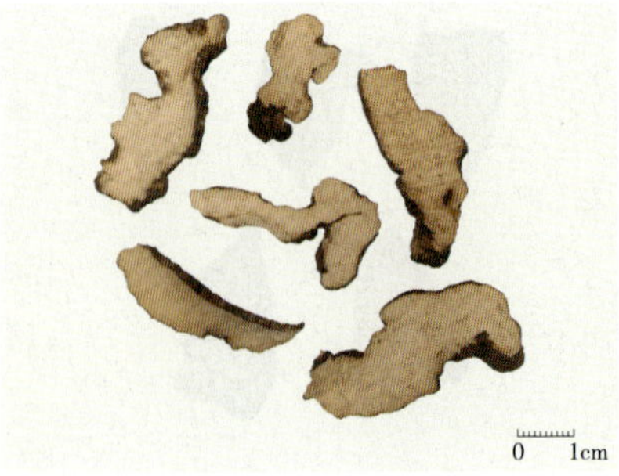


图 3-10-3 猪苓

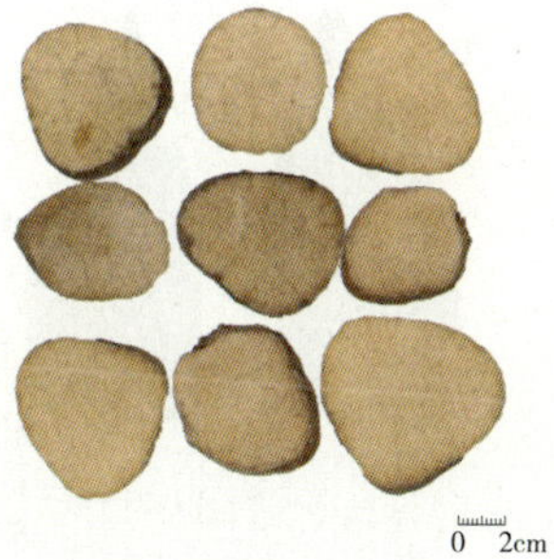


图 3-10-4　泽泻

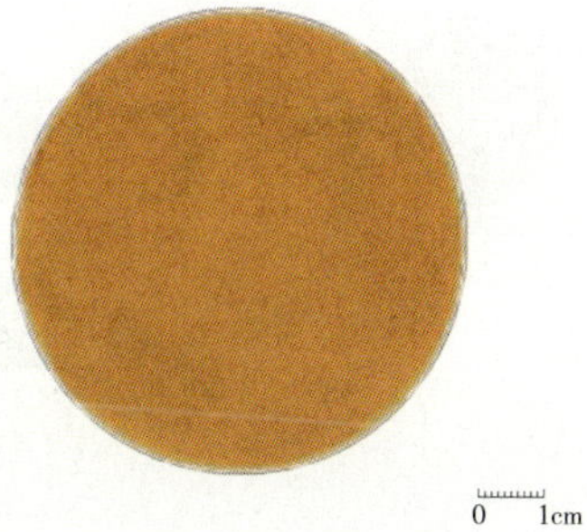


图 3-10-5　海金沙

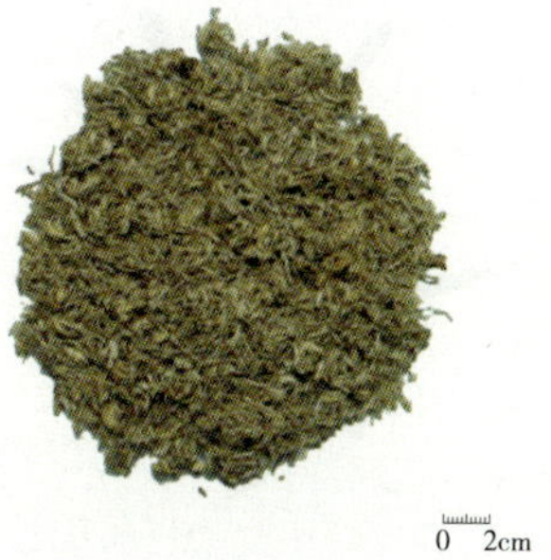


图 3-10-6　茵陈

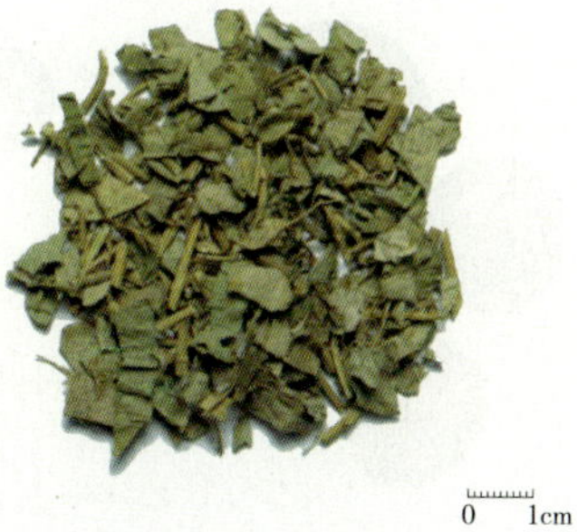


图 3-10-7　金钱草

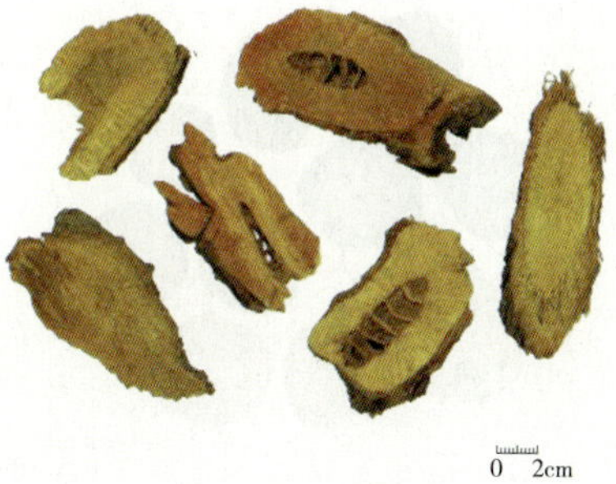


图 3-10-8　虎杖

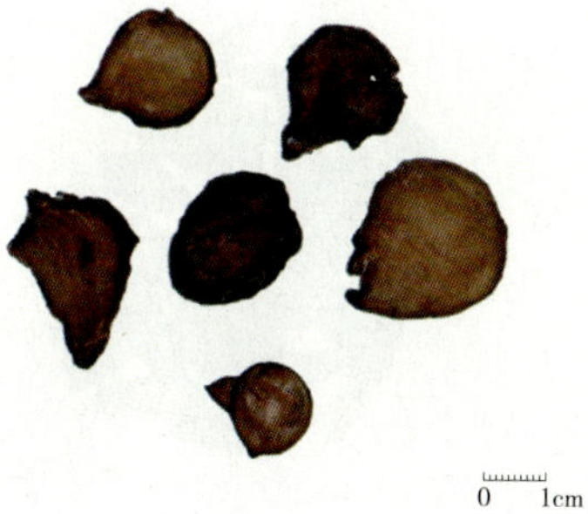


图 3-11-1　黑顺片

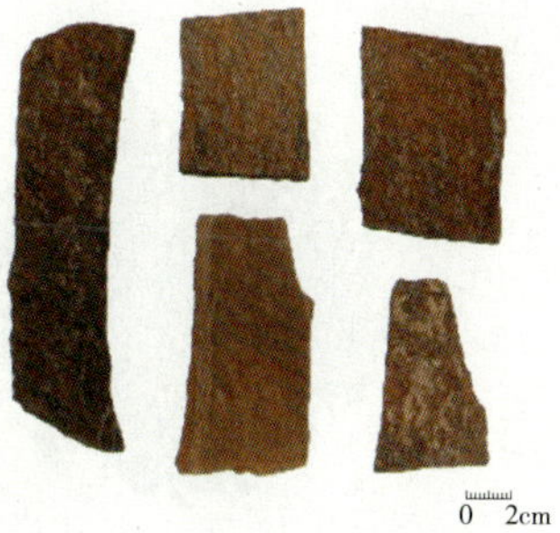


图 3-11-2　肉桂

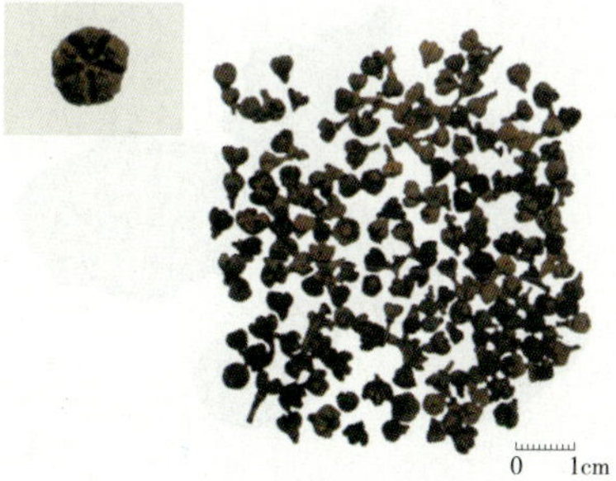


图 3-11-3　吴茱萸

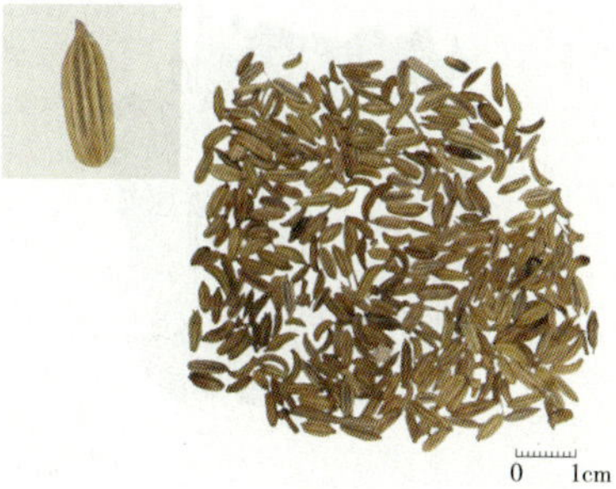


图 3-11-4　小茴香

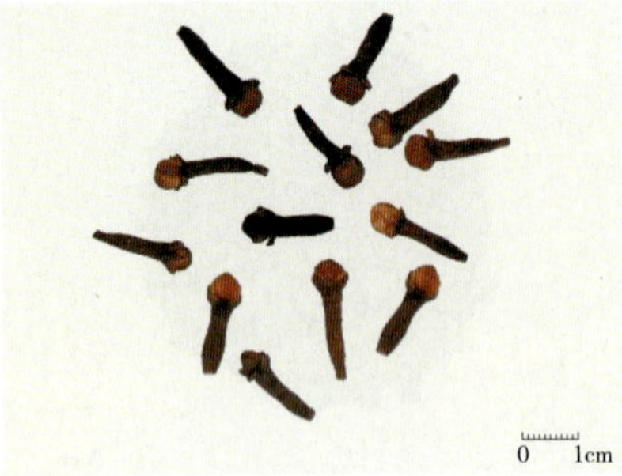

图 3-11-5　丁香

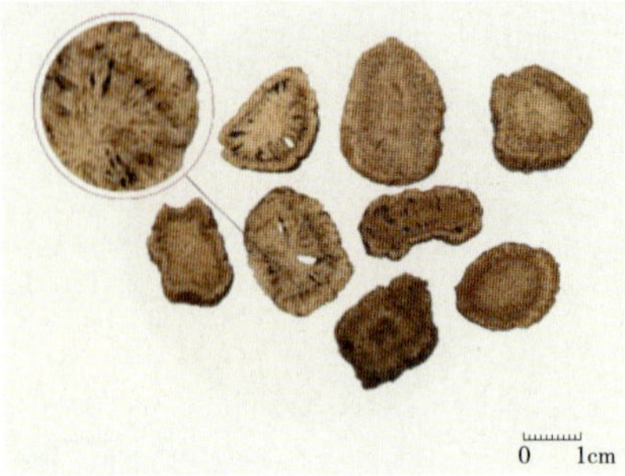

图 3-12-1　木香

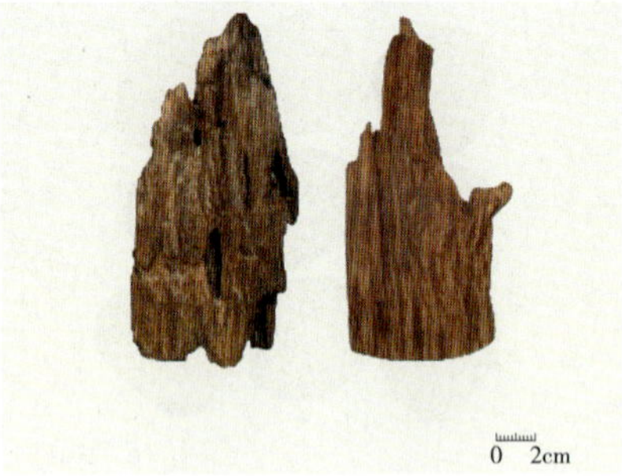

图 3-12-2　沉香

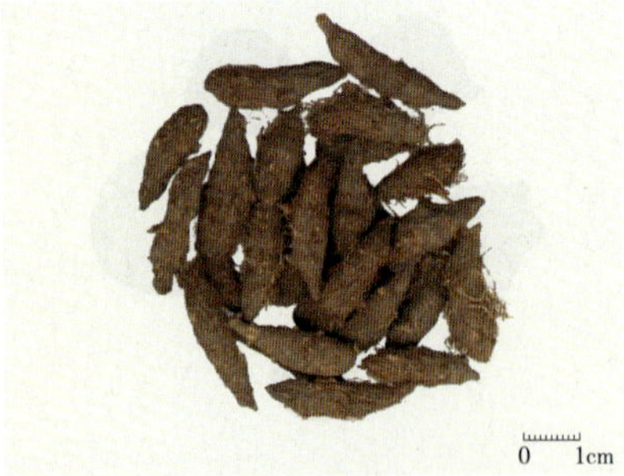

图 3-12-3　香附

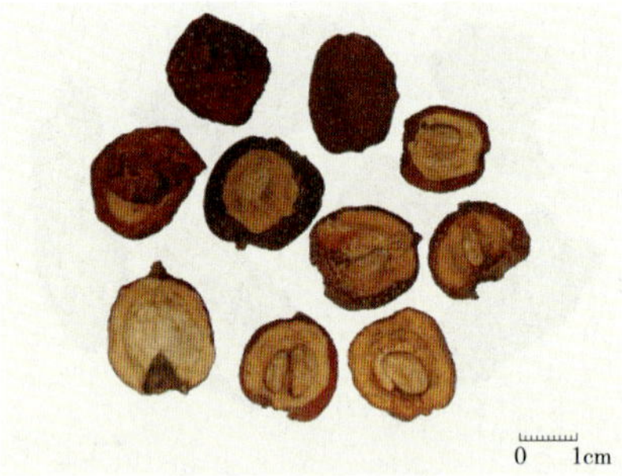

图 3-13-1　山楂

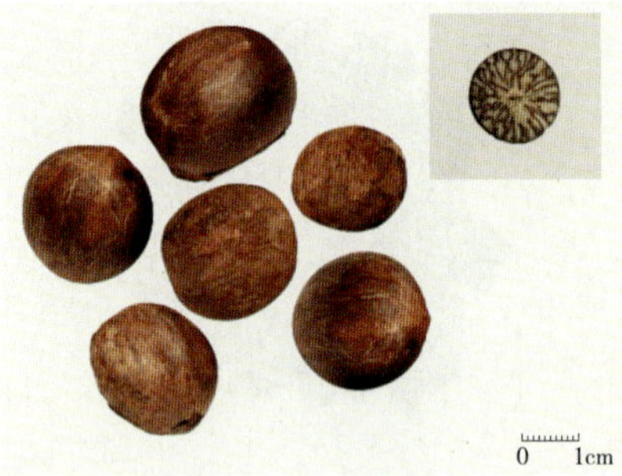

图 3-14-1　槟榔

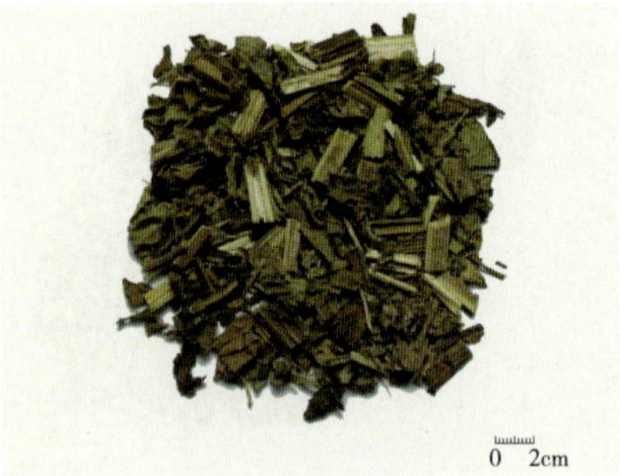

图 3-15-1　大蓟

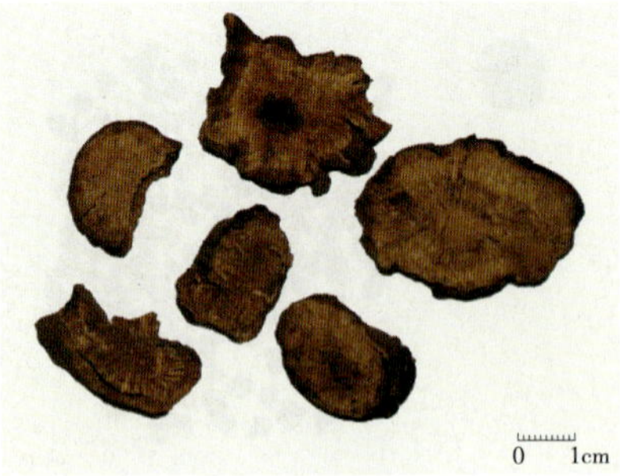

图 3-15-2　地榆

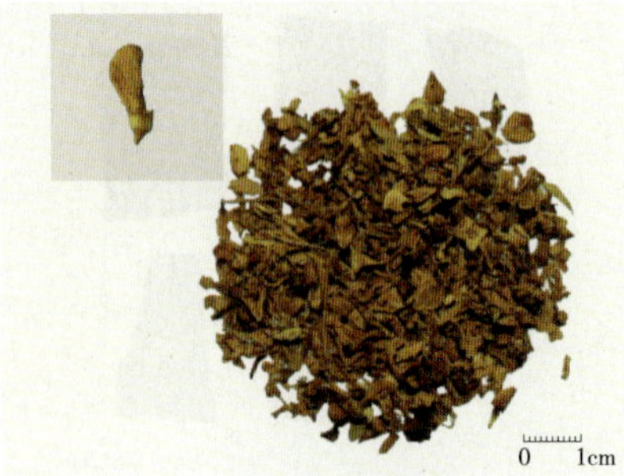

图 3-15-3　槐花

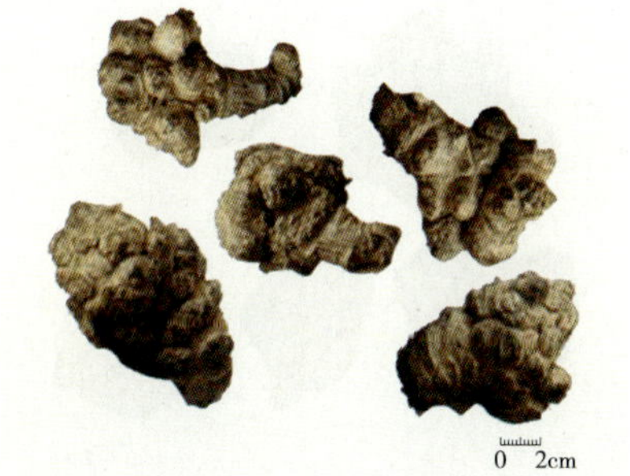


图 3-15-4　三七

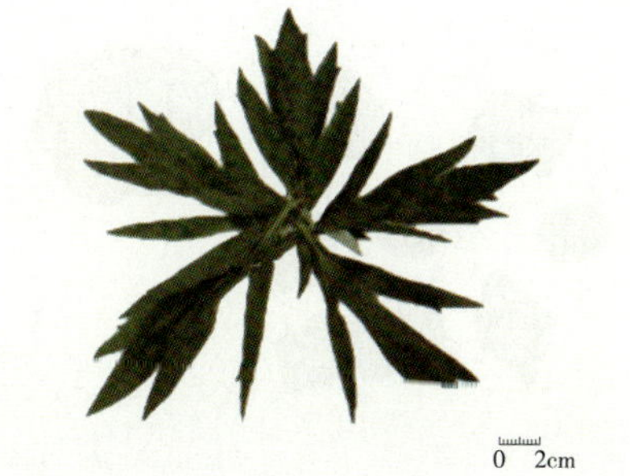


图 3-15-5　艾叶

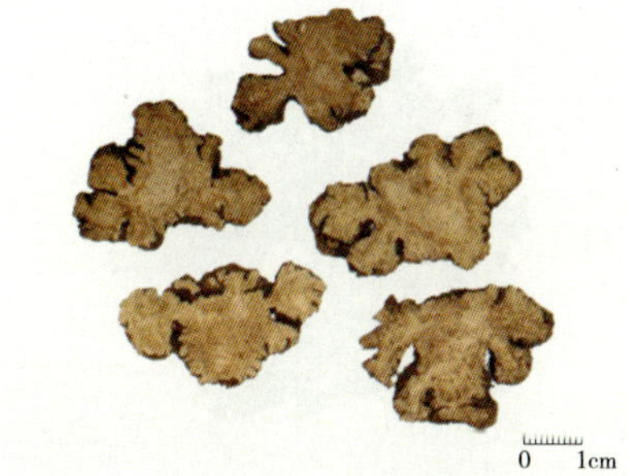


图 3-16-1　川芎

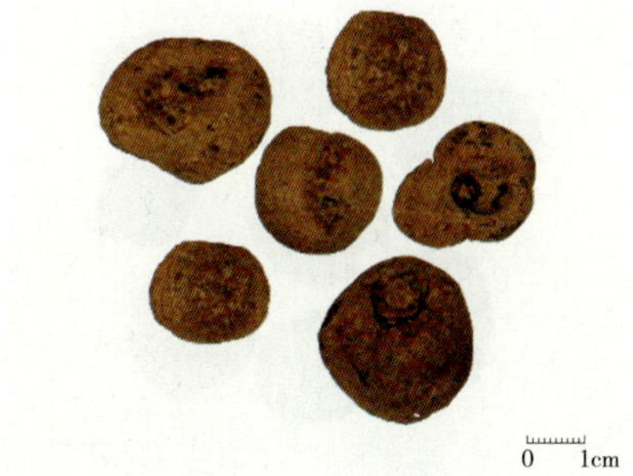


图 3-16-2　延胡索

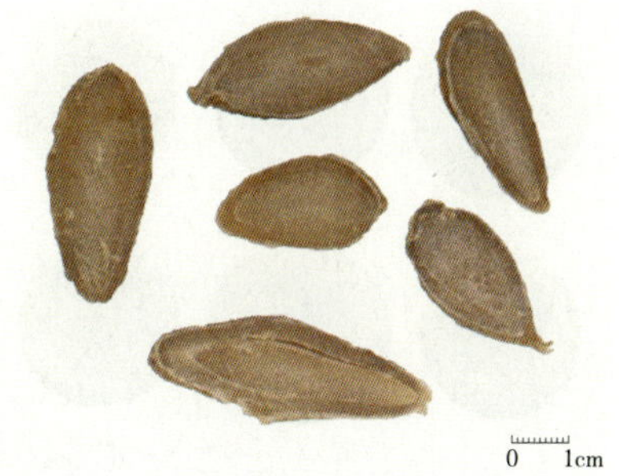


图 3-16-3　郁金

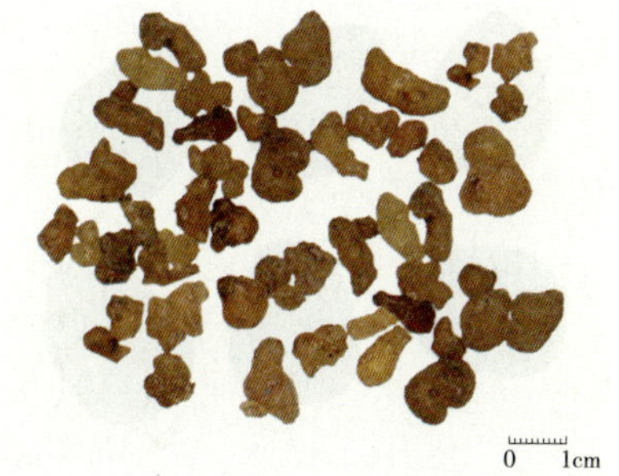


图 3-16-4　乳香

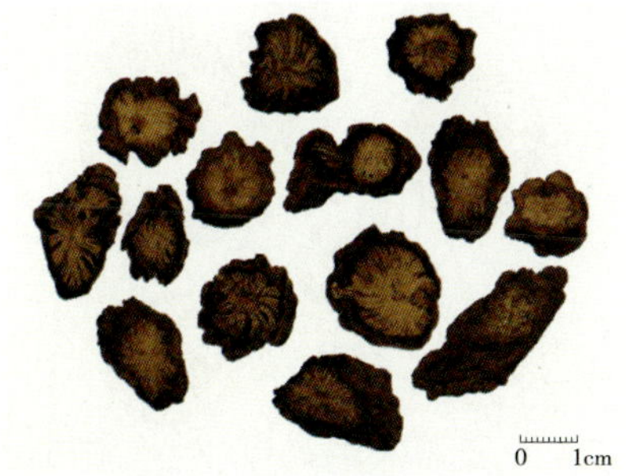


图 3-16-5　丹参

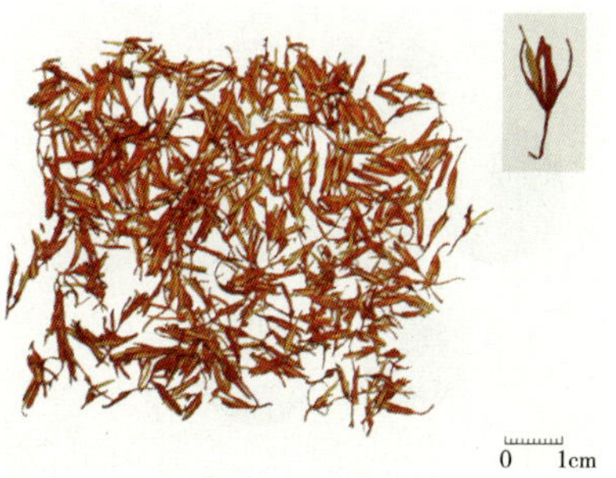


图 3-16-6　红花

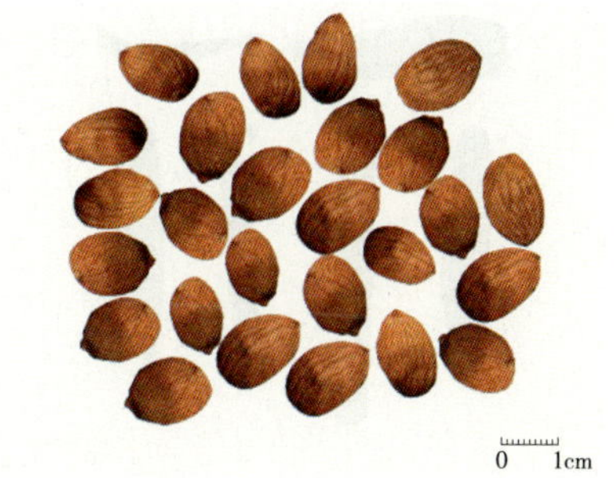


图 3-16-7　桃仁

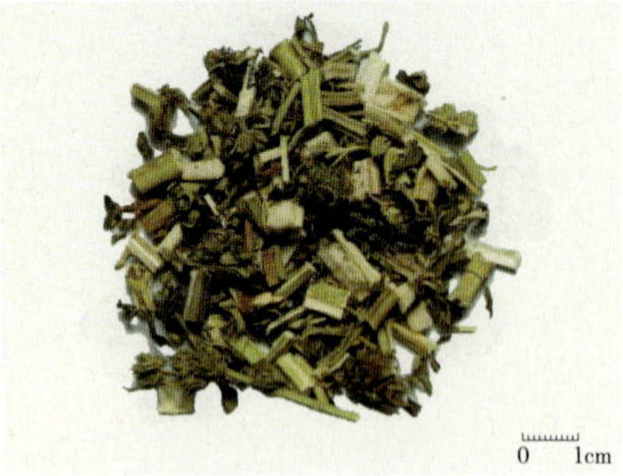

图 3-16-8 益母草

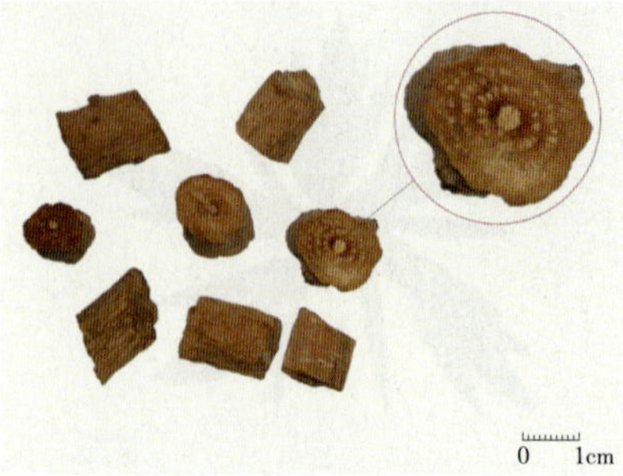

图 3-16-9 牛膝

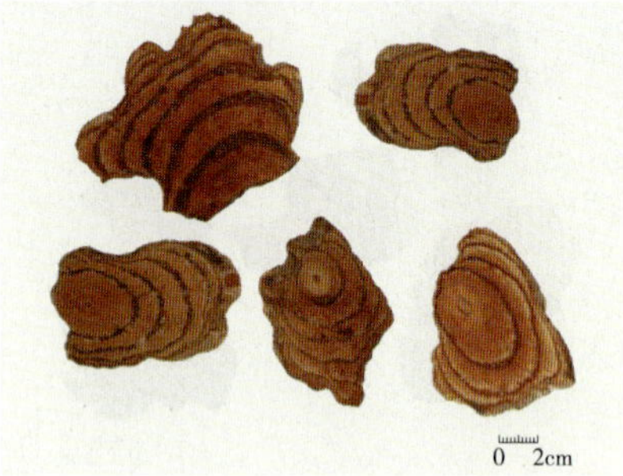

图 3-16-10 鸡血藤

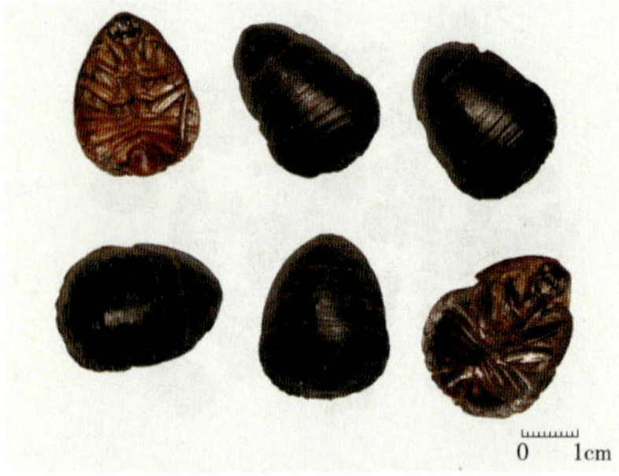

图 3-16-11 土鳖虫

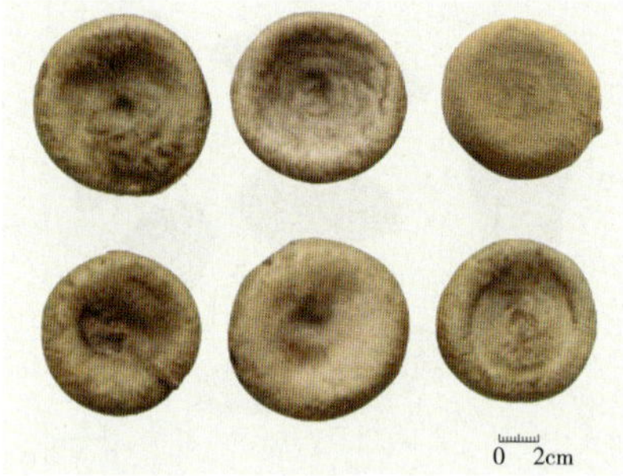

图 3-16-12 马钱子

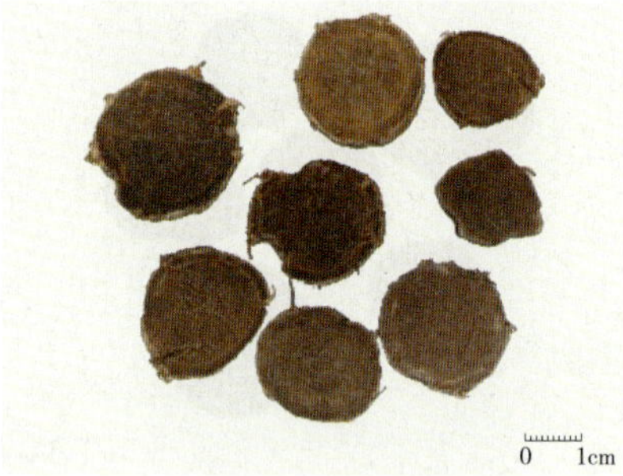

图 3-16-13 莪术

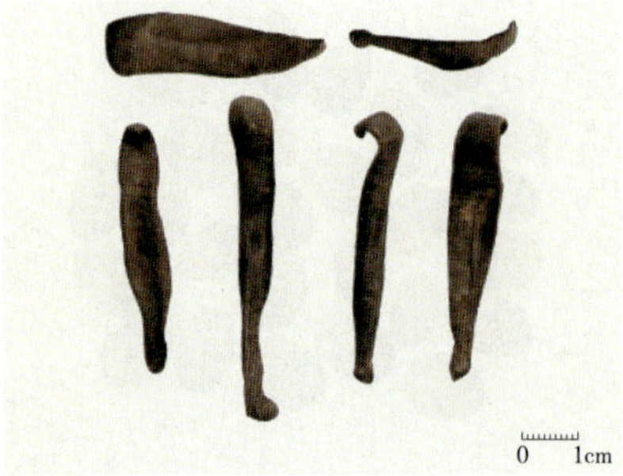

图 3-16-14 水蛭

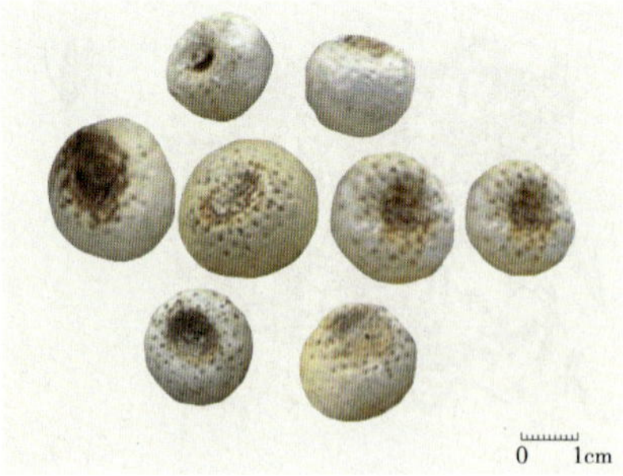

图 3-17-1 半夏

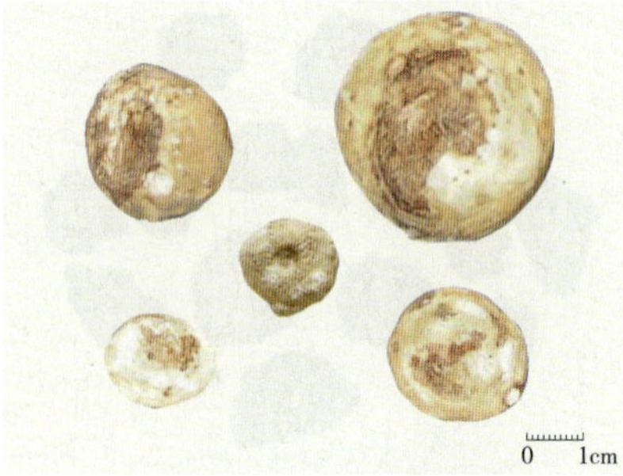

图 3-17-2 天南星

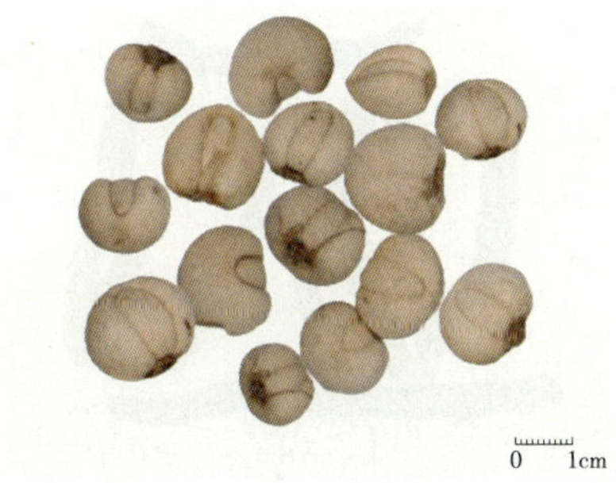

图 3-17-3　川贝母

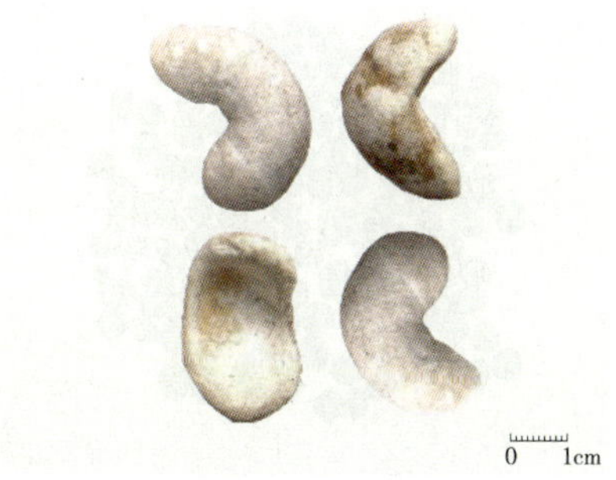

图 3-17-4　浙贝母

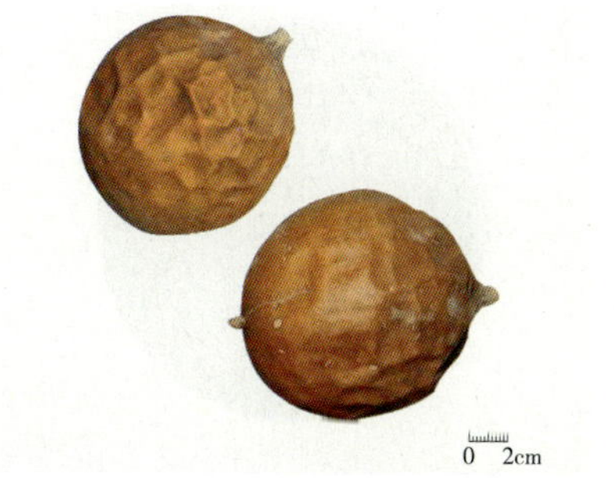

图 3-17-5　瓜蒌

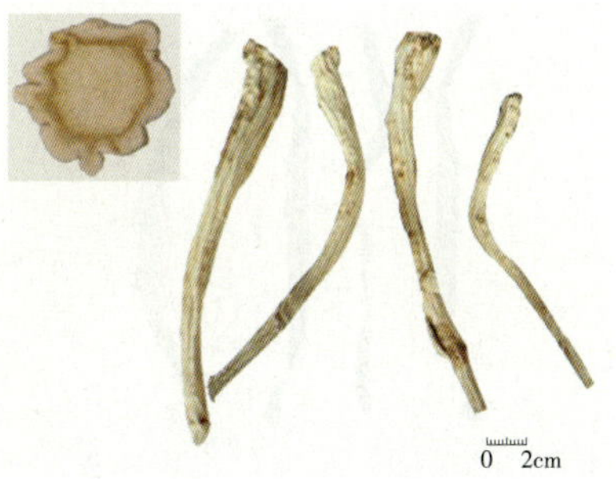

图 3-17-6　桔梗

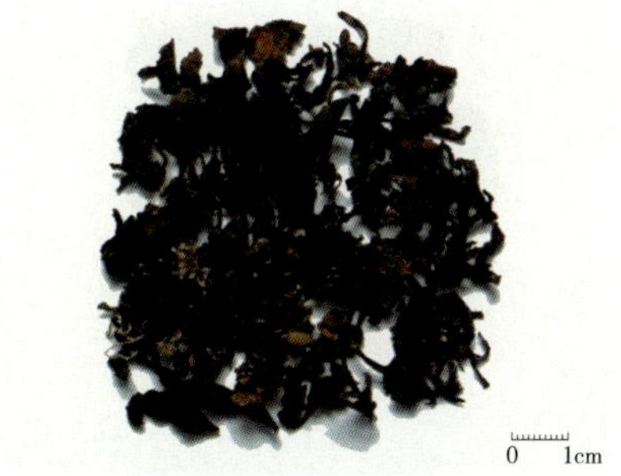

图 3-17-7　海藻

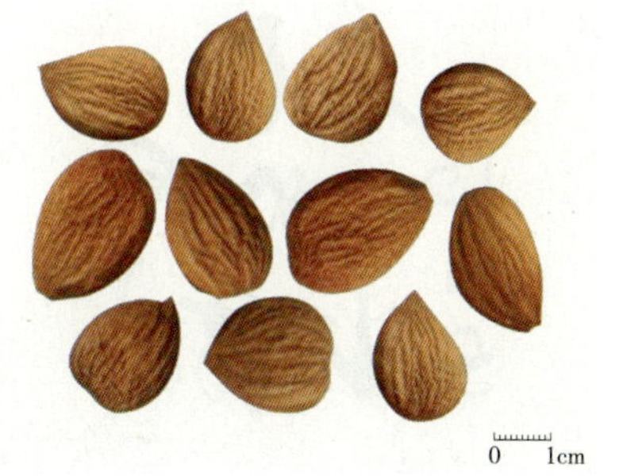

图 3-17-8　苦杏仁

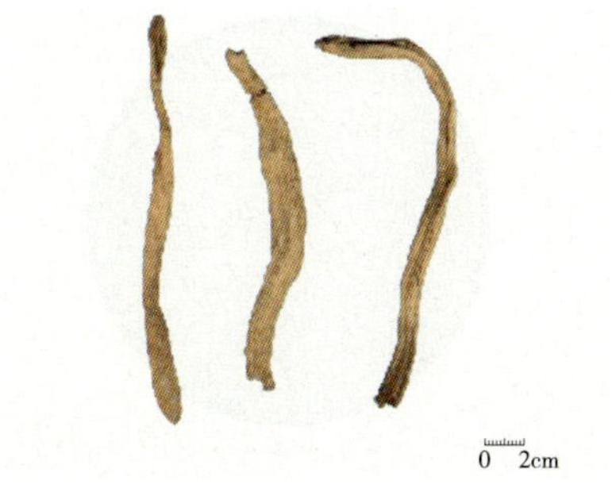

图 3-17-9　百部

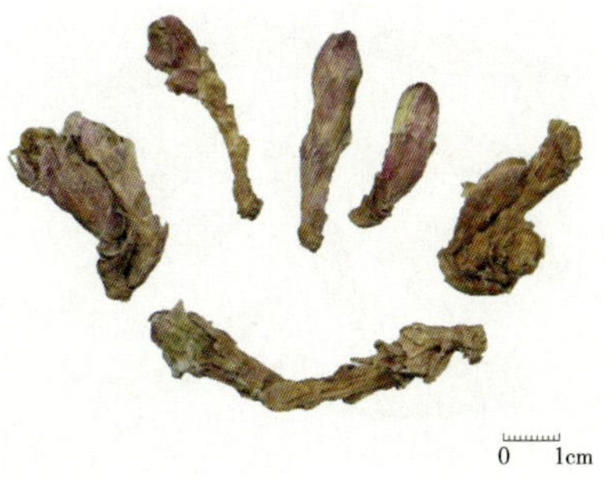

图 3-17-10　款冬花

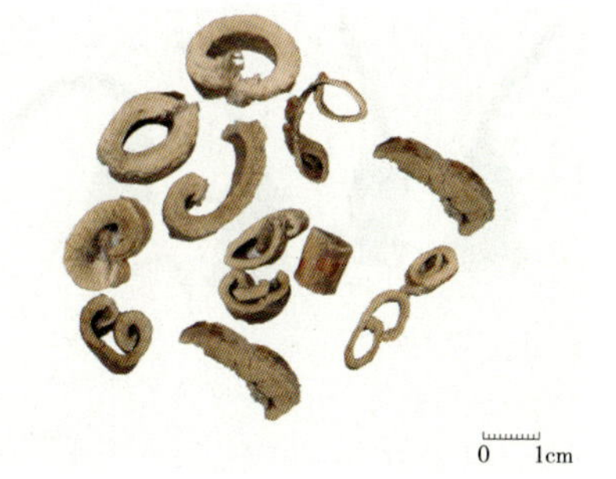

图 3-17-11　桑白皮

中国协和医科大学出版社

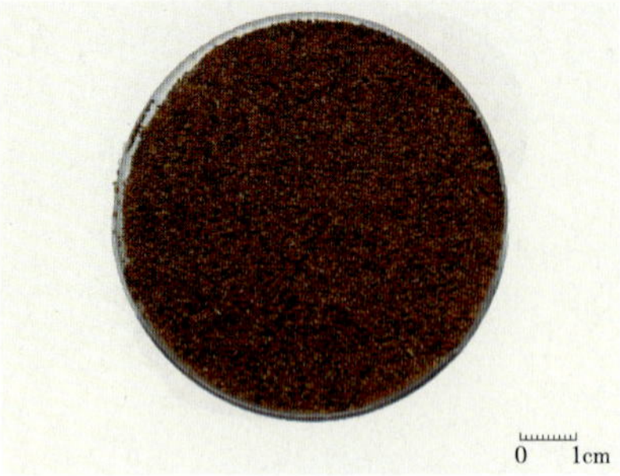


图 3-17-12　葶苈子

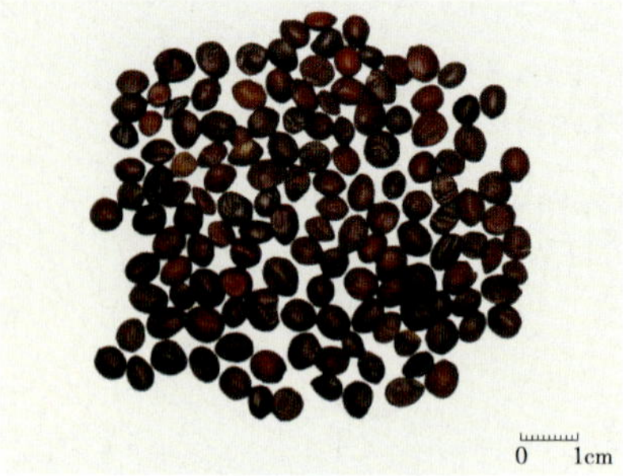


图 3-18-1　酸枣仁

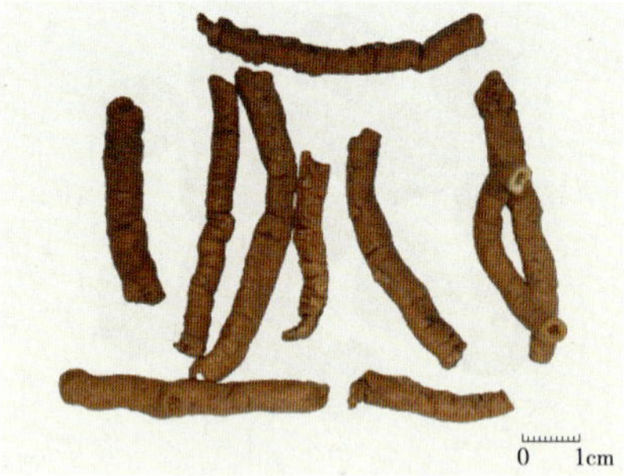


图 3-18-2　远志

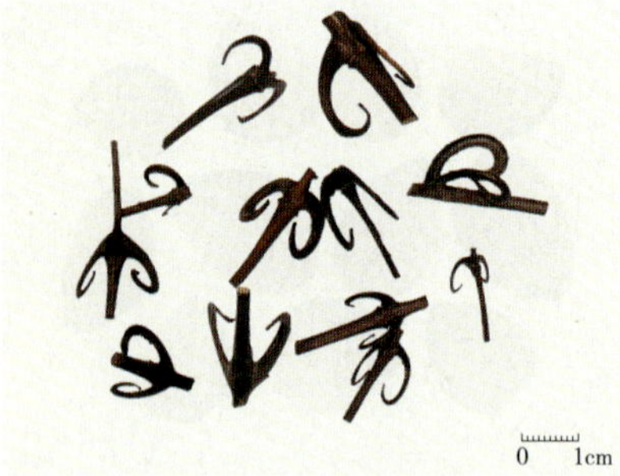


图 3-19-1　钩藤

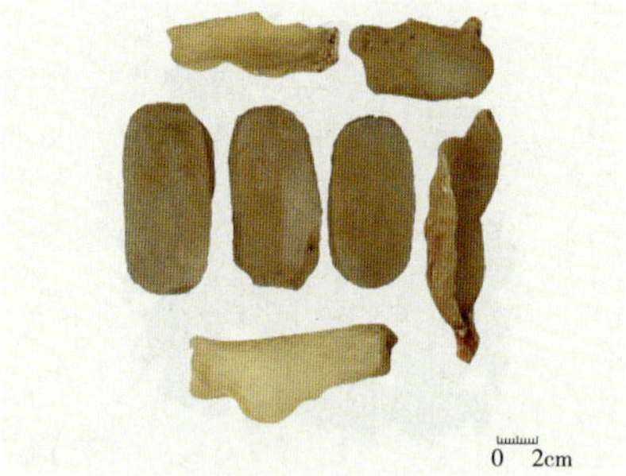


图 3-19-2　天麻

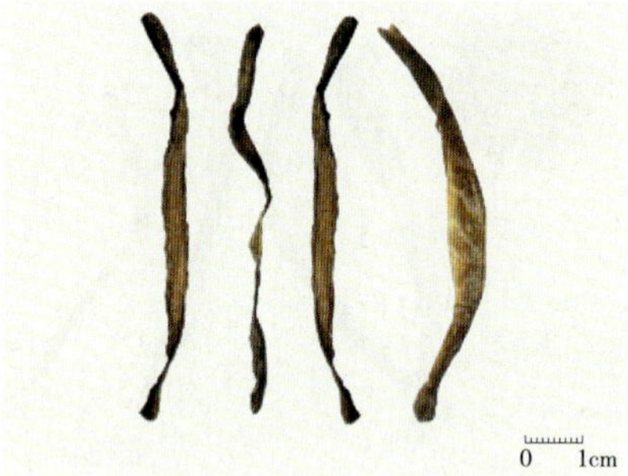


图 3-19-3　地龙

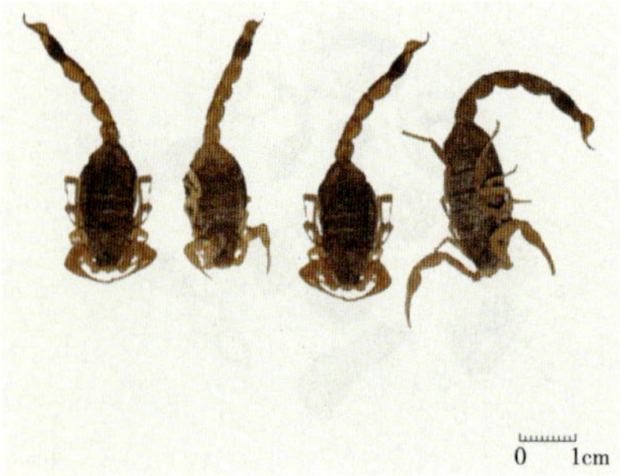


图 3-19-4　全蝎

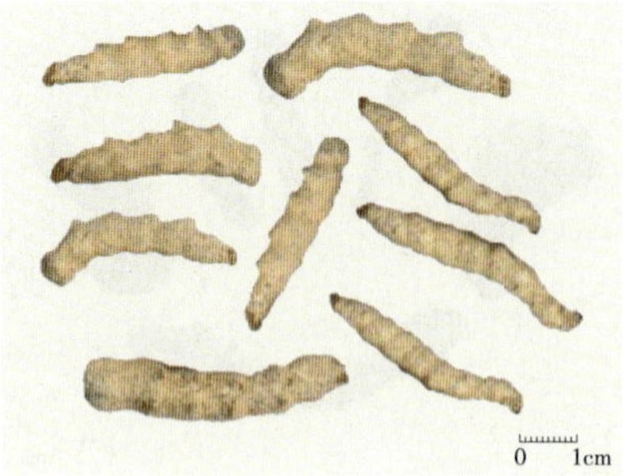


图 3-19-5　僵蚕

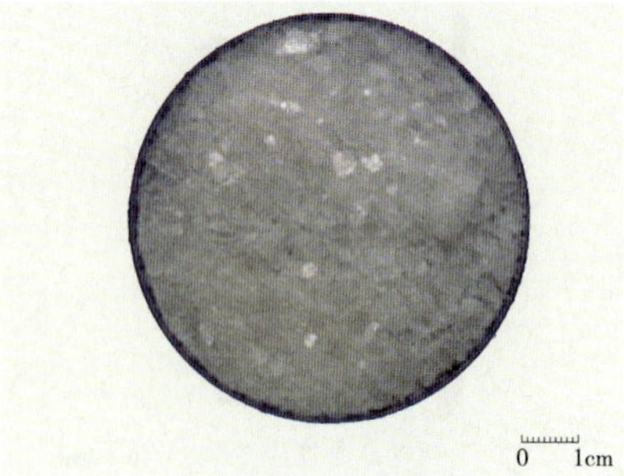


图 3-20-1　冰片

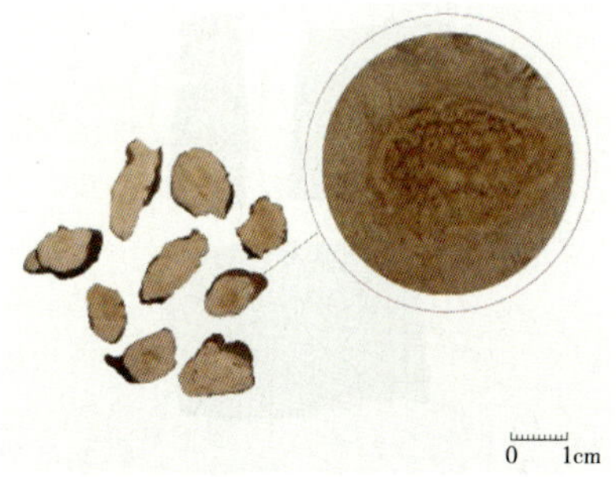


图 3-20-2　石菖蒲

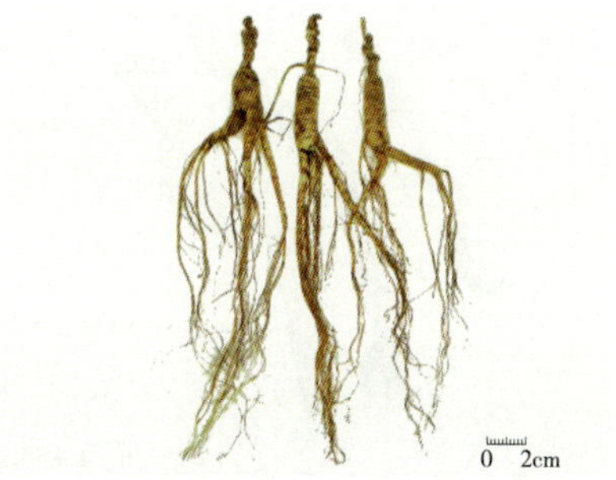


图 3-21-1　人参

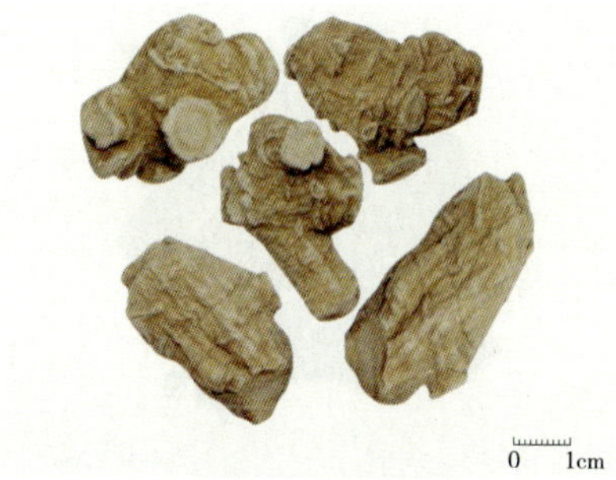


图 3-21-2　西洋参

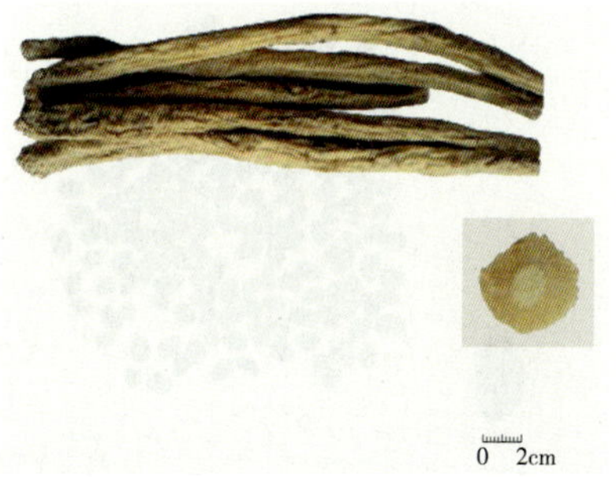


图 3-21-3　党参

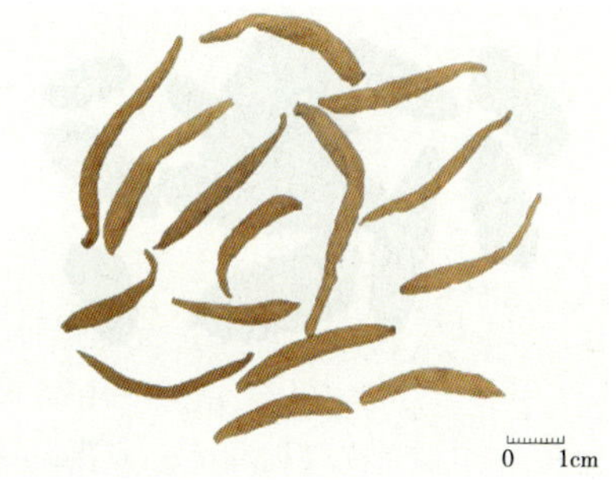


图 3-21-4　太子参

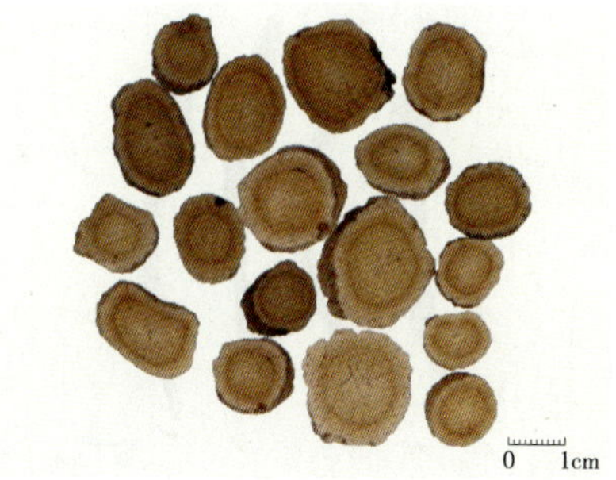


图 3-21-5　黄芪

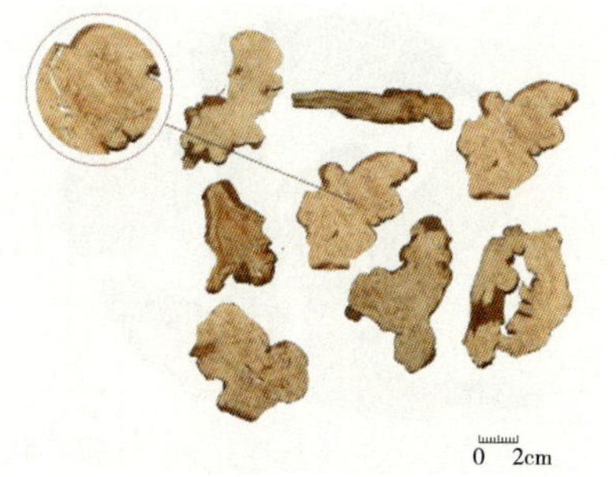


图 3-21-6　白术

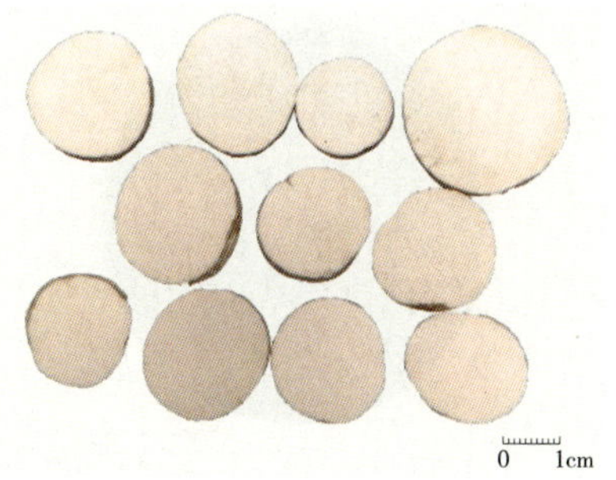


图 3-21-7　山药

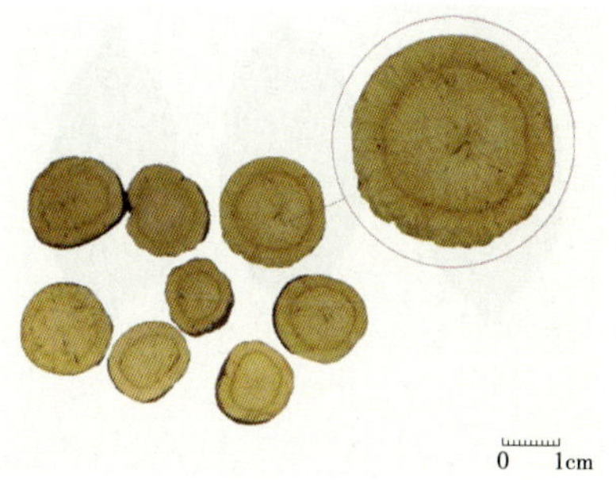


图 3-21-8　甘草

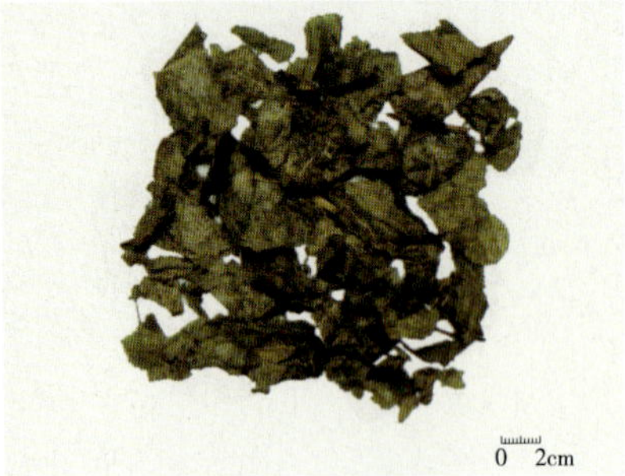


图 3-21-9　淫羊藿

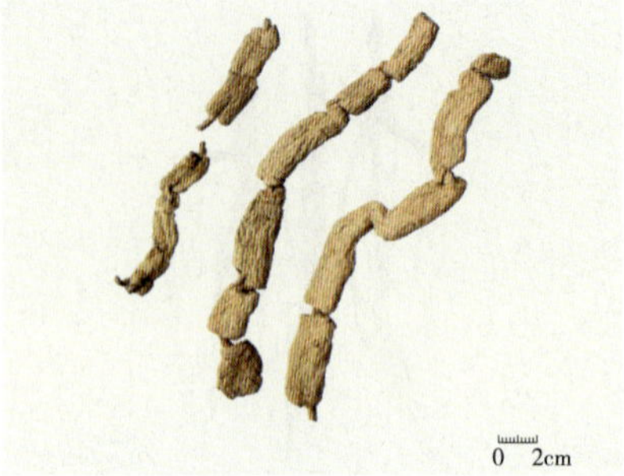


图 3-21-10　巴戟天

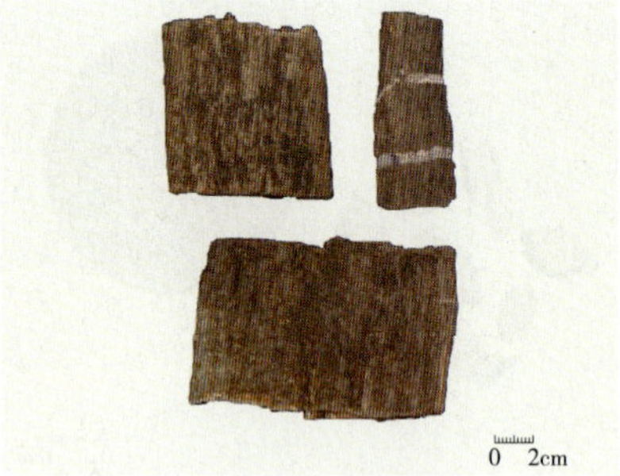


图 3-21-11　杜仲

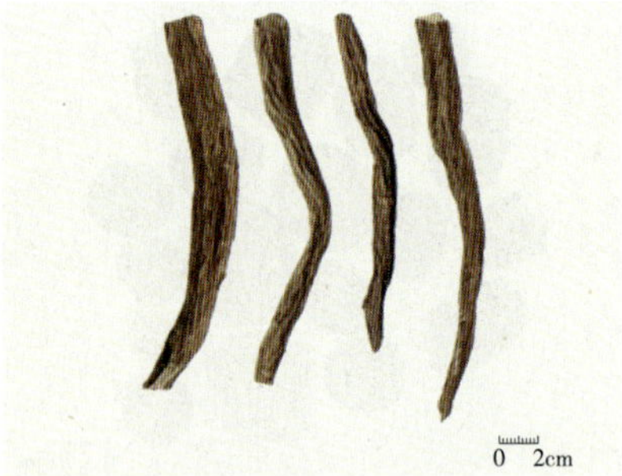


图 3-21-12　续断

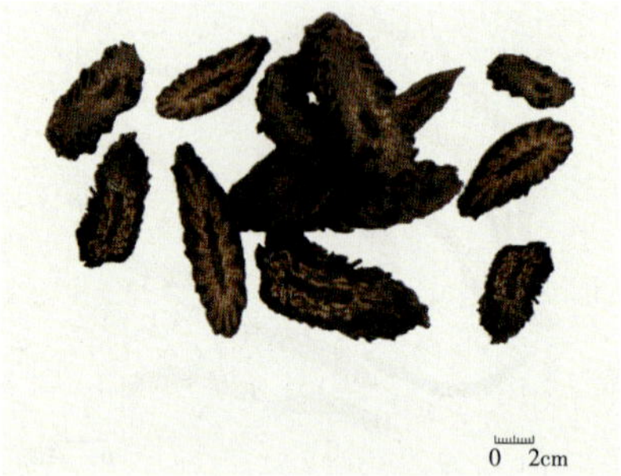


图 3-21-13　肉苁蓉

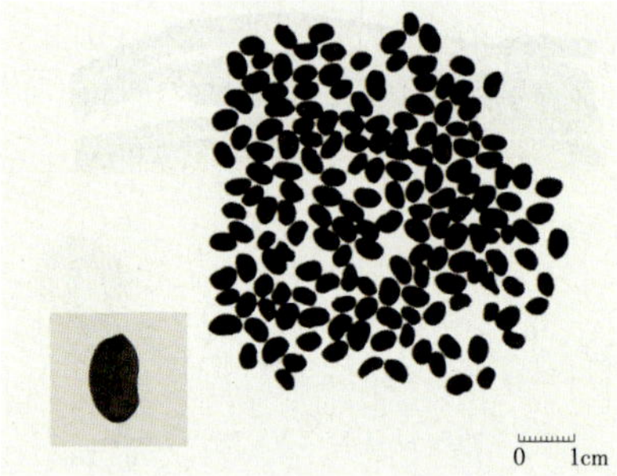


图 3-21-14　补骨脂

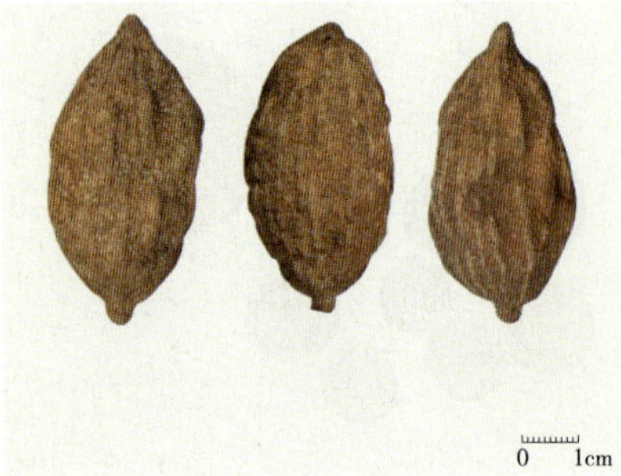


图 3-21-15　益智仁

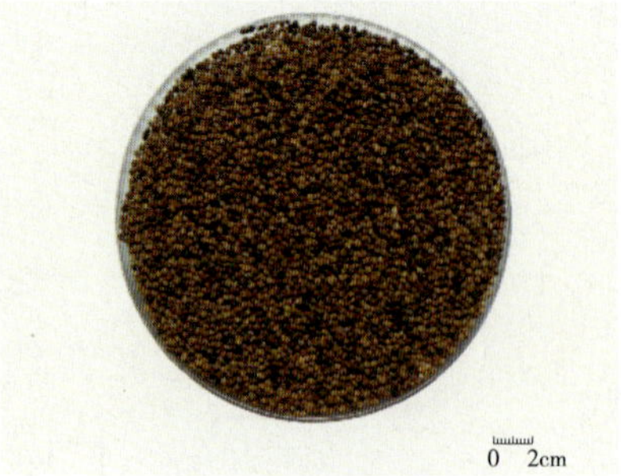


图 3-21-16　菟丝子

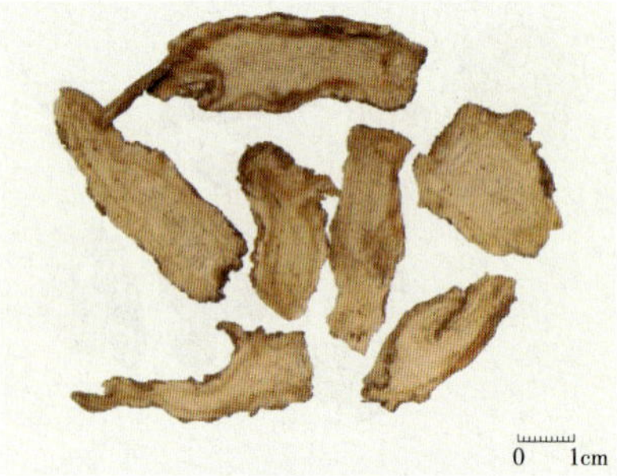


图 3-21-17　当归

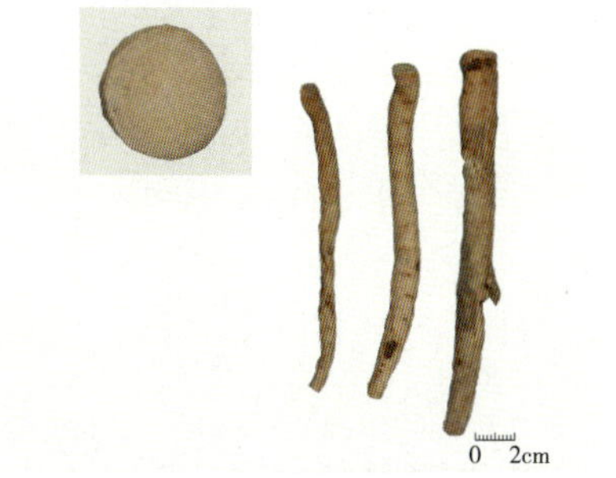


图 3-21-18　白芍

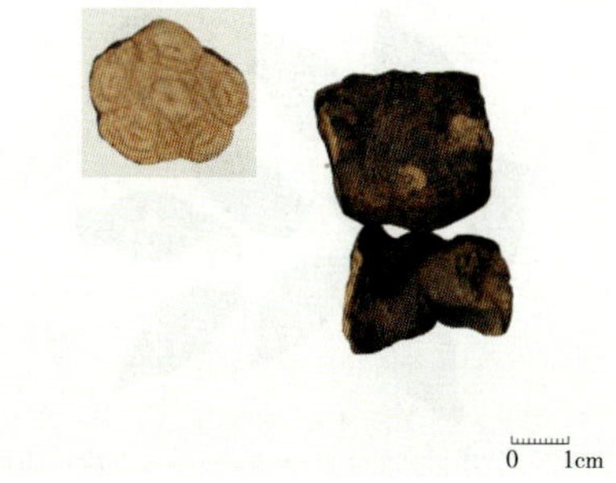


图 3-21-19　何首乌

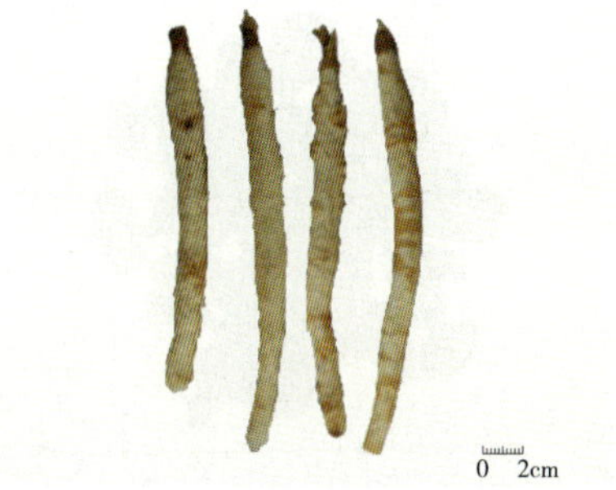


图 3-21-20　北沙参

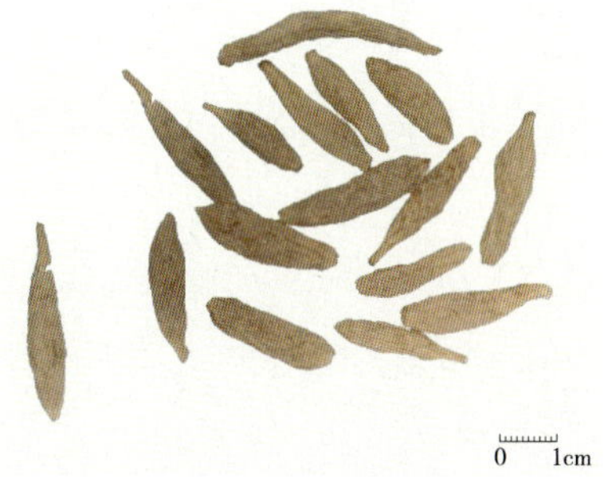


图 3-21-21　麦冬

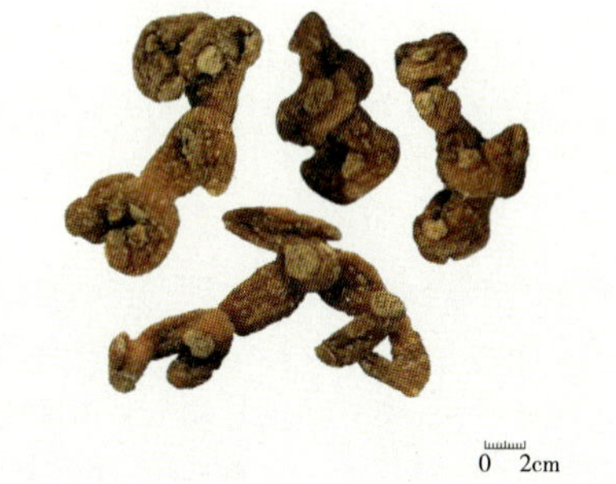


图 3-21-22　黄精

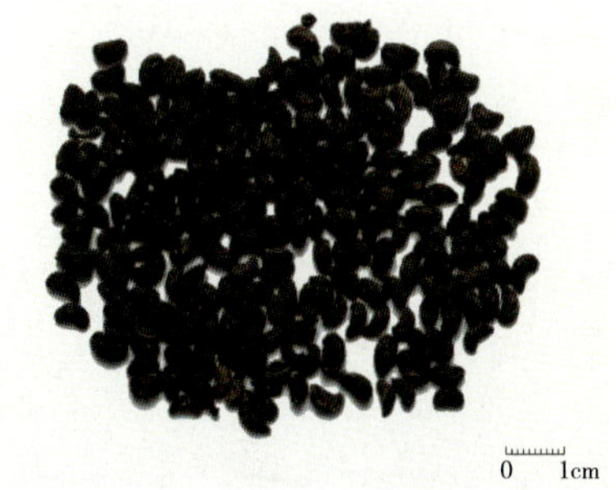


图 3-21-23　女贞子

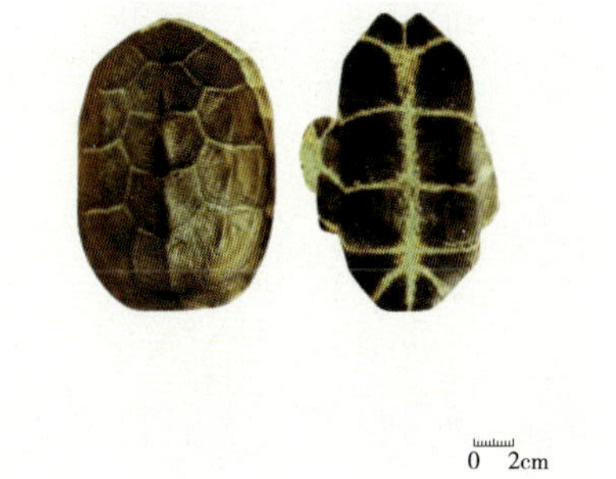


图 3-21-24　龟甲

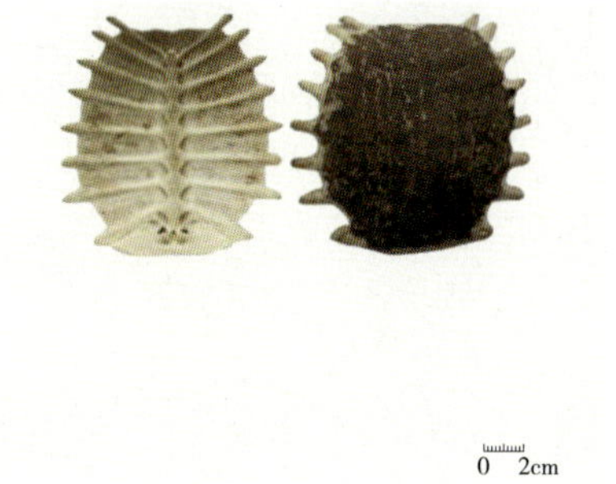


图 3-21-25　鳖甲

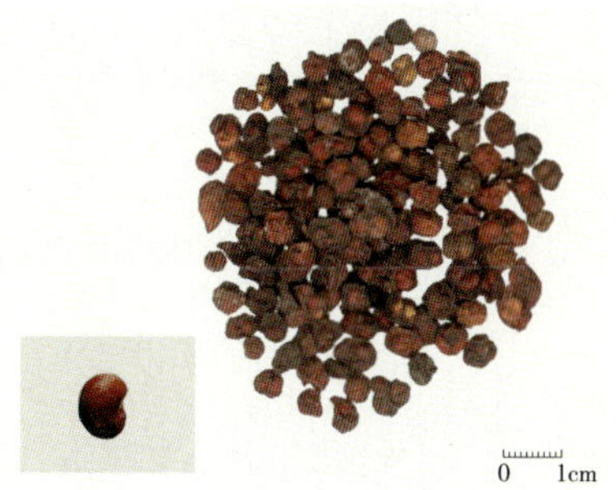


图 3-22-1　五味子

中国协和医科大学出版社

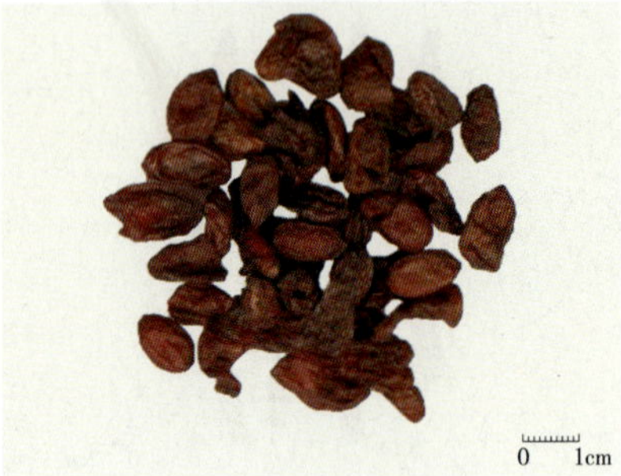

图 3-22-2 山茱萸

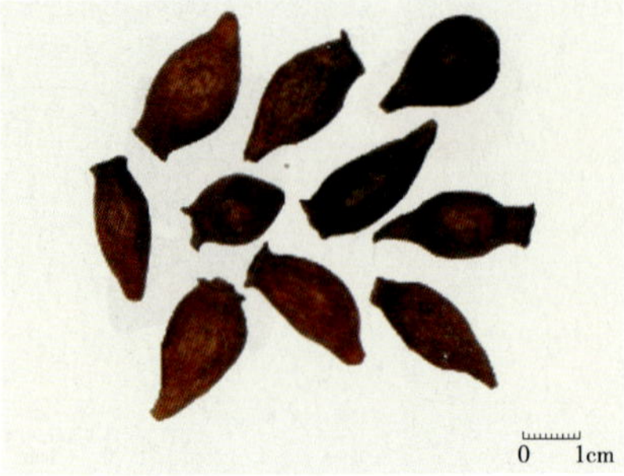

图 3-22-3 金樱子